Abrechnung erfolgreich und optimal

Gute Leistung muss gut bezahlt werden

Je besser Ihre Kenntnis im komplexen Feld der Abrechnung medizinischer Leistungen ist, desto besser ist das Ergebnis für Ihre Praxis bzw. Klinik.

Abrechenbarkeit, Steigerungssätze, analoge Bewertungen, mögliche Ausschlüsse, aktuelle Gerichtsurteile …

Praktische Abrechnungstipps, Auslegungshinweise, Beschlüsse, Richtlinien von KBV und regionalen KVen, G-BA, SGB, BÄK und des Zentralen Konsultationsausschusses für Gebührenordnungsfragen,

Berufsverbänden, PVS …

Kassenpatient, Privatpatient, Selbstzahler:

Alle Informationen für die erfolgreich optimierte Abrechnung korrekt, vollständig, verlässlich

Weitere Bände in der Reihe ▶ http://www.springer.com/series/16362

Peter M. Hermanns
(Hrsg.)

EBM 2020 Kommentar Innere Medizin mit allen Schwerpunkten

Kompakt: Mit Punktangaben, Eurobeträgen, Ausschlüssen, GOÄ Hinweisen

Unter Mitarbeit von Wolfgang Meierin und
Constanze Barufke

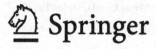
Springer

Hrsg.
Peter M. Hermanns
medical text Dr. Hermanns
München, Deutschland

Dieses Werk basiert auf Inhalten der Datenbank https://www.springermedizin.de/goae-ebm/15083006, Springer Medizin Verlag GmbH, Berlin (ursprünglich: http://arztundabrechnung.de)

ISSN 2628-3190   ISSN 2628-3204 (electronic)
Abrechnung erfolgreich und optimal
ISBN 978-3-662-61503-4   ISBN 978-3-662-61504-1 (eBook)
https://doi.org/10.1007/978-3-662-61504-1

Die Deutsche Nationalbibliothek verzeichnet diese Publikation in der Deutschen National-bibliografie; detaillierte bibliografische Daten sind im Internet über http://dnb.d-nb.de abrufbar.

Fotonachweis Umschlag: © stockphoto-graf/stock.adobe.com, ID: 144594370
Umschlaggestaltung: deblik, Berlin

Springer ist ein Imprint der eingetragenen Gesellschaft Springer-Verlag GmbH, DE und ist ein Teil von Springer Nature.
Die Anschrift der Gesellschaft ist: Heidelberger Platz 3, 14197 Berlin, Germany

Inhalt

Herausgeber und Autoren

Dr. med. Peter M. Hermanns [Hrsg.]
Geboren 1945 in Neumünster. Studium der Medizin in Hamburg. Weiterbildung: Innere Medizin im Forschungsinstitut Borstel, Radiologie an der Universitätsklinik Eppendorf in Hamburg.
1981 Niederlassung als Allgemeinmediziner in Hamburg, dann 1995–1999 in München.
1986/87 Lehrauftrag für Allgemeinmedizin an der Medizinischen Fakultät der Universität Marburg.
Seit 1985 Geschäftsführer der Agentur medical text Dr. Hermanns in München und des medizinischen Online-Dienstes www.medical-text.de, der sich speziell an Ärzte in Praxis und Klinik wendet.
Die Agentur medical text hat zahlreiche Bücher im Bereich ärztlicher Abrechnung, Praxis-Organisation, Diagnostik und Therapie, Praxis- und Klinik-Marketing erarbeitet.
Dr. Hermanns hat für die Verlage Ecomed, Huber, Deutscher Ärzte Verlag, Elsevier Verlag, Rowohlt Verlag, Mosaik Verlag und Springer Verlag, aber auch für Pharmafirmen Broschüren und Bücher konzipiert und herausgegeben. Zu medizinischen Themen Mitarbeit an zahlreichen Publikumszeitschriften und beim Radio Schleswig-Holstein.
Seit Juli 2017 Chefredakteur der von der Agentur medical text Dr. Hermanns 2017 konzipierten Datenbank zur ärztlichen Abrechnung der verschiedenen Gebührenordnungen, die inzwischen der Springer Verlag, Berlin übernommen hat. (https://www.springermedizin.de/goae-ebm/15083006).

Dr. med. Wolfgang Meierin
Geboren am 19. Mai 1961 in München. 1967 – 1980 Schulausbildung in München, anschließend Studium der Humanmedizin/LMU München.
Von Mai 1989 bis August 1990 Wehrdienst als Truppenarzt bei der Luftwaffensanitätsstaffel Erding.
Danach bis Juni 1992 Assistenzarzt der Herzchirurgischen Klinik am ZK Augsburg.
Von Juni 1992 – August 1997 Assistenzarzt der Medizinischen Abteilung am Kreiskrankenhaus Bad Aibling und der I. Medizinischen Klinik, Klinikum Rosenheim, Ausbildung zum Notarzt.
Anerkennung zum Internisten im August 1999.
April 2001 Niederlassung als Internist München am Goetheplatz
Seit Juni 2000 Internistischer Sachverständiger am Sozialgericht München und Landessozialgericht Bayern.
Seit 1999 Mitglied im Berufsverband deutscher Internisten.
Mitarbeiter an der Springer Abrechnungs-Datenbank.

Constanze Barufke
Geboren 1988 in Bad Muskau, Fachanwältin für Medizinrecht. Studium der Rechtswissenschaften an der Humboldt-Universität zu Berlin. Rechtsreferendariat beim Kammergericht Berlin.

Seit 2014 Rechtsanwältin bei D+B Rechtsanwälte Partnerschaft mbB. Spezialisiert auf die Beratung von Ärzten, Psychotherapeuten und MVZ insbesondere zu Fragen der Abrechnung und Honorarverteilung nach EBM. Mitarbeiterin an der Springer Abrechnungs-Datenbank.

Mitglied der Arbeitsgemeinschaft für Medizinrecht im DAV sowie der Deutschen Gesellschaft für Kassenarztrecht e.V.

Abkürzungsverzeichnis

Abs.	Absatz
Ärzte-ZV	Zulassungsverordnung für Vertragsärzte
AEV	Verband der Arbeiter-Ersatzkassen
AG	Amtsgericht
Allg. Best.	Allgemeine Bestimmungen des EBM
Anm.	Anmerkung
AOK	Allgemeine Ortskrankenkasse
Art.	Artikel
ASV	ambulanten spezialfachärztlichen Versorgung
Az.	Aktenzeichen
BAanz	Bundesanzeiger
BÄK	Bundesärztekammer
BAnz.	Bundesanzeiger
BASFI	Bath Ankylosing Spondylitis Functional Index
BEG	Bundesentschädigungsgesetz
BG	Berufsgenossenschaften
BGBl.	Bundesgesetzblatt
BGH	Bundesgerichtshof
BKK	Betriebskrankenkassen
BMÄ	Bewertungsmaßstab – Ärzte
BMA	Bundesministerium für Arbeit und Sozialordnung (jetzt BMGS)
BMG	Bundesministerium für Gesundheit
BMV, BMV-Ä	Bundesmantelvertrag-Ärzte, vereinbart zwischen KBV und Bundesverbänden der Primärkassen
BSG	Bundessozialgericht bzw. Entscheidungssammlung des BSG mit Angabe des Bandes und der Seite
Buku	Bundesknappschaft
BVerfG	Bundesverfassungsgericht
DÄ	Deutsches Ärzteblatt, erscheint im Deutschen Ärzteverlag, Köln
DGUV	Deutsche Gesetzliche Unfallversicherung
EBM	Einheitlicher Bewertungsmaßstab gem. § 87 SGB V
ECLAM	Funktions-Fragebogen
E-GO	Ersatzkassen-Gebührenordnung
EK	Ersatzkassen
EKV	Arzt-/Ersatzkassenvertrag
G-BA	Gemeinsamer Bundesausschuss
GKV	Gesetzliche Krankenversicherung
GOA-BÄK	Gebührenordnungsausschuss der Bundesärztekammer
GOÄ	Gebührenordnung für Ärzte (amtliche Gebührenordnung)

GOP	Gebührenordnung für Psychologische Psychotherapeuten und Kinder- und Jugendlichentherapeuten (amtliche Gebührenordnung)
GOP	in der Regel auch: Gebührenordnungsposition
GOZ	Gebührenordnung für Zahnärzte (amtliche Gebührenordnung)
HAQ	Health Assessment Questionnaire (Fragebogen)
HSET	Heidelberger Sprachentwicklungstest
HVM	Honorarverteilungsmaßstab
i.d.R.	in der Regel
ICD	Internationale Klassifikation der Krankheiten
ICF	Internationale Klassifikation der Funktionsfähigkeit, Behinderung und Gesundheit
ICSI	intrazytoplasmatische Spermieninjektion
IGeL	Individuelle Gesundheitsleistungen
IKK	Innungskrankenkassen
IVF	In-vitro-Fertilisation
JAS	Jugendarbeitsschutz
JVEG	Justizvergütungs- und entschädigungsgesetz
KA	für diese Leistung hat der Bewertungsausschuss keine Kalkulationszeitvorgaben
KBV	Kassenärztliche Bundesvereinigung, Berlin
KK	Krankenkasse
KV	Kassenärztliche Vereinigung
LG	Landgericht
LK	Landwirtschaftliche Krankenkasse, jetzt SVLFG
LSG	Landessozialgericht
MDK	Medizinischer Dienst der Krankenversicherung
MMST	Mini-Mental-Status-Test
Nr.	Nummer
Nrn.	Nummern
NUB	Richtlinien über neue Untersuchungs- und Behandlungsmethoden (inzwischen durch BUB-Richtlinien ersetzt)
OLG	Oberlandesgericht
OPS	Operationen- und Prozedurenschlüssel
OVG	Oberverwaltungsgericht
PET	Psycholinguistischer Entwicklungstest
PGBA	Pflegegesetzadaptiertes Geriatrisches Basisassessment
PK	Primärkassen, dazu zählen:

XVIII

- Betriebs-KK
- BundeskappschaftInnungs-kk
- Landwirtschaftliche KK
- Primärkassen
- Orts-KK
- See-KK

PKV	Private Krankenversicherung
Primärkassen	Orts-, Betriebs-, Innungskrankenkassen, landwirtschaftliche Krankenkassen, Seekasse, Bundesknappschaft
PsychThG	Psychotherapeutengesetz
RVL	Regelleistungsvolumen
SGB I	Sozialgesetzbuch – Erstes Buch (I), Allgemeiner Teil
SGB IV	Sozialgesetzbuch – Viertes Buch (V), enthält die Vorschriften zur Sozialversicherung
SGB V	Sozialgesetzbuch – Fünftes Buch (V), enthält das Krankenversicherungs- und auch das Kassenarztrecht
SGB X	Sozialgesetzbuch – Zehntes Buch (X), Verwaltungsverfahren und Sozialdatenschutz
SG	Sozialgericht
SKT	Syndrom-Kurztest, Demenztest
StGB	Strafgesetzbuch
STIKO	Ständige Impfkommission am Robert-Koch-Institut
TFDD	Test zur Früherkennung von Demenzen mit Depressionsabgrenzung
VdAK	Verband der Angestellten-Krankenkassen
ZKA-BÄK	Zentraler Konsultationsausschuss für Gebührenordnungsfragen bei der Bundesärztekammer, gebildet aus Vertretern des Bundesministeriums für Gesundheit, des Bundesministeriums des Inneren, des PKV-Verbandes, der Bundesärztekammer sowie eines nicht stimmberechtigten Vertreters der Privatärztlichen Verrechnungsstellen
ZPO	Zivilprozessordnung
z.T.	zum Teil

Vorwort

Weitere Änderungen finden Sie ebenfalls über den oben angegebenen Link!
Unser umfangreicher Gesamt-EBM ist aufgrund der zahlreichen Änderungen inzwi-schen auf über 900 Seiten angewachsen. Deshalb haben wir uns nach den zahlrei-chen neuen Änderungen zu den 2. und 3 Quartalen 2020 entschlossen, das Buch in einzelne Bände speziell für die Praxis der Pädiater, Hausärzte und Internisten in ein-zelne Büchern auszurichten und auf die relevanten Leistungen der jeweiligen Fach-gruppe reduziert.

Der vorliegende Kommentar wendet sich primär an hausärztlich tätige Internisten und teilweise auch an Hausärzte. Grundlage dieser Arbeit war u.a.:

- die Übernahme der kommentierten Leistungskomplexe aus unserer Springer Ab-rechnungsdatenbank
- das Abgleichen der Leistungspositionen mit denen von der KBV auf ihrer Internet-Seite unter ARZTGRUPPEN EBM aufgelisteten EBM Nrn. (https://www.kbv.de/html/arztgruppen_ebm.php)

Nicht aufgenommen wurden die OP-Leistungen der Kapitel 31 und 36, dies hätte wei-terer 800 Seiten bedurft. Den schnellen Überblick zu den zahlreichen OPS-Codierun-gen zur EBM- Abrechnung finden auch teilweise operativ tätige Internisten kostenfrei unter www.springermedizin.de/ops-codierungen

Ferner finden Sie auf einen Blick alle dazu gehörigen EBM-Nummern z.B. der Anäs-thesie, der postoperativen Überwachungskomplexe und der postoperativen Behand-lungskomplexe neben den OPS-Nummern.

Die „schlankere" EBM-Ausgabe dürfte das Suchen und Finden im Praxisalltag deut-lich vereinfachen und damit beschleunigen.

Die speziellen Mitarbeiter an diesem Buch sind neben dem Mediziner Herr Dr. Peter Hermanns, der Internist Herr Dr. Wolfgang Meierin und die Juristin Frau Constanze Barufke. Das Buch bietet u.a.:

- **Leistungen mit einem Stern *** in diesem Buch sind EBM-Leistungen, die nicht der fachärztlichen Grundversorgung entsprechen und zum Ausschluss der Berech-nungsfähigkeit der Pauschale für die fachärztliche Grundversorgung (PFG) führen.
- **Anhebung des Orientierungspunktwertes** In dieser Ausgabe wurde natürlich die Anhebung des Orientierungswerts zum 1. Januar 2020 auf 10,9871 Cent (bis-her 10,8226 Cent) berücksichtigt.

- **Aufnahme der EBM Änderungen zum 1.4. und 1.7.2020** mit Punktänderungen, Ausschlüssen und Kommentaren.
- Die aktualisierten **Angaben für den zur Leistungserbringung erforderlichen Zeitaufwand** des Vertragsarztes finden Sie bei den meisten EBM Nrn. angegeben.
- **Erweitert wurde der Bereich Rechtsprechung** um zahlreiche Urteile zu EBM Abrechnungsfragen.
- **Änderungen/Ergänzungen zur Gebührenordnung EBM zum Beginn eines neuen Quartals nach unserem Redaktionsschluss von der KBV** veröffentlicht finden Sie als pdf-Datei zum download unter www.springermedizin.de/hermannsEBM

Weitere Abrechnungskommentare im Springer-Verlag

Komprimierte EBM Kommentare erscheinen im Ende Juni 2020 für

Pädiater
Hermanns, Peter M. (Hrsg.) **unter Mitarbeit von Landendörfer, Wolfgang – Bartezky, Reinhard – Sonja Mizich**

Allgemeinmediziner
Hermanns, Peter M. (Hrsg.) unter Mitarbeit von **Büttner, Jürgen –**
Barufke, Constanze

GOÄ+IGeL
Hermanns, Peter M. – (Hrsg.) unter Mitarbeit von Mattig, W.:
GOÄ Kommentar – IGeLAbrechnung
2020 – 14. Auflage mit Kommentaren – Gerichtsurteilen – Analoge Bewertungen – über 250 Abrechnungstipps und Hinweise zur korrekten IGeL-Abrechnung

UV-GOÄ
Hermanns, Peter M. – Schwartz, Enrico (Hrsg) unter Mitarbeit von Hoffmann, K.H. – T. Tiling – A. Eisenkolb – Landendörfer, W.
UV-GO. 2020 Kommentar – 20. Auflage mit allen erhöhten Preisen seit 1.1.2020, Kommentaren, ausgewählten Arbeitshinweisen der DGUV – Gerichtsurteilen – Hinweise zu Berufskrankheiten

Abrechnung jederzeit aktuell in der Abrechnungs-Datenbank
Die Abrechnung ärztlicher Leistungen nach den unterschiedlichen Gebührenordnungen ist in den letzten Jahren für Ärzte und Helferinnen immer schwieriger geworden. Sehr hilfreich ist hierzu in der Praxis und Klinik eine umfangreiche kostenpflichtige Kommentardatenbank mit hunderten von korrekten Abrechnungsbeispielen unter **https://www.springermedizin.de/abrechnungsdatenbank-abonnieren/15080178 ?itemUrl=/goae-ebm/15083006**
Die Datenbank gibt Hinweise zu Richtlinien, KV Anmerkungen und vielen aktuellen Urteilen, um erfolgreich und korrekt abzurechnen und informiert auch über viele weitere praxis- und auch klinikrelevante Themen wie z.B. Fragen zu rechtlichen Problemen, Fragen der möglichen Mehrwertsteuerpflicht. Zu Ihrer Information können Sie die Datenbank nach Anmeldung vor einem Abonnement mehrere Tage kostenlos nutzen.

München, im Juni 2020

Dr. Peter M. Hermanns – Dr. Wolfgang Meierin – Constanze Barufke

Immer wieder die Frage:
Was dürfen die Fachgruppen abrechnen?

Die Gliederung des EBMs in Fachärztliche Kapitel beschreibt die erlaubten Leistungen (teilweise genehmigungspflichtig durch die KV). Trotzdem ist vielen Vertragsärzten nicht ganz klar, welche Leistungen sie – über die in dem Kapitel ihrer Fachgruppe aufgeführten Leistungen hinaus – abrechnen dürfen aus den Kapitel.

- II Arztübergreifende allgemeine Gebührenpositionen
- IV Fachübergreifende spezielle Gebührenpositionen

Einige Verwirrung hat der „Anhang 1 Verzeichnis der nicht gesondert berechnungsfähigen Leistungen" gebracht, weil hier Leistungen ohne und mit EBM-Nrn. aufgeführt sind. Aber die Erläuterung im Tabellenkopf zum Anhang 1, zu den Leistungen mit und ohne EBM-Leistungsposition

- Leistung ist in der Versichertenpauschale Kapitel 3 bzw. 4 enthalten (VP =Versichertenpauschale),
- Leistung ist möglicher Bestandteil der Grundpauschale(n) (GP = Grund-/Konsiliarpauschale),
- Leistung ist in sonstigen GOP enthalten (SG = sonstige Gebührenordnungspositionen)

helfen zu erkennen, ob die gesuchte Leistung einzeln abrechenbar ist oder nicht, da sie Bestandteil einer Versicherten – oder Grundpauschale ist.

Die Frage, darf eine Leistung abgerechnet werden, obwohl sie im Anhang 1 aufgelistet ist, lässt sich mit einem Blick in die fachgruppenbezogene Präambel und dann auf die Anmerkungen zur jeweiligen EBM-Leistung klären.

Beispiel: Einige Leistungen, z.B. die Nrn. 01600 (Ärztlicher Bericht), 01601 (Ärztlicher Brief) oder Nrn. 01430 (z.B. Wiederholungsrezept) oder 01435 (Tel. Kontaktaufnahme durch Patient) sind nach der Präambel einiger Arztgruppen abrechenbar, obwohl sie im Anhang 1 aufgelistet sind.

In nur 3 Schritten können Sie prüfen und eindeutig erkennen, ob eine Leistung für Ihre Fachgruppe abrechnungsfähig ist.

1. Abrechnung der Leistungen Ihres Fachgebietes ohne Qualifikationsnachweis oder KV-Genehmigung:
Sie dürfen alle Leistungen Ihres Fachgebietes abrechnen, bei denen keine zusätzlichen Qualifikationsvoraussetzungen und/oder KV-Genehmigung in der Präambel oder in der Anmerkung zu den EBM-Leistung gefordert sind

2. Abrechnung von Leistungen Ihres Fachgebietes mit Qualifikationsnachweis oder KV-Genehmigung:
Sind für Leistungen Qualifikationsnachweise und/oder die Genehmigung Ihrer KV erforderlich und besitzen Sie diese, können Sie diese Leistungen erbringen und abrechnen.

3. Lesen Sie die Präambel zu Ihrer Fachgruppe:
Die Präambel listet die Leistungen auf, die Sie zusätzlich zu den Leistungen Ihres Fachgebietes erbringen dürfen.

Wichtig ist, dass auch für die nach der obigen Regelung zusätzlich abrechnungsfähigen Leistungen immer auch die Abrechnungsvoraussetzungen und -ausschlüsse beachtet werden müssen, die im EBM für die Abrechnung der jeweiligen Einzel-Leistung genannt sind. Genauso ist auf die vollständige Leistungserbringung zu achten.

Unterschiedliche Fachgruppen haben unterschiedliche Präambeln, d.h. eine Fachgruppe kann z.B. eine Leistung aus Kapitel II abrechnen, da die Leistung in der Präambel aufgeführt ist und eine andere Fachgruppe wiederum darf dies nicht, da diese Leistung in ihrer Präambel nicht aufgeführt ist.

I Allgemeine Bestimmungen

1 Berechnungsfähige Leistungen, Gliederung und Struktur

Der Einheitliche Bewertungsmaßstab bestimmt den Inhalt der berechnungsfähigen Leistungen und ihr wertmäßiges, in Punkten ausgedrücktes Verhältnis zueinander. Die Begriffe Einzelleistung, Leistungskomplex, Versichertenpauschale, Grund-, Konsiliar- oder Zusatzpauschale, Strukturpauschale sowie Qualitätszuschlag beziehen sich auf berechnungsfähige Gebührenordnungspositionen. Mit Bezug auf diese Abrechnungsbestimmungen werden die Begriffe Pauschale, Versichertenpauschale, Grund-, Konsiliar- oder Zusatzpauschale mit dem Begriff Pauschale zusammengefasst. Der Katalog der berechnungsfähigen Gebührenordnungspositionen ist abschließend und einer analogen Berechnung nicht zugänglich. In Gebührenordnungspositionen enthaltene – aus der Leistungsbeschreibung ggf. nicht erkennbare – Teilleistungen sind im Verzeichnis nicht gesondert berechnungsfähiger Leistungen in Anhang 1 aufgeführt. Leistungen, die durch den Bewertungsausschuss als nicht berechnungsfähig bestimmt werden, sind im Anhang 4 zum EBM aufgeführt.

Kommentar: Diese Einleitung stellt klar, dass nur die im EBM verzeichneten Leistungen zu Lasten der gesetzlichen Krankenkassen abgerechnet werden können. Analoge Heranziehung einzelner Leistungen, wie sie nach der GOÄ möglich sind, sind im System der vertragsärztlichen/psychotherapeutischen Abrechnung nicht zulässig. Wird eine Leistung erbracht, die im EBM nicht beschrieben ist, sollte im Zweifel die zuständige Kassenärztliche Vereinigung über eine Abrechnungsfähigkeit befragt werden.

Teilleistungen, die – wenn auch nicht immer aus der Beschreibung erkennbar – in Gebührenordnungspositionen enthalten sind, werden mit der Vergütung für diese Positionen abgegolten und sind nicht gesondert abrechnungsfähig. Eine Auflistung dieser nicht gesondert abrechnungsfähigen Teilleistungen findet sich in Anhang 1. Diese Teilleistungen dürfen, da sie Inhalt einzelner Gebührenordnungspositionen sind, dem Patienten auch nicht privat – z.B. als Individuelle Gesundheitsleistung (IGeL-Leistungen) – in Rechnung gestellt werden. In der Anlage 4 sind diejenigen Leistungen aufgelistet, die vom Bewertungsausschuss als nicht berechnungsfähig bestimmt wurden.

1.1 Bezug der Allgemeinen Bestimmungen

Die Inhalte dieser Allgemeinen Bestimmungen nehmen ebenso wie die Beschreibungen der Leistungsinhalte von Gebührenordnungspositionen aus Vereinfachungsgründen nur Bezug auf den Vertragsarzt. Sie gelten gleichermaßen für Vertragsärztinnen, Psychologische Psychotherapeutinnen, Psychologische Psychotherapeuten, Kinder- und Jugendlichenpsychotherapeutinnen sowie Kinder- und Jugendlichenpsychotherapeuten, angestellte Ärzte, angestellte Ärztinnen, Medizinische Versorgungszentren sowie für weitere Leistungserbringer, die an der vertragsärztlichen Versorgung teilnehmen, es sei denn, die Berechnungsfähigkeit einzelner Gebührenordnungspositionen ist ausschließlich dem Vertragsarzt vorbehalten.

© Springer-Verlag GmbH Deutschland, ein Teil von Springer Nature 2020
P. M. Hermanns (Hrsg.), *EBM 2020 Kommentar Innere Medizin mit allen Schwerpunkten*, Abrechnung erfolgreich und optimal,
https://doi.org/10.1007/978-3-662-61504-1_1

Kommentar: Die im Laufe der Zeit über den eigentlichen „Adressatenkreis" des ehemaligen „Kassenarztrechts" deutlich hinausgewachsene Zahl der im System zulassungsfähigen „Leistungserbringer" hat diese Klarstellung notwendig gemacht. Gesondert erwähnt werden gegenüber dem EBM 2000plus angestellte Ärztinnen und Ärzte sowie medizinische Versorgungszentren.

1.2 Zuordnung der Gebührenordnungspositionen in Bereiche

Die berechnungsfähigen Gebührenordnungspositionen sind nachfolgenden Bereichen zugeordnet:

- II. Arztgruppenübergreifende allgemeine Gebührenordnungspositionen,
- III. Arztgruppenspezifische Gebührenordnungspositionen,
- IV. Arztgruppenübergreifende bei spezifischen Voraussetzungen berechnungsfähige Gebührenordnungspositionen.

Kostenpauschalen stellen einen eigenständigen Bereich V dar.

- V. Kostenpauschalen,
- VII. Ausschließlich im Rahmen der ambulanten spezialfachärztlichen Versorgung (ASV) berechnungsfähige Gebührenordnungspositionen.

Kommentar: Hier wird die übergeordnete Struktur des EBM aufgezeigt, der neben – grundsätzlich für alle Ärzte abrechnungsfähigen – arztgruppenübergreifenden allgemeinen Gebührenordnungspositionen auch arztgruppenübergreifende spezielle Gebührenordnungspositionen sowie Kostenpauschalen vorsieht und daneben – grundsätzlich nur für die jeweilige Arztgruppe abrechnungsfähige – arztgruppenspezifische Gebührenordnungspositionen beinhaltet.

Im arztgruppenübergreifenden Bereich sind natürlich nach wie vor die durch das Berufsrecht vorgegebenen Fachgebietsgrenzen zu beachten, die durch den EBM nicht aufgehoben werden. Im Wesentlichen gehören hierzu Notfallleistungen, Visiten und Besuche, Berichte, Gutachten usw., Gesundheits- und Früherkennungsleistungen, die „Kleine Chirurgie", physikalisch-therapeutische Leistungen und Infusionen.

In den arztgruppenübergreifenden speziellen Leistungen ist in der Regel eine Genehmigung der Kassenärztlichen Vereinigung erforderlich, deren Erteilung Fachkundenachweise, Nachweise apparativer Ausstattung sowie Teilnahme an Qualitätssicherungsmaßnahmen erfordern kann.

Rechtsprechung:

▶ **Vergütung von Notfallbehandlungen**

Die punktzahlmäßige Bewertung des Ordinationskomplexes für Notfallbehandlungen im EBM-Ä darf nicht danach differenzieren, ob die Behandlung im organisierten vertragsärztlichen Notfalldienst oder in einem Krankenhaus durchgeführt worden ist. Für eine unterschiedliche Bewertung gibt es keinen sachlichen Grund; das Gleichheitsgebot des Art. 3 Abs.1 GG wäre verletzt.

Aktenzeichen: BSG, 17.09.2008, AZ: B 6 KA 46/07 R

Entscheidungsjahr: 2008

1.2.1 Zuordnung von Gebührenordnungspositionen zu Versorgungsbereichen

Die arztgruppenspezifischen Gebührenordnungspositionen werden in Gebührenordnungspositionen des hausärztlichen und des fachärztlichen Versorgungsbereichs unterteilt.

Kommentar: Im hausärztlichen Bereich finden sich die Leistungen des eigentlichen hausärztlichen Versorgungsbereichs sowie die Leistungen der Kinder- und Jugendmedizin. Im fachärztlichen Bereich finden sich die Leistungen der Fachgebiete von der Anästhesiologie bis zur Physikalischen und Rehabilitiven Medizin.

1.2.2 Berechnungsfähige Gebührenordnungspositionen einer Arztgruppe

In den arztgruppenspezifischen Kapiteln bzw. Abschnitten sind entweder durch Aufzählung der Gebührenordnungspositionen in den jeweiligen Präambeln oder Auflistung im Kapitel bzw. Abschnitt alle von einer Arztgruppe berechnungsfähigen Gebührenordnungspositionen angegeben.

1.3 Qualifikationsvoraussetzungen

Ein Vertragsarzt ist verpflichtet, seine Tätigkeit auf das Fachgebiet zu beschränken, für das er zugelassen ist. Hiervon ausgenommen sind die unter 4.2.1 genannten Fälle sowie die in den Präambelnder einzelnen Fachgruppen geregelten Ausnahmen. Gleiches gilt für angestellte Ärzte. Gebührenordnungspositionen, deren Durchführung und Berechnung an ein Gebiet, eine Schwerpunktkompetenz (Teilgebiet), eine Zusatzweiterbildung oder sonstige Kriterien gebunden ist, setzen das Führen der Bezeichnung, die darauf basierende Zulassung oder eine genehmigte Anstellung und/oder die Erfüllung der Kriterien voraus. Die Durchführung und Berechnung von Leistungen, für die es vertragliche Vereinbarungen gemäß § 135 Abs. 1 oder Abs. 2 SGB V gibt, setzen die für die Berechnung der Leistungen notwendige Genehmigung durch die Kassenärztliche Vereinigung voraus. Beschäftigt der Vertragsarzt einen angestellten Arzt, kann der Vertragsarzt die durchgeführten Leistungen seines angestellten Arztes gemäß § 14a Absatz 2 Bundesmantelvertrag-Ärzte (BMV-Ä) auf der Basis des Beschlusses der Zulassungsgremienberechnen. Satz 3 und Satz 4 gelten entsprechend.

Kommentar: Wird im EBM die Abrechnungsfähigkeit an ein Gebiet, ein Teilgebiet (Schwerpunkt) oder eine Zusatzbezeichnung geknüpft, ist auf jeden Fall die berufsrechtliche Befugnis zum Führen der Gebiets-, Teilgebiets- oder Zusatzbezeichnung erforderlich. Z.T. wird weiter auch eine entsprechend erteilte Zulassung gefordert, was zumindest bei Teilgebietsbezeichnungen problematisch sein kann.

Hier wurde aber bereits zum EBM 2000+ durch eine als Anlage zu den Gesamtverträgen beschlossene „Ergänzende Vereinbarung zur Reform des Einheitlichen Bewertungsmaßstabes (EBM) zum 1. April 2005" durch die Partner der Bundesmantelverträge (Spitzenverbände der Krankenkassen und Kassenärztliche Bundesvereinigung) zumindest für den Bereich der Inneren Medizin – in dem die Mehrzahl der Probleme hätte auftreten können – hinsichtlich der Schwerpunktbezeichnungen eine „Entschärfung" der EBM-Bestimmungen vorgenommen. Dort heißt es unter (4):

„Vertragsärzte, die mit dem Gebiet Innere Medizin ohne Schwerpunkt am 31.03.2005 zugelassen sind, können im Rahmen ihrer Weiterbildung auf Antrag solche Leistungen des EBM abrechnen, die im EBM ausschließlich einem der Schwerpunkte der Inneren Medizin zugeordnet sind (Hinweis der Autoren: z.B. Gastroskopie, Bronchoskopie). Die Kassenärztliche Vereinigung genehmigt einen Antrag, wenn der Vertragsarzt nachweist, dass er über die erforderlichen persönlichen und strukturellen Voraussetzungen zur Erbringung dieser Leistungen, die einem Schwerpunkt der Inneren Medizin im EBM zugeordnet sind und die ggf. ergänzend in Richtlinien des Bundesausschusses oder in Maßnahmen der Qualitätssicherung gemäß § 135 Abs. 2 SGB V niedergelegt sind, erfüllt und im Zeitraum vom 1. Januar 2003 bis 30. Juni 2004 schwerpunktmäßig diese Leistungen erbracht hat. Die Genehmigung ist unbefristet zu erteilen. In diesem Fall gelten für den Vertragsarzt auch die Abrechnungsbestimmungen, wie sie für einen Vertragsarzt gelten, der mit dem Gebiet Innere Medizin mit Schwerpunktbezeichnung im fachärztlichen Versorgungsbereich zur vertragsärztlichen Versorgung zugelassen ist."

Bei Leistungen, für die entweder Richtlinien des Gemeinsamen Bundesausschusses oder Vereinbarungen der Partner des Bundesmantelvertrages für die Durchführung und Abrechnung bestehen, müssen vor Leistungserbringung und Abrechnung die erforderlichen Genehmigungen erworben werden.

Wichtig ist die Regelung für angestellte Ärzte. Die von diesen erbrachten Leistungen können dann, wenn die sonst für den Vertragsarzt geltenden Voraussetzungen nur in der Person des Angestellten vorliegen, auch vom Vertragsarzt abgerechnet werden

1.4 Arztgruppenübergreifende allgemeine Gebührenordnungspositionen

Arztgruppenübergreifende allgemeine Gebührenordnungspositionen können, sofern diese in den Präambeln zu den Kapiteln für die einzelnen Arztgruppen (III Arztgruppenspezifische Gebührenordnungspositionen) aufgeführt sind, von jedem Vertragsarzt unter Berücksichtigung der berufsrechtlichen Verpflichtung zur grundsätzlichen Beschränkung der ärztlichen Tätigkeit auf das jeweilige Gebiet oder das Gebiet eines angestellten Arztes sowie unter Beachtung entsprechender vertraglicher Bestimmungen (z.B. Kinder-Richtlinie, Früherkennungs-Richtlinie) berechnet werden.

Kommentar: Im übrigen gelten für arztgruppenübergreifende allgemeine Gebührenordnungspositionen die berufsrechtlichen Fachgebietsbeschränkungen. Zusätzlich müssen diese Positionen jeweils in der Präambel zu dem Kapitel für die betreffende Arztgruppe (Abschnitt III) aufgeführt sein. Liegen beide Voraussetzungen vor, ist eine Leistung aus dem Bereich der arztgruppenübergreifenden allgemeinen Gebührenordnungspositionen berechnungsfähig.

1.5 Arztgruppenspezifische Gebührenordnungspositionen

Arztgruppenspezifische Gebührenordnungspositionen können nur von den in der Präambel des entsprechenden Kapitels bzw. Abschnitts genannten Vertragsärzten berechnet werden, sofern sie die dort aufgeführten Kriterien erfüllen oder einen Arzt angestellt haben, der die dort aufgeführten Kriterien erfüllt.

Kommentar: In den 23 Unterabschnitten der arztgruppenspezifischen Leistungen ist jeweils am Anfang in den Präambeln abschließend bestimmt, wer die Leistungen des jeweiligen Abschnitts bzw. Kapitels abrechnen darf.

Nach einer bereits zum EBM 2000+ als Anlage zu den Gesamtverträgen beschlossenen „Ergänzende Vereinbarung zur Reform des Einheitlichen Bewertungsmaßstabes (EBM) zum 1. April 2005" durch die Partner der Bundesmantelverträge (Spitzenverbände der Krankenkassen und

Kassenärztliche Bundesvereinigung) ist das aber nur als Grundsatz zu verstehen, von dem aus Sicherstellungsgründen seitens einer Kassenärztlichen Vereinigung auch Ausnahmen zulässig sind. Dort wird unter (3) auf die Verpflichtung zur Sicherstellung der vertragsärztlichen Versorgung durch die Kassenärztlichen Vereinigungen gemäß § 72 SGB V verwiesen, „wonach aus Sicherstellungsgründen allen Vertragsärzten durch die Kassenärztliche Vereinigung sowohl eine Erweiterung des abrechnungsfähigen Leistungsspektrums als auch die Abrechnung einzelner ärztlicher Leistungen auf Antrag des Vertragsarztes genehmigt werden kann". **Siehe: SGB V:** § 72 https://www.sozialgesetzbuch-sgb.de/sgbv/72.html

1.6 Arztgruppenübergreifende bei speziellen Voraussetzungen berechnungsfähige Gebührenordnungspositionen (Arztgruppenübergreifende spezielle Gebührenordnungspositionen)

Arztgruppenübergreifende spezielle Gebührenordnungspositionen setzen bei der Berechnung besondere Fachkundenachweise, apparative Anforderungen, die Teilnahme an Maßnahmen zur Qualitätssicherung gemäß § 135 Abs. 2 SGB V und die in den entsprechenden Kapiteln bzw. Abschnitten und Präambeln zur Voraussetzung der Berechnung aufgeführten Kriterien voraus.

Die Berechnung von arztgruppenübergreifenden speziellen Gebührenordnungspositionen setzt weiterhin voraus, dass diese in den Präambeln zu den Kapiteln für die einzelnen Arztgruppen (III Arztgruppenspezifische Gebührenordnungspositionen) aufgeführt sind.

Kommentar: Hier gilt der gleiche Kommentar wie zu 1.3. (s.o.).

1.7 Zeitbezogene Plausibilitätsprüfung

Die im Anhang 3 aufgeführten Kalkulationszeiten werden unter Berücksichtigung des Komplexierungs- und Pauschalisierungsgrades als Basis gemäß § 46 Bundesmantelvertrag-Ärzte (BMV-Ä) für die Plausibilitätsprüfungen vertragsärztlicher Leistungen verwendet.

Bei Gebührenordnungspositionen, bei denen eine Auf- oder Abschlagsregelung vorgesehen ist, wird die Prüfzeit gemäß Anhang 3 des EBM ebenfalls entsprechend angepasst.

Kommentar: Im Rahmen der nach § 106d SGB V durchzuführenden Abrechnungsprüfungen (welche nicht mit den Wirtschaftlichkeitsprüfungen nach § 106 ff. SGB V verwechselt werden dürfen) wird u.a. die Plausibilität der Abrechnung anhand der für die Erbringung der abgerechneten Leistungen aufgewendeten Zeit überprüft. Das setzt voraus, dass den einzelnen Leistungen des EBM Zeiten als (untere) Schwellenwerte zugeordnet werden (Prüfzeiten nach Anhang 3 des EBM).

Siehe: SGB V: § 106 https://www.sozialgesetzbuch-sgb.de/sgbv/106d.html

1) Die Kassenärztlichen Vereinigungen und die Krankenkassen prüfen die Rechtmäßigkeit und Plausibilität der Abrechnungen in der vertragsärztlichen Versorgung.

(2) Die Kassenärztliche Vereinigung stellt die sachliche und rechnerische Richtigkeit der Abrechnungen der an der vertragsärztlichen Versorgung teilnehmenden Ärzte und Einrichtungen fest; dazu gehört auch die arztbezogene Prüfung der Abrechnungen auf Plausibilität, auf Einhaltung der Vorgaben nach § 295 Absatz 4 Satz 3 sowie die Prüfung der abgerechneten Sachkosten. Gegenstand der arztbezogenen Plausibilitätsprüfung ist insbesondere der Umfang der je Tag abgerechneten Leistungen im Hinblick auf den damit verbundenen Zeitaufwand des Arztes; Vertragsärzte und angestellte Ärzte sind entsprechend des jeweiligen Versorgungsauftrages gleich zu behandeln. Bei der Prüfung nach Satz 2 ist ein Zeitrahmen für das pro Tag höchstens abrechenbare Leistungsvolumen zu Grunde zu legen; zusätzlich können Zeitrahmen für die in längeren Zeitperioden höchstens abrechenbaren Leistungsvolumina zu Grunde gelegt werden. Soweit Angaben zum Zeitaufwand nach § 87 Abs. 2 Satz 1 zweiter Halbsatz bestimmt sind, sind diese bei den Prüfungen nach Satz 2 zu Grunde zu legen. Satz 2 bis 4 gilt nicht für die vertragszahnärztliche Versorgung. Bei den Prüfungen ist von dem jeweils angeforderten Punktzahlvolumen unabhängig von honorarwirksamen Begrenzungsregelungen auszugehen. Soweit es für den jeweiligen Prüfungsgegenstand erforderlich ist, sind die Abrechnungen vorangegangener Abrechnungszeiträume in die Prüfung einzubeziehen. Die Kassenärztliche Vereinigung unterrichtet die in Absatz 5 genannten Verbände der Krankenkassen sowie die Ersatzkassen unverzüglich über die Durchführung der Prüfungen und deren Ergebnisse. Satz 2 gilt auch für Verfahren, die am 31. Dezember 2014 noch nicht rechtskräftig abgeschlossen waren.

(3) Die Krankenkassen prüfen die Abrechnungen der an der vertragsärztlichen Versorgung teilnehmenden Ärzte und Einrichtungen insbesondere hinsichtlich

1. des Bestehens und des Umfangs ihrer Leistungspflicht,
2. der Plausibilität von Art und Umfang der für die Behandlung eines Versicherten abgerechneten Leistungen in Bezug auf die angegebene Diagnose, bei zahnärztlichen Leistungen in Bezug auf die angegebenen Befunde,
3. der Plausibilität der Zahl der vom Versicherten in Anspruch genommenen Ärzte, unter Berücksichtigung ihrer Fachgruppenzugehörigkeit.

Sie unterrichten die Kassenärztlichen Vereinigungen unverzüglich über die Durchführung der Prüfungen und deren Ergebnisse.

(4) Die Krankenkassen oder ihre Verbände können, sofern dazu Veranlassung besteht, gezielte Prüfungen durch die Kassenärztliche Vereinigung nach Absatz 2 beantragen. Die Kassenärztliche Vereinigung kann, sofern dazu Veranlassung besteht, Prüfungen durch die Krankenkassen nach Absatz 3 beantragen. Bei festge-stellter Unplausibilität nach Absatz 3 Satz 1 Nr. 2 oder 3 kann die Krankenkasse oder ihr Verband eine Wirtschaftlichkeitsprüfung ärztlicher Leistungen beantragen; dies gilt für die Kassenärztliche Vereinigung bei festgestellter Unplausibilität nach Absatz 2 entsprechend. Wird ein Antrag nach Satz 1 von der Kassenärztlichen Vereinigung nicht innerhalb von sechs Monaten bearbeitet, kann die Krankenkasse einen Betrag in Höhe der sich unter Zugrundelegung des Antrags ergebenden Honorarberichtigung auf die zu zahlende Gesamtvergütung anrechnen.

(5) Die Kassenärztlichen Vereinigungen und die Landesverbände der Krankenkassen und die Ersatzkassen gemeinsam und einheitlich vereinbaren Inhalt und Durchführung der Prüfungen nach den Absätzen 2 bis 4. In den Vereinbarungen sind auch Maßnahmen für den Fall von Verstößen gegen Abrechnungsbestimmungen, einer Überschreitung der Zeitrahmen nach Absatz 2 Satz 3 sowie des Nichtbestehens einer Leistungspflicht der Krankenkassen,

soweit dies dem Leistungserbringer bekannt sein musste, vorzusehen. Die Maßnahmen, die aus den Prüfungen nach den Absätzen 2 bis 4 folgen, müssen innerhalb von zwei Jahren ab Erlass des Honorarbescheides festgesetzt werden; § 45 Absatz 2 des Ersten Buches gilt entsprechend. Der Inhalt der Richtlinien nach Absatz 6 ist Bestandteil der Vereinbarungen.

(6) Die Kassenärztlichen Bundesvereinigungen und der Spitzenverband Bund der Krankenkassen vereinbaren Richtlinien zum Inhalt und zur Durchführung der Prüfungen nach den Absätzen 2 und 3 einschließlich der Voraussetzungen für die Einhaltung der Ausschlussfrist nach Absatz 5 Satz 3 und des Einsatzes eines elektronisch gestützten Regelwerks; die Richtlinien enthalten insbesondere Vorgaben zu den Kriterien nach Absatz 2 Satz 2 und 3. Die Richtlinien sind dem Bundesministerium für Gesundheit vorzulegen. Es kann sie innerhalb von zwei Monaten beanstanden. Kommen die Richtlinien nicht zu Stande oder werden die Beanstandungen des Bundesministeriums für Gesundheit nicht innerhalb einer von ihm gesetzten Frist behoben, kann das Bundesministerium für Gesundheit die Richtlinien erlassen.

(7) § 106 Absatz 4 gilt entsprechend.

Kommentar: In besonderen Richtlinien zur Durchführung der Prüfungen nach § 106ad SGB V (Abrechnungsprüfrichtlinie) wird das Nähere zur Ausgestaltung derartiger Prüfungen auch unter Heranziehung der Kalkulationszeiten des EBM geregelt. Beträgt z.B. unter Nichtberücksichtigung bestimmter Leistungen (wie im organisierten Notfalldienst u.ä.) die ermittelte Arbeitszeit an mindestens drei Tagen des Quartals mehr als 12 Stunden oder im Quartal insgesamt mehr als 780 Stunden, ist das Anlass für weitere Prüfungen.

Nach der Rechtsprechung des Bundessozialgerichts basieren die Prüfzeiten auf ärztlichem Erfahrungswissen und können im Durchschnitt von einem erfahrenen, geübten und zügig arbeitenden Arzt nicht unterschritten werden (Urteil vom 24.11.1993 – 6 RKa 70/91). Da mit der Reform des EBM zum 01.04.2020 u.a. die Prüfzeiten nach Anhang 3 zum Teil deutlich reduziert wurden, ohne dass sich der Leistungsinhalt der einzelnen GOPen geändert hätte, ist jedoch zweifelhaft, ob die Feststellungen des BSG zu den „alten" Prüfzeiten noch Bestand haben können.

Das Bundessozialgericht hatte mit Urteil vom 24.10.2018 entschieden (B 6 KA 42/17 R), dass bei psychotherapeutischen Leistungen für die Bildung von Tagesprofilen nicht auf die Prüfzeiten abzustellen ist. In die Ermittlung der Prüfzeiten seien auch Zeiten für die Reflexion und Supervision eingeflossen, die nicht zwingend an einem bestimmten Arbeitstag erbracht werden müssen. Anhang 3 des EBM wurde daraufhin entsprechend angepasst.

1.8 Berechnungsfähige Kostenpauschalen bei Versendung von Berichten und Briefen

Für die Versendung bzw. den Transport der in den Versicherten-, Grund- oder Konsiliarpauschalen enthaltenen ärztlichen Untersuchungsberichte entsprechend der Gebührenordnungsposition 01600 oder individuellen Arztbriefe entsprechend der Gebührenordnungsposition 01601 sind die Kostenpauschalen nach den Gebührenordnungspositionen 40110 und 40111 berechnungsfähig.

Kommentar: Diese Bestimmung regelt klarstellend, dass für die Versendung bzw. den Transport der genannten Untersuchungsberichte bzw. individuellen Arztbriefe entsprechende Kostenpauschalen berechnungsfähig sind.

1.9 Arztgruppen, Schwerpunkte und Zusatzbezeichnungen

Die im Einheitlichen Bewertungsmaßstab verwendeten Facharzt-, Schwerpunkt- und Zusatzbezeichnungen richten sich grundsätzlich nach der aktuell gültigen (Muster-)-Weiterbildungsordnung der Bundesärztekammer und schließen die Ärzte ein, die aufgrund von Übergangsregelungen der für sie zuständigen Ärztekammern zum Führen der aktuellen Bezeichnung berechtigt sind oder eine nach den vorher gültigen Weiterbildungsordnungen erworbene entsprechende Bezeichnung führen.

2 Erbringung der Leistungen

2.1 Vollständigkeit der Leistungserbringung

Eine Gebührenordnungsposition ist nur berechnungsfähig, wenn der Leistungsinhalt vollständig erbracht worden ist. Bei arztpraxisübergreifender Behandlung durch denselben Arzt ist eine Gebührenordnungsposition von derjenigen Arztpraxis zu berechnen, in der die Vollständigkeit des Leistungsinhalts erreicht worden ist. Wirken an der Behandlung mehrere Ärzte zusammen, erfolgt die Berechnung durch denjenigen Vertragsarzt (Arztnummer), von dem die Vollständigkeit des Leistungsinhalts erreicht worden ist. Haben an der Leistungserbringung in dem selben Arztfall mehrere Arztpraxen mitgewirkt, so hat die die Gebührenordnungsposition berechnende Arztpraxis in einer der Quartalsabrechnung beizufügenden und zu unterzeichnenden Erklärung zu bestätigen, dass die Arztpraxis mit den anderen Arztpraxen eine Vereinbarung getroffen hat, wonach nur sie in den jeweiligen Fällen diese Gebührenordnungsposition berechnet.

Die Vollständigkeit der Leistungserbringung ist gegeben, wenn die obligaten Leistungsinhalte erbracht worden sind und die in den Präambeln, Leistungslegenden und Anmerkungen aufgeführten Dokumentationspflichten – auch die der Patienten- bzw. Prozedurenklassifikation (z.B. OPS, ICD 10 GM) – erfüllt, sowie die erbrachten Leistungen dokumentiert sind.

Ist im Leistungsinhalt ein Leistungsbestandteil mit „einschließlich" benannt, handelt es sich um einen obligaten Leistungsinhalt. Sind einzelne Leistungsinhalte einer Gebührenordnungsposition mit „und" verbunden, müssen alle diese Leistungsinhalte durchgeführt werden. Sofern der obligate Leistungsinhalt Aufzählungen, bspw. durch Spiegelstriche ohne eindeutige Verknüpfung, enthält, müssen alle diese aufgezählten Inhalte durchgeführt werden. Sind einzelne Leistungsinhalte einer Gebührenordnungsposition mit „oder" verbunden, müssen nur die vor bzw. nach dem „oder" verbundenen Leistungsinhalte durchgeführt werden. Werden mehrere Leistungsinhalte durchgeführt, ist die Gebührenordnungsposition entsprechend den jeweils betreffenden durchgeführten Leistungsinhalten berechnungsfähig. Sind einzelne Leistungsinhalte einer Gebührenordnungsposition mit „und/oder" verbunden, müssen nur die vor bzw. nach dem „und/oder" aufgeführten Leistungsinhalte durchgeführt werden.

Die Durchführung mehrerer Leistungsinhalte, die mit „und/oder" verbunden sind, berechtigt nicht zur mehrfachen Abrechnung der Gebührenordnungsposition.

Kommentar: Wie schon bisher gilt, dass nur vollständig erbrachte Leistungen abgerechnet werden dürfen. Vollständig ist eine Leistung dann erbracht, wenn alle im EBM aufgeführten obligaten Leistungsanteile erbracht worden sind, die in der Leistungsbeschreibung genannten Dokumentationspflichten erfüllt und fakultativ erbrachte Leistungen dokumentiert sind.

Neu sind die wegen der flexibleren Tätigkeitsmöglichkeiten erforderlich gewordenen Regelungen:

a) Wird ein Arzt arztpraxisübergreifend tätig, kann die Leistung von der Praxis abgerechnet werden, in der die Vollständigkeit der Leistung erreicht wurde, wenn also der letzte der obligaten Bestandteile erbracht wurde.

b) Wirken an der Leistungserbringung mehrere Ärzte zusammen, rechnet derjenige unter Angabe seiner Arztnummer die Leistung ab, der die Vollständigkeit erreicht. Besonderheiten gelten allerdings dann, wenn einzelne Bestandteile einer Pauschale per Überweisung von einem anderen Arzt angefordert werden. Hier ist die Regelung in Abschnitt 2.1.6 (s.u.) zu beachten.

Für den Fall einer quartalsübergreifenden Erbringung der einzelnen Leistungsbestandteile wurde eine Abrechnungsfähigkeit nur dann angenommen, wenn eine obligate Berichterstattung oder Befundübermittlung innerhalb von 14 Tagen nach Abschluss der vollständigen Leistungserbringung stattfindet.

Rechtsprechung:

Ärzte dürfen nicht grundlos von Standardtherapie abweichen

Wenn Ärzte andere Behandlungsmethoden anwenden als die Standardtherapie, ohne ihre Patienten darauf hinzuweisen, ist das ein Behandlungsfehler. Das hat das Oberlandesgericht Hamm entschieden.

Als grob gilt der Fehler, wenn sich der Patient bereits für die Standardtherapie entschieden hatte. Ein Arzt behandelte im vorliegenden Fall die Hautkrebserkrankung eines Patienten mit einer fotodynamischen Therapie. Zuvor hatte der Patient die Standardtherapie gewünscht: eine Operation.

Der Arzt hatte den Patienten nicht darüber informiert, dass bei der fotodynamischen Therapie die Gefahr höher ist, dass der Krebs zurückkehrt.

Aktenzeichen: OLG Hamm, 25.02.2014, Az.: 26 U 157/12)

Entscheidungsjahr: 2014

2.1.1 Fakultative Leistungsinhalte

Fakultative Leistungsinhalte sind Bestandteil des Leistungskataloges in der Gesetzlichen Krankenversicherung; deren Erbringung ist vom Einzelfall abhängig.

Kommentar: Wird ein als fakultativ bezeichneter Leistungsbestandteil erbracht, kann dieser dann nicht mehr gesondert abgerechnet werden, da er mit der eigentlichen Leistung abgegolten ist. Genauso wenig kann ein als fakultativ bezeichneter Leistungsbestandteil, der erbracht wurde, dem Patienten privat in Rechnung gestellt werden. Eine Leistung kann auch nicht abgerechnet werden, wenn die dazu erforderliche Ausstattung fehlt (z.B. fehlendes Dermatoskop bei 01745/01746).

2.1.2 Unvollständige Leistungserbringung

Eine Gebührenordnungsposition, deren Leistungsinhalt nicht vollständig erbracht wurde, kann nicht berechnet werden.

Kommentar: Das ist die logische Folgerung aus dem Grundsatz nach 2.1. Wurde die nicht vollständig erbrachte Leistung aber berechnet, kann die Kassenärztliche Vereinigung eine Rückerstattung der Vergütung verlangen.

2.1.3 Inhaltsgleiche Gebührenordnungspositionen

Für die Nebeneinanderberechnung von Gebührenordnungspositionen gilt: Inhaltsgleiche Gebührenordnungspositionen, die in mehreren Abschnitten/Kapiteln des EBM aufgeführt sind, sind nicht nebeneinander berechnungsfähig. Sämtliche Abrechnungsbestimmungen und Ausschlüsse sind entsprechend zu berücksichtigen.

Eine Gebührenordnungsposition ist nicht berechnungsfähig, wenn deren obligate und – sofern vorhanden – fakultative Leistungsinhalte vollständig Bestandteil einer anderen berechneten Gebührenordnungsposition sind. Sämtliche Abrechnungsbestimmungen und Ausschlüsse sind zu berücksichtigen.

Diese Regelung ist auch anzuwenden, wenn die Gebührenordnungsposition in verschiedenen Abschnitten/Kapiteln des EBM aufgeführt sind. Dies gilt für Gebührenordnungspositionen mit Gesprächs- und Beratungsinhalten auch dann, wenn das Gespräch mit unterschiedlicher Zielsetzung (Diagnose/Therapie) geführt wird. Erfüllen erbrachte ärztliche Leistungen die Voraussetzungen sowohl zur Berechnung von Einzelleistungen, Komplexen oder Pauschalen, so ist statt der Einzelleistung entweder der zutreffendere Komplex bzw. die Pauschale bzw. statt des Komplexes die zutreffendere Pauschale zu berechnen. Dies gilt auch für den Arztfall, jedoch nicht für Auftragsleistungen.

Kommentar: Die in diesem Abschnitt genannten sogenannten „unselbständigen Teilleistungen" finden sich vor allem – aber nicht nur – unter den in Anhang 1 genannten Leistungen, die obligate oder fakultative Teile von Gebührenordnungspositionen, insbesondere von Pauschalen und Komplexen sind. Diese sind nicht gesondert abrechnungsfähig. Das gilt auch dann, wenn die Gebührenordnungspositionen in verschiedenen Abschnitten oder Kapiteln des EBM stehen. Ferner sind in einem solchen Fall sämtliche Abrechnungsbestimmungen und – ausschlüsse zu berücksichtigen.

Aber auch weitere unselbständige Teilleistungen sind denkbar – obwohl die Leistung nicht im Anhang 1 genannt ist –, wie z.B.

- die Aufklärung eines Patienten vor der Leistungserbingung
- das Absaugen von Schleim aus der Luftröhre
- eine Blasenspülung bei der Zystoskopie
- Dehnung der Cervix uteri vor Abrasio
- Einläufe zur Reinigung vor Koloskopie u.ä.

Besonders hervorgehoben wird, dass mehrere Gesprächs- oder Beratungsleistungen während eines Arzt-Patienten-Kontaktes auch dann nicht nebeneinander abgerechnet werden können, wenn sie unterschiedliche Zielrichtungen haben.

Explizit geregelt ist, dass inhaltsgleiche Gebührenordnungspositionen nicht nebeneinander abgerechnet werden können, auch wenn sie in unterschiedlichen Abschnitten oder Kapiteln des EBM stehen und der Arzt berechtigt ist, Leistungen dieser unterschiedlichen Kapitel auch zu berechnen. Ferner sind in einem solchen Fall sämtliche Abrechnungsbestimmungen und -ausschlüsse zu berücksichtigen.

Ist eine Tätigkeit sowohl als Einzelleistung als auch als Komplex oder als Pauschale im EBM abgebildet, so kann nicht die Einzelleistung, sondern nur der Komplex bzw. die Pauschale, bzw. nicht der Komplex, sondern nur die zutreffende Pauschale berechnet werden.

2.1.4 Berichtspflicht

Die nachfolgend beschriebene Übermittlung der Behandlungsdaten und Befunde in den unten genannten Fällen setzt gemäß § 73 Abs. 1b SGBV voraus, dass hierzu eine schriftliche Einwilligung des Versicherten vorliegt, die widerrufen werden kann. Gibt der Versicherte auf Nachfrage keinen Hausarzt an bzw. ist eine schriftliche Einwilligung zur Information des Hausarztes gemäß § 73 Abs. 1b SGB V nicht erteilt, sind die nachstehend aufgeführten Gebührenordnungspositionen auch ohne schriftliche Mitteilung an den Hausarzt berechnungsfähig.

Unbeschadet der grundsätzlichen Verpflichtung zur Übermittlung von Behandlungsdaten sind die nachfolgenden Gebührenordnungspositionen insbesondere nur dann vollständig erbracht und können nur berechnet werden, wenn mindestens ein Bericht im Behandlungsfall entsprechend der Gebührenordnungsposition 01600 bzw. ein Brief entsprechend der Gebührenordnungsposition 01601 an den Hausarzt erfolgt ist, sofern sie nicht vom Hausarzt selbst erbracht worden sind, es sei denn die Leistungen werden auf Überweisung zur Durchführung von Auftragsleistungen (Indikations- oder Definitionsauftrag) gemäß § 24 Abs. 3 Bundesmantelvertrag-Ärzte (BMV-Ä) erbracht: 02311, 02312, 02313, 07310, 07311, 07320, 07330, 08310, 13250, 13300, 13350, 13500, 13501, 13502, 13545, 13561, 13600, 13601, 13602, 13650, 13700, 13701, 14313, 14314, 16230, 16231, 16232, 16233, 18310, 18311, 18320, 18330, 18331, 21230, 21231, 21233, 30110, 30111, 30702, 30704 und 30901. Für Gebührenordnungspositionen des Abschnittes 35.2. ist die Berichtspflicht erfüllt, wenn zu Beginn und nach Beendigung einer Psychotherapie, mindestens jedoch einmal im Krankheitsfall bei Therapien, die länger als ein Jahr dauern, ein Bericht an den Hausarzt entsprechend der Gebührenordnungsposition 01600 bzw. ein Brief entsprechend der Gebührenordnungsposition 01601 erstellt und versendet wird.

Bei der Leistungserbringung durch einen Arzt des fachärztlichen Versorgungsbereichs auf Überweisung durch einen anderen Arzt des fachärztlichen Versorgungsbereichs ist die Erstellung und Versendung entweder

- eines Berichtes entsprechend der Gebührenordnungsposition 01600 bzw. eines Briefes entsprechend der Gebührenordnungsposition 01601 an den Hausarzt oder
- einer Kopie des an den überweisenden Facharzt gerichteten Berichts bzw. Briefes an den Hausarzt entsprechend der Gebührenordnungsposition 01602

zusätzliche Voraussetzung zur Berechnung dieser Gebührenordnungspositionen.

Bei Berechnung der nachfolgenden Gebührenordnungspositionen ist die Übermittlung mindestens einer Befundkopie an den Hausarzt Abrechnungsvoraussetzung: 01722, 01741, 01743, 01772, 01773, 01774, 01775, 01781, 01782, 01787, 01793, 01794, 01795, 01796, 01830, 01831, 01841, 01842, 01854, 01855, 01904, 01905, 01906, 02341, 02343, 06320, 06321, 06331, 06332, 06343, 08311, 08575, 08576, 09315, 09317, 09326, 09332, 13251, 13252, 13253, 13254, 13255, 13256, 13257, 13258, 13400, 13410, 13411, 13412, 13421, 13422, 13430, 13431, 13662, 13670, 14320, 14321, 14331, 16310, 16311, 16321, 16322, 16371, 20326, 20332, 20371, 21310, 21311, 21321, 26310, 26311, 26313, 26325, 26341, 27323, 27324, 30500, 30501, 30600, 30610, 30611, 30710, 30720, 30721, 30722, 30723, 30724, 30730, 30731, 30740, 30750, 30810, 30811 und 30900 sowie der Gebührenordnungsposition der Kapitel III.b-11, III.b-17, III.b-25, IV-33 und IV-34.

Kommentar:

Hinweis der Autoren:
Ob Berichte, Briefe oder Befundkopien erforderlich sind, damit die jeweilige EBM-Leistung korrekt erbracht ist, wurde bei den betreffenden EBM-Nrn. vermerkt!

An dieser Stelle wird in sehr komplexer Weise die Berichtspflicht geregelt, die im Übrigen in den Leistungsbeschreibungen der hier genannten Leistungen noch einmal gesondert Erwähnung findet.

Bereits im Gesetz (§ 73 SGB V) sowie in den Bundesmantelverträgen (§ 24 Abs. 6 BMV-Ärzte,) ist die Verpflichtung der Ärzte zur gegenseitigen Information bei der Behandlung eines GKV-Versicherten normiert.

BMV-Ä: § 24 Abs. 6, Überweisungen

Der Vertragsarzt hat dem auf Überweisung tätig werdenden Vertragsarzt, soweit es für die Durchführung der Überweisung erforderlich ist, von den bisher erhobenen Befunden und/oder getroffenen Behandlungsmaßnahmen Kenntnis zu geben. Der auf Grund der Überweisung tätig gewordene Vertragsarzt hat seinerseits den erstbehandelnden Vertragsarzt über die von ihm erhobenen Befunde und Behandlungsmaßnahmen zu unterrichten, soweit es für die Weiterbehandlung durch den überweisenden Arzt erforderlich ist. Nimmt der Versicherte einen an der fachärztlichen Versorgung teilnehmenden Facharzt unmittelbar in Anspruch, übermittelt dieser Facharzt mit Einverständnis des Versicherten die relevanten medizinischen Informationen an den vom Versicherten benannten Hausarzt.

Als Grundsatz gilt: Der Hausarzt ist immer zu informieren, auch wenn die Leistung nicht aufgrund einer von ihm ausgestellten Überweisung erbracht wurde. Voraussetzung ist natürlich, dass der Patient einen Hausarzt benannt und die Einwilligung zur Weitergabe der Information erteilt hat.

Im Zusammenhang mit Leistungen des Abschnitts 35.2 des EBM (antragspflichtige psychotherapeutische Leistungen) ist der Berichtspflicht genüge getan, wenn zum Beginn und nach Ende der Therapie und bei Therapien, die länger als ein Jahr dauern, mindestens einmal im Krankheitsfall ein Bericht an den Hausarzt geht.

Die Erstellung des Berichtes selbst ist berechnungsfähig, soweit er nicht obligatorischer oder fakultativer Bestandteil der Leistung ist oder die Berechnung durch sonstige Bestimmungen ausgeschlossen ist. Nähere Hinweise finden sich jeweils bei den einzelnen Leistungen.

Leistungen aus dem Katalog der allgemeinen Bestimmungen 2.1.4 des EBM sind nur dann ohne schriftliche Mitteilung an den Hausarzt abrechenbar, wenn der Patient keinen Hausarzt angibt oder keine schriftliche Einwilligung zur Weitergabe an den Hausarzt abgibt. Sollte dies der Fall sein, muss die Symbolnummer 99970 EBM eingetragen werden.

2.1.5 Ausnahme von der Berichtspflicht

Ausschließlich auf Überweisung tätige Ärzte gemäß § 13 Abs. 4 Bundesmantelvertrag-Ärzte (BMV-Ä) sind von der Regelung in Nr. 2.1.4 entbunden.

Kommentar: Die in Abschnitt 2.1.4 beschriebene Berichtspflicht gilt nicht für ausschließlich auftragnehmende Ärzte nach den Bestimmungen der Bundesmantelverträge. Das sind zur Zeit Ärzte für:

- Laboratoriumsmedizin
- Mikrobiologie und Infektionsepidemiologie
- Nuklearmedizin
- Pathologie
- Radiologische Diagnostik bzw. Radiologie
- Strahlentherapie und Transfusionsmedizin.

2.1.6 Beauftragung zur Erbringung von in berechnungsfähigen Versicherten-, Grund- oder Konsiliarpauschalen enthaltenen Teilleistungen

Wird ein Vertragsarzt ausschließlich zur Durchführung von Leistungen beauftragt, die im „Verzeichnis der nicht gesondert berechnungsfähigen Leistungen" (Anhang II-1) des EBM aufgeführt und die einer Versicherten-, Grund- oder Konsiliarpauschale zugeordnet sind, ist anstelle der einzelnen Leistungen die Versicherten-, Grund- oder Konsiliarpauschale der Fachgruppe einmal im Behandlungsfall mit 50 % der Punktzahl zu berechnen. Auch bei Durchführung von mehreren Auftragsleistungen (Indikations- oder Definitionsaufträge gemäß § 24 Abs. 7 Nr. 1 Bundesmantelvertrag-Ärzte (BMV-Ä) in einem Behandlungsfall ist die mit 50 % der Punktzahl zu berechnende Versicherten-, Grund- oder Konsiliarpauschale nur einmalig berechnungsfähig.

Neben den o.g. mit 50 % der Punktzahl zu berechnenden Pauschalen ist für die Berechnung der jeweiligen arztgruppenspezifischen Versicherten-, Grund- oder Konsiliarpauschale anstelle der mit 50 % der Punktzahl zu berechnenden Pauschale in demselben Behandlungsfall mindestens ein weiterer persönlicher Arzt-Patienten-Kontakt außerhalb der Durchführung der Auftragsleistungen (Indikations- oder Definitionsauftrag) notwendig.

Kommentar: Der Umstand, wonach eine Vielzahl von Leistungen wegen der umfangreichen Pauschalgebühren nicht mehr einzeln abrechnungsfähig ist, hat zu einer Regelung in den Fällen führen müssen, in denen eine derartige Leistung per Überweisung von einem anderen Arzt angefordert wird. Dieser kann die Versicherten-, Grund- oder Konsiliarpauschale der Fachgruppe einmal im Behandlungsfall zu 50 % der Punktzahlen berechnen, auch wenn er mehrere Aufträge im selben Behandlungsfall erhält. Wird er allerdings darüber hinaus außerhalb der Aufträge in mindestens einem weiteren persönlichen Arzt-Patienten-Kontakt bei dem Patienten tätig, ist anstelle der hälftigen Pauschale die jeweilige arztgruppenspezifische Versicherten- oder Grundpauschale berechnungsfähig.

Für den Auftraggeber gilt dann im übrigen: Ist die überwiesene Leistung obligatorischer Bestandteil einer Pauschale, kann diese von ihm nicht abgerechnet werden, da dann der Leistungsumfang von ihm nicht voll erbracht wurde. Abschnitt 2.1 (s.o.) ist nicht anwendbar, da es sich hier um eine Spezialregelung für Auftragsüberweisungen handelt. Ist die überwiesene Leistung allerdings fakultativer Bestandteil der Pauschale, kann diese vom Überweiser in Rechnung gestellt werden.

2.2 Persönliche Leistungserbringung

Eine Gebührenordnungsposition ist nur berechnungsfähig, wenn der an der vertragsärztlichen Versorgung teilnehmende Arzt die für die Abrechnung relevanten Inhalte gemäß §§ 14a, 15 und § 25 BMV-Ä persönlich erbringt.

Kommentar: Für die Verpflichtung zur persönlichen Leistungserbringung gilt nach wie vor der Grundsatz, wonach jeder an der vertragsärztlichen Versorgung teilnehmende Arzt verpflichtet ist, die vertragsärztliche Tätigkeit persönlich auszuüben.

Als persönliche Leistungserbringung gilt auch die Erbringung durch genehmigte Assistenten, angestellte Ärzte und Vertreter sowie die Hilfeleistung durch nichtärztliche Mitarbeiter unter den berufsrechtlich zu beachtenden Grundsätzen (Anordnung und fachliche Überwachung durch Arzt,

entsprechende Qualifizierung des Mitarbeiters). Die Regelungen des Vertragsarztrechtsände-
rungsgesetzes haben insbesondere hinsichtlich der Beschäftigung von angestellten Ärzten die
Möglichkeiten deutlich ausgeweitet.

Zur Vermeidung von Problemen empfiehlt es sich dennoch, insbesondere wenn genehmi-
gungspflichtige Leistungen betroffen sind, eine fachkundige Stellungnahme der zuständigen
Kassenärztlichen Vereinigung einzuholen.

Hier ist es erforderlich, angesichts der durch das Vertragsarztänderungsgesetz erleichterten
Beschäftigung von angestellten Ärzten sowie die flexibleren Möglichkeiten der vertragsärztlichen Tätigkeit z.B. an mehreren Stellen die genannten Bestimmungen der Bundesmantelverträge im Wortlaut abzudrucken:

**§ 14a BMV-Ä: (https://www.kbv.de/html/bundesmantelvertrag.php) Persönliche Leitung
der Vertragsarztpraxis bei angestellten Ärzten**

(1) In Fällen, in denen nach § 95 Abs. 9 SGB V i.V.m. § 32b Abs. 1 Ärzte-ZV der Vertragsarzt
einen angestellten Arzt oder angestellte Ärzte beschäftigen darf, ist sicherzustellen, dass der
Vertragsarzt die Arztpraxis persönlich leitet. Die persönliche Leitung ist anzunehmen, wenn
je Vertragsarzt nicht mehr als drei vollzeitbeschäftigte oder teilzeitbeschäftigte Ärzte in einer
Anzahl, welche im zeitlichen Umfang ihrer Arbeitszeit drei vollzeitbeschäftigten Ärzten entspricht, angestellt werden. Bei Vertragsärzten, welche überwiegend medizinisch-technische
Leistungen erbringen, wird die persönliche Leitung auch bei der Beschäftigung von bis zu
vier vollzeitbeschäftigten Ärzten vermutet; Satz 2 2. Halbsatz gilt entsprechend. Bei Vertragsärzten, welche eine Zulassung nach § 19a Ärzte-ZV für einen hälftigen Versorgungsauftrag haben, vermindert sich die Beschäftigungsmöglichkeit auf einen vollzeitbeschäftigten
oder zwei teilzeitbeschäftigte Ärzte je Vertragsarzt. Die Beschäftigung eines Weiterbildungsassistenten wird insoweit nicht angerechnet. Will der Vertragsarzt über den Umfang nach
Sätzen 2 bis 4 hinaus weitere Ärzte beschäftigen, hat er dem Zulassungsausschuss vor der
Erteilung der Genehmigung nachzuweisen, durch welche Vorkehrungen die persönliche Leitung der Praxis gewährleistet ist.

(2) Die Beschäftigung eines angestellten Arztes eines anderen Fachgebiets oder einer anderen Facharztkompetenz als desjenigen Fachgebiets oder derjenigen Facharztkompetenz, für
die der Vertragsarzt zugelassen ist, ist zulässig. Dies gilt auch für eine Anstellung nach § 15a
Abs. 6 Satz 2. Beschäftigt der Vertragsarzt einen angestellten Arzt eines anderen Fachgebiets oder einer anderen Facharztkompetenz, der in diesem Fachgebiet oder unter dieser
Facharztkompetenz tätig wird, so ist die gleichzeitige Teilnahme dieser Arztpraxis an der
hausärztlichen und fachärztlichen Versorgung zulässig. Im übrigen gelten Absatz 1 und § 15
Abs. 1 Satz 1 mit der Maßgabe, dass der Vertragsarzt bei der Erbringung der fachärztlichen
Leistungen des angestellten Arztes die Notwendigkeit der Leistung mit zu verantworten hat.

§ 15 BMV-Ä: Persönliche Leistungserbringung

(1) Jeder an der vertragsärztlichen Versorgung teilnehmende Arzt ist verpflichtet, die vertragsärztliche Tätigkeit persönlich auszuüben. Persönliche Leistungen sind auch ärztliche
Leistungen durch genehmigte Assistenten und angestellte Ärzte gemäß § 32 b Ärzte-ZV, soweit sie dem Praxisinhaber als Eigenleistung zugerechnet werden können. Dem Praxisinhaber werden die ärztlichen selbständigen Leistungen des angestellten Arztes zugerechnet,
auch wenn sie in der Betriebsstätte oder Nebenbetriebsstätte der Praxis in Abwesenheit des
Vertragsarztes erbracht werden. Dasselbe gilt für fachärztliche Leistungen eines angestellten
Arztes eines anderen Fachgebiets (§ 14a Abs. 2), auch wenn der Praxisinhaber sie nicht

selbst miterbracht oder beaufsichtigt hat. Persönliche Leistungen sind ferner Hilfeleistungen nichtärztlicher Mitarbeiter, die der an der vertragsärztlichen Versorgung teilnehmende Arzt, der genehmigte Assistent oder ein angestellter Arzt anordnet und fachlich überwacht, wenn der nichtärztliche Mitarbeiter zur Erbringung der jeweiligen Hilfeleistung qualifiziert ist. Das Nähere zur Erbringung von ärztlich angeordneten Hilfeleistungen durch nichtärztliche Mitarbeiter in der Häuslichkeit der Patienten, in Alten- oder Pflegeheimen oder in anderen beschützenden Einrichtungen ist in Anlage 8 zu diesem Vertrag geregelt.

(2) Verordnungen dürfen vom Vertragsarzt nur ausgestellt werden, wenn er sich persönlich von dem Krankheitszustand des Patienten überzeugt hat oder wenn ihm der Zustand aus der laufenden Behandlung bekannt ist. Hiervon darf nur in begründeten Ausnahmefällen abgewichen werden.

(3) Vertragsärzte können sich bei gerätebezogenen Untersuchungsleistungen zur gemeinschaftlichen Leistungserbringung mit der Maßgabe zusammenschließen, dass die ärztlichen Untersuchungsleistungen nach fachlicher Weisung durch einen der beteiligten Ärzte persönlich in seiner Praxis oder in einer gemeinsamen Einrichtung durch einen gemeinschaftlich beschäftigten angestellten Arzt nach § 32 b Ärzte-ZV erbracht werden. Die Leistungen sind persönliche Leistungen des jeweils anweisenden Arztes, der an der Leistungsgemeinschaft beteiligt ist. Sind Qualifikationsvoraussetzungen gemäß § 11 dieses Vertrages vorgeschrieben, so müssen alle Gemeinschaftspartner und ein angestellter Arzt nach § 32 b Ärzte-ZV, sofern er mit der Ausführung der Untersuchungsmaßnahmen beauftragt ist, diese Voraussetzungen erfüllen.

(4) Ein Zusammenschluss von Vertragsärzten bei gerätebezogenen Untersuchungsleistungen zur gemeinschaftlichen Leistungserbringung von Laboratoriumsleistungen des Abschnittes 32.2 des Einheitlichen Bewertungsmaßstabes ist mit Wirkung ab 1. Januar 2009 ausgeschlossen. Bestehende Leistungserbringergemeinschaften (Gründung vor dem 1. Januar 2009) dürfen bis zum 31.12.2009 fortgeführt werden.

§ 25 BMV-Ä: Erbringung und Abrechnung von Laborleistungen

(1) Ziel der laboratoriumsmedizinischen Untersuchung ist die Erhebung eines ärztlichen Befundes. Die Befunderhebung ist in vier Teile gegliedert:
1. Ärztliche Untersuchungsentscheidung,
2. Präanalytik,
3. Laboratoriumsmedizinische Analyse unter Bedingungen der Qualitätssicherung,
4. ärztliche Beurteilung der Ergebnisse.

(2) Für die Erbringung von laboratoriumsmedizinischen Untersuchungen gilt § 15 mit folgender Maßgabe:
1. Bei Untersuchungen des Abschnitts 32.2 EBM und bei entsprechenden laboratoriumsmedizinischen Leistungen des Abschnitts 1.7 des EBM ist der Teil 3 der Befunderhebung einschließlich ggf. verbliebener Anteile von Teil 2 beziehbar. Überweisungen zur Erbringung der Untersuchungen des Abschnitts 32.2 und entsprechender laboratoriumsmedizinischer Leistungen des Abschnitts 1.7 des EBM sind zulässig.
2. Bei Untersuchungen des Abschnitts 32.3 und entsprechenden laboratoriumsmedizinischen Leistungen der Abschnitte 1.7, 11.3 und 11.4 des EBM kann der Teil 3 der Befunderhebung nicht bezogen werden, sondern muss entweder nach den Regeln der persönlichen Leistungserbringung selbst erbracht oder an einen anderen zur Erbringung dieser Untersuchung qualifizierten und zur Abrechnung berechtigten Vertragsarzt überwiesen werden.

(3) Der Teil 3 der Befunderhebung kann nach Maßgabe von Abs. 2 aus Laborgemeinschaften bezogen werden, deren Mitglied der Arzt ist. Der den Teil 3 der Befunderhebung beziehende Vertragsarzt rechnet die Analysekosten gemäß dem Anhang zum Abschnitt 32.2 durch seine Laborgemeinschaft gegenüber der Kassenärztlichen Vereinigung an deren Sitz ab. Der Arzt, der die Befunderhebung anweist, ist durch Angabe der Arztnummer und der (Neben-) Betriebsstättennummer der veranlassenden Arztpraxis kenntlich zu machen. Die Abrechnung erfolgt auf der Basis der bei der Abrechnung nachzuweisenden Kosten der Laborgemeinschaft, höchstens jedoch nach den Höchstpreisen gemäß der Präambel Nr. 1 des Abschnitts 32.2. Die Kassenärztliche Vereinigung meldet der Kassenärztlichen Bundesvereinigung die kurativ-ambulanten Fälle mit angewiesenen Befunderhebungen des Anhang zum Abschnitt 32.2, die von den Vertragsärzten außerhalb ihre Zuständigkeitsbereichs angewiesen und von der Laborgemeinschaft mit Sitz in ihrem Zuständigkeitsbereich abgerechnet worden sind. Die Kassenärztliche Bundesvereinigung übermittelt die Daten anweiserbezogen an die für den anweisenden Arzt zuständige Kassenärztliche Vereinigung. Laborgemeinschaften sind Gemeinschaftseinrichtungen von Vertragsärzten, welche dem Zweck dienen, laboratoriumsmedizinische Analysen des Abschnitts 32.2 regelmäßig in derselben gemeinschaftlich benutzten Betriebsstätte zu erbringen.

(4) Der Vertragsarzt, der den Teil 3 der Befunderhebung bezieht, ist ebenso wie der Vertragsarzt, der Laborleistungen persönlich erbringt, für die Qualität der erbrachten Leistungen verantwortlich, indem er sich insbesondere zu vergewissern hat, dass die „Richtlinien der Bundesärztekammer zur Qualitätssicherung in medizinischen Laboratorien" von dem Erbringer der Analysen eingehalten worden sind.

(4a) Laboratoriumsmedizinische Untersuchungen des Kapitels 32 EBM und entsprechende laboratoriumsmedizinische Leistungen des Abschnitts 1.7 des EBM dürfen nur an Fachärzte überwiesen werden, bei denen diese Leistungen zum Kern ihres Fachgebietes gehören. Bei laboratoriumsmedizinischen Untersuchungen des Abschnitts 32.3 EBM und entsprechenden laboratoriumsmedizinischen Leistungen des Abschnitts 1.7 des EBM dürfen Teil 3 und 4 der Befunderhebung nur von Vertragsärzten erbracht und abgerechnet werden, für die diese Leistungen zum Kern ihres Fachgebietes gehören. Die Zugehörigkeit laboratoriumsmedizinischer Untersuchungen zum Kern eines Fachgebietes bestimmt sich nach der Anlage zu § 25 Abs. 4 a BMV-Ä. (Gültig ab 1.1.2015)

(5) Für die Abrechnung überwiesener kurativ-ambulanter Auftragsleistungen des Kapitels 32 EBM gelten folgende ergänzende Bestimmungen:
Die vom Vertragsarzt eingereichte Abrechnung überwiesener kurativ-ambulanter Auftragsleistungen des Kapitels 32 muss die Arzt- und Betriebsstättennummer des überweisenden Arztes der Praxis (Veranlasser) und ggf. die Kennummer der Präambel Nr. 6 des Abschnitts 32.2 EBM enthalten. Die Kennummer teilt der Veranlasser auf dem Überweisungsauftrag mit. Im Falle der Weiterüberweisung eines Auftrags hat die abrechnende Arztpraxis die Arzt- und Betriebsstättennummer desjenigen Arztes und der Praxis anzugeben, die den ersten Überweisungsauftrag erteilt hat (Erstveranlasser). Die Kassenärztliche Vereinigung meldet der Kassenärztlichen Bundesvereinigung die kurativ-ambulanten Fälle mit überwiesenen Auftragsleistungen die Kapitels 32, die von Vertragsärzten außerhalb ihres Zuständigkeitsbereichs veranlasst und von Vertragsärzten ihres Zuständigkeitsbereichs durchgeführt worden sind. Die Kassenärztliche Bundesvereinigung übermittelt die Daten veranlasserbezogen an die für die überweisende Arztpraxis zuständige Kassenärztliche Vereinigung.

(6) Die Arztpraxis, die auf Überweisung kurativ-ambulante Auftragsleistungen durchführt, teilt der überweisenden Arztpraxis zum Zeitpunkt der abgeschlossenen Untersuchung die Gebührenordnungspositionen dieser Leistungen und die Höhe der Kosten in Euro mit. Leistungen, für die diese Regelung gilt, werden im EBM bestimmt. Im Falle der Weiterüberweisung eines Auftrags oder eines Teilauftrags hat jede weiter überweisende Arztpraxis dem vorhergehenden Überweiser die Angaben nach Satz 1 sowohl über die selbst erbrachten Leistungen als auch über die Leistungen mitzuteilen, die ihr von der Praxis gemeldet wurden, an die sie weiter überwiesen hatte.

(7) Die Abrechnung von Laborleistungen setzt die Erfüllung der Richtlinien der Bundesärztekammer zur Qualitätssicherung laboratoriumsmedizinischer Untersuchungen gemäß Teil A und B1 sowie ggf. ergänzender Regelungen der Partner der Bundesmantelverträge zur externen Qualitätssicherung von Laborleistungen und den quartalsweisen Nachweis der erfolgreichen Teilnahme an der externen Qualitätssicherung durch die Betriebsstätte voraus. Sofern für eine Gebührenordnungsposition der Nachweis aus verschiedenen Materialien (z.B. Serum, Urin, Liquor) möglich ist und für diese Materialien unterschiedliche Ringversuche durchgeführt werden, wird in einer Erklärung bestätigt, dass die Gebührenordnungsposition nur für das Material berechnet wird, für das ein gültiger Nachweis einer erfolgreichen Ringversuchsteilnahme vorliegt.

Der Nachweis ist elektronisch an die zuständige Kassenärztliche Vereinigung zu übermitteln.

2.3 Ausübung der vertragsärztlichen Tätigkeit durch ermächtigte Ärzte, ermächtigte Krankenhäuser bzw. ermächtigte Institute

Die Berechnung einer Gebührenordnungsposition durch einen ermächtigten Arzt bzw. durch ermächtigte Krankenhäuser oder ermächtigte Institute ist an das Fachgebiet und den Ermächtigungsumfang gebunden. Entspricht der Ermächtigungsumfang dem eines zugelassenen Vertragsarztes, kann anstelle der Gebührenordnungspositionen 01320 und 01321 die Berechnung einer in den arztgruppenspezifischen Kapiteln genannten Pauschale durch den Zulassungsausschuss ermöglicht werden.

Ärzte mit einer Ermächtigung nach § 24 Abs. 3 Ärzte-ZV berechnen anstelle der Gebührenordnungspositionen 01320 und 01321 die Pauschalen der arztgruppenspezifischen Kapitel.

Kommentar: Besondere Erwähnung findet die Abrechnungsbeschränkung aufgrund der Teilnahme an der vertragsärztlichen Versorgung in Form einer eingeschränkten Ermächtigung. Primär bestimmt der Umfang der erteilten Ermächtigung die abrechnungsfähigen Leistungen.

Für die Berechnung der Grundpauschalen sieht der EBM besonders für Ermächtigungen spezielle Nummern vor (Nrn. 01320 und 01321). Davon kann aber abgewichen werden, wenn die Ermächtigung ihrem Umfange nach der Zulassung eines Vertragsarztes entspricht.

Bei Ermächtigungen zur vertragsärztlichen **Tätigkeit an einem weiteren Ort im Bereich einer anderen Kassenärztlichen Vereinigung** sind immer anstelle der Nrn. 01320 und 01321 EBM die Pauschalen des jeweiligen arztgruppenspezifischen Kapitels abrechnungsfähig.

3 Behandlungs-, Krankheits-, Betriebsstätten- und Arztfall

3.1 Behandlungsfall

Der Behandlungsfall ist definiert in § 21 Abs. 1 BMV-Ä als Behandlung desselben Versicherten durch dieselbe Arztpraxis in einem Kalendervierteljahr zu Lasten derselben Krankenkasse.

Kommentar: Der EBM benutzt den Begriff „Behandlungsfall" an verschiedenen Stellen in Leistungslegende bzw. Anmerkungen, in aller Regel als Abrechnungseinschränkung.
Die Definition des Bundesmantelvertrages, auf die ausdrücklich abgestellt wird, lautet wie folgt:

---

§ 21 Abs. 1 BMV-Ä: Behandlungsfall/Krankheitsfall/Betriebsstättenfall/Arztfall
https://www.kbv.de/html/bundesmantelvertrag.php
1) Die gesamte von derselben Arztpraxis (Vertragsarzt, Vertragspsychotherapeut, Berufsausübungsgemeinschaft, Medizinisches Versorgungszentrum) innerhalb desselben Kalendervierteljahres an demselben Versicherten ambulant zu Lasten derselben Krankenkasse vorgenommene Behandlung gilt jeweils als Behandlungsfall. Ein einheitlicher Behandlungsfall liegt auch dann vor, wenn sich aus der zuerst behandelten Krankheit eine andere Krankheit entwickelt oder während der Behandlung hinzutritt oder wenn der Versicherte, nachdem er eine Zeitlang einer Behandlung nicht bedurfte, innerhalb desselben Kalendervierteljahres wegen derselben oder einer anderen Krankheit in derselben Arztpraxis behandelt wird. Ein einheitlicher Behandlungsfall liegt auch dann vor, wenn sich der Versichertenstatus während des Quartals ändert. Es wird der Versichertenstatus bei der Abrechnung zugrunde gelegt, der bei Quartalsbeginn besteht. Stationäre belegärztliche Behandlung ist ein eigenständiger Behandlungsfall auch dann, wenn in demselben Quartal ambulante Behandlung durch denselben Belegarzt erfolgt. Unterliegt die Häufigkeit der Abrechnung bestimmter Leistungen besonderen Begrenzungen durch entsprechende Regelungen im Einheitlichen Bewertungsmaßstab (EBM), die auf den Behandlungsfall bezogen sind, können sie nur in diesem Umfang abgerechnet werden, auch wenn sie durch denselben Arzt in demselben Kalendervierteljahr bei demselben Versicherten sowohl im ambulanten als auch stationären Behandlungsfall durchgeführt werden.
Alle Leistungen, die in einer Einrichtung nach § 311 SGB V oder einem medizinischen Versorgungszentrum bei einem Versicherten pro Quartal erbracht werden, gelten als ein Behandlungsfall. Die Abrechnung der Leistungen, ihre Vergütung sowie die Verpflichtung zur Erfassung der erbrachten Leistungen werden durch die Gesamtvertragspartner geregelt.
Ein Krankheitsfall umfasst das aktuelle sowie die nachfolgenden drei Kalendervierteljahre, die der Berechnung der krankheitsfallbezogenen Leistungsposition folgen.

Diese Definition entspricht im wesentlichen der bisher gültigen. Am Beginn ist lediglich der „Vertragsarzt" durch die „Arztpraxis" ersetzt worden, um den zunehmenden Kooperationsformen Rechnung zu tragen.
Alle Leistungen, die in einer Einrichtung nach § 311 SGB V bei einem Versicherten pro Quartal erbracht werden, gelten als ein Behandlungsfall. Die Abrechnung der Leistungen, ihre Vergütung sowie die Verpflichtung zur Erfassung der erbrachten Leistungen werden durch die Gesamtvertragspartner geregelt.

Wichtig ist, dass auch für den Fall, dass der Patient innerhalb eines Quartals seine gesetzliche Krankenkasse wechselt, **kein neuer Behandlungsfall** entsteht. Die Abrechnung muss zu Lasten der ersten angegeben Krankenkasse erfolgen. Anders ist der Fall, wenn der Patient innerhalb des Quartals von einer gesetzlichen zu einer privaten Krankenversicherung wechselt. In diesem Fall sind vom Datum der Mitgliedschaft des Patienten in der privaten Kasse alle Leistungen zu Lasten dieser privaten Kasse nach GOÄ abzurechnen.

3.2 Krankheitsfall

Der Krankheitsfall ist definiert in § 21 Abs. 1 BMV-Ä und umfasst das aktuelle sowie die drei nachfolgenden Kalendervierteljahre, die der Berechnung der krankheitsfall-bezogenen Gebührenordnungsposition folgen.

Kommentar: Auch der Begriff „Krankheitsfall" wird an verschiedenen Stellen im EBM verwendet. Die Definition der Bundesmantelverträge, auf die ausdrücklich abgestellt wird, findet sich in § 21 Abs. 1 BMV-Ärzte und lautet:

Ein Krankheitsfall umfasst das aktuelle sowie die nachfolgenden drei Kalendervierteljahre, die der Berechnung der krankheitsfallbezogenen Leistungsposition folgen.

Krankheitsfall = Erkrankungsfall im aktuellen Quartal sowie in den darauf folgenden 3 Quartalen
Dieser Definition unterliegen damit zahlreiche langwierige oder chron. Erkrankungen z.B. Diabetes, Fettstoffwechselstörungen, Hypertonie, Asthma bronchiale.

Beispiel: Eine Patientin wird innerhalb des **3. Quartals 2016** am 10.7.16, 18.08.16 und 28.9.16 wegen **chron. Hauterkrankung** behandelt. Der Krankheitsfall **„chron. Hauterkrankung"** endet am 31.06.2016. Ein neuer Krankheitsfall mit der unverändert vorhandenen Erkrankung **„chron. Hauterkrankung"** beginnt mit dem 01.07.2017.
Von dieser Frist ist eine andere, neu z.B. am 28.10.2016 aufgetretene Erkrankung, z.B. „Herzrhythmusstörungen" nicht betroffen. Für sie gilt – wenn sich keine Änderung einstellt – eine neue eigene Frist des Krankheitsfalles bis zum 31.09.2017.

3.3 Betriebsstättenfall

Der Betriebsstättenfall ist definiert in § 21 Abs. 1a BMV-Ä und umfasst die Behandlung desselben Versicherten in einem Kalendervierteljahr durch einen oder mehrere Ärzte derselben Betriebsstätte oder derselben Nebenbetriebsstätte zu Lasten derselben Krankenkasse unabhängig vom behandelnden Arzt.

Kommentar: Der Begriff „Betriebsstättenfall" wird an verschiedenen Stellen im EBM verwendet. Die Definition des Bundesmantelvertrages, auf die ausdrücklich abgestellt wird, lautet:
Beim Betriebsstättenfall kommt es nicht mehr auf die Person des behandelnden Arzte an, sondern auf den Ort der Behandlung. Wird derselbe Versicherte in einem Quartal in derselben Betriebsstätte oder derselben Nebenbetriebsstätte zu Lasten derselben Krankenkasse behandelt, handelt es sich um einen Betriebsstättenfall, unabhängig von Person oder Status (zugelassen,

angestellt) des behandelnden Arztes oder dem „Abrechnungssubjekt" (Arzt, Berufsausübungsgemeinschaft, MVZ).
Siehe auch Kommentar zu 3.1 Behandlungsfall.

3.4 Arztfall

Der Arztfall ist definiert in § 21 Abs. 1b Bundesmantelvertrag-Ärzte (BMV-Ä) und umfasst die Behandlung desselben Versicherten durch denselben an der vertragsärztlichen Versorgung teilnehmenden Arzt in einem Kalendervierteljahr zu Lasten derselben Krankenkasse unabhängig von der Betriebs- oder Nebenbetriebsstätte.

Kommentar: Auch der Begriff „Arztfall" wird an verschiedenen Stellen im EBM verwendet. Die Definition der Bundesmantelverträge, auf die ausdrücklich abgestellt wird, findet sich in § 21 Abs. 1b BMV-Ärzte bzw. § 25 Abs. 1b BMV-Ärzte/Ersatzkassen.
Beim Arztfall kommt es nun nur auf die Person des behandelnden Arztes an. Wird derselbe Versicherte in einem Quartal von demselben an der vertragsärztlichen Versorgung teilnehmenden Arzt behandelt, handelt es sich um einen Arztfall, unabhängig davon, in welcher Betriebs- oder Nebenbetriebsstätte die Behandlung stattgefunden hat.

3.5 Arztgruppenfall

Der Arztgruppenfall ist definiert in § 21 Abs. 1c Bundesmantelvertrag-Ärzte (BMVÄ) und umfasst die Behandlung desselben Versicherten durch dieselbe Arztgruppe einer Arztpraxis in demselben Kalendervierteljahr zu Lasten derselben Krankenkasse. Zu einer Arztgruppe gehören diejenigen Ärzte, denen im EBM ein Kapitel bzw. in Kapitel 13 ein Unterabschnitt zugeordnet ist.

3.6 Zyklusfall

Der Zyklusfall ist in den Bestimmungen zum Abschnitt 8.5 Punkt 6 definiert.

3.7 Reproduktionsfall

Der Reproduktionsfall ist in den Bestimmungen zum Abschnitt 8.5 Punkt 7 definiert.

3.8 Zeiträume/Definitionen

3.8.1 Kalenderjahr

Behandlung desselben Versicherten durch dieselbe Arztpraxis im Kalenderjahr. Das Kalenderjahr beginnt mit dem 1. Januar (00:00 Uhr) und endet mit dem nachfolgenden 31. Dezember (24:00 Uhr).

3.8.2 Im Zeitraum von 3 Tagen beginnend mit dem Operationstag

Behandlung desselben Versicherten durch dieselbe Arztpraxis am aktuellen Tag (beginnend mit dem Zeitpunkt der Operation) sowie den zwei nachfolgenden Tagen. Der nachfolgende Tag umfasst jeweils den Zeitraum von vierundzwanzig Stunden, beginnend ab 00:00 Uhr.

3.8.3 Im Zeitraum von X Tagen

Behandlung desselben Versicherten durch dieselbe Arztpraxis am aktuellen Tag (beginnend mit dem Zeitpunkt der jeweiligen Leistung) sowie den X – 1 nachfolgenden Tagen. Die nachfolgenden Tage umfassenden Zeitraum von vierundzwanzig Stunden, beginnend ab 00:00 Uhr.

3.8.4 Im Zeitraum von X Wochen

Behandlung desselben Versicherten durch dieselbe Arztpraxis in der aktuellen Woche (beginnend mit dem Tag der Durchführung des Leistungsinhaltes der Gebührenordnungsposition) sowie den
X – 1 nachfolgenden Wochen. Die Woche umfasst den Zeitraum von 7 Tagen, beginnend um 0:00 Uhr an dem Tag an dem die Leistung durchgeführt wird, bis zum 7. Tag 24:00 Uhr

3.8.5 Behandlungstag

Behandlung desselben Versicherten durch dieselbe Arztpraxis am Kalendertag der Behandlung (an einem Datum, unabhängig von der Zahl der Sitzungen). Der Tag ist als Zeitraum von vierundzwanzig Stunden, beginnend ab 00:00 Uhr, definiert.
Für in-vitro-diagnostische Leistungen gilt das Datum des Tages der Probenentnahme als Behandlungstag. Bei einer mehrfachen Berechnung einer Gebührenordnungsposition am Behandlungstag ist die medizinische Notwendigkeit durch zusätzliche Angaben (Zeitpunkt, Material, Art der Untersuchung o. ä.) kenntlich zu machen.

3.8.6 Quartal

Unterteilung eines Kalenderjahres in 4 Kalendervierteljahre.
1. Quartal: 1. Januar bis 31. März,
2. Quartal: 1. April bis 30. Juni,
3. Quartal: 1. Juli bis 30. September,
4. Quartal: 1. Oktober bis 31. Dezember

3.8.7 Der letzten vier Quartale

Umfasst den Zeitraum des Quartals, in dem der Inhalt einer Gebührenordnungsposition durchgeführt wird sowie die drei vorangegangenen Kalendervierteljahre.

3.9 Weitere Abrechnungsbestimmungen

3.9.1 Je vollendeten Minuten

Die Gebührenordnungsposition ist erst berechnungsfähig, wenn die im obligaten Leistungsinhalt genannte Zeitdauer vollständig erfüllt wurde. Für eine Mehrfachberechnung muss die genannte Zeitdauer entsprechend mehrfach vollständig erfüllt sein.

3.9.2 Je Bein, je Sitzung

Ist eine Leistung in einer Sitzung einmal je Bein berechnungsfähig, kann diese bei der Behandlung beider Beine zweimal in einer Sitzung berechnet werden.

3.9.3 Je Extremität, je Sitzung

Ist eine Leistung in einer Sitzung einmal je Extremität berechnungsfähig, kann diese bei der Behandlung mehrerer Extremitäten entsprechend der Anzahl der in der Sitzung behandelten Extremitäten berechnet werden.

3.9.4 Gebührenordnungspositionen mit „bis" verknüpft

Sind Gebührenordnungspositionen mit „bis" verknüpft, bezieht sich die Angabe auf die zuerst angegebene, alle dazwischen liegenden sowie auf die zuletzt genannte Gebührenordnungsposition

4 Berechnung der Gebührenordnungspositionen

4.1 Versicherten-, Grund- oder Konsiliarpauschale

Die Versicherten-, Grund- oder Konsiliarpauschalen sind von den in der Präambel der entsprechenden arztgruppenspezifischen oder arztgruppenübergreifenden Kapitel genannten Vertragsärzten beim ersten kurativ-ambulanten oder kurativ-stationären (belegärztlich) persönlichen Arzt-Patienten-Kontakt oder Arzt-Patienten-Kontakt im Rahmen einer Videosprechstunde gemäß Anlage 31b zum Bundesmantelvertrag-Ärzte (BMV-Ä) im Behandlungsfall zu berechnen. Sie sind nur einmal im Behandlungsfall bzw. bei arztpraxisübergreifender Behandlung nur einmal im Arztfall (s. Allgemeine Bestimmung 4.3.4) berechnungsfähig und umfassen die in Anhang 1 aufgeführten Leistungen entsprechend der tabellarischen Gliederung. Die Versicherten-, Grund- oder Konsiliarpauschalen sind von den in der Präambel der entsprechenden arztgruppenspezifischen oder arztgruppenübergreifenden Kapitel genannten Vertragsärzten nicht in einem ausschließlich präventiv-ambulanten Behandlungsfall berechnungsfähig.

Bei einer kurativ-ambulanten und kurativ-stationären (belegärztlichen) Behandlung in demselben Quartal sind die Versicherten-, Grund- oder Konsiliarpauschalen je einmal berechnungsfähig (jeweils kurativ-ambulanter Arzt-/Behandlungsfall und kurativ-stationärer Arzt-/Behandlungsfall); hierbei ist von der Punktzahl der jeweils zweiten zur Berechnung gelangenden Versicherten-, Grund- oder Konsiliarpauschale ein Abschlag in Höhe von 50 % vorzunehmen.

Neben der Gebührenordnungsposition 01436 ist für die Berechnung der jeweiligen arztgruppenspezifischen Versicherten-, Grund- und/oder Konsiliarpauschale in demselben Behandlungsfall mindestens ein weiterer persönlicher Arzt-Patienten-Kontakt oder Arzt-Patienten-Kontakt im Rahmen einer Videosprechstunde gemäß Anlage 31b zum BMV-Ä notwendig.

Bei Überweisungen zur Durchführung von Auftragsleistungen (Indikations- oder Definitionsauftrag gemäß § 24 Abs. 7 Nr. 1 BMV-Ä, die nicht im Anhang 1 (Spalten VP und/oder GP) aufgeführt sind (s. Allgemeine Bestimmung 2.1.6) an nicht ausschließlich auf Überweisung tätige Ärzte gemäß § 13 Abs. 4 BMV-Ä, ist nicht die Versicherten- oder Grundpauschale sondern die Konsultationspauschale entsprechend der Gebührenordnungsposition 01436 zu berechnen.

Bei einer in demselben Behandlungsfall erfolgten Berechnung den Gebührenordnungspositionen 01210 bzw. 01212 (Not(-fall)pauschale im organisierten Not(-fall)dienst) ist für die Berechnung einer Versicherten-, Grund- oder Konsiliarpauschale mindestens ein weiterer persönlicher kurativer Arzt-Patienten-Kontakt außerhalb des organisierten Not(-fall)dienstes notwendig.

Kommentar: Diese Pauschalen haben die früheren Ordinations- und Konsultationskomplexe abgelöst und setzen die bereits im EBM 2000plus begonnene Tendenz zur Pauschalierung der Vergütung ärztlicher Leistungen weiter fort.

Diese in den jetzigen Pauschalen „aufgegangenen" Leistungen sind im Anhang 1 enthalten. Da sie Bestandteil der Pauschalen sind, sind sie nicht etwa entfallen, sondern weiterhin zu erbringen, nur werden sie nicht gesondert vergütet. Sie können deshalb weder privat in Rechnung gestellt noch durch andere Leistungen „ersetzt" werden. Letzteres wäre eine Umgehung der Pauschalierung.

Die Versicherten- und Grundpauschalen werden ab dem 1.10.2013 nach fünf (zuvor drei) Altersklasse unterschiedlich hoch bewertet
- für Versicherte bis zum vollendeten 4. Lebensjahr,
- für Versicherte vom 5. Lebensjahr bis zum vollendeten 18 Lebensjahr,
- für Versicherte vom 19. Lebensjahr bis zum vollendeten 54. Lebensjahr,
- für Versicherte vom 55. Lebensjahr bis zum vollendeten 75 Lebensjahr,
- für Versicherte ab dem 76. Lebensjahr.

Voraussetzung für die Berechnung ist ein kurativer Arzt-Patienten-Kontakt. Beim ersten solchen Kontakt können die Pauschalen von den jeweils in der Präambel des entsprechenden arztgruppenspezifischen oder arztgruppenübergreifenden Kapitels genannten Ärzten berechnet werden. Ein rein präventiver Kontakt, wenn er denn wirklich so stattfindet, reicht nicht aus. Berechnungsfähig sind sie einmal im Behandlungsfall bzw. wenn die Behandlung arztpraxisübergreifend stattfindet, einmal im Arztfall (s.o. unter 3.4 und unten unter 4.3.4).

Findet neben einer kurativ-ambulanten im selben Quartal auch eine belegärztliche Behandlung des gleichen Patienten statt, können die Pauschalen bei Vorliegen den Voraussetzungen zweimal berechnet werden, allerdings die zweite Pauschale nur noch zu 50 % der Punktzahl.

Wird eine Konsultationspauschale (Nr. 01436) berechnet, ist für die Berechnung der Versicherten-, Grund- oder Konsiliarpauschale im selben Behandlungsfall mindestens ein weiterer Arzt-Patienten-Kontakt erforderlich..

Bei Auftragsüberweisungen zu Leistungen, die nicht als Bestandteil der Grund- oder Versichertenpauschale in der Anlage 1 aufgeführt sind, kann, wenn der Überweisungsempfänger nicht ein Arzt ist, der nach den Bestimmungen der Bundesmantelverträge nur auf Überweisung tätig werden darf, von diesem anstelle der Versicherten- oder Grundpauschale nur die Konsultationspauschale nach Nr. 01436 berechnet werden.

Vielen Praxen ist nicht klar, dass sie wenn sie als Hausarzt eine Nachsorge einer ambulanten OP einen Behandlungsschein zur Mit- und Weiterbehandlung oder auch Zielauftrag bekommen, sie in ihrer Arztsoftware unbedingt einen neuen Abrechnungsschein anlegen müssen, diesen auf 21 Tage nach OP Datum begrenzen und abzurechnen ist die 01436, 88115 (Kennzeichnung amb. Operieren und die 31600 (bei Allgemeinmediziner).

Für den organisierten Notfalldienst ist eine eigene Notfallpauschale (Nr. 01210) vorgesehen. Daneben können im Falle eines weiteren persönlichen kurativen Arzt-Patienten-Kontaktes außerhalb des organisierten Notfalldienstes die Versicherten-, Grund- oder Konsiliarpauschale berechnet werden.

4.2 Diagnostische bzw. therapeutische Gebührenordnungspositionen

Gebührenordnungspositionen mit diagnostischem und/oder therapeutischem Leistungsinhalt sind als Einzelleistungen, Leistungskomplexe oder Zusatzpauschalen beschrieben. Mit Zusatzpauschalen wird der besondere Leistungsaufwand vergütet, der sich aus den Leistungs-, Struktur- und Qualitätsmerkmalen des Leistungserbringers und, soweit dazu Veranlassung besteht, in bestimmten Behandlungsfällen ergibt.

Kommentar: Hier wird noch einmal das Nebeneinander von Einzel- und Pauschalleistungen im neuen EBM betont. Wobei die Zahl der abrechnungsfähigen Einzelleistungen insbesondere im hausärztlichen Kapitel gegenüber dem EBM 2000plus deutlich abgenommen hat. Allerdings wurden ab dem 1.10.2013 durch den sog. Hausarzt-EBM ausführliche Gespräche für Haus-, Kinder- und Jugendärzte aus den Pauschalen ausgegliedert und können seitdem als Einzelleistungen berechnet werden.

4.2.1 Abrechnung geschlechtsspezifischer Gebührenordnungspositionen

Geschlechtsspezifische Gebührenordnungspositionen mit geschlechtsorganbezogenem Inhalt sind bei Intersexualität oder Transsexualität entsprechend dem geschlechtsorganbezogenen Befund (z.B. bei Vorliegen von Testes, Ovarien, Prostata) unabhängig von der personenstandsrechtlichen Geschlechtszuordnung berechnungsfähig.

Entspricht der geschlechtsorganbezogene Befund bei Intersexualität oder Transsexualität nicht der personenstandsrechtlichen Geschlechtszuordnung, sind geschlechtsspezifische Gebührenordnungsposition(en) **mit geschlechtsorganbezogenem Inhalt** mit einer bundeseinheitlich kodierten Zusatzkennzeichnung zu versehen. Als Begründung ist der ICD-10-Kode für **Intersexualität oder** Transsexualität anzugeben. Bei Vorliegen der Kennzeichnung „X" für das unbestimmte Geschlecht oder der Kennzeichnung „D" für das diverse Geschlecht auf der elektronischen Gesundheitskarte ist keine kodierte Zusatzkennzeichnung anzugeben. Für Patienten gemäß Satz 1. und 2. dieser Bestimmung ist bei Urethro(-zysto)skopien die Gebührenordnungsposition 08311 oder 26311 bei überwiegend interner Lage der Urethra und einer Urethralänge bis zu 8 cm zu berechnen. Bei einer Urethralänge von mehr als 8 cm und/oder nicht überwiegend interner Lage der Urethra ist die Gebührenordnungsposition 26310 zu berechnen.

Geschlechtsspezifische Gebührenordnungspositionen ohne geschlechtsorganbezogenen Inhalt (z.B. Ultraschallscreening auf Bauchaortenaneurysmen nach den Gebührenordnungspositionen 01747 und 01748) sind bei Intersexualität oder Transsexualität auch dann berechnungsfähig, wenn die personenstandsrechtliche Geschlechtszuordnung nicht der Geschlechtszuordnung der Anspruchsberechtigten entspricht, sofern eine medizinische Begründung einschließlich des ICD-10-Kodes für Intersexualität oder Transsexualität angegeben wird. Die geschlechtsspezifische(n) Gebührenordnungsposition(en) ohne geschlechtsorganbezogenen Inhalt sind mit einer bundeseinheitlich kodierten Zusatzkennzeichnung zu versehen.

Kommentar: Die KBV informiert zu den obigen Allgemeinen Bestimmungen mit Wirkung zum 1.7.2019 in Ihren „Entscheidungserheblichen Gründen" u.a.

... „Am 22. Dezember 2018 hat der Gesetzgeber das Personenstandsgesetz dahingehendgeändert, dass der Personenstandsfall von Neugeborenen außer als „weiblich", „männlich" oder „ohne Angabe" nunmehr auch mit der Angabe „divers" in das Geburtsregister eingetragen werden kann und dass Personen mit Varianten der Geschlechtsentwicklung ihren Personenstandseintrag entsprechend ändern oder streichen lassen können. Entsprechend wurde in Nr. 4.2.1 der Allgemeinen Bestimmungen zum EBM die Kennzeichnung „D" für das diverse Geschlecht auf der elektronischen Gesundheitskarte ergänzt. Darüber hinaus wurden Regelungen zur Berechnungsfähigkeit geschlechtsspezifischer Gebührenordnungspositionen ohne geschlechtsorganbezogenen Inhalt (z.B. Ultraschallscreening auf Bauchaortenaneurysmen nach den Gebührenordnungspositionen 01747 und 01748) bei Intersexualität oder Transsexualität in Nr. 4.2.1 der Allgemeinen Bestimmungen zum EBM aufgenommen. Demnach sind geschlechtsspezifische Gebührenordnungspositionen ohne geschlechtsorganbezogenen Inhalt bei Intersexualität oder Transsexualität auch dann berechnungsfähig, wenn die personenstandsrechtliche Geschlechtszuordnung nicht der Geschlechtszuordnung der Anspruchsberechtigten der jeweiligen Gebührenordnungsposition entspricht, sofern eine medizinische Begründungeinschließlich des ICD-10-Kodes für Intersexualität oder Transsexualität angegeben wird.

Durch die aufgenommenen Regelungen wurden die bestehenden Regelungen zur Berechnungsfähigkeit geschlechtsspezifischer Gebührenordnungspositionen mitgeschlechtsorganbezogenem Inhalt ergänzt. Als Unterscheidungskriterium der beiden Konstellationen wurde die Bezeichnung mit oder ohne geschlechtsorganbezogenem Inhalt entsprechend konkretisiert..."

4.3 Spezifische Voraussetzungen zur Berechnung

4.3.1 Arzt-Patienten-Kontakt

Ein persönlicher Arzt-Patienten-Kontakt setzt die räumliche und zeitgleiche Anwesenheit von Arzt und Patient und die direkte Interaktion derselben voraus.

Andere Arzt-Patienten-Kontakte setzen mindestens einen telefonischen Kontakt und/oder einen Kontakt im Rahmen einer Videosprechstunde gemäß Anlage 31b zum Bundesmantelvertrag-Ärzte (BMV-Ä) und/oder mittelbaren Kontakt voraus, soweit dies berufsrechtlich zulässig ist. Ein mittelbarer anderer Arzt-Patienten-Kontakt umfasst insbesondere die Interaktion des Vertragsarztes mit Bezugsperson(en) und setzt nicht die unmittelbare Anwesenheit von Arzt, Bezugsperson(en) und Patient an demselben Ort voraus.

Telefonische Arzt-Patienten-Kontakte, Arzt-Patienten-Kontakte im Rahmen einer Videosprechstunde gemäß Anlage 31b zum BMV-Ä und andere mittelbare Arzt-Patienten-Kontakte sind Inhalt der Pauschalen und nicht gesondert berechnungsfähig. Finden im Behandlungsfall ausschließlich telefonische Arzt-Patienten-Kontakte oder andere mittelbare Arzt-Patienten-Kontakte statt, sind diese nach der Gebührenordnungsposition 01435 berechnungsfähig. Finden im Behandlungsfall ausschließlich Arzt-Patienten-Kontakte im Rahmen einer Videosprechstunde gemäß Anlage 31b zum BMV-Ä statt, gilt:

1. Die Versicherten-, Grund- oder Konsiliarpauschale des entsprechenden arztgruppenspezifischen oder arztgruppenübergreifenden Kapitels ist einmal im Behandlungsfall bzw. bei arztpraxisübergreifender Behandlung einmal im Arztfall berechnungsfähig (s. Allgemeine Bestimmung 4.1). Es erfolgt ein Abschlag auf die Punktzahl der jeweiligen Versicherten-, Grund- oder Konsiliarpauschale und den Zuschlägen bzw. Zusatzpauschalen im hausärztlichen Versorgungsbereich nach den Gebührenordnungspositionen 03040, 03060, 03061 und 04040.
   Die Höhe des Abschlags beträgt
   - 30 % für die Grundpauschalen der Kapitel 5, 6, 9 und 20 und die jeweiligen vorgenannten Zuschläge,
   - 25 % für die Grundpauschalen der Kapitel 7, 8, 10, 11, 13, 15, 18, 26 und 27 und die jeweiligen vorgenannten Zuschläge,
   - 20 % für die Versichertenpauschalen nach den Gebührenordnungspositionen 03000 und 04000, die Grundpauschalen der Kapitel 14, 16, 21, 22 und 23, die

Grund- bzw. Konsiliarpauschalen nach den Gebührenordnungspositionen 01320, 01321, 25214 und 30700 und die jeweiligen vorgenannten Zuschläge. Die Abschläge werden durch die zuständige Kassenärztliche Vereinigung vorgenommen.

2. Die Aufschläge auf die Versicherten-, Grund- oder Konsiliarpauschalen gemäß den Allgemeinen Bestimmungen 5.1 und 4.3.10 und den Präambeln 3.1 Nr. 8, 4.1 Nr. 4 und 4.1 Nr. 11 erfolgen auf Basis der um die Abschläge gemäß Abs. 5 Nr. 1 reduzierten Versicherten-, Grund- oder Konsiliarpauschalen.

3. Die Zuschläge nach den Gebührenordnungspositionen 01630, 01641, 05227, 06227, 07227, 08227, 09227, 10227, 13227, 13297, 13347, 13397, 13497, 13547, 13597, 13647, 13697, 14217, 16218, 18227, 20227, 21227, 21228, 22219, 26227, 27227, 30701 und 32001 sind nicht berechnungsfähig.

4. Die um die Abschläge gemäß Abs. 5 Nr. 1 reduzierte Versicherten-, Grund- oder Konsiliarpauschale ist im Behandlungsfall nicht neben der Versicherten-, Grund- oder Konsiliarpauschale bei persönlichem Arzt-Patienten-Kontakt (s. Allgemeine Bestimmung 4.1) berechnungsfähig.

5. Der Fall ist gegenüber der Kassenärztlichen Vereinigung anhand der Gebührenordnungsposition 88220 nachzuweisen.

6. Die Anzahl der Behandlungsfälle gemäß Abs. 5 ist auf 20 % aller Behandlungsfälle des Vertragsarztes begrenzt.

Gebührenordnungspositionen, die entsprechend ihrer Leistungsbeschreibung im Rahmen einer Videosprechstunde gemäß Anlage 31b zum BMV-Ä durchgeführt werden können, unterliegen einer Obergrenze je Gebührenordnungsposition und Vertragsarzt. Die Obergrenze beträgt 20 % der berechneten Gebührenordnungspositionen je Vertragsarzt und Quartal.

Bei mehr als einer Inanspruchnahme derselben Betriebsstätte an demselben Tag sind die Uhrzeitangaben erforderlich, sofern berechnungsfähige Leistungen durchgeführt werden.

Bei Neugeborenen, Säuglingen und Kleinkindern gemäß I-4.3.5 sowie bei krankheitsbedingt erheblich kommunikationsgestörten Kranken (z.B. Taubheit, Sprachverlust) ist ein persönlicher Arzt-Patienten-Kontakt auch dann gegeben, wenn die Interaktion des Vertragsarztes indirekt über die Bezugsperson(en) erfolgt, wobei sich Arzt, Patient und Bezugsperson(en) gleichzeitig an demselben Ort befinden müssen.

Bei den Gebührenordnungspositionen 02310, 07310, 07311, 07330, 07340, 10330, 18310, 18311, 18330 und 18340, deren Berechnung mindestens drei oder mehr persönliche bzw. andere Arzt-Patienten-Kontakte im Behandlungsfall voraussetzt, kann ein persönlicher Arzt-Patienten-Kontakt auch als Arzt-Patienten-Kontakt im Rahmen einer Videosprechstunde gemäß Anlage 31b zum BMV-Ä erfolgen.

Kommentar: Hier wird definiert, was erfüllt sein muss, um den Begriff „Arzt-Patienten-Kontakt" des EBM zu erfüllen. Hierfür gibt es zwei Möglichkeiten:

- Zunächst der persönliche Kontakt. Hierfür ist eine Kommunikation „von Angesicht zu Angesicht" erforderlich mit allen dazugehörigen Aspekten (Worte, Gesten, Mimik).
- Der ebenfalls denkbare nicht persönliche Kontakt kann telefonisch direkt (mit dem Patienten) oder indirekt (mit vom Patienten legitimierter Person) – sondern mittelbar – erfolgen. Dieser nicht persönliche Kontakt berechtigt nur zur Abrechnung der Nr. 01435 und auch nur dann, wenn ausschließlich ein telefonischer Kontakt stattfand. Ein telefonischer Arzt-Patienten-Kon-

takt gestattet nicht die Abrechnung von Versicherten-, Grund- oder Konsiliarpauschale, dazu ist stets **ein persönlicher Arzt-Patienten-Kontakt** nötig.

Nur ein E-Mail oder ein Briefwechsel oder ein Internet-Chatten sind nicht abrechenbar, da die vorgeschriebenen Voraussetzungen nicht erfüllt sind. Eine Ausnahme stellt die Videosprechstunde dar – siehe dort.

Werden an einer Betriebsstätte an einem Tag zu unterschiedlichen Zeiten berechnungsfähige Leistungen erbracht, müssen die Uhrzeiten angegeben werden.

Ferner ist in besonderen Fällen auch von einem „persönlichen" Arzt-Patienten.-Kontakt auszugehen, wenn die Interaktion indirekt über eine Bezugsperson erfolgt. Allerdings ist das nur unmittelbar, bei gleichzeitiger Anwesenheit von Arzt, Patient und Bezugsperson, möglich. Die Begriffe „Neugeborene", Säuglinge" und „Kleinkinder" werden nachfolgend unter 4.3.5 erläutert.

Von einer Kommunikationsstörung im Sinne dieser Bestimmung kann nur gesprochen werden, wenn diese auf einer Erkrankung des Patienten beruht, die eine dauerhafte Störung

- der Sprache, z.B. Aphasie nach Schlaganfall oder Hirntumor
- oder des Gehörs, z.B. angeboren Taubheit, erworbene Taubheit durch Meningitis

bedingt.

Eine nur vorübergehende Kommunikationsbeeinträchtigung ist ebenso wenig eine Kommunikationsstörung im Sinne des Abschnittes 4.3.1 wie Verständigungsschwierigkeiten aufgrund sprachlicher Probleme.

In 4.3.1 der Allgemeinen Bestimmungen sind Ausnahmen (Säugling, Kleinkind, krankheitsbedingt erheblich kommunikationsgestört) fest gelegt, in denen das persönliche Gespräch Arzt/ Bezugsperson nur dann als persönlicher Arzt-Patienten-Kontakt gewertet werden, wenn Handlungen/Behandlunge, über den Patienten ausgetauscht werden, und in Anwesenheit des Patienten stattfindet. Arzt, Patient und Bezugsperson müssen sich gleichzeitig an demselben Ort (meist Sprechzimmer des Arztes oder Patientenwohnung oder Zimmer) befinden.

Wezel/Liebold schreibt in seinem Kommentar u.a. auch: ... „Der Kontakt kann jedoch z.B. auch im Freien stattfinden. Entscheidend ist die zeitgleiche Interaktion zwischen Arzt, Patient und Bezugsperson ..."

CAVE: Aufgrund der Ausbreitung der Infektionen mit dem neuartigen Coronavirus SARS-CoV-2 hatte der Bewertungsausschuss mit Beschluss vom 24.03.2020 (478. Sitzung) beschlossen, dass die Begrenzungsregelungen für die Durchführung von Videosprechstunden nach Nr. 4.3.1 Absatz 5 Nr. 6 (Begrenzung der Behandlungsfälle mit ausschließlichem Arzt-Patienten-Kontakt im Rahmen einer Videosprechstunde auf 20 % der Behandlungsfälle je Vertragsarzt) und Absatz 6 (patientenübergreifende Obergrenze von 20 % je Vertragsarzt und Quartal für diejenigen GOP, die im Rahmen einer Videosprechstunde bzw. Videofallkonferenz durchgeführt und berechnet werden dürfen) vom 1. April 2020 bis 30. Juni 2020 ausgesetzt werden. Der Bewertungsausschuss wird spätestens zum 31. Mai 2020 prüfen, ob eine Verlängerung der Aussetzung der behandlungsfall- und leistungsbezogenen Begrenzungen bei der Durchführung von Videosprechstunden erforderlich ist. Für das 1. Quartal 2020 erfolgte keine Aussetzung der behandlungsfall- und leistungsbezogenen Begrenzungsregelungen.

4.3.2 Räumliche und persönliche Voraussetzungen

Die Berechnung von Gebührenordnungspositionen ist nur möglich, wenn die apparativen, räumlichen und persönlichen Voraussetzungen – in Berufsausübungsgemeinschaften, Medizinischen Versorgungszentren bzw. Arztpraxen mit angestellten Ärzten unbeschadet der Regelung gemäß § 11 Abs. 1 Bundesmantelvertrag-Ärzte (BMV-Ä) und § 41 der Bedarfsplanungs-Richtlinie zumindest von einem an der vertragsärztlichen Versorgung teilnehmenden Arzt – zur Erbringung mindestens eines obligaten sowie aller fakultativen Leistungsinhalte im Gebiet und/oder im Schwerpunkt gegeben sind. Die apparative Ausstattung zur Erbringung fakultativer Leistungsinhalte ist beim Vertragsarzt erfüllt, wenn er über die Möglichkeit der Erbringung der fakultativen Leistungsinhalte verfügt und diese der zuständigen Kassenärztlichen Vereinigung auf Anforderung nachweisen kann. Für Ärzte, die ausschließlich im Status eines angestellten Arztes tätig sind, gilt diese Regelung nur für die Betriebsstätten derselben Arztpraxis. Für die in den Versicherten-, Grund- bzw. Konsiliarpauschalen und die in Anhang VI-1 (Spalte VP/GP) genannten Leistungen findet diese Bestimmung keine Anwendung.

Kommentar: Aus dem Wesen der Komplexe und Pauschalen folgt, dass diese nur abgerechnet werden können, wenn die auch die Ausstattung betreffenden Voraussetzungen vorliegen, um alle im Komplex auch fakultativ enthaltenen Leistungen zu erbringen und abzurechnen. Es genügt, wenn die persönlichen Voraussetzungen zumindest von einem an der vertragsärztlichen Versorgung teilnehmenden Arzt erfüllt werden und zwar für mindest einen obligatorischen sowie alle fakultativen Leistungsinhalte im Gebiet bzw. Schwerpunkt. Für die apparative Ausstattung für fakultative Leistungsinhalte reicht es, wenn der Arzt über die Möglichkeit der Erbringung verfügt.

4.3.3 Mindestkontakte

Gebührenordnungspositionen, die eine Mindestzahl an Arzt-Patienten-Kontakten im Behandlungsfall voraussetzen, sind auch berechnungsfähig, wenn die Mindestzahl an Arzt-Patienten-Kontakten im Arztfall stattfindet.

Behandlungs-, krankheits- oder arztfallbezogene Leistungskomplexe und Pauschalen sind nur mit mindestens einem persönlichen Arzt-Patienten-Kontakt berechnungsfähig, soweit in den Leistungsbeschreibungen nicht anders angegeben.

Kommentar: Fordert der EBM für die Abrechenbarkeit einer Leistung eine Mindestzahl von Arzt-Patienten-Kontakten, muss diese nicht zwingend in derselben Betriebsstätte stattfinden. Es reicht, wenn die Mindestzahl im Arztfall erreicht wird.

Ist eine Pauschale bzw. ein Leistungskomplex je Behandlungsfall, Krankheitsfall oder Arztfall berechnungsfähig, ist mindestens eine persönliche Arzt-Patienten-Begegnung erforderlich.

4.3.4 Arztpraxisübergreifende Tätigkeit

Sämtliche auf den Behandlungsfall bezogenen Abrechnungsbestimmungen und Berechnungsausschlüsse gelten bei Erbringung von Gebührenordnungspositionen in arztpraxisübergreifender Tätigkeit bezogen auf den Arztfall. Krankheitsfallbezogene Abrechnungsbestimmungen und Berechnungsausschlüsse gelten auch bei der Erbringung von Gebührenordnungspositionen bei arztpraxisübergreifender Tätigkeit.

Kommentar: Wird ein Arzt infolge der flexiblen Möglichkeiten nach dem Vertragsarztrechtsänderungsgesetz arztpraxisübergreifend tätig, d.h. in mehreren Betriebsstätten, gilt folgendes:

- Stellt der EBM für die Abrechnungsfähigkeit einer Leistung auf den Behandlungsfall ab, gilt in diesem Fall die Voraussetzung als erfüllt, wenn der Arztfall herangezogen wird, es kommt also nicht auf die Identität der Betriebsstätten an.

- Stellt der EBM für die Abrechnungsfähigkeit einer Leistung auf den Krankheitsfall ab, ist dieser auch gegeben, wenn die Behandlung in verschiedenen Betriebsstätten (arztpraxisübergreifend) stattfindet.

4.3.5 Altersgruppen

Die Verwendung der Begriffe Neugeborenes, Säugling, Kleinkind, Kind, Jugendlicher und Erwachsener ist an nachfolgende Zeiträume gebunden:
- Neugeborenes bis zum vollendeten 28. Lebenstag
- Säugling ab Beginn des 29. Lebenstages bis zum vollendeten 12. Lebensmonat
- Kleinkind ab Beginn des 2. bis zum vollendeten 3. Lebensjahr
- Kind ab Beginn des 4. bis zum vollendeten 12. Lebensjahr
- Jugendlicher ab Beginn des 13. bis zum vollendeten 18. Lebensjahr
- Erwachsener ab Beginn des 19. Lebensjahres

Maßgeblich für die Zuordnung zu einer Altersklasse bzw. einem Zeitraum ist das Alter des Patienten bei der ersten Inanspruchnahme bzw. am Tag der ersten Leistungsabrechnung im Kalendervierteljahr.

Kommentar: Diese Bestimmung ist gegenüber dem EBM 2000plus unverändert. Hier finden sich eindeutige – nicht interpretationsfähige – Definitionen der Begriffe „Neugeborenes", „Säugling", „Kleinkind", „Kind", „Jugendlicher" und „Erwachsener", die keine Ausnahmen zulassen.

Auch wenn ein „Aufstieg" in die nächste „Altersklasse" am Tage nach der ersten Inanspruchnahme bzw. Leistungsabrechnung im Quartal erfolgt, bleibt die bisherige Zuordnung das gesamte restliche Quartal bestehen.

Beispiel: Wird ein Kleinkind im 3. Quartal z.B. am 13.Juli behandelt und vollendet am 6.8. das 3. Lebensjahr – feiert also den 4. Geburtstag – und wird damit nach der Definition zum „Kind", bleibt die bisherige Zuordnung als „Kleinkind" das gesamte restliche 3. Quartal bestehen.

4.3.5.1 Für Altersangaben gilt:

Ein Lebensjahr beginnt am Geburtstag (00:00 Uhr). Somit entspricht das Lebensjahr dem Alter plus 1. Ein Lebensjahr ist mit Ablauf des Kalendertages vor dem Geburtstag vollendet (24:00 Uhr).

4.3.6 Labor

Die Gebührenordnungspositionen 01700, 01701, 12220, 12225 und 32001 sind bei arztpraxisübergreifender Behandlung nur einmal im Arztfall berechnungsfähig.

Kommentar: Die genannten Gebührenordnungspositionen beinhalten die Laborgrundpauschalen sowie den Wirtschaftlichkeitsbonus. Diese sind auch bei der Tätigkeit in mehreren Betriebsstätten (arztpraxisübergreifender Behandlung) nur einmal je Arztfall berechnungsfähig.

4.3.7 Operative Eingriffe

1. Die Verwendung der Begriffe klein/groß, kleinflächig/großflächig, lokal/radikal und ausgedehnt bei operativen Eingriffen entspricht den Definitionen nach dem vom Deutschen Institut für medizinische Dokumentation und Information herausgegebenen Schlüssel für Operationen und sonstige Prozeduren gemäß § 295 Abs. 1 Satz 4 SGB V:

Länge: kleiner/größer 3 cm,
Fläche: kleiner/größer 4 cm^2,
lokal: bis 4 cm^2 oder bis zu 1 cm^3,
radikal und ausgedehnt: größer 4 cm^2 oder größer 1 cm^3.
Nicht anzuwenden ist der Begriff „klein" bei Eingriffen am Kopf und an den Händen.

2. Operative Eingriffe setzen die Eröffnung von Haut und/oder Schleimhaut bzw. eine primäre Wundversorgung voraus, soweit in den Leistungsbeschreibungen nicht anders angegeben. Punktionen mit Nadeln, Kanülen und Biopsienadeln fallen nicht unter die Definition eines operativen Eingriffs.

3. Lokalanästhesien und Leitungsanästhesien sind, soweit erforderlich, Bestandteil der berechnungsfähigen Gebührenordnungspositionen.

4. Wird der operative Eingriff und die postoperative Behandlung nach dem operativen Eingriff von unterschiedlichen Ärzten einer Berufsausübungsgemeinschaft bzw. eines medizinischen Versorgungszentrums durchgeführt, ist die Gebührenordnungsposition des Operateurs zu berechnen. Führen Ärzte gemäß Präambel 3.1 bzw. 4.1 die postoperative Behandlung durch, ist die Leistung nach der Gebührenordnungsposition 31600 zu berechnen.

Kommentar: Mit dieser Bestimmung zu 1. sollte offensichtlich die Diskussion über sonst gelegentlich subjektiv eingeschätzte Größenverhältnisse beendet und die Begriffsdefinitionen durch klare objektive Größen geklärt werden.

Weiterer offensichtlich aus der Praxis sich ergebender Klärungsbedarf hat zu den Regelungen unter 1. und 2. geführt.

- Danach wird der Begriff „operativer Eingriff" näher definiert durch Eröffnung vom Haut und/oder Schleimhaut bzw. eine primäre Wundversorgung, es sei denn, die Leistungsbeschreibung besagt etwas anderes. Ausdrücklich ausgenommen von der Definition werden Punktionen mit Nadeln, Kanülen oder Biopsienadeln.

- Eine weitere Klarstellung erfolgte bezüglich der Lokal- und Leitungsanästhesien, diese sind, soweit sie erforderlich sind, Bestandteil der berechnungsfähigen operativen Leistung.

Rechtsprechung:

▶ **Kein Vergütungsanspruch bei fehlender Erforderlichkeit einer stationären Behandlung**
Ein Krankenhaus, das im Rahmen der Heilbehandlung der gesetzlichen Unfallversicherung eine Operation stationär durchführt, die auch durch eine ambulante ärztliche Behandlung hätte vorgenommen werden können, hat keinen entsprechenden Vergütungsanspruch. Entscheide dort der Durchgangsarzt, dass eine stationäre Behandlung erforderlich sei, so unterliege die angenommene Erforderlichkeit der vollumfänglichen gerichtlichen Überprüfung, befand das Landessozialgericht (LSG) Niedersachsen-Bremen. Eine solche sei u.a. zu verneinen, wenn es gereicht hätte, den Patienten nach der Operation für einige Stunden ambulant zu beobachten, um ihn ggf. später stationär aufzunehmen.
Aktenzeichen: LSG Niedersachsen-Bremen, 15.04.2013, AZ: L 3 U 40/10
Entscheidungsjahr: 2013

4.3.8 Fachärztliche Grundversorgung

In Behandlungsfällen, in denen ausschließlich Leistungen erbracht werden, die gemäß der Kennzeichnung des Anhangs 3 des EBM der fachärztlichen Grundversorgung zugerechnet werden, können als Zuschlag zu den entsprechenden Grundpauschalen die arztgruppenspezifischen Leistungen für die fachärztliche Grundversorgung der einzelnen Kapitel berechnet werden. Dies gilt im Behandlungsfall entsprechend für die versorgungsbereichs-, schwerpunkt- oder fachgebietsübergreifende Behandlung in Berufsausübungsgemeinschaften und Praxen mit angestellten Ärzten, sofern keine von der fachärztlichen Grundversorgung ausgeschlossene(n) Leistung(en) erbracht wird (werden). Die Zuschläge können ausschließlich von an der vertragsärztlichen Versorgung teilnehmenden zugelassenen Vertragsärzten und zugelassenen medizinischen Versorgungszentren berechnet werden. Entspricht der Ermächtigungsumfang eines ermächtigten Arztes bzw. eines ermächtigten Krankenhauses oder eines ermächtigten Instituts dem eines zugelassenen Vertragsarztes, kann die Berechnung der Zuschläge durch den Zulassungsausschuss ermöglicht werden.

Rechtsprechung:
▶ **Keine Abrechenbarkeit fachärztlicher Leistungen ohne Schwerpunktbezeichnung**
Einem Arzt ohne entsprechende Schwerpunktbezeichnung muss keine Abrechnungsgenehmigung für fachärztliche Leistungserbringung erteilt werden. Auf die persönliche Qualifikation des Arztes kommt es nicht an, entschied das Bundessozialgericht (BSG). Im vorliegenden Fall wollte ein Arzt für Kinder- und Jugendmedizin ohne Berechtigung, die Schwerpunktbezeichnung Neuropädiatrie zu führen, entsprechende fachärtiche Leitungen abrechnen.
Aktenzeichen: BSG, 10.12.2014, AZ: B 6 KA 49/13 R
Entscheidungsjahr: 2014

4.3.9 Ärztliche Zweitmeinung

4.3.9.1 Einleitung der Zweitmeinung

Voraussetzung für die Berechnung der Gebührenordnungsposition 01645 ist die Dokumentation der Indikation mit einer bundeseinheitlich kodierten Zusatzkennzeichnung.

4.3.9.2 Berechnung der Zweitmeinung

Für die ärztliche Zweitmeinung gemäß § 3 Abs. 1 der Richtlinie des Gemeinsamen Bundesausschusses zum Zweitmeinungsverfahren sind in Abhängigkeit der Arztgruppe des Zweitmeiners die jeweiligen arztgruppenspezifischen Versicherten-, Grund- oder Konsiliarpauschalen beim ersten persönlichen Arzt-Patienten-Kontakt einmal im Behandlungsfall zu berechnen.
Die im Rahmen der ärztlichen Zweitmeinung abgerechneten Versicherten-, Grund- und Konsiliarpauschalen sind vom abrechnenden Arzt eingriffsspezifisch und bundeseinheitlich nach Vorgabe der Kassenärztlichen Bundesvereinigung zu kennzeichnen.

4.3.9.3 Ergänzende Untersuchungen im Rahmen des Zweitmeinungsverfahrens

Neben den Versicherten-, Grund- oder Konsiliarpauschalen zur Vergütung der ärztlichen Zweitmeinung sind ausschließlich gegebenenfalls medizinisch notwendige Untersuchungen gemäß § 3 Abs. 2 der Richtlinie des Gemeinsamen Bundesausschusses zum Zweitmeinungsverfahren entsprechend den Abrechnungsbestimmungen des EBM berechnungsfähig. Die Nebeneinanderberechnung der ärztlichen Zweitmeinung gemäß Nr. 4.3.9.2 und medizinisch notwendiger Untersuchungsleistungen setzt die Angabe einer medizinischen Begründung voraus. Die im Rahmen der ärztlichen Zweitmeinung abgerechneten Untersuchungsleistungen sind vom abrechnenden Arzt bundeseinheitlich und eingriffsspezifisch nach Vorgabe der Kassenärztlichen Bundesvereinigung zu kennzeichnen. Werden im Rahmen des Zweitmeinungsverfahrens Untersuchungsleistungen veranlasst, so setzt die Berechnung der veranlassten Untersuchungsleistungen die bundeseinheitliche und eingriffsspezifische Kennzeichnung nach Vorgabe der Kassenärztlichen Bundesvereinigung voraus.

4.3.10 Terminvermittlung durch die Terminservicestelle

Kommentar: Die Kassenärztlichen Vereinigungen wurden bereits im Rahmen des GKV-Versorgungsstärkungsgesetzes verpflichtet, seit dem 23. Januar 2016 Terminservicestellen (TSS) einzurichten. Mit dem am 11.05.2010 in Kraft getretenen Terminservice- und Versorgungsgesetz wurden u.a. die Aufgaben der Servicestellen erweitert (z.B. Vermittlung von Terminen auch an Haus- und Kinderärzte). Aufgabe der TSS ist es, gesetzlich Versicherten innerhalb einer Woche einen Behandlungstermin bei einem Vertragsarzt in ihrem KV-Bezirk zu vermitteln. Die Wartezeit auf den zu vermittelnden Behandlungstermin darf vier Wochen nach Ablauf der Wochenfrist nicht überschreiten. Die Vermittlung von Behandlungsterminen erfolgt über den eTerminservice (www.eterminservice.de) oder die bundeseinheitliche Rufnummer 116117.
Ärzte und Psychotherapeuten sind verpflichtet, freie Termine an die TSS zu melden. Die nähere Ausgestaltung dieser Verpflichtung durch die Kassenärztlichen Vereinigungen erfolgt unterschiedlich – einige Kassenärztliche Vereinigungen geben detailliert fachgruppenbezogen vor, wie viele freie Termin Ärzte im Quartal zu melden haben, andere belassen es bei einer generellen Meldepflicht ohne eine Mindestanzahl an Terminen vorzugeben.
Rechtsgrundlage: § 75 Abs. 1a SGB V, Vereinbarung über die Einrichtung von Terminservicestellen und die Vermittlung von Arztterminen (Anlage 28 zum BMV-Ä)
Zum TSS-Terminfall: siehe Kommentierung zu 4.3.10.1
Zum TSS-Akutfall: siehe Kommentierung zu 4.3.10.2

Weitere Neuregelungen des TSVG:
Zur Terminvermittlung durch den Hausarzt: siehe Kommentierung zu 03008 EBM.
Offene Sprechstunden: Grundversorgende und der wohnortnahen Patientenversorgung zugehörige Fachärzte sind verpflichtet, mindestens fünf offene Sprechstunden pro Woche anzubieten. Dies gilt für folgende Facharztgruppen: Augenärzte, Chirurgen, Gynäkologen, HNO-Ärzte, Hautärzte, Kinder- und Jugendpsychiater, Nervenärzte, Neurologen, Orthopäden, Psychiater und Urologen. Die in der offenen Sprechstunde erbrachten Leistungen werden extrabudgetär vergütet. Als Höchstgrenze werden pro Quartal maximal 17,5 Prozent der Arztgruppenfälle der Praxis extrabudgetär vergütet.

Neupatienten: Die Behandlung neuer Patienten wird seit dem 01.09.2019 extrabudgetär vergütet. Als „neu" gelten Patienten, die weder im aktuellen noch in den acht vorangegangenen Quartalen in der jeweiligen Praxis waren. Wichtig: Extrabudgetär wird nicht vergütet, wenn die Behandlung innerhalb der ersten zwei Jahre nach Praxisgründung oder ein Gesellschafterwechsel erfolgt.

Die KBV informiert ausführlich in einem pdf: „DETAILS ZU DEN NEUEN TSVG-REGELUNGEN Terminvermittlung durch die Terminservicestellen und den Hausarzt, offene Sprechstunden, neue Patienten" unter: https://www.kbv.de/media/sp/PraxisInfoSpezial_TSVG_Details.pdf

4.3.10.1 Terminservicestellen-Terminfall

Für die Behandlung eines Versicherten aufgrund einer Terminvermittlung durch die TSS (Terminservicestellen-Terminfall, kurz: TSS-Terminfall) erhält der Arzt einen Aufschlag auf die jeweilige Versicherten-, Grund- oder Konsiliarpauschale in Form eines Zuschlags. Für die Durchführung von Früherkennungsuntersuchungen bei Kindern des Abschnitts 1.7.1 (ausgenommen Laborleistungen und Gebührenordnungsposition 01720) aufgrund einer Terminvermittlung durch die TSS erhält der Arzt einen Aufschlag in Form einer Zusatzpauschale nach der Gebührenordnungsposition 01710.

Die Höhe des Zuschlags ist abhängig von der Anzahl der Kalendertage bis zum Tag der Behandlung und beträgt
- vom 1. bis 8. Kalendertag 50 % der jeweiligen altersklassenspezifischen Versicherten- oder Grundpauschale bzw. Konsiliarpauschale –
- vom 9. bis 14. Kalendertag 30 % der jeweiligen altersklassenspezifischen Versicherten- oder Grundpauschale bzw. Konsiliarpauschale –
- vom 15. bis 35. Kalendertag 20 % der jeweiligen altersklassenspezifischen Versicherten- oder Grundpauschale bzw. Konsiliarpauschale

Die Höhe der Zusatzpauschale nach der Gebührenordnungsposition 01710 ist abhängig von der Anzahl der Kalendertage bis zum Tag der Behandlung und beträgt
- vom 1. bis 8. Kalendertag 114 Punkte
- vom 9. bis 14. Kalendertag 68 Punkte
- vom 15. bis 35. Kalendertag 45 Punkte

Der Tag der Kontaktaufnahme des Versicherten bei der TSS gilt als erster Zähltag für die Berechnung des gestaffelten prozentualen Aufschlags. Bei der Abrechnung des Zuschlags bzw. der Zusatzpauschale nach der Gebührenordnungsposition 01710 ist das zutreffende Zeitintervall des TSS-Terminfalls durch Angabe einer bundeseinheitlich kodierten Zusatzkennzeichnung zu dokumentieren.

Der Zuschlag kann nur in Fällen mit Versicherten-, Grund- oder Konsiliarpauschale berechnet werden.

Die Zusatzpauschale nach der Gebührenordnungsposition 01710 kann nur in Fällen, in denen Früherkennungsuntersuchungen bei Kindern des Abschnitts 1.7.1 (ausgenommen Laborleistungen und Gebührenordnungsposition 01720) durchgeführt werden, berechnet werden.

Der Zuschlag bzw. die Zusatzpauschale nach der Gebührenordnungsposition 01710 ist nicht in die Berechnung von Abschlägen und Aufschlägen, die auf die Versicherten-, Grund- bzw. Konsiliarpauschalen vorgenommen werden, einzubeziehen.

Der Zuschlag bzw. die Zusatzpauschale nach der Gebührenordnungsposition 01710 ist im Arztgruppenfall insgesamt nur einmal berechnungsfähig. Dies gilt auch dann, wenn in demselben Quartal eine erneute Behandlung desselben Versicherten aufgrund einer erneuten Terminvermittlung durch die TSS (TSS-Terminfall und/oder TSS-Akutfall) erfolgt.

Kommentar: Die ab 1. September 2019 geltenden Zuschläge für die Behandlung TSS-vermittelter Patienten sind nun fest verankert.

Die Höhe des Zuschlags ist abhängig von der Anzahl der Kalendertage bis zum Tag der Behandlung.

Wichtig: Als erster Zähltag zur Berechnung des Zuschlags gilt der Tag des Patientenkontakts mit der TSS.

Kennzeichnung und Berechnung der Zuschläge mit A, B, C oder D

Zeitraum ab Kontaktaufnahme des Versicherten bei der TSS bis zum Behandlungstag	Buchstabe	Zuschlag
TSS-Akutfall: Spätestens Folgetag (nach medizinischer Ersteinschätzung durch die 116117)*	A	50%
TSS-Terminfall: 1. bis 8. Tag	B	50%
TSS-Terminfall: 9. bis 14. Tag	C	30%
TSS-Terminfall: 15. bis 35. Tag	D	20%

Alle Zusatzpauschalen können nur in Fällen mit Versicherten-, Grund-, oder Konsiliarpauschale berechnet werden. In Sachen Videosprechstunde wird die Berechnungsfähigkeit der Zusatzpauschale je nach EBM-Anpassung entsprechend überprüft und gegebenenfalls erweitert. Im Arztgruppenfall sind die Zusatzpauschalen einmal berechnungsfähig, dies gilt auch bei einer Behandlung im Rahmen erneuter Terminvermittlung durch die TSS (Termin- und/oder Akutfall).

Die KBV informiert über die „Details zu den neuen TSVG-Regelungen" (https://www.kbv.de/media/sp/PraxisInfoSpezial_TSVG_Details.pdf):

Damit Praxen wissen, welchen Zuschlag sie ansetzen können, teilt ihnen die Terminservicestelle per E-Mail oder Fax den Tag mit, an dem sich der Versicherte wegen des Termins an die TSS gewandt hat – ab diesem Datum wird gezählt.

Beispiel: Eine Patientin ruft am 2. September in der TSS an und erhält für den 9. September einen Termin beim Orthopäden. Es sind genau acht Tage, die Praxis erhält den 50-prozentigen Zuschlag. Das Wochenende wird hierbei mitgezählt.

So rechnen Sie ab:

1. Abrechnung/Abrechnungsschein als „TSS-Terminfall" kennzeichnen:
   Damit alle Leistungen im Arztgruppenfall extrabudgetär vergütet werden, kennzeichnen Sie Ihre Abrechnung unter „Vermittlungsart" als „TSS-Terminfall". Im Praxisverwaltungssystem (PVS) steht eine entsprechende Funktion bereit.

2. GOP für Zuschlag angeben:
   Für die Abrechnung des Zuschlags gibt es für jede Arztgrupp ein dem jeweiligen EBM-Kapitel (mit Ausnahme der Laborärzte und Pathologen) eine neue Gebührenordnungsposition (s. GOP-Übersicht Seite 5).

3. GOP mit B, C oder D kennzeichnen:
   Die Höhe des Zuschlags – 50, 30 oder 20 Prozent – kennzeichnen Sie je nach Länge der Wartezeit auf den Termin mit dem Buchstaben B, C oder D. Den Rest übernimmt das PVS: Das Praxisverwaltungssystem ersetzt die angegebenen GOP automatisch und nachvollziehbar für die Praxis durch die altersklassenspezifischen GOP für die Zuschläge zu den Versicherten-, Grund- oder Konsiliarpauschalen. Hinweis: Sollten weitere Angaben nötig sein, wird Sie Ihre KV informieren."

4.3.10.2 Terminservicestellen-Akutfall

Gemäß § 75 Abs. 1a Satz 3 Nr. 3 SGB V ist Versicherten durch die TSS in Akutfällen auf der Grundlage eines bundesweit einheitlichen, standardisierten Ersteinschätzungsverfahrens eine unmittelbare ärztliche Versorgung in der medizinisch gebotenen Versorgungsebene zu vermitteln (Terminservicestellen Akutfall, kurz: TSS-Akutfall).

Für die Behandlung eines Versicherten aufgrund der Vermittlung eines TSS-Akutfalls erfolgt ein Aufschlag in Höhe von 50 % auf die jeweilige Versicherten- oder Grundpauschale bzw. Konsiliarpauschale in Form einesr Zuschlags. Der Zuschlag ist nur berechnungsfähig, wenn der vermittelte Termin spätestens am Kalendertag nach Kontaktaufnahme des Versicherten bei der TSS und Einschätzung als TSS-Akutfall erfolgt.

Bei der Abrechnung des Zuschlags ist der TSS-Akutfall durch Angabe einer bundeseinheitlich kodierten Zusatzkennzeichnung zu dokumentieren.

Der Zuschlag kann nur in Fällen mit Versicherten-, Grund- oder Konsiliarpauschale berechnet werden.

Der Zuschlag ist nicht in die Berechnung von Abschlägen und Aufschlägen, die auf die Versicherten-, Grund- bzw. Konsiliarpauschalen vorgenommen werden, einzubeziehen.

Der Zuschlag ist im Arztgruppenfall einmal berechnungsfähig. Das gilt auch dann, wenn in demselben Quartal eine erneute Behandlung desselben Versicherten aufgrund einer erneuten Terminvermittlung durch die TSS (TSS-Terminfall und/oder TSS-Akutfall) erfolgt.

Der Zuschlag ist ab Implementierung des standardisierten Ersteinschätzungsverfahrens gemäß § 75 Abs. 1a Satz 3 Nr. 3 SGB V berechnungsfähig.

Kommentar: Der Zuschlag ist nur berechnungsfähig, wenn der vermittelte Termin spätestens am Tag nach Kontaktaufnahme des Versicherten bei der TSS und Einschätzung als TSS-Akutfall erfolgt. Die Vergütung erfolgt extrabudgetär.

Die KBV informiert über die „Details zu den neuen TSVG-Regelungen" (https://www.kbv.de/medi a/sp/PraxisInfoSpezial_TSVG_Details.pdf):

„Patientinnen und Patienten, die wegen akuter Beschwerden die 116117 wählen, werden spätestens ab dem 1. Januar 2020 mit einem standardisierten Ersteinschätzungsverfahren in die richtige Versorgungsebene geführt (die KVen teilen den jeweilige Startzeitpunkt auf ihrer Website mit). Das kann neben dem Bereitschaftsdienst oder der Notaufnahme auch eine Arztpraxis sein. In diesen dringenden Fällen erhält der Anrufer einen Termin innerhalb von 24 Stunden (spätestens bis zum Ende des Folgetags) beim Arzt und wird so zum „TSS-Akutfall". Auch beim TSS-Akutfall werden alle Leistungen im Arztgruppenfall (s. Seite 3) und damit gesamten Quartal extrabudgetär vergütet. Zusätzlich gibt es einen Zuschlag auf die Versicherten-, Grund- oder Konsiliarpauschale in Höhe von 50 Prozent.

So rechnen Sie ab:

1. Abrechnung/Abrechnungsschein als „TSS-Akutfall" kennzeichnen: Damit alle Leistungen im Arztgruppenfall extrabudgetär vergütet werden, kennzeichnen Sie Ihre Abrechnung unter „Vermittlungsart" als „TSS-Akutfall". 2.GOP für den Zuschlag angeben: Für die Abrechnung des Zuschlags geben Sie die entsprechende GOP an (s. GOP-Übersicht Seite 5).

3. GOP mit A kennzeichnen: Für den 50-prozentigen Zuschlag fügen Sie den Buchstaben A hinzu (z.B. Augenärzte: GOP 06228A). Den Rest übernimmt das PVS: Das Praxisverwaltungssystem ersetzt die angegebenen GOP automatisch und nachvollziehbar für die Praxis durch die altersklassenspezifischen GOP für die Zuschläge zu den Versicherten-, Grund- oder Konsiliarpauschalen."

4.4 Abrechnungsausschlüsse

4.4.1 Nicht neben/nicht nebeneinander

Ausschluss der Berechnungsfähigkeit im genannten Zeitraum.

4.4.2 Zuschlag

Als Zuschlag benannte Gebührenordnungspositionen sind nur in derselben Arztpraxis berechnungsfähig, welche die dem Zuschlagzugrunde liegende Gebührenordnungsposition berechnet hat. Zuschläge sind nur im zeitlichen Zusammenhang mit der in der Grundleistung ggf. genannten Abrechnungsbestimmung berechnungsfähig. Ist keine Abrechnungsbestimmung genannt, ist der Zuschlag nur in demselben Quartal berechnungsfähig.

5 Berufsausübungsgemeinschaften, Medizinische Versorgungszentren und angestellte Ärzte

5.1 Berechnungsfähige Gebührenordnungspositionen

Die Berechnung der arztgruppenspezifischen Gebührenordnungspositionen von (Teil-)Berufsausübungsgemeinschaften, Arztpraxen mit angestellten Ärzten oder Medizinischen Versorgungszentren richtet sich unter Berücksichtigung von I-1.3 der Allgemeinen Bestimmungen zum EBM nach den Arztgruppen, die in einer (Teil-)Berufsausübungsgemeinschaft, Arztpraxis mit angestellten Ärzten oder einem Medizinischen Versorgungszentrum vertreten sind.

In internistischen schwerpunktübergreifenden Berufsausübungsgemeinschaften sind, entgegen der Präambel III.b-13.1 Nrn. 3 und 4 und den Anmerkungen unter den Leistungen, unter Beachtung von I-2.1.3 und I-5.2 der Allgemeinen Bestimmungen, Leistungen aus unterschiedlichen schwerpunktorientierten Abschnitten und/oder dem Abschnitt III.b-13.2.1 nebeneinander berechnungsfähig. In pädiatrischen schwerpunktübergreifenden Berufsausübungsgemeinschaften sind, entgegen den Anmerkungen unter den Leistungen, unter Beachtung von I-2.1.3 und I-5.2 der Allgemeinen Bestimmungen, Leistungen aus unterschiedlichen schwerpunktorientierten Abschnitten nebeneinander berechnungsfähig.

In arztgruppen- und schwerpunktgleichen (Teil-)Berufsausübungsgemeinschaften oder Arztpraxen mit angestellten Ärzten derselben Arztgruppe/desselben Schwerpunktes erfolgt ein Aufschlag in Höhe von 10 % auf die jeweiligen Versicherten-, Grund- oder Konsiliarpauschalen. Finden im Behandlungsfall ausschließlich Arzt- Patienten-Kontakte im Rahmen einer Videosprechstunde gemäß Anlage 31b zum BMV-Ä statt, erfolgt der Aufschlag auf die jeweiligen Versicherten-, Grund- oder Konsiliarpauschalen auf Basis der die um die Abschläge gemäß Abs. 5 Nr. 1 der Allgemeinen Bestimmungen 4.3.1 reduzierten Versicherten-, Grund- oder Konsiliarpauschalen.

Kommentar: Für Kooperationen der verschiedensten Art gibt es eine Reihe von Sonderregelungen. Dabei ist hervorzuheben, dass ausdrücklich auch ein angestellter Arzt den Grund für die Berechnungsfähigkeit von Leistungen liefern kann, auch wenn der Arbeitgeber die Voraussetzungen nicht erfüllt.

Als Grundsatz gilt: arztgruppenspezifische Gebührenordnungspositionen können – immer unter der Voraussetzung der Qualifikationsregelungen (s.u. 1.3) von einer Berufsausübungsgemeinschaft, von Arztpraxen mit angestellten Ärzten oder von Medizinischen Versorgungszentren immer dann berechnet werden, wenn eine der erforderlichen Arztgruppen vertreten ist.

Für internistische Berufsausübungsgemeinschaften mit verschiedenen Schwerpunkten werden Abrechnungsausschlüsse des EBM aus der Präambel zu Kapitel 13 sowie den Anmerkungen einzelner Leistungen unter bestimmten Voraussetzungen (keine Inhaltsidentität, Kennzeichnung) wieder aufgehoben.

Ähnliches gilt für pädiatrische Berufsausübungsgemeinschaften mit verschiedenen Schwerpunkten.

Ab 2009 wurde ein Aufschlag auf die jeweiligen Versicherten-, Grund- oder Konsiliarpauschalen von 10 % eingeführt bei Arztgruppen- oder Schwerpunktgleichheit in Berufsausübungsgemeinschaften bzw. bei Anstellung von Ärzten.

5.2 Kennzeichnungspflicht

Bei der Berechnung sind die Gebührenordnungspositionen nach Maßgabe der Kassenärztlichen Vereinigungen unter Angabe der Arztnummer sowie aufgeschlüsselt nach Betriebs- und Nebenbetriebsstätten gemäß § 44 Abs. 7 Bundesmantelvertrag-Ärzte (BMV-Ä) zu kennzeichnen.

Kommentar: Die Trennung der Gesamtvergütungen in einen hausärztlichen und einen fachärztlichen Teil, aber insbesondere auch die erleichterten Kooperationsmöglichkeiten und die Möglichkeiten, an verschiedenen Orten tätig zu sein, machen es unverzichtbar, dass in der Abrechnung gekennzeichnet wird, wer welche Leistungen erbracht hat. Die Regelung des Bundesmantelvertrages lautet wie folgt:

§ 44 Abs. 7 BMV-Ä:
„Bei der Abrechnung sind die vertragsärztlichen Leistungen nach Maßgabe der von der Kassenärztlichen Vereinigung vorgeschriebenen Regelungen unter Angabe der Arztnummer sowie aufgeschlüsselt nach Betriebsstätten und Nebenbetriebsstätten zu kennzeichnen. Satz 1 gilt entsprechend für die Anstellung von Ärzten."

5.3 Aufhebung von Nebeneinanderberechnungsausschlüssen

Die Nebeneinanderberechnungsausschlüsse
der Gebührenordnungspositionen **02300 bis 02302** neben
den Gebührenordnungspositionen **05330 und 05331** sowie
der Gebührenordnungspositionen **des Abschnitts 31.2** neben
den Gebührenordnungspositionen **des Abschnitts 31.5.3** bzw.
der Gebührenordnungspositionen **des Abschnitts 36.2** neben
den Gebührenordnungspositionen **des Abschnitts 36.5.3**
beziehen sich nur auf die Erbringung der operativen Leistungen und der Anästhesie durch denselben an der vertragsärztlichen Versorgung teilnehmenden Arzt. Bei Erbringung der Gebührenordnungsposition durch Vertragsärzte verschiedener Fachgruppen findet dieser Ausschluss, auch in (Teil-)Berufsausübungsgemeinschaften, Arztpraxen mit angestellten Ärzten und Medizinischen Versorgungszentren von Anästhesiologen mit operativ tätigen Vertragsärzten, keine Anwendung.

Kommentar: Auch hier werden – wie bereits oben unter Abschnitt 5.1 – Abrechnungsausschlüsse des EBM (bei Operationen und Anästhesien) relativiert. Die genannten Abrechnungsausschlüsse gelten nicht, wenn die Leistungen von Ärzten verschiedener Fachgruppen erbracht werden, auch wenn die „Fachgruppenvielfalt" durch Kooperationen oder angestellte Ärzte bedingt ist.

Hier gilt das bereits zu Abschnitt 5.1 Gesagte, dass es für die Zukunft dringend angeraten wäre, diese Ausnahmen (auch) direkt an den entsprechenden Stellen im EBM deutlich zu vermerken.

6 Vertragsärzte, die ihre Tätigkeit unter mehreren Gebietsbezeichnungen ausüben oder auch als Vertragszahnärzte zugelassen sind

6.1 Höhe der Versicherten-, Grund- bzw. Konsiliarpauschale

Für einen Vertragsarzt, der seine Tätigkeit unter mehreren Gebietsbezeichnungen bzw. mit mehreren Schwerpunktkompetenzen ausübt, richten sich die Berechnungsfähigkeit der Versicherten-, Grund- bzw. Konsiliarpauschalen nach dem Versorgungsauftrag, mit dem er in diesem Behandlungsfall überwiegend tätig war und zur vertragsärztlichen Versorgung zugelassen ist, sofern in den Präambeln der arztgruppenspezifischen Kapitel nichts anderes bestimmt ist. Der Vertragsarzt darf im Behandlungsfall nur eine Versicherten-, Grund- bzw. Konsiliarpauschale berechnen.

Kommentar: Nimmt ein Vertragsarzt mit mehreren Gebietsbezeichnungen an der vertragsärztlichen Versorgung teil, wird die Höhe Versicherten-, Grund- oder Konsiliarpauschale an dem Versorgungsauftrag ausgerichtet. Die noch im alten EBM vorgesehene Orientierung anhand der Abrechnungsnummer wird dann, wenn die neue Nummernsystematik mit Arzt- und Betriebsstättennummer eingeführt wird, nicht mehr zwingend funktionieren, da die neue Arztnummer dann „lebenslang" gültig ist und damit die Fachgruppe oder den Versorgungsauftrag bei der Teilnahme an der vertragsärztlichen Versorgung nicht mehr abbilden kann. Hier werden die Kassenärztlichen Vereinigungen neue interne Kriterien schaffen müssen, um die richtige Zuordnung eines Arztes zu den für ihn gültigen Pauschalen zu gewährleisten. Dies gilt um so mehr, als die Zulassungen durch die Zulassungsausschüsse in der Vergangenheit in der Regel nicht den Versorgungsaustrag, für den die Zulassung erteilt wurde, expressis verbis benannt haben. Auch wird u.U. eine Änderung notwendig werden.

6.2 Berechnungsfähige Gebührenordnungspositionen

Die Berechnung der arztgruppenspezifischen Gebührenordnungspositionen eines Vertragsarztes, der seine Tätigkeit unter mehreren Gebietsbezeichnungen ausübt, richtet sich – mit Ausnahme der Versicherten- bzw. Grundpauschale (s. I-6.1) – unter Berücksichtigung von I-1.3 dieser Bestimmungen nach den berechnungsfähigen Leistungen der Gebiete, in denen er seine vertragsärztliche Tätigkeit ausübt. Dies gilt gemäß I-2.1.3 nicht für inhaltsgleiche Gebührenordnungspositionen.

Kommentar: Die Berechnungsfähigkeit der übrigen Leistungen eines Vertragsarztes, der mit mehreren Gebietsbezeichnungen an der vertragsärztlichen Versorgung teilnimmt, orientiert sich an den für das jeweilige Gebiet abrechnungsfähigen Leistungen. Das gilt nicht für inhaltsgleiche Gebührenordnungsnummern (s.o. zu 2.1.3).

Das bedeutet, dass ein Arzt, der mit den Gebietsbezeichnungen Gynäkologie und Chirurgie zugelassen ist, Leistungen aus den Bereichen Orthopädie und Chirurgie erbringen und abrechnen darf.

6.2.1 Nebeneinanderberechnung von Gebührenordnungspositionen der Abschnitte 4.4, 4.5 und/oder 13.3

Abweichend von den Allgemeinen Bestimmungen zum EBM ist die Nebeneinanderberechnung von Gebührenordnungspositionen der schwerpunktorientierten pädiatrischen Versorgung der Abschnitte III.a-4.4 und/oder III.a-4.5 und/oder der schwerpunktorientierten internistischen Versorgung des Abschnitts III.b-13.3 – mit Ausnahme der Grundpauschalen – durch einen Vertragsarzt, der seine Tätigkeit unter mehreren Schwerpunktbezeichnungen ausübt, bei schwerpunktübergreifender Behandlung des Patienten unter Vornahme eines Abschlags in Höhe von 10 % von der Punktzahl der jeweiligen im selben Arztfall berechneten Gebührenordnungsposition der Abschnitte III.a-4.4, III.a-4.5 und/oder III.b-13.3 möglich.

Bei den Gebührenordnungspositionen der Abschnitte III.a-4.4, III.a-4.5 und/oder III.b-13.3, auf die diese Abschlagsregelung angewendet wird, wird die Prüfzeit gemäß Anhang VI-3 des EBM ebenfalls um 10 % vermindert.

Kommentar: Diese nicht leicht verständliche Regelung hat das Ziel, bei Behandlungen von Ärzten, die mit mehreren pädiatrischen und/oder internistischen Schwerpunktbezeichnungen an der vertragsärztlichen Versorgung teilnehmen, bei einer schwerpunktübergreifenden Behandlung eines Patienten ansonsten bestehende Abrechnungsausschlüsse im Interesse eines solchen Behandlung zu beseitigen.

Konkret heißt das: Die Gebührenordnungspositionen der Abschnitte 4.4 (schwerpunktorientierte Kinder- und Jugendmedizin) und/oder 4.5 (Pädiatrische Leistungen mit Zusatzweiterbildung) und/oder des Abschnitts 13.3 (schwerpunktorientierte internistische Versorgung) können in einem solchen Fall nebeneinander berechnet werden. **Aber:** Die Punktzahlen werden jeweils um 10 % abgesenkt und die Ausnahme gilt nicht für die Grundpauschale. Konsequenterweise wird dann in diesen Fällen auch die Prüfzeit nach Anhang 3 des EBM bei diesen Leistungen um 10 % gemindert.

6.3 Gleichzeitige Teilnahme an der vertragszahnärztlichen Versorgung

Vertragsärzte, die auch als Vertragszahnärzte gemäß § 95 Abs. 1 SGB V an der Versorgung teilnehmen, dürfen die in einem einheitlichen Behandlungsfall durchgeführten Leistungen entweder nur über die Kassenärztliche Vereinigung oder nur über die Kassenzahnärztliche Vereinigung abrechnen. Die Berechnung einzelner Leistungen über die Kassenzahnärztliche Vereinigung schließt die Berechnung weiterer Leistungen in einem einheitlichen Behandlungsfall über die Kassenärztliche Vereinigung aus. Die Aufteilung eines einheitlichen Behandlungsfalls in zwei Abrechnungsfälle ist nicht zulässig.

Kommentar: Nimmt ein Vertragsarzt gleichzeitig aufgrund einer weiteren Zulassung an der vertragszahnärztlichen Versorgung teil, können die Leistungen eines Behandlungsfalls entweder nur über die Kassenärztliche Vereinigung oder nur über die Kassenzahnärztliche Vereinigung abgerechnet werden. Die Bildung von zwei Abrechnungsfällen aus einem Behandlungsfall ist unzulässig. Mangels geeigneter Prüfungsmöglichkeiten der Kassenärztlichen Vereinigungen kann eine Überprüfung der Einhaltung dieser Bestimmung nur durch die Krankenkassen erfolgen, bei der die Daten von KV und KZV vorliegen.

7 Kosten

7.1 In den Gebührenordnungspositionen enthaltene Kosten

In den Gebührenordnungspositionen sind – soweit nichts anderes bestimmt ist – enthalten:

- Allgemeine Praxiskosten,
- Kosten, die durch die Anwendung von ärztlichen Instrumenten und Apparaturen entstanden sind,
- Kosten für Einmalspritzen, Einmalkanülen, Einmaltrachealtuben, Einmalabsaugkatheter, Einmalhandschuhe, Einmalrasierer, Einmalharnblasenkatheter, Einmalskalpelle, Einmalproktoskope, Einmaldarmrohre, Einmalspekula, Einmalküretten, Einmal-Abdecksets,
- Kosten für Reagenzien, Substanzen und Materialien für Laboratoriumsuntersuchungen,
- Kosten für Filmmaterial,
- Versand- und Transportkosten, insbesondere Kosten für die Versendung bzw. den Transport von Briefen und/oder schriftlichen Unterlagen, Telefaxen, digitalen Befunddatenträgern sowie Kosten für fotokopierte oder EDV-technisch reproduzierte Befundmitteilungen, Berichte, Arztbriefe und andere patientenbezogene Unterlagen ausschließlich für den mit- oder weiterbehandelnden oder konsiliarisch tätigen Arzt oder den Arzt des Krankenhauses.

Kommentar: In diesem Abschnitt ist geregelt, welche Kosten Bestandteil der jeweiligen Gebührenordnungspositionen sind. So hat der Arzt aus dem Honorar für erbrachte Leistungen die allgemeinen Praxiskosten zu finanzieren. Hierzu gehören alle Aufwendungen, die für die freiberufliche ärztliche Tätigkeit als niedergelassener Vertragsarzt in eigener Praxis anfallen. Solche allgemeinen Praxiskosten sind Raum- und Raumnebenkosten, Abschreibungen auf Geräte und Einrichtungen, Löhne und Gehälter für die Angestellten, Fortbildungskosten, Mitgliedsbeiträge, Verwaltungskosten für die KV, Wartezimmerliteratur, Bürobedarf, Telefonkosten usw.

Nicht besonders berechnungsfähig sind auch Kosten, die durch die Anwendung von ärztlichen Instrumenten und Apparaturen entstanden sind. Hierzu gehören beispielsweise Röntgenfilme und Entwickler, Stromkosten, Desinfektion, Elektroden für das EKG, Reparaturkosten usw.

Im nächsten Spiegelstrich sind bestimmte Kosten für Einmalartikel als in den Leistungen enthalten beschrieben. Dieser Katalog ist abschließend. Alle anderen Einmalartikel sind nach Abschnitt 7.3 gesondert berechnungsfähig.

Schließlich ist hier geregelt, welche Porto- und Versandkosten gesondert berechnet werden können. Diese Kosten sind pauschaliert und nach den entsprechenden EBM Nrn. abrechnungsfähig.

Die Abrechnungspositionen des EBM sind in der Regel so bewertet, dass die üblichen Vorhaltekosten der Praxis bereits enthalten sind (Raummiete, Heizung, Strom, Telefon, Reinigung, Gehälter, fiktiver „Arzt-Lohn", Anschaffungs- und Betriebs- sowie Wartungskosten für Geräte, Bürobedarf, Wartezimmerlektüre, Fortbildung usw.).

Cave – Ausnahmeregelung für den Zeitraum 01.04.2020 bis 30.06.2020: Aufgrund der Ausbreitung der Infektionen mit dem neuartigen Coronavirus SARS-CoV-2 hatte der Bewertungsausschuss mit Beschluss vom 24.03.2020 in Verbindung mit dem Beschluss vom 06.04.2020 empfohlen, dass befristet bis zum 30. Juni 2020 bei medizinischer Notwendigkeit und Vertretbarkeit für einen der Arztpraxis bekannten Patienten Folge-Verordnungen von

- Arznei- und Verbandmitteln,
- Hilfsmitteln (mit Ausnahme von Sehhilfen und Hörhilfen),
- Verordnungen einer Krankenbeförderung nach Muster 4,
- Folgeverordnungen zur Fortführung der spezialisierten ambulanten Palliativversorgung (Muster 63) (Beschluss vom 06.04.2020)
- Überweisungen nach Muster 6 und 10 und
- Folgeverordnungen nach den Mustern 12, 13, 14, und 18

gemäß den Vordrucken für die vertragsärztliche Versorgung (Anlage 2 zum BMV-Ä) im Rahmen eines anderen Arzt-Patienten-Kontaktes gemäß den Allgemeinen Bestimmungen 4.3.1 des EBM ausgestellt werden können. Als ein der Arztpraxis bekannter Patient gilt derjenige, bei dem in einem der sechs Quartale, die der Durchführung und Berechnung der Leistung unmittelbar vorausgehen, ein persönlicher Arzt-Patienten-Kontakt in derselben Arztpraxisstattgefunden hat. Die Richtlinien des Gemeinsamen Bundesausschusses über die Verordnung von Leistungen bleiben von dieser Regelung unberührt. Nach den o.g. Beschlüssen ist vom **23.03.2020 bis zum 30. Juni 2020** in diesen Fällen (abweichend von 7.1. der Allgemeinen Bestimmungen) für die postalische Zustellung von o.g. Überweisungen/Verordnungen an den Versicherten die GOP 40122 des EBM berechnungsfähig. Der Bewertungsausschuss wird spätestens zum 31. Mai 2020 prüfen, ob eine Verlängerung bzw. Anpassung dieser Regelungen erforderlich ist.

7.2 Nicht berechnungsfähige Kosten

Kosten für Versandmaterial, für die Versendung bzw. den Transport des Untersuchungsmaterials und die Übermittlung des Untersuchungsergebnisses innerhalb des Medizinischen Versorgungszentrums, einer (Teil-)Berufsausübungsgemeinschaft, zwischen Betriebsstätten derselben Arztpraxis, innerhalb einer Apparate- bzw. Laborgemeinschaft oder innerhalb eines Krankenhausgeländes sind nicht berechnungsfähig.

Kosten für externe Übertragungsgeräte (Transmitter) im Zusammenhang mit einer telemedizinischen Leistungserbringung sind nicht berechnungsfähig, sofern in den Präambeln und Gebührenordnungspositionen des EBM nichts anderes bestimmt ist.

Kommentar: Die Versandkostenpauschalen für Laborleistungen können z.B. nicht berechnet werden, wenn eine Laborgemeinschaft die Transportwege organisiert hat und ein Laborarzt auf diesen Transportwegen ebenfalls sein Material erhält. Organisiert der Laborarzt den Transportweg für seine Praxis und wird dieser Transportweg auch von der Laborgemeinschaft benutzt, so können Versandkostenpauschalen nicht in Anrechnung gebracht werden, wenn aus demselben Körpermaterial (z.B. einer Blutentnahme) sowohl beim Laborarzt als auch in der Laborgemeinschaft Laborleistungen ausgeführt werden.

Die bereits früher bestehende Regelung für den Transport innerhalb einer Apparate- bzw. Laborgemeinschaft oder innerhalb eines Krankenhausgeländes wurde, der Weiterentwicklung der Versorgungsrealität folgend, ausgedehnt auf Transporte innerhalb eines Medizinischen Versorgungszentrums, einer (Teil-)Berufsausübungsgemeinschaft und zwischen verschiedenen Betriebsstätten derselben Arztpraxis.

Die Einführung telemedizinischer Leistungen zum 1.6.2016 in den EBM erforderte auch eine Regelung zu den Kosten für erforderliche Übertragungsgeräte (Transmitter).

7.3 Nicht in den Gebührenordnungspositionen enthaltene Kosten

In den Gebührenordnungspositionen sind – soweit nichts anderes bestimmt ist – nicht enthalten:

- Kosten für Arzneimittel, Verbandmittel, Materialien, Instrumente, Gegenstände und Stoffe, die nach der Anwendung verbraucht sind oder die der Kranke zur weiteren Verwendung behält,
- Kosten für Einmalinfusionsbestecke, Einmalinfusionskatheter, Einmalinfusionsnadeln und Einmalbiopsienadeln,

Kommentar: Der Abschnitt 7.3 regelt, welche Kosten nicht in den abrechnungsfähigen Leistungen enthalten sind und deshalb gesondert abgerechnet bzw. auch über Sprechstundenbedarf oder Einzelverordnung angefordert werden können.

Der erste Spiegelstrich dieses Abschnitts ist eine generelle Auffangklausel und besagt, dass alle am Patienten verbrauchten Materialien nicht in den Leistungsansätzen enthalten sind, sofern dies nicht ausdrücklich in der Leistung oder aber in Abschnitt 7.1 festgestellt wird.

Der zweite Spiegelstrich verdeutlicht für einige Einmalartikel diese Regelung.

Im dritten Spiegelstrich ist der einzige Fall der Abrechnungsfähigkeit von Telefonkosten aufgeführt. Telefonkosten – und zwar der Preis je Gebühreneinheit – sind nur dann abrechnungsfähig, wenn ein niedergelassener Arzt mit einem Krankenhaus zu einer erforderlichen stationären Behandlung Rücksprache nehmen muss. Grundgebühren können als Telefonkosten auch in diesem Fall nicht mit in Ansatz gebracht werden.

7.4 Berechnung von nicht in den Gebührenordnungspositionen enthaltenen Kosten

Die Berechnung und Abgeltung der Kosten nach I-7.3 erfolgt nach Maßgabe der Gesamtverträge.

Kommentar: Der Inhalt des Kapitels 40 (Kostenpauschalen) ist nach wie vor streng genommen nicht Teil des EBM, sondern Inhalt gesamtvertraglicher Regelungen der Vertragspartner. Da diese aber für Gesamtverträge und EBM dieselben sind, kann über diese Unebenheit hinweggesehen werden.

II Arztgruppenübergreifende allgemeine Gebührenordnungspositionen

Die Gebührenordnungspositionen dieses Bereiches sind zusätzlich in den arztgruppenspezifischen Kapiteln aufgeführt. Die Möglichkeit der Berechnung von Gebührenordnungspositionen dieses Bereiches ist für die in den Präambeln zu einem arztgruppenspezifischen Kapitel genannten Vertragsärzte grundsätzlich nur gegeben, wenn sie in der Präambel des arztgruppenspezifischen Kapitels auch aufgeführt sind.

Kommentar: Die in diesem Kapitel aufgeführten als Einzelleistungen abrechnungsfähigen Gebührenordnungspositionen können nur unter bestimmten Voraussetzungen abgerechnet werden. Sie müssen in der Präambel eines arztgruppenspezifischen Kapitels ausdrücklich für die dort genannten Vertragsärzte als abrechnungsfähig verzeichnet sein! Die alleinige Aufnahme in den Abschnitt II des EBM sagt daher noch nichts darüber aus, wer diese Leistungen tatsächlich abrechnen darf.

Beispiel: Nr. 01420 (Überprüfung der Notwendigkeit und Koordination der verordneten häuslichen Krankenpflege)
Diese Leistung ist zwar als Einzelleistung im Abschnitt II des EBM verzeichnet, kann aber trotzdem z.B. von Hausärzten und Pädiatern nicht abgerechnet werden, da sie im Katalog der Leistungen, die nach der Präambel Nr. 3 zu Kapiteln III. a, 3 (Hausärztlicher Versorgungsbereich) und IV. (Versorgungsbereich Kinder- und Jugendmedizin), zusätzlich zu den in diesem Kapitel genannten Gebührenordnungspositionen berechnungsfähig sind, nicht enthalten ist. Dagegen kann sie z.B. von einem HNO-Arzt und Internisten abgerechnet werden, da in Nr. 3 der Präambeln 9 (Hals-Nasen-Ohrenärztliche Gebührenpositionen) und 13 (Internisten) diese Gebührenordnungsposition ausdrücklich als zusätzlich berechnungsfähig genannt ist.

Das heißt, zum einen kann aus der Aufnahme einer Leistung in den Anhang 1 (Verzeichnis der nicht gesondert berechnungsfähigen Leistungen) nicht automatisch geschlossen werden, dass alle dort genannten Leistungen in keinem Fall als Einzelleistungen berechnungsfähig sind. Andererseits läßt aber auch eine Aufnahme einer Leistung in den Abschnitt II nicht den Schluss zu, dass sie dann regelmäßig abrechnungsfähig ist.

Es ist also in jedem Fall sehr sorgfältig zu prüfen, welche Inhalte die einzelnen arztgruppenspezifischen Kapitel des Abschnittes III (Arztgruppenspezifische Gebührenordnungspositionen) haben. Nur die dort genannten Leistungen sind für die jeweils in der Präambel genannten Arztgruppen berechnungsfähig.

Siehe aber auch die auf Antrag möglichen Ausnahmen (Kommentar zu Kapitel I, Abschnitt 1.3 und 1.5). So kann z.B. ein Internist ohne Schwerpunkt, wenn er bereits am 31.03.2005 zugelassen war, bei seiner KV einen Antrag stellen gastroenterologische Leistungen nach Abschnitt 13.3.3 zu erbringen und abzurechnen, obwohl diese nach Nr. 1 der Präambel zu diesem Abschnitt nur von Fachärzten für innere Medizin mit Schwerpunkt Gastroenterologie berechnet werden dürfen. Voraussetzung ist der Nachweis der erforderlichen persönlichen und strukturellen Voraussetzungen für diese Leistungen, sofern solche Voraussetzungen z.B. in Richtlinien des Gemeinsamen Bundesausschusses niedergelegt sind, und der Umstand, dass er zwischen Januar 2003 und 30.6.2004 diese Leistungen schwerpunktmäßig erbracht hat.

© Springer-Verlag GmbH Deutschland, ein Teil von Springer Nature 2020
P. M. Hermanns (Hrsg.), *EBM 2020 Kommentar Innere Medizin mit allen Schwerpunkten*, Abrechnung erfolgreich und optimal,
https://doi.org/10.1007/978-3-662-61504-1_2

1 Allgemeine Gebührenordnungspositionen

1.1 Aufwandserstattung für die besondere Inanspruchnahme des Vertragsarztes durch einen Patienten

01100 Unvorhergesehene Inanspruchnahme des Vertrags-	196 Pkt.
arztes durch einen Patienten	21,53 €

- zwischen 19:00 und 22:00 Uhr
- an Samstagen, Sonntagen und gesetzlichen Feiertagen, am 24.12. und 31.12. zwischen 07:00 und 19:00 Uhr

Anmerkung: Die Gebührenordnungsposition 01100 ist nicht berechnungsfähig, wenn Sprechstunden vor 07:00 Uhr oder nach 19:00 Uhr stattfinden oder Patienten zu diesen Zeiten bestellt werden.

Im Rahmen der unvorhergesehenen Inanspruchnahme des Vertragsarztes ist die Gebührenordnungsposition 01100 auch dann nur einmal berechnungsfähig, wenn es sich um eine Gruppenbehandlung handelt.

Die Gebührenordnungsposition 01100 ist ausschließlich bei kurativer Behandlung berechnungsfähig.

Abrechnungsausschluss: am Behandlungstag 01955, 01956
in derselben Sitzung 01101, 01102, 01205, 01207, 01210, 01212, 01214, 01216, 01218, 01410, 01411 bis 01413, 01415, 01418, 01949, 01950, 01951, 03373, 04373, 37306

Aufwand in Minuten:
Kalkulationszeit: KA   **Prüfzeit:** ./.   **Eignung d. Prüfzeit:** Keine Eignung

GOÄ entsprechend oder ähnlich: Erbrachte Leistung(en) nach GOÄ + Zuschlag A, B, D

Kommentar: Die EBM-Nrn. 01100, 01101 und 01102 für Inanspruchnahme zu „Unzeiten" sind nur für den Vertragsarzt oder seinen persönlichen Vertreter – auch für die telefonische Inanspruchnahme – abrechenbar.

Eine Abrechnung der Nrn. 01100, 01101 und 01103 nebeneinander ist ausgeschlossen.

Ferner ausgeschlossen ist die Abrechnung der Nrn. Nrn. 01100 und 01101 neben:

- **01210 Notfallpauschale** – Persönlicher Arzt-Patienten-Kontakt
- **01214 Notfallkonsultationspauschale I** – Weiterer persönlicher oder anderer Arzt-Patienten-Kontakt
- **01216 Notfallkonsultationspauschale II** bei Inanspruchnahme zwischen 19:00 und 22:00 Uhr, an Samstagen, Sonntagen und gesetzlichen Feiertagen, am 24.12. und 31.12. zwischen 07:00 und 19:00 Uhr
- **01218 Notfallkonsultationspauschale III** bei Inanspruchnahme zwischen 22:00 und 7:00 Uhr, an Samstagen, Sonntagen und gesetzlichen Feiertagen, am 24.12. und 31.12. zwischen 19:00 und 7:00 Uhr
- **01410 Besuch eines Kranken**, wegen der Erkrankung ausgeführt
- **01411, 01412 Dringende Besuche** – Details siehe dort
- **01413 Besuch eines weiteren Kranken** in derselben sozialen Gemeinschaft (z.B. Familie) und/oder in beschützenden Wohnheimen bzw. Einrichtungen bzw. Pflege- oder Altenheimen mit Pflegepersonal

- **01950** Substitutionsgestützte Behandlung Opiatabhängiger
- **01951** Zuschlag zu der **Gebührenordnungsposition** 01950 für die Behandlung an Samstagen, an Sonn- und gesetzlichen Feiertagen, am 24. und 31. Dezember
- **präventiven Leistungen**
- **wenn während der Zeit eine regelmäßige Sprechstundentätigkeit ausgeübt wird.** Die gilt auch für Fälle, in denen ein Patient noch rechtzeitig während der normalen Sprechstunde die Praxis aufsucht und wegen einer längere Wartezeit erst zur „Unzeit" nach Nrn. 01100 bis 01102 behandelt wird. Ebenso ist die im Rahmen einer ambulanten Operation erforderliche Nachkontrolle, die in dem angegebenen Zeitraum der EBM-Nrn. 01100 und 01101 fällt, nicht abrechenbar.
- wenn der Arzt z.B. einen Patienten samstags zwischen 7 und 19 Uhr einbestellt.

Im Rahmen einer Gruppenbehandlung (2 Patienten sind schon eine Gruppe) kann nur für den ersten Patienten die Leistung nach 01100 oder 11001 berechnet werden.

Die „Unzeitziffern" EBM-Nrn. 01100 bis 01102 sind jedoch neben der Visite auf Belegstation nach Nr. 01414 abrechenbar.

Die nachfolgende Tabelle zeigt die gesetzlichen Feiertage im gesamten Bundesgebiet
- Neujahr · Christi Himmelfahrt
- Karfreitag · Pfingstmontag
- Ostermontag · 03.10.Tag der Deutschen Einheit
- 01.05. Maifeiertag · 25.12. und 26.12. 1. und 2. Weihnachtstag

und in den verschiedenen Bundesländern.
- 06.01. Heilige drei Könige in Baden-Württemberg, Bayern, Sachsen-Anhalt
- Fronleichnam in Baden-Württemberg, Bayern, Hessen, Nordrhein-Westfalen, Rheinland-Pfalz, Saarland, in Sachsen und Thüringen in Gemeinden mit überwiegend katholischer Bevölkerung
- 08.03. Internationaler Frauentag in Berlin
- 08.05. Tag der Befreiung in Berlin
- 08.08. Friedensfest in Augsburg
- 15.08 Mariä Himmelfahrt in Bayern (nur in Gemeinden mit überwiegend katholischer Bevölkerung), Saarland
- 31.10 Reformationstag in Brandenburg, Mecklenburg-Vorpommern, Sachsen,Sachsen-Anhalt nur in Gemeinden mit überwiegend evangelischer Bevölkerung,
- 01.11 Allerheiligen in Baden-Württemberg, Bayern, Nordrhein-Westfalen,Rheinland-Pfalz, Saarland
- Buß- und Bettag im Saarland

Neben Nrn. 01100 und 01101 abrechenbar sind z.B.
- die arztgruppenspezifische Versichertenpauschale im Hausärztlichen Versorgungsbereich nach Kapiteln III.a und III.b (Hausärzte und Ärzte im Bereich der allgemeinen Kinder- und Jugendmedizin),
- sowie die Grundpauschale bei Ärzten aus dem fachärztlichen Versorgungsbereich Kapitel III.B 5 bis 27

bei persönlichem Arzt-Patienten-Kontakt.

Für eine erforderliche und vereinbarte „vorgesehene" Inanspruchnahme z.B.

eines Verbandswechsels am Sonntag ist im EBM keine Gebührenordnungs-Nr. vorhanden, so dass nur die erbrachte Leistung abgerechnet werdenkann.

Lediglich bei unvorhergesehener Inanspruchnahme können je nach der Tageszeit die entsprechenden EBM-Nrn. nach 01100 oder 01101 auch am Wochenende abgerechnet werden.

Tipp: Auf einen Blick: Alle möglichen unvorhergesehenen Inanspruchnahmen und die EBM Nrn.
* Mo.–Fr. 19–22 Uhr = **EBM Nr. 01100**
* Mo.–Fr. 22–07 Uhr = **EBM Nr. 01101**
* Sa. bei reguläre Sprechstunde 07–14 Uhr = **EBM Nr. 01102**
* Sa. So, feiertags 24./31.12., 07–19 Uhr = **EBM Nr. 01100**
* Sa., So., feiertags, 24./31.12. 19–07 Uhr = **EBM Nr. 01101**

01101 Unvorhergesehene Inanspruchnahme des Vertrags- arztes durch einen Patienten	313 Pkt. 34,39 €

* zwischen 22:00 und 07:00 Uhr
* an Samstagen, Sonntagen und gesetzlichen Feiertagen, am 24.12. und 31.12. zwischen 19:00 und 07:00 Uhr

Anmerkung: Die Gebührenordnungsposition 01101 ist nicht berechnungsfähig, wenn Sprechstunden vor 07:00 Uhr oder nach 19:00 Uhr stattfinden oder Patienten zu diesen Zeiten bestellt werden.
Im Rahmen der unvorhergesehenen Inanspruchnahme des Vertragsarztes ist die Gebührenordnungsposition 01101 auch dann nur einmal berechnungsfähig, wenn es sich um eine Gruppenbehandlung handelt.
Die Gebührenordnungsposition 01101 ist ausschließlich bei kurativer Behandlung berechnungsfähig.

Abrechnungsausschluss: am Behandlungstag 01955, 01956
in derselben Sitzung 01100, 01102, 01205, 01207, 01210, 01212, 01214, 01216, 01218, 01410, 01411 bis 01413, 01415, 01418, 01949, 01950, 01951, 03373, 04373 und 37306

Aufwand in Minuten:
Kalkulationszeit: KA   **Prüfzeit:** ./.   **Eignung d. Prüfzeit:** Keine Eignung

GOÄ entsprechend oder ähnlich: Erbrachte Leistung(en) nach GOÄ + Zuschläge A, B, C, D zu erbrachten Beratungen oder Untersuchungen

Kommentar: Siehe Kommentar zu Nr. 01100
Die EBM-Nrn. 01100, 01101 und 01102 für Inanspruchnahme zu „Unzeiten" sind nur für den Vertragsarzt oder seinen persönlichen Vertreter – auch für die telefonische Inanspruchnahme – abrechenbar.
Eine Abrechnung der Nrn. 01100, 01101 und 01103 nebeneinander ist ausgeschlossen.
Ferner ausgeschlossen ist die Abrechnung der Nrn. 01100 und 01101 neben einer Reihe weiterer Leistungen – siehe Legende der Leistung.
Im Rahmen einer Gruppenbehandlung (2 Patienten sind schon eine Gruppe) kann nur für den ersten Patienten die Leistung nach 01100 oder 01101 berechnet werden. Die „Unzeitziffern" EBM-Nrn. 01100 bis 01102 sind jedoch neben der Visite auf Belegstation nach Nr. 01414 abrechenbar.
* die arztgruppenspezifische Versichertenpauschale im Hausärztlichen Versorgungsbereich nach Kapiteln III.a und III.b (Hausärzte und Ärzte im Bereich der allgemeinen Kinder- und Jugendmedizin),

- sowie die Grundpauschale bei Ärzten aus dem fachärztlichen Versorgungsbereich Kapitel III.B 5 bis 27.

Tipp: Auf einen Blick: Alle möglichen unvorhergesehenen Inanspruchnahmen und die EBM Nrn.
- Mo.–Fr. 19–22 Uhr = **EBM Nr. 01100**
- Mo.–Fr. 22–07 Uhr = **EBM Nr. 01101**
- Sa. bei reguläre Sprechstunde 07–14 Uhr = **EBM Nr. 01102**
- Sa. So, feiertags 24./31.12., 07–19 Uhr = **EBM Nr. 01100**
- Sa., So., feiertags, 24./31.12. 19–07 Uhr = **EBM Nr. 01101**

01102 Inanspruchnahme des Vertragsarztes an Samstagen zwischen 07:00 und 19:00 Uhr	**101 Pkt.** **11,10 €**

Anmerkung: Im Rahmen der Inanspruchnahme des Vertragsarztes ist die Gebührenordnungsposition 01102 auch dann nur einmal berechnungsfähig, wenn es sich um eine Gruppenbehandlung handelt.
Die Gebührenordnungsposition 01102 ist nur dann neben der Gebührenordnungsposition 01413 berechnungsfähig, wenn die Inanspruchnahme nach der Nr. 01413 in beschützenden Wohnheimen bzw. Einrichtungen bzw. Pflege- oder Altenheimen mit Pflegepersonal auf besondere Anforderung erfolgt.

Abrechnungsausschluss: in derselben Sitzung 01100, 01101, 01205, 01207, 01210, 01212, 01214, 01216, 01218, 01410 bis 01412, 01415, 01418, 01949, 01950, 01951, 03373, 04373, 04564, 04565, 04566, 04572, 04573, 13610, 13611, 13612, 13620, 13621, 13622, 37306
am Behandlungstag 01955, 01956

Aufwand in Minuten:
Kalkulationszeit: KA   **Prüfzeit:** ./.   **Eignung d. Prüfzeit:** Keine Eignung
GOÄ entsprechend oder ähnlich: Erbrachte Leistung(en)nach GOÄ + Zuschlag D
Kommentar: Diese Leistung kann nur vom Vertragsarzt oder seinem persönlichen Vertreter abgerechnet werden. Die Leistung kann abgerechnet werden
- am Samstag, wenn generell eine Sprechstunde stattfindet, aber auch wenn Patienten entsprechend zu diesem Termin einbestellt wurden
- bei telefonischer Beratung

1.2 Gebührenordnungspositionen für die Versorgung im Notfall und im organisierten ärztlichen Not(-fall)dienst

1. Neben den Gebührenordnungspositionen dieses Abschnittes sind nur Gebührenordnungspositionen berechnungsfähig, die in unmittelbarem diagnostischen oder therapeutischen Zusammenhang mit der Notfallversorgung stehen. Die Nr. I-1.5 der Allgemeinen Bestimmungen gilt für die Berechnung von im Rahmen der Notfallversorgung erbrachten Gebührenordnungspositionen nicht.
2. Bei der ersten Inanspruchnahme im Notfall oder im organisierten Not(-fall)dienst ist die Gebührenordnungsposition 01205, 01207, 01210 oder 01212 entsprechend der in der Leistungslegende vorgegebenen Zeiten im Behandlungsfall zu berech-

nen. Für jede weitere Inanspruchnahme ist im Notfall oder im organisierten Not(-fall)dienst im Behandlungsfall ist die Gebührenordnungsposition 01214, 01216 bzw. 01218 zu berechnen. Wird bei der ersten Inanspruchnahme im Notfall oder im organisierten Not(-fall)dienst die Gebührenordnungsposition 01205 oder 01207 berechnet, sind die Gebührenordnungspositionen 01214, 01216 und 01218 nur mit ausführlicher schriftlicher medizinischer Begründung abrechnungsfähig.

3. Neben den Gebührenordnungspositionen 01205, 01207, 01210, 01212, 01214, 01216 und 01218 sind Beratungs-, Gesprächs- und Erörterungsleistungen nicht berechnungsfähig.

4. Nicht an der vertragsärztlichen Versorgung teilnehmende Ärzte, Institute und Krankenhäuser dürfen die Gebührenordnungspositionen 01210, 01212, 01214, 01216, 01218, 01223, 01224 und 01226 nur berechnen, wenn die Erkrankung des Patienten auf Grund ihrer Beschaffenheit einer sofortigen Maßnahme bedarf und die Versorgung durch einen Vertragsarzt entsprechend § 76 SGB V nicht möglich und/oder auf Grund der Umstände nicht vertretbar ist.

5. Die Berechnung der Gebührenordnungspositionen 01205, 01207, 01210, 01212, 01214, 01216 und 01218 setzt die Angabe der Uhrzeit der Inanspruchnahme voraus.

6. Sofern im Zeitraum vom 1. Januar 2008 bis zum 31. März 2015 nicht für alle Behandlungsfälle des Quartals die Angabe der Uhrzeit der Inanspruchnahmen gemäß Nr. 5 im organisierten Not(-fall)dienst oder von nicht an der vertragsärztlichen Versorgung teilnehmenden Ärzten, Instituten oder Krankenhäusern bei Inanspruchnahme in diesem Quartal gegenüber der Kassenärztlichen Vereinigung erfolgt ist bzw. nachgewiesen werden kann, wird abweichend von Nr. 2 für alle Behandlungsfälle in diesem Quartal die erste Inanspruchnahme im Notfall oder im organisierten Not(-fall)dienst wie folgt bewertet:01.01.2008 bis 31.12.2008: 430 Punkte, 01.01.2009 bis 30.9.2013: 475 Punkte, 01.10.2013 bis 31.3.2015: 168 Punkte.

7. Wenn die Erkrankung des Patienten aufgrund ihrer Beschaffenheit keiner sofortigen Maßnahme bedarf
und die nachfolgende Versorgung durch einen Vertragsarzt außerhalb der Notfallversorgung möglich und/
oder auf Grund der Umstände vertretbar ist, ist die Gebührenordnungsposition 01205 bzw. 01207 zu berechnen.

8. Die Gebührenordnungspositionen 01223 und 01224 sind ausschließlich bei Patienten berechnungsfähig, die aufgrund der Art, Schwere und Komplexität der Behandlungsdiagnose einer besonders aufwändigen Versorgung im Rahmen der Notfallversorgung bedürfen. Die Gebührenordnungspositionen 01223 und 01224 können nur bei Erfüllung mindestens einer der nachfolgenden gesicherten Behandlungsdiagnosen berechnet werden:
   - Frakturen im Bereich der Extremitäten proximal des Metacarpus und Metatarsus,
   - Schädel-Hirn-Trauma mit Bewusstlosigkeit von weniger als 30 Minuten (S06.0 und S06.70),
   - Akute tiefe Beinvenenthrombose,
   - Hypertensive Krise,

- Angina pectoris (ausgenommen: ICD I20.9),
- Pneumonie,
- Akute Divertikulis.

In Fällen, in denen diese Kriterien nicht erfüllt werden, aber auf Grund der Art, Schwere und Komplexität der Behandlungsdiagnose eine besonders aufwändige Versorgung im Rahmen der Notfallversorgung notwendig ist, können die Gebührenordnungspositionen 01223 und 01224 mit ausführlicher schriftlicher medizinischer Begründung im Ausnahmefall berechnet werden. Hierbei ist insbesondere die Schwere und Komplexität der Behandlungsdiagnose darzulegen.

9. Die Gebührenordnungsposition 01226 ist nur berechnungsfähig bei
   - Neugeborenen, Säuglingen und Kleinkindern
   oder
   - Patienten mit krankheitsbedingt erheblich komplexer Beeinträchtigung kognitiver, emotionaler und verhaltensbezogener Art (ausgenommen Beeinträchtigung kognitiver, emotionaler und verhaltensbezogener Art infolge psychotroper Substanzen)
   und/oder
   - Patienten ab dem vollendeten 70. Lebensjahr mit geriatrischem Versorgungsbedarf und Frailty-Syndrom (Kombination von unbeabsichtigtem Gewichtsverlust, körperlicher und/oder geistiger Erschöpfung, muskulärer Schwäche, verringerter Ganggeschwindigkeit und verminderter körperlicher Aktivität)
   und/oder
   - Patienten mit einer der folgenden Erkrankungen: F00-F02 dementielle Erkrankungen, G30 Alzheimer-Erkrankung, G20.1 Primäres Parkinson-Syndrom mit mäßiger bis schwerer Beeinträchtigung und G20.2 Primäres Parkinson-Syndrom mit schwerster Beeinträchtigung.

Kommentar: Im Rahmen des organisierten ärztlichen Notfalldienstes sind neben den Leistungen nach diesem Abschnitt alle die Leistungen von der Abrechnung ausgeschlossen, die nicht in unmittelbarem diagnostischen oder therapeutischen Zusammenhang mit der Notfallversorgung stehen. Die in Abschnitt 1.5. der allgemeinen Bestimmungen enthaltene Abrechnungsbeschränkung für arztgruppenspezifische Leistungen auf die jeweils in der einschlägigen Präambel genannten Arztgruppen gilt hingegen im Notfalldienst nicht.

Merke: Im Notfall und Notdienst „öffnet sich" der EBM
Die erforderliche Gabe von Infusionen nach EBM Nr. 02100 ist im Notdienst abrechenbar.
Die Abrechnung der Pauschalen nach den Nrn. 01210, 01212, 01214, 01216 und 01218 durch Ärzte oder Einrichtungen, die nicht an der vertragsärztlichen Versorgung teilnehmen ist beschränkt auf die Fälle, die als Notfall einer sofortigen Behandlung bedürfen, diese aber im Rahmen des der Kassenärztlichen Vereinigung obliegenden Sicherstellung einen an der vertragsärztlichen Versorgung teilnehmenden Arzt bzw. eine entsprechende Einrichtung nicht oder nicht unter vertretbaren Umständen in Anspruch nehmen können.
Mit Wirkung zum 1.4.2017 wurden zudem Schweregradzuschläge für besonders aufwändige Behandlungsfälle eingeführt sowie eine sog. Abklärungspauschale für Patienten, die nicht notfallmäßig in der Notfallaufnahme eines Krankenhauses oder im organisierten Notfall- bzw. Bereitschaftsdienst ersorgt werden müssen und deshalb in eine Arztpraxis weitergeleitet werden können.

Schweregradzuschläge sind nach EBM Nrn. 01223 als Zuschlag zur Nr. 01210 und 01224 als Zuschlag zur Nr. 01212 abzurechnen (s. oben) Kapitel 1.2 und Pkt. 8.)

Nur in Fällen, in denen diese Kriterien nicht erfüllt werden, dafür aber aufgrund von Art, Schwere und Komplexität der Behandlungsdiagnose eine vergleichbar aufwändige Versorgung im Rahmen der Notfallversorgung erfolgt, können die Schweregradzuschläge mit einer ausführlicher Begründung berechnet werden.

Der Zuschlag nach EBM Nr. 01226 (als Zuschlag zur Nr. 01212) ist ausschließlich bei Nacht, am Wochenende und an Feiertagen bei

- Neugeborenen, Säuglingen und Kleinkindern
- sowie Patienten mit schweren kognitiven, emotionalen und verhaltensbezogenen Beeinträchtigungen
- und/oder Demenz/Parkinson-Syndrom

berechnungsfähig.

Rechtsprechung:

▶ **Vergütung von Notfallbehandlungen**

Die punktzahlmäßige Bewertung des Ordinationskomplexes für Notfallbehandlungen im EBM-Ä darf nicht danach differenzieren, ob die Behandlung im organisierten vertragsärztlichen Notfalldienst oder in einem Krankenhaus durchgeführt worden ist. Für eine unterschiedliche Bewertung gibt es keinen sachlichen Grund; das Gleichheitsgebot des Art. 3 Abs.1 GG wäre verletzt.

Aktenzeichen: BSG, 17.09.2008, AZ: B 6 KA 46/07 R

Entscheidungsjahr: 2008

01205	**Notfallpauschale im organisierten Not(-fall)dienst und für nicht an der vertragsärztlichen Versorgung teilnehmende Ärzte, Institute und Krankenhäuser für die Abklärung der Behandlungsnotwendigkeit bei Inanspruchnahme**	**45 Pkt.** **4,94 €**

- zwischen 07:00 und 19:00 Uhr (außer an Samstagen, Sonntagen, gesetzlichen Feiertagen und am 24.12. und 31.12.)

Obligater Leistungsinhalt

- Persönlicher Arzt-Patienten-Kontakt im organisierten Not(-fall)dienst und für nicht an der vertragsärztlichen Versorgung teilnehmende Ärzte, Institute und Krankenhäuser,
- Bewertung der Dringlichkeit der Behandlungsnotwendigkeit,

Fakultativer Leistungsinhalt

- Koordination der nachfolgenden Versorgung durch einen Vertragsarzt außerhalb der Notfallversorgung,
- Erhebung Lokalbefund

Abrechnungsbestimmung: einmal im Behandlungsfall

Anmerkung: Gemäß der Nr. 7 der Bestimmung zum Abschnitt 1.2 ist die Gebührenordnungsposition 01205 zu berechnen, wenn die Erkrankung des Patienten auf Grund ihrer Beschaffenheit keiner sofortigen Maßnahme bedarf und die nachfolgende Versorgung durch einen Vertragsarzt außerhalb der Notfallversorgung möglich und/oder auf Grund der Umstände vertretbar ist.

Neben der Gebührenordnungsposition 01205 ist für die Berechnung der jeweiligen arztgruppenspezifischen Versicherten-, Grund- oder Konsiliarpauschale in demselben Behandlungsfall mindestens ein weiterer persönlicher Arzt-Patienten-Kontakt außerhalb des organisierten ärztlichen Not(-fall)dienstes notwendig.

Abrechnungsausschluss: am Behandlungstag 01460, 01461, 01626, 01955, 01956 im Behandlungsfall 01207, 01210, 01212
in derselben Sitzung 01100, 01101, 01102, 01214, 01216, 01218, 01411, 01412, 01414, 01415, 01949, 01950, 01951, 03030, 03373, 04030, 04355, 04356, 04373, 14220, 14221, 16220, 16223, 21220, 21221, 21235, 22220, 22221, 22222, 23220, 27310, 30930, 30931, 30932, 30933, 37306 und Kapitel 33, 34 und 35

Berichtspflicht: Nein

Aufwand in Minuten:
Kalkulationszeit: 2   **Prüfzeit:** ./.   **Eignung d. Prüfzeit:** Keine Eignung

Kommentar: Die Abklärungspauschale: Für Patienten, die nicht notfallmäßig in der Notaufnahme im Krankenhaus oder im organisierten Bereitschaftsdienst behandelt werden müssen und deshalb in eine Arztpraxis weitergeleitet werden können, gibt es künftig zwei sogenannte Abklärungspauschalen:

- **Nr. 01205** – bewertet mit 45 Punkten (4,74 Euro) – für die Abklärung der Behandlungsnotwendigkeit am Tag (zwischen 7 und 19 Uhr, außer an Wochenenden, Feiertagen sowie am 24.12. und 31.12)
- **Nr. 01207** – bewertet mit 80 Punkten (8,42 Euro) – für die Abklärung der Behandlungsnotwendigkeit in der Nacht (zwischen 19 und 7 Uhr, an Wochenenden, Feiertagen sowie am 24.12. und 31.12).

Durch die Einführung einer solchen Abklärungspauschale sollen – so die KBV – vor allem die überfüllten Notaufnahmen der Kliniken entlastet werden.

Die KBV erläutert..." Die Abklärungspauschale kann abgerechnet werden, wenn ein Patient in die reguläre vertragsärztliche Versorgung weitergeleitet werden kann, weil er kein Notfall ist. Damit wird die Abklärung der Behandlungsnotwendigkeit und Koordination der weiteren Behandlung vergütet.

Die Ausschlüsse sind die gleichen wie bei den bestehenden Notfallpauschalen (EBM 01210, 01212, 01214 und 01216 und 01218).

Zudem dürfen neben der Abklärungspauschale nicht die EBM-Kapitel IV-34, IV-33, und IV-35 (bildgebende Diagnostik) abgerechnet werden..."

Siehe KBV Infos: http://www.kbv.de/html/1150_25783.php

**01207   Notfallpauschale im organisierten Not(-fall)dienst und für   80 Pkt.
nicht an der vertragsärztlichen Versorgung teilnehmende   8,79 €
Ärzte, Institute und Krankenhäuser für die Abklärung der
Behandlungsnotwendigkeit bei Inanspruchnahme**

Obligater Leistungsinhalt
- zwischen 19:00 und 07:00 Uhr des Folgetages
- ganztägig an Samstagen, Sonntagen, gesetzlichen Feiertagen und am 24.12. und 31.12.

Fakultativer Leistungsinhalt
- Persönlicher Arzt-Patienten-Kontakt im organisierten Not(-fall)dienst und für nicht an der vertragsärztlichen Versorgung teilnehmende Ärzte, Institute und Krankenhäuser,
- Bewertung der Dringlichkeit der Behandlungsnotwendigkeit

Abrechnungsbestimmung: einmal im Behandlungsfall

Anmerkung: Gemäß der Nr. 7 der Bestimmung zum Abschnitt 1.2 ist die Gebührenordnungsposition 01207 zu berechnen, wenn die Erkrankung des Patienten auf Grund ihrer Beschaffenheit keiner sofortigen Maßnahme bedarf und die nachfolgende Versorgung durch einen Vertragsarzt außerhalb der Notfallversorgung möglich und/oder auf Grund der Umstände vertretbar ist. Neben der Gebührenordnungsposition 01207 ist für die Berechnung der jeweiligen arztgruppenspezifischen Versicherten-, Grund- oder Konsiliarpauschale in demselben Behandlungsfall mindestens ein weiterer persönlicher Arzt-Patienten-Kontakt außerhalb des organisierten ärztlichen Not(-fall)dienstes notwendig. Die Gebührenordnungsposition 01207 ist nicht neben den Gebührenordnungspositionen 01100 bis 01102, 01214, 01216, 01218, 01411, 01412, 01414, 01415, 01950, 01951, 03030, 03373, 04030, 04355, 04356, 04373, 14220, 14221, 16220, 21220, 21221, 22220 bis 22222, 23220, 27310 und 30930 bis 30933, 37306 und nicht neben den Gebührenordnungspositionen der Kapitel 33, 34 und 35 berechnungsfähig.

Abrechnungsausschluss: am Behandlungstag 01460,01461,01626, 01955 und 01956 im Behandlungsfall 01205, 01210, 01212

Berichtspflicht: Nein

Aufwand in Minuten:
Kalkulationszeit: 2   **Prüfzeit:** ./.   **Eignung d. Prüfzeit:** Keine Eignung

GOÄ entsprechend oder ähnlich: Bei anderer Gliederung sind die Zuschläge A, B, C, D zu Beratungen und Untersuchungen möglich.

Kommentar: Siehe auch Kommentar zu Nr. 01205 und siehe KBV Informationen:Zur Entlasung der Notfallambulanzen.
http://www.kbv.de/media/sp/2016_12_02_PG_ambulante_Notfallversorgung.pdf
und siehe unter http://www.kbv.de/html/28295.php ein informierendes Video: **Abklärungspauschale: Von der Notaufnahme in die Arztpraxis**

01210	**Notfallpauschale im organisierten Not(-fall)dienst und für nicht an der vertragsärztlichen Versorgung teilnehmenden Ärzte, Institute und Krankenhäuser bei Inanspruchnahme zwischen 07:00 Uhr und 19:00 Uhr (außer an Samstagen, Sonntagen, gesetzlichen Feiertagen und am 24.12. und 31.12.)**	**120 Pkt.** **13,18 €**

Obligater Leistungsinhalt
- Persönlicher Arzt-Patienten-Kontakt im organisierten Not(-fall)dienst und für nicht an der vertragsärztlichen Versorgung teilnehmende Ärzte, Institute und Krankenhäuser.

Fakultativer Leistungsinhalt
- In Anhang VI-1, Spalte GP, aufgeführte Leistungen,
- Funktioneller Ganzkörperstatus (27310),

Abrechnungsbestimmung: einmal im Behandlungsfall

Anmerkung: Neben der Gebührenordnungsposition. 01210 ist für die Berechnung der jeweiligen arztgruppenspezifischen Versicherten-, Grund- oder Konsiliarpauschale in demselben Behandlungsfall mindestens ein weiterer persönlicher Arzt-Patienten-Kontakt außerhalb des organisierten ärztlichen Not(-fall)dienstes notwendig.

Abrechnungsausschluss: am Behandlungstag 01460,01461,01626, 01955, 01956
im Behandlungsfall nicht neben 01205, 01207, 01212
in derselben Sitzung 01100, 01101, 01102, 01212, 01214, 01216, 01218, 01411, 01412, 01414,
01415, 01949, 01950, 01951, 03030, 03373, 04030, 04355, 04356, 04373, 14220, 14221,
16220, 16223, 21220, 21221, 21235, 22220, 22221, 22222, 23220, 27310, 30930, 30931,
30932, 30933, 37306 und Kapitel 35

Aufwand in Minuten:
Kalkulationszeit: KA   **Prüfzeit:** ./.   **Eignung d. Prüfzeit:** Keine Eignung
GOÄ entsprechend oder ähnlich: Erbrachte Leistung(en) nach GOÄ + Zuschläge A, B, C, D

Kommentar: Nach der Legende kann die Leistung nur berechnet werden, wenn ein persönlicher Arzt-Patienten-Kontakt stattgefunden hat.
In der Notfallpauschale sind die Leistungen des EBM, die **im Anhang 1 (Verzeichnis der nicht
gesondert abrechnungsfähigen Leistungen ...)** verzeichnet sind, integriert (somit auch als
Kassenleistungen honoriert) und können damit nicht mehr gesondert abgerechnet werden, es
sei denn, sie finden sich in den arztgruppenspezifischen Kapiteln als Leistung angegeben.
Es ist dem Vertragsarzt nicht gestattet, die in der Anlage 1 aufgeführten Leistungen einem GKV-
Versicherten als individuelle Gesundheitsleistung (IGel) anzubieten und entsprechend privat
über GOÄ z.B. als IGeL-Leistungen abzurechnen.
Auch Beratungs-, Gesprächs- und Erörterungsleistungen sind nicht neben Nr. 01211 berech-
nungsfähig.
Die Abrechnung der Versichertenpauschale ist nur bei einem weiterem Arzt-Patient-Kontakt au-
ßerhalb des organisierten Notdienstes möglich.
Die Uhrzeit der Inanspruchnahme ist anzugeben.
Die bisherigen Zusatzpauschalen für die Vergütung der Besuchsbereitschaft (EBM-Ziffern
01211, 01215, 01217 und 01219) wurden gestrichen.

**01212 Notfallpauschale im organisierten Not(-fall)dienst und   195 Pkt.
        für nicht an der vertragsärztlichen Versorgung teilneh-   21,42 €
        mende Ärzte, Institute und Krankenhäuser bei Inan-
        spruchnahme**

- zwischen 19:00 und 07:00 Uhr des Folgetages
- ganztägig an Samstagen, Sonntagen, gesetzlichen Feiertagen
und am 24.12. und 31.12.

Obligater Leistungsinhalt
- Persönlicher Arzt-Patienten-Kontakt im organisierten Not(-fall)dienst und für nicht an der vertragsärztlichen Versorgung teilnehmende Ärzte, Institute und Krankenhäuser,

Fakultativer Leistungsinhalt
- In Anhang 1, Spalte GP, aufgeführte Leistungen,
- Funktioneller Ganzkörperstatus (27310),

Abrechnungsbestimmung: einmal im Behandlungsfall

Anmerkung: Neben der Gebührenordnungsposition 01212 ist für die Berechnung der jeweiligen arztgruppenspezifischen Versicherten-, Grund- oder Konsiliarpauschale in demselben Behandlungsfall mindestens ein weiterer persönlicher Arzt-Patienten-Kontakt außerhalb des organisierten ärztlichen Not(-fall)dienstes notwendig.

Abrechnungsausschluss: am Behandlungstag 01460,01461,01626, 01955, 01956
im Behandlungsfall nicht neben 01205, 01207, 01212
in derselben Sitzung 01100 bis 01102, 01210, 01214, 01216, 01218, 01411, 01412, 01414,
01415, 01949 bis 01951, 03030, 03373, 04030, 04355, 04356, 04373, 14220, 14221, 16220,
16223, 21220, 21221, 21235, 22220 bis 22222, 23220, 27310, 30930 bis 30933, 37306 und
Kapitel 35

Aufwand in Minuten:
Kalkulationszeit: KA   **Prüfzeit:** ./.   **Eignung d. Prüfzeit:** Keine Eignung

Kommentar: Neben der Gebührenordnungsposition 01212 ist für die Berechnung der jeweiligen arztgruppenspezifischen Versicherten-, Grund- oder Konsiliarpauschale in demselben Behandlungsfall mindestens ein weiterer persönlicher Arzt-Patienten-Kontakt außerhalb des organisierten ärztlichen Not(-fall)dienstes notwendig. Die Uhrzeit der Inanspruchnahme ist anzugeben.
Die bisherigen Zusatzpauschalen für die Vergütung der Besuchsbereitschaft (EBM-Ziffern 01211,
01215, 01217 und 01219) wurden gestrichen.

01214	Notfallkonsultationspauschale I im organisierten Not(-fall)dienst und für nicht an der vertragsärztlichen Versorgung teilnehmende Ärzte, Institute und Kranken- häuser	50 Pkt. 5,49 €

Obligater Leistungsinhalt
* Weiterer persönlicher oder anderer Arzt-Patienten-Kontakt gemäß I-4.3.1 der Allgemeinen Bestimmungen im organisierten Not(-fall)dienst oder für nicht an der vertragsärztlichen Versorgung teilnehmende Ärzte, Institute und Krankenhäuser bei Inanspruchnahme außerhalb der in
  den Gebührenordnungspositionen 01216 und 01218 angegebenen Zeiten,

Fakultativer Leistungsinhalt
* In Anhang VI-1, Spalte GP, aufgeführte Leistungen,
* Funktioneller Ganzkörperstatus (27310),

Abrechnungsbestimmung: je Arzt-Patienten-Kontakt

Abrechnungsausschluss: am Behandlungstag 01460,01461,01626, 01955, 01956
in derselben Sitzung 01100, 01101, 01102, 01205, 01207, 01210, 01212, 01216, 01218, 01411,
01412, 01414, 01415, 01949, 01950, 01951, 03030, 03373, 04030, 04355, 04356, 04373,
14220, 14221, 16220, 16223, 21220, 21221, 21235, 22220, 22221, 22222, 23220, 27310,
30930, 30931, 30932, 30933, 37306 und Kapitel 35

Aufwand in Minuten:
Kalkulationszeit: KA   **Prüfzeit:** ./.   **Eignung d. Prüfzeit:** Keine Eignung

GOÄ entsprechend oder ähnlich: Erbrachte Leistung(en) nach GOÄ.

Kommentar: Für die Abrechnung der Notfallkonsultationspauschale I ist auch ein telefonischer Kontakt zwischen Arzt und Patient ausreichend. Die Notfallkonsultationspauschale kann –
wenn erforderlich – am selben Tag auch mehrmals abgerechnet werden, nur muss dann die jeweilige Uhrzeit mit angegeben werden, obwohl eine Begründungspflicht nach Leistungslegende
nicht vorgesehen ist. Bei mehrfacher Erbringung einer GOP ist eine Uhrzeitangabe erforderlich.
Neben dieser Leistung sind diagnostische und therapeutische Leistungen abrechenbar, die in Zusammenhang mit der Notfallversorgung des Patienten erforderlich sind. Zu beachten ist aber, ob

diese Leistungen durch die Präambel oder durch die Leistungslegenden selber ausgeschlossen sind.

Auch Beratungs-, Gesprächs-, und Erörterungsleistungen sind nicht neben Nr. 01211 berechnungsfähig.

01216	**Notfallkonsultationspauschale II im organisierten**	**140 Pkt.**
	Not(-fall)dienst und für nicht an der vertragsärztlichen	**15,38 €**
	Versorgung teilnehmende Ärzte, Institute und Kranken-	
	häuser bei Inanspruchnahme	

- zwischen 19:00 und 22:00 Uhr
- an Samstagen, Sonntagen und gesetzlichen Feiertagen, am 24.12. und 31.12. zwischen 07:00 und 19:00 Uhr

Obligater Leistungsinhalt
- Weiterer persönlicher oder anderer Arzt-Patienten-Kontakt gemäß 4.3.1 der Allgemeinen Bestimmungen im organisierten Not(-fall)dienst oder für nicht an der vertragsärztlichen Versorgung teilnehmende Ärzte, Institute und Krankenhäuser,

Fakultativer Leistungsinhalt
- In Anhang VI-1, Spalte GP, aufgeführte Leistungen,
- Funktioneller Ganzkörperstatus (27310),

Abrechnungsbestimmung: je Arzt-Patienten-Kontakt

Abrechnungsausschluss: am Behandlungstag 01460, 01461, 01626, 01955, 01956 in derselben Sitzung 01100, 01101, 01102, 01205, 01207, 01210, 01212, 01214, 01218, 01411, 01412, 01414, 01415, 01949, 01950, 01951, 03030, 03373, 04030, 04355, 04356, 04373, 14220, 14221, 16220, 16223, 21220, 21221, 21235, 22220 bis 22222, 23220, 27310, 30930, 30931, 30932, 30933, 37306 und Kapitel 35

Aufwand in Minuten:
Kalkulationszeit: KA   **Prüfzeit:** ./.   **Eignung d. Prüfzeit:** Keine Eignung

GOÄ entsprechend oder ähnlich: Erbrachte Leistung(en) nach GOÄ.

Kommentar: Wie 01214 im angegebenen Zeitrahmen abends, Sa, So und Feiertage tagsüber.

01218	**Notfallkonsultationspauschale III im organisierten**	**170 Pkt.**
	Not(-fall)dienst und für nicht an der vertragsärztlichen	**18,68 €**
	Versorgung teilnehmende Ärzte, Institute und Kranken-	
	häuser bei Inanspruchnahme	

- zwischen 22:00 und 7:00 Uhr
- an Samstagen, Sonntagen und gesetzlichen Feiertagen, am 24.12. und 31.12. zwischen 19:00 und 7:00 Uhr

Obligater Leistungsinhalt
- Weiterer persönlicher oder anderer Arzt-Patienten-Kontakt gemäß I-4.3.1 der Allgemeinen Bestimmungen im organisierten Not(fall)dienst oder für nicht an der vertragsärztlichen Versorgung teilnehmende Ärzte, Institute und Krankenhäuser,

Fakultativer Leistungsinhalt
- In Anhang VI-1, Spalte GP, aufgeführte Leistungen,
- Funktioneller Ganzkörperstatus (27310),

Abrechnungsbestimmung: je Arzt-Patienten-Kontakt

Abrechnungsausschluss: am Behandlungstag 01460,01461,01,626, 01955, 01956
in derselben Sitzung 01100, 01101, 01102, 01205, 01207, 01210, 01212, 01214, 01216, 01411, 01412, 01414, 01415, 01949, 01950, 01951, 03030, 03373, 04030, 04355, 04356, 04373, 14220, 14221, 16220, 16223, 21220, 21221, 21235, 22220, 22221, 22222, 23220, 27310, 30930, 30931, 30932, 30933, 37306 und Kapitel 35

Aufwand in Minuten:
Kalkulationszeit: KA   **Prüfzeit:** ./.   **Eignung d. Prüfzeit:** Keine Eignung

GOÄ entsprechend oder ähnlich: Leistung in der GOÄ nicht vorhanden. Abrechnung der einzelnen erbrachten GOÄ-Leistung(en).

Kommentar: Wie 01214 im angegebenen Zeitrahmen nachts, Sa, So und Feiertage nachts
Siehe auch Kommentar zu EBM-Nr. 01210.

01220   Reanimationskomplex   **1027 Pkt.**
                                                     112,84 €

Obligater Leistungsinhalt
- Künstliche Beatmung und/oder extrathorakale Herzmassage

Fakultativer Leistungsinhalt
- Infusion(en) (Nr. 02100),
- Einführung einer Magenverweilsonde (Nr. 02320),
- Legen und/oder Wechsel eines transurethralen Dauerkatheters(Nr. 02323),
- Blutentnahme durch Arterienpunktion (Nr. 02330),
- Intraarterielle Injektion(en) (Nr. 02331),
- Punktion(en) I (Nr. 02340),
- Punktion(en) II (Nr. 02341),
- Ausspülungen des Magens

Anmerkung: Die Gebührenordnungsposition 01220 kann für die Reanimation eines Neugeborenen unmittelbar nach der Geburt nur in Verbindung mit dem Zuschlag nach der Nr. 01221 berechnet werden.

Abrechnungsausschluss: am Behandlungstag 01460,01461,01626
in derselben Sitzung 01856, 01913, 02100, 02101, 02320, 02321, 02322, 02323, 02330, 02331, 02340, 02341, 05372 und Kapitel 5.3, 31.5, 36.5

Aufwand in Minuten:
Kalkulationszeit: KA   **Prüfzeit:** ./.   **Eignung d. Prüfzeit:** Keine Eignung

GOÄ entsprechend oder ähnlich: Erbrachte Leistung(en) nach z.B. GOÄ-Nrn. 429, 430, 431, 433

Kommentar: Neben den obligaten Leistungen einer künstlichen Beatmung und/oder extrathorakalen Herzmassage sind die fakultativen Leistungsinhalte der Notfallversorgung wie
- Infusion EBM-Nr. 02100
- Einführung Magensonde EBM-Nr. 02320 und Ausspülen des Magens

- transurethraler Blasenkatheter EBM-Nr. 02323
- Blutentnahme aus Arterien EBM-Nr. 02330
- interarterielle Injektion EBM-Nr. 02331
- Punktionen nach EBM-Nrn. 02340 und 02341

in der Leistung nach EBM-Nr. 01220 integriert und nicht gesondert abrechenbar.

Die EBM-Nr. 01220 kann für die Reanimation eines Neugeborenen unmittelbar nach der Geburt nur in Verbindung mit dem Zuschlag 01221 (Koniotomie und/oder endotracheale Intubation(en)) abgerechnet werden.

01221	Zuschlag zu der Gebührenordnungsposition 01220	203 Pkt.
		22,30 €

Obligater Leistungsinhalt
- Koniotomie

und/oder
- Endotracheale Intubation(en)

Abrechnungsausschluss: am Behandlungstag 01460, 01461, 01626 in derselben Sitzung 01856, 01913, 02100, 02101, 02320, 02321, 02322, 02323, 02330, 02331, 02340, 02341, 05372 und Kapitel 5.3, 31.5, 36.5

Aufwand in Minuten:
Kalkulationszeit: KA   **Prüfzeit:** ./.   **Eignung d. Prüfzeit:** Keine Eignung

GOÄ entsprechend oder ähnlich: Erbrachte Leistung(en) z.B. nach GOÄ-Nrn. 429, 430, 431, 433

Kommentar: Diese Leistung einer Koniotomie und/oder endotrachealer Intubation(en) kann **nur als Zuschlag** zur Reanimation nach EBM-Nr. 01220 berechnet werden.

01222	Zuschlag zu der Gebührenordnungsposition 01220	288 Pkt.
		31,64 €

Obligater Leistungsinhalt
- Elektrodefibrillation(en)

und/oder
- Elektrostimulation(en) des Herzens

Abrechnungsausschluss: am Behandlungstag 01460, 01461, 01626 in derselben Sitzung 01856, 01913, 02100, 02101, 02320, 02321, 02322, 02323, 02330, 02331, 02340, 02341, 05372, 13551 und Kapitel 5.3, 31.5, 36.5

Aufwand in Minuten:
Kalkulationszeit: KA   **Prüfzeit:** ./.   **Eignung d. Prüfzeit:** Keine Eignung

GOÄ entsprechend oder ähnlich: Erbrachte Leistung(en) nach GOÄ z.B. Nrn. 429, 430, 431, 433

Kommentar: Diese Leistung einer Elektrodefibrillation(en) und/oder Elektrostimulation(en) des Herzens kann **nur als Zuschlag** zur Reanimation nach EBM-Nr. 01220 berechnet werden.

01223	Zuschlag zu der Gebührenordnungsposition 01210 bei	128 Pkt.
	Erfüllung der Voraussetzungen gemäß der Nr. 8 der	14,06 €
	Bestimmung zum Abschnitt 1.2	

Abrechnungsbestimmung: einmal im Behandlungsfall

Anmerkung: Die Berechnung der Gebührenordnungsposition 01223 setzt die Kodierung nach ICD-10-GM unter Angabe des Zusatzkennzeichens für die Diagnosesicherheit voraus.

Abrechnungsausschluss: am Behandlungstag 01460,01461,01626

Aufwand in Minuten:

Kalkulationszeit: KA   **Prüfzeit:** ./.   **Eignung d. Prüfzeit:** Keine Eignung

Kommentar: Zur Schweregradzuschläge informiert die KVHH im Internet: www.kvhh.net/med ia/public/db/media/1/2013/08/604/schweregradzuschlaege.pdf

... „Für die Schwergradzuschläge wurden drei neue Gebührenordnungspositionen (GOP) zum 1. April 2017 in den EBM aufgenommen:

- Zuschlag für Patienten mit bestimmten Diagnosen – am Tag (Tag = 7-19 Uhr; ohne Wochenenden, Feiertage & 24./31.12)
  GOP 01223: Zuschlag zur Notfallpauschale GOP 01210; Bewertung 13,85 Euro (128 Punkte); einmal im Behandlungsfall
- Zuschlag für Patienten mit bestimmten Diagnosen –in der Nacht (Nacht = 19-7 Uhr; ganztägig an Wochenenden, Feiertagen & 24./31.12)
  GOP 01224: Zuschlag zur Notfallpauschale GOP 01212; Bewertung 21,10 Euro (195 Punkte); einmal im Behandlungsfall
- Zuschlag für Patienten mit eingeschränkter Kommunikationsfähigkeit, mit geriatrischem Versorgungsbedarf und bei Neugeborenen, Säuglingen und Kleinkindern – in der Nacht (Nacht = 19-7 Uhr; ganztägig an Wochenenden, Feiertagen & 24./31.12)
  GOP 01226: Zuschlag zur Notfallpauschale GOP 01212; Bewertung 9,74 Euro (90 Punkte); einmal im Behandlungsfall

Abrechnungshinweise zu Schweregradzuschlägen GOP 01223 und GOP 01224
Beide GOP sind ausschließlich bei Patienten berechnungsfähig, die aufgrund der
Art, Schwere und Komplexität der Erkrankung einer besonders aufwändigen Versorgung bedürfen. Dazu muss eine der folgenden Behandlungsdiagnosen gesichert vorliegen:
- Frakturen im Bereich der Extremitäten proximal des Metacarpus und Metatarsus
- Schädel-Hirn-Trauma mit Bewusstlosigkeit von weniger als 30 Minuten (S06.0 und S06.70)
- Akute tiefe Beinvenenthrombose
- Hypertensive Krise
- Angina pectoris (ausgenommen: I20.9)
- Pneumonie
- Akute Divertikulitis

Ausnahmeregelung:
Bei Patienten mit anderen Erkrankungen, die ebenfalls eine besonders aufwändige Versorgung benötigen, können die GOP 01223 und 01224 im Einzelfall berechnet werden. Dafür ist eine ausführliche schriftliche Begründung erforderlich.

Abrechnungshinweise zum Schweregradzuschlag GOP 01226
Diese GOP ist nur berechnungsfähig bei:
- Neugeborenen, Säuglingen und Kleinkindern

oder
- bei Patienten mit erheblichen krankheitsbedingten kognitiven, emotionalen und verhaltensbezogenen Beeinträchtigungen (ausgenommen Beeinträchtigung kognitiver, emotionaler und verhaltensbezogener Art infolge psychotroper Substanzen)

und/oder

- Patienten ab dem vollendeten 70. Lebensjahr mit geriatrischem Versorgungsbedarf und Frailty-Syndrom (Kombination aus unbeabsichtigtem Gewichtsverlust, körperlicher und/oder geistiger Erschöpfung, muskulärer Schwäche, verringerter Gangschwierigkeit und verminderter körperlicher Aktivität)

und/oder

- Patienten mit einer dementiellen Erkrankung (F00-F02), einer Alzheimer-Erkrankung (G30), einem primären Parkinson –Syndrom mit mäßiger bis schwerster Beeinträchtigung (G20.1 und G20.2)

Dieser Zuschlag wird nur nachts (Nacht = 19-7 Uhr; ganztägig an Wochenenden, Feiertagen & 24./31.12) gewährt, da die Behandlung nicht durch den behandelnden Arzt erfolgen kann.

Die beiden Schweregradzuschläge sind nicht nebeneinander berechnungsfähig.

(Stand: Dezember 2016)

01224	Zuschlag zu der Gebührenordnungsposition 01212 bei Erfüllung der Voraussetzungen gemäß der Nr. 8 der Bestimmung zum Abschnitt 1.2	195 Pkt. 21,42 €

Abrechnungsbestimmung: einmal im Behandlungsfall

Anmerkung: Die Berechnung der Gebührenordnungsposition 01224 setzt die Kodierung nach ICD-10-GM unter Angabe des Zusatzkennzeichens für die Diagnosesicherheit voraus.

Abrechnungsausschluss: am Behandlungstag 01460, 01461, 01626 im Behandlungsfall 01226

Kommentar: Siehe Kommentar zu EBM Nr. 01223.

Aufwand in Minuten:
Kalkulationszeit: KA   **Prüfzeit:** ./.   **Eignung d. Prüfzeit:** Keine Eignung

01226	Zuschlag zu der Gebührenordnungsposition 01212 bei Erfüllung der Voraussetzungen gemäß der Nr. 9 der Bestimmung zum Abschnitt 1.2	90 Pkt. 9,89 €

Abrechnungsbestimmung: einmal im Behandlungsfall

Anmerkung: Die Berechnung der Gebührenordnungsposition 01226 setzt die Kodierung nach ICD-10-GM unter Angabe des Zusatzkennzeichens für die Diagnosesicherheit voraus.

Abrechnungsausschluss: am Behandlungstag 01460, 01461, 01626 im Behandlungsfall 01224

Aufwand in Minuten:
Kalkulationszeit: KA   **Prüfzeit:** ./.   **Eignung d. Prüfzeit:** Keine Eignung

Kommentar: Die KBV gibt folgenden Abrechnungshinweis:

... „Diese GOP ist nur berechnungsfähig bei:

- Neugeborenen, Säuglingen und Kleinkindern

oder

- bei Patienten mit erheblichen krankheitsbedingten kognitiven, emotionalen und verhaltensbezogenen Beeinträchtigungen (ausgenommen Beeinträchtigung kognitiver, emotionaler und verhaltensbezogener Art infolge psychotroper Substanzen)

und/oder

- Patienten ab dem vollendeten 70. Lebensjahr mit geriatrischem Versorgungsbedarf und Frailty-Syndrom (Kombination aus unbeabsichtigtem Gewichtsverlust, körperlicher und/ oder geistiger Erschöpfung, muskulärer Schwäche, verringerter Ganggeschwindigkeit und verminderter körperlicher Aktivität)

und/oder

- Patienten mit einer dementiellen Erkrankung (F00-F02), einer Alzheimer-Erkrankung (G30), einem primären Parkinson–Syndrom mit mäßiger bis schwerster Beeinträchtigung (G20.1 und G20.2)

Dieser Zuschlag wird nur nachts (Nacht = 19-7 Uhr; ganztägig an Wochenenden, Feiertagen & 24./31.12) gewährt, da die Behandlung nicht durch den behandelnden Arzt erfolgen kann.

Die beiden Schweregradzuschläge sind nicht nebeneinander berechnungsfähig ..."

1.3 Grundpauschalen für ermächtigte Ärzte, Krankenhäuser bzw. Institute

1. Werden die in den Grundpauschalen enthaltenen Leistungen entsprechend den Gebührenordnungspositionen 01600 und 01601 durchgeführt, sind für die Versendung bzw. den Transport die Kostenpauschalen nach den Gebührenordnungspositionen 40110 und 40111 berechnungsfähig.

01320* **Grundpauschale für Ärzte, Institute und Krankenhäuser, die zur Erbringung von Leistungen innerhalb mindestens eines der Fachgebiete Anästhesiologie, Frauenheilkunde und Geburtshilfe, Haut- und Geschlechtskrankheiten, Mund-, Kiefer- und Gesichtschirurgie und Humangenetik ermächtigt sind**	**92 Pkt.** **10,11 €**

Obligater Leistungsinhalt
- Persönlicher Arzt-Patienten-Kontakt und/oder Arzt-Patienten-Kontakt im Rahmen einer Videosprechstunde gemäß Anlage 31b zum BMV-Ä,

Fakultativer Leistungsinhalt
- Weitere persönliche oder andere Arzt-Patienten-Kontakte gemäß I-4.3.1 der Allgemeinen Bestimmungen,
- Beratung und Behandlung,
- Ärztlicher Bericht entsprechend der Gebührenordnungsposition 01600,
- Individueller Arztbrief entsprechend der Gebührenordnungsposition 01601,
- In Anhang VI-1 Spalte GP aufgeführte Leistungen,

Abrechnungsbestimmung: einmal im Behandlungsfall

Anmerkung: Die Berechnung der Gebührenordnungsposition 01320 richtet sich nach den Allgemeinen Bestimmungen.

Entspricht der Ermächtigungsumfang dem eines zugelassenen Vertragsarztes, kann anstelle der Gebührenordnungsposition 01320 die Berechnung einer in den arztgruppenspezifischen Kapiteln genannten Versicherten-, Grund- oder Konsiliarpauschalen genehmigt werden.

Ärzte der in der Gebührenordnungsposition 01320 aufgeführten Fachgebiete mit einer Ermächtigung nach § 24 Abs. 3 Ärzte-ZV berechnen anstelle der Gebührenordnungsposition 01320 die in den arztgruppenspezifischen Kapiteln genannten Versicherten-, Grund- oder Konsiliarpauschalen.

Umfasst der Ermächtigungsumfang sowohl Leistungen innerhalb eines Fachgebietes der Gebührenordnungsposition 01320 als auch der Gebührenordnungsposition 01321 ist die Gebührenordnungsposition 01321 berechnungsfähig.

Abrechnungsausschluss: im Behandlungsfall 01321, 01600, 01601 in derselben Sitzung 01436

Aufwand in Minuten:
Kalkulationszeit: KA   **Prüfzeit:** 6   **Eignung d. Prüfzeit:** Nur Quartalsprofil

GOÄ entsprechend oder ähnlich: Diese Pauschale kennt die GOÄ nicht. Abzurechnen sind die erbrachten Einzelleistungen.

Kommentar: Die Grundpauschalen EBM-Nr. 01320 und EBM-Nr. 01321 für ermächtigte Ärzte, Krankenhäusern bzw. Institute ersetzen die bisher vorhandenen Grundpauschalen nach den EBM-Nrn. 01310 bis 01312, die nach dem Alter der Versicherten eingeteilt waren. Die neuen Pauschalen sind nach ärztlichen Fachgebieten geordnet und Nr. 01320 gilt für Ermächtigte der Fachgebiete:

- Laboratoriumsmedizin,
- Mikrobiologie und Infektionsepidemiologie,
- Nuklearmedizin,
- Pathologie,
- Radiologische Diagnostik bzw. Radiologie,
- Strahlentherapie,
- Transfusionsmedizin,
- Anästhesiologie,
- Frauenheilkunde und Geburtshilfe,
- Haut- und Geschlechtskrankheiten,
- Mund-, Kiefer- und Gesichtschirurgie
- Humangenetik

In der Regel können jetzt ermächtigte Ärzte und Institute und Krankenhäuser nicht mehr die in den jeweiligen Arzt-Fachgruppen-Kapiteln aufgeführten Versicherten-, Grund- oder Konsiliarpauschalen abrechnen, sondern die neuen Nummern 01320 oder 01321.

Allerdings können (s. Nrn. 01320 und 01321 Allgemeine Bestimmungen) Ärzte der in Nr. 01320 aufgeführten Fachgebiete mit einer Ermächtigung nach § 24 Abs. 3 Ärzte-ZV anstelle der EBM Nr. 01320 die in den arztgruppenspezifischen Kapiteln genannten Versicherten-, Grund- oder Konsiliarpauschalen abrechnen.

01321* **Grundpauschale für Ärzte, Institute und Krankenhäuser, die zur Erbringung von Leistungen innerhalb mindestens eines der nicht in der Gebührenordnungsposition 01320 aufgeführten Fachgebiete ermächtigt sind, mit Ausnahme der Ärzte, die nach § 13 Abs. 4 Bundesmantelvertrag-Ärzte (BMV-Ä) nur auf Überweisung in Anspruch genommen werden können**	**159 Pkt.** **17,47 €**

Obligater Leistungsinhalt
- Persönlicher Arzt-Patienten-Kontakt und/oder Arzt-Patienten-Kontakt im Rahmen einer Videosprechstunde gemäß Anlage 31b zum BMV-Ä,

Fakultativer Leistungsinhalt
- Weitere persönliche oder andere Arzt-Patienten-Kontakte gemäß 4.3.1 der Allgemeinen Bestimmungen,
- Beratung und Behandlung,
- Ärztlicher Bericht entsprechend der Gebührenordnungsposition 01600,
- Individueller Arztbrief entsprechend der Gebührenordnungsposition 01601,
- In Anhang VI-1 Spalte GP aufgeführte Leistungen,

Abrechnungsbestimmung: einmal im Behandlungsfall

Anmerkung: Die Berechnung der Gebührenordnungsposition 01321 richtet sich nach den Allgemeinen Bestimmungen.
Entspricht der Ermächtigungsumfang dem eines zugelassenen Vertragsarztes, kann anstelle der Gebührenordnungsposition 01321 die Berechnung einer in den arztgruppenspezifischen Kapiteln genannten Versicherten-, Grund- oder Konsiliarpauschalen genehmigt werden.
Ärzte der nicht in der Gebührenordnungsposition 01320 aufgeführten Fachgebiete mit einer Ermächtigung nach § 24 Abs. 3 Ärzte-ZV berechnen anstelle der Gebührenordnungsposition 01321 die in den arztgruppenspezifischen Kapiteln genannten Versicherten-, Grund- oder Konsiliarpauschalen.
Umfasst der Ermächtigungsumfang sowohl Leistungen innerhalb eines Fachgebietes der Gebührenordnungsposition 01320 als auch der Gebührenordnungsposition 01321 ist die Gebührenordnungsposition 01321 berechnungsfähig.

Abrechnungsausschluss: im Behandlungsfall 01320, 01600, 01601

Anmerkung: Die Nr. 01321 ist nicht neben Nr. 01436 berechnungsfähig.

Aufwand in Minuten:
Kalkulationszeit: KA   **Prüfzeit:** 11   **Eignung d. Prüfzeit:** Nur Quartalsprofil

GOÄ entsprechend oder ähnlich: Diese Pauschale kennt die GOÄ nicht. Abzurechnen sind die erbrachten Einzelleistungen.

Kommentar: Die Grundpauschalen EBM-Nr. 01320 und EBM-Nr. 01321 für ermächtigte Ärzte, Krankenhäusern bzw. Institute ersetzen die bisher vorhandenen Grundpauschalen nach den EBM-Nrn. 01310 bis 01312, die nach dem Alter der Versicherten eingeteilt waren. In der Leistungslegende zur Nr. 01320 sind die entsprechenden Fachgebiete aufgeführt. Die Nr. 01321 gilt für mind. eines der Fachgebiete, die nicht in Nr. 01320 aufgeführt sind.
Allerdings können (s. Nrn. 01320 und 01321 Allgemeine Bestimmungen) Ärzte der in Nr. 01320 aufgeführten Fachgebiete mit einer Ermächtigung nach § 24 Abs. 3 Ärzte-ZV anstelle der EBM Nr. 01321 die in den arztgruppenspezifischen Kapiteln genannten Versicherten-, Grund- oder Konsiliarpauschalen abrechnen.
Seit Oktober 2013 stellt der Bundesmanteltarif fest, dass der Zulassungsausschuss in der Ermächtigung vorgibt, ob und welche Art von Überweisung durch den Ermächtigten erfolgen darf.

01322 Zuschlag zu der Gebührenordnungsposition 01320 für die Behandlung aufgrund einer TSSVermittlung gemäß Allgemeiner Bestimmung 4.3.10.1 oder 4.3.10.2,

Abrechnungsbestimmung: einmal im Arztgruppenfall

Anmerkung: Die Gebührenordnungsposition 01322 kann durch die zuständige Kassenärztliche Vereinigung zugesetzt werden.

Die Gebührenordnungsposition 01322 ist im Arztgruppenfall nicht neben der Gebührenordnungsposition 01710 berechnungsfähig.

Berichtspflicht: Nein

Aufwand in Minuten:

Kalkulationszeit: KA   **Prüfzeit:** ./.   **Eignung d. Prüfzeit:** Keine Eignung

Kommentar: Die EBM Nrn. 01322 und 01323 können jede nur einmal im Arztgruppenfall berechnet werden, selbst bei einer neuen Behandlung des Patienten aufgrund einer erneuten Terminvermittlung durch die Terminservicestelle (TSS) .

Die KBV informiert u.a. (Deutsches Ärzteblatt I Jg. 117 I Heft 3 I 17. Januar 2020):

... „Für die Behandlung eines Versicherten aufgrund einer Terminvermittlung durch die TSS (Terminservicestellen-Terminfall, kurz: TSS-Terminfall) erhält der Arzt einen Aufschlag auf die jeweilige Versicherten-, Grund- oder Konsiliarpauschale in Form einer arztgruppenspezifischen Zusatzpauschale. eines Zuschlags. Für die Durchführung von Früherkennungsuntersuchungen bei Kindern des Abschnitts 1.7.1 (ausgenommen Laborleistungen und Gebührenordnungsposition 01720) aufgrund einer Terminvermittlung durch die TSS erhält der Arzt einen Aufschlag in Form einer Zusatzpauschale nach der Gebührenordnungsposition 01710. Die Höhe des Zuschlags Aufschlags ist abhängig von der Anzahl der Kalendertage bis zum Tag der Behandlung und beträgt

- vom 1. bis 8. Kalendertag 50 % der jeweiligen Altersklassenspezifischen Versicherten- oder Grundpauschale bzw. Konsiliarpauschale
- vom 9. bis 14. Kalendertag 30 % der jeweiligen Altersklassenspezifischen Versicherten- oder Grundpauschale bzw. Konsiliarpauschale
- vom 15. bis 35. Kalendertag 20 % der jeweiligen Altersklassenspezifischen Versicherten- oder Grundpauschale bzw. Konsiliarpauschale.

Die Höhe der Zusatzpauschale nach der Gebührenordnungsposition 01710 ist abhängig von der Anzahl der Kalendertage bis zum Tag der Behandlung und beträgt

- vom 1. bis 8. Kalendertag 114 Punkte
- vom 9. bis 14. Kalendertag 68 Punkte
- vom 15. bis 35. Kalendertag 45 Punkte.

Der Tag der Kontaktaufnahme des Versicherten bei der TSS gilt als erster Zähltag für die Berechnung des gestaffelten prozentualen Aufschlags. Bei der Abrechnung des Zuschlags bzw. der Zusatzpauschale nach der Gebührenordnungsposition 01710 ist das zutreffende Zeitintervall des TSS-Terminfalls durch Angabe einer bundeseinheitlich kodierten Zusatzkennzeichnung zu dokumentieren.

Die Zusatzpauschale Der Zuschlag kann nur in Fällen mit Versicherten-, Grund- oder Konsiliarpauschale oder in Fällen, in denen ausschließlich Früherkennungsuntersuchungen bei Kindern des Abschnitts 1.7.1 (ausgenommen Laborleistungen und Gebührenordnungsposition 01720) durchgeführt werden, berechnet werden.

Die Zusatzpauschale nach der Gebührenordnungsposition 01710 kann nur in Fällen, in denen Früherkennungsuntersuchungen bei Kindern des Abschnitts 1.7.1 (ausgenommen Laborleistungen und Gebührenordnungsposition 01720) durchgeführt werden, berechnet werden...“

01323 Zuschlag zu der Gebührenordnungsposition 01321 für die Behandlung aufgrund einer TSSVermittlung gemäß Allgemeiner Bestimmung 4.3.10.1 oder 4.3.10.2,

Abrechnungsbestimmung: einmal im Arztgruppenfall

Anmerkung: Die Gebührenordnungsposition 01323 kann durch die zuständige Kassenärztliche Vereinigung zugesetzt werden.

Die Gebührenordnungsposition 01323 ist im Arztgruppenfall nicht neben der Gebührenordnungsposition 01710 berechnungsfähig.

Berichtspflicht: Nein

Aufwand in Minuten:
Kalkulationszeit: KA   **Prüfzeit:** ./.   **Eignung d. Prüfzeit:** Keine Eignung
Kommentar: Siehe Kommentar zu EBM Nr. 01322.

1.4 Besuche, Visiten, Prüfung der häuslichen Krankenpflege, Verordnung besonderer Behandlungsmaßnahmen, Verwaltungskomplex, telefonische Beratung, Konsultationspauschale, Verweilen

1. Ein Besuch/eine Visite ist eine ärztliche Inanspruchnahme, zu der der Arzt seine Praxis, Wohnung oder einen anderen Ort verlassen muss, um sich an eine andere Stelle zur Behandlung eines Erkrankten zu begeben. Ein Besuch liegt somit auch vor, wenn der Arzt zur Notversorgung eines Unfallverletzten auf der Straße gerufen wird. Sucht der Arzt seine eigene Arztpraxis oder eine andere Betriebs- oder Nebenbetriebsstätte auf, an denen er selbst vertragsärztlich oder angestellt tätig ist, ist kein Besuch berechnungsfähig.

2. Der Vertragsarzt erhält für jeden Besuch nach den Gebührenordnungspositionen. 01410, 01411, 01412, 01415 oder 01418 sowie für die erste Visite nach der Gebührenordnungsposition 01414 einmal je Visitentag eine Wegepauschale entsprechend der vertraglichen Regelungen zu den Pauschalerstattungen. Bei Berechnung von mehr als einem Besuch und/oder mehr als einer Visite pro Tag bei demselben Patienten ist eine Begründung (Uhrzeitangabe) erforderlich. Dies gilt nicht für Visiten am Operationstag und/oder an dem auf die Operation folgenden Tag.

3. Die Gebührenordnungspositionen 01425 und 01426 sind nur von Ärzten berechnungsfähig, die berechtigt sind, Gebührenordnungspositionen der Kapitel 3, 4, 5, 7, 8, 9, 10, 13, 14, 15, 16, 18, 21, 25, 26 und/oder 27 abzurechnen.

4. Bei durchgängiger Behandlung im Sinne der spezialisierten ambulanten Palliativversorgung sind gemäß der Richtlinien des Gemeinsamen Bundesausschusses nach § 37b SGB V nach Ablauf des Versorgungszeitraumes der Erstverordnung nur noch Folgeverordnungen auszustellen, auch wenn ein neues Quartal begonnen hat. Wird die Behandlung unterbrochen und zu einem späteren Zeitpunkt eine erneute Behandlungsbedürftigkeit festgestellt, ist erneut eine Erstverordnung auszustellen.

5. Die Berechnung der Gebührenordnungsposition 01418 setzt die Angabe der Uhrzeit der Inanspruchnahme voraus.

6. Die Gebührenordnungspositionen 01442, 01444 und 01450 können nur berechnet werden, wenn die Voraussetzungen gemäß der Anlage 31b zum Bundesmantelvertrag-Ärzte (BMV-Ä) erfüllt sind und dies in Bezug auf die technischen Anforderungen durch eine Erklärung des Videodienstanbieters für die Arztpraxis gegenüber der Kassenärztlichen Vereinigung nachgewiesen wird. Jede Änderung ist der Kassenärztlichen Vereinigung anzuzeigen

7. Die Gebührenordnungsposition 01451 ist zeitlich befristet vom 1. Oktober 019 bis zum 30. September 2021.

Kommentar: zu Pkt. 1–2

Neben den Besuchsgebühren nach diesem Kapitel sind die anlässlich des Besuches durchgeführten Leistungen – unter Beachtung der sonstigen Bestimmungen des EBM – abrechnungsfähig, da die Besuchsgebühr eine Abgeltung des Zeitaufwandes und der Mühen aufgrund des Aufsuchens des Patienten darstellen soll.

Nicht um Besuche im Sinne dieser Vorschrift handelt es sich, wenn ein Arzt einen Ort aufsucht, an dem er zulässigerweise regelmäßig oder auch nur zeitweise seine vertragsärztliche Tätigkeit – auch z.B. als angestellter Arzt – ausübt (wie z.B. Praxis oder eine andere Betriebs- oder Nebenbetriebsstätte). Bei Besuchen am Krankenbett in der Belegklinik, aber auch in sonstigen Einrichtungen (beschützten Wohnheimen, Kranken-, Pflegeheimen) ist statt eines Besuches u.U. die Abrechnung einer Visite möglich.

Auch wenn es sich nicht im eigentlichen Sinne um einen „Besuch" handelt, ist die Tätigkeit des Arztes auch dann abrechnungsfähig, wenn er einen Kranken beim Transport zur unmittelbar notwendigen stationären Behandlung begleitet (Nr. 01416 EBM).

Wie bei allen Leistungen gilt auch hier, dass eine Abrechnung nur dann möglich ist, wenn der Besuch oder die Visite wirtschaftlich, das heißt, notwendig, zweckmäßig und ausreichend im Sinne des Wirtschaftlichkeitsgebotes ist. Reine Gefälligkeitsbesuche ohne medizinische Notwendigkeit sind demgemäß natürlich nicht zu Lasten der gesetzlichen Krankenversicherung abrechnungsfähig.

Kann ein Besuch nicht vollendet werden, weil z.B. der Arzt den Patienten nicht antrifft (wurde bereits in ein Krankenhaus gebracht, niemand öffnet die Wohnungstür o. ä.), so kann zwar die Besuchsgebühr sowie die dazugehörige Wegepauschale abgerechnet werden, weitere Leistungen – auch Ordinations- oder Konsultationskomplexe – können aus diesem Anlass nicht abgerechnet werden.

zu Pkt. 3

Die Verordnung von Palliativversorgung (Nrn. 01425 und 01426) können von denjenigen Ärzten abgerechnet werden, die auch berechtigt sind, Leistungen folgender Kapitel zu berechnen:

- Kapitel 3: Hausärztlicher Versorgungsbereich,
- Kapitel 4: Kinder- und Jugendmedizin,
- Kapitel 5: Anästhesiologie,
- Kapitel 7: Chirurgie,
- Kapitel 8: Gynäkologie,
- Kapitel 9: HNO,
- Kapitel 10: Dermatologie,
- Kapitel 13: Innere Medizin,
- Kapitel 14: Kinder- und Jugendpsychiatrie/-psychotherapie,
- Kapitel 15: Mund-, Kiefer-, Gesichtschirurgie,

- Kapitel 16: Neurologie/Neurochirurgie,
- Kapitel 18: Orthopädie,
- Kapitel 21: Psychiatrie,
- Kapitel 25: Strahlentherapie,
- Kapitel 26: Urologie,
- Kapitel 27: Physikalische und Rehabilitative Medizin.

zu Pkt. 4

Die Nr. 01425 für die Erstverordnung kann nicht jedes Quartal erneut, sondern nur einmal zum Beginn abgerechnet werden, auch wenn es sich um eine durchgängige mehrere Quartale dauernde Palliativversorgung handelt.

zu Pkt. 5

Aufgrund einer Entscheidung des Bundessozialgerichts vom 12. Dezember 2012 (B6 KA 3/12 R) war eine Neuregelung zur Höhe der Vergütung für im Krankenhaus erfolgte Notfallbehandlungen erforderlich geworden. Diese wurden vom Bewertungsausschuss am 17. Dezember 2014 beschlossen – und zwar rückwirkend zum 1. Januar 2008. In diesem Zusammenhang wurde unter anderem das Erfordernis eingeführt, bei der Abrechnung der Nr. 01418 die Uhrzeit der Inanspruchnahme anzugeben.

01410	Besuch eines Kranken, wegen der Erkrankung ausgeführt	212 Pkt.
		23,29 €

Abrechnungsausschluss in derselben Sitzung 01100, 01101, 01102, 01411, 01412, 01413, 01414, 01415, 01721, 05230

Aufwand in Minuten:

Kalkulationszeit: KA   **Prüfzeit:** 13   **Eignung d. Prüfzeit:** Tages- und Quartalsprofil

GOÄ entsprechend oder ähnlich: Nr. 50

Kommentar: Die Leistungslegende beschreibt den normalen vom Patienten bestellten Hausbesuch, der nicht sofort, sondern z.B. erst nach der Sprechstunde ausgeführt werden muss.

Nach der Rechtsprechung liegt ein Besuch nur dann vor, wenn sich der Arzt aus seinem Wirkungskreis oder seinem Aufenthaltsort heraus zum Patienten begibt und nicht der Patient sich bereits im Wirkungsbereich des Arztes aufhält. Der Arzt muss also seine Wohnung, Praxis oder einen anderen Ort verlassen, um sich an anderer Stelle zur Behandlung eines Kranken bereitzufinden.

Ein Besuch im Sinne dieser Definition liegt auch dann vor, wenn der Arzt zur Behandlung von Unfallverletzten z.B. auf die Straße gerufen wird.

Ein Besuch im Sinne des EBM liegt nicht vor, wenn der Arzt sich von seiner Wohnung zu einer zweiten (genehmigten) Zweitpraxis begibt, um dort Patienten zu behandeln.

Die Besuchsgebühren nach den Nrn. 01410 bis 01413 setzen einen direkten Arzt-Patienten-Kontakt voraus; ein Aufsuchen des Patienten durch nichtärztliches Praxispersonal z.B. MFA ist daher nicht nach den Besuchsnummern abrechenbar. Für den Besuch durch nichtärztliches Praxispersonal siehe GOP 03062 ff. bzw. 38100 ff.

Gefälligkeitsbesuch

Besuchsnummern sind nur dann abrechenbar, wenn der Patient krankheitsbedingt nicht die Praxis des Arztes aufsuchen kann; sogenannte „Gefälligkeitsbesuche" sind daher grundsätzlich nicht nach den Besuchsnummern abrechenbar.

Hausbesuch auch bei diagnostischen Maßnahmen
Einem Urteil des Sozialgerichtes München zufolge (vom 29.10.1991 – S 131 Ka 1097/91) setzt die Abrechenbarkeit der Besuchsgebühren nicht voraus, dass ausschließlich **therapeutische Maßnahmen** erfolgen. Vielmehr kann die Besuchsgebühr auch im Zusammenhang mit der Erbringung **diagnostischer Leistungen**, (z.B. Blutentnahmen für Labor) abgerechnet werden, wenn die übrigen Leistungsvoraussetzungen gegeben sind.

Dringender Besuch in beschützenden Einrichtungen, Wohnheimen, Pflege- und Altenheimen
Für diese Besuche wurde im EBM 2008 neu die EBM Nr. 01415 eingeführt.

Vergeblicher Besuch
Wenn der Arzt zum Patienten gerufen wird, die ärztlichen Leistungen dort aber nicht mehr ausgeführt werden können, z.B. weil der Patient zwischenzeitlich keiner weiteren ärztlichen Hilfe bedarf oder z.B. vom Rettungswagen ins Krankenhaus gebracht worden ist oder nicht angetroffen wird, handelt es sich um einen vergeblichen Besuch. In der Regel hat der Vertragsarzt die Unmöglichkeit der weiteren Leistungserbringung nicht zu vertreten, so dass in diesem Fall die Besuchsgebühr sowie das Wegegeld ansetzbar sind. Nicht abgerechnet werden könnten in diesem Fall Ordinations- oder Konsultationskomplex.

Besuch durch nichtärztliches Praxispersonal
Für **das Aufsuchen eines Kranken durch einen vom behandelnden Arzt beauftragten angestellten Mitarbeiter der Arztpraxis** mit abgeschlossener Ausbildung in einem nichtärztlichen Heilberuf zur Verrichtung medizinisch notwendiger delegierbarer Leistungen kann eine Kostenpauschale einschl. Wegekosten – entfernungsunabhängig – nach den Nrn. 03062 ff. bzw. 38100 ff. (s. dort) berechnet werden.

Hausbesuch bei einem Sterbenden oder Verstorbenen
Wird ein Arzt zu einem Moribunden gerufen, der bei seinem Eintreffen bereits verstorben ist, kann der Arzt die entsprechende Besuchsgebühr und die Wegegebühr abrechnen, nicht aber die weiteren mit der Leichenschau verbundenen Leistungen. Untersuchungen zur Todesursache oder Todeszeit sowie die Ausstellung des Totenscheines müssen nach den Bestimmungen der GOÄ Nr. 100 abgerechnet werden. Nach dem jeweiligen Bestattungsgesetz hat die Kosten der Leichenschau nämlich der sogenannte ‚Veranlasser' der Leichenschau (Angehörige, Verwandte, ggf. Polizei) zu tragen.

Verweilen beim Patienten außerhalb der Praxis
Wenn ein Verweilen bei dem Patienten erforderlich ist und wenn während dieser Zeit keine ärztliche Tätigkeit erfolgt, kann eine Verweilgebühr nach EBM-Nr. 01440 berechnet werden.

Wegepauschale
Neben jedem Hausbesuch – bis auf Nr. 01413 – ist eine Wegepauschale abrechenbar.
Siehe auch die Kommentierungen von Abschnitt 1.4 und Kommentare zu den EBM-Nummern 01411, 01412 und 01415.

01411	**Dringender Besuch wegen der Erkrankung, unverzüglich nach Bestellung ausgeführt**	**469 Pkt.** **51,53 €**

- zwischen 19:00 und 22:00 Uhr, oder an Samstagen, Sonntagen und gesetzlichen Feiertagen, am 24.12. und 31.12. zwischen 07:00 und 19:00 Uhr

Abrechnungsausschluss: in derselben Sitzung 01100, 01101, 01102, 01210, 01212, 01214, 01216, 01218, 01410, 01412, 01413, 01414, 01415, 01721, 05230

Aufwand in Minuten:
Kalkulationszeit: KA   **Prüfzeit:** ./.   **Eignung d. Prüfzeit:** Keine Eignung

GOÄ entsprechend oder ähnlich: Nr. 50 mit Zuschlägen nach ggf. E, F, G, H, K2*

Kommentar: In der Legende zur EBM-Nr. 01411 sind die Tage und Zeiten für den dringenden Besuch vorgeschrieben.

Der „unverzüglich nach Bestellung" ausgeführte Besuch setzt nicht voraus, dass der Arzt sofort alles stehen und liegen lässt, um zum Patienten zu eilen. Unverzüglich bedeutet, ohne schuldhaftes Zögern, so dass der Arzt seinen bereits bei ihm im Sprechzimmer anwesenden Patienten zu Ende behandeln kann. Die EBM-Nr. 01411 kann allerdings nicht angesetzt werden, wenn der Arzt nach einer gewissen Zeit der Behandlung von mehren Patienten in seiner Praxis eine ‚Besuchstour' fährt.

Wird ein Vertragsarzt in dringenden Fällen (z.B. zu einem Verkehrsunfall) gerufen und wird der Patient nicht angetroffen, so kann der Vertragsarzt unter Angabe von Gründen die Nrn. 01411 oder 01412 berechnen.

Wenn ein Verweilen bei dem ggf. Patienten erforderlich ist und während dieser Zeit keine ärztliche Tätigkeit erfolgt, kann eine Verweilgebühr nach EBM-Nr. 01440 berechnet werden. Siehe Präambel Ihrer Fachgruppe, ob 01440 abgerechnet werden darf. Werden Besuche zwischen 19 und 7 Uhr (z.B. um 20 Uhr nach oder um 6.45 Uhr vor der Sprechstunde) vereinbart, so gelten diese nicht als dringende Besuche und müssen mit der Nummer für den normalen Hausbesuch EBM-Nr. 01410 abgerechnet werden.

Neben dem Hausbesuch können alle erforderlichen Leistungen abgerechnet werden, auch ein Versicherten- oder Grundpauschalen. Neben jedem Hausbesuch – bis auf Nr. 01413 – ist eine Wegpauschale abrechenbar. Siehe Kommentar zu Nr. 01410.

Der dringende Besuch im Altenheim auf besondere Anforderungen wird mit der EBM-Nr. 01415 abgerechnet.

01412	**Dringender Besuch/dringende Visite auf der Belegstation wegen der Erkrankung, unverzüglich nach Bestellung ausgeführt**	**626 Pkt.** **68,78 €**

- Dringender Besuch zwischen 22:00 und 07:00 Uhr

oder

- Dringender Besuch an Samstagen, Sonntagen und gesetzlichen Feiertagen, am 24.12. und 31.12. zwischen 19:00 und 07:00 Uhr

oder

- Dringender Besuch bei Unterbrechen der Sprechstundentätigkeit mit Verlassen der Praxisräume

oder

- Dringende Visite auf der Belegstation bei Unterbrechen der Sprechstundentätigkeit mit Verlassen der Praxisräume

Anmerkung: Die Gebührenordnungsposition 01412 ist für Besuche im Rahmen des organisierten Not(-fall)dienstes bzw. für Besuche im Rahmen der Notfallversorgung durch nicht an der vertragsärztlichen Versorgung teilnehmende Ärzte, Institute und Krankenhäuser nicht berechnungsfähig.

Sofern die Partner der Gesamtverträge eigene Regelungen zur Vergütung der dringenden Visite auf der Belegstation bei Unterbrechen der Sprechstundentätigkeit mit Verlassen der Praxisräume getroffen haben, ist die Gebührenordnungsposition 01412 für die dringende Visite auf der Belegstation bei Unterbrechen der Sprechstundentätigkeit mit Verlassen der Praxisräume nicht berechnungsfähig.

Abrechnungsausschluss: in derselben Sitzung 01100, 01101, 01102, 01210, 01214, 01216, 01218, 01410, 01411, 01413, 01414, 01415, 01721, 05230

Aufwand in Minuten:

Kalkulationszeit: KA   **Prüfzeit:** ./.   **Eignung d. Prüfzeit:** Keine Eignung

GOÄ entsprechend oder ähnlich: Nr. 50 mit Zuschlägen nach ggf. F, G, H, K2

Kommentar: In der Legende zur EBM-Nr. 01412 sind die Tage und Zeiten für den dringenden Besuch oder die Visite auf Belagstation vorgeschrieben.
Dringende Besuche/Visiten sind immer Besuche/Visiten, die sofort ausgeführt werden. In der Regel spiegelt sich diese Notwendigkeit auch in der angegebenen Diagnose wieder. Wenn der Arzt zum dringenden Besuch/Visite gerufen wird, ist dieser auch abrechenbar und es ist für die Abrechnungsfähigkeit ohne Bedeutung, wenn es sich beim Hausbesuch/der Visite selbst erst herausstellt, dass ein dringender Besuch/eine Visite nicht erforderlich gewesen wäre.
Ansetzen des Wegegeldes nicht vergessen.
Der dringende Besuch im Altenheim wird nach der Nr. 01415, der im organisierten Notfalldienst nach der Nr. 01418 abgerechnet.
Wenn ein Verweilen bei dem Patienten erforderlich ist und während dieser Zeit keine ärztliche Tätigkeit erfolgt, kann eine Verweilgebühr nach EBM-Nr. 01440 berechnet werden. Neben dem Hausbesuch können alle erforderlichen Leistungen abgerechnet werden, auch ein Ordinations- oder Konsultationskomplex. Allerdings können die beiden Komplexe nicht bei ein und demselben Arzt-Patienten-Kontakt nebeneinander berechnet werden.
Neben jedem Hausbesuch – bis auf Nr. 01413 – ist eine Wegpauschale abrechenbar.

01413	**Besuch eines weiteren Kranken in derselben sozialen Gemeinschaft (z.B. Familie) und/oder in beschützenden Wohnheimen bzw. Einrichtungen bzw. Pflege- oder Altenheimen mit Pflegepersonal**	**106 Pkt.** **11,65 €**

Obligater Leistungsinhalt

* Besuch eines weiteren Kranken in derselben sozialen Gemeinschaft (z.B. Familie) und/oder in beschützenden Wohnheimen bzw. Einrichtungen bzw. Pflege- oder Altenheimen mit Pflegepersonal in unmittelbarem zeitlichen Zusammenhang mit einem Besuch nach den Nrn. 01410, 01411, 01412, 01415 oder 01418.

Anmerkung: Die Gebührenordnungsposition 01413 ist nur dann neben der Gebührenordnungsposition 01102 berechnungsfähig, wenn die Inanspruchnahme nach der Nr. 01413 in beschützenden Wohnheimen bzw. Einrichtungen bzw. Pflege- oder Altenheim mit Pflegepersonal auf besondere Anforderung erfolgt.

Abrechnungsausschluss: in derselben Sitzung 01100, 01101, 01410, 01411, 01412, 01414, 01415, 01418, 01721, 05230

Aufwand in Minuten:

Kalkulationszeit: KA   **Prüfzeit:** 6   **Eignung d. Prüfzeit:** Tages- und Quartalsprofil

GOÄ entsprechend oder ähnlich: Nr. 51, ggf. Zuschläge für „Unzeiten". Bei Kleinkindern ferner Zuschlag nach K2

Kommentar: Für Mit-Besuche nach Ansatz der Nrn. 01410, 01411 oder 01412 kann nur die reduzierte Gebühr nach Nr. 01413 angesetzt werden. Die EBM Nr. 01102 kann zusätzlich zur EBM Nr. 01413 abgerechnet werden, wenn eine Pflegekraft anmerkt, der Arzt solle bitte noch jemanden anderes auch ansehen.

‚Dieselbe soziale Gemeinschaft' liegt nicht vor, wenn ein Patient beispielsweise in Seniorenresidenz, Schwesternheim oder Studentenheim in seiner abgeschlossenen, eigenen Wohnung besucht wird.

Zu den EBM-Nrn. 01410, 01411, 01412, 01415, 01418 und 01721 und auch für die erste Visite je Tag nach EBM-Nr. 01414 ist die Abrechnung einer Wegepauschale möglich. Eine Wegepauschale kann aber nicht neben der Nummer 01413 berechnet werden.

Merke: eigener Schlüssel, eigener Briefkasten, eigener Eingang = nicht dieselbe soziale Gemeinschaft.

Gemeinsamer Eingang, gemeinsame Post, gemeinsames Essen, kein eigener Haushalt = dieselbe soziale Gemeinschaft.

Ein „eigener Hausstand" liegt auch dann vor, wenn der Altenheimbewohner sein Essen über eine Zentralküche erhält, die zuvor genannten Kriterien aber erfüllt sind.

Ordinations- und Konsultationskomplexe (nur nicht nebeneinander bei demselben Arzt-Patienten-Kontakt) können abgerechnet werden. Die Wegepauschale kann nur für den ersten Patienten in der sozialen Gemeinschaft berechnet werden. Beim zweiten ggf. dritten Patienten ist diese Pauschale nicht mehr ansetzbar.

Wenn ein Verweilen bei dem Patienten erforderlich ist und wenn während dieser Zeit keine ärztliche Tätigkeit erfolgt, kann eine Verweilgebühr nach EBM-Nr. 01440 berechnet werden.

Auch wenn die besuchten Patienten Mitglieder unterschiedlicher Krankenkassen sind, ist die ermäßigte Besuchsgebühr abzurechnen. Bei Patienten, die nach GOÄ versichert sind, ist dies nicht erforderlich.

Palliativmedizinische Betreuung

Wird der Hausbesuch bei einem der Kranken im Rahmen einer palliativmedizinischen Betreuung erbracht, kann bei diesem Patienten zusätzlich die Nr. 03372 oder 03373 berechnet werden.

01414* **Visite auf der Belegstation, je Patient**	**87 Pkt.** **9,56 €**

Abrechnungsbestimmung: je Patient

Abrechnungsausschluss: in derselben Sitzung 01210, 01212, 01214, 01216, 01218, 01410, 01411, 01412, 01413, 01415, 01418, 01721

Aufwand in Minuten:
Kalkulationszeit: KA   **Prüfzeit:** ./.   **Eignung d. Prüfzeit:** Keine Eignung

GOÄ entsprechend oder ähnlich: Visiten im Krankenhaus Nrn. 45, 46 ggf. mit Zuschlag E.-In Pflegeheimen: Nr. 50 ggf. mit Zuschlägen nach ggf. E, F, G, H. Bei Kleinkindern ist zusätzlich ein Zuschlag nach K2 ansetzbar.

Kommentar: Neben der Visite können auch Versicherten- und Grundpauschalen abgerechnet werden. Die Behandlung des Patienten in einem Belegkrankenhaus ist ein eigener Behandlungsfall unabhängig davon, ob vorher eine ambulante kurative Behandlung durchgeführt wurde. Dies bedeutet, dass ein Gynäkologe, der eine Patientin zu einem stationären Eingriff ins Belegkrankenhaus bestellt und im Rahmen seiner ambulanten Behandlung die Grundpauschale schon abgerechnet hat, innerhalb seiner belegärztlichen Tätigkeit noch einmal die Grundpauschale abrechnen kann.

Neben der Visite nach der EBM-Nr. 01414 sind die „Unzeitziffern" EBM-Nrn. 01100 bis 01102 abrechenbar.

01415	Dringender Besuch eines Patienten in beschützenden Wohnheimen bzw. Einrichtungen bzw. Pflege- oder Altenheimen mit Pflegepersonal wegen der Erkrankung, noch am Tag der Bestellung ausgeführt	546 Pkt. 59,99 €

Anmerkung: Die Gebührenordnungsposition 01415 ist im Rahmen des organisierten Not(-fall)dienstes nicht berechnungsfähig.

Abrechnungsausschluss: in derselben Sitzung 01100, 01101, 01102, 01210, 01212, 01214, 01216, 01218, 01410, 01411, 01412, 01413, 01414, 01721, 05230

Aufwand in Minuten:
Kalkulationszeit: KA   **Prüfzeit:** ./.   **Eignung d. Prüfzeit:** Keine Eignung

GOÄ entsprechend oder ähnlich: Ansatz der Nr. 50 mit entsprechenden Zuschlägen E oder ggf. F, G, H. Bei Kleinkindern ist zusätzlich ein Zuschlag nach K2 ansetzbar.

Kommentar: Ein Besuch nach 01415 ist nur dann möglich, wenn der Patient eine Dringlichkeit schildert oder das Pflegepersonal auf die Dringlichkeit hinweist. Nach einer Empfehlung von **Wezel/Liebold** sollte zur Begründung die ärztliche Dokumentation folgende Angaben enthalten:
- Zeitpunkt der Bestellung des Besuches
- geschildertes Krankheitsbild, aus denen diese Dringlichkeit abgeleitet wurde
- beim Patienten erhobenen Befunde sowie
- veranlasste therapeutischen Maßnahmen.

Palliativmedizinische Betreuung
Wird der dringende Heimbesuch bei einem der Kranken im Rahmen einer palliativmedizinischen Betreuung erbracht, kann bei diesem Patienten zusätzlich die Nr. 03372 oder 03373 berechnet werden.

01416	Begleitung eines Kranken durch den behandelnden Arzt beim Transport zur unmittelbar notwendigen stationären Behandlung,	117 Pkt. 12,85 €

Abrechnungsbestimmung: je vollendete 10 Minuten

Abrechnungsausschluss: in derselben Sitzung 01440

Aufwand in Minuten:
Kalkulationszeit: 10   **Prüfzeit:** 10   **Eignung d. Prüfzeit:** Tages- und Quartalsprofil
GOÄ entsprechend oder ähnlich: Nr. 55

Kommentar: Nach 01416 ist die Begleitung eines Kranken zur stationären Versorgung im Krankenhaus ansetzbar. Die Aufwendung von Zeit zur Organisation der Krankenhausauflage, Anforderung eines Rettungswagens, etc. ist nicht abrechenbar, da durch die Leistung 01416 abgegolten. Allerdings wären erforderliche Telefonkosten berechnungsfähig.

Für die Rückfahrt vom Krankenhaus zurück zur Praxis kann der Arzt die Kosten z.B. eines Taxis mit entsprechender Quittung in Rechnung stellen.

Werden vom Arzt während der Begleitung im Krankenwagen Versorgungsleistungen erforderlich (Injektionen, Infusionen, Anlage-EKG und Deutung), so sind diese Leistungen auch berechnungsfähig.

Nach einem Urteil des Bundessozialgerichtes (BSG, B 6 KA 35/05 R vom 11. Okt. 2006) sind Verweilgebühren für die Transportzeit nicht ansetzbar. Die Leistung nach 01416 kann auch nur dann berechnet werden, wenn z.B. der Arzt mit einem eigenen Fahrzeug direkt hinter dem Krankentransporter hinterherfährt, so dass ein ständiger Kontakt bei Verschlechterung des Patienten möglich ist. Fährt der Arzt auf einem vom Krankentransport unabhängigem Weg ins Krankenhaus, so ist die Legende nach 01416 nicht erfüllt und kann auch die Leistung nicht berechnet werden. Auch durch einen Eigentransport des Patienten durch einen Arzt in seinem PKW wird die Leistung nach 01416 nicht erfüllt, da nicht jederzeit eine Notfallversorgung gewährleistet ist. In diesen Fällen dürfte der Arzt aber für die Fahrten im eigenen PKW Wegegebühr ansetzen.

01418 Besuch im organisierten Not(-fall)dienst	**778 Pkt.**
	85,48 €

Abrechnungsausschlüsse: Die Gebührenordnungsposition 01418 ist in der selben Sitzung nicht neben den Gebührenordnungspositionen 01100 bis 01102, 01410 bis 01415, 01721, 01950, 01955 und 05230 berechnungsfähig.

Aufwand in Minuten:
Kalkulationszeit: KA   **Prüfzeit:** ./.   **Eignung d. Prüfzeit:** Keine Eignung

01420 Überprüfung der Notwendigkeit und Koordination der verordneten häuslichen Krankenpflege gemäß den Richtlinien des Gemeinsamen Bundesausschusses	**94 Pkt.**
	10,33 €

Obligater Leistungsinhalt
- Anleitung der Bezugs- und Betreuungsperson(en),
- Überprüfung von Maßnahmen der häuslichen Krankenpflege,

Fakultativer Leistungsinhalt
- Koordinierende Gespräche mit einbezogenen Pflegefachkräften bzw. Pflegekräften,

Abrechnungsbestimmung: einmal im Behandlungsfall

Anmerkung: Die Berechnung der Gebührenordnungsposition 01420 setzt die Verordnung häuslicher Krankenpflege nach Muster 12 der Vordruckvereinbarung und die Genehmigung durch die zuständigen Krankenkassen voraus.

Aufwand in Minuten:
Kalkulationszeit: KA   **Prüfzeit:** 2   **Eignung d. Prüfzeit:** Nur Quartalsprofil

GOÄ entsprechend oder ähnlich: Leistungskomplex in der GOÄ nicht vorhanden. Abrechnung der einzelnen erbrachten GOÄ-Leistung(en).

Kommentar: Die Verordnung häuslicher Krankenpflege kann erfolgen
- zur Vermeidung oder Abkürzung eines stationären Krankenhausaufenthaltes
- zur Sicherung der ärztlichen Behandlung.

Während die häusliche Krankenpflege zur Vermeidung oder Abkürzung eines Krankenhausaufenthaltes nur für einen Zeitraum von 2 Wochen (mit medizinischer Begründung ist eine Ausnahme und damit ein längerer Zeitraum möglich) verordnet werden darf, ist bei der häuslichen Krankenpflege zur Sicherung der ärztlichen Behandlung keine Zeitgrenze vorgeschrieben. Sie ist also unbegrenzt abhängig von der Notwendigkeit verordnungsfähig.

Die Leistung nach der EBM-Nr. 01420 kann nur einmal im Quartal abgerechnet werden. Dies gilt auch für den Fall, dass am Anfang eines Quartals eine Verordnung erforderlich ist und dann nach einer gewissen Zeit keine Notwendigkeit mehr dafür besteht, aber z.B. gegen Ende des Quartals wieder eine Verordnung erforderlich ist.

Richtlinien des gemeinsamen Bundesausschusses (G-BA):

Verordnung häuslicher Krankenpflege (Muster 12)
1. https://www.g-ba.de/downloads/62-492-1980/HKP-RL_2019-08-15_iK-2019-12-06.pdf
2. https://www.aerzteblatt.de/archiv/23492/Erlaeuterungen-zur-Verordnung-haeuslicher-Krankenpflege-(Muster-12)
3. **KBV:** http://www.kbv.de/html/haeusliche_krankenpflege.php

Tipp: Prüfen Sie in der Präambel zum Kapitel Ihrer Fachgruppe, ob diese Leistung, die auch im Anhang 1 (Verzeichnis der nicht gesondert berechnungsfähigen Leistungen) aufgelistet ist, von Ihrer Fachgruppe gesondert abgerechnet werden kann.

Finden Sie diese Leistung **nicht** in einem der Präambel-Absätze als abrechenbar aufgeführt, ist sie nicht berechnungsfähig. Die Leistung ist in der Regel dann bei Ihrer Fachgruppe Bestandteil der Versicherten- oder Grundpauschale und damit nicht gesondert berechnungsfähig.

01422	**Erstverordnung von Behandlungsmaßnahmen zur psychiatrischen häuslichen Krankenpflege gemäß der Richtlinie des Gemeinsamen Bundesausschusses über die Verordnung von häuslicher Krankenpflege**	**149 Pkt.** **16,37 €**

Obligater Leistungsinhalt
- Erstverordnung über einen Zeitraum von bis zu 14 Tagen zur Erarbeitung der Pflegeakzeptanz und zum Beziehungsaufbau,
- Ärztlicher Behandlungsplan mit Angaben zur Indikation, zu den Fähigkeitsstörungen, zur Zielsetzung der Behandlung und zu den Behandlungsschritten,
- Anwendung der GAF-Skala (Global Assessment of Functioning Scale) und Angabe des GAF-Werts auf der Verordnung,
- Überprüfung von Maßnahmen der psychiatrischen häuslichen Krankenpflege,

Fakultativer Leistungsinhalt
- Anleitung der relevanten Bezugspersonen des Patienten im Umgang mit dessen Erkrankung,
- Koordinierende Gespräche mit den einbezogenen Pflegefachkräften bzw. Pflegekräften,

Abrechnungsbestimmung: einmal im Behandlungsfall

Anmerkung: Die Erstverordnung von Behandlungsmaßnahmen zur psychiatrischen häuslichen Krankenpflege ist nur verordnungs- und berechnungsfähig für Indikationen und bei Vorliegen von Störungen und Einbußen nach Maßgabe des § 4 Abs. 8 bis 10 der Richtlinie über die Verordnung von häuslicher Krankenpflege.

Die Berechnung der Gebührenordnungsposition 01422 setzt die Erstverordnung von Behandlungsmaßnahmen zur psychiatrischen häuslichen Krankenpflege nach Muster 12 P der Vordruckvereinbarung und die Genehmigung durch die zuständige Krankenkasse voraus.
Steht bereits zum Zeitpunkt der Erstverordnung die Behandlungsfähigkeit des Patienten fest, kann der Zeitraum der Erstverordnung länger als 14 Tage betragen. Die Begründung ist in der Verordnung anzugeben.

Abrechnungsausschluss: am Behandlungstag 01424

Aufwand in Minuten:
Kalkulationszeit: KA   **Prüfzeit:** ./.   **Eignung d. Prüfzeit:** Keine Eignung

GOÄ entsprechend oder ähnlich: Leistungskomplex in der GOÄ nicht vorhanden. Abrechnung der einzelnen erbrachten GOÄ-Leistung(en).

Kommentar: Siehe Kommentar zu EBM Nr. 04124.

01424	Folgeverordnung von Behandlungsmaßnahmen zur psychiatrischen häuslichen Krankenpflege gemäß der Richtlinie des Gemeinsamen Bundesausschusses über die Verordnung von häuslicher Krankenpflege	154 Pkt. 16,92 €

Obligater Leistungsinhalt
* Folgeverordnung von Behandlungsmaßnahmen zur psychiatrischen häuslichen Krankenpflege,
* Ärztlicher Behandlungsplan mit Angaben zur Indikation, zu den Fähigkeitsstörungen, zur Zielsetzung der Behandlung und zu den Behandlungsschritten,
* Anwendung der GAF-Skala (Global Assessment of Functioning Scale) und Angabe des GAF-Werts auf der Verordnung,
* Überprüfung von Maßnahmen der psychiatrischen häuslichen Krankenpflege,
* Begründung bei einem Verordnungszeitraum von insgesamt mehr als 4 Monaten gemäß Nr. 27 a des Verzeichnisses verordnungsfähiger Maßnahmen der häuslichen Krankenpflege,

Fakultativer Leistungsinhalt
* Anleitung der relevanten Bezugspersonen des Patienten im Umgang mit dessen Erkrankung,
* Koordinierende Gespräche mit den einbezogenen Pflegefachkräften bzw. Pflegekräften,

Abrechnungsbestimmung: zweimal im Behandlungsfall

Anmerkung: Die Folgeverordnung von Behandlungsmaßnahmen zur psychiatrischen häuslichen Krankenpflege ist nur verordnungs- und berechnungsfähig für Indikationen und bei Vorliegen von Störungen und Einbußen nach Maßgabe des § 4 Abs. 8 bis 10 der Richtlinie über die Verordnung von häuslicher Krankenpflege.
Die Berechnung der Gebührenordnungsposition 01424 setzt die Folgeverordnung von Behandlungsmaßnahmen zur psychiatrischen häuslichen Krankenpflege nach Muster 12 P der Vordruckvereinbarung und die Genehmigung durch die zuständige Krankenkasse voraus.
Sofern eine Einschätzung der Voraussetzungen gemäß § 4 Abs. 3 der Richtlinie über die Verordnung von häuslicher Krankenpflege in dem 14-tägigen Zeitraum der Erstverordnung nicht möglich ist, kann eine Folgeverordnung für weitere 14 Tage ausgestellt werden.

Abrechnungsausschluss: am Behandlungstag 01422

Aufwand in Minuten:
Kalkulationszeit: KA   **Prüfzeit:** ./.   **Eignung d. Prüfzeit:** Keine Eignung

GOÄ entsprechend oder ähnlich: Leistungskomplex in der GOÄ nicht vorhanden. Abrechnung der einzelnen erbrachten GOÄ-Leistung(en).

Kommentar: Psychiatrische Krankenpflege kann nur durch Ärzte für Nervenheilkunde, Neurologie, Psychiatrie, psychotherapeutische Medizin oder Ärzte mit der Zusatzbezeichnung Psychotherapie verordnet werden. Auch Hausärzte können dies verordnen, wenn vorher eine Diagnosesicherung durch einen Arzt der genannten Fachgebiete durchgeführt wurde.
Siehe auch Kommentar zu Nr. 01422.

01425	**Erstverordnung der spezialisierten ambulanten Palliativversorgung gemäß der Richtlinie des Gemeinsamen Bundesausschusses nach § 37 b SGB V**	**253 Pkt.** **27,80 €**

Aufwand in Minuten:
Kalkulationszeit: KA   **Prüfzeit:** 15   **Eignung d. Prüfzeit:** Tages- und Quartalsprofil
Kommentar: Der § 37b SGB V lautet wie folgt:

§ 37b Spezialisierte ambulante Palliativversorgung
(1) Versicherte mit einer nicht heilbaren, fortschreitenden und weit fortgeschrittenen Erkrankung bei einer zugleich begrenzten Lebenserwartung, die eine besonders aufwändige Versorgung benötigen, haben Anspruch auf spezialisierte ambulante Palliativversorgung. Die Leistung ist von einem Vertragsarzt oder Krankenhausarzt zu verordnen. Die spezialisierte ambulante Palliativversorgung umfasst ärztliche und pflegerische Leistungen einschließlich ihrer Koordination insbesondere zur Schmerztherapie und Symptomkontrolle und zielt darauf ab, die Betreuung der Versicherten nach Satz 1 in der vertrauten Umgebung des häuslichen oder familiären Bereichs zu ermöglichen; hierzu zählen beispielsweise Einrichtungen der Eingliederungshilfe für behinderte Menschen und der Kinder- und Jugendhilfe. Versicherte in stationären Hospizen haben einen Anspruch auf die Teilleistung der erforderlichen ärztlichen Versorgung im Rahmen der spezialisierten ambulanten Palliativversorgung. Dies gilt nur, wenn und soweit nicht andere Leistungsträger zur Leistung verpflichtet sind. Dabei sind die besonderen Belange von Kindern zu berücksichtigen.
(2) Versicherte in stationären Pflegeeinrichtungen im Sinne von § 72 Abs. 1 des Elften Buches haben in entsprechender Anwendung des Absatzes 1 einen Anspruch auf spezialisierte Palliativversorgung. Die Verträge nach § 132d Abs. 1 regeln, ob die Leistung nach Absatz 1 durch Vertragspartner der Krankenkassen in der Pflegeeinrichtung oder durch Personal der Pflegeeinrichtung erbracht wird; § 132d Abs. 2 gilt entsprechend.
(3) Der Gemeinsame Bundesausschuss bestimmt in den Richtlinien nach § 92 das Nähere über die Leistungen, insbesondere
- die Anforderungen an die Erkrankungen nach Absatz 1 Satz 1 sowie an den besonderen Versorgungsbedarf der Versicherten,
- Inhalt und Umfang der spezialisierten ambulanten Palliativversorgung einschließlich von deren Verhältnis zur ambulanten Versorgung und der Zusammenarbeit der Leistungserbringer mit den bestehenden ambulanten Hospizdiensten und stationären Hospizen (integrativer Ansatz); die gewachsenen Versorgungsstrukturen sind zu berücksichtigen,
- Inhalt und Umfang der Zusammenarbeit des verordnenden Arztes mit dem Leistungserbringer.

| 01426 | Folgeverordnung zur Fortführung der spezialisierten ambulanten Palliativversorgung gemäß der Richtlinie des Gemeinsamen Bundesausschusses nach § 37 b SGB V | **152 Pkt.** **16,70 €** |

Abrechnungsbestimmung: höchstens zweimal im Behandlungsfall

Aufwand in Minuten:
Kalkulationszeit: KA   **Prüfzeit:** 9   **Eignung d. Prüfzeit:** Tages- und Quartalsprofil

Kommentar: Siehe § 37b SGB V Spezialisierte ambulante Palliativversorgung – siehe in Kommentar zu EBM Nummer 01425.

Cave – Ausnahmeregelung für den Zeitraum 01.04.2020 bis 30.06.2020: Aufgrund der Ausbreitung der Infektionen mit dem neuartigen Coronavirus SARS-CoV-2 hatte der Bewertungsausschuss mit Beschluss vom 24.03.2020 in Verbindung mit dem Beschluss vom 06.04.2020 empfohlen, dass befristet bis zum 30. Juni 2020 bei medizinischer Notwendigkeit und Vertretbarkeit für einen der Arztpraxis bekannten Patienten Folge-Verordnungen von

- Arznei- und Verbandmitteln,
- Hilfsmitteln (mit Ausnahme von Sehhilfen und Hörhilfen),
- Verordnungen einer Krankenbeförderung nach Muster 4,
- Folgeverordnungen zur Fortführung der spezialisierten ambulanten Palliativversorgung (Muster 63) (vgl. Beschluss vom 06.04.2020)
- Überweisungen nach Muster 6 und 10 und
- Folgeverordnungen nach den Mustern 12, 13, 14, und 18

gemäß den Vordrucken für die vertragsärztliche Versorgung (Anlage 2 zum BMV-Ä) im Rahmen eines anderen Arzt-Patienten-Kontaktes gemäß den Allgemeinen Bestimmungen 4.3.1 des EBM ausgestellt werden können. Als ein der Arztpraxis bekannter Patient gilt derjenige, bei dem in einem der sechs Quartale, die der Durchführung und Berechnung der Leistung unmittelbar vorausgehen, ein persönlicher Arzt-Patienten-Kontakt in derselben Arztpraxisstattgefunden hat. Die Richtlinien des Gemeinsamen Bundesausschusses über die Verordnung von Leistungen bleiben von dieser Regelung unberührt. In den o.g. Beschlüssen mit Wirkung zum 24.03.2020 heißt es, „dass befristet bis zum 30. Juni 2020 [in o.g. Fällen] bei postalischer Zustellung von Folgeverordnungen zur Fortführung der spezialisierten ambulanten Palliativversorgung (Muster 63) neben der GOP 01426 die GOP 40122 berechnungsfähig ist." Der Bewertungsausschuss wird spätestens zum 31. Mai 2020 prüfen, ob eine Verlängerung bzw. Anpassung dieser Regelungen erforderlich ist.

| 01430 | Verwaltungskomplex | **12 Pkt.** **1,32 €** |

Obligater Leistungsinhalt
- Ausstellung von Wiederholungsrezepten ohne persönlichen Arzt-Patienten-Kontakt und/oder
- Ausstellung von Überweisungsscheinen ohne persönlichen Arzt-Patienten-Kontakt und/oder
- Übermittlung von Befunden oder ärztlichen Anordnungen an den Patienten im Auftrag des Arztes durch das Praxispersonal

Fakultativer Leistungsinhalt
* Übermittlung mittels technischer Kommunikationseinrichtungen

Anmerkung: Die Gebührenordnungsposition 01430 ist im Arztfall nicht neben anderen Gebührenordnungspositionen und nicht mehrfach an demselben Tag berechnungsfähig. Kommt in demselben Arztfall eine Versicherten-, Grund- und/oder Konsiliarpauschale zur Abrechnung, ist die Gebührenordnungsposition 01430 nicht berechnungsfähig.

Aufwand in Minuten:
Kalkulationszeit: KA   **Prüfzeit:** ./.   **Eignung d. Prüfzeit:** Keine Eignung
GOÄ entsprechend oder ähnlich: Nr. 2*

Kommentar: Die Leistung nach EBM Nr. 01430 kann nicht neben anderen Leistungen -Ausnahme sind Pauschalkosten für Porto nach Nr. 40120 ff. –, sondern nur alleine angesetzt werden. Werden gleichartige Leistungen im Rahmen der Empfängnisregelung, einer Sterilisation oder eines Schwangerschaftsabbruches erbracht, ist die EBM-Nr. 01820 abzurechnen.
Werden ärztliche Anordnungen, Überweisungsscheine und Befunde nicht persönlich dem Patienten oder seinem Angehörigen übergeben, sondern per Post oder per E-mail geschickt, so kann die Leistung nach EBM-Nr. 01430 berechnet werden, aber Portokosten sind nicht berechnungsfähig.
Kommt in demselben Arztfall eine Versicherten-, Grund- und/oder Konsiliarpauschale zur Abrechnung, ist die EBM-Ziffer 01430 nicht berechnungsfähig. Die Leistung nach EBM Nr. 01430 kann im Arztfall ebenfalls nicht neben anderen EBM-Ziffern und nicht mehrfach am Tag angesetzt werden. Beim Zusenden von Befunden an den Patienten dürfen keine Portokosten angesetzt werden. Trotz dieser umfangreichen Reglementierungen ist die Verwendung der EBM-Ziffer 01430 sinnvoll, weil fallzahlrelevant und damit RLV erhöhend.
Für die alleinige Übermittlung von Laborwerten auf Vordrucken des Arztes oder einer Laborgemeinschaft ohne weitere Erklärungen kann die Leistung nach EBM-Nr. 01430 nicht angesetzt werden. Nur wenn von der Arzthelferin auf Anweisung des Arztes dem Patienten ein Ergebnis einer Laboruntersuchung erläutert wird, kann die Nr. 01430 berechnet werden.
Wir halten den Vorschlag von Wezel/Liebold in seinem Kommentar, z.B. den Buchstaben „A" zur Dokumentation bei Auskunftserteilung in die Patientenakte aufzunehmen, für sinnvoll.
Cave – Ausnahmeregelung für den Zeitraum 01.04.2020 bis 30.06.2020: Aufgrund der Ausbreitung der Infektionen mit dem neuartigen Coronavirus SARS-CoV-2 hatte der Bewertungsausschuss mit Beschluss vom 24.03.2020 in Verbindung mit dem Beschluss vom 06.04.2020 empfohlen, dass befristet bis zum 30. Juni 2020 bei medizinischer Notwendigkeit und Vertretbarkeit für einen der Arztpraxis bekannten Patienten Folge-Verordnungen von
* Arznei- und Verbandmitteln,
* Hilfsmitteln (mit Ausnahme von Sehhilfen und Hörhilfen),
* Verordnungen einer Krankenbeförderung nach Muster 4,
* Folgeverordnungen zur Fortführung der spezialisierten ambulanten Palliativversorgung (Muster 63) (Beschluss vom 06.04.2020)
* Überweisungen nach Muster 6 und 10 und
* Folgeverordnungen nach den Mustern 12, 13, 14, und 18
gemäß den Vordrucken für die vertragsärztliche Versorgung (Anlage 2 zum BMV-Ä) im Rahmen eines anderen Arzt-Patienten-Kontaktes gemäß den Allgemeinen Bestimmungen 4.3.1 des EBM ausgestellt werden können. Als ein der Arztpraxis bekannter Patient gilt derjenige, bei dem in einem der sechs Quartale, die der Durchführung und Berechnung der Leistung unmittelbar vor-

ausgehen, ein persönlicher Arzt-Patienten-Kontakt in derselben Arztpraxisstattgefunden hat. Die Richtlinien des Gemeinsamen Bundesausschusses über die Verordnung von Leistungen bleiben von dieser Regelung unberührt. In den o.g. Beschlüssen mit Wirkung vom 23.03.2020 heißt es, dass „befristet bis zum 30. Juni 2020 bei postalischer Zustellung von Wiederholungsrezepten und Überweisungsscheinen an den Versicherten neben der GOP 01430 (Verwaltungskomplex) – abweichend von der ersten Anmerkung zur Gebührenordnungsposition 01430 – die GOP 40122 berechnungsfähig ist." Der Bewertungsausschuss wird spätestens zum 31. Mai 2020 prüfen, ob eine Verlängerung bzw. Anpassung dieser Regelungen erforderlich ist.

01433	**Zuschlag im Zusammenhang mit der Gebührenord-**	**154 Pkt.**
	nungsposition 01435 oder der Grundpauschale für die	**16,92 €**
	telefonische Beratung durch einen Arzt gemäß Nr. 1 der	
	Präambel 14.1, 16.1, 21.1, 22.1 und 23.1	

Obligater Leistungsinhalt

* Gespräch mit dem Patienten und/oder der Bezugsperson im Zusammenhang mit einer Erkrankung,
* Dauer mindestens 10 Minuten,

Abrechnungsbestimmung: je vollendete 10 Minuten

Anmerkung: Die Gebührenordnungsposition 01433 ist nur berechnungsfähig, wenn in einem der sechs Quartale, die der Berechnung unmittelbar vorausgehen, ein persönlicher Arzt-Patienten-Kontakt in derselben Arztpraxis stattgefunden hat.

Die Gebührenordnungsposition 01433 ist höchstens 20-mal im Arztfall berechnungsfähig.

Bei Berechnung der Gebührenordnungsposition 01433 im Arztfall wird für die Gebührenordnungspositionen 01433, 14220, 16220, 21220, 22220 und 23220 ein Punktzahlvolumen je Arztfall gebildet, aus dem alle gemäß der Gebührenordnungspositionen 01433, 14220, 16220, 21220, 22220 und 23220 abgerechneten Leistungen im Arztfall zu vergüten sind. Der Höchstwert für das Punktzahlvolumen für die Gebührenordnungspositionen 01433, 14220, 16220, 21220, 22220 und 23220 beträgt 3080 Punkte je Arztfall.

Die Gebührenordnungsposition 01433 ist im organisierten Not(-fall)dienst nicht berechnungsfähig.

Die Gebührenordnungsposition 01433 ist – mit Ausnahme der Gebührenordnungspositionen 01435 und 40122 – nicht neben anderen Gebührenordnungspositionen berechnungsfähig.

Kommentar: Aufgrund der Ausbreitung der Infektionen mit dem neuartigen Coronavirus SARS-CoV-2 erfolgte die Aufnahme der Zuschläge nach GOP 01433 und 01434 in den EBM zeitlich befristet vom 1. April 2020 bis 30. Juni 2020. Der Bewertungsausschuss wird spätestens zum 31. Mai 2020 prüfen, ob eine Verlängerung bzw. Anpassung der Regelungen erforderlich ist.

Berichtspflicht: Nein

Aufwand in Minuten:

Kalkulationszeit: 13 **Prüfzeit:** 11 **Eignung d. Prüfzeit:** Tages- und Quartalprofil

01434	Zuschlag im Zusammenhang mit der Gebührenord-nungsposition 01435 oder der Versichertenpauschale nach den Gebührenordnungspositionen 0300 und 04000 oder der Grundpauschale nach der Gebührenordnungsposition 30700 für die telefonische Beratung durch einen Arzt	65 Pkt. 7,14 €

Obligater Leistungsinhalt

- Gespräch mit dem Patienten und/oder der Bezugsperson im Zusammenhang mit einer Erkrankung,
- Dauer mindestens 5 Minuten,

Anmerkung: Die Gebührenordnungsposition 01434 ist nur berechnungsfähig, wenn in einem der sechs Quartale, die der Berechnung unmittelbar vorausgehen, ein persönlicher Arzt-Patienten-Kontakt in derselben Arztpraxis stattgefunden hat.

Die Gebührenordnungsposition 01434 ist von Ärzten gemäß der Nr. 1 der Präambeln 3.1, 4.1 und 30.7 höchstens 6-mal, der Präambeln 8.1, 9.1, 10.1, 13.1, 18.1, 20.1 und 26.1 höchstens 5-mal und der Präambeln 5.1, 6.1, 7.1, 11.1, 12.1, 15.1, 17.1, 19.1, 24.1, 25.1 und 27.1 höchstens 2-mal im Arztfall berechnungsfähig.

Die Gebührenordnungsposition 01434 ist für das Punktzahlvolumen gemäß Präambel 3.1 Nr. 9 und Präambel 4.1 Nr. 10 zu berücksichtigen, wenn im Arztfall die Gebührenordnungsposition 03000 bzw. 04000 berechnet wurde.

Kommt in demselben Arztfall eine Grundpauschale der Kapitel 5 bis 11, 13, 15, 18, 20, 26 oder 27 oder eine Konsiliarpauschale zur Abrechnung, ist die Gebührenordnungsposition 01434 nicht berechnungsfähig.

Die Gebührenordnungsposition 01434 ist im organisierten Not(-fall)dienst nicht berechnungsfähig.

Die Gebührenordnungsposition 01434 ist für Gespräche im Zusammenhang mit Leistungen der Abschnitte 1.7.1 bis 1.7.5 nicht berechnungsfähig.

Die Gebührenordnungsposition 01434 ist – mit Ausnahme der Gebührenordnungspositionen 01435 und 40122 – nicht neben anderen Gebührenordnungspositionen berechnungsfähig.

Berichtspflicht: Nein

Aufwand in Minuten:

Kalkulationszeit: 5   **Prüfzeit:** 5   **Eignung d. Prüfzeit:** Tages- und Quartalprofil

01435	Haus-/Fachärztliche Bereitschaftspauschale	88 Pkt. 9,67 €

Obligater Leistungsinhalt

- Telefonische Beratung des Patienten im Zusammenhang mit einer Erkrankung durch den Arzt bei Kontaktaufnahme durch den Patienten

und/oder

- Anderer mittelbarer Arzt-Patienten-Kontakt gemäß I-4.3.1 der Allgemeinen Bestimmungen

Abrechnungsbestimmung: einmal im Behandlungsfall

Anmerkung: Die Gebührenordnungsposition 01435 ist im organisierten Not(-fall)dienst nicht berechnungsfähig.

Kommt in demselben Arztfall eine Versicherten-, Grund- und/oder Konsilarpauschale zur Abrechnung, ist die Gebührenordnungsposition 01435 nicht berechnungsfähig.
Die Gebührenordnungsposition 01435 ist nicht neben anderen Gebührenordnungspositionen berechnungsfähig.
Die Gebührenordnungsposition 01435 ist bei Neugeborenen, Säuglingen, Kleinkindern und Kindern bis zum vollendeten 12. Lebensjahr zweimal im Behandlungsfall berechnungsfähig.

Aufwand in Minuten:
Kalkulationszeit: KA   **Prüfzeit:** ./.   **Eignung d. Prüfzeit:** Keine Eignung

GOÄ entsprechend oder ähnlich: Nrn. 1 oder 3 (mind. 10 Minuten)

Kommentar: Die Leistung gilt nicht nur für tel. Inanspruchnahme, sondern auch für andere mittelbare Arzt-Patienten-Kontakte wie z.B. Kontakte ausschließlich über die Eltern oder über Pflegepersonal im Quartal.
Bei Kindern bis zum vollendeten 12. Lebensjahr kann diese Leistung bis zu 2x im Behandlungsfall (Quartal) berechnet werden.
Da die Bezugnahme auf den Behandlungsfall die Behandlung aller Ärzte in einer Berufsausübungsgemeinschaft einschließt, kann auch bei Verfügbarkeit mehrerer LANR (mehreren Arztsitzen) die EBM-Ziffer 01435 bis zum 12. Geburtstag höchstens 2x, danach höchsten 1x berechnet werden.
Die KV Westfalen-Lippe informiert dazu in ihren Internet-Infos für Vertragsärzte: „...Mit dieser Änderung der GOP 01435 EBM ist das Problem der Berechnung mittelbarer Arzt-Patienten-Kontakte gelöst. Hintergrund: Mit Einführung des EBM 2008 und dadurch Wegfall der Konsultationsziffer erhielt der Arzt für mittelbare telefonische Arzt-Patienten-Kontakte keine Vergütung, sofern nicht mindestens ein persönlicher Kontakt im Quartal mit dem Patienten stattfand. Erfolgt beispielsweise bei Kindern der einzige Arztkontakt im Quartal telefonisch über die Er-ziehungsberechtigten oder findet ausschließlich im Quartal ein Kontakt über eine Pflegeperson statt, kann in solchen Fällen die EBM-Nr. 01435 berechnet werden ..."
Nr. 01435 ab 01.01.2009 auf einen Blick:

- **Haus- bzw. fachärztliche Bereitschaftspauschale.**
- **Ausschließlich für eine telefonische Beratung** des Patienten im Zusammenhang mit einer Erkrankung bei Kontaktaufnahme durch den Patienten oder andere mittelbare Arzt-Patienten-Kontakte.
- **Nicht neben einer Versicherten-, Grund- oder Konsiliarpauschale in demselben Arztfall berechnungsfähig.**
- **Abrechnung neben anderen EBM-Nrn. nicht möglich.**
- Einmal mit Behandlungsfall berechnungsfähig. **Ausnahme:** Bei Kindern bis zum vollendeten 12. Lebensjahr zweimal im Behandlungsfall berechnungsfähig. Dies gilt auch in Berufsausübungsgemeinschaften mit mehreren Arztsitzen.
- **Abrechnung im organisierten Notfall nicht möglich. Tipp:** In diesem Falle wären die Nrn. 01214, 01216 oder 01218 zzgl. Zuschlag berechenbar.

Cave – Ausnahmeregelung für den Zeitraum 01.04.2020 bis 30.06.2020: Aufgrund der Ausbreitung der Infektionen mit dem neuartigen Coronavirus SARS-CoV-2 hatte der Bewertungsausschuss mit Beschluss vom 24.03.2020 in Verbindung mit dem Beschluss vom 06.04.2020 empfohlen, dass befristet bis zum 30. Juni 2020 bei medizinischer Notwendigkeit und Vertretbarkeit für einen der Arztpraxis bekannten Patienten Folge-Verordnungen von

- Arznei- und Verbandmitteln,
- Hilfsmitteln (mit Ausnahme von Sehhilfen und Hörhilfen),

- Verordnungen einer Krankenbeförderung nach Muster 4,
- Folgeverordnungen zur Fortführung der spezialisierten ambulanten Palliativversorgung (Muster 63) (Beschluss vom 06.04.2020)
- Überweisungen nach Muster 6 und 10 und
- Folgeverordnungen nach den Mustern 12, 13, 14, und 18

gemäß den Vordrucken für die vertragsärztliche Versorgung (Anlage 2 zum BMV-Ä) im Rahmen eines anderen Arzt-Patienten-Kontaktes gemäß den Allgemeinen Bestimmungen 4.3.1 des EBM ausgestellt werden können. Als ein der Arztpraxis bekannter Patient gilt derjenige, bei dem in einem der sechs Quartale, die der Durchführung und Berechnung der Leistung unmittelbar vorausgehen, ein persönlicher Arzt-Patienten-Kontakt in derselben Arztpraxis stattgefunden hat. Die Richtlinien des Gemeinsamen Bundesausschusses über die Verordnung von Leistungen bleiben von dieser Regelung unberührt. Mit o.g. Beschlüssen stellt der Bewertungsausschuss klar, „dass für die Ausstellung der [o.g.] Verordnungen/Überweisungen nach einem telefonischen Arzt-Patienten-Kontakt – sofern im Arztfall keine Grund- oder Versichertenpauschale berechnet werden kann – die Gebührenordnungsposition 01435 des EBM berechnungsfähig ist." Weiter heißt es, „dass befristet bis zum 30. Juni 2020 bei postalischer Zustellung der o.g. Verordnungen/Überweisungen an den Versicherten neben der GOP 01435 (Haus-/Fachärztliche Bereitschaftspauschale) – abweichend von der dritten Anmerkung zur GOP 01435 – die GOP 40122 berechnungsfähig ist." Der Bewertungsausschuss wird spätestens zum 31. Mai 2020 prüfen, ob eine Verlängerung bzw. Anpassung dieser Regelungen erforderlich ist.

01436 Konsultationspauschale	18 Pkt.
	1,98 €

Obligater Leistungsinhalt
- Persönlicher Arzt-Patienten-Kontakt,
- Diagnostik und/oder Behandlung einer/von Erkrankung(en) eines Patienten im Rahmen einer Überweisung zur Durchführung von Auftragsleistungen (Indikations- oder Definitionsauftrag gemäß § 24 Abs. 7 Nr. 1 Bundesmantelvertrag-Ärzte (BMV-Ä) bzw. § 27 Abs. 7 Nr. 1 Bundesmantelvertrag-Ärzte (BMV-Ä)) an nicht ausschließlich auf Überweisung tätige Ärzte gemäß § 13 Abs. 4 Bundesmantelvertrag-Ärzte (BMV-Ä)

und/oder
- Diagnostik einer/von Erkrankungen eines Patienten im Rahmen einer Überweisung zur Konsiliaruntersuchung, Mitbehandlung oder Weiterbehandlung gemäß § 24 Abs. 7 Nrn. 2, 3 oder 4 Bundesmantelvertrag-Ärzte (BMV-Ä) zur Erbringung von Leistungen entsprechend der Gebührenordnungspositionen des Abschnitts 31.1, ggf. in mehreren Sitzungen

und/oder
- Diagnostik und/oder Behandlung einer/von Erkrankung(en) eines Patienten im Rahmen einer Überweisung zur Konsiliaruntersuchung, Mitbehandlung oder Weiterbehandlung gemäß § 24 Abs. 7 Nrn. 2, 3 oder 4 Bundesmantelvertrag-Ärzte (BMV-Ä) innerhalb derselben Arztgruppe gemäß § 24 Abs. 4 Bundesmantelvertrag-Ärzte (BMV-Ä), zur Durchführung von Leistungen entsprechend der Gebührenordnungspositionen der Abschnitte 31.2 und/oder 31.5, ggf in mehreren Sitzungen

und/oder
- Diagnostik und/oder Behandlung einer/von Erkrankung(en) eines Patienten im Rahmen einer Überweisung zur Konsiliaruntersuchung, Mitbehandlung oder Weiterbehandlung gemäß § 24

Abs. 7 Nrn. 2, 3 oder 4 Bundesmantelvertrag-Ärzte (BMV-Ä) innerhalb derselben Arztgruppe gemäß § 24 Abs. 4 Bundesmantelvertrag-Ärzte (BMV-Ä), zur Durchführung von Leistungen entsprechend der Gebührenordnungspositionen des Abschnitts 31.4

Anmerkung: Die Gebührenordnungsposition 01436 kann nicht neben Versicherten-, Grund- und/oder Konsiliarpauschalen berechnet werden.

Neben der Gebührenordnungsposition 01436 ist für die Berechnung der jeweiligen arztgruppenspezifischen Versicherten-, Grund- und/oder Konsiliarpauschale in demselben Behandlungsfall mindestens ein weiterer persönlicher Arzt-Patienten-Kontakt notwendig.

Abrechnungsausschluss: in derselben Sitzung 03000, 03010, 03030, 04000, 04010, 04030 und 30700

Aufwand in Minuten:
Kalkulationszeit: KA   **Prüfzeit:** ./.   **Eignung d. Prüfzeit:** Keine Eignung

GOÄ entsprechend oder ähnlich: Die GOÄ kennt keine entsprechende Pauschalleistung. Es sind die einzelnen erbrachten Leistungen abzurechnen.

Kommentar: Versicherten- oder Grundpauschalen dürfen nach § 13 Abs. 4 des Bundesmantelvertrages Ärzte nicht von Ärzten für Laboratoriumsmedizin, Mikrobiologie und Infektionsepidemiologie, Nuklearmedizin, Pathologie, Radiologische Diagnostik bzw. Radiologie, Strahlentherapie und Transfusionsmedizin abgerechnet werden.

Diese Arztgruppen dürfen nur auf Überweisung Patienten behandeln und neben den erbrachten angeforderten Leistungen ggf. die für ihre Arztgruppe ausgewiesenen Konsiliarpauschalen berechnen.

01438	Telefonische Kontaktaufnahme im Zusammenhang mit der Gebührenordnungsposition 04414, 04416, 13574 oder 13576	88 Pkt. 9,67 €

Obligater Leistungsinhalt
* Telefonische Kontaktaufnahme mit dem Patienten im Zusammenhang mit der telemedizinischen Funktionsanalyse,

Abrechnungsbestimmung: höchstens dreimal im Krankheitsfall

Anmerkung: Die Gebührenordnungsposition 01438 ist nur in Behandlungsfällen berechnungsfähig, in denen die Gebührenordnungsposition 04414, 04416, 13574 oder 13576 berechnet wurde.

Entgegen Nr. 4.3.1 der Allgemeinen Bestimmungen ist die Gebührenordnungsposition 01438 im Behandlungsfall auch neben den Versicherten- und Grundpauschalen berecnungsfähig.

Abrechnungsausschluss: am Behandlungstag 01439
im Behandlungsfall 01435

Berichtspflicht: Nein

Aufwand in Minuten:
Kalkulationszeit: KA   **Prüfzeit:** ./.   **Eignung der Prüfzeit:** Keine Eignung

Kommentar: Dies ist die erste telemedizinische Leistung, die in den EBM aufgenommen wurde. Die Funktionsanalyse eines implantierten Kardioverters bzw. Defibrillators oder eines implantierten Systems zur kardialen Resynchronisationstherapie (CRT-P, CRT-D) kann ab dem 1. April

2016 auch telemedizinisch durchgeführt und abgerechnet werden.Eingeführt wurde diese Leistung für den Kontakt des Arztes mit seinem Patienten zu der ebenfalls ab 1.4.2016 abrechenbaren Leistung telemedizinische Funktionsprüfung definierter kardiologisch rhythmonologischer Implantate auch (gesondert abrechnen).

01440	Verweilen außerhalb der Praxis ohne Erbringung weiterer berechnungsfähiger Gebührenordnungspositionen, wegen der Erkrankung erforderlich,	352 Pkt. 38,67 €

Abrechnungsbestimmung: je vollendete 30 Minuten

Anmerkung: Die Gebührenordnungsposition 01440 ist im Zusammenhang mit der Erbringung von Leistungen in der Praxis nicht berechnungsfähig.

Abrechnungsausschluss: in derselben Sitzung 01416, 05210, 05211, 05212, 05230, 05310, 05320, 05330, 05331, 05340, 05341, 05350, 05372, 08410, 30708, 31820, 31821, 31822, 31823, 31824, 31825, 31826, 31827, 31828, 31830, 31831, 36820, 36821, 36822, 36823, 36824, 36825, 36826, 36827, 36828, 36830, 36831

Aufwand in Minuten:
Kalkulationszeit: 30   **Prüfzeit:** 30   **Eignung d. Prüfzeit:** Tages- und Quartalsprofil
GOÄ entsprechend oder ähnlich: Nr. 56*

Kommentar: Die Verweildauer ist gestaffelt und kann nur für je vollendete 30 Minuten berechnet werden. Der Ansatz der Verweilgebühr nach Nr. 01440 setzt voraus, dass der Arzt im Wesentlichen untätig beim Patienten verweilt.
EBM Nr. 01440 ist eine GOP insbesondere für den Notdienst. Muss der Arzt auf das Eintreffen des **Krankentransportwagens** warten, weil eine stationäre **Notfalleinweisung** erforderlich ist, kann je vollendete 30 Minuten die EBM Nr. 01440 berechnet werden (Verweilen außerhalb der Praxis ohne Erbringung weiterer berechnungsfähiger Gebührenordnungspositionen, wegen der Erkrankung erforderlich).
Wird dem Patienten eine **Infusion** verabreicht, die mindestens zehn Minuten läuft, kommt die EBM Nr. 02100 (Infusion intravenös und/oder in das Knochenmark und/oder mittels Portsystem und/oder intraarteriell) zum Ansatz. **In einem solchen Fall kann allerdings die Verweilgebühr nicht berechnet werden.**
Sie hat keinen Ausschluss mit 01223, 01224 und 01226.

Tipp: Prüfen Sie in der Präambel zum Kapitel Ihrer Fachgruppe, ob diese Leistung, die auch im Anhang 1 (Verzeichnis der nicht gesondert berechnungsfähigen Leistungen) aufgelistet ist, von Ihrer Fachgruppe gesondert abgerechnet werden kann.
Finden Sie diese Leistung **nicht** in einem der Präambel-Absätze als abrechenbar aufgeführt, ist sie nicht berechnungsfähig. Die Leistung ist in der Regel dann bei Ihrer Fachgruppe Bestandteil der Versicherten- oder Grundpauschale und damit nicht gesondert berechnungsfähig.

01442	Videofallkonferenz mit der/den an der Versorgung des Patienten beteiligten Pflege(fach)kraft/Pflege(fach)kräften gemäß Anlage 31b zum Bundesmantelvertrag-Ärzte (BMV-Ä)	86 Pkt. 9,45 €

Obligater Leistungsinhalt
- Patientenorientierte Videofallbesprechung zwischen dem behandelnden Vertragsarzt, der die Koordination von diagnostischen und/oder therapeutischen und/oder rehabilitativen Maßnah-

men und/oder der pflegerischen Versorgung für den Patienten durchführt und der Pflege-(fach)kraft/den Pflege(fach)kräften, die an der Versorgung des Patienten in der Häuslichkeit des Patienten oder einer Pflegeeinrichtung oder einer beschützenden Einrichtung beteiligt ist/sind in Bezug auf den chronisch pflegebedürftigen Patienten

Anmerkung: Die Gebührenordnungsposition 01442 ist höchstens dreimal im Krankheitsfall berechnungsfähig.

Die Gebührenordnungsposition 01442 ist nur berechnungsfähig, wenn im Zeitraum der letzten drei Quartale unter Einschluss des aktuellen Quartals ein persönlicher Arzt-Patienten-Kontakt in derselben Arztpraxis stattgefunden hat.

Für die Abrechnung der Gebührenordnungsposition 01442 gelten die Anforderungen gemäß Anlage 31b zum BMV-Ä entsprechend.

Abrechnungsausschluss: in derselben Sitzung 01758, 30210, 30706, 30948, 37120, 37320, 37400

Aufwand in Minuten:
Kalkulationszeit: KA   **Prüfzeit:** ./.   **Eignung d. Prüfzeit:** Keine Eignung

01444	**Zuschlag zu den Versichertenpauschalen nach den Gebührenordnungspositionen 03000 und 04000, zu den Grundpauschalen der Kapitel 5 bis 11, 13 bis 16, 18, 20 bis 23, 26 und 27 und zu den Grund- und Konsiliarpauschalen nach den Gebührenordnungspositionen 01320, 01321, 25214 und 30700 für die Authentifizierung eines unbekannten Patienten gemäß Anlage 4b zum Bundesmantelvertrag-Ärzte (BMV-Ä) im Rahmen einer Videosprechstunde gemäß Anlage 31b zum BMV-Ä durch das Praxispersonal**	**10 Pkt.** **1,10 €**

Obligater Leistungsinhalt
- Praxispersonal-Patienten-Kontakt im Rahmen einer Videosprechstunde oder Videofallbesprechung gemäß Anlage 31b zum BMV-Ä bei Kontaktaufnahme durch den Patienten,
- Überprüfung der vorgelegten eGK gemäß Anlage 4b zum BMV-Ä,
- Erhebung der Stammdaten,

Abrechnungsbestimmung: einmal im Behandlungsfall

Anmerkung: Die Gebührenordnungsposition 01444 ist nur für die Authentifizierung eines unbekannten Patienten berechnungsfähig, sofern im Behandlungsfall ausschließlich Arzt-Patienten-Kontakte im Rahmen einer Videosprechstunde gemäß Anlage 31b zum BMV-Ä stattfinden oder im Behandlungsfall ein Arzt-Patienten-Kontakt im Rahmen einer Videosprechstunde gemäß Anlage 31b zum BMV-Ä vor einem persönlichen Arzt-Patienten-Kontakt stattfindet.

Aufwand in Minuten:
Kalkulationszeit: KA   **Prüfzeit:** ./.   **Eignung d. Prüfzeit:** Keine Eignung

01450 Zuschlag im Zusammenhang mit den Versichertenpau-   **40 Pkt.**
schalen nach den Gebührenordnungspositionen 03000   **4,39 €**
und 04000, den Grundpauschalen der Kapitel 5 bis 11, 13
bis 16, 18, 20, bis 23, 26 und 27 und den Gebührenordnungspositionen 01320, 01321, 01442, 25214, 30210,
30700, 30706, 30932, 30948, 35110 bis 35113,35141,
35142, 35401, 35402, 35405, 35411, 35412, 35415, 35421,
35422, 35425, 35600, 35601, 37120 37320 und 37400 für
die Betreuung eines Patienten im Rahmen einer Videosprechstunde oder für eine Videofallkonferenz gemäß
Anlage 31b zum Bundesmantelvertrag-Ärzte (BMV-Ä)

Obligater Leistungsinhalt
- Arzt-Patienten-Kontakt im Rahmen einer Videosprechstunde gemäß Anlage 31b zum BMV-Ä
  bei Kontaktaufnahme durch den Patienten
oder
- Videofallkonferenz gemäß Anlage 31b zum BMV-Ä durch den initiierenden Vertragsarzt,

Fakultativer Leistungsinhalt
- Dokumentation,
- Erneute Einbestellung des Patienten,
je Arzt-Patienten-Kontakt im Rahmen einer Videosprechstunde oder Videofallkonferenz 40 Punkte
Für die Gebührenordnungsposition 01450 wird ein Punktzahlvolumen je Arzt gebildet, aus dem
alle gemäß der Gebührenordnungsposition 01450 durchgeführten Leistungen im Quartal zu vergüten sind. Der Höchstwert für das Punktzahlvolumen für die Gebührenordnungsposition 01450
beträgt 1.899 Punkte je abrechnendem Vertragsarzt.
Die Gebührenordnungsposition 01450 ist als Zuschlag im Zusammenhang mit den Gebührenordnungspositionen 30210, 30706, 30948, 37120, 37320 und 37400 ausschließlich berechnungsfähig, sofern die Fallkonferenz bzw. Fallbesprechung als Videofallkonferenz durchgeführt wird, die
die Anforderungen gemäß Anlage 31b zum BMV-Ä erfüllt. Die Gebührenordnungsposition 01450
ist nur vom Vertragsarzt, der die Videofallkonferenz initiiert, berechnungsfähig. Dabei gilt ein
Höchstwert von 40 Punkten je Arzt und je Videofallkonferenz.
Für die Gebührenordnungsposition 01450 gilt ein Höchstwert von 40 Punkten je Gruppenbehandlung nach den Gebührenordnungspositionen 35112 und 35113, aus dem alle gemäß der Gebührenordnungsposition 01450 durchgeführten Leistungen je Gruppenbehandlung zu vergüten
sind.

Abrechnungsbestimmung: je Arzt-Patienten-Kontakt im Rahmen einer Videosprechstunde

Anmerkung: Für die Gebührenordnungsposition 01450 wird ein Punktzahlvolumen je Arzt gebildet, aus dem alle gemäß der Gebührenordnungsposition 01450 erbrachten Leistungen im
Quartal zu vergüten sind. Der Höchstwert für das Punktzahlvolumen für die Gebührenordnungsposition 01450 beträgt 1.899 Punkte je abrechnendem Vertragsarzt.
Die Gebührenordnungsposition 01450 ist als Zuschlag im Zusammenhang mit den Gebührenordnungspositionen 37120 und 37320 ausschließlich berechnungsfähig, sofern die Fallkonferenz als
Videofallkonferenz durchgeführt wird, die die Anforderungen gemäß Anlage 31b zum BMV-Ä erfüllt.

Die Gebührenordnungsposition 01450 ist nicht neben den Gebührenordnungspositionen des Kapitels 35 berechnungsfähig.

Aufwand in Minuten:
Kalkulationszeit: KA **Prüfzeit:** ./. **Eignung d. Prüfzeit:** Keine Eignung

Kommentar: Der Bewertungsausschuss beschließt, dass der Zuschlag nach der GOP 01450 – abweichend von der Leistungsbeschreibung der GOP 01450 – auch im Zusammenhang mit der GOP 14223 zeitlich befristet bis zum 30. Juni 2020 berechnungsfähig ist. Die im Zusammenhang mit der GOP 14223 durchgeführten und abgerechneten Leistungen gemäß der GOP 01450 fließen in das Punktzahlvolumen des behandelnden Vertragsarztes gemäß der ersten Anmerkung zur GOP 01450 ein.
Der Bewertungsausschuss wird spätestens zum 15. Juni 2020 prüfen, ob eine Verlängerung bzw. Anpassung dieser Regelungen erforderlich ist.
KBV-Informationen: https://www.kbv.de/html/videosprechstunde.php
Die KV Bremen informiert: Videosprechstunde (2017) : GOP und Indikationsliste
https://www.kvhb.de/videosprechstunde-gop-und-indikationsliste-schon-zum-1-april-da
Die KV Nordrhein informiert: Videosprechstunde ab 1. April 2019 für alle Indikationen
https://www.kvno.de/60neues/2019/19_05_videosprechstunde/index.html
Weitere Informationen kann Ihnen auch Ihre regionale KV nennen.

01451	**Anschubförderung für Videosprechstunden gemäß Anlage 31b zum BundesmantelvertragÄrzte (BMV-Ä) im Rahmen der Betreuung von Patienten in der haus-/fachärztlichen Versorgung,**	**92 Pkt.** **10,11 €**

Abrechnungsbestimmung: je Arzt-Patienten-Kontakt im Rahmen einer Videosprechstunde

Anmerkung: Für die Gebührenordnungsposition 01451 wird ein Punktzahlvolumen je Praxis gebildet, aus dem alle gemäß der Gebührenordnungsposition 01451 durchgeführten Leistungen im Quartal zu vergüten sind. Der Höchstwert für die Gebührenordnungsposition 01451 beträgt insgesamt je Praxis 4.620 Punkte im Quartal.
Die Gebührenordnungsposition 01451 wird der Praxis durch die zuständige Kassenärztliche Vereinigung je durchgeführter Videosprechstunde bis zum Höchstwert zugesetzt, sofern die Praxis mindestens 15 Videosprechstunden gemäß der Gebührenordnungsposition 01450 im Quartal durchgeführt hat.

Berichtspflicht: Nein

Aufwand in Minuten:
Kalkulationszeit: KA **Prüfzeit:** ./. **Eignung d. Prüfzeit:** Keine Eignung

Kommentar: Der Bewertungsausschuß informiert u.a.: ... „
1. Die Leistung nach der Gebührenordnungsposition 01451 wird z**eitlich befristet, vom 1. Oktober 2019 bis zum 30. September 2021,** in den EBM aufgenommen.
2. Die Aufnahme der Leistung nach der Gebührenordnungsposition 01451 führt nicht zu Einsparungen bei anderen Leistungen (Substitution).
3. Die Vergütung der Leistung nach der Gebührenordnungsposition 01451 erfolgt außerhalb der morbiditätsbedingten Gesamtvergütungen ..."
4. Die Gebührenordnungsposition 01451 wird von der KV automatisch zugesetzt, sofern die Mindestanzahl von 15 Videosprechstunden im Quartal erreicht ist.

01460   Aufklärung über die Begleiterhebung gemäß § 31   28 Pkt.
Absatz 6 SGB V i. V. mit § 3 Cannabis-Begleiterhebungs-   3,08 €
Verordnung (CanBV)

Obligater Leistungsinhalt

* Aushändigung des Informationsblatts der Begleiterhebung zur Anwendung von Cannabisarzneimitteln,
* Aufklärung über die verpflichtende Begleiterhebung vor der ersten Verordnung einer Leistung nach § 31 Absatz 6 SGB V

Abrechnungsausschluss: am Behandlungstag 1.2

Berichtspflicht: Nein

Kommentar: Der Bewertungsausschuss hat zum 1. Oktober 2016 drei EBM-Ziffern zur Abrechnung einer Cannabisverordnung beschlossen und Ärzte können ab sofort eine Cannabistherapie verordnen und abrechnen (siehe § 31 Abs. 6 SGB V).
Details finden Sie bei: https://www.kbv.de/html/cannabis-verordnen.php
Alle drei Leistungen EBM Nrn. 01460, 01461 und 01626 werden extrabudgetär vergütet. Allerdings sind die EBM Nrn. 01460 und 01461 nur bis Ende März 2022 gültig, denn dann endet auch die gesetzlich vorgesehene fünfjährige behördliche Therapie-Auswertung.
Die Ärzte Zeitung informiert: ... „Zudem weist die KBV darauf hin, dass ein Wechsel innerhalb der verschiedenen Cannabis-Darreichungen – von Blüten und Extrakten auf Dronabinol- oder Nabilon-Fertigarzneimittel oder umgekehrt –, als neue Therapie gilt. „Daher kann eine Berechnung je durch die Krankenkasse genehmigter Leistung erfolgen", heißt es..."
Bitte beachten Sie, dass Sie verpflichtet sind, Ihre Patienten vor der ersten Verordnung einmalig über die verpflichtende Begleiterhebung zu informieren. Bei dieser Aufklärung händigen Sie den Patienten das Informationsblatt des BfArM aus
https://www.bfarm.de/SharedDocs/Downloads/DE/Bundesopiumstelle/Cannabis/Infoblatt_Pati
enten.pdf?__blob=publicationFile&v=3.

Aufwand in Minuten:
Kalkulationszeit: KA   **Prüfzeit:** 2   **Eignung d. Prüfzeit:** Tages- und Quartalsprofil

01461   Datenerfassung und Datenübermittlung im Rahmen der   92 Pkt.
Begleiterhebung gemäß § 31 Absatz 6 SGB V i. V. mit § 4   10,11 €
Cannabis-Begleiterhebungs-Verordnung (CanBV)

Obligater Leistungsinhalt

* Datenerfassung im Rahmen des Erhebungsbogens der Begleiterhebung zur Anwendung von Cannabisarzneimitteln,
* Elektronische Übermittlung des Erhebungsbogens der Begleiterhebung zur Anwendung von Cannabisarzneimitteln an das Bundesinstitut für Arzneimittel und Medizinprodukte in anonymisierter Form

Abrechnungsausschluss: am Behandlungstag 1.2

Berichtspflicht: Nein

Anmerkung: Die Gebührenordnungsposition 01461 ist je genehmigter Leistung nach § 31 Absatz 6 Satz 2 SGB V nach Ablauf eines Jahres nach Beginn der Therapie oder bei Beendigung der Therapie vor Ablauf eines Jahres zum Zeitpunkt des Therapieendes einmal berechnungsfähig.

Darüber hinaus ist die Gebührenordnungsposition 01461 für Versicherte, die sich zwischen dem 1. Januar 2022 bis 31. März 2022 in Therapie mit einer genehmigten Leistung nach § 31 Absatz 6 Satz 2 SGB V befinden und für die eine zweite Erhebung erforderlich ist, einmal berechnungsfähig.

Die Gebührenordnungsposition 01461 ist höchstens viermal im Krankheitsfall berechnungsfähig.

Aufwand in Minuten:
Kalkulationszeit: KA   **Prüfzeit:** 6   **Eignung d. Prüfzeit:** Tages- und Quartalsprofil
Kommentar: Siehe bei GOP 01460

1.5 Ambulante praxisklinische Betreuung und Nachsorge

1. Haben an der Erbringung von Leistungen entsprechend den Gebührenordnungspositionen dieses Abschnitts mehrere Ärzte mitgewirkt, hat der die Gebührenordnungspositionen dieses Abschnitts abrechnende Vertragsarzt in einer der Quartalsabrechnung beizufügenden und von ihm zu unterzeichnenden Erklärung zu bestätigen, dass er mit den anderen Ärzten eine Vereinbarung darüber getroffen hat, wonach nur er allein in den jeweiligen Fällen diese Gebührenordnungspositionen abrechnet.
2. Die Gebührenordnungspositionen des Abschnitts II-1.5 sind bei kurativ-stationärer (belegärztlicher) Behandlung nicht berechnungsfähig.

Kommentar: Durch diese Regelung soll gewährleistet werden, dass die gleichzeitige Abrechnung von Beobachtungs- und Betreuungsmaßnahmen durch mehrere Ärzte, die tatsächlich beteiligt waren, ausgeschlossen ist.

Sinnvoll wird diese Regelung jedoch nur dann, wenn die vorgeschriebene schriftliche Erklärung auch die Namen der „anderen Ärzte" enthält, da sonst eine Prüfung z.B. im Rahmen einer Plausibilitätsprüfung nicht möglich wäre.

Zusatzpauschalen für Beobachtung und Betreuung

01510* Dauer mehr als 2 Stunden	443 Pkt.
	48,67 €

Obligater Leistungsinhalt
- Beobachtung und Betreuung eines Kranken mit konsumierender Erkrankung (fortgeschrittenes Malignom, HIV-Erkrankung im Stadium AIDS) in einer Arztpraxis oder praxisklinischen Einrichtung gemäß § 115 Abs. 2 SGB V unter parenteraler intravasaler Behandlung mittels Kathetersystem

und/oder
- Beobachtung und Betreuung eines Kranken in einer Arztpraxis oder praxisklinischen Einrichtung gemäß § 115 Abs. 2 SGB V unter parenteraler intravasaler Behandlung mit Zytostatika und/oder monoklonalen Antikörpern und/oder Alglucosidase alfa bei Morbus Pompe

und/oder
- Beobachtung und Betreuung eines kachektischen Patienten mit konsumierender Erkrankung während enteraler Ernährung über eine Magensonde oder Gastrostomie (PEG) in einer Praxis oder praxisklinischen Einrichtung gemäß § 115 Abs. 2 SGB V

und/oder

- Beobachtung und Betreuung einer Patientin, bei der ein i.v.-Zugang angelegt ist, am Tag der Eizellentnahme, entsprechend der Gebührenordnungsposition 08541

und/oder

- Beobachtung und Betreuung eines Patienten nach einer Punktion an Niere, Leber, Milz oder Pankreas

Fakultativer Leistungsinhalt
- Infusion(en)

Anmerkung: Für die Behandlung mit monoklonalen Antikörpern ist nur die Gebührenordnungsposition 01510 ; in begründeten Ausnahmefällen unter Angabe des Präparates und der Infusionsdauer die Gebührenordnungsposition 01511 berechnungsfähig.
Für die Behandlung mit Alglucosidase alfa bei Morbus Pompe sind nur die Gebührenordnungspositionen 01510 und 01511 berechnungsfähig.

Abrechnungsausschluss: in derselben Sitzung 01511, 01512, 01520, 01521, 01530, 01531, 01857, 01910, 01911, 02100, 02101, 04564, 04565, 04566, 04572, 04573, 13610, 13611, 13612, 13620, 13621, 13622, 30708, 32247, 34502, 34503 und Kapitel 31.5.3, 5

Aufwand in Minuten:
Kalkulationszeit: 4   **Prüfzeit:** 4   **Eignung d. Prüfzeit:** Tages- und Quartalsprofil

GOÄ entsprechend oder ähnlich: Leistungskomplex in der GOÄ nicht vorhanden. Abrechnung der einzelnen erbrachten GOÄ-Leistung(en).

Kommentar: Seit 1.10.2019 wird diese Behandlung bei den EBM Nrn. 01510 bis 01511 berechnungsfähig.
Nach einem BSG-Urteil vom 25. Januar 2017 sind die EBM Nrn. 01510 bis 01512 der Betreuungs- und Beobachtungsleistungen auch von ermächtigten stationären Einrichtungen abrechenbar.
Die Leistungen der EBM Nrn. 01510 bis 01512 können berechnet werden:
a) wenn der Kranke mehr als 2 Stunden (die reine Betreuungszeit muss mehr als zwei Stunden, also mindestens 121 Minuten gedauert haben) in der Praxis oder praxisklinischen Einrichtung, nicht jedoch im Rahmen einer belegärztlichen Behandlung beobachtet und betreut wurde und
b) wenn es sich um eine der in der Leistungslegende definierten Gruppen von Behandlungsmaßnahmen gehandelt hat.
EBM Nr. 01511 setzt mindestens eine Betreuungszeit von 241 Minuten,
EBM Nr. 01512 setzt 361 Minuten voraus.
Der Arzt darf sich während der Betreuungszeit auch um andere Patienten kümmern und ggf. eine Betreuung und Beobachtung durch eine ausgebildete Hilfskraft sicherstellen.
Die EBM Nrn. 01510 bis 01512 sind je Patient auch dann berechnungsfähig, wenn der Arzt mehrere Patienten gleichzeitig betreut. Der Arzt muss sich aber immer wieder vom Zustand seines speziellen Patienten vergewissern. Infusionen sind Bestandteil der Betreuungsleistung und zusätzlich berechnungsfähig.
Leistungen, die eine nach dem EBM vergütete Beobachtung und/oder Betreuung eines Patienten erfordern, sind an demselben Behandlungstag nicht neben den EBM Nrn. 01510–01512 abrechenbar.

01511* Dauer mehr als 4 Stunden   **872 Pkt.**
                                             95,81 €

Aufwand in Minuten:
Kalkulationszeit: 6   **Prüfzeit:** 6   **Eignung d. Prüfzeit:** Tages- und Quartalsprofil

GOÄ entsprechend oder ähnlich: Leistungskomplex in der GOÄ nicht vorhanden. Abrechnung der einzelnen erbrachten GOÄ-Leistung(en).

Kommentar: Siehe Kommentar zu EBM Nr. 01510

01512* Dauer mehr als 6 Stunden   **1299 Pkt.**
                                           142,72 €

Aufwand in Minuten:
Kalkulationszeit: 8   **Prüfzeit:** 10   **Eignung d. Prüfzeit:** Tages- und Quartalsprofil

GOÄ entsprechend oder ähnlich: Leistungskomplex in der GOÄ nicht vorhanden. Abrechnung der einzelnen erbrachten GOÄ-Leistung(en).

Kommentar: Siehe Kommentar zu EBM Nr. 01510

01514 Zusatzpauschale für die Beobachtung und Betreuung   **443 Pkt.**
        eines Kranken bei der Gabe von Velmanase alfa   **48,67 €**

Obligater Leistungsinhalt
- Beobachtung und Betreuung eines Kranken unter parenteraler intravasaler Behandlung mit Velmanase alfa,
- Dauer mehr als 2 Stunden

Fakultativer Leistungsinhalt
- Infusion(-en)

Anmerkung: Die Berechnung der Gebührenordnungsposition 01514 setzt die Angabe des Körpergewichts des Patienten und bei einem Körpergewicht unter 50 kg der Infusions- und Überwachungsdauer voraus.
Die Gebührenordnungsposition 01514 ist nicht neben den Gebührenordnungspositionen 01510 bis 01512, 01516, 01520, 01521, 01530, 01531, 01857, 01910, 01911, 02100, 02101, 04564 bis 04566, 04572, 04573, 13610 bis 13612, 13620 bis 13622, 30708, 32247 und 34503 bis 34505 und nicht neben den Gebührenordnungspositionen des Abschnitts 31.5.3 sowie den Gebührenordnungspositionen des Kapitels 5 berechnungsfähig.

Aufwand in Minuten:
Kalkulationszeit: 4   **Prüfzeit:** 4   **Eignung d. Prüfzeit:** Tages- und Quartalsprofil

---

01516 Zusatzpauschale für die Beobachtung und Betreuung   **1299 Pkt.**
        eines Kranken bei der Gabe von Fingolimod   **142,72 €**

Obligater Leistungsinhalt
- Beobachtung und Betreuung eines Kranken bei der Erstgabe

oder
- Beobachtung und Betreuung eines Kranken bei der Umstellung der Tagesdosis von 0,25 mg auf 0,5 mg

oder
- Beobachtung und Betreuung eines Kranken bei Wiederaufnahme der Therapie nach Unterbrechung von einem Tag oder mehreren Tagen während der ersten zwei Behandlungswochen oder von mehr als sieben Tagen während der dritten und vierten Behandlungswoche oder von mehr als zwei Wochen nach einem Behandlungsmonat,
- Dauer mehr als sechs Stunden

Die Gebührenordnungsposition 01516 ist nicht neben den Gebührenordnungspositionen 01510 bis 01512, 01514, 01910, 01911, 02100, 02101, 04564 bis 04566, 04572, 04573, 13610 bis 13612, 30708 und 34503 bis 34505 berechnungsfähig.

Aufwand in Minuten:
Kalkulationszeit: 8   **Prüfzeit:** 8   **Eignung d. Prüfzeit:** Tages- und Quartalprofil

01520* **Zusatzpauschale für Beobachtung und Betreuung eines Kranken, entsprechend den Inhalten der Vereinbarung zur invasiven Kardiologie gemäß § 135 Abs. 2 SGB V zur Ausführung und Abrechnung invasiver kardiologischer Leistungen**	**878 Pkt.** **96,47 €**

Obligater Leistungsinhalt
- Im unmittelbaren Anschluss an eine diagnostische Herzkatheteruntersuchung entsprechend der Gebührenordnungsposition 34291,
- Dauer mehr als 4 Stunden,

Abrechnungsbestimmung: einmal im Behandlungsfall

Abrechnungsausschluss: im Behandlungsfall 13310, 13311
in derselben Sitzung 01510, 01511, 01512, 01521, 01530, 01531, 01857, 01910, 01911, 02100, 02101, 04564, 04565, 04566, 04572, 04573, 13610, 13611, 13612, 13620, 13621, 13622, 30708, 32247, 34502, 34503, 34504, 34505 und Kapitel 31.5.3, 5

Aufwand in Minuten:
Kalkulationszeit: 6   **Prüfzeit:** 6   **Eignung d. Prüfzeit:** Tages- und Quartalsprofil

GOÄ entsprechend oder ähnlich: Nrn. 448, 449

Kommentar: Die Leistungen nach Nr. 01520 und 01521 betreffen ausschließlich die Beobachtung und Betreuung eines Patienten im unmittelbaren Anschluss an eine diagnostische oder therapeutische Herzkatheteruntersuchung
- 01520 im Zusammenhang mit der EBM-Nr. 34291: **Herzkatheteruntersuchung mit Koronarangiographie**
- 01521 im Zusammenhang mit der EBM-Nrn. 34292: **Zuschlag zu der Leistung nach der Nr. 34291 bei Durchführung einer interventionellen Maßnahme (PTCA, Stent),**
wenn diese sich über einen Zeitraum von mehr als 4 bzw. 12 Stunden hinziehen. Die Leistung der Beobachtung und Betreuung nach EBM-Nr. 01520 oder 01521 ist an demselben Tag nicht neben zahlreichen anderen Betreuungsleistungen, wie sie in den Bestimmungen zur EBM-Nr. 01510 aufgeführt sind, abrechenbar.

01521* **Zusatzpauschale für Beobachtung und Betreuung eines** **1521 Pkt.**
Kranken, entsprechend den Inhalten der Vereinbarung **167,11 €**
zur invasiven Kardiologie gemäß § 135 Abs. 2 SGB V zur
Ausführung und Abrechnung invasiver kardiologischer
Leistungen

Obligater Leistungsinhalt
- Im unmittelbaren Anschluss an eine therapeutische Herzkatheteruntersuchung entsprechend der Gebührenordnungsposition 34292,
- Dauer mehr als 12 Stunden,

Abrechnungsbestimmung: einmal im Behandlungsfall

Abrechnungsausschluss: im Behandlungsfall 13310, 13311
in derselben Sitzung 01510, 01511, 01512, 01520, 01530, 01531, 01857, 01910, 01911, 02100, 02101, 04564, 04565, 04566, 04572, 04573, 13610, 13611, 13612, 13620, 13621, 13622, 30708, 32247, 34503, 34504, 34505 und Kapitel 31.5.3, 5

Aufwand in Minuten:
Kalkulationszeit: 9   **Prüfzeit:** 9   **Eignung d. Prüfzeit:** Tages- und Quartalsprofil

GOÄ entsprechend oder ähnlich: Nrn. 448, 449

Kommentar: Die Leistungen nach Nr. 01520 und 01521 betreffen ausschließlich die Beobachtung und Betreuung eines Patienten im unmittelbaren Anschluss an eine diagnostische oder therapeutische Herzkatheteruntersuchung
- 01520 im Zusammenhang mit der EBM-Nr. 34291: **Herzkatheteruntersuchung mit Koronarangiographie**
- 01521 im Zusammenhang mit der EBM-Nrn. 34292: **Zuschlag zu der Leistung nach der Nr. 34291 bei Durchführung einer interventionellen Maßnahme (PTCA, Stent),**
wenn diese sich über einen Zeitraum von mehr als 4 bzw. 12 Stunden hinziehen. Die Leistung der Beobachtung und Betreuung nach EBM-Nr. 01520 oder 01521 ist an demselben Tag nicht neben zahlreichen anderen Betreuungsleistungen, wie sie in den Bestimmungen zur EBM-Nr. 01510 aufgeführt sind, abrechenbar.

01530* **Zusatzpauschale für Beobachtung und Betreuung eines** **878 Pkt.**
Kranken, entsprechend den Inhalten der Vereinbarung **96,47 €**
zur interventionellen Radiologie gemäß § 135 Abs. 2
SGB V zur Ausführung und Abrechnung diagnostischer
angiologischer Leistungen

Obligater Leistungsinhalt
- Im unmittelbaren Anschluss an eine diagnostische angiologische Untersuchung entsprechend der Gebührenordnungsposition 34283,
- Dauer mehr als 4 Stunden,

Abrechnungsbestimmung: einmal im Behandlungsfall

Abrechnungsausschluss: im Behandlungsfall 13311, 34291
in derselben Sitzung 01510, 01511, 01512, 01520, 01521, 01531, 01857, 01910, 01911, 02100, 02101, 04564, 04565, 04566, 04572, 04573, 13310, 13610, 13611, 13612, 13620, 13621, 30708, 32247, 34502, 34503, 34504, 34505 und Kapitel 31.5.3, 5

Aufwand in Minuten:

Kalkulationszeit: 6   **Prüfzeit:** 6   **Eignung d. Prüfzeit:** Tages- und Quartalsprofil

GOÄ entsprechend oder ähnlich: Nrn. 448, 449

Kommentar: Die Leistung nach Nr. 01530 und 01531 betreffen ausschließlich die Beobachtung und Betreuung eines Patienten im unmittelbaren Anschluss an eine angiologisch diagnostische (EBM-Nr. 34283 Serienangiographie) oder therapeutische Maßnahme (Selektiver Darstellung hirnversorgender Gefäße EBM-Nrn. 34284, 34285), wenn sie sich in den entsprechenden Zeitabständen

- Nr. 01530 = mehr als 4 Stunden,
- Nr. 01531 = mehr als 6 Stunden

befinden.

01531* **Zusatzpauschale für Beobachtung und Betreuung eines**   **1521 Pkt.**
        Kranken, entsprechend den Inhalten der Vereinbarung   **167,11 €**
        zur interventionellen Radiologie gemäß § 135 Abs. 2
        SGB V zur Ausführung und Abrechnung therapeutischer
        angiologischer Leistungen

Obligater Leistungsinhalt

- Im unmittelbaren Anschluss an eine therapeutische angiologische Leistung entsprechend der Gebührenordnungspositionen 34284 und/oder 34285 und/oder 34286,
- Dauer mehr als 6 Stunden,

Abrechnungsbestimmung: einmal im Behandlungsfall

Anmerkung: Die Gebührenordnungsposition 01531 ist nicht neben den Gebührenordnungspositionen 01510 bis 01512, 01520, 01521, 01530, 01857, 01910, 01911, 02100, 02101, 04564 bis 04566, 04572, 04573, 13610 bis 13612, 13620 bis 13622, 30708, 32247, 34502 und 34503 und nicht neben den Gebührenordnungspositionen des Abschnitts 31.5.3 sowie den Gebührenordnungspositionen des Kapitels 5 berechnungsfähig.
Die Gebührenordnungsposition 01531 ist am Behandlungstag nicht neben der Gebührenordnungsposition 13310 berechnungsfähig.
Die Gebührenordnungsposition 01531 ist im Behandlungsfall nicht neben den Gebührenordnungspositionen 13311 und 34291 berechnungsfähig.

Abrechnungsausschluss: am Behandlungstag 13310
im Behandlungsfall 13311, 34291
in derselben Sitzung 01510, 01511, 01512, 01520, 01521, 01530, 01857, 01910, 01911, 02100, 02101, 04564, 04565, 04566, 04572, 04573, 13610, 13611, 13612, 13620, 13621, 30708, 32247, 34502, 34503, 34504, 34505 und Kapitel 31.5.3, 5

Aufwand in Minuten:

Kalkulationszeit: 9   **Prüfzeit:** 9   **Eignung d. Prüfzeit:** Tages- und Quartalsprofil

GOÄ entsprechend oder ähnlich: Nrn. 448, 449

Kommentar: Die Leistung nach Nr. 01530 und 01531 betreffen ausschließlich die Beobachtung und Betreuung eines Patienten im unmittelbaren Anschluss an eine angiologisch diagnostische (EBM-Nr. 34283 Serienangiographie) oder therapeutische Maßnahme (Selektiver Darstellung hirnversorgender Gefäße EBM-Nrn. 34284, 34285), wenn sie sich in den entsprechenden Zeitabständen

- Nr. 01530 = mehr als 4 Stunden,
- Nr. 01531 = mehr als 6 Stunden

befinden.

1.6 Schriftliche Mitteilungen, Gutachten

1. Für das Ausstellen von Auskünften, Bescheinigungen, Zeugnissen, Berichten und Gutachten auf besonderes Verlangen der Krankenkassen bzw. des Medizinischen Dienstes gelten die Regelungen gemäß § 36 Bundesmantelvertrag-Ärzte (BMV-Ä).
2. Zweitschriften und alle weiteren als der erste Ausdruck EDV-gespeicherter Dokumentationen von Berichten und Arztbriefen mit Ausnahme der Gebührenordnungsposition 01602 sind nicht nach den Gebührenordnungspositionen dieses Abschnitts berechnungsfähig.
3. Die für Reproduktion und Versendung entstandenen Kosten können nach den vertraglichen Regelungen zu den Pauschalerstattungen geltend gemacht werden.
4. Bei Probenuntersuchungen ohne Arzt-Patienten-Kontakt sind die Gebührenordnungspositionen 01600 und 01601 nicht berechnungsfähig.
5. Die Gebührenordnungsposition 01640 ist von Vertragsärzten berechnungsfähig, die durch Diagnostik und/oder Therapie ein umfassendes Bild zu Befunden, Diagnosen und Therapiemaßnahmen des Patienten haben bzw. infolge einer krankheitsspezifischen Diagnostik und/oder Therapie über notfallrelevante Informationen zum Patienten verfügen.
6. Die Gebührenordnungsposition 01650 kann ausschließlich von
   - Fachärzten im Gebiet Chirurgie,
   - Fachärzten für Orthopädie,
   - Fachärzten für Frauenheilkunde und Geburtshilfe,
   - Fachärzten für Urologie

   berechnet werden.

Kommentar: Die Bundesmantelverträge regeln in den genannten Vorschriften, wann und unter welchen Voraussetzungen der Vertragsarzt verpflichtet ist, Auskünfte und sonstige Informationen an die Krankenkasse zu geben. Beispielhaft wird hier § 36 BMV-Ä:

„§ 36 Schriftliche Informationen
(1) Der Vertragsarzt ist befugt und verpflichtet, die zur Durchführung der Aufgaben der Krankenkassen erforderlichen schriftlichen Informationen (Auskünfte, Bescheinigungen, Zeugnisse, Berichte und Gutachten) auf Verlangen an die Krankenkasse zu übermitteln. Wird kein vereinbarter Vordruck verwendet, gibt die Krankenkasse an, gemäß welcher Bestimmungen des Sozialgesetzbuches oder anderer Rechtsvorschriften die Übermittlung der Information zulässig ist.
(2) Für schriftliche Informationen werden Vordrucke vereinbart. Vereinbarte Vordrucke, kurz.B.scheinigungen und Auskünfte sind vom Vertragsarzt ohne besonderes Honorar gegen Erstattung von Auslagen auszustellen, es sei denn, dass eine andere Vergütungsregelung vereinbart wurde. Der Vordruck enthält einen Hinweis darüber, ob die Abgabe der Infor-

mation gesondert vergütet wird oder nicht. Gutachten und Bescheinigungen mit gutacht-
lichen Fragestellungen, für die keine Vordrucke vereinbart wurden, sind nach den Leistungspositionen des BMÄ zu vergüten.
(3) Soweit Krankenkassen Versicherte bei der Verfolgung von Schadensersatzansprüchen,
die bei der Inanspruchnahme von Versicherungsleistungen aus Behandlungsfehlern entstanden sind, unterstützen, sind die Vertragsärzte bei Vorliegen einer aktuellen Schweige-
pflichtsentbindung berechtigt, die erforderlichen Auskünfte zu erteilen."

Da die Übermittlungsart der schriftlichen Mitteilung nicht vorgeschrieben ist, kann diese per
normale Post, aber auch per Fax oder per E-Mail erfolgen. Bei den beiden letztgenannten
Übermittlungsarten sind aber hohe Anforderungen an die datenschutzrechtlichen Belange zu
stellen. So muss der Arzt sicherstellen, dass Fax bzw. E-Mail nur an den befugten Empfänger
gelangen. Kann er das nicht hundertprozentig, sollte er auf diese Art der Übermittlung verzichten. Aus dem Wortlaut der Präambel, insbesondere der Nr. 1.4, ist zu schließen, dass Anlass des Berichts eine vorausgegangene Patientenuntersuchung gewesen sein muss. Entsprechend können reine Befundmitteilungen oder die Mitteilung über das Ergebnis von Probenuntersuchungen keine nach Nrn. 01600 und 01601 abrechnungsfähige Leistung darstellen. Allerdings können in solchen Fällen u.U. Versand- oder Kostenpauschalen nach Kapitel 40 anfallen.

01600	Ärztlicher Bericht über das Ergebnis einer Patientenun-tersuchung	55 Pkt. 6,04 €

Anmerkung: Der Höchstwert für die Gebührenordnungsposition 01600 und 01601 beträgt
180 Punkte je Behandlungsfall. Der Höchstwert ist auch auf den Arztfall anzuwenden.
Die Gebührenordnungsposition 01600 ist in den berechnungsfähigen Gebührenordnungspositio-
nen der Abschnitte III.b-8.5, IV-31.2, IV-32.2, IV-32.3, IV-36.2 und der Kapitel III.b-11, III.b-12,
III.b-17, III.b-19, III.b-24, III.b-25 und IV-34 enthalten.
Die Gebührenordnungsposition 01600 ist im Behandlungsfall nicht neben den Versicherten-,
Grund- oder Konsiliarpauschalen berechnungsfähig.

Abrechnungsausschluss: im Krankheitsfall 01838
am Behandlungstag 31010, 31011, 31012, 31013
im Behandlungsfall 01790, 01791, 01792, 01793, 01835, 01836, 01837, 03000, 03010, 03030,
04000, 04010, 04030, 25213, 30700

Aufwand in Minuten:
Kalkulationszeit: KA   **Prüfzeit:** ./.   **Eignung d. Prüfzeit:**Keine Eignung
GOÄ entsprechend oder ähnlich: Nr. 70

Kommentar: Wenn ein Patient, bei dem eine berichtspflichtige Leistung erbracht wurde, nicht
die Weitergabe eines Befundes an den Hausarzt wünscht oder wenn er gar keinen hat, so ist nach
den Allgemeinen Bestimmungen 2.1.4 die berichtspflichtige Leistung trotzdem vollständig erfüllt
und damit auch abrechnungsfähig.
Gemäß den Allgemeinen Bestimmungen 2.1.4 muss der Bericht immer schriftlich abgefasst werden und kann nicht – auch nicht im Rahmen einer Praxisgemeinschaft – mündlich, d.h. telefonisch übermittelt werden.

Nach den allgemeinen Bestimmungen 7.1 können Versand- bzw. Kostenpauschale nach den EBM-Nrn. 40120 ff. abgerechnet werden. Nicht abrechnungsfähig sind Schreibgebühren. Bei Übermittlung des ärztlichen Berichtes per Fax kann die EBM-Nr. 40120 zusätzlich berechnet werden.

01601	**Ärztlicher Brief in Form einer individuellen schriftlichen Information des Arztes an einen anderen Arzt über den Gesundheits- bzw. Krankheitszustand des Patienten**	**108 Pkt.** **11,87 €**

Obligater Leistungsinhalt
* Schriftliche Informationen zu
  - Anamnese,
  - Befund(e),
  - Epikritische Bewertung,
  - Schriftliche Informationen zur Therapieempfehlung

Anmerkung: Der Höchstwert für die Gebührenordnungspositionen 01600 und 01601 beträgt 180 Punkte je Behandlungsfall. Der Höchstwert ist auch auf den Arztfall anzuwenden.
Die Gebührenordnungsposition 01601 ist in den berechnungsfähigen Gebührenordnungspositionen der Abschnitte III.b-8.5, IV-31.2, IV-32.2, IV-32.3, IV-36.2 und der Kapitel III.b-11, III.b-12, III.b-17, III.b-19, III.b-24, III.b-25 und IV-34 enthalten.
Die Gebührenordnungsposition 01601 ist im Behandlungsfall nicht neben den Versicherten-, Grund- oder Konsiliarpauschalen berechnungsfähig.

Abrechnungsausschluss: im Krankheitsfall 01838
am Behandlungstag 31010, 31011, 31012, 31013
im Behandlungsfall 01790, 01791, 01792, 01793, 01835, 01836, 01837, 03000, 03030, 04000, 04010, 04030, 25213, 25214, 30700

Aufwand in Minuten:
Kalkulationszeit: 8   **Prüfzeit:** 2   **Eignung d. Prüfzeit:** Tages- und Quartalsprofil
GOÄ entsprechend oder ähnlich: Nrn. 75, 80 (Gutachten)

Kommentar: Nach der Leistungslegende wird eine abschließende Beurteilung (epikritische Bewertung) gefordert, so dass ein allgemeiner Bericht über die Patientenuntersuchung und die entsprechenden Befunde nicht dieser Leistungslegende entspricht, sondern nur der EBM-Nr. 01600. Alle Kopien für den Hausarzt sind nach der festgelegten EBM-Nr. 01602 berechnungsfähig. Wezel/Liebold weist in seinem Kommentar nochmals darauf hin, dass die zum Zeitpunkt der Untersuchung festgestellten Symptome und Befunde relativ zeitnah am Untersuchungstermin versendet werden sollten, und gibt ein Urteil des Sozialgerichtes Stuttgart AZ.: S11Ka2267/02 vom 14. Mai 2003 an, dass nur in Ausnahmefällen der Zeitraum von 4 Wochen tolerabel ist.

01602	**Gebührenordnungsposition für die Mehrfertigung (z.B. Kopie) eines Berichtes oder Briefes nach den Gebührenordnungspositionen 01600, 01601, 01794, 01841, 08575, 11230 oder 11233 an den Hausarzt gemäß § 73 Abs. 1b SGB V**	**12 Pkt.** **1,32 €**

Anmerkung: Bei der Berechnung der Gebührenordnungsposition 01602 ist auf dem Behandlungsausweis die Arztabrechnungsnummer oder der Name des Hausarztes gemäß § 73 Abs. 1b SGB V anzugeben.

Die Gebührenordnungsposition 01602 für die Kopie eines Berichtes oder Briefes an den Hausarzt ist nur berechnungsfähig, wenn bereits ein Bericht oder Brief an einen anderen Arzt erfolgt ist.

Abrechnungsausschluss: im Behandlungsfall 17210, 19210, 24210, 24211, 24212, 25210, 25211, 25213, 25214

Aufwand in Minuten:
Kalkulationszeit: KA   **Prüfzeit:** ./.   **Eignung d. Prüfzeit:** Keine Eignung

GOÄ entsprechend oder ähnlich: Berechnung entstandener Kopie-Kosten nach § 10 Abs.1 GOÄ

Kommentar: Seit dem neuen EBM2000plus wird fast für jeden „Spezialisten", der diagnostische Leistungen an Patienten vollbringt, der Brief an den Hausarzt bzw. an einen anderen überweisenden Spezialisten zur Grundvoraussetzung für die Abrechnung. Erst mit Versendung dieses Briefes ist die Leistung abgeschlossen.
Erfolgt eine Überweisung von einem Spezialisten zu einem anderen, so ist sowohl ein Arztbrief an den überweisenden Spezialisten und eine Befundkopie an den Hausarzt zu senden.
Hausärzte sollten bei Überweisung ihre Patienten darauf hinweisen, dass der Gebietsarzt unverzüglich eine Befundkopie zusenden muss.
Für die Mehrfertigung kann neben Nr 01602 die Kostenpauschale nach Nr. 40144 zusätzlich berechnet werden

01610	Bescheinigung zur Feststellung der Belastungsgrenze	14 Pkt.
	(Muster 55)	1,54 €

Aufwand in Minuten:
Kalkulationszeit: KA   **Prüfzeit:** ./.   **Eignung d. Prüfzeit:** Keine Eignung

GOÄ entsprechend oder ähnlich: Nr. 70

Kommentar: Erwachsene müssen nicht mehr als 2 % ihrer jährlichen Bruttoeinnahmen aus eigener Tasche für Heil- und Hilfsmittel, Fahrtkosten, Vorsorge- und Rehabilitationsleistungen hinzuzahlen. Für chronisch Kranke, die wegen derselben schwerwiegenden Krankheit in Dauerbehandlung sind, liegt die Belastungsgrenze bei 1 % der jährlichen Bruttoeinnahmen.
Eine „Dauerbehandlung" liegt vor, wenn der Versicherte mindestens ein Jahr lang vor Ausstellung dieser Bescheinigung jeweils wenigstens einmal im Quartal wegen derselben Krankheit in ärztlicher Behandlung war.
Der Begriff der „schwerwiegenden chronischen Krankheit" wurde vom gemeinsamen Bundesausschuss in der „Richtlinie zur Definition schwerwiegender chronischer Krankheiten" im Sinne des § 62 SGB V" wie folgt definiert (§ 2 der Richtlinie):

Schwerwiegende chronische Krankheit
Eine Krankheit i.S.d. § 62 Abs. 1 Satz 2 SGB V ist ein regelwidriger körperlicher oder geistiger Zustand, der Behandlungsbedürftigkeit zur Folge hat. Gleiches gilt für die Erkrankung nach § 62 Abs. 1 Satz 4 SGB V.
Eine Krankheit ist schwerwiegend chronisch, wenn sie wenigstens ein Jahr lang, mindestens einmal pro Quartal ärztlich behandelt wurde (Dauerbehandlung) und eines der folgenden Merkmale vorhanden ist:
a) Es liegt eine Pflegebedürftigkeit der Pflegestufe 2 oder 3 nach dem zweiten Kapitel SGB XI vor.

b) Es liegt ein Grad der Behinderung (GdB) von mindestens 60 oder eine Minderung der Erwerbsfähigkeit (MdE) von mindestens 60 % vor, wobei der GdB oder die MdE nach den Maßstäben des § 30 Abs. 1 BVG oder des § 56 Abs. 2 SGB VII festgestellt und zumindest auch durch die Krankheit nach Satz 1 begründet sein muss.
c) Es ist eine kontinuierliche medizinische Versorgung (ärztliche oder psychotherapeutische Behandlung, Arzneimitteltherapie, Behandlungspflege, Versorgung mit Heil- und Hilfsmitteln) erforderlich, ohne die nach ärztlicher Einschätzung eine lebensbedrohliche Verschlimmerung, eine Verminderung der Lebenserwartung oder eine dauerhafte Beeinträchtigung der Lebensqualität durch die aufgrund der Krankheit nach Satz 1 verursachte Gesundheitsstörung zu erwarten ist.

Ist eine Person nach zumindest einem dieser Kriterien chronisch erkrankt, beträgt die Belastungsgrenze 1 % des maßgeblichen Jahreseinkommens.
Den betroffenen Patienten ist auf jeden Fall zu empfehlen, alle Quittungen von Zuzahlungen und auch die Quittungen der Praxisgebühr zu sammeln. Wenn im Laufe des Jahres die Belastungsgrenze erreicht wird, dann sollten diese Patienten ihre Einkommensnachweise mit den aufgebrachten Aufwendungen für Zuzahlungen und Praxisgebühren bei der Krankenkasse einreichen. Sie werden dann für den Rest des Jahres von den Zuzahlungen befreit.
Zur Abrechnung der Leistung nach Nr. 01610 muss das Muster 55 ausgefüllt sein.
Tipp: Auf der u.a. KBV-Seite finden Sie die aktuelle Vordruckvereinbarung: https://www.kbv.de/media/sp/02_Vordruckvereinbarung.pdf
Prüfen Sie in der Präambel zum Kapitel Ihrer Fachgruppe, ob diese Leistung, die auch im Anhang 1 (Verzeichnis der nicht gesondert berechnungsfähigen Leistungen) aufgelistet ist, von Ihrer Fachgruppe gesondert abgerechnet werden kann.
Finden Sie diese Leistung **nicht** in einem der Präambel-Absätze als abrechenbar aufgeführt, ist sie nicht berechnungsfähig. Die Leistung ist in der Regel dann bei Ihrer Fachgruppe Bestandteil der Versicherten- oder Grundpauschale und damit nicht gesondert berechnungsfähig.

| 01611 | Verordnung von medizinischer Rehabilitation unter Verwendung des Vordrucks Muster 61 gemäß Anlage 2 der Richtlinie des Gemeinsamen Bundesausschusses über Leistungen zur medizinischen Rehabilitation (Rehabilitations-Richtlinie) nach § 92 Abs. 1 SGB V | 302 Pkt. 33,18 € |

Aufwand in Minuten:
Kalkulationszeit: KA   **Prüfzeit:** 20   **Eignung d. Prüfzeit:** Tages- und Quartalsprofil
GOÄ entsprechend oder ähnlich: Nrn. 80, 85 (aufwendiges Gutachten)

Kommentar: Die aktualisierten Rehabilitations-Richtlinien finden Sie unter: https://www.g-ba.de/informationen/richtlinien/23/- in Kraft getreten am: 04.08.2018
Zur Abrechnung der Leistung nach Nr. 01611 muss das Muster 61 ausgefüllt sein (http://www.kvmv.info/aerzte/25/20/Qualitaetssicherung_aktuell/Reha_Muster61_Erlaeuterungen_14032016.pdf).

| 01612 | Konsiliarbericht eines Vertragsarztes vor Aufnahme einer Psychotherapie durch den Psychologischen Psychotherapeuten oder Kinder- und Jugendlichenpsychotherapeuten (Muster 22) gemäß der Psychotherapie-Richtlinie | 37 Pkt. 4,07 € |

Aufwand in Minuten:
Kalkulationszeit: KA   **Prüfzeit:** 1   **Eignung d. Prüfzeit:** Tages- und Quartalsprofil
GOÄ entsprechend oder ähnlich: Nr. 75

Kommentar: Patienten können psychologische Psychotherapeuten und Kinder- und Jugendlichenpsychotherapeuten, die an der vertragsärztlichen Versorgung teilnehmen, unmittelbar aufsuchen, doch ist der Aufgesuchte verpflichtet, den Patienten zur Einholung des Konsiliarberichtes spätestens nach Beendigung der probatorischen Sitzungen und vor Beginn der Psychotherapie den Patienten an einen Konsiliararzt zu überweisen.
Auf der Überweisung hat er dem Konsiliararzt eine kurze Information über die von ihm erhobenen Befunde und die Indikation zur Durchführung einer Psychotherapie zukommen zu lassen.
Der Konsiliararzt hat den Konsiliarbericht nach persönlicher Untersuchung des Patienten zu erstellen. Der Bericht ist dem Psychologischen Psychotherapeuten oder Kinder- und Jugendlichenpsychotherapeuten möglichst zeitnah, spätestens aber drei Wochen nach der Untersuchung zu übermitteln.
Der Konsiliarbericht ist vom Konsiliararzt insbesondere zum Ausschluss somatischer Ursachen und gegebenenfalls psychiatrischer oder kinder- und jugendpsychiatrischer Ursachen abzugeben. Die Angaben sind nur zur Einsicht für den Therapeuten (Muster 22a), den Konsiliararzt (Muster 22c) und gegebenenfalls den Gutachter oder Obergutachter (Muster 22b) selbst bestimmt, die Krankenkasse (Muster 22d) erhält keine Einsicht.
Ist eine psychotherapeutische Behandlung nach Ansicht des Arztes kontraindiziert und wird trotzdem ein Antrag auf therapeutische Behandlung bei der Vertragskasse gestellt, so veranlasst die Krankenkasse eine Begutachtung durch den Medizinischen Dienst der Krankenkassen.
Da die EBM-Ziffer 01612 in der Präambel zum Kapitel 04 (Kinderheilkunde) nicht als „zusätzlich zu berechnende EBM-Ziffer" aufgezählt ist, wird sie für Kinder- und Jugendärzte nicht extra vergütet.

| 01620 | Kurze Bescheinigung oder kurzes Zeugnis, nur auf besonderes Verlangen der Krankenkasse oder Ausstellung des vereinbarten Vordrucks nach dem Muster 50 | 30 Pkt. 3,30 € |

Abrechnungsausschluss: in derselben Sitzung 01735
Aufwand in Minuten:
Kalkulationszeit: KA   **Prüfzeit:** ./.   **Eignung d. Prüfzeit:** Keine Eignung
GOÄ entsprechend oder ähnlich: Nr. 70

Kommentar: Unter dieser Leistungsziffer sind folgende Anfragen der Krankenkasssen abzurechnen:
Muster 41 – Bericht des behandelnden Arztes – Arztanfrage
Muster 50 – Anfrage zur Zuständigkeit einer anderen Krankenkasse
Muster 58 – Bescheinigung zur Folgevereinbarung von Rehabilitationssport oder Funktionstraining

Tipp: Kostenpauschale Nr. 40142 für Leistung Nr. 01620 bei Abfassung in freier Form, wenn vereinbarte Vordrucke nicht verwendet werden können, je Seite, ggf. für den Versand Porto nach Nrn. 40120 ff. berechnen. Kostenpauschale Nr. 40142 für Leistung Nr. 01620 bei Abfassung in freier Form, wenn vereinbarte Vordrucke nicht verwendet werden können, je Seite, ggf. für den Versand Porto nach Nrn. 40120 ff. berechnen.

01621	Krankheitsbericht, nur auf besonderes Verlangen der Krankenkasse oder Ausstellung der vereinbarten Vordrucke nach den Mustern 11, 53 oder 56	44 Pkt. 4,83 €

Abrechnungsausschluss: in derselben Sitzung 01735

Aufwand in Minuten:
Kalkulationszeit: KA   **Prüfzeit:** ./.   **Eignung d. Prüfzeit:** Keine Eignung
GOÄ entsprechend oder ähnlich: Nr. 75

Kommentar: Unter dieser Leistungsziffer sind folgende Anfragen der Krankenkasssen abzurechnen:
Muster 11 – Bericht für den Medizinischen Dienst
Muster 53 – Anfrage Arbeitsunfähigkeitszeiten
Muster 56 – Antrag auf Kostenübernahme für Rehabilitationssport
Muster 57 – Antrag auf Kostenübernahme für Funktionstraining

Tipp: Kostenpauschale Nr. 40142 für Leistung Nr. 01621 bei Abfassung in freier Form, wenn vereinbarte Vordrucke nicht verwendet werden können, je Seite, ggf. für den Versand Porto nach Nrn. 40120 ff. berechnen.

01622	Ausführlicher schriftlicher Kurplan oder begründetes schriftliches Gutachten oder schriftliche gutachterliche Stellungnahme, nur auf besonderes Verlangen der Krankenkasse oder Ausstellung der vereinbarten Vordrucke nach den Mustern 20 a-d, 51, 52 oder 65	83 Pkt. 9,12 €

Aufwand in Minuten:
Kalkulationszeit: KA   **Prüfzeit:** ./.   **Eignung d. Prüfzeit:** Keine Eignung
GOÄ entsprechend oder ähnlich: Nr. 77

Kommentar: Wegen der Wahrung des Datenschutzes ist es in jeden Fall zweckmäßig, das Einverständnis des Patienten (schrftl.) einzuholen.
Siehe Kommentar zu Nr. 01624. Formular 65 siehe bei KBV unter: http://www.kbv.de/media/sp/Muster_65.pdf.
Vereinbarung über alle Vordrucke für die vertragsärztliche Versorgung – Stand: Oktober 2018 siehe unter https://www.kbv.de/media/sp/02_Vordruckvereinbarung.pdf
Die EBM Nr. 01622 kann für einen ausführlichen schriftlichen Kurplan, ein begründetes schriftliches Gutachten oder eine schriftliche gutachterliche Stellungnahme auf besonderes Verlangen der Krankenkasse berechnet werden.
Die EBM-Nr. 01622 kann für die folgende Ausstellung angesetzt werden:

Vordruck	Leistungsbeschreibung
20a–d	Maßnahmen zur stufenweisen Wiedereingliederung in das Erwerbsleben
51	Anfrage zur Zuständigkeit eines sonstigen Kostenträgers (bei Arbeits- oder sonstigem Unfall und Drittschädigung oder zum ursächlichen Zusammenhang mit einem Versorgungsleiden)
52	Anfrage bei Fortbestehen der Arbeitsunfähigkeit
65	Ärztliches Attest für/über Kind

Tipp: Kostenpauschale Nr. 40142 für Leistung Nr. 01622 bei Abfassung in freier Form, wenn keine vereinbarten Vordrucke verwendbar sind.

01623	Kurvorschlag des Arztes zum Antrag auf ambulante Kur,	53 Pkt.
	Ausstellung des vereinbarten Vordrucks nach Muster 25	5,82 €

Aufwand in Minuten:
Kalkulationszeit: KA   **Prüfzeit:** ./.   **Eignung d. Prüfzeit:** Keine Eignung
GOÄ entsprechend oder ähnlich: Nr. 77

Kommentar: Der Vordruck Muster 25 (Kurantrag zu Lasten der GKV) besteht aus drei Teilen:
- Selbstauskunftsbogen, in dem der Patient die persönlichen Daten einträgt und ggf. seine Wunschklinik
- Bogen für die Krankenkasse
- Bogen für den Arzt

Den Unterlagen sollten noch weitere Schriftstücke beigefügt werden:
- Kopien der vorausgegangenen Operationen
- Kopien der pathologischen Befunde
- sofern vorhanden – eine Kopie des Schwerbehindertenausweises.

Neben der Leistung nach Nr. 01622 kann der Arzt für den Versand Porto nach Nrn. 40120 ff. berechnen.
Vom Patienten erwartete Befundberichte, Anträge und Empfehlungen zu Heilverfahren an die Kostenträger der Rentenversicherung, der Unfallversicherung oder der privaten Versicherungen sind keine GKV-Leistungen und nicht mit der EBM-Nr. 01623 berechnungsfähig. Diese Leistungen müssen nach GOÄ-Nr. 77 (Planung und Leitung einer Kur) berechnet werden.
Siehe auch Abrechnungstipp zu Nr. 01610.

01624	Verordnung medizinischer Vorsorge für Mütter oder	210 Pkt.
	Väter gemäß	23,07 €
	§ 24 SGB V unter Verwendung des Vordrucks Muster 64	

Berichtspflicht: Nein

Aufwand in Minuten:
Kalkulationszeit: KA   **Prüfzeit:** 14   **Eignung d. Prüfzeit:** Tages- und Quartalsprofil

Kommentar: Die KBV informiert: „Der Bewertungsausschuss hat die Vergütung der Verordnung medizinischer Vorsorge für Mütter und Väter im Einheitlichen Bewertungsmaßstab (EBM) festgelegt. Hintergrund ist, dass ab 1. Oktober 2018 das Verordnungsverfahren für Vorsorgeleistungen vereinheitlicht wird – hierzu werden die Formulare 64 und 65 neu eingeführt.

Für das Ausstellen des Formulars 64- Das Formular sehen Sie bei der KBV unter http://www.kb
v.de/media/sp/Muster_64.pdf . – Verordnung medizinischer Vorsorge für Mütter oder Väter
laut § 24 SGB V – wird die EBM Nr. 01624 neu im Abschnitt 1.6 EBM aufgenommen. Sie ist mit
23,07 Euro bewertet (210 Punkte). Erläuterungen zum Formular unter https://www.kvb.de/filea
dmin/kvb/dokumente/Praxis/Verordnung/VO-aktuell/2018/KVB-VA-180801-SOP-medizinische
-Vorsorge-Muetter-Vaeter.pdf
Für das Ausstellen des Formulars 65 – Ärztliches Attest Kind – ist die EBM Nr. 01622 berechnungsfähig.
Die Leistungslegende der bestehenden GOP 01622 wird um das Formular 65 ergänzt. Erläuterungen zum Formular Nr. 65 finden Sie unter: http://www.kbv.de/media/sp/Muster_65_Erlaeut
erungen.pdf
Die Verordnung auf die Formulare 64 und 65 kann durch Vertragsärzte erfolgen. Eine Verordnung der Vorsorgeleistungen durch Vertragspsychotherapeuten ist nicht möglich. Beachten Sie
bitte zudem, dass für die Verordnung der Leistungen der medizinischen Vorsorge eine Indikation für die Mutter beziehungsweise den Vater vorliegen muss…"

Regelungshintergrund und -inhalt
Für die Verordnung von medizinischer Vorsorge für Mütter und Väter nach § 24 SGB V wird
zum 1. Oktober 2018 ein bundesmantelvertraglich vereinbartes Verordnungsformular eingeführt.
Mit dem vorliegenden Beschluss erfolgt die Festlegung der Vergütung im Einheitlichen Bewertungsmaßstab. Für das Ausstellen des **Musters 65 (Ärztliches Attest Kind)** ist zukünftig die Gebührenordnungsposition 01622 berechnungsfähig. Hierfür wird die Leistungslegende der Gebührenordnungsposition 01622 durch Aufnahme des Musters 65 angepasst. **Für das Ausstellen des Musters 64 (Verordnung medizinischer Vorsorge für Mütter oder Väter gemäß § 24
SGB V) wird im Abschnitt 1.6 EBM die Gebührenordnungsposition 01624 aufgenommen.**

01626	Ärztliche Stellungnahme für die Krankenkasse bei der Beantragung einer Genehmigung gemäß § 31 Absatz 6 SGB V zur Verordnung von	143 Pkt. 15,71 €

- Cannabis in Form von getrockneten Blüten
oder
- Cannabis in Form von Extrakten
oder
- Arzneimitteln mit dem Wirkstoff Dronabinol
oder
- Arzneimitteln mit dem Wirkstoff Nabilon,

Abrechnungsbestimmung: einmal je Erstverordnung

Anmerkung: Die Gebührenordnungsposition 01626 ist höchstens viermal im Krankheitsfall
berechnungsfähig.

Abrechnungsausschluss: am Behandlungstag 1.2

Berichtspflicht: Nein

Aufwand in Minuten:
Kalkulationszeit: KA   **Prüfzeit:** 8   **Eignung d. Prüfzeit:** Tages- und Quartalsprofil

Kommentar: Der Bewertungsausschuss hat rückwirkend zum 1. Oktober drei EBM-Ziffern zur Abrechnung einer Cannabisverordnung beschlossen und Ärzte können ab sofort eine Cannabis-therapie verordnen und abrechnen (siehe § 31 Abs. 6 SGB V).
Alle drei Leistungen EBM Nrn. 01460, 01461 und 01626 werden extrabudgetär vergütet. Allerdings sind die EBM Nrn. 01460 und 01461 nur bis Ende März 2022 gültig, denn dann endet auch die gesetzlich vorgesehene fünfjährige behördliche Therapie-Auswertung.

01630 Zuschlag zu den Gebührenordnungspositionen 03000, 04000, 07345, 08345, 09345, 10345, 13435, 13437, 13561, 13601, 13675, 13677, 15345, 26315 und 30700 für die Erstellung eines Medikationsplans gemäß § 29a Bundesmantelvertrag-Ärzte (BMV-Ä)	**39 Pkt.** **4,28 €**

Obligater Leistungsinhalt
- Erstellen eines Medikationsplans,
- Aushändigung des Medikationsplans in Papierform an den Patienten oder dessen Bezugsperson,

Fakultativer Leistungsinhalt
- Übertragung des elektronischen Medikationsplas auf die elektronische Gesundheitskarte (eGK) des Patienten

Anmerkung: Die Gebührenordnungsposition 01630 kann im Laufe von vier Quartalen nur von einem Vertragsarzt abgerechnet werden.
Die Gebührenordnungspositionen 03222, 03362, 04222, 05227, 06227, 07227, 08227, 09227, 10227, 13227, 13297, 13347, 13397, 13497, 13547, 13597, 13647, 13697, 14217, 16218, 18227, 20227, 21227, 21228, 22219, 26227, 27227 und 30701 sind in den drei Quartalen, die der Berechnung der Gebührenordnungsposition 01630 unmittelbar folgen, nicht berechnungsfähig.

Abrechnungsausschluss: im Behandlungsfall nicht neben 03220, 03221, 03222, 03362, 04220, 04221, 04222, 05227, 06227, 07227, 08227, 09227, 10227, 13227, 13297, 13347, 13397, 13497, 13547, 13597, 13647, 13697, 14217, 16218, 18227, 20227, 21227, 21228, 22219, 26227, 27227, 30701 berechnungsfähig

Berichtspflicht: Nein

Aufwand in Minuten:
Kalkulationszeit: 2   **Prüfzeit:** 2   **Eignung d. Prüfzeit:** Nur Quartalsprofil

Kommentar:
1) Nicht chronisch kranke Patienten, die dauerhaft (Zeitraum > 28 Tage) mindestens 3 systemisch wirkende Medikamente bekommen, können einen Medikationsplan erhalten. **CAVE:** Bei Übergang in eine chronische Erkrankung „blockiert" die GOP 01630 drei Quartale lang die Chronikervergütung nach 03220 und 03221.
   Voraussetzung: 03220 noch nicht abgerechnet, Versichertenpauschale abgerechnet
   Abzurechnen: 01630 einmal im Krankheitsfall – gleichgültig wie oft der Plan geändert wird
2) Chronisch kranke Patienten bei denen die Chronikerziffer 03220 bereits abgerechnet wird, wird von Seiten der KV automatisch die Ziffer 03222 hinzugesetzt.

Chroniker (03220)	Nicht Chroniker
Zuschlag zur 03220	Einzelleistung als Zuschlag zur Versicherten-pauschale
Berechnet auch ohne Erstellen des Medikationsplanes	Bedingung: Erstellen eines Medikationsplanes
03222/04222 (f. Kinderärzte)	01630
Wert: 1,04€ aktuell	Wert: 4,07€
1x im Behandlungsfall (1 Quartal)	1x im Krankheitsfall (1 Jahr)
Automatische Zusetzung durch die KV	Muss vom Praxispersonal hinzugesetzt werden
Ausschluss: 03362 und 01630 im selben Behandlungsfall, für 03362 ist in demselben Behandlungsfall mind. ein weiterer persönlicher APK notwendig	

01640 **Zuschlag zu den Versichertenpauschalen der Kapitel 3**   **80 Pkt.**
und 4, den Grundpauschalen der Kapitel 5 bis 11, 13 bis   **8,79 €**
16, 18, 20 bis 23, 26 und 27, den Konsiliarpauschalen der
Kapitel 12, 17, 19, 24 und 25 und der Gebührenordnungs-
position 30700 für die Anlage eines Notfalldatensatzes
gemäß Anhang 2 der Anlage 4a zum Bundesmantelver-
trag-Ärzte (BMV-Ä)

Obligater Leistungsinhalt
- Persönlicher Arzt-Patienten-Kontakt,
- Überprüfung der Notwendigkeit zur Anlage eines Notfalldatensatzes,
- Einholung der Einwilligung des Patienten zur Anlage eines Notfalldatensatzes und Anlage eines Notfalldatensatzes mit Eintragungen zu medizinisch notfallrelevanten Informationen über den Patienten,
- Übertragung des Notfalldatensatzes auf die elektronische Gesundheitskarte (eGK) des Patienten,

Fakultativer Leistungsinhalt
- Aufklärung über die Hintergründe, Ziele, Inhalte und Vorgehensweise zur Erstellung von Notfalldatensätzen gemäß § 291a Absatz 3 Satz 1 Nummer 1 SGB V,
- Erläuterung des Notfalldatensatzes gegenüber dem Patienten und/oder einer Bezugsperson,

Abrechnungsbestimmung: einmal im Krankheitsfall

Anmerkung: Sofern die Vertragsarztpraxis noch nicht an die Telematikinfrastruktur angeschlossen ist und nach Kenntnis der zuständigen Kassenärztlichen Vereinigung die technischen Voraussetzungen zur Nutzung der Anwendung gemäß § 291a Absatz 3 Satz 1 Nummer 1 SGB V i.V.m. Anlage 4a zum BMV-Ä noch nicht vorliegen, ist die Gebührenordnungsposition 01640 nicht berechnungsfähig.
Die Gebührenordnungsposition 01640 ist nur berechnungsfähig, sofern die Anlage des Notfalldatensatzes auf der eGK medizinisch notwendig ist und erstmalig zur Erfassung medizinisch notfallrelevanter Informationen über den Patienten (Befunddaten (z.B. zu Diagnosen oder Allergien/Unverträglichkeiten oder besonderen Hinweisen) und/oder der Medikation) erfolgt.

Die Gebührenordnungsposition 01640 ist nicht berechnungsfähig, sofern die Anlage des Notfalldatensatzes auf der eGK ausschließlich zur Erfassung von Kommunikationsdaten (Versichertendaten, Angaben zu behandelnden Ärzten, Eintragungen zu im Notfall zu kontaktierenden Personen) und/oder freiwilligen Zusatzinformationen gemäß der Spezifikation der gematik zum Informationsmodell Notfalldaten-Management auf Wunsch des Patienten erfolgt.

Die Gebührenordnungsposition 01640 ist nicht berechnungsfähig, sofern auf der eGK des Patienten bereits ein Notfalldatensatz mit Eintragungen zu medizinisch notfallrelevanten Informationen über den Patienten (Befunddaten (z.B. zu Diagnosen oder Allergien/Unverträglichkeiten oder besonderen Hinweisen) und/oder Angaben der Medikation) vorhanden ist.

Sofern für den Patienten bereits ein Notfalldatensatz mit Eintragungen zu medizinisch notfallrelevanten Informationen über den Patienten (Befunddaten (z.B. zu Diagnosen oder Allergien/Unverträglichkeiten oder besonderen Hinweisen) auf einer eGK angelegt wurde, die z.B. ausgetauscht oder verloren wurde, ist die Gebührenordnungsposition 01640 für die Übertragung des in der Vertragsarztpraxis bestehenden Notfalldatensatzes auf die neue eGK des Patienten nicht berechnungsfähig.

Die Gebührenordnungsposition 01640 ist in den drei Quartalen, die der Berechnung der Gebührenordnungsposition 01642 zur Löschung eines Notfalldatensatzes unmittelbar folgen, nicht berechnungsfähig.

Abrechnungsausschluss: im Behandlungsfall 01641, 01642

Berichtspflicht: Nein

Aufwand in Minuten:
Kalkulationszeit: KA   **Prüfzeit:** ./.   **Eignung d. Prüfzeit:** Keine Eignung

Kommentar: Die Leistung ist nur von Ärzten berechnungsfähig, die durch Diagnostik und/oder Therapie ein umfassendes Bild zu Befunden, Diagnosen und Therapiemaßnahmen des Patienten haben bzw. infolge einer krankheitsspezifischen Diagnostik und/oder Therapie über notfallrelevante Informationen zum Patienten verfügen, vgl. Nr. 5 der Präambel zu Abschnitt 1.6.

Die KV Hessen informiert (1. Quartal 2018) ausführlich u.a.:

... „Für das Anlegen, Aktualisieren und Löschen eines Notfalldatensatzes auf der elektronischen Gesundheitskarte (eGK) werden drei neue Leistungen in den EBM aufgenommen.

Neue EBM Nrn im Abschnitt 1.6 EBM
01640 Anlage des Notfalldatensatzes
01641 Überprüfung und Aktualisierung des Notfalldatensatzes
01642 Löschung des Notfalldatensatzes – Auf Wunsch des Patienten

Das Notfalldatenmanagement (NFDM) dient der übersichtlichen Darstellung von Medikamenten, Diagnosen und Informationen, die bei einem Notfall für behandelnde Ärzte wichtig sein können, auf der eGK. Mit Einführung der neuen Leistungen und der TI-Finanzierungsvereinbarung werden die Vorgaben aus dem E-Health-Gesetz umgesetzt.

Die Leistungen für das NFDM
Für das Anlegen eines Notfalldatensatzes können Sie die **EBM Nr. 01640** abrechnen. Voraussetzung hierfür ist, dass die Einwilligung des Patienten eingeholt wird und die Anlage medizinisch notwendig ist. Die **EBM Nr. 01640** kann zudem nur dann abgerechnet werden, wenn noch kein Notfalldatensatz auf der eGK vorhanden ist. Sie sind berechtigt, die Leistung abzurechnen, wenn Sie durch Diagnostik und/oder Therapie ein umfassendes Bild zu Befunden, Diagnosen und Therapiemaßnahmen des Patienten haben bzw. infolge einer krankheitsspezifischen Diagnostik und/oder Therapie über notfallrelevante Informationen zum Patienten verfügen.

Die neue **EBM Nr. 01641** dient der pauschalen Vergütung für verschiedene Tätigkeiten (z.B. Überprüfung und Aktualisierung des Notfalldatensatzes auf der eGK) bezogen auf den Notfalldatensatz, unabhängig davon, ob sie tatsächlich in dem jeweiligen Quartal bei dem Patienten erfolgen.

Die **EBM Nr. 01641** wird in der Regel automatisch von der zu jeder Versicherten-, Grund- und Konsilliarpauschale zugesetzt.

Auf ausdrücklichen Wunsch des Patienten müssen sämtliche notfallrelevanten Informationen von Ihnen gelöscht werden. Hierfür können Sie die EBM Nr. 01642 abrechnen.

Bitte beachten Sie, dass die drei Leistungen im Behandlungsfall nicht nebeneinander abgerechnet werden können. Zudem ist das Anlegen eines Notfalldatensatzes EBM Nr. 01640 nach einer Löschung (**EBM Nr. 01642**) in den unmittelbar folgenden drei Quartalen nicht berechnungsfähig.

Die drei neuen Leistungen (**EBM Nrn. 01640, 01641 und 01642**) sind für alle Fachgruppen mit persönlichen Arzt-Patienten-Kontakten vorgesehen.

Die Leistungen sollen für die nächsten drei Jahre extrabudgetär vergütet werden.

Technische Voraussetzungen

Um die drei neuen Leistungen (**EBM Nrn. 01640, 01641 und 01642**) abrechnen zu können, müssen Sie in Ihrer Praxis über die technischen Voraussetzung der Telematikinfrastruktur (TI) und die erforderlichen Komponenten (Konnektor-Modul NFDM, evtl. zusätzliches Kartenterminal im Sprechzimmer und elektronischen Heilberufsausweis) für das NFDM verfügen. Die Vergütung für die Technik, die Sie zusätzlich für das NFDM benötigen, finden Sie in der TIFinanzierungsvereinbarung. Sie haben Anspruch auf Erstattung der Kosten ab dem Zeitpunkt, zu dem Sie nachgewiesenermaßen die benötigten Komponenten für das NFDM vorhalten..."

Telematikinfrastruktur

Vertragsärztliche Leistungserbringer müssen seit dem 01.01.2019 an die Telematikinfrastruktur (TI) angeschlossen sein. Gemäß § 291 Abs. 2b SGB V sind die Leistungserbringer seitdem auch verpflichtet, das sog. Versichertenstammdatenmanagement (VSDM) anzuwenden, d.h. zu prüfen, ob die auf der elektronischen Gesundheitskarte gespeicherten Versichertenstammdaten (z.B. Name, Geburtsdatum, Anschrift, Versichertenstatus, ggf. ergänzende Informationen) aktuell sind. Bei Nicht-Durchführung ist eine Kürzung vertragsärztlicher Leistungen vorgesehen:

- Ab dem 01.01.2019: pauschal um 1 %.
- Ab dem 01.03.2020: pauschal um 2,5 %.

Die Kürzung erfolgt solange, bis der Leistungserbringer das VSDM durchführt. Bis zum 30.06.2019 wurde von einer Kürzung abgesehen, wenn der Leistungserbringer gegenüber der Kassenärztlichen Vereinigung nachweisen konnte, dass er bereits vor dem 1.04.2019 die Anschaffung der für die VSDM erforderliche Ausstattung vertraglich vereinbart hatte. Ermächtigte Ärzte, ermächtigte Krankenhäuser und die nach § 75 Absatz 1b Satz 3 SGB V auf Grund einer Kooperationsvereinbarung mit der Kassenärztlichen Vereinigung in den Notdienst einbezogenen zugelassenen Krankenhäuser sind von der Kürzung bis zum 31.12.2020 ausgenommen.

An der vertragsärztlichen Versorgung teilnehmende Leistungserbringer, die Versicherte ohne persönlichen Kontakt behandeln oder in die Behandlung des Versicherten einbezogen sind, sind von dem VSDM ausgenommen. Aber: Behandeln diese Leistungserbringer ausnahmsweise doch mit persönlichen Arzt-Patienten-Kontakt, ist das VSDM durchzuführen.

Zu den weiteren TI-Anwendungen gehören

- das Notfalldatenmanagement (NFDM)
- der E-Medikationsplan (eMP)

- die elektronische Patientenakte (ePA): Pflicht zum Nachweis der hierfür erforderlichen Komponenten und Dienst bis zum 30.06.2021 (ggf. Verlängerung der Frist), bei Verstoß Kürzung der Vergütung vertragsärztlicher Leistungen pauschal um 1 %.

01641	Zuschlag zu den Versichertenpauschalen der Kapitel 3 und 4, den Grundpauschalen der Kapitel 5 bis 11, 13 bis 16, 18, 20 bis 23, 26 und 27, den Konsiliarpauschalen der Kapitel 12, 17, 19, 24 und 25 und der Gebührenordnungsposition 30700 für den Notfalldatensatz gemäß Anhang 2 der Anlage 4a zum Bundesmantelvertrag-Ärzte (BMV-Ä)	4 Pkt. 0,44 €

Abrechnungsbestimmung: einmal im Behandlungsfall

Anmerkung: Sofern die Vertragsarztpraxis noch nicht an die Telematikinfrastruktur angeschlossen ist und nach Kenntnis der zuständigen Kassenärztlichen Vereinigung die technischen Voraussetzungen zur Nutzung der Anwendung gemäß § 291a Absatz 3 Satz 1 Nummer 1 SGB V i.V.m. Anlage 4a zum BMV-Ä noch nicht vorliegen, ist die Gebührenordnungsposition 01641 nicht berechnungsfähig.

Mit der Gebührenordnungsposition 01641 wird insbesondere die Überprüfung auf Notwendigkeit eines Notfalldatensatzes ohne anschließende Anlage oder die Überprüfung und ggf. Aktualisierung eines vorhandenen Notfalldatensatzes (einschließlich Anpassung des Notfalldatensatzes auf der eGK) und/oder die erstmalige Anlage oder Löschung eines Notfalldatensatzes mit ausschließlichen Eintragungen von Kommunikationsdaten (Versichertendaten, Angaben zu behandelnden Ärzten, Eintragungen zu im Notfall zu kontaktierenden Personen) und/oder freiwilligen Zusatzinformationen gemäß der Spezifikation der gematik zum Informationsmodell Notfalldaten-Management auf Wunsch des Patienten und/oder die Übertragung des in der Vertragsarztpraxis bestehenden Notfalldatensatzes, z.B. bei einem Austausch oder Verlust der eGK des Patienten, vergütet.

Die Gebührenordnungsposition 01641 wird durch die zuständige Kassenärztliche Vereinigung zugesetzt.

Abrechnungsausschluss: im Behandlungsfall 01640, 01642

Berichtspflicht: Nein

Aufwand in Minuten:

Kalkulationszeit: KA   **Prüfzeit:** ./.   **Eignung d. Prüfzeit:** Keine Eignungl

Kommentar: Siehe ausführliche Anmerkungen im Kommentar zu EBM Nr. 01640.

01642	Löschen eines Notfalldatensatzes gemäß Anlage 4a zum Bundesmantelvertrag-Ärzte (BMV-Ä)	1 Pkt. 0,11 €

Abrechnungsbestimmung: einmal im Behandlungsfall

Anmerkung: Sofern die Vertragsarztpraxis noch nicht an die Telematikinfrastruktur angeschlossen ist und nach Kenntnis der zuständigen Kassenärztlichen Vereinigung die technischen Voraussetzungen zur Nutzung der Anwendung gemäß § 291a Absatz 3 Satz 1 Nummer 1 SGB V i.V.m. Anlage 4a zum Bundesmantelvertrag-Ärzte (BMV-Ä) noch nicht vorliegen, ist die Gebührenordnungsposition 01642 nicht berechnungsfähig.

Die Gebührenordnungsposition 01642 ist nur berechnungsfähig, sofern ein Notfalldatensatz mit medizinisch notfallrelevanten Informationen auf der eGK vorhanden ist und der Patient die Löschung sämtlicher Einträge ausdrücklich wünscht.

Die Gebührenordnungsposition 01640 ist in den drei Quartalen, die der Berechnung der Gebührenordnungsposition 01642 unmittelbar folgen, nicht berechnungsfähig.

Abrechnungsausschluss: im Behandlungsfall 01640, 01641

Berichtspflicht: Nein

Aufwand in Minuten:

Kalkulationszeit: KA   **Prüfzeit:** ./.   **Eignung d. Prüfzeit:** Keine Eignungl

Kommentar: Siehe ausführliche Anmerkungen im Kommentar zu EBM Nr. 01640.

01660 **Zuschlag zur eArztbrief-Versandpauschale gemäß Anlage 8 § 2 Absatz 3 der Vereinbarung zur Finanzierung und Erstattung der bei den Vertragsärzten entstehenden Kosten im Rahmen der Einführung und des Betriebes der Telematikinfrastruktur zur Förderung der Versendung elektronischer Briefe**	**1 Pkt.** **0,11 €**

Kommentar: Protokollnotiz der KBV:
Der Bewertungsausschuss überprüft zum 31. Dezember 2022 die Entwicklung der befristeten Aufnahme der Gebührenordnungsposition 01660 und wird über die Ergebnisse dieser Überprüfung und den Umgang mit den Ergebnissen beraten.
Empfehlung des Bewertungsausschusses:
1. Die Vergütung der Leistungen nach der Gebührenordnungsposition 01660 erfolgt außerhalb der morbiditätsbedingten Gesamtvergütungen.
2. Die Überführung der Gebührenordnungsposition 01660 in die morbiditätsbedingte Gesamtvergütung gemäß Nr. 5 des Beschlusses des Bewertungsausschusses in seiner 323. Sitzung am 25. März 2014, oder entsprechender Folgebeschlüsse, zu einem Verfahren zur Aufnahme von neuen Leistungen in den EBM erfolgt nicht.
Der Bewertungsausschuß informiert:
Die Vergütung der Leistungen nach der Gebührenordnungsposition 01660 erfolgt außerhalb der morbiditätsbedingten Gesamtvergütung.
Der Bewertungsausschuss überprüft zum 31. Dezember 2022 die Entwicklung der befristeten Aufnahme der Gebührenordnungsposition 01660 und wird über die Ergebnisse dieser Überprüfung und den Umgang mit den Ergebnissen beraten.

1.7.2 Früherkennung von Krankheiten bei Erwachsenen

Neu: Ultraschallscreening auf Bauchaortenscreening
Neu ab 1.1.2018 zur Abrechnung stehen die EBM Nrn. 01747 (zur Aufklärung) und 01748 (zur Sonographie) zur Verfügung. Beide EBM Nrn. werden extrabudgetär vergütet. Diese Leistungen können Hausärzte, Urologen, Internisten, Chirurgen und Radiologen einmalig die Früherkennung eines Bauchaortenaneurysmas bei älteren Männern erbringen und abrechnen. Ärzte ohne Ultraschall Genehmigung der KV dürfen die Aufklärung nach EBM NR. 01747 erbringen und auch abrechnen z.B. neben dem Check up nach EBM Nr. 01732.
Falls weitere abdominelle Organe sonographisch untersucht werden müssen, darf neben der EBM Nr. 01748 eine abdominelle Sonographie nach EBM Nr. 33042

durchgeführt werden – dies in der Abrechnung aber nur in halber Höhe von 80 Punkten, da nach Information der KBV die Leistungsinhalte sich überschneiden.

Hinweise: Früherkennung Hautkrebs

1. Die folgenden Gebührenordnungspositionen 01745 und 01746 können berechnet werden von
   - Fachärzten für Allgemeinmedizin,
   - Fachärzten für Innere und Allgemeinmedizin,
   - Praktischen Ärzten,
   - Ärzten ohne Gebietsbezeichnung,
   - Fachärzten für Innere Medizin ohne Schwerpunktbezeichnung, die gegenüber dem Zulassungsausschuss ihre Teilnahme an der hausärztlichen Versorgung gemäß § 73 Abs. 1a SGB V erklärt haben und über eine Genehmigung der Kassenärztlichen Vereinigung gemäß Abschnitt D II der Krebsfrüherkennungs-Richtlinie verfügen.

2. Die Gebührenordnungsposition 01745 kann nur von
   - Fachärzten für Haut- und Geschlechtskrankheiten
   - mit einer Genehmigung der Kassenärztlichen Vereinigung gemäß Abschnitt D II der Krebsfrüherkennungs-Richtlinie berechnet werden.

3. Abweichend zu den Anmerkungen hinter den Gebührenordnungspositionen 01732, 01745 und 01746 sind die Gebührenordnungspositionen 01732, 01745 und 01746 für Beteiligte derselben fachübergreifenden Berufsausübungsgemeinschaft nebeneinander berechnungsfähig.

Kommentar: Die Hautkrebs-Früherkennungsuntersuchungen (Nrn. 01745 und 01746) können nur von
- Fachärzten für Allgemeinmedizin,
- Fachärzten für Innere und Allgemeinmedizin,
- Praktischen Ärzten,
- Ärzten ohne Gebietsbezeichnung und
- Fachärzten für Innere Medizin ohne Schwerpunktbezeichnung, die gegenüber dem Zulassungsausschuss ihre Teilnahme an der hausärztlichen Versorgung gemäß § 73 Abs. 1a SGB V erklärt haben

berechnet werden, wenn sie über eine entsprechende Genehmigung der KV verfügen.

Die Leistung nach Nr. 01745 kann darüber hinaus von Fachärzten für Haut- und Geschlechtskrankheiten mit entsprechender Genehmigung der KV berechnet werden.

In fachübergreifenden Berufsausübungsgemeinschaften sind die Leistungen nach den Nrn. 01732, 01745 und 01746 entgegen den Anmerkungen doch nebeneinander berechnungsfähig.

Früherkennungsuntersuchungen ausserhalb des RVL

Leistungen nach EBM-Kapitel 1.7.2 und 1.7.1 (Auswahl):

Früherkennungsuntersuchung	EBM-Nr.
Gesundheitsuntersuchung Check-up für Frau und Mann *ab 35. Geburtstag jedes zweite Kalenderjahr*	01732
Beratung gemäß § 4 der Chroniker-Richtlinie zu Früherkennungsuntersuchungen für nach dem 1. April 1987 geborene Frauen	01735

Früherkennung von Krebserkrankungen beim Mann *ab 45. Geburtstag 1x jedes Kalenderjahr*	**01731**
Untersuchung auf Blut im Stuhl bei Frau und Mann *ab 50. Lebensjahr 1x jährlich*	**01734**
Beratung zur Früherkennung des kolorektalen Karzioms bei Frau und Mann *nach Vollendung des 55. Lebensjahrs*	**01740**
Koloskopischer Komplex (Koloskopie) für Frau und Mann **ggf. Zuschlag zu Nr. 01741 bei durchgeführter Polypektomie**	**01741** **01742**
Histologie bei Früherkennungskoloskopie	**01743**
Hautkrebs-Screening bei Frau und Mann *ab dem 35. Lebensjahr – jedes 2. Kalenderjahr*	**01745**
Hautkrebs-Screening – Zuschlag für Leistung 01732	**01746**
Früherkennung von Krankheiten bei Kindern: **U 2 bis U 9 (außer U 7a)**	**01712–** **01719**
Hörscreening bei Neugeborenen	**01705**
Zuschlag für die Beratung im Rahmen des Neugeborenen-Hörscreenings	**01704**
Kontroll-AABR gemäß Anlage 6 der Kinder-Richtlinien	**01706**
Erweitertes Neugeborenen-Screening gemäß der Kinder-Richtlinien des G-BA	**01707**
Früherkennungsuntersuchung	**EBM-Nr.**
Laboruntersuchungen im Rahmen des Neugeborenen-Screenings gemäß Anlage 2 der Kinder-Richtlinien des G-BA	**01708**
Neugeborenen-Erstuntersuchung (U1)	**01711**
Sonographie der Säuglingshüften bei U3	**01722**
Früherkennungsuntersuchung U 7a	**01723**
Früherkennungsuntersuchung U 10 **Nur im Rahmen von Sonderverträgen**	
Jugendgesundheitsuntersuchung J 1	**01720**
Jugendgesundheitsuntersuchung J 2 **Nur im Rahmen von Sonderverträgen**	

Quelle: KV Berlin https://www.kvberlin.de/20praxis/70themen/vorsorge_frueherkennung/verg
uetung_frueherkennung.pdf

Auszug aus den **Richtlinien des Gemeinsamen Bundesausschusses über die Früherkennung von Krebserkrankungen** („**Krebsfrüherkennungs-Richtlinien**") (im Internet unter
http://www.g-ba.de/downloads/62-492-141/RL_KFU_2007-06-21.pdf) hier speziell **für die
Frau**.

A. Allgemeines
- Die nach diesen Richtlinien durchzuführenden ärztlichen Maßnahmen dienen bei Frauen
  der Früherkennung von Krebserkrankungen des Genitales ab dem Alter von 20 Jahren
  sowie zusätzlich der Brust und der Haut ab dem Alter von 30 Jahren sowie zusätzlich
  des Rektums und des übrigen Dickdarms ab dem Alter von 50 Jahren sowie zusätzlich
  der Früherkennung von Krebserkrankungen der Brust (Mammographie-Screening) ab
  dem Alter von 50 Jahren bis zum Ende des 70. Lebensjahres.
- Sie sollen mögliche Gefahren für die Gesundheit der Anspruchsberechtigten dadurch
  abwenden, dass aufgefundene Verdachtsfälle eingehend diagnostiziert und erforderlichenfalls rechtzeitig behandelt werden können.

B. Früherkennungsmaßnahmen bei Frauen

Die Maßnahmen zur Früherkennung von Krebserkrankungen des Genitales, der Brust, der Haut, des Rektums und des übrigen Dickdarms bei Frauen umfassen folgende Leistungen:

1. Klinische Untersuchungen

ab dem Alter von 20 Jahren:

- gezielte Anamnese
- Spiegeleinstellung der Portio
- Entnahme von Untersuchungsmaterial von der Portio-Oberfläche und aus dem Zervikalkanal
- Fixierung des Untersuchungsmaterials für die zytologische Untersuchung
- bimanuelle gynäkologische Untersuchung

zusätzlich ab dem Alter von 30 Jahren:

- Abtasten der Brustdrüsen und der regionären Lymphknoten einschließlich der Anleitung zur regelmäßigen Selbstuntersuchung

zusätzlich ab dem Alter von 50 Jahren:

- Adigitale Untersuchung des Rektums

2. Zytologische Untersuchung

Die zytologische Untersuchung umfasst die Auswertung des zur zytologischen Untersuchung entnommenen Materials. Sofern der untersuchende Arzt die zytologische Untersuchung nicht selbst ausführt, sendet er das Material an einen Zytologen, der den einsendenden Arzt unterrichtet.

3. Früherkennungsuntersuchungen auf kolorektales Karzinom

a) Anspruchsumfang

Frauen haben ab dem Alter von 50 Jahren Anspruch auf vertragsärztliche Maßnahmen zur Früherkennung von kolorektalen Karzinomen nach Maßgabe der folgenden Bestimmungen. Frauen haben ab dem Alter von 50 Jahren bis zur Vollendung des 55. Lebensjahres Anspruch auf die jährliche Durchführung eines Schnelltests auf occultes Blut im Stuhl. Ab dem Alter von 55 Jahren haben Frauen Anspruch auf insgesamt zwei Koloskopien zur Früherkennung des kolorektalen Karzinoms:

- auf die erste Koloskopie ab dem Alter von 55 Jahren und
- auf die zweite Koloskopie frühestens zehn Jahre nach Durchführung der ersten Koloskopie.

Für eine optimierte Früherkennung ist die Durchführung der ersten Koloskopie im Alter von 55 Jahren anzustreben. Jede ab dem Alter von 65 Jahren durchgeführte Koloskopie zählt als zweite Koloskopie.

Frauen ab dem Alter von 55 Jahren, bei denen keine Koloskopie oder keine zweite Koloskopie nach Ablauf von zehn Jahren nach der ersten Koloskopie durchgeführt worden ist, haben Anspruch auf die zweijährliche Durchführung eines Schnelltests auf occultes Blut im Stuhl. Bei einem positiven Befund des Schnelltests besteht ein Anspruch zur Abklärung durch eine Koloskopie.

b) Beratung

Die Beratungen können von jedem an Krebsfrüherkennungsprogrammen teilnehmenden Arzt durchgeführt werden.

Der Arzt hat die Versicherte möglichst frühzeitig ab dem Alter von 50 Jahren einmalig über das Gesamtprogramm eingehend zu informieren. Er hat die Patientin dabei über Ziel und Zweck des Programms zur Früherkennung des kolorektalen Karzinoms zu beraten. Möglichst bald ab dem Alter von 55 Jahren soll die Versicherte eine weitere Beratung (zweite Beratung) erhalten, die insbesondere folgende Inhalte umfasst:

- Häufigkeit und Krankheitsbild
- Ziele und zugrunde liegende Konzeption der Früherkennungsuntersuchungen
- Effektivität (Sensitivität, Spezifität) und Wirksamkeit der jeweiligen Früherkennungsuntersuchungen
- Nachteile (Belastungen, Risiken) der jeweiligen Früherkennungsuntersuchungen
- Vorgehensweise bei einem positiven Befund.

Bei der zweiten Beratung händigt der Arzt der Versicherten das Merkblatt des Bundesausschusses der Ärzte und Krankenkassen zur Darmkrebsfrüherkennung aus. Der Arbeitsausschuss „Prävention" des Bundesausschusses der Ärzte und Krankenkassen ist berechtigt, Änderungen am Merkblatt vorzunehmen, deren Notwendigkeit sich aus der praktischen Anwendung ergibt, soweit dadurch das Merkblatt nicht in seinem wesentlichen Inhalt verändert wird.

c) Der Schnelltest

Der Schnelltest auf occultes Blut im Stuhl darf nur mit solchen Testprodukten durchgeführt werden, die nach ihrer Empfindlichkeit einheitliche und untereinander vergleichbare Untersuchungsergebnisse gewährleisten. Die dafür nach dem jeweiligen Stand der medizinischen Wissenschaft maßgebenden Kriterien stellt die Kassenärztliche Bundesvereinigung nach Anhörung von Sachverständigen fest. Der Test kann von jedem auch sonst an Krebsfrüherkennungsprogrammen teilnehmenden Arzt durchgeführt werden.

Der Test auf occultes Blut im Stuhl kann unabhängig von den übrigen Krebsfrüherkennungsuntersuchungen gemäß den Abschnitten A und B der Richtlinien durchgeführt werden.

d) Die Koloskopie

Koloskopische Leistungen zur Früherkennung des kolorektalen Karzinoms dürfen nur von Ärzten erbracht werden, welche zum Führen der Gebietsbezeichnung „Facharzt für Innere Medizin" berechtigt sind und über die Fachkunde „Sigmoido-Koloskopie in der Inneren Medizin" verfügen oder zum Führen der Schwerpunktbezeichnung „Gastroenterologie" berechtigt sind sowie von Ärzten, die zum Führen der Gebietsbezeichnung „Facharzt für Chirurgie" und nach dem für sie maßgeblichen Weiterbildungsrecht zur Durchführung von Koloskopien und koloskopischen Polypektomien berechtigt sind.

01731 Untersuchung zur Früherkennung von Krebserkran-	**144 Pkt.**
kungen beim Mann gemäß Abschnitt C. § 25 der Krebs-	**15,82 €**
früherkennungs-Richtlinien	

Aufwand in Minuten:

Kalkulationszeit: 8   **Prüfzeit:** 7   **Eignung d. Prüfzeit:** Tages- und Quartalsprofil

GOÄ entsprechend oder ähnlich: Nr. 28

Kommentar: Auszug aus den **Richtlinien des Gemeinsamen Bundesausschusses über die Früherkennung von Krebserkrankungen ("Krebsfrüherkennungs-Richtlinien")** (im Internet unter http://www.g-ba.de/downloads/62-492-141/RL_KFU_2007-06-21.pdf) hier speziell **für den Mann**.

C. Früherkennungsmaßnahmen bei Männern Die Maßnahmen zur Früherkennung von Krebserkrankungen des Rektums und des übrigen Dickdarms, der Prostata, des äußeren Genitales und der Haut beim Mann umfassen folgende Leistungen:

1. Klinische Untersuchungen
- Gezielte Anamnese
- Inspektion und Palpation des äußeren Genitales
- Betasten der Prostata vom After aus
- Palpation regionärer Lymphknoten

2. Früherkennungsuntersuchungen auf kolorektales Karzinom

a) Anspruchsumfang
Männer haben ab dem Alter von 50 Jahren Anspruch auf vertragsärztliche Maßnahmen zur Früherkennung von kolorektalen Karzinomen nach Maßgabe der folgenden Bestimmungen.
A. Allgemeines (von den Autoren zum besseren Verständnis aus dem allgmeinen Text der Richtlinie eingefügt)
1. Die nach diesen Richtlinien durchzuführenden ärztlichen Maßnahmen dienen
b) bei Männern der Früherkennung von Krebserkrankungen der Prostata, des äußeren Genitales und der Haut ab dem Alter von 45 Jahren sowie des Rektums und des übrigen Dickdarms ab dem Alter von 50 Jahren.
2. Sie sollen mögliche Gefahren für die Gesundheit der Anspruchsberechtigten dadurch abwenden, dass aufgefundene Verdachtsfälle eingehend diagnostiziert und erforderlichenfalls rechtzeitig behandelt werden können.
In den Richtlinien zur Krebsfrüherkennung beim Mann wird nicht mehr von der digitalen Untersuchung gesprochen. Innerhalb der letzten 2 Jahre ist aber dafür ab dem 50. Lebensjahr bei Männern zur Früherkennung des colorektalen Carcinoms eine digitale Austastung des Rektums bei der Abtastung der Prostata aufgeführt. Ab 55. Lebensjahr besteht die Möglichkeit zur Beratung (EBM-Nr. 01740) und Früherkennung des colorektalen Carcinoms und entsprechend auch die coloskopische Untersuchung.
Werden bei der Früherkennungsuntersuchung Befunde erhoben, die eine weitere Untersuchung erforderlich machen, z.B. Laborentnahme, Ultraschalluntersuchung, so sind diese ohne Probleme möglich und abrechenbar. In diesem Zusammenhang besteht dann auch die Möglichkeit, Ordinations- bzw. Konsultationskomplex abzurechnen.
Männer haben ab dem Alter von 50 Jahren bis zur Vollendung des 55. Lebensjahres Anspruch auf die jährliche Durchführung eines Schnelltests auf occultes Blut im Stuhl. Ab dem Alter von 55 Jahren haben Männer Anspruch auf insgesamt zwei Koloskopien zur Früherkennung des kolorektalen Karzinoms:
- auf die erste Koloskopie ab dem Alter von 55 Jahren und
- auf die zweite Koloskopie frühestens zehn Jahre nach Durchführung der ersten Koloskopie.

Für eine optimierte Früherkennung ist die Durchführung der ersten Koloskopie im Alter von 55 Jahren anzustreben. Jede ab dem Alter von 65 Jahren durchgeführte Koloskopie zählt als zweite Koloskopie.
Männer ab dem Alter von 55 Jahren, bei denen keine Koloskopie oder keine zweite Koloskopie nach Ablauf von zehn Jahren nach der ersten Koloskopie durchgeführt worden ist, haben Anspruch auf die zweijährliche Durchführung eines Schnelltests auf occultes Blut im Stuhl. Bei einem positiven Befund des Schnelltests besteht ein Anspruch auf Abklärung durch eine Koloskopie.

b) Beratung

Die Beratungen können von jedem an Krebsfrüherkennungsprogrammen teilnehmenden Arzt durchgeführt werden.

Der Arzt hat den Versicherten möglichst frühzeitig ab dem Alter von 50 Jahren einmalig über das Gesamtprogramm eingehend zu informieren. Er hat den Patienten dabei über Ziel und Zweck des Programms zur Früherkennung des kolorektalen Karzinoms zu beraten. Möglichst bald ab dem Alter von 55 Jahren soll der Versicherte eine weitere Beratung (zweite Beratung) erhalten, die insbesondere folgende Inhalte umfasst:

- Häufigkeit und Krankheitsbild
- Ziele und zu Grunde liegende Konzeption der Früherkennungsuntersuchungen
- Effektivität (Sensitivität, Spezifität) und Wirksamkeit der jeweiligen Früherkennungsuntersuchungen
- Nachteile (Belastungen, Risiken) der jeweiligen Früherkennungsuntersuchungen
- Vorgehensweise bei einem positiven Befund.

Bei der zweiten Beratung händigt der Arzt dem Versicherten das Merkblatt des Bundesausschusses der Ärzte und Krankenkassen zur Darmkrebsfrüherkennung aus. Der Arbeitsausschuss „Prävention" des Bundesausschusses der Ärzte und Krankenkassen ist berechtigt, Änderungen am Merkblatt vorzunehmen, deren Notwendigkeit sich aus der praktischen Anwendung ergibt, soweit dadurch das Merkblatt nicht in seinem wesentlichen Inhalt verändert wird.

c) Der Schnelltest

Der Schnelltest auf occultes Blut im Stuhl darf nur mit solchen Testprodukten durchgeführt werden, die nach ihrer Empfindlichkeit einheitliche und untereinander vergleichbare Untersuchungsergebnisse gewährleisten. Die dafür nach dem jeweiligen Stand der medizinischen Wissenschaft maßgebenden Kriterien stellt die Kassenärztliche Bundesvereinigung nach Anhörung von Sachverständigen fest. Der Test kann von jedem auch sonst an Krebsfrüherkennungsprogrammen teilnehmenden Arzt durchgeführt werden.

Der Test auf occultes Blut im Stuhl kann unabhängig von den übrigen Krebsfrüherkennungsuntersuchungen gemäß den Abschnitten A und B der Richtlinien durchgeführt werden.

d) Die Koloskopie

Koloskopische Leistungen zur Früherkennung des kolorektalen Karzinoms dürfen nur von Ärzten erbracht werden, welche zum Führen der Gebietsbezeichnung „Facharzt für Innere Medizin" berechtigt sind und über die Fachkunde „Sigmoido-Koloskopie in der Inneren Medizin" verfügen oder zum Führen der Schwerpunktbezeichnung „Gastroenterologie" berechtigt sind sowie von Ärzten, die zum Führen der Gebietsbezeichnung „Facharzt für Chirurgie" und nach dem für sie maßgeblichen Weiterbildungsrecht zur Durchführung von Koloskopien und koloskopischen Polypektomien berechtigt sind.

Es erscheint sinnvoll, die Krebsvorsorgeuntersuchung immer dann mit der möglichen Gesundheitsuntersuchung zu verbinden, wenn es sich bei den unterschiedlichen Zeitabständen von KV (jährlich) und Gesundheitsuntersuchung (3-jährlich) anbietet.

01732	Gesundheitsuntersuchung bei Erwachsenen ab dem vollendeten 18. Lebensjahr gemäß Teil B I. der Gesund-heitsuntersuchungs-Richtlinien	326 Pkt. 35,82 €

Anmerkung: Im Zusammenhang mit der Gebührenordnungsposition 01732 sind die Gebührenordnungspositionen 32880 bis 32882 in Abhängigkeit der in den Gesundheitsuntersuchungsrichtlinien jeweils geforderten Laboruntersuchungen berechnungsfähig.

Abrechnungsausschluss: im Behandlungsfall 01745
in derselben Sitzung 27310, 32025, 32033, 32057, 32060, 32061, 32062, 32063

Aufwand in Minuten:
Kalkulationszeit: 19   **Prüfzeit:** 15   **Eignung d. Prüfzeit:** Tages- und Quartalsprofil
GOÄ entsprechend oder ähnlich: Nr. 29

Kommentar: Die Gesundheitsuntersuchung kann von Allgemeinärzten, Internisten, Ärzten ohne Gebietsbezeichnung (praktische Ärzte) durchgeführt werden. **Alle anderen hier nicht genannten Ärzte sind nicht berechtigt, die Untersuchung durchzuführen.**
Gemäß der Richtlinie haben Versicherte ab Vollendung des 18. Lebensjahres bis zum Ende des 35. Lebensjahres einmalig Anspruch auf eine allgemeine Gesundheitsuntersuchung. Versicherte haben ab Vollendung des 35. Lebensjahres alle drei Jahre diesen Anspruch. Untersuchungen aus dem Blut sind obligat nach Vollendung des 35. Lebensjahres, davor nur bei entsprechendem Risikoprofil wie z.B. positiver Familienanamnese, Adipositas oder Bluthochdruck. Die Untersuchungen aus dem Urin sind nur ab Vollendung des 35. Lebensjahres enthalten. Werden anhand Anamnese, Untersuchungen oder sonstiger Erkenntnisse weiterführende Untersuchungen wie EKG, Kreatinin-Bestimmung oder anderes Labor, Ultraschall, Lungenfunktionsprüfung, Glukosebelastungstest, Belastungs-EKG etc. erforderlich, können sie zusätzlich erbracht und abgerechnet werden. Dabei wechselt der vorher evtl. „reinrassige" Präventionsfall in den kurativen Fall.
Es erscheint sinnvoll, die Gesundheitsuntersuchung mit der Krebsfrüherkennungsuntersuchung und ggf. der Hautkrebsvorsorge zu verbinden, soweit es die vorgegebenen Zeitabstände zulassen.
Im Laborkapitel siehe Abschnitt **32.2.8 Laborpauschalen im Zusammenhang mit präventiven Leistungen** mit den 3 Leistungen:
32880 Laborpauschale für Untersuchungen im Zusammenhang mit der Nr. 01732

Obligater Leistungsinhalt
- Orientierende Untersuchung auf Eiweiß, Glukose, Erythrozyten, Leukozyten und Nitrit im Urin (kurativ: Nr. 32033)

32881 Laborpauschale für Untersuchungen im Zusammenhang mit der Nr. 01732

Obligater Leistungsinhalt
- Bestimmung der Nüchternplasmaglukose (Nr. 32057)

32882 Laborpauschale für Untersuchungen im Zusammenhang mit der Nr. 01732

Obligater Leistungsinhalt
- Bestimmung des Lipidprofils (Gesamtcholesterin, LDL-, HDL-Cholesterin, Triglyceride)

Die KBV informiert dazu (http://www.kbv.de/24621.html):

01735	Beratung gemäß § 4 der Richtlinie des Gemeinsamen Bundesausschusses zur Umsetzung der Regelungen in § 62 SGB V für schwerwiegend chronisch Erkrankte („Chroniker-Richtlinie") zu Früherkennungsuntersuchungen für nach dem 1. April 1987 geborene Frauen	103 Pkt. 11,32 €

Obligater Leistungsinhalt

- Beratung gemäß § 4 der Richtlinie des Gemeinsamen Bundesausschusses zur Umsetzung der Regelungen in § 62 SGB V für schwerwiegend chronisch Erkrankte („Chroniker-Richtlinie") über die Teilnahme und Motivation zur Teilnahme am Programm zur Früherkennung von Krebserkrankungen bei der Frau gemäß Abschnitt B II § 6 der Krebsfrüherkennungs-Richtlinien,
- Information über Inhalt, Ziel und Zweck des Programms, Häufigkeit und Krankheitsbild, Effektivität und Wirksamkeit der Früherkennungsmaßnahme,
- Information über Nachteile, Risiken und Vorgehensweise bei einem positiven Befund,
- Ausgabe des krankheitsbezogenen Merkblattes des Gemeinsamen Bundesausschusses,
- Ausstellung der Bescheinigung

Anmerkung Die Gebührenordnungsposition 01735 kann gemäß Richtlinie nur von Ärzten berechnet werden, die berechtigt sind, die entsprechenden Untersuchungen durchzuführen.

Die Gebührenordnungsposition 01735 kann gemäß Richtlinie nur einmalig im Zeitraum von 2 Jahren nach Erreichen der Anspruchsberechtigung berechnet werden.

Bis zur Vereinbarung des Dokumentationsvordrucks für die Dokumentation gemäß § 4 der Chronikerrichtlinie kann die Bescheinigung auf Muster 16 erfolgen.

Im Quartal der Berechnung der Gebührenordnungsposition 01735 und im Folgequartal sind die Gebührenordnungspositionen 01760 und 01761 nicht berechnungsfähig.

Abrechnungsausschluss: in derselben Sitzung 01620, 01621

Aufwand in Minuten:

Kalkulationszeit: 6 **Prüfzeit:** 5 **Eignung d. Prüfzeit:** Tages- und Quartalsprofil

Kommentar: Die Abrechnung dieser Leistung ist bei Frauen, die nach dem 1. April 1987 geboren sind, abrechenbar, wenn die obligaten Beratungs- und Informationsleistung vollständig erfüllt wurden und die entsprechenden Merkblätter übergeben wurden.

Im § 4 **Richtlinie des Gemeinsamen Bundesausschusses zur Umsetzung der Regelungen in § 62 für schwerwiegend chronisch Erkrankte („Chroniker-Richtlinie")** zuletzt geändert am 19. Juli 2007 – in Kraft getreten am 1. Januar 2008 heißt es:

§ 4 Ausnahmen von der Pflicht zur Teilnahme an Gesundheits- und Krebsfrüherkennungsuntersuchungen

(1) Untersuchungen gelten gemäß § 62 Abs. 1 Satz 3 SGB V als regelmäßig in Anspruch genommen, wenn die nach dem 1. April 1987 geborenen weiblichen und nach dem 1. April 1962 geborenen männlichen Versicherten in einem Präventionspass jeweils eine auf die nachfolgenden Früherkennungsuntersuchungen bezogene und auf Merkblätter des Gemeinsamen Bundesausschusses gestützte Beratung über Chancen und Risiken der jeweiligen Untersuchungen nachweisen. Die Beratung ist von einem Arzt zu erbringen, der berechtigt ist, die entsprechende Untersuchung durchzuführen. Die Beratung ist zeitnah nach Erreichen des Anspruchsalters, längstens jedoch in einem Zeitraum von zwei Jahren nach Beginn der jeweiligen Anspruchsberechtigung wahrzunehmen, soweit in den Richtlinien des Gemeinsamen Bundesausschusses zu § 25 Abs. 1 oder 2 SGB V nichts Abweichendes geregelt ist.

(2) Die Regelung nach Absatz 1 umfasst zunächst die Untersuchungen zur Früherkennung
1. des Brustkrebses (Mammographie-Screening),
2. des Darmkrebses (Schnelltest auf occultes Blut oder Früherkennungskoloskopie) und
3. des Zervix-Karzinoms
entsprechend der Richtlinien über die Früherkennung von Krebserkrankungen und kann durch Beschlussfassungen des Gemeinsamen Bundesausschusses um weitere Vorsorgeuntersuchungen ergänzt werden. Im Übrigen muss für die sonstigen Gesundheits- und Früherkennungsuntersuchungen nach § 25 SGB V zur Bestimmung der Belastungsgrenze nach § 62 Abs. 1 Satz 3 SGB V weder eine Untersuchung noch eine Beratung durchgeführt werden.
(3) Ausgenommen von der Pflicht zur Beratung gemäß § 62 Abs. 1 Satz 5 SGB V sind Versicherte mit schweren psychischen Erkrankungen nach Nummer 9 der Richtlinien über die Durchführung von Soziotherapie in der vertragsärztlichen Versorgung gemäß § 37a in Verbindung mit § 92 Abs. 1 Satz 2 Nr. 6 SGB V (Soziotherapie-Richtlinien) oder schweren geistigen Behinderungen, denen die Teilnahme an den Vorsorgeuntersuchungen nicht zugemutet werden kann, sowie Versicherte, die bereits an der zu untersuchenden Erkrankung leiden.
(4) Die Auswirkungen dieser Beratung werden am Beispiel der Früherkennung des Zervixkarzinoms wissenschaftlich evaluiert.

01737	Ausgabe und Weiterleitung eines Stuhlprobenentnahme- systems gemäß Teil II. § 6 der Richtlinie für organisierte Krebsfrüherkennungsprogramme (oKFE-RL), inkl. Beratung	57 Pkt. 6,26 €

Obligater Leistungsinhalt
- Ausgabe und Rücknahme des Stuhlprobenentnahmesystems,
- Veranlassung der Untersuchung der Stuhlprobe auf occultes Blut im Stuhl

GOÄ entsprechend oder ähnlich: GOÄ: Nr. 3500 bzw. 3650, der Inhalt ist ähnlich.

Anmerkung: Die Gebührenordnungsposition 01737 ist im Behandlungsfall nicht neben der Gebührenordnungsposition 32457 berechnungsfähig

Aufwand in Minuten:
Kalkulationszeit: KA   **Prüfzeit:** ./.   **Eignung d. Prüfzeit:** Keine Eignungl

Kommentar: Nach G-BA Beschluss steht ausschließlich der IFOBT als neues Testverfahren zur Früherkennung von Darmkrebs zur Verfügung.
Die Früherkennungs-Richtlinie wurden entsprechend geändert.
DIE KBV informiert dazu unter http://www.kbv.de/html/1150_31560.php :

... „Neuer Test mit höherer Sensitivität
Studien haben gezeigt, dass mit immunologischen Tests nicht sichtbares Blut im Stuhl insbesondere mit einer höheren Sensitivität nachgewiesen werden kann. Anspruch auf die Untersuchung zur Früherkennung von Darmkrebs haben Versicherte ab einem Alter von 50 Jahren.

Ausgabe in der Praxis, Auswertung im Labor
Wie bisher gibt der Arzt, der die Früherkennungsuntersuchung auf kolorektales Karzinom durchführt, den Stuhltest an den Patienten aus. Anders als bislang erfolgt die Auswertung des Tests allerdings nicht in der Praxis, sondern im Labor. Dazu werden neue Gebührenordnungspositionen (GOP) in den EBM eingeführt.

Neue GOP für Ausgabe und Beratung

Ärzte, die den iFOBT als Früherkennungsuntersuchung auf kolorektales Karzinom veranlassen, rechnen die GOP 01737 (Bewertung 57 Punkte, Vergütung 6,26 Euro) ab. Die Leistung umfasst die Ausgabe, Rücknahme und Weiterleitung des Stuhlproben-Entnahmesystems sowie die Beratung des Patienten bei einer präventiven Untersuchung. Bei einer kurativen Untersuchungsindikation sind wie bisher Ausgabe, Rücknahme und Weiterleitung in das Labor mit der Versicherten- oder Grundpauschale abgegolten.

Hausärzte, Chirurgen, Gynäkologen, Facharztinternisten, Hautärzte und Urologen dürfen die neue GOP 01737 abrechnen. Neu ist, dass Hausärzte den immunologischen Test auch beim Check-up 35 ausgeben können – sofern die Patienten das Anspruchsalter von 50 Jahren erreicht haben.

Für eine bestmögliche Ergebnisqualität ist es wichtig, dass die Stuhlprobe möglichst schnell ausgewertet wird: Deshalb sollten Ärzte ihre Patienten darauf hinweisen, dass sie die Probe am besten am Tag nach der Abnahme abgeben. Der Arzt veranlasst dann spätestens am darauffolgenden Werktag die Untersuchung in einem Labor, das solche Untersuchungen durchführen darf.

CAVE: Wochenend-Situation!

Neue GOP für Laboruntersuchung

Für die Untersuchung der Stuhlprobe im Labor gibt es ab April zwei neue GOP: die GOP 01738 (Bewertung 75 Punkte, Vergütung 8,12 Euro) bei einer präventiven Untersuchung und die GOP 32457 (Bewertung 6,21 Euro) bei einer kurativen Untersuchungsindikation. In den Laborleistungen enthalten sind die Kosten für das Stuhlproben-Entnahmesystem.

Entsprechend der geänderten Früherkennungs-Richtlinie wurde der Test als Leistung des Speziallabors, die eine vorherige Genehmigung der Kassenärztlichen Vereinigung (KV) voraussetzt, in den EBM aufgenommen. Die Durchführung des iFOBT dürfen somit nur die Ärzte vornehmen, die eine Abrechnungsgenehmigung für diese Leistung haben. Sie sind zudem verpflichtet, Angaben wie verwendete Tests, Ergebnisse der externen Qualitätssicherung, Gesamtzahl der untersuchten und der positiven Proben zur Evaluation des Früherkennungsprogramms zu erfassen und an die KV zu übermitteln

Anforderungen an das Testverfahren konkretisiert

KBV und GKV-Spitzenverband haben darüber hinaus im Bewertungsausschuss die Anforderungen an das Testverfahren konkretisiert. Dies betrifft in erster Linie die Industrie: So muss der Hersteller des Tests dem Labor nachweisen, dass die Vorgaben aus der Krebsfrüherkennungs-Richtlinie des G-BA unter anderem bezüglich der Sensitivität und Spezifität erfüllt werden. Diese Nachweise sind wiederum Voraussetzung für die Abrechnung der neuen GOP 01738 und müssen vom Arzt bei der jeweiligen KV eingereicht werden.

Stuhltest jedes Jahr ab 50

Der Stuhltest ist Teil des Programms zur Früherkennung von Darmkrebs. Er kann bei Frauen und Männern im Alter zwischen 50 und 55 Jahren jedes Jahr durchgeführt werden. Ab 55 Jahren haben die Versicherten Anspruch auf bis zu zwei Früherkennungskoloskopien im Abstand von zehn Jahren oder alle zwei Jahre auf einen Test auf okkultes Blut im Stuhl. Ist der Stuhlbefund positiv, erfolgt zur weiteren Abklärung eine Darmspiegelung..."

Anders als bisher erfolgt die Auswertung allerdings nicht in der Praxis, sondern im Labor. Die Durchführung des immunologischen Stuhltests dürfen die genannten Ärzte vornehmen, die eine Abrechnungsgenehmigung für Leistungen des EBM-Abschnitts 32.3 haben.

01738	Automatisierte quantitative immunologische Bestimmung von occultem Blut im Stuhl (iFOBT) gemäß Teil II. § 6 Abs. 4 und § 9 der Richtlinie für organisierte Krebsfrüherkennungs programme (oKFERL), einschließlich der Kosten für das Stuhlprobenentnahmesystem und das Probengefäß	75 Pkt. 8,24 €

Obligater Leistungsinhalt
- Umgehende Befundübermittlung und automatisierte Dokumentation,

Anmerkung: Die Gebührenordnungsposition 01738 ist bis auf weiteres auch bei fehlender elektronischer Dokumentation gemäß Teil I. E. § 15 der Richtlinie des Gemeinsamen Bundesausschusses für organisierte Krebsfrüherkennungsprogramme (oKFE-RL) berechnungsfähig.
Die Berechnung der Gebührenordnungsposition 01738 setzt die Anwendung eines Tests, für den die Erfüllung der Kriterien gemäß Teil II. § 9 Abs. 1 der KFE-RL in Verbindung mit dem Beschluss des Bewertungsausschusses in seiner 435. Sitzung am 29. März 2019 zu den Testvorgaben iFOBT nachgewiesen ist, voraus.

Abrechnungsausschluss: im Behandlungsfall 32457

Berichtspflicht: Nein

Aufwand in Minuten:

Kalkulationszeit: KA **Prüfzeit:** ./. **Eignung d. Prüfzeit:** Keine Eignung

Kommentar: Ausgedehnte Informationen finden Sie unter EBM-Nr. 32457
https://www.kvb.de/fileadmin/kvb/dokumente/Praxis/Serviceschreiben/2017/KVB-RS-170330-A
enderung-EBM-iFOBT-ab-Q2-2017.pdf
von der KV Bayern.
Die Untersuchung beim iFOBT-Test können Hausärzte und Kinder- und Jugendärzte nach Kommentar von W. Goldmann nicht abrechnen.

01740	Beratung zur Früherkennung des kolorektalen Karzinoms gemäß Teil II. § 5 der Richtlinie für organisierte Krebsfrüherkennungsprogramme (oKFE-RL)sinhalt	116 Pkt. 12,75 €

Obligater Leistungsinhalt
- Einmalige Beratung frühzeitig nach Vollendung des 50. Lebensjahres anhand der Versicherteninformation über Ziel und Zweck des Programms zur Früherkennung von Darmkrebs

Aufwand in Minuten:

Kalkulationszeit: 6 **Prüfzeit:** 5 **Eignung d. Prüfzeit:** Tages- und Quartalsprofil

GOÄ entsprechend oder ähnlich: Leistungskomplex in der GOÄ nicht vorhanden, ggf. Beratung abrechnen.

Anmerkung: Der Leistungsinhalt der Gebührenordnungsposition 01740 wird zum 19. April 2019 wirksam. Bis zum 18. April 2019 gilt der Leistungsinhalt gemäß § 38 Absatz 2 der KrebsfrüherkennungsRichtlinie.

Kommentar: Die Krebsfrüherkennungs-Richtlinien empfehlen dem Arzt, seine Patienten nach deren vollendeten 50. Lebensjahr einmalig über das Programm zur Früherkennung des colorektalen Carcinoms zu informieren und zu beraten. Gesonderte Gebühren können dafür nicht erhoben werden, sie sind mit Versicherten- oder Grundpauschale abgegolten.

Ab dem 55. Lebensjahr sollte eine erneute Beratung der Patienten stattfinden, die entsprechend der Richtlinien spezielle Inhalte umfasst. Im Rahmen dieser Beratung erhält der Patient ein Merkblatt des Bundesausschusses der Ärzte und Krankenkassen über die Darmkrebsfrüherkennung, und der Arzt kann diese Leistung nach der EBM-Nr. 01740 – allerdings nur einmal im Leben dieses Patienten – über den gesamten Zeitraum, in dem der Patient sich noch bei dem Arzt in Behandlung begibt – abrechnen.

Der koloskopische Komplex kann nur ausgeführt werden von

- Ärzten mit der Gebietsbezeichnung „Facharzt für Innere Medizin" mit entsprechender Fachkunde oder von Fachärzten für Innere Medizin mit der Schwerpunktbezeichnung „Gastroenterologie".
- Fachärzten für Chirurgie, die die entsprechende Weiterbildung und Genehmigung durch die KV zur Koloskopie und zur Polypabtragung besitzen, können dies entsprechend abrechnen.

Vorgeschrieben ist eine entsprechende apparative Ausstattung.

Wird eine Polypektomie (Polypengröße > 5 mm), eine Schlingenbiopsie oder eine Blutstillung erforderlich, so kann dafür der Zuschlag nach EBM-Nr. 01742 berechnet werden. Die Leistung nach EBM-Nr. 01741 kann nur für die totale Koloskopie abgerechnet werden. Eine Ausnahme liegt dann vor, wenn die totale Koloskopie z.B. wegen einer Kolonstenose (entzündlich oder tumorös) nicht möglich ist. In diesen Fällen kann die Leistung trotzdem abgerechnet werden. Die Leistung nach EBM-Nr. 01741 beinhaltet die Leistung Biopsie und Entfernung von Polypen mittels Zange, so dass diese nicht extra berechnet werden können.

Eine Information für Patienten kann kostenlos im Internet unter „http://www.kbv.de/media/sp/P atienteninformation__Darmkrebs_im_fruehen_Stadium.pdf" heruntergeladen und ggf. im Wartezimmer ausgelegt werden.

01741	Koloskopischer Komplex gemäß Teil II. § 3 der Richtlinie für organisierte Krebsfrüherkennungsprogramme (oKFE-RL)	1772 Pkt. 194,69 €

Obligater Leistungsinhalt

- Totale Koloskopie gemäß Teil II. § 3 der (oKFE-RL) mit Darstellung des Zökums,
- Patientenaufklärung zur Koloskopie und zur Prämedikation in angemessenem Zeitabstand vor dem Eingriff,
- Aufklärung zum Vorgehen und zu einer möglichen Polypenabtragung und anderer therapeutischer Maßnahmen in derselben Sitzung,
- Information zu Ablauf und Dauer der Darmreinigung,
- Foto-/Videodokumentation,
- Nachbeobachtung und -betreuung,
- Einhaltung der Maßnahmen der Überprüfung der Hygienequalität entsprechend der Qualitätssicherungsvereinbarung zur Koloskopie gemäß § 135 Abs. 2 SGB V,
- Vorhaltung der geeigneten Notfallausstattung entsprechend der Qualitätssicherungsvereinbarung zur Koloskopie gemäß § 135 Abs. 2 SGB V
- Dokumentation gemäß Teil II. § 11 der oKFE-RL

Fakultativer Leistungsinhalt

- Lagekontrolle durch ein bildgebendes Verfahren,
- Aushändigung aller Substanzen zur Darmreinigung,
- Probeexzision(en),

- Gerinnungsuntersuchungen und kleines Blutbild,
- Prämedikation/Sedierung

Anmerkungen Die Gebührenordnungsposition 01741 ist bis auf weiteres auch bei fehlender elektronischer Dokumentation gemäß Teil I. E. § 15 der Richtlinie des Gemeinsamen Bundesausschusses für organisierte Krebsfrüherkennungsprogramme (oKFE-RL) berechnungsfähig.
Der Leistungsinhalt der Gebührenordnungsposition 01741 wird zum 19. April 2019 wirksam. Bis zum 18. April 2019 gilt der Leistungsinhalt gemäß § 37 Absatz 3 der Krebsfrüherkennungs-Richtlinie.
Die Koloskopie als Abklärungsdiagnostik gemäß Krebsfrüherkennungs-Richtlinie ist bis zum 18. April 2019 nicht mit der Gebührenordnungsposition 01741 berechnungsfähig. Die Koloskopie als Abklärungsdiagnostik gemäß Teil II. § 8 der oKFE-RL ist ab dem 19. April 2019 nicht mit der Gebührenordnungsposition 01741 berechnungsfähig.
Die Berechnung der Gebührenordnungsposition 01741 setzt eine Genehmigung der Kassenärztlichen Vereinigung gemäß § 135 Abs. 2 SGB V voraus.

Abrechnungsausschluss: am Behandlungstag 32110, 32111, 32112, 32113, 32114, 32115, 32116, 32117, 32120
in derselben Sitzung 02300, 02301, 02302, 02401, 04514, 04518, 10340, 10341, 10342, 13421, 13422

Bericht: mind. Befundkopie (Nr. 01602) an Hausarzt

Aufwand in Minuten:
Kalkulationszeit: 37   **Prüfzeit:** 30   **Eignung d. Prüfzeit:** Tages- und Quartalsprofil
GOÄ entsprechend oder ähnlich: Nr. 687

Kommentar: Ist eine totale Koloskopie – wie nach Legende gefordert – durch eine Stenose nicht möglich, ist die Stenose zu dokumentieren und die EBM Nr. 01741 ist dann trotzdem berechenbar.
Wird eine totale Koloskopie durch andere Gründe nicht möglich, kann die EBM Nr. 01741 nicht berechnet werden und auch die Nrn. 13421 oder 13422 sind hier nicht absetzbar.
Probeentnahmen oder Abtragungen von Kleinen Polypen mit einer Zange sind in der Leistung enthalten. Wenn es aber zu erforderlichen Biopsien oder Polypentfernungen mit der Zange kommen muss, sind diese durch den Zuschlag nach EMB Nr. 01742 abrechenbar.
Die für eine Genehmigung zur Abrechnung erforderlichen Befähigungen sind bei Ihrer KV zu erfragen.
Eine Information für Patienten kann kostenlos im Internet unter „http://www.kbv.de/media/sp/Pat ienteninformation__Darmkrebs_im_fruehen_Stadium.pdf" heruntergeladen und ggf. im Wartezimmer ausgelegt werden.

Tipp: Ggf. Kostenpauschale Nr. 40160 bei Durchführung einer interventionellen endoskopischen Untersuchung des Gastrointestinaltraktes für die beim Eingriff eingesetze(n) Einmalsklerosierungsnadel(n) (15.00 Euro)

01742 Zuschlag zu der Gebührenordnungsposition 01741	286 Pkt. 31,42 €

- Polypektomie(n) von Polypen mit einer Größe > 5 mm mittels Hochfrequenzdiathermieschlinge und/oder
- Schlingenbiopsie(n) mittels Hochfrequenzdiathermieschlinge

und/oder
- Blutstillung(en)

Abrechnungsausschluss: in derselben Sitzung 04515, 04520, 13423

Aufwand in Minuten:

Kalkulationszeit: 7 **Prüfzeit:** 5 **Eignung d. Prüfzeit:** Tages- und Quartalsprofil

GOÄ entsprechend oder ähnlich: Nr. 695 oder Nr. 696

01743* Histologie bei Früherkennungskoloskopie **131 Pkt.**
14,39 €

Obligater Leistungsinhalt
- Histologische Untersuchung eines im Rahmen einer Früherkennungskoloskopie gewonnenen Polypen mit mindestens 8 Schnitten

Abrechnungsausschluss: bei demselben Material 19310

Bericht: mind. Befundkopie (Nr. 01602) an Hausarzt

Aufwand in Minuten:

Kalkulationszeit: KA **Prüfzeit:** 2 **Eignung d. Prüfzeit:** Tages- und Quartalsprofil

GOÄ entsprechend oder ähnlich: Nrn. 4800, 4801

01747 Beratung gemäß der Richtlinie des Gemeinsam **82 Pkt.**
Bundesausschusses über das Ultraschallscreening auf **9,01 €**
Bauchaortenaneurysmen (US-BAA-RL)

Obligater Leistungsinhalt
- Persönlicher Arzt-Patienten-Kontakt,
- Ausgabe der Versicherteninformation gemäß Anlage zur US-BAA-RL,
- Ärztliche Aufklärung zum Screening auf Bauchaortenaneurysmen

Fakultativer Leistungsinhalt
- Veranlassung einer sonographischen Untersuchung der Bauchaorta gemäß § 4 US-BAA-RL

Anmerkung: Die Gebührenordnungsposition 01747 ist bei männlichen Patienten ab dem Alter von 65 Jahren einmalig berechnungsfähig.

Aufwand in Minuten:

Kalkulationszeit: 5 **Prüfzeit:** 4 **Eignung d. Prüfzeit:** Tages- und Quartalsprofil

Kommentar: Siehe auch Informationen zu Kapitel 1.7.2.
Die vom G-BA beschlossene Richtlinie Ultraschallscreening auf Bauchaortenaneurysmen (https://www.g-ba.de/downloads/40-268-4279/2017-03-16_US-BAA-RL_Versicherteninforma tion_ZD.pdf Stand März 2017) sieht die sonographische Untersuchung einmalig als Screening zur Früherkennung von Bauchaortenaneurysmen für Männer ab 65 Jahren vor.
Mit der EBM Nr. 01747 wird die Aufklärung zum Screening auf Bauchaortenaneurysmen abgerechnet.
Da die Beratung nur einmalig berechenbar ist, wird geraten, dass sich die abrechnende Praxis durch eine kurze schriftliche Erklärung vom Patienten absichert, dass dem Patienten der nur einmalige Anspruch bekannt ist und daher auch nur diese entsprechende Praxis für die Aufklärung/ Erbringung der besagten Leistung in Anspruch genommen werden kann. So kann die Praxis einem möglichen Regreß der Krankenkasse des Patienten widersprechen.

01748	Sonographische Untersuchung auf Bauchaortenaneu- rysmen gemäß Teil B. II. der Gesundheitsuntersuchungs- Richtlinie (GU-RL)	**124 Pkt.** **13,62 €**

Obligater Leistungsinhalt
- Sonographische Untersuchung der Bauchaorta gemäß Teil B. II. § 4 der GU-RL

Fakultativer Leistungsinhalt
- Aufklärung und Beratung zu Behandlungsmöglichkeiten bei auffälligem Befund

Anmerkung: Die Berechnung der Gebührenordnungsposition 01748 setzt eine Genehmigung der Kassenärztlichen Vereinigung nach der UltraschallVereinbarung gemäß § 135 Abs. 2 SGB V voraus.

Die Gebührenordnungsposition 01748 ist bei männlichen Patienten ab dem Alter von 65 Jahren einmalig berechnungsfähig.

Sofern die Gebührenordnungsposition 01748 neben der Gebührenordnungsposition 33042 berechnet wird, ist ein Abschlag von 77 Punkten auf die Gebührenordnungsposition 33042 vorzunehmen.

Abrechnungsausschluss: am Behandlungstag 31682, 31683, 31684, 31685, 31686, 31687, 31688, 31689, 33040, 33043, 33081

Aufwand in Minuten:
Kalkulationszeit: 6   **Prüfzeit:** 5   **Eignung d. Prüfzeit:** Tages- und Quartalsprofil

Kommentar: Siehe auch Informationen zu Kapitel 1.7.2.

Die vom G-BA beschlossene Richtlinie Ultraschallscreening auf Bauchaortenaneurysmen (https://www.g-ba.de/downloads/40-268-4279/2017-03-16_US-BAA-RL_Versicherteninformation_ZD.pdf Stand März 2017) sieht die sonographische Untersuchung einmalig als Screening zur Früherkennung von Bauchaortenaneurysmen für Männer ab 65 Jahren vor.

Mit der EBM Nr. 01748 wird die Aufklärung zum Screening auf Bauchaortenaneurysmen abgerechnet.

Da die Beratung nur einmalig berechenbar ist, wird geraten, dass sich die abrechnende Praxis durch eine kurze schriftliche Erklärung vom Patienten absichert, dass dem Patienten der nur einmalige Anspruch bekannt ist und daher auch nur diese entsprechende Praxis für die Aufklärung/Erbringung der besagten Leistung in Anspruch genommen werden kann. So kann die Praxis einem möglichen Regreß der Krankenkasse des Patienten widersprechen.

1.7.8 HIV-Präexpositionsprophylaxe

Die Gebührenordnungspositionen 01920 bis 01922 können nur von Vertragsärzten berechnet werden, die über eine Genehmigung der zuständigen Kassenärztlichen Vereinigung gemäß Anlage 33 zum BundesmantelvertragÄrzte (BMV-Ä) verfügen.

Kommentar: Auch Hausärzte können die mit der Verordnung der antiviralen Wirkstoff-Kombi Emtricitabin/Tenofovir einhergehenden Begleitleistungen unter bestimmten Voraussetzung (siehe: https://www.aerztezeitung.de/medizin/krankheiten/infektionskrankheiten/aids/article/993450/hiv-aids-darf-prep-rezept-verordnen.html) erbringen.

Die erforderlichen neuen EBM-Abrechnungsziffern sind in einem eigenen EBM-Abschnitt 1.7.8 zusammengefaßt.

Beratung, Einleitung und Kontrolle einer Präexpositionsprophylaxe werden mit den EBM Nrn. 01920 bis 01922 abgebildet. Abrechnen können diese drei Betreuungsziffern nur Ärzte, die eine KV-Genehmigung gemäß der PrEP-Anlage 33 zum Bundesmantelvertrag besitzen. Die Abrechnung einer Präexpositionsprophylaxe erfordert den persönlichen Arzt-Patienten-Kontakt.

Auf einen Blick: Die drei neuen EBM-Beratungsziffern zur PrEP:
- Die GOP **01920** (Beratung vor Beginn einer PrEP) wird je vollendete zehn Minuten mit 115 Punkten bewertet und kann bis zu dreimal im Krankheitsfall angesetzt werden.
- Die GOP **01921** (Einleitung einer PrEP) darf einmal im Krankheitsfall (= im Jahr) erbracht werden und ist gleichfalls mit 115 Punkten dotiert. Die Ziffer beinhaltet unter anderem die Indikationsstellung, eine Überprüfung des HIV- und HBV-Status' sowie die Arzneimittelverordnung.
- Die GOP **01922** (PrEP-Kontrolle) soll wenigstens fünf Minuten dauern und kann maximal dreimal im Behandlungsfall abgerechnet werden. Sie ist mit 57 Punkten dotiert und ist bei demselben Patienten frühestens vier Wochen nach Einleitung einer PrEP erstmals zu erbringen. Die Ziffer beinhaltet unter anderem eine Überprüfung des HIV-Status' sowie therapiebedingter Neben- und Wechselwirkungen.

Zudem wurden 7 Labor-Ziffern (01930 bis 01936) in das neue EBM-Kapitel zur PrEP aufgenommen. Davon kann lediglich die 01930 zur Bestimmung der Nierenfunktion mittels Kreatininwert und Berechnung der eGFR voraussetzungslos erbracht werden.

Um die übrigen Leistungen abrechnen zu dürfen, bedarf es einer KV-Genehmigung gemäß Qualitätssicherungsvereinbarung Spezial-Labor.

Verordnung:
- zur PrEP-Verordnung ist eine Genehmigung der KV erforderlich
- entweder gemäß Qualitätssicherungsvereinbarung HIV/Aids
- oder für einige Fachgruppen – darunter auch Allgemeinmediziner – unter bestimmten Voraussetzungen: etwa Fachkundenachweisen und im Schnitt 50 HIV/Aids-Patienten pro Quartal.

Der **Bewertungsausschuss** gibt im Zusammenhang mit der Aufnahme der Leistungen des Abschnittes 1.7.8 in den EBM zum 1. September 2019 folgende Empfehlung ab:
1. Die Vergütung der Leistungen des Abschnittes 1.7.8 erfolgt bis zum 30. September2021 außerhalb der morbiditätsbedingten Gesamtvergütungen.
2. Die Überführung der Leistungen des Abschnittes 1.7.8 in die morbiditätsbedingte Gesamtvergütung erfolgt zum 1. Oktober 2021.3. Der Bewertungsausschuss kann bis zum 30. September 2021 eine Empfehlung über eine Fortführung der Vergütung außerhalb der morbiditätsbedingten Gesamtvergütung abgeben.

01920	Beratung vor Beginn einer HIV-Präexpositionsprophylaxe (PrEP) gemäß Anlage 33 zum BMV-Ä	163 Pkt. 17,91 €

Obligater Leistungsinhalt
- Persönlicher Arzt-Patienten-Kontakt,
- Prüfung der Indikation zur PrEP einschließlich Kontraindikationen,
- Beratung zu:
  - Ziel und Ablauf einer medikamentösen PrEP,
  - Prävention und Transmission von HIV und anderen sexuell übertragbaren Erkrankungen,
  - Notwendigkeit der Kombination mit anderen Präventionsmaßnahmen,

- Risiko einer Resistenzentwicklung unter PrEP bei unerkannter HIV-Infektion,
- Therapiebedingten Neben- und Wechselwirkungen,
- Symptomatik einer primären HIV-Infektion,
- Weiterführenden Beratungsangeboten,
- Dauer mindestens 10 Minuten,

Fakultativer Leistungsinhalt
- Symptombezogene Untersuchungen,

Abrechnungsbestimmung: je vollendete 10 Minuten

Anmerkung: Die Gebührenordnungsposition 01920 ist höchstens dreimal im Krankheitsfall berechnungsfähig.

Abrechnungsausschluss: am Behandlungstag 01922

Aufwand in Minuten:
Kalkulationszeit: 10   **Prüfzeit:** 10   **Eignung d. Prüfzeit:** Tages- und Quartalsprofil

---

01921   Einleitung einer HIV-Präexpositionsprophylaxe (PrEP)   163 Pkt.
gemäß Anlage 33 zum BMV-Ä   17,91 €

Obligater Leistungsinhalt
- Persönlicher Arzt-Patienten-Kontakt,
- Überprüfung des HIV- und Hepatitis-B-Status,
- Indikationsstellung zur PrEP einschließlich Prüfung der Kontraindikationen,
- Auswahl und Verordnung geeigneter Arzneimittel zur PrEP,

Abrechnungsbestimmung: einmal im Krankheitsfall

Abrechnungsausschluss: am Behandlungstag 01922

Aufwand in Minuten:
Kalkulationszeit: 10   **Prüfzeit:** 8   **Eignung d. Prüfzeit:** Tages- und Quartalsprofil

---

01922   Kontrolle im Rahmen einer HIV-Präexpositionsprophy-   82 Pkt.
laxe (PrEP) gemäß Anlage 33 des BMV-Ä   9,01 €

Obligater Leistungsinhalt
- Persönlicher Arzt-Patienten-Kontakt,
- Überprüfung der Indikation zur PrEP einschließlich Kontraindikationen,
- Überprüfung des HIV-Status,
- Kontrolle und/oder Behandlung ggf. aufgetretener therapiebedingter Neben- und Wechselwirkungen,
- Dauer mindestens 5 Minuten,

Fakultativer Leistungsinhalt
- Symptombezogene Untersuchungen,
- Beratung zu:
  - Risikoreduktion und Adhärenzstrategien,
  - Notwendigkeit der Kombination mit anderen Präventionsmaßnahmen,

Abrechnungsbestimmung: je vollendete 5 Minuten

Anmerkung: Die Gebührenordnungsposition 01922 ist höchstens dreimal im Behandlungsfall berechnungsfähig.
Die Gebührenordnungsposition 01922 ist frühestens 4 Wochen nach Einleitung einer PrEP berechnungsfähig.

Abrechnungsausschluss: am Behandlungstag 01920, 01921

Aufwand in Minuten:
Kalkulationszeit: 5   **Prüfzeit:** 5   **Eignung d. Prüfzeit:** Tages- und Quartalsprofil

01930	Bestimmung des Kreatinin im Serum und/oder Plasma und Berechnung der eGFR im Rahmen einer Präexpositionspositionsprophylaxe	3 Pkt. 0,33 €

Abrechnungsbestimmung: zweimal im Krankheitsfall

Abrechnungsausschluss: am Behandlungstag 32066, 32067

Aufwand in Minuten:
Kalkulationszeit: KA   **Prüfzeit:** ./.   **Eignung d. Prüfzeit:** Keine Eignung

01931	Nachweis von HIV-1- und HIV-2-Antikörpern und von HIV-p24-Antigen im Rahmen einer Präexpositionsprophylaxe	41 Pkt. 4,50 €

Abrechnungsbestimmung: einmal im Behandlungsfall

Anmerkung: Davon abweichend ist die Gebührenordnungsposition 01931 im ersten Quartal zu Beginn einer Präexpositionsprophylaxe bis zu zweimal im Behandlungsfall berechnungsfähig.

Abrechnungsausschluss: im Behandlungsfall 32575

Aufwand in Minuten:
Kalkulationszeit: KA   **Prüfzeit:** ./.   **Eignung d. Prüfzeit:** Keine Eignung

01932	Nachweis von HBs-Antigen und HBc-Antikörpern vor Beginn einer Präexpositionsprophylaxe	105 Pkt. 11,54 €

Abrechnungsbestimmung: einmal im Krankheitsfall

Abrechnungsausschluss: im Behandlungsfall 32614, 32781

Aufwand in Minuten:
Kalkulationszeit: KA   **Prüfzeit:** ./.   **Eignung d. Prüfzeit:** Keine Eignung

01933	Nachweis von HBs-Antikörpern vor Beginn einer Präexpositionsprophylaxe ohne dokumentierte Impfung gegen Hepatitis B	51 Pkt. 5,60 €

Abrechnungsbestimmung: einmal im Krankheitsfall

Abrechnungsausschluss: im Behandlungsfall 32617

Aufwand in Minuten:
Kalkulationszeit: KA   **Prüfzeit:** ./.   **Eignung d. Prüfzeit:** Keine Eignung

01934 Nachweis von HCV-Antikörpern   **91 Pkt.**
– vor Beginn einer Präexpositionsprophylaxe   **10,00 €**
oder
– während einer Präexpositionsprophylaxe
nur bei seronegativen Anwendern

Abrechnungsbestimmung: höchstens zweimal im Krankheitsfall

Abrechnungsausschluss: im Behandlungsfall 32618

Aufwand in Minuten:
Kalkulationszeit: KA   **Prüfzeit:** ./.   **Eignung d. Prüfzeit:** Keine Eignung

01935 Nachweis von Treponemenantikörpern mittels TPHA/   **42 Pkt.**
TPPA-Test (Lues-Suchreaktion) und/oder Immunoassay   **4,61 €**
nach individueller und situativer Risikoüberprüfung im
Rahmen einer Präexpositionsprophylaxe

Abrechnungsbestimmung: einmal im Behandlungsfall

Abrechnungsausschluss: im Behandlungsfall 32566

Aufwand in Minuten:
Kalkulationszeit: KA   **Prüfzeit:** ./.   **Eignung d. Prüfzeit:** Keine Eignung

01936 Nachweis von Neisseria gonorrhoeae und/oder Chlamy-   **320 Pkt.**
dien in pharyngealen, anorektalen und/oder genitalen   **35,16 €**
Abstrichen mittels Nukleinsäureamplifikationsverfahren
(NAT) nach individueller und situativer Risikoüberprüfung im Rahmen einer Präexpositionsprophylaxe ggf.
einschl. Pooling der Materialien der Abstrichorte

Abrechnungsbestimmung: einmal im Behandlungsfall

Abrechnungsausschluss: in derselben Sitzung 32836, 32839

Aufwand in Minuten:
Kalkulationszeit: KA   **Prüfzeit:** ./.   **Eignung d. Prüfzeit:** Keine Eignung

1.8 Gebührenordnungspositionen bei Substitutionsbehandlung und diamorphingestützter Behandlung der Drogenabhängigkeit

1. Die Berechnung der Gebührenordnungspositionen dieses Abschnittes setzt eine Genehmigung der Kassenärztlichen Vereinigung gemäß § 2 Nr. 2 Anlage I „Anerkannte Untersuchungs- oder Behandlungsmethoden" der Richtlinie Methoden vertragsärztliche Versorgung des Gemeinsamen Bundesausschusses zur substitutionsgestützten Behandlung Opioidabhängiger voraus.
2. Sofern nur die Leistungen entsprechend den Gebührenordnungspositionen 01949, 01950 bis 01952 und 01960 erbracht werden, sind die spezifischen, auf die diamorphingestützte Behandlung bezogenen Anforderungen des § 2 Abs. 1

Satz 2, des § 2 Abs. 2 sowie des § 9 Nr. 2 Anlage I „Anerkannte Untersuchungs-
oder Behandlungsmethoden" der Richtlinie Methoden vertragsärztliche Versorgung des Gemeinsamen Bundesausschusses zur substitutionsgestützten Behandlung Opioidabhängiger nicht zu erfüllen.

3. Die Berechnung der Gebührenordnungspositionen 01955 und 01956 setzt vo-
raus, dass die Einrichtung zusätzlich über eine Genehmigung der zuständigen
Landesbehörde gemäß § 5a Abs. 2 Betäubungsmittel-Verschreibungsverordnung
(BtMVV) verfügt.

4. Der Leistungsbedarf, welcher der Substitutionsbehandlung und/oder der diamorphingestützten Behandlung zuzuordnen ist, umfasst ausschließlich die Gebührenordnungspositionen 01949, 01950 bis 01952, 01955, 01956 und 01960. Werden
darüber hinaus bei demselben Patienten weitere Leistungen notwendig, sind diese dem übrigen kurativen Leistungsbereich zuzurechnen.

5. Eine Behandlungswoche im Sinne dieses Abschnittes ist jede Kalenderwoche, in
der die Substitutionsbehandlung nach den Richtlinien des Gemeinsamen Bundesausschusses durchgeführt wird.

Kommentar: Maßgeblich für die Abrechnung von Leistungen aus diesem Abschnitt ist die
Richtlinie „Methoden der vertragsärztlichen Versorgung, 2. Substitutionsgestützte Behandlung
Opiatabhängiger" des Gemeinsamen Bundesausschusses in der jeweiligen Fassung, in denen Näheres zu Art, Umfang, Häufigkeit der Leistung bzw. Berechtigung zur Erbringung der Leistung
usw. geregelt ist.

Dabei sind die dort genannten besonderen Bestimmungen für die diamorphingestützte Behandlung nicht für die „normale" Substitutionsbehandlung anzuwenden. Bei der diampophingestütz-
ten Behandlung ist zudem eine behördliche Genehmigung nach der BtMVV erforderlich.

Es wird klargestellt, dass Leistungen der Substitutions- oder der diamorphingestützten Behandlung nur die Nrn. 01950 bis 01952 sowie 01955 und 01956 EBM sind. Dies ist u.a. für etwaige
vertragliche Regelungen mit den Kostenträgern wichtig.

Die KV Hessen informiert in unter ebm.aktuell u.a:

… „EBM Änderung in der Substitutionsbehandlung zum 1. Oktober 2017

Der Bewertungsausschuss hat mit Wirkung zum 1. Oktober 2017 drei wesentliche Änderungen
im EBM zur Substitutionsbehandlung Opiatabhängiger beschlossen. Diese betreffen die Take-
Home-Vergabe, die Substitutionsbehandlung bei Hausbesuchen (unter bestimmten Voraussetzungen) und die Konsiliarverfahren.

Hinweis:

Neue GOP bei Take-Home-Vergabe

Für die Take-Home-Vergabe wird die GOP 01949 neu in den EBM eingeführt. Diese ist einmal je
Behandlungstag, jedoch höchstens zweimal je Behandlungswoche berechnungsfähig. Die Behandlungswoche wird in dem Abschnitt 1.8 EBM als jede Kalenderwoche, in der die Substitutionsbehandlung nach den Richtlinien des Gemeinsamen Bundesausschusses durchgeführt
wird, definiert.

Wenn der Opiatabhängige ebenfalls im Wechsel eine substitutionsgestützte Behandlung (GOP
01950) in der Arztpraxis benötigt, so ist diese am Behandlungstag nicht neben der neuen GOP
01949 berechnungsfähig. In der Behandlungswoche haben Sie jedoch die Möglichkeit beide
GOP bei einem medizinischen Bedarf abzurechnen. Die medizinische Begründung vermerken
Sie dann bitte in dem freien Begründungsfeld (Feldkennung 5009).

Die GOP 01949 beinhaltet den persönlichen Arzt-Patienten-Kontakt, das Gespräch sowie die Prüfung der Voraussetzungen für die Versorgung über die Take-Home-Vergabe. Im Regelfall ist die Take-Home-Vergabe für sieben Tage vorgesehen, in begründeten Einzelfällen kann sie jedoch auch für 30 Tage erfolgen.

Neue GOP für Konsiliarverfahren
Eine neue GOP wird für die konsiliarische Untersuchung und Beratung eines Patienten im Konsiliariusverfahren in den EBM aufgenommen. Die neue GOP 01960 kann alleinig von suchtmedizinisch qualifizierten Ärzten abgerechnet werden.
Die Konsultation muss bei substituierten Patienten jedes Quartal eingeholt werden, wenn der behandelnde Arzt nicht suchtmedizinisch qualifiziert ist.
Mit den Änderungen in der Betäubungsmittel-Verschreibungsverordnung (BtMVV) können Ärzte ohne zusätzliche Qualifikation nunmehr zehn statt bislang drei Patienten substituieren.

Abschnitt 1.8. EBM

EBM Nr.	Kurzlegende	Bewertung
01949	Substitutionsgestützte Behandlung Opiatabhängiger bei Take-Home-Vergabe gemäß § 5 Abs. 9 BtMVV Persönlicher Arzt-Patienten-Kontakt, je Behandlungtag, höchstens zweimal in der Behandlungswoche	7,47 €* (69 Punkte)
01960	Konsiliarische Untersuchung und Beratung eines Patienten im Rahmen des Konsiliariusverfahrens Persönlicher Arzt-Patienten-Kontakt, Dauer mindestens 10 Minuten, einmal im Behandlungsfall	9,74 € (90 Punkte)

* gemäß bundeseinheitlichem Orientierungswert 2019 (10,8226 Cent)
Die Vergütung der neuen GOP 01949 und 01960 erfolgt extrabudgetär.

Substitutionsbehandlung bei Hausbesuch
Sie können die Substitutionsbehandlung ab 1. Oktober 2017 auch im Rahmen von Hausbesuchen durchführen. Voraussetzung hierfür ist, dass der Patient die Arztpraxis **aufgrund einer chronischen Pflegebedürftigkeit (Pflegegrad) oder aufgrund einer nicht mit der Substitution im Zusammenhang stehende Krankheit** nicht aufsuchen kann. Geben Sie unbedingt den ICD-10-Kode der ausschlaggebenden Erkrankung für den Hausbesuch bei der Abrechnung an.
Eine vorliegende Pflegestufe des Patienten vermerken Sie im freien Begründungsfeld (Feldkennung 5009). Bitte beachten Sie, dass die Substitutionsbehandlung kein alleiniger Grund für den Hausbesuch darstellen kann.
Abgerechnet wird der Hausbesuch über die GOP 01410 und 01413 für Mitbesuche sowie die GOP 01950 oder 01949 für die Substitutionsbehandlung während des Hausbesuches.

Therapeutisches Gespräch nach GOP 01952
Bei Ihren substituierten Patienten können Sie nach wie vor bei Bedarf den Zuschlag (GOP 01952) für das therapeutische Gespräch bei den GOP 01950 und 01955 abrechnen. Dies ist auch bei der neuen GOP 01949 möglich. Die GOP 01952 kann höchstens viermal je Behandlungsfall abgerechnet werden.

Abrechnungsvoraussetzungen
Eine Abrechnung der neuen GOP 01949 und 01960 kann, zusätzlich zu den Bestimmungen aus der BtMVV, nur nach Genehmigung der KV Hessen erfolgen (QS-Genehmigung). Besitzen Sie bereits die Genehmigung für den Abschnitt 1.8 EBM, erhalten Sie automatisch die Genehmigung für die GOP 01949. Sind Sie zudem suchtmedizinisch qualifizierter Arzt, erhalten Sie die Genehmigung für die GOP 01960 ebenfalls automatisch..."

01949	Substitutionsgestützte Behandlung Opioidabhängiger	84 Pkt.
	gemäß Nr. 2 Anlage I „Anerkannte Untersuchungs- oder	9,23 €

01949 **Substitutionsgestützte Behandlung Opioidabhängiger** **84 Pkt.**
gemäß Nr. 2 Anlage I „Anerkannte Untersuchungs- oder **9,23 €**
Behandlungsmethoden" der Richtlinie Methoden vertrags-
ärztliche Versorgung des Gemeinsamen Bundesausschusses
im Rahmen einer Take-Home-Vergabe gemäß § 5 Abs. 9
Betäubungsmittel-Verschreibungsverordnung (BtMVV)

Obligater Leistungsinhalt
- Persönlicher Arzt-Patienten-Kontakt,
- Prüfung der Voraussetzungen für die Behandlung im Rahmen der Take-Home-Vergabe gemäß § 5 Abs. 9 BtMVV,
- Verordnung des Substitutionsmittels,

Abrechnungsbestimmung: je Behandlungstag

Anmerkung: Die Gebührenordnungsposition 01949 ist höchstens zweimal in der Behandlungswoche berechnungsfähig.
Die Gebührenordnungsposition 01949 ist nur mit medizinischer Begründung in der Behandlungswoche neben der Gebührenordnungsposition 01950 berechnungsfähig.
Die Gebührenordnungspositionen 01411, 01412, 01414, 01415, 01420, 01430 und 01440 sind in demselben Behandlungsfall nur dann neben der Gebührenordnungsposition 01949 berechnungsfähig, wenn der Kranke aufgrund nicht in Zusammenhang mit der Substitutionsbehandlung stehenden Krankheitsbildern im Rahmen von Besuchen oder Visiten behandelt werden muss, weil er die Arztpraxis nicht aufsuchen kann.
Die Gebührenordnungspositionen 01410 und 01413 sind in demselben Behandlungsfall nur dann neben der Gebührenordnungsposition 01949 berechnungsfähig, wenn aufgrund des Vorliegens einer nachgewiesenen chronischen Pflegebedürftigkeit (Vorliegen eines Pflegegrades) bei dem Patienten eine Substitutionsbehandlung in der Arztpraxis nicht möglich ist oder wenn der Kranke aufgrund von nicht in Zusammenhang mit der Substitutionsbehandlung stehenden Krankheitsbildern im Rahmen von Besuchen oder Visiten behandelt werden muss, weil er die Arztpraxis nicht aufsuchen kann.
Die Gebührenordnungsposition 01949 ist nicht neben den Gebührenordnungspositionen 01100 bis 01102, 01205, 01207, 01210, 01212, 01214, 01216, 01218 und 01418 berechnungsfähig.

Abrechnungsausschluss: am Behandlungstag
in derselben Sitzung 01950, 01955, 01956, 01960, 01101, 01102, 01214, 01216, 01218

Berichtspflicht: Nein

Aufwand in Minuten:
Kalkulationszeit: 7   **Prüfzeit:** 7   **Eignung d Prüfzeit:** Tages- und Quartalsprofil

Kommentar: Danach können Ärzte beispielsweise in begründeten Einzelfällen ein Substitutionsmittel auch für bis zu 30 Tage zur eigenverantwortlichen Einnahme verschreiben. Bislang war ein solch langer Zeitraum für die Take-Home-Vergabe in begründeten Einzelfällen nur für Aufenthalte im Ausland möglich.
Im Regelfall ist eine Take-Home-Vergabe bis zu sechs Tagen vorgesehen, am siebten Tag muss der Patient das Substitutionsmittel in der Praxis einnehmen. Die neue GOP ist je Behandlungstag, aber höchstens zweimal in der Behandlungswoche berechnungsfähig. Kommt der Take-Home-

Patient öfter in die Praxis, kann der Arzt den Kontakt bei Vorliegen einer medizinischen Begründung über die GOP 01950 zusätzlich abrechnen.
(Quelle: https://www.kvno.de/60neues/2017/17_09_verguetung_substitution/index.html)

01950	Substitutionsgestützte Behandlung Opioidabhängiger gemäß Nr. 2 Anlage I „Anerkannte Untersuchungs- oder Behandlungsmethoden" der Richtlinie Methoden vertragsärztliche Versorgung des Gemeinsamen Bundesausschusses	46 Pkt. 5,05 €

Abrechnungsbestimmung: je Behandlungstag

Anmerkung: Neben der Gebührenordnungsposition 01950 sind arztgruppenspezifische Versicherten-, Grund- und Konsiliarpauschalen sowie die Gebührenordnungspositionen 01320 und 01321 nicht berechnungsfähig.
Die Gebührenordnungsposition 01950 ist nur bei persönlichem Arzt-Patienten-Kontakt berechnungsfähig.
Die Gebührenordnungspositionen 01411, 01412, 01414, 01415, 01420, 01430 und 01440 sind in demselben Behandlungsfall nur dann neben der Gebührenordnungsposition 01950 berechnungsfähig, wenn der Kranke aufgrund von nicht in Zusammenhang mit der Substitutionsbehandlung stehenden Krankheitsbildern im Rahmen von Besuchen oder Visiten behandelt werden muss, weil er die Arztpraxis nicht aufsuchen kann.
Die Gebührenordnungspositionen 01410 und 01413 sind in demselben Behandlungsfall nur dann neben der Gebührenordnungsposition 01950 berechnungsfähig, wenn aufgrund des Vorliegens einer nachgewiesenen chronischen Pflegebedürftigkeit (Vorliegen eines Pflegegrades) bei dem Patienten eine Substitutionsbehandlung in der Arztpraxis nicht möglich ist oder wenn der Kranke aufgrund von nicht in Zusammenhang mit der Substitutionsbehandlung stehenden Krankheitsbildern im Rahmen von Besuchen oder Visiten behandelt werden muss, weil er die Arztpraxis nicht aufsuchen kann.
Die Gebührenordnungsposition 01950 ist nicht neben den Gebührenordnungspositionen 01100 bis 01102, 01205, 01207, 01210, 01212, 01214, 01216, 01218 und 01418 berechnungsfähig.
Die Gebührenordnungsposition 01950 ist am Behandlungstag nicht neben den Gebührenordnungspositionen 01949, 01955, 01956 und 01960 berechnungsfähig.

Abrechnungsausschluss: am Behandlungstag 01955, 01956
in derselben Sitzung 01100, 01101, 01102, 01210, 01214, 01216, 01218

Aufwand in Minuten:
Kalkulationszeit: 4   **Prüfzeit:** 4   **Eignung d. Prüfzeit:** Tages- und Quartalsprofil

GOÄ entsprechend oder ähnlich: Leistungskomplex in der GOÄ so nicht vorhanden. Abrechnung der einzelnen erbrachten GOÄ-Leistung(en)

Kommentar: Den Leistungsinhalt der EBM Nr. 01950 finden Sie in die Anlage I Nr. 2 der Richtlinien des Gemeinsamen Bundesausschusses „Methoden vertragsärztliche Versorgung" (ehemalige BUB-Richtlinien) in der Fassung vom 17. Januar 2019: https://www.g-ba.de/richtlinien/7/.
Diese Leistung kann – wenn erforderlich – mehrmals im Quartal abgerechnet werden und ist nicht nur für Verabreichung eines Substitutionsmittels angesetzt worden. Nicht vergessen werden sollte die Abrechnung der Fachgruppe Versichertenpauschale und ggf. die Beratungsleistung nach Chroniker-Richtlinie EBM Nr. 01735.

Weitere Information zum Leistungsinhalt der EBM Nr. 01950 finden sich in der Anlage I Nr. 2 unter § 3 der Richtlinie Methoden vertragsärztliche Versorgung in der Fassung vom 17. Januar 2006 – zuletzt geändert am 15. Juni 2017, veröffentlicht im Bundesanzeiger (BAnz AT 29.08.2017 B5), in Kraft getreten am 30. August 2017.
Im Internet: https://www.g-ba.de/downloads/62-492-1442/MVV-RL_2017-06-15_iK-2017-08-30 .pdf
https://www.g-ba.de/downloads/62-492-960/MVV-RL_2014-11-20.pdf

01951 Zuschlag zu der Gebührenordnungsposition 01950 für die Behandlung an Samstagen, an Sonn- und gesetzlichen Feiertagen, am 24. und 31. Dezember	101 Pkt. 11,10 €

Abrechnungsausschluss: am Behandlungstag 01956
in derselben Sitzung 01100, 01101, 01102, 01210, 01214, 01216, 01218

Aufwand in Minuten:
Kalkulationszeit: KA   **Prüfzeit:** ./.   **Eignung d. Prüfzeit:** Keine Eignung
GOÄ entsprechend oder ähnlich: Nr. 1 mit Zuschlag D

01952 Zuschlag zu den Gebührenordnungspositionen 01949, 01950 oder 01955 für das therapeutische Gespräch	154 Pkt. 16,92 €

Obligater Leistungsinhalt
• Dauer mindestens 10 Minuten,

Fakultativer Leistungsinhalt
• Beratung und Instruktion der Bezugsperson(en),

Abrechnungsbestimmung: höchstens viermal im Behandlungsfall

Anmerkung: Die Gebührenordnungsposition 01952 ist höchstens achtmal im Behandlungsfall berechnungsfähig.
Die Gebührenordnungsposition 01952 ist auch bei telefonischem Arzt-Patienten-Kontakt berechnungsfähig.
Die Gebührenordnungsposition 01952 ist auch bei Durchführung der Leistung im Rahmen einer Videosprechstunde berechnungsfähig und dies durch Angabe einer bundeseinheitlich kodierten Zusatzkennzeichnung zu dokumentieren. Für die Abrechnung gelten die Anforderungen gemäß Anlage 31b zum BMV-Ä entsprechend.

Abrechnungsausschluss: am Behandlungstag 01960

Aufwand in Minuten:
Kalkulationszeit: 12   **Prüfzeit:** 10   **Eignung d. Prüfzeit:** Tages- und Quartalsprofil

GOÄ entsprechend oder ähnlich: Leistungskomplex in der GOÄ so nicht vorhanden. Abrechnung der einzelnen erbrachten GOÄ-Leistung(en), z.B. Nr. 1 oder 3 ggf. mit erhöhtem Steigerungssatz

Kommentar: Diese Leistung ist auf höchstens 4x im Behandlungsfall = Quartalsfall begrenzt. Im Gegensatz dazu kann die Leistung nach Nr. 01950 (unbegrenzt) mehrmals pro Quartal erbracht werden und ist damit nicht nur auf die Verabreichung der Substitutionsmittel beschränkt.

01953	Substitutionsgestützte Behandlung Opioidabhängiger gemäß Nr. 2 Anlage I „Anerkannte Untersuchungs- oder Behandlungsmethoden" der Richtlinie Methoden vertragsärztliche Versorgung des Gemeinsamen Bundesausschusses mit einem Depotpräparat	130 Pkt. 14,28 €

Obligater Leistungsinhalt
- Persönlicher Arzt-Patienten-Kontakt
- subkutane Applikation eines Depotpräparates

und/oder
- Betreuung im Rahmen der Nachsorge bei Behandlung mit einem Depotpräparat,

Fakultativer Leistungsinhalt
- Veranlassung klinischer Untersuchung(en),

je Behandlungswoche

Anmerkung: Neben der Gebührenordnungsposition 01953 sind arztgruppenspezifische Versicherten-, Grund- und Konsiliarpauschalen sowie die Gebührenordnungspositionen 01320 und 01321 nicht berechnungsfähig.
Die Gebührenordnungspositionen 01411, 01412, 01414, 01415, 01420, 01430 und 01440 sind in demselben Behandlungsfall nur dann neben der Gebührenordnungsposition 01953 berechnungsfähig, wenn der Kranke aufgrund von nicht in Zusammenhang mit der Substitutionsbehandlung stehenden Krankheitsbildern im Rahmen von Besuchen oder Visiten behandelt werden muss, weil er die Arztpraxis nicht aufsuchen kann.
Die Gebührenordnungspositionen 01410 und 01413 sind in demselben Behandlungsfall nur dann neben der Gebührenordnungsposition 01953 berechnungsfähig, wenn aufgrund des Vorliegens einer nachgewiesenen chronischen Pflegebedürftigkeit (Vorliegen eines Pflegegrades) bei dem Patienten eine Substitutionsbehandlung in der Arztpraxis nicht möglich ist oder wenn der Kranke aufgrund von nicht in Zusammenhang mit der Substitutionsbehandlung stehenden Krankheitsbildern im Rahmen von Besuchen oder Visiten behandelt werden muss, weil er die Arztpraxis nicht aufsuchen kann.
Die Gebührenordnungsposition 01953 ist nicht neben den Gebührenordnungspositionen 01100 bis 01102, 01205, 01207, 01210, 01212, 01214, 01216, 01218 und 01418 berechnungsfähig.
Die Gebührenordnungsposition 01953 ist am Behandlungstag nicht neben den Gebührenordnungspositionen 01949, 01950, 01955, 01956 und 01960 berechnungsfähig.

01955	Diamorphingestützte Behandlung Opioidabhängiger gemäß Nr. 2 Anlage I „Anerkannte Untersuchungs- oder Behandlungsmethoden" der Richtlinie Methoden vertragsärztliche Versorgung des Gemeinsamen Bundesausschusses und der Betäubungsmittelverschreibungsverordnung (BtMVV), einschl. Kosten	331 Pkt. 36,37 €

Obligater Leistungsinhalt
- Parenterale Diamorphinabgabe(n),
- Alkoholatemtest (Nr. 32148) vor jeder Diamorphinabgabe,
- Postexpositionelle Überwachung nach jeder Diamorphinabgabe,
- Persönlicher Arzt-Patienten-Kontakt bei jeder Diamorphinabgabe,

Fakultativer Leistungsinhalt
• zusätzliche Methadonsubstitution (Nr. 01950)

Abrechnungsbestimmung: je Behandlungstag

Abrechnungsausschluss: in derselben Sitzung 01418
am Behandlungstag 01100, 01101, 01102, 01210, 01214, 01216, 01218, 01950, 32148

Berichtspflicht: Nein

Anmerkung: Neben der Gebührenordnungsposition 01955 sind arztgruppenspezifische Versicherten-, Grund- und Konsiliarpauschalen sowie die Gebührenordnungspositionen 01320 und 01321 nicht berechnungsfähig.
Die Gebührenordnungspositionen 01410 bis 01415, 01420, 01430 und 01440 sind in demselben Behandlungsfall nur dann neben der Gebührenordnungsposition 01955 berechnungsfähig, wenn der Kranke aufgrund nicht in Zusammenhang mit der diamorphingestützten Behandlung stehenden Krankheitsbildern im Rahmen von Besuchen oder Visiten behandelt werden muss, weil er die Arztpraxis/Einrichtung nicht aufsuchen kann.

Abrechnungsausschluss: am Behandlungstag 01100, 01101, 01102, 01210, 01214, 01216, 01218, 01950, 32148

Aufwand in Minuten:
Kalkulationszeit: KA   **Prüfzeit:** 8   **Eignung d. Prüfzeit:** Tages- und Quartalsprofil

GOÄ entsprechend oder ähnlich: Leistungskomplex in der GOÄ so nicht vorhanden. Abrechnung der einzelnen erbrachten GOÄ-Leistung(en), z.B. Nr. 1 oder 3 ggf. mit erhöhtem Steigerungssatz

01956	Zuschlag zu der Gebührenordnungsposition 01955 für die Behandlung an Samstagen, an Sonn- und gesetzlichen Feiertagen, am 24. und 31. Dezember	203 Pkt. 22,30 €

Abrechnungsbestimmung: je Behandlungstag

Abrechnungsausschluss: am Behandlungstag 01100, 01101, 01102, 01205, 01207, 01210, 01214, 01216, 01218, 01949, 01950, 01951

Aufwand in Minuten:
Kalkulationszeit: KA   **Prüfzeit:** ./.   **Eignung d. Prüfzeit:** Keine Eignung

GOÄ entsprechend oder ähnlich: Leistungskomplex in der GOÄ so nicht vorhanden. Abrechnung der einzelnen erbrachten GOÄ-Leistung(en), z.B. Nr. 1 oder 3 ggf. mit erhöhtem Steigerungssatz

01960	Konsiliarische Untersuchung und Beratung eines Patienten im Rahmen des Konsiliariusverfahrens gemäß § 5 Abs. 4 Betäubungsmittel-Verschreibungsverordnung	110 Pkt. 12,09 €

Obligater Leistungsinhalt
• Persönlicher Arzt-Patienten-Kontakt,
• Dauer mindestens 10 Minuten,

Abrechnungsbestimmung: einmal im Behandlungsfall

Anmerkung: Neben der Gebührenordnungsposition 01960 sind arztgruppenspezifische Versicherten-, Grund- und Konsiliarpauschalen sowie die Gebührenordnungspositionen 01320 und 01321 nicht berechnungsfähig.

Abrechnungsausschluss: am Behandlungstag 01949, 01950, 01952, 01955

Berichtspflicht: Nein

Aufwand in Minuten:

Kalkulationszeit: KA   **Prüfzeit:** ./.   **Eignung d Prüfzeit:** keine Eignung

Kommentar: Siehe auch Kommentar zu EBM Nr. 01950.

Eine konsiliarische Untersuchung und Beratung eines Patienten im Rahmen des Konsiliariusverfahrens gemäß § 5 Abs. 4 der BtMVV kann als EBM Nr. 01960 abgerechnet werden.

Siehe auch Betäubungsmittel-Verschreibungsverordnung (BtMVV) unter https://www.gesetze-im -internet.de/btmvv_1998/BJNR008000998.html

2 Allgemeine diagnostische und therapeutische Gebührenordnungspositionen

2.1 Infusionen, Transfusionen, Reinfusionen, Programmierung von Medikamentenpumpen

02100 Infusion	67 Pkt.
	7,36 €

Obligater Leistungsinhalt
- Infusion
  - intravenös
  und/oder
  - in das Knochenmark
  und/oder
  - mittels Portsystem
  und/oder
  - intraarteriell
- Dauer mindestens 10 Minuten

Anmerkung: Erfolgt über denselben liegenden Zugang (z.B. Kanüle, Katheter) mehr als eine Infusion nach der Gebührenordnungsposition 02100 und/oder der Gebührenordnungsposition 02101 und/oder der Gebührenordnungsposition 30710, so sind die Gebührenordnungspositionen 02100 und/oder 02101 und/oder 30710 je Behandlungstag nur einmal berechnungsfähig.

Abrechnungsausschluss: am Behandlungstag 31800, 31801, 36800, 36801
im Behandlungsfall 04410, 13545, 13550, 26330, 34291
in derselben Sitzung 01220, 01221, 01222, 01510, 01511, 01512, 01520, 01521, 01530, 01531, 01856, 01857, 01910, 01911, 01913, 02120, 02330, 02331, 06331, 06332, 13310, 13311, 30708, 30710, 31501, 31502, 31503, 31504, 31505, 31506, 31507, 31820, 31821, 31822, 31823, 31824, 31825, 31826, 31827, 31828, 31830, 31831, 36501, 36502, 36503, 36504, 36505, 36506, 36507, 36820, 36821, 36822, 36823, 36824, 36825, 36826, 36827, 36828, 36830, 36831, 36882 und Kapitel 5, 34

Aufwand in Minuten:
Kalkulationszeit: 1   **Prüfzeit:** 1   **Eignung d. Prüfzeit:** Tages- und Quartalsprofil

GOÄ entsprechend oder ähnlich: Nrn. 271, 272, 273, 274, 277, 278, 279

Kommentar: Werden im Rahmen des organisierten Notfalldienstes Reanimationen durchgeführt, so sind Infusionen nicht gesondert abrechenbar. Sie befinden sich im Leistungskomplex der Reanimation.
Da die EBM-Ziffern 02100 bis 02200 in der Präambel zum Kapitel 03 und 04 (Kinderheilkunde) nicht als „zusätzlich zu berechnende EBM-Ziffern" aufgezählt sind, werden sie für Haus-, Kinder- und Jugendärzte nicht extra vergütet. Diese Leistungen werden mit der Versichertenpauschale pauschal vergütet.

02101 Infusionstherapie	165 Pkt.
	18,13 €

Obligater Leistungsinhalt
- Intravasale Infusionstherapie mit Zytostatika, Virustatika, Antimykotika und/oder Antibiotika bei einem Kranken mit konsumierender Erkrankung (fortgeschrittenes Malignom, HIV-Erkrankung im Stadium AIDS)

und/oder
- Intraperitoneale bzw. intrapleurale Infusionstherapie bei einem Kranken mit konsumierender Erkrankung (z.B. fortgeschrittenes Malignom)

und/oder
- Intravasale Infusionstherapie mit monoklonalen Antikörperpräparaten,
- Dauer mind. 60 Minuten

Anmerkung: Erfolgt über denselben liegenden Zugang (z.B. Kanüle, Katheter) mehr als eine Infusion nach der Gebührenordnungsposition 02100, der Gebührenordnungsposition 02101 und/oder der Gebührenordnungsposition 30710, so sind die Gebührenordnungspositionen 02100, 02101 und/oder 30710 je Behandlungstag nur einmal berechnungsfähig.

Abrechnungsausschluss: im Behandlungsfall 13545, 13550, 26330, 34291
am Behandlungstag 31800, 31801, 36800, 36801
in derselben Sitzung 01220, 01221, 01222, 01856, 01857, 01910, 01911, 01913, 02120, 02330, 02331, 06331, 06332, 13310, 13311, 30708, 30712, 30720, 30721, 30722, 30723, 30724, 30730, 30731, 30740, 30750, 30751, 30760, 36882 und Kapitel 31.5.3, 36.5.3, 1.5, 5, 34

Aufwand in Minuten:
Kalkulationszeit: 2 **Prüfzeit:** 2 **Eignung d. Prüfzeit:** Tages- und Quartalsprofil
GOÄ entsprechend oder ähnlich: Nrn. 275, 276
Kommentar: Siehe EBM Nr. 02100

02110* Erste Transfusion	182 Pkt.
	20,00 €

Obligater Leistungsinhalt
- Transfusion der ersten Blutkonserve

und/oder
- Transfusion der ersten Blutpräparation

und/oder
- Transfusion von Frischblut

Fakultativer Leistungsinhalt
- ABO-Identitätstest (Bedside-Test)

Anmerkung: Die Gabe von Humanalbumin ist nicht nach der Gebührenordnungsposition 02110 berechnungsfähig.

Abrechnungsausschluss: im Behandlungsfall 34291

Aufwand in Minuten:
Kalkulationszeit: 4 **Prüfzeit:** 4 **Eignung d. Prüfzeit:** Tages- und Quartalsprofil
GOÄ entsprechend oder ähnlich: Nr. 280

Kommentar: Die erforderliche Kreuzprobe ist für jede einzelne Blutkonserve o.ä. nach Nr. 32531 abzurechnen. Die Konserven können über Rezept zu Lasten des Patienten bezogen werden oder es werden die Kosten auf dem Behandlungsschein aufgeführt.

02111* Jede weitere Transfusion im Anschluss an die Gebüh-renordnungsposition 02110	149 Pkt. 16,37 €

Obligater Leistungsinhalt
• Weitere Transfusion im Anschluss an die Gebührenordnungsposition 02110,

Fakultativer Leistungsinhalt
• ABO-Identitätstest (Bedside-Test),

Abrechnungsbestimmung: je Konserve bzw. Blutpräparation (auch Frischblut)

Anmerkung: Die Gabe von Humanalbumin ist nicht nach der Gebührenordnungsposition 02111 berechnungsfähig.

Abrechnungsausschluss: im Behandlungsfall 34291

Aufwand in Minuten:
Kalkulationszeit: 3   **Prüfzeit:** 3   **Eignung d. Prüfzeit:** Tages- und Quartalsprofil

GOÄ entsprechend oder ähnlich: Nr. 282

Kommentar: Die Leistung bezieht sich auf die zeitlich fortlaufenden Transfusion : eine erste Transfusion (nach Nr. 02110) und unmittelbar danach über liegendes System eine oder mehrere weitere Transfusionen. Bei längerem Zeitraum zwischen den Transfusionen (z.B. morgens und dann abends) und dem Legen eines **neuen** Zuganges kann die Nr. 2110 erneut berechnet werden. Auf dem Behandlungsschein sollten – um Nachfragen zu vermeiden – die verschiedenen Uhrzeiten aufgeführt werden.

02112* Reinfusion	141 Pkt. 15,49 €

Obligater Leistungsinhalt
• Mindestens 200 ml Eigenblut oder Eigenplasma,
• ABO-Identitätstest (Bedside-Test)

Abrechnungsausschluss: im Behandlungsfall 34291

Aufwand in Minuten:
Kalkulationszeit: 2   **Prüfzeit:** 2   **Eignung d. Prüfzeit:** Tages- und Quartalsprofil

GOÄ entsprechend oder ähnlich: Nrn. 286, 286a

Tipp: Prüfen Sie in der Präambel zum Kapitel Ihrer Fachgruppe, ob diese Leistung, die auch im Anhang 1 (Verzeichnis der nicht gesondert berechnungsfähigen Leistungen) aufgelistet ist, von Ihrer Fachgruppe gesondert abgerechnet werden kann.
Finden Sie diese Leistung **nicht** in einem der Präambel-Absätze als abrechenbar aufgeführt, ist sie nicht berechnungsfähig. Die Leistung ist in der Regel dann bei Ihrer Fachgruppe Bestandteil der Versicherten- oder Grundpauschale und damit nicht gesondert berechnungsfähig.

02120* Erstprogrammierung einer externen elektronisch programmierbaren Medikamentenpumpe zur Applikation von Zytostatika	101 Pkt. 11,10 €

Abrechnungsausschluss: in derselben Sitzung 02100, 02101, 30750 im Behandlungsfall 34291

Aufwand in Minuten:
Kalkulationszeit: 7   **Prüfzeit:** 7   **Eignung d. Prüfzeit:** Tages- und Quartalsprofil
GOÄ entsprechend oder ähnlich: Nr. 784

2.2 Tuberkulintestung

02200 Tuberkulintestung	9 Pkt. 0,99 €

Obligater Leistungsinhalt
* Intrakutane Testung nach Mendel-Mantoux
oder
* Intrakutaner TINE-Test
oder
* Testung
  – kutan nach von Pirquet
* oder
  – perkutan nach Moro
* oder
  – mittels Pflaster (Hamburger-Test),

Abrechnungsbestimmung: je Test

Aufwand in Minuten:
Kalkulationszeit: 1   **Prüfzeit:** ./.   **Eignung d. Prüfzeit:** Keine Eignung
GOÄ entsprechend oder ähnlich: Nrn. 383, 384

Kommentar: Entsprechende Testsubstanzen können auf Rezept zu Lasten des Patienten oder eventuell über Sprechstundenbedarf verordnet werden.
Sind mehrere der in der Legende aufgeführten Tests medizinisch erforderlich, so können diese auch abgerechnet werden.

2.3 Kleinchirurgische Eingriffe, Allgemeine therapeutische Leistungen

1. Die Vereinbarung von Qualitätssicherungsmaßnahmen beim ambulanten Operie-ren und bei stationsersetzenden Eingriffen gemäß § 15 des Vertrages nach § 115 b Abs. 1 SGB V gilt nicht für Leistungen dieses Abschnitts, sofern die Ein-griffe nicht im Katalog zum Vertrag nach § 115 b SGB V genannt sind.
2. Operative Eingriffe setzen die Eröffnung von Haut und/oder Schleimhaut bzw. eine primäre Wundversorgung voraus.

3. Lokalanästhesien und Leitungsanästhesien sind, soweit erforderlich, Bestandteil der berechnungsfähigen Gebührenordnungspositionen.
4. Die Gebührenordnungspositionen 02300 bis 02302 sind bei Patienten mit den Diagnosen Nävuszellnävussyndrom (ICD-10-GM: D22.-) und/oder mehreren offenen Wunden (ICD-10-GM: T01.-) mehrfach in einer Sitzung – auch nebeneinander, jedoch insgesamt höchstens fünfmal am Behandlungstag – berechnungsfähig.
5. Die Berechnung der Gebührenordnungspositionen 02325 bis 02328 setzt die metrische und fotografische Dokumentation vor Beginn und nach Abschluss der Therapie voraus. Sofern die Therapie nicht abgeschlossen werden kann, ist die Fotodokumentation zu Beginn der Therapie ausreichend.

Kommentar: Die Vereinbarung zwischen den Spitzenverbänden der Krankenkassen, der Deutschen Krankenhausgesellschaft und der Kassenärztlichen Bundesvereinigung ist für die Leistungen dieses Abschnitts nicht anwendbar. Inhalt dieser Vereinbarung ist die Qualitätssicherung für ambulante Operationen und stationsersetzende Eingriffe einschließlich der notwendigen Anästhesien. Sie regelt insbesondere die erforderliche fachliche Befähigung sowie die organisatorischen, baulichen, apparativ-technischen und hygienischen Anforderungen. Diese Vereinbarung ist übrigens, wie alle Regelungen der Bundesebene (Bundesmantelverträge, Richtlinien des Gemeinsamen Bundesausschusses u.a.) im Internet einsehbar unter http://daris.kbv.de.

Die hier genannten Eingriffe der sog. „Kleinen Chirurgie" setzen die Eröffnung von Haut und/oder Schleimhaut bzw. eine primäre Wundversorgung voraus. Eventuell erforderliche Lokal- und Leitungsanästhesien sind Bestandteil der Leistungen und somit nicht gesondert berechnungsfähig.

In den Kapiteln des Fachärztlichen Versorgungsbereiches finden sich bei einzelnen Fachgruppen auch Leistungen der „Kleinen Chirurgie". Dies ist auch der Grund dafür, dass die Liste der Leistungsausschlüsse für die EBM Nrn. 02300 und 02301 so ausgedehnt ist.

Wenn z.B. ein Allgemeinarzt oder ein Internist eine Wundversorgung am Auge vornimmt, so kann er diese Leistung nur nach den Nrn. 02300 oder 02301 abrechnen, da die Leistungen nach den Nrn. 06350 bis 06352 entsprechend Nr. 1 der Präambel zu Kapitel 6 nur von Fachärzten für Augenheilkunde berechnet werden dürfen.

02300 Kleinchirurgischer Eingriff I und/oder primäre Wundversorgung und/oder Epilation	68 Pkt. 7,47 €

Obligater Leistungsinhalt
- Operativer Eingriff mit einer Dauer von bis zu 5 Minuten
und/oder
- Primäre Wundversorgung
und/oder
- Epilation durch Elektrokoagulation im Gesicht und/oder an den Händen bei krankhaftem und entstellendem Haarwuchs,

Abrechnungsbestimmung: einmal am Behandlungstag

Anmerkung: Die Gebührenordnungsposition 02300 ist bei Neugeborenen, Säuglingen, Kleinkindern und Kindern bis zum vollendeten 12. Lebensjahr nach der Gebührenordnungsposition 31101 oder nach der Gebührenordnungsposition 36101 berechnungsfähig, sofern der Eingriff in

Narkose erfolgt. Die Voraussetzungen gemäß § 115b SGB V müssen dabei nicht erfüllt sein, sofern die Eingriffe nicht im Katalog zum Vertrag nach § 115b SGB V genannt sind. In diesen Fällen ist die postoperative Behandlung nach den Gebührenordnungspositionen des Abschnitts IV-31.4 nicht berechnungsfähig. Die in der Präambel IV-31.2.1 Nr. 8 bzw. Präambel IV-36.2.1 Nr. 4 benannten Einschränkungen entfallen in diesen Fällen, es gelten die Abrechnungsausschlüsse der Gebührenordnungsposition 02300 entsprechend.

Abrechnungsausschluss: Die Gebührenordnungsposition 02300 ist nicht neben den Gebührenordnungspositionen 01741, 02301, 02302, 02311, 02321 bis 02323, 02330, 02331, 02340 bis 02343, 02350, 02360, 03331, 04331, 04410, 04511 bis 04514, 04516, 04518, 04520, 04521, 05320, 05330, 05331, 05340, 05341, 06331, 06332, 06340, 06350 bis 06352, 07310, 07311, 07330, 07340, 08311, 08320, 08330 bis 08334, 08340, 08341, 09310, 09315 bis 09317, 09350, 09351, 09360 bis 09362, 10320, 10322, 10324, 10340 bis 10342, 13257, 13260, 13400 bis 13402, 13410 bis 13412, 13420 bis 13424, 13430, 13431, 13435, 13545, 13550, 13551, 13662, 13663, 13670, 15310, 15321 bis 15323, 16232, 20334, 26320 bis 26325, 26330, 26340, 26341, 26350 bis 26352, 30601, 30610, 30611 und 36882 und nicht neben den Gebührenordnungspositionen der Abschnitte 18.3, 30.5, 31.5.3, 34.5 und 36.5.3 berechnungsfähig.
Die Gebührenordnungsposition 02300 ist am Behandlungstag nicht neben den Gebührenordnungspositionen 09329, 10343 und 10344 berechnungsfähig.
Die Gebührenordnungsposition 02300 ist im Behandlungsfall nicht neben den Gebührenordnungspositionen 02310, 02312, 10330 und 34291 berechnungsfähig.
Die Gebührenordnungsposition 02300 ist im Zeitraum von 21 Tagen nach Erbringung einer Leistung des Abschnitts 31.2 nicht neben den Gebührenordnungspositionen des Abschnitts 31.4 berechnungsfähig.

Aufwand in Minuten:
Kalkulationszeit: 4   **Prüfzeit:** 3   **Eignung d. Prüfzeit:** Tages- und Quartalsprofil

GOÄ entsprechend oder ähnlich: Leistungskomplex in der GOÄ so nicht vorhanden, aber ggf. Wundversorgung nach Nrn. 2000 – 2006

Kommentar: Der kleinchirurgische Eingriff I ist ohne Altersbegrenzung formuliert. Er wird von Internisten, Hausärzten und in der Pädiatrie vor Allem zur primären Wundversorgung ohne Naht bei Jugendlichen ab dem 12.Geburtstag eingesetzt. Die kleinchirurgischen Eingriffe nach den EBM-Ziffern 02300 – 02302 sind bei mehreren Wunden bis zu 5x täglich berechenbar. Dann ist ICD-Codierung T01.x (offene Wunden) oder D22.x (Melanocyten-Nävus) erforderlich und es ist empfehlenswert die Lokalisation anzugeben.
Bei der Versorgung mehrerer Wunden ist eine „Mischung" der EBM-Ziffern 02300 – 02302 zur korrekten Wundabrechnung möglich. Auch hier ist die Angabe der jeweiligen Lokalisation zu empfehlen.
Beachten Sie den Abrechnungsausschluss zur EBM-Ziffer 31600 (postoperative Betreuung): Die EBM-Ziffern 02300-02302 sind im Zeitraum von 21 Tagen nach Erbringung einer Leistung des Abschnitts 31.2 (ambulante OP) nicht neben den EBM-Ziffern des Abschnitts 31.4 (postoperative Betreuung) berechnungsfähig.
Hinweis: Werden die gleichen Wunden an den Folgetagen erneut versorgt, handelt es sich nicht mehr um eine Erstversorgung.

| 02301 | Kleinchirurgischer Eingriff II und/oder primäre Wund- | 133 Pkt. |
| | versorgung mittels Naht | 14,61 € |

Obligater Leistungsinhalt

- Primäre Wundversorgung bei Säuglingen, Kleinkindern und Kindern

und/oder

- Primäre Wundversorgung mittels Naht und/oder Gewebekleber

und/oder

- Koagulation und/oder Kauterisation krankhafter Haut- und/oder Schleimhautveränderungen

und/oder

- Operative Entfernung einer oder mehrerer Geschwülste an der Harnröhrenmündung

und/oder

- Operative Entfernung eines unter der Oberfläche von Haut oder Schleimhaut gelegenen Fremdkörpers nach Aufsuchen durch Schnitt

und/oder

- Öffnung eines Körperkanalverschlusses an der Körperoberfläche oder Eröffnung eines Abszesses oder Exzision eines Furunkels

und/oder

- Verschiebeplastik zur Deckung eines Hautdefektes

und/oder

- Eröffnung eines subcutanen Panaritiums oder einer Paronychie,

Abrechnungsbestimmung: einmal am Behandlungstag

Anmerkung: Die Gebührenordnungsposition 02301 ist bei Neugeborenen, Säuglingen, Kleinkindern und Kindern bis zum vollendeten 12. Lebensjahr nach der Gebührenordnungsposition 31101 oder nach der Gebührenordnungsposition 36101 berechnungsfähig, sofern der Eingriff in Narkose erfolgt. Die Voraussetzungen gemäß § 115b SGB V müssen dabei nicht erfüllt sein, sofern die Eingriffe nicht im Katalog zum Vertrag nach § 115b SGB V genannt sind. In diesen Fällen ist die postoperative Behandlung nach den Gebührenordnungspositionen des Abschnitts IV-31.4 nicht berechnungsfähig. Die in der Präambel IV-31.2.1 Nr. 8 bzw. Präambel IV-36.2.1 Nr. 4 benannten Einschränkungen entfallen in diesen Fällen, es gelten die Abrechnungsausschlüsse der Gebührenordnungsposition 02301 entsprechend.

Abrechnungsausschluss: Die Gebührenordnungsposition 02301 ist nicht neben den Gebührenordnungspositionen 01741, 02300, 02302, 02311, 02321, 02322, 02331, 02340 bis 02343, 02350, 02360, 03331, 04331, 04410, 04511 bis 04514, 04516, 04518, 04520, 04521, 05320, 05330, 05331, 05340, 05341, 06331, 06332, 06340, 06350 bis 06352, 07310, 07311, 07330, 07340, 08311, 08320, 08330 bis 08334, 08340, 08341, 09310, 09315 bis 09317, 09350, 09351, 09360 bis 09362, 10320, 10322, 10324, 10340 bis 10342, 13257, 13260, 13400 bis 13402, 13410 bis 13412, 13420 bis 13424, 13430, 13431, 13545, 13550, 13551, 13662, 13663, 13670, 15310, 15321 bis 15323, 16232, 18310, 18311, 18320, 18330, 18331, 18340, 18700, 20334, 26320 bis 26325, 26330, 26340, 26341, 26350 bis 26352, 30601, 30610, 30611, 31820 bis 31828, 31830, 31831, 34500, 34501, 34503 bis 34505, 36820 bis 36828, 36830, 36831 und 36882 und nicht neben den Gebührenordnungspositionen des Abschnitts 30.5 berechnungsfähig.

Die Gebührenordnungsposition 02301 ist am Behandlungstag nicht neben den Gebührenordnungspositionen 09329, 10343 und 10344 berechnungsfähig.

Die Gebührenordnungsposition 02301 ist im Behandlungsfall nicht neben den Gebührenordnungspositionen 02310, 02312, 10330 und 34291 berechnungsfähig.

Die Gebührenordnungsposition 02301 ist im Zeitraum von 21 Tagen nach Erbringung einer Leistung des Abschnitts 31.2 nicht neben den Gebührenordnungspositionen des Abschnitts 31.4 berechnungsfähig.

Aufwand in Minuten:

Kalkulationszeit: 5   **Prüfzeit:** 5   **Eignung d. Prüfzeit:** Tages- und Quartalsprofil

GOÄ entsprechend oder ähnlich: Leistungskomplex in der GOÄ so nicht vorhanden, aber ggf. Wundversorgung nach Nrn. 2000 – 2006.

Kommentar: Der kleinchirurgische Eingriff II wird von Internisten, Hausärzten und in der Pädiatrie vor Allem zur primären Wundversorgung ohne Naht bis zum 12. Geburtstag und zur primären Wundversorgung mit Naht nach dem 12. Geburtstag eingesetzt.

Die kleinchirurgischen Eingriffe nach den EBM-Ziffern 02300 – 02302 sind bei mehreren Wunden bis zu 5x täglich berechenbar. Dann ist ICD-Codierung T01.x (offene Wunden) oder D22.x (Melanocyten-Nävus) erforderlich und es ist empfehlenswert die Lokalisation anzugeben.

Bei der Versorgung mehrerer Wunden ist eine „Mischung" der EBM-Ziffern 02300 – 02302 zur korrekten Wundabrechnung möglich. Auch hier ist die Angabe der jeweiligen Lokalisation zu empfehlen.

Die mittels Schnitt erfolgende Entfernung eines festsitzenden Zecken-Stechrüssels kann mit der 02301 abgerechnet werden.

Beachten Sie den Abrechnungsausschluss zur EBM-Ziffer 31600 (postoperative Betreuung): Die EBM-Ziffern 02300-02302 sind im Zeitraum von 21 Tagen nach Erbringung einer Leistung des Abschnitts 31.2 (ambulante OP) nicht neben den EBM-Ziffern des Abschnitts 31.4 (postoperative Betreuung) berechnungsfähig.

Hinweis: Werden die gleichen Wunden an den Folgetagen erneut versorgt, handelt es sich nicht mehr um eine Erstversorgung.

02302	Kleinchirurgischer Eingriff III und/oder primäre Wundversorgung bei Säuglingen, Kleinkindern und Kindern	230 Pkt. 25,27 €

Obligater Leistungsinhalt

- Primäre Wundversorgung mittels Naht bei Säuglingen, Kleinkindern und Kindern

und/oder

- Exzision eines Bezirkes oder einer intradermalen Geschwulst aus der Haut des Gesichts mit Wundverschluss

und/oder

- Hochtouriges Schleifen von Bezirken der Haut bei schweren Entstellungen durch Naevi oder Narben

und/oder

- Exzision eines großen Bezirkes aus Haut und/oder Schleimhaut oder einer kleinen unter der Haut und/oder Schleimhaut gelegenen Geschwulst

und/oder

- Exzision und/oder Probeexzision von tiefliegendem Körpergewebe (z.B. Fettgewebe) und/oder aus einem Organ ohne Eröffnung einer Körperhöhle

und/oder

- Emmert-Plastik

und/oder

- Venae sectio,

Abrechnungsbestimmung: einmal am Behandlungstag

Anmerkung: Die Gebührenordnungsposition 02302 ist bei Neugeborenen, Säuglingen, Kleinkindern und Kindern bis zum vollendeten 12. Lebensjahr nach der Gebührenordnungsposition 31101 oder nach der Gebührenordnungsposition 36101 berechnungsfähig, sofern der Eingriff in Narkose erfolgt. Die Voraussetzungen gemäß § 115b SGB V müssen dabei nicht erfüllt sein, sofern die Eingriffe nicht im Katalog zum Vertrag nach § 115b SGB V genannt sind. In diesen Fällen ist die postoperative Behandlung nach den Gebührenordnungspositionen des Abschnitts IV-31.4 nicht berechnungsfähig. Die in der Präambel IV-31.2.1 Nr. 8 bzw. Präambel IV-36.2.1 Nr. 4 benannten Einschränkungen entfallen in diesen Fällen, es gelten die Abrechnungsausschlüsse der Gebührenordnungsposition 02302 entsprechend.

Abrechnungsausschluss: Die Gebührenordnungsposition 02300 ist nicht neben den Gebührenordnungspositionen 01741, 02301, 02302, 02311, 02321 bis 02323, 02330, 02331, 02340 bis 02343, 02350, 02360, 03331, 04331, 04410, 04511 bis 04514, 04516, 04518, 04520, 04521, 05320, 05330, 05331, 05340, 05341, 06331, 06332, 06340, 06350 bis 06352, 07310, 07311, 07330, 07340, 08311, 08320, 08330 bis 08334, 08340, 08341, 09310, 09315 bis 09317, 09350, 09351, 09360 bis 09362, 10320, 10322, 10324, 10340 bis 10342, 13257, 13260, 13400 bis 13402, 13410 bis 13412, 13420 bis 13424, 13430, 13431, 13435, 13545, 13550, 13551, 13662, 13663, 13670, 15310, 15321 bis 15323, 16232, 20334, 26320 bis 26325, 26330, 26340, 26341, 26350 bis 26352, 30601, 30610, 30611 und 36882 und nicht neben den Gebührenordnungspositionen der Abschnitte 18.3, 30.5, 31.5.3, 34.5 und 36.5.3 berechnungsfähig.
Die Gebührenordnungsposition 02300 ist am Behandlungstag nicht neben den Gebührenordnungspositionen 09329, 10343 und 10344 berechnungsfähig.
Die Gebührenordnungsposition 02300 ist im Behandlungsfall nicht neben den Gebührenordnungspositionen 02310, 02312, 10330 und 34291 berechnungsfähig.
Die Gebührenordnungsposition 02300 ist im Zeitraum von 21 Tagen nach Erbringung einer Leistung des Abschnitts 31.2 nicht neben den Gebührenordnungspositionen des Abschnitts 31.4 berechnungsfähig.

Aufwand in Minuten:
Kalkulationszeit: 10   **Prüfzeit:** 8   **Eignung d. Prüfzeit:** Tages- und Quartalsprofil

GOÄ entsprechend oder ähnlich: Leistungskomplex in der GOÄ nicht vorhanden. Abrechnung der einzelnen erbrachten GOÄ-Leistung(en).

Kommentar: Die EBM Nrn. 02300 bis 02302 können in der Regel nur 1x am Behandlungstag und nicht nebeneinander berechnet werden. Die kleinchirurgischen Eingriffe nach den EBM-Ziffern 02300 – 02302 sind bei mehreren Wunden bis zu 5x täglich berechenbar. Dann ist ICD-Codierung T01.x (offene Wunden) oder D22.x (Melanocyten-Nävus) erforderlich und es ist empfehlenswert die Lokalisation anzugeben.
Bei der Versorgung mehrerer Wunden ist eine „Mischung" der EBM-Ziffern 02300 – 02302 zur korrekten Wundabrechnung möglich. Auch hier ist die Angabe der jeweiligen Lokalisation zu empfehlen.
Der kleinchirurgische Eingriff III wird von Internisten, Hausärzten und in der Pädiatrie vor Allem zur primären Wundversorgung mit Naht bis zum 12. Geburtstag eingesetzt. Der Wundverschluss mittels Gewebekleber ist dem gleichgestellt.

Beachten Sie den Abrechnungsausschluss zur EBM-Ziffer 31600 (postoperative Betreuung): Die EBM-Ziffern 02300-02302 sind im Zeitraum von 21 Tagen nach Erbringung einer Leistung des Abschnitts 31.2 (ambulante OP) nicht neben den EBM-Ziffern des Abschnitts 31.4 (postoperative Betreuung) berechnungsfähig.

Hinweis: Werden die gleichen Wunden an den Folgetagen erneut versorgt, handelt es sich nicht mehr um eine Erstversorgung.

02310 Behandlung einer/eines/von sekundär heilenden Wunde(n) und/oder Decubitalulcus (-ulcera)	212 Pkt. 23,29 €

Obligater Leistungsinhalt
- Abtragung von Nekrosen

und/oder
- Wunddebridement

und/oder
- Anlage und/oder Wechsel eines Kompressionsverbandes

und/oder
- Einbringung und/oder Wechsel einer Wundtamponade,
- Mindestens 3 persönliche Arzt-Patienten-Kontakte im Behandlungsfall,

Fakultativer Leistungsinhalt
- Einbringung, Wechsel oder Entfernung von Antibiotikaketten,
- Anlage/Wechsel von Schienenverbänden,

Abrechnungsbestimmung: einmal im Behandlungsfall

Anmerkung: Die Gebührenordnungsposition 02310 kann nicht berechnet werden beim diabetischen Fuß, beim chronisch venösen Ulcus cruris, bei der chronisch venösen Insuffizienz, beim postthrombotischen Syndrom, beim Lymphödem und bei oberflächlichen sowie tiefen Beinvenenthrombosen.

Abrechnungsausschluss: in derselben Sitzung 02312, 02313, 02350, 15323
im Zeitraum von 21 Tagen nach Erbringung einer Leistung des Abschnitts 31.2 und Kapitel 31.4
im Behandlungsfall 02300, 02301, 02302, 02311, 02340, 02341, 02360, 07340, 10330, 10340, 10341, 10342, 18340, 34291

Aufwand in Minuten:
Kalkulationszeit: 9   **Prüfzeit:** 7   **Eignung d. Prüfzeit:** Nur Quartalsprofil
GOÄ entsprechend oder ähnlich: Nr. 2006

Kommentar: Es sind mindestens drei Arzt-Patienten-Kontakte im selben Abrechnungsquartal gefordert.
Bei mindestens einem der drei Arzt-Patienten-Kontakte muss eine Wundbehandlung nach EBM-Ziffer 02310 erfolgt sein.
Wichtig: Arzt-Patientenkontakte auch aus anderen Gründen als zur Wundbehandlung und vor dem Unfalltermin zählen mit!
Beachten Sie den Abrechnungsausschluss der EBM-Ziffer 02310 (sekundär heilende Wunde) neben EBM-Ziffer 02300 bis 02302 (primäre Wundbehandlung) im Behandlungsfall.
Unabhängig von der Anzahl der zu behandelnden Wunden kann die EBM-Ziffer 02310 nur einmal im Quartal abgerechnet werden.

02311	Behandlung des diabetischen Fußes	138 Pkt.
		15,16 €

Obligater Leistungsinhalt
- Abtragung ausgedehnter Nekrosen der unteren Extremität beim diabetischen Fuß,
- Überprüfung und/oder Verordnung von geeignetem Schuhwerk,

Fakultativer Leistungsinhalt
- Verband,

Abrechnungsbestimmung: je Bein, je Sitzung

Anmerkung: Die Gebührenordnungsposition 02311 kann nur dann berechnet werden, wenn der Vertragsarzt – im Durchschnitt der letzten 4 Quartale vor Antragstellung – je Quartal die Behandlung von mindestens 100 Patienten mit Diabetes mellitus durchgeführt hat und die Qualifikation zur Durchführung von programmierten Schulungen für Diabetiker nachweisen kann. Fachärzte für Chirurgie, Orthopädie und Dermatologie können diese Leistung auch dann berechnen, wenn sie die Qualifikation zur Durchführung von programmierten Schulungen für Diabetiker nicht nachweisen können.

Abrechnungsausschluss: in derselben Sitzung 02300, 02301, 02302, 02313, 02350, 02360, 10340, 10341, 10342, 30500, 30501
im Behandlungsfall 02310, 02312, 07310, 07311, 07340, 10330, 18310, 18311, 18340

Bericht: Berichtspflicht – Übermittlung der Behandlungsdaten siehe Allg. Bestimmungen 2.1.4 Berichtspflicht

Aufwand in Minuten:
Kalkulationszeit: 6   **Prüfzeit:** 4   **Eignung d. Prüfzeit:** Tages- und Quartalsprofil
GOÄ entsprechend oder ähnlich: Nr. 2006

Kommentar: Anders als beim Dekubitalulcus, bei dem die Behandlung nur einmal im Behandlungsfall = Quartalsfall abgerechnet werden kann, kann beim Diabetischen Fuß jede Behandlung/Sitzung – und dies auch je Bein – abgerechnet werden. Zur Abrechnung ist eine Genehmigung der KV erforderlich.

02312	Behandlungskomplex eines oder mehrerer chronisch venösen/r Ulcus/Ulcera cruris	55 Pkt.
		6,04 €

Obligater Leistungsinhalt
- Abtragung von Nekrosen,
- Lokaltherapie unter Anwendung von Verbänden,
- Entstauende phlebologische Funktionsverbände,
- Fotodokumentation zu Beginn der Behandlung, danach alle 4 Wochen,

Fakultativer Leistungsinhalt
- Thromboseprophylaxe,
- Teilbäder,

Abrechnungsbestimmung: je Bein, je Sitzung

Anmerkung: Die Gebührenordnungsposition 02312 unterliegt einer Höchstpunktzahl im Behandlungsfall von 4.224 Punkten. Der Höchstwert ist auch auf den Arztfall anzuwenden.

Abrechnungsausschluss: in derselben Sitzung 02310, 02350, 02360, 07340, 10330, 18340
im Behandlungsfall 02300, 02301, 02302, 02311, 07310, 07311, 10340, 10341, 10342, 18310, 18311

Bericht: Berichtspflicht – Übermittlung der Behandlungsdaten siehe Allg. Bestimmungen 2.1.4 Berichtspflicht

Aufwand in Minuten:

Kalkulationszeit: 3   **Prüfzeit:** 2   **Eignung d. Prüfzeit:** Tages- und Quartalsprofil

GOÄ entsprechend oder ähnlich: Nr. 2006

Kommentar: Werden z.B. an einem Bein mehrere Ulcera behandelt, so kann Nr. 02312 nur 1x abgerechnet werden. Müssen an beiden Beinen Ulcera behandelt werden, kann die Nr. 02312 auch 2x abgerechnet werden. Zur Abrechnung ist eine Fotodokumentation (analog oder digital) vorgeschrieben!
Die Teilung der Höchstpunktzahl (s. Allgemeine Bestimmungen zur Leistung) pro Quartal von 12.000 Punkten durch die Punktzahl 155 der einzelnen Leistung nach 02312 ergibt, dass die Leistung im Quartal maximal 77x erbracht werden darf.
Siehe auch Kommentar zur EBM Nr. 02313.

02313	**Kompressionstherapie bei der chronisch venösen Insuf-**	**50 Pkt.**
	fizienz, beim postthrombotischen Syndrom, bei ober-	**5,49 €**
	flächlichen und tiefen Beinvenenthrombosen und/oder	
	beim Lymphödem	

Obligater Leistungsinhalt

- Kompressionstherapie,
- Dokumentation des Beinumfangs an mindestens drei Messpunkten zu Beginn der Behandlung, danach alle vier Wochen,

Abrechnungsbestimmung: je Bein, je Sitzung

Anmerkung: Die Gebührenordnungsposition 02313 unterliegt einer Höchstpunktzahl im Behandlungsfall von 4.244 Punkten. Der Höchstwert ist auch auf den Arztfall anzuwenden.

Abrechnungsausschluss: in derselben Sitzung 02310, 02311, 02350, 07340, 10330, 18340, 30501

Bericht: Berichtspflicht – Übermittlung der Behandlungsdaten siehe Allg. Bestimmungen 2.1.4 Berichtspflicht

Aufwand in Minuten:

Kalkulationszeit: 1   **Prüfzeit:** 1   **Eignung d. Prüfzeit:** Tages- und Quartalsprofil

GOÄ entsprechend oder ähnlich: Leistungskomplex in der GOÄ so nicht vorhanden. Abrechnung der einzelnen erbrachten GOÄ-Leistung(en).

Kommentar: Die Ärzte Zeitung informiert: ... „Die GOP 02312 ist auf die Behandlung eines oder mehrerer chronisch venöser Ulcera cruris beschränkt und beinhaltet den entstauenden phlebologischen Funktionsverband. Die alleinige Diagnose „Thrombose" schließt die Berechnung dieser GOP aus.

Die Berechnung der GOP 02350 ist nur für den fixierenden Verband mit Einschluss mindestens eines großen Gelenkes unter Verwendung unelastischer, individuell anmodellierbarer, nicht weiter verwendbarer Materialien möglich.

Somit bleibt die GOP 02313 als Kompressionstherapie bei der chronisch venösen Insuffizienz, beim postthrombotischen Syndrom, bei oberflächlichen und tiefen Beinvenenthrombosen und/ oder beim Lymphödem berechnungsfähig. Beachten Sie jedoch, dass die Dokumentation des Beinumfangs an mindestens drei Messpunkten zu Beginn der Behandlung und danach alle vier Wochen gefordert ist ..."

Nach Nr. 30401 ist eine intermittierende apparative Kompressionstherapie abzurechnen. Auch das **tägliche** Anlegen eines speziellen Kompressionsstrumpfs führt zur Berechtigung der Abrechenbarkeit der EBM Nr. 02314.

02320*	**Einführung einer Magenverweilsonde**	**48 Pkt.**
		5,27 €

Abrechnungsausschluss: im Behandlungsfall 34291
in derselben Sitzung 01220, 01221, 01222, 01856, 01857, 01913, 04513, 04521, 05330, 05331, 05340, 05370, 05371, 13412, 13420, 31821, 31822, 31823, 31824, 31825, 31826, 31827, 31828, 36821, 36822, 36823, 36824, 36825, 36826, 36827, 36828

Aufwand in Minuten:
Kalkulationszeit: 3   **Prüfzeit:** 2   **Eignung d. Prüfzeit:** Tages- und Quartalsprofil
GOÄ entsprechend oder ähnlich: Nr. 670

Kommentar: Wird die Verweilsonde aus diagnostischen Gründen sowie im Rahmen einer Anästhesie oder Narkose gelegt, kann dies nicht nach Nr. 02330 berechnet werden.

02321	**Legen eines suprapubischen Harnblasenkatheters**	**125 Pkt.**
		13,73 €

Abrechnungsausschluss: im Behandlungsfall 34291
in derselben Sitzung 01220, 01221, 01222, 01856, 01857, 01913, 02300, 02301, 02302, 02322, 02340, 02341, 05330, 05331, 05340, 05370, 05371, 10340, 10341, 10342, 31821, 31822, 31823, 31824, 31825, 31826, 31827, 31828, 36821, 36822, 36823, 36824, 36825, 36826, 36827, 36828

Aufwand in Minuten:
Kalkulationszeit: 8   **Prüfzeit:** 6   **Eignung d. Prüfzeit:** Tages- und Quartalsprofil
GOÄ entsprechend oder ähnlich: Nr. 1795

Kommentar: Nach unterschiedliche Regelungen in den einzelnen KV-Bezirken kann der Katheter per Rezept auf den Namen des/der Patient(en)in verordnet werden oder über Sprechstundenbedarf. Katheter-Wechsel oder -Entfernung können nach Nr. 02322 berechnet werden.

02322	**Wechsel oder Entfernung eines suprapubischen Harn-**	**53 Pkt.**
	blasenkatheters	**5,82 €**

Abrechnungsausschluss: im Behandlungsfall 34291
in derselben Sitzung 01220, 01221, 01222, 01856, 01857, 01913, 02300, 02301, 02302, 02321, 02323, 02340, 02341, 05330, 05331, 05340, 05370, 05371, 10340, 10341, 10342, 31821,

31822, 31823, 31824, 31825, 31826, 31827, 31828, 36821, 36822, 36823, 36824, 36825, 36826, 36827, 36828

Aufwand in Minuten:
Kalkulationszeit: 3   **Prüfzeit:** 2   **Eignung d. Prüfzeit:** Tages- und Quartalsprofil
GOÄ entsprechend oder ähnlich: Nr. A 1833

Kommentar: Der suprapubische Katheter wird mit der Symbolnummer 90979 abgerechnet. Er kann nicht über Sprechstundenbedarf bestellt werden, sondern wird in der Apotheke gekauft und über das Ansetzen der Symbolnummer berechnet.
Siehe auch Kommentar zu Nr. 02322.

02323	Legen und/oder Wechsel eines transurethralen Dauerka-theters	68 Pkt. 7,47 €

Abrechnungsausschluss: im Behandlungsfall 34291
in derselben Sitzung 01220, 01221, 01222, 01856, 01913, 02300, 02322, 05330, 05331, 05340, 05370, 05371, 10340, 31821, 31822, 31823, 31824, 31825, 31826, 31827, 31828, 36821, 36822, 36823, 36824, 36825, 36826, 36827, 36828 und Kapitel 36.3

Aufwand in Minuten:
Kalkulationszeit: 4   **Prüfzeit:** 3   **Eignung d. Prüfzeit:** Tages- und Quartalsprofil
GOÄ entsprechend oder ähnlich: Nrn. 1728, 1730 + Nr. 1732

Kommentar: Die Entfernung eines transurethralen Katheters ist Bestandteil einer Versicherten- oder Grundpauschale und gesondert berechnungsfähig.
Siehe auch Kommentar zu Nr. 02322.

02330*	Blutentnahme durch Arterienpunktion	49 Pkt. 5,38 €

Abrechnungsausschluss: im Behandlungsfall 04410, 13545, 13550, 34291
in derselben Sitzung 01220, 01221, 01222, 01856, 01857, 01913, 02100, 02101, 02300, 02331, 02340, 02341, 04530, 04536, 05330, 05331, 05340, 05370, 05371, 10340, 13311, 13650, 13661, 31821, 31822, 31823, 31824, 31825, 31826, 31827, 31828, 34283, 34284, 34285, 34286, 34287, 34290, 34291, 34292, 36821, 36822, 36823, 36824, 36825, 36826, 36827, 36828, 36881, 36882

Aufwand in Minuten:
Kalkulationszeit: 1   **Prüfzeit:** 1   **Eignung d. Prüfzeit:** Tages- und Quartalsprofil
GOÄ entsprechend oder ähnlich: Nr. 251

02331*	Intraarterielle Injektion	62 Pkt. 6,81 €

Abrechnungsausschluss: im Behandlungsfall 04410, 13545, 13550, 34291
in derselben Sitzung 01220, 01221, 01222, 01856, 01857, 01913, 02100, 02101, 02300, 02301, 02302, 02330, 02340, 02341, 05330, 05331, 05340, 10340, 10341, 10342, 13311, 31821, 31822, 31823, 31824, 31825, 31826, 31827, 31828, 34283, 34284, 34285, 34286, 34287, 34290, 34291, 34292, 34502, 36821, 36822, 36823, 36824, 36825, 36826, 36827, 36828, 36882

Aufwand in Minuten:
Kalkulationszeit: 2   **Prüfzeit:** 1   **Eignung d. Prüfzeit:** Tages- und Quartalsprofil
GOÄ entsprechend oder ähnlich: Nr. 254
Kommentar: Siehe auch Kommentar zu 02330.

02340 Punktion I	45 Pkt.
	4,94 €

Obligater Leistungsinhalt
- Punktion der/des
  - Lymphknoten
  und/oder
  - Schleimbeutel
  und/oder
  - Ganglien
  und/oder
  - Serome
  und/oder
  - Hygrome
  und/oder
  - Hämatome
  und/oder
  - Wasserbrüche (Hydrocelen)
  und/oder
  - Ascites
  und/oder
  - Harnblase
  und/oder
  - Pleura-/Lunge
  und/oder
  - Schilddrüse
  und/oder
  - Prostata
  und/oder
  - Speicheldrüse

Abrechnungsausschluss: im Zeitraum von 21 Tagen nach Erbringung einer Leistung des Abschnitts 31.2 und Kapitel 31.4
im Behandlungsfall 02310, 07310, 07311, 07320, 07330, 07340, 10330, 18310, 18311, 18320, 18330, 18340, 34291
in derselben Sitzung 01220, 01221, 01222, 01781, 01782, 01787, 02300, 02301, 02302, 02321, 02322, 02330, 02331, 02342, 02343, 04513, 05330, 05331, 05341, 05350, 05372, 08320, 08331, 09315, 09316, 09317, 10340, 10341, 10342, 13412, 13662, 13663, 13670, 26341, 31821, 31822, 31823, 31824, 31825, 31826, 31827, 31828, 31830, 31831, 34235, 34236, 34500, 34501, 34502, 34503, 36821, 36822, 36823, 36824, 36825, 36826, 36827, 36828, 36830, 36831

Aufwand in Minuten:

Kalkulationszeit: 2   **Prüfzeit:** 1   **Eignung d. Prüfzeit:** Tages- und Quartalsprofil

GOÄ entsprechend oder ähnlich: Nrn. 303, 306, 307, 308, 318, 319

Kommentar: Die Punktion einer Schrittmachertasche ist nach Nr. 02340 zu berechnen. Mehrfache Punktionen eines Organs nach Nr. 02340 oder 02341 sind nur abrechenbar, wenn es sich um 2 unterschiedliche Punktionsarten z.B. Stanzbiopsie und Feinnadelbiopsie handelt. Ist eine Punktion unter Sonographie erforderlich sind zusätzlich die entsprechenden Sonographieleistungen nach den EBM-Nrn. 33012 ff. sowie ggf. die Zuschläge für optische Führungshilfen nach den Nrn. 33091 (zu den Nrn. 33012, 33040, 33041, 33081)oder 33092 (zu den Nrn. 33042, 33043) abrechenbar.

Da die EBM-Ziffern 02340 bis 02343 in der Präambel zum Kapitel 04 (Kinderheilkunde) nicht als „zusätzlich zu berechnende EBM-Ziffer" aufgezählt sind, werden sie für Kinder- und Jugendärzte nicht extra vergütet.

Beachten Sie: Diese Leistungen sind im Notfall und im organisierten ärztlichen Not(-fall)dienst für Pädiater zugänglich (Entfall der Fachgebietsgrenzen).

Auf einen Blick: Punktionen nach den Nrn. 02340 und 02341 von A-Z

Punktion von	EBM-Nr.
Adnextumoren, ggf. einschl. Douglasraum	02341
Ascites	02340
Ascites (Entlastungspunktion)	02341
Ganglien	02340
Gelenke	02341
Hämatome	02340
Harnblase	02340
Hoden	02341
Hydrocelen	02340
Hygrome	02340
Knochenmark	02341
Leber	02341
Lymphknoten	02340
Mammae	02341
Nieren	02341
Pankreas	02341
Pleura-/Lunge	02340
Prostata	02340
Schilddrüse	02340
Schleimbeutel	02340
Serome	02340

| 02341 Punktion II | 137 Pkt. |
| | 15,05 € |

Obligater Leistungsinhalt
- Punktion der/des
  - Mammae
  und/oder
  - Knochenmarks
  und/oder
  - Leber
  und/oder
  - Nieren
  und/oder
  - Pankreas
  und/oder
  - Gelenke
  und/oder
  - Adnextumoren, ggf. einschl. Douglasraum
  und/oder
  - Hodens
  und/oder
  - Ascites als Entlastungspunktion unter Gewinnung von mindestens 250 ml Ascites-Flüssigkeit
  und/oder
  - Milz

Abrechnungsausschluss: im Behandlungsfall 02310, 07310, 07311, 07320, 07330, 07340, 10330, 18310, 18311, 18320, 18330, 18340, 34291
in derselben Sitzung 01220, 01221, 01222, 01781, 01782, 01787, 02300, 02301, 02302, 02321, 02322, 02330, 02331, 02342, 02343, 04513, 05330, 05331, 05341, 05350, 05372, 08320, 08331, 09315, 09316, 09317, 10340, 10341, 10342, 13412, 13662, 13663, 13670, 17371, 17373, 26341, 31821, 31822, 31823, 31824, 31825, 31826, 31827, 31828, 31830, 31831, 34235, 34236, 34500, 34501, 34502, 34503, 36821, 36822, 36823, 36824, 36825, 36826, 36827, 36828, 36830, 36831
Die Gebührenordnungsposition 02341 ist im Zeitraum von 21 Tagen nach Erbringung einer Leistung des Abschnitts 31.2 nicht neben den Gebührenordnungspositionen des Abschnitts 31.4 berechnungsfähig.

Bericht: mind. Befundkopie (Nr. 01602) an Hausarzt

Aufwand in Minuten:
Kalkulationszeit: 8 **Prüfzeit:** 6 **Eignung d. Prüfzeit:** Tages- und Quartalsprofil

GOÄ entsprechend oder ähnlich: Nrn. 300, 301, 302, 311, 314, 315, 317

Kommentar: Mehrfache Punktionen eines Organs nach Nr. 02340 oder 02341 sind nur abrechenbar, wenn es sich um 2 unterschiedliche Punktionsarten z.B. Stanzbiopsie und Feinnadelbiopsie handelt. Ist eine optische Führungshilfe unter Sonographie erforderlich sind zusätzlich die entsprechenden Sonographieleistungen nach den EBM-Nrn. 33012 ff. sowie ggf. die Zuschläge für optische Führungshilfen nach den Nrn. 33091 (zu den Nrn. 33012, 33040, 33041,

33081)oder 33092 (zu den Nrn. 33042, 33043) abrechenbar. Siehe auch Tabelle in Kommentar zu Nr. 02340.

02342* Lumbalpunktion	582 Pkt.
	63,94 €

Obligater Leistungsinhalt
* Abklärung einer Hirn- oder Rückenmarkserkrankung mittels Lumbalpunktion,
* Mindestens zweistündige Nachbetreuung mit ärztlicher Abschlussuntersuchung

Fakultativer Leistungsinhalt
* Lokalanästhesie,
* Messung des Liquordrucks

Anmerkung: Die Gebührenordnungsposition 02342 kann nur von Fachärzten für Neurologie, Nervenheilkunde, Neurochirurgie, Innere Medizin, Fachärzten für Kinder- und Jugendmedizin oder von Fachärzten für Anästhesiologie berechnet werden.

Abrechnungsausschluss: im Behandlungsfall 34291
in derselben Sitzung 01856, 01913, 02300, 02301, 02302, 02340, 02341, 10340, 10341, 10342, 34223, 34502, 34503, 36820, 36821, 36822, 36823, 36824, 36825, 36826, 36827, 36828, 36830, 36831 und Kapitel 5.3, 5.4

Aufwand in Minuten:
Kalkulationszeit: 9   **Prüfzeit:** 7   **Eignung d. Prüfzeit:** Tages- und Quartalsprofil
GOÄ entsprechend oder ähnlich: Nr. 305

02343* Entlastungspunktion des Pleuraraums und/oder nicht-	260 Pkt.
operative Pleuradrainage	28,57 €

Obligater Leistungsinhalt
* Entlastungspunktion des Pleuraraums und Gewinnung von mindestens 250 ml Ergußflüssigkeit
und/oder
* Nichtoperative Anlage einer Pleuradrainage

Fakultativer Leistungsinhalt
* Lokalanästhesie

Abrechnungsausschluss: im Behandlungsfall 34291
in derselben Sitzung 01781, 01782, 01787, 02300, 02301, 02302, 02340, 02341, 05330, 05331, 09315, 09316, 10340, 10341, 10342, 13662, 13663, 13670, 31821, 31822, 31823, 31824, 31825, 31826, 31827, 31828, 34502, 34503, 36821, 36822, 36823, 36824, 36825, 36826, 36827, 36828

Bericht: mind. Befundkopie (Nr. 01602) an Hausarzt

Aufwand in Minuten:
Kalkulationszeit: 10   **Prüfzeit:** 8   **Eignung d. Prüfzeit:** Nur Quartalsprofil
GOÄ entsprechend oder ähnlich: Nr. 307

02350	Fixierender Verband mit Einschluss mindestens eines großen Gelenkes unter Verwendung unelastischer, individuell anmodellierbarer, nicht weiter verwendbarer Materialien	**144 Pkt.** **15,82 €**

Abrechnungsausschluss: in derselben Sitzung 02300, 02301, 02302, 02310, 02311, 02312, 02313, 10340, 10341, 10342, 27332
am Behandlungstag 31614, 31615, 31616, 31617, 31618, 31619, 31620, 31621
im Zeitraum von 21 Tagen nach Erbringung einer Leistung des Abschnitts 31.2 31600, 31614, 31615, 31616, 31617, 31618, 31619, 31620, 31621
im Behandlungsfall 07310, 07311, 07330, 07340, 10330, 18310, 18311, 18330, 18340, 34291
Die Gebührenordnungsposition 02350 ist im Zeitraum von 21 Tagen nach Erbringung einer Leistung des Abschnitts 31.2 nicht neben den Gebührenordnungspositionen 31600 und 31614 bis 31621 berechnungsfähig.

Aufwand in Minuten:
Kalkulationszeit: 5   **Prüfzeit:** 4   **Eignung d. Prüfzeit:** Nur Quartalsprofil

GOÄ entsprechend oder ähnlich: Nrn. 204, 207 (Tape- aber kein Zinkleimverband), 208, 214, 227, 230 ff.

Kommentar: Nach dieser Nr. kann auch die Wiederanlage eines Gipsverbandes – mit Einschluss mind. eines großen Gelenkes – berechnet werden. Zinkleimverbände – da nicht fixierend-können nicht nach dieser Nr. berechnet werden.
Da die EBM-Ziffer 02350 in der Präambel zum Kapitel 04 (Kinderheilkunde) nicht als „zusätzlich zu berechnende EBM-Ziffer" aufgezählt ist, wird sie für Kinder- und Jugendärzte nicht extra vergütet.
Beachten Sie: Diese Leistungen sind **im Notfall und im organisierten ärztlichen Not(-fall)dienst** für Pädiater zugänglich (Entfall der Fachgebietsgrenzen).

02360	Behandlung mit Lokalanästhetika	**94 Pkt.** **10,33 €**

Obligater Leistungsinhalt
* Mindestens 3 persönliche Arzt-Patienten-Kontakte im Behandlungsfall,
* Anwendung von Lokalanästhetika
– zur Behandlung funktioneller Störungen
* und/oder
– zur Schmerzbehandlung,

Abrechnungsbestimmung: einmal im Behandlungsfall

Abrechnungsausschluss: im Behandlungsfall 02310, 07310, 07311, 07320, 07330, 07340, 10330, 16232, 18310, 18311, 18320, 18330, 18331, 18340, 34291
in derselben Sitzung 01832, 02300, 02301, 02302, 02311, 02312, 06350, 06351, 06352, 09315, 09316, 09317, 09351, 09360, 09361, 09362, 10340, 10341, 10342, 15321, 15322, 15323, 26350, 26351, 26352, 34503
im Zeitraum von 21 Tagen nach Erbringung einer Leistung des Abschnitts 31.2 und Kapitel 31.4
Die Gebührenordnungsposition 02360 ist im Zeitraum von 21 Tagen nach Erbringung einer Leistung des Abschnitts 31.2 nicht neben den Gebührenordnungspositionen des Abschnitts 31.4 berechnungsfähig.

Aufwand in Minuten:
Kalkulationszeit: KA   **Prüfzeit:** 3   **Eignung d. Prüfzeit:** Nur Quartalsprofil
GOÄ entsprechend oder ähnlich: Nrn. 483 bis 494

Kommentar: Mit dieser Leistungsziffer kann auch die Neuraltherapie – einmal im Behandlungsfall = Quartalsfall – berechnet werden.
Diese Ziffer ist von Ärzten für Allgemeinmedizin nicht abrechenbar.

2.4 Diagnostische Verfahren, Tests

02400*	Durchführung des 13C-Harnstoff-Atemtests ohne Analyse nach der Gebührenordnungsposition 32315	23 Pkt. 2,53 €

Anmerkung: Die Gebührenordnungsposition 02400 ist grundsätzlich nur berechnungsfähig zur Erfolgskontrolle nach Eradikationstherapie einer Helicobacter pylori-Infektion (frühestens 4 Wochen nach Ende der Therapie) oder bei Kindern mit begründetem Verdacht auf eine Ulcuserkrankung.

Abrechnungsausschluss: in derselben Sitzung 04511, 13400, 32706

Aufwand in Minuten:
Kalkulationszeit: 1   **Prüfzeit:** 1   **Eignung d. Prüfzeit:** Tages- und Quartalsprofil
GOÄ entsprechend oder ähnlich: Analoger Ansatz der Nr. A 619*

02401*	H2-Atemtest, einschl. Kosten	78 Pkt. 8,57 €

Obligater Leistungsinhalt
- Mehrere Probenentnahmen,
- Mehrere Messungen der H2-Konzentration,
- Zeitbezogene Dokumentation der Messergebnisse

Abrechnungsausschluss: in derselben Sitzung 01741, 04514, 13421

Aufwand in Minuten:
Kalkulationszeit: 3   **Prüfzeit:** 1   **Eignung d. Prüfzeit:** Tages- und Quartalsprofil
GOÄ entsprechend oder ähnlich: Nr. A 618*

Kommentar: Jedoch ist die Verordnung des 13C-Harnstoffs als Fertigpräparat je nach Ausgestaltung der regionalen Sprechstundenbedarfsverordnung über Sprechstundenbedarf oder auf den Namen des Patienten möglich. Die Kostenpauschale nach EBM-Ziffer 40154 darf nur angesetzt werden, wenn der 13C-Harnstoff nicht über Sprechstundenbedarf bezogen wird.

02402	(1.7.2020 bis 31.3.2021)	91 Pkt. 10,00 €

Zusatzpauschale im Zusammenhang mit der Entnahme von Körpermaterial für Untersuchungen nach der Gebührenordnungsposition 32811 auf das beta-Coronavirus SARS-CoV-2 aufgrund einer Warnung durch die Corona-Warn-App zum Ausschluss einer Erkrankung.

Obligater Leistungsinhalt

• Abstrichentnahme(n) aus den oberen Atemwegen (Oropharynx-Abstrich und/oder Nasopharynx-Abstrich (-Spülung oder-Aspirat)),

Abrechnungsbestimmung: einmal am Behandlungstag

Anmerkung: Für die Beauftragung der Laborleistung ist der Vordruck Muster 10 C zu verwenden.

Bis zur Veröffentlichung des Vordrucks Muster 10 C ist Muster 10 zu verwenden und im Feld „Auftrag" explizit die Gebührenposition 32811 anzugeben.

Die Ergebnismitteilung sollte im Regelfallinnerhalb von 24 Stunden nach Rückmeldung durch das Labor erfolgen.

Aufwand in Minuten:
Kalkulationszeit: KA   **Prüfzeit:** ./.   **Eignung d. Prüfzeit:** Keine

2.5 Physikalisch-therapeutische Gebührenordnungspositionen

1. In den Gebührenordnungspositionen dieses Abschnitts sind alle Kosten enthalten mit Ausnahme der Arzneimittel und wirksamen Substanzen, die für Inhalationen, für die Thermotherapie, für die Iontophorese sowie für die Photochemotherapie erforderlich sind.

Kommentar: Zu den nach dieser Bestimmung nicht in den Leistungsbewertungen enthaltenen Kosten gehören z.B. die bei der Inhalationsbehandlung benutzten Arzneimittel, aber auch die Kosten für wirksame Substanzen in der Thermotherapie wie Moor, Fango usw. Die hierbei verwendeten Arzneimittel sind in der Regel auf den Namen des Patienten zu verordnen, die Kosten der Substanzen für die Thermotherapie können in der Regel gesondert auf dem Behandlungsausweis geltend gemacht werden. Es ist aber in jedem Fall bei der zuständigen KV zu erfragen, ob im Rahmen der Sprechstundenbedarfsregelungen oder sonstiger Abmachungen mit den Kostenträgern abweichende Berechnungsmöglichkeiten vorgesehen sind.

02500 Einzelinhalationstherapie	12 Pkt. 1,32 €

Obligater Leistungsinhalt
• Intermittierende Überdruckbeatmung
und/oder
• Inhalation mittels alveolengängiger Teilchen (z.B. Ultraschallvernebelung),

Abrechnungsbestimmung: je Sitzung

Abrechnungsausschluss: in derselben Sitzung 02501

Aufwand in Minuten:
Kalkulationszeit: 0   **Prüfzeit:** ./.   **Eignung d. Prüfzeit:** Keine Eignung

GOÄ entsprechend oder ähnlich: Nr. 501*

Kommentar: Auch Inhalation mit Spacer abrechenbar.

02501	Einzelinhalationstherapie mit speziellem Verneblersy-stem zur Pneumocystis carinii Prophylaxe	44 Pkt.
		4,83 €

Obligater Leistungsinhalt
- Einzelinhalationstherapie mit speziellem Verneblersystem zur Pneumocystis carinii Prophylaxe

Abrechnungsausschluss: in derselben Sitzung 02500

Aufwand in Minuten:
Kalkulationszeit: KA   **Prüfzeit:** ./.   **Eignung d. Prüfzeit:** Keine Eignung

GOÄ entsprechend oder ähnlich: Nr. 500*

Kommentar: Entsprechende Materialkosten für die zur Inhalation erforderlichen Medikamente können auf Rezept oder eventuell über Sprechstundenbedarf verordnet oder in Rechnung gestellt werden.

02510	Wärmetherapie	21 Pkt.
		2,31 €

Obligater Leistungsinhalt
- Mittels Packungen mit Paraffinen

und/oder
- Mittels Peloiden

und/oder
- Mittels Heißluft

und/oder
- Mittels Kurz-, Dezimeterwelle

und/oder
- Mittels Mikrowelle

und/oder
- Mittels Hochfrequenzstrom

und/oder
- Mittels Infrarotbestrahlung

und/oder
- Mittels Ultraschall mit einer Leistungsdichte von weniger als 3 Watt pro cm^2,

Abrechnungsbestimmung: je Sitzung

Aufwand in Minuten:
Kalkulationszeit: KA   **Prüfzeit:** ./.   **Eignung d. Prüfzeit:** Keine Eignung

GOÄ entsprechend oder ähnlich: Nrn. 530*, 535*, 536*, 538*, 539*, 548*, 549*, 551*

02511	Elektrotherapie unter Anwendung niederfrequenter und/oder mittelfrequenter Ströme	9 Pkt.
		0,99 €

Obligater Leistungsinhalt
- Galvanisation

und/oder

- Reizstrom
und/oder
- Neofaradischer Schwellstrom
und/oder
- Iontophorese
und/oder
- Amplituden-modulierte Mittelfrequenztherapie
und/oder
- Schwellstromtherapie
und/oder
- Interferenzstromtherapie,

Abrechnungsbestimmung: je Sitzung

Anmerkung: Die Gebührenordnungsposition 02511 ist im Behandlungsfall höchstens achtmal berechnungsfähig.

Abrechnungsausschluss: in derselben Sitzung 07310, 07311, 16232, 18310, 18311

Aufwand in Minuten:
Kalkulationszeit: KA   **Prüfzeit:** ./.   **Eignung d. Prüfzeit:** Keine Eignung

GOÄ entsprechend oder ähnlich: Nrn. 551*, 552*

Kommentar: Im Behandlungsfall = Quartalsfall kann die Leistung insgesamt 8x berechnet werden – unabhängig von der Zahl der behandelten Erkrankungen (Diagnosen). Für eine neue Erkrankung (zweite Diagnose) ist die Leistung nicht erneut 8x berechenbar. Die für eine Iontophorese ggf. erforderlichen Medikamente können zu Lasten des Patienten verordnet oder über Sprechstundenbedarf bezogen werden.

02512	Gezielte Elektrostimulation bei spastischen und/oder schlaffen Lähmungen	18 Pkt. 1,98 €

Obligater Leistungsinhalt
- Elektrostimulation,
- Festlegung der Reizparameter,

Abrechnungsbestimmung: je Sitzung

Aufwand in Minuten:
Kalkulationszeit: KA   **Prüfzeit:** ./.   **Eignung d. Prüfzeit:** Keine Eignung

GOÄ entsprechend oder ähnlich: Nr. 555*

III Arztgruppenspezifische Gebührenordnungspositionen

13 Gebührenordnungspositionen der Inneren Medizin

13.1 Präambel

1. Die in diesem Kapitel aufgeführten Gebührenordnungspositionen können ausschließlich von Fachärzten für Innere Medizin, die nicht an der hausärztlichen Versorgung gemäß § 73 Abs. 1a SGB V teilnehmen, berechnet werden.
2. Fachärzte für Allgemeinmedizin, Praktische Ärzte und Ärzte ohne Gebietsbezeichnung können – wenn sie im Wesentlichen internistische Leistungen erbringen – gemäß § 73 Abs. 1a SGB V auf deren Antrag die Genehmigung zur ausschließlichen Teilnahme an der fachärztlichen Versorgung erhalten und Gebührenordnungspositionen dieses Kapitels berechnen. Nach Erhalt der Genehmigung können sie Gebührenordnungspositionen des Kapitels 3 nicht mehr berechnen.
3. Fachärzte für Innere Medizin mit Schwerpunkt können in diesem Kapitel entweder nur die Gebührenordnungspositionen ihres jeweiligen Schwerpunktes in den Abschnitten 13.3.1, 13.3.2, 13.3.3, 13.3.4, 13.3.5, 13.3.6, 13.3.7, 13.3.8 oder die Grundpauschale ihres Schwerpunktes sowie die Leistung nach Nr. 13250 oder die Grundpauschale ihres Schwerpunktes sowie die Gebührenordnungspositionen 13400, 13402, 13421, 13422 und 13423, 13571 und 13573 bis 13576 berechnen.
4. Fachärzte für Innere Medizin ohne Schwerpunkt können in diesem Kapitel neben Gebührenordnungspositionen des Abschnitts 13.2.1 die Gebührenordnungsposition 13250 sowie zusätzlich die Gebührenordnungspositionen 13360, 13400, 13402, 13421, 13422, 13423, 13435, 13507, 13571 und 13573 bis 13576 berechnen. Bei einer in Art und Umfang definierten Überweisung (Definitionsauftrag) können Fachärzte für Innere Medizin ohne Schwerpunkt im Behandlungsfall anstelle der Gebührenordnungsposition 13250 die Gebührenordnungspositionen des Unterabschnitts 13.2.2.3 berechnen.
5. Erfolgt eine in Art und Umfang definierte Überweisung (Definitionsauftrag) zu einer in der Gebührenordnungsposition 13250 oder der Gebührenordnungspositionen der Abschnitte 13.3.1, 13.3.2, 13.3.3, 13.3.4, 13.3.5, 13.3.6, 13.3.7, 13.3.8 enthaltenen Teilleistungen, so können Fachärzte für Innere Medizin mit Schwerpunkt im Behandlungsfall anstelle der Komplexleistung die entsprechenden Gebührenordnungspositionen des Unterabschnitts 13.2.2.3 oder die entsprechenden Gebührenordnungspositionen der Bereiche II und IV berechnen.
6. Ausser den in diesem Kapitel genannten Gebührenordnungspositionen sind von den in der Präambel genannten Vertragsärzten – unbeschadet der Regelungen gemäß I-5 und I-6.2 der Allgemeinen Bestimmungen – zusätzlich nachfolgende Gebührenordnungspositionen berechnungsfähig: 01100 bis 01102, 01205, 01207, 01210, 01212, 01214 bis 01222, 01223, 01224, 01226, 01320, 01321, 01322, 01323, 01410 bis 01416, 01418, 01420, 01422, 01424 bis 01426, 01430, 01435, 01436, 01438, 01440, 01442, 01444, 01451, 01460, 01461, 01510 bis 01512, 01520, 01521, 01530, 01531, 01600 bis 01602, 01610 bis 01612, 01620 bis

© Springer-Verlag GmbH Deutschland, ein Teil von Springer Nature 2020
P. M. Hermanns (Hrsg.), *EBM 2020 Kommentar Innere Medizin mit allen Schwerpunkten*, Abrechnung erfolgreich und optimal,
https://doi.org/10.1007/978-3-662-61504-1_3

01624, 01626, 01630, 01640, 01641, 01642, 01660, 01701, 01731, 01732, 01734, 01740 bis 01742, 01747, 01748, 01776, 01777, 01783, 01800, 01802 bis 01812, 01820, 01949, 01950 bis 01952, 01955, 01956, 01960, 02100, 02101, 02110 bis 02112, 02120, 02200, 02300 bis 02302, 02310 bis 02313, 02320 bis 02323, 02330, 02331, 02340 bis 02343, 02350, 02360, 02400 bis 02402, 02500, 02501 und 02510 bis 02512.

7. Ausser den in diesem Kapitel genannten Gebührenordnungspositionen sind bei Vorliegen der entsprechenden Qualifikationsvoraussetzungen von den in der Präambel genannten Vertragsärzten – unbeschadet der Regelungen gemäß I-5 und I-6.2 der Allgemeinen Bestimmungen – zusätzlich nachfolgende Gebührenordnungspositionen berechnungsfähig: 01920 bis 01922, 30400 bis 30402, 30410, 30411, 30420, 30421 und 37100, 37102, 37113, 37120, 37300, 37302, 37305, 37306, 37314, 37317, 37318, 37320, Gebührenordnungspositionen der Abschnitte IV-30.1, IV-30.2.1, IV-30.2.2, IV-30.3, IV-30.5, IV-30.6, IV-30.7, IV-30.9, IV-30.10, IV-30.12, IV-30.13, IV-31.2, IV-31.3, IV-31.4.3, IV-31.5 und IV-31.6 sowie Gebührenordnungspositionen der Kapitel IV-32, IV-33, IV-34, IV-35, IV-36 und Kap. 38.

8. Bei der Berechnung der zusätzlichen Gebührenordnungspositionen in den Nummern 3, 4, 6 und 7 sind die Maßnahmen zur Qualitätssicherung gemäß § 135 Abs. 2 SGB V, die berufsrechtliche Verpflichtung zur grundsätzlichen Beschränkung auf das jeweilige Gebiet sowie die Richtlinien des Gemeinsamen Bundesausschusses zu beachten.

9. Ausser den in diesem Kapitel genannten Gebührenordnungspositionen sind bei Vorliegen der entsprechenden Qualifikationsvoraussetzungen von den in der Präambel genannten Vertragsärzten – unbeschadet der Regelungen gemäß 5 und 6.2 der Allgemeinen Bestimmungen – zusätzlich die Gebührenordnungspositionen des Abschnitts III.b-11.3 berechnungsfähig.

10. Werden die in den Grundpauschalen enthaltenen Leistungen entsprechend den Gebührenordnungspositionen 01600 und 01601 durchgeführt, sind für die Versendung bzw. den Transport die Kostenpauschalen nach den Gebührenordnungspositionen 40110 und 40111 berechnungsfähig.

Kommentar: Alle Gebührenordnungspositionen des Kapitels 13 – also die Leistungen nach den Nrn. 13210 bis 13701 – können – vorbehaltlich der weiteren Bestimmungen dieses Kapitels – grundsätzlich (s. Kommentierung zu Kapitel I, Abschnitt 1.3 und 1.5) nur abgerechnet werden von

* Fachärzten für innere Medizin, die nicht an der hausärztlichen Versorgung teilnehmen, oder
* Fachärzten für Allgemeinmedizin, praktischen Ärzten und Ärzten ohne Gebietsbezeichnung, die im Wesentlichen internistische Leistungen erbringen und eine Genehmigung zur ausschließlichen Teilnahme an der fachärztlichen Versorgung haben. Letztere dürfen dann Leistungen des Kapitels 3 (hausärztlicher Versorgungsbereich) nicht mehr abrechnen.

Ferner ergeben sich für die Gruppe der Internisten mit Schwerpunkt und die Gruppe der Internisten ohne Schwerpunkt zusätzliche differenzierte Abrechnungsvoraussetzungen.

1. Internisten mit Schwerpunkt können neben den Leistungen des Abschnitts 13.2.1 (Internistische Grundleistungen)
   * **entweder nur** Leistungen ihres jeweiligen Schwerpunktes nach den Abschnitten 13.3.1 (Angiologie), 13.3.2 (Endokrinologie), 13.3.3 (Gastroenterologie), 13.3.4 (Hämato-/Onkologie), 13.3.5 (Kardiologie), 13.3.6 (Nephrologie und Dialyse), 13.3.7 (Pneumologie), 13.3.8 (Rheumatologie)

- **oder** die Grundpauschale ihres Schwerpunktes und die Leistung nach Nr. 13250 (Zusatzpauschale für fachinternistische Behandlung)
- **oder** die Grundpauschale ihres Schwerpunktes und die Leistungen nach den Nrn. 13400, 13402, 13421, 13422, 13423 und 13552 (Komplexleistungen aus dem Bereich Gastroenterologie und Kardiologie) abrechnen.
- Bei Definitionsaufträgen zu einer in der Zusatzpauschale für fachinternistische Behandlung (Nr. 13250) oder zu einer in den Abschnitten 13.3.1 (Angiologie), 13.3.2 (Endokrinologie), 13.3.3 (Gastroenterologie), 13.3.4 (Hämato-/Onkologie), 13.3.5 (Kardiologie), 13.3.6 (Nephrologie und Dialyse), 13.3.7 (Pneumologie), 13.3.8 (Rheumatologie) enthaltenen Teilleistung bzw. Leistung, kann im Behandlungsfall an Stelle der Komplexleistung die entsprechende Leistung des Unterabschnitts 13.2.2.3 (weitere nur bei Definitionsauftrag berechnungsfähige Gebührenordnungspositionen) oder die entsprechende Leistung aus den Bereichen II (arztgruppenübergreifende allgemeine Leistungen) oder IV (arztgruppenübergreifende spezielle Leistungen) abgerechnet werden.
2. Internisten ohne Schwerpunkt können neben den Leistungen des Abschnitts 3.2.1 (Internistische Grundpauschalen)
- Leistungen nach Nr. 13250 (Zusatzpauschale für fachinternistische Behandlung) abrechnen
- **und zusätzlich** Leistungen nach den Nrn. 13400, 13402, 13421, 13422, 13423 (Gastroenterologie/Koloskopie), 13435 (onkologische Betreuung) **oder** 13552 (Schrittmacherkontrolle).
- Bei einem Definitionsauftrag (nach Art und Umfang definierter Überweisung) können an Stelle der Zusatzpauschale für fachinternistische Behandlung (Nr. 13250) Leistungen des Unterabschnitts 13.2.2.3 (Weitere nur bei Definitionsauftrag berechnungsfähige Gebührenordnungspositionen) abgerechnet werden.

Zusätzlich zu den Leistungen dieses Kapitels sind für die hier genannten Ärzte abrechnungsfähig, sofern die übrigen Abrechnungsvoraussetzungen des EBM gegeben sind:
- die nachfolgenden Gebührenordnungspositionen des Abschnitts II (arztgruppenübergreifende allgemeine Leistungen):
  - Nrn. 01205, 01207 Notfallpauschale für die Abklärung der Behandlungsnotwendigkeit,
  - Nr. 01210 Notfallpauschale im organisierten Not(fall)dienst,
  - Nr. 01211 Zusatzpauschale für die Besuchsbereitschaft im Notfall bez. organisierten Not(fall)dienst,
  - Nr. 01212 Notfallpauschale im organisierten Not(fall)dienst,
  - Nr. 01214 bis 01222 Notfallkonsultationspauschale im organisierten Not(fall)dienst, Zusatzpauschale für die Besuchsbereitschaft im Notfall bez. organisierten Not(fall)dienst, Reanimationskomplex,
  - Nrn. 01223 bis 01226 Zuschlag zur Notfallpauschale in besonderen Fällen,
  - Nrn. 01320, 01321 Grundpauschale für ermächtigte Ärzte, Krankenhäuser bzw. Institute,
  - Nrn. 01410 bis 01416 Besuche, Visite, Begleitung eines Kranken beim Transport,
  - Nr. 01418 Besuch im organisierten Not(fall)dienst
  - Nr. 01420 (Überprüfung und Koordination häuslicher Krankenpflege,
  - Nr. 01422 Erstverordnung zur psychiatrischen häuslichen Krankenpflege,
  - Nr. 01424 Folgeverordnung zur psychiatrischen häuslichen Krankenpflege,
  - Nrn. 01425, 01426 Verordnung spezialisierter ambulanter Palliativversorgung,
  - Nr. 01430 Verwaltungskomplex,

- Nr. 01435 Telefonische Beratung,
- Nr. 01436 Konsultationspauschale,
- Nr. 01440 Verweilen außerhalb der Praxis
- Nr. 01510 bis 01512 Zusatzpauschale für Beobachtung und Betreuung
- Nrn. 01520, 01521 Zusatzpauschalen für Beobachtung und Betreuung eines Kranken
- Nrn. 01530, 01531 Zusatzpauschalen für Beobachtung und Betreuung eines Kranken
- Nrn. 01600 bis 01602 Ärztlicher Bericht/Brief,
- Nrn. 01610 bis 01612 Bescheinigung, Reha-Verordnung, Konsiliarbericht vor Aufnahme in die Psychiatrie
- Nrn. 01620 bis 01623 Bescheinigung, Krankheitsbericht, Kurplan, Kurvorschlag,
- Nr. 01701 Grundpauschale für Prävention, Empfängnisregelung, Schwangerschaftsabbruch
- Nr. 01731 Krebsfrüherkennung Männer
- Nr. 01732 Gesundheitsuntersuchung
- Nr. 01734 Untersuchung auf Blut im Stuhl,
- Nrn. 01740 bis 01742 Beratung zur Früherkennung des kolorektalen Karzinoms, Koloskopischer Komplex
- Nr. 01776 bis 01777 Gestationsdiabetessceening
- Nr. 01783 Alpha-1-Feto-Protein
- Nrn. 01800 bis 01812 Röteln, Blutgruppenbestimmung, Antikörpernachweis
- Nr. 01820 Wiederholungsrezept, Überweisungsschein, Befundübermittlung bei Empfängnisregelung
- Nrn. 01950 bis 01952 Substitutionsbehandlung,
- Nrn. 01955, 01956 Diamorphingestützte Behandlung Opiatabhängiger,
- Nr. 02100 Infusion
- Nr. 02101 Infusionstherapie
- Nr. 02110 bis 02112 Transfusion, Reinfusion
- Nr. 02120 Erstprogrammierung Medikamentenpumpe
- Nr. 02200 Tuberkulintestung
- Nrn. 02300 bis 02302 Kleinchirurgischer Eingriff,
- Nrn. 02310 bis 02313 Behandlung sek. heilender Wunden, Dekubitalulcus, Diabetischer Fuß, venöse Ulcera curis
- Nrn. 02320 bis 02323 Magenverweilsonde, Harnblasenkatheter, transurethraler Dauerkatheter
- Nr. 02330 Arterienpunktion
- Nr. 02331 Intraarterielle Injektion
- Nrn. 02340 bis 02343 Punktion, Lumbalpunktion, Pleuradrainage
- Nr. 02350 Fixierender Verband
- Nr. 02360 Behandlung mit Lokalanästhetika
- Nr. 02400 13C-Harnstoff-Atemtest
- Nr. 02401 H2-Atemtest
- Nrn. 02500, 02501 Einzelinhalationen,
- Nrn. 02510 bis 02512 Wärme- u. Elektrotherapie, Elektrostimulation
- sowie die folgenden Gebührenordnungspositionen des Abschnitts IV (arztgruppenübergreifende spezielle Leistungen):
  - Nrn. 30400 bis 30402 Massage-, Kompressions- oder Unterwassertherapie,

- Nrn. 30410, 30411 Atemgymnastik,
- Nrn. 30420, 30421 Krankengymnastik,
- Nr. 30800 Soziotherapie – Hinzuziehen eines Leistungserbringers,
- Gebührenordnungspositionen der Abschnitte
  - 30.1 Allergologie
  - 30.2 Chirotherapie
  - 30.3 Neurophysiologische Übungsbehandlung
  - 30.5 Phlebologie
  - 30.6 Proktologie
  - 30.7 Schmerztherapie
  - 30.9 Schlafstörungsdiagnostik
  - 30.10 Leistungen der spezialisierten Versorgung HIV-infizierter Patienten gemäß Qualitätssicherungsvereinbarung nach § 135 Abs. 2 SGB V
  - 30.12 Diagnostik und Therapie bei MRSA31.2 Ambulante Operationen
  - 31.3 Postoperative Überwachungskomplexe
  - 31.4.3 Postoperative Behandlungskomplexe im Fachärztlichen Versorgungsbereich
  - 31.5 Anästhesien im Zusammenhang mit ambulanten Operationen
  - 31.6 Orthopädisch-chirurgisch konservative Gebührenordnungspositionen
  - 37.3. Besonders qualifizierte und koordinierte palliativmedizinische Versorgung gemäß Anlage 30 zum BMV-Ä
  - 37.4. Versorgungsplanung gemäß der Vereinbarung nach § 132g Abs. 3 SGB V
- Gebührenordnungspositionen der Kapitel
  - 32 Labor
  - 33 Ultraschalldiagnostik
  - 34 Radiologie, CT, NMR
  - 35 Psychotherapie
  - 36 Belegärztliche Leistungen
- Gebührenordnungspositionen der Abschnitte
  - 11.3
  - 11.4.1
  - 11.4.3
  - 11.4.4
  - 19.4

Das Sozialgericht Marburg entschied mit Urteil vom 21.11.2018 (S 12 KA 162/17, Berufung anhängig beim LSG Darmstadt – L 4 KA 45/18), dass fachärztlich tätige Internisten nach Nr. 13.1.9 EBM humangenetische Leistungen aus den Abschnitten 11.4.3 und 19.4.1 und 19.4.2 EBM ohne Genehmigung erbringen können. Konkret streitgegenständlich waren die Leistungen nach 11511, 11512, 11513, 11516 und 11518 sowie 19401, 19402, 19403 und 19404 sowie 19411, 19421 und 19424 EBM. Die zusätzlichen Voraussetzungen in Nr. 11.1 EBM seien nicht maßgeblich, Nr. 13.1.9 EBM sei insoweit die speziellere Vorschrift.

Wichtig ist, dass auch für die nach der obigen Regelung zusätzlich abrechnungsfähigen Leistungen immer auch die Abrechnungsvoraussetzungen und -ausschlüsse beachtet werden müssen, die im EBM für die Abrechnung der jeweiligen Leistung genannt sind.

Generell gilt, dass die übrigen Bestimmungen des EBM sowie die Maßnahmen zur Qualitätssicherung sowie die berufsrechtlichen Fachgebietsbeschränkungen zu beachten sind. Insbesondere sollte geprüft werden, ob zur Erbringung und Abrechnung bestimmter Leistungen eine Genehmigung erforderlich ist und welche Voraussetzungen hierfür nachgewiesen werden müssen.

Werden Leistungen nach den Gebührenordnungspositionen 01600, 01601, 01610 und 01612 (Bericht, Brief, Bescheinigung) erbracht, können auch dann, wenn die Leistung nicht gesondert berechnungsfähig sein sollte, da sie in der Grundpauschale enthalten ist, für Versendung und Transport die Kostenpauschalen nach den Nrn. 40120, 40122, 40124 oder 40126 abgerechnet werden.

13.2 Gebührenordnungspositionen der allgemeinen internistischen Grundversorgung

13.2.1 Internistische Grundpauschalen

Grundpauschale

Obligater Leistungsinhalt
- Persönlicher Arzt-Patienten-Kontakt und/oder Arzt-Patienten-Kontakt im Rahmen einer Videosprechstunde gemäß Anlage 31b zum BMV-Ä,

Fakultativer Leistungsinhalt
- Weitere persönliche oder andere Arzt-Patienten-Kontakte gemäß I-4.3.1 der Allgemeinen Bestimmungen,
- Ärztlicher Bericht entsprechend der Gebührenordnungsposition 01600,
- Individueller Arztbrief entsprechend der Gebührenordnungsposition 01601,
- In Anhang VI-1 aufgeführte Leistungen,

Abrechnungsbestimmung: einmal im Behandlungsfall

13210 für Versicherte bis zum vollendeten 5. Lebensjahr	124 Pkt. 13,62 €

Obligater Leistungsinhalt
- Persönlicher Arzt-Patienten-Kontakt und/oder Arzt-Patienten-Kontakt im Rahmen einer Videosprechstunde gemäß Anlage 31b zum BMV-Ä,

Fakultativer Leistungsinhalt
- Weitere persönliche oder andere Arzt-Patienten-Kontakte gemäß I-4.3.1 der Allgemeinen Bestimmungen,
- Ärztlicher Bericht entsprechend der Gebührenordnungsposition 01600,
- Individueller Arztbrief entsprechend der Gebührenordnungsposition 01601,
- In Anhang VI-1 aufgeführte Leistungen,

Abrechnungsbestimmung: einmal im Behandlungsfall

Abrechnungsausschluss: in derselben Sitzung 01436
im Behandlungsfall 01600, 01601, 13390, 13391, 13392, 13401, 13410, 13411, 13412, 13420, 13424, 13430, 13431, 13540, 13541, 13542, 13545, 13550, 13551, 13560, 13561, 13622, 36881, 36882, 36883, 36884 und Kapitel 13.3.1, 13.3.2, 13.3.4, 13.3.6, 13.3.7, 13.3.8

Aufwand in Minuten:
Kalkulationszeit: 9 **Prüfzeit:** 8 **Eignung d. Prüfzeit:** Nur Quartalsprofil
GOÄ entsprechend oder ähnlich: Leistungskomplex in der GOÄ nicht vorhanden, daher Ansatz der erbrachten Einzelleistungen.

Kommentar: Die Grundpauschale ist beim ersten kurativ-ambulanten persönlichen Arzt-Patienten-Kontakt im Behandlungsfall berechnungsfähig. Bei dem internistischen fachärztlichen Versorgungsbereich wurden in den einzelnen Bereichen Grundpauschalen neu eingeführt. Ein persönlicher Arzt-Patienten-Kontakt setzt die räumliche und zeitgleiche Anwesenheit des Arztes und des Patienten und eine direkte Interaktion (z.B. Gespräch) voraus. Bei einem ausschließlich telefonischen Kontakt, ist die Grundpauschale nicht abrechenbar.

Die Pauschale ist nur einmal im Behandlungsfall bzw. bei arztgruppenübergreifender Behandlung nur einmal im Arztfall berechenbar.

In dieser Pauschale sind die Leistungen des EBM, die im **Anhang 1 (Verzeichnis der nicht gesondert abrechnungsfähigen und in Komplexen enthaltenen Leistungen …)** enthalten sind, integriert und damit auch als Kassenleistungen honoriert und können nicht mehr gesondert abgerechnet werden, es sei denn, sie finden sich in den arztgruppenspezifischen Kapiteln ausdrücklich als abrechnungsfähige Leistung angegeben.

Es ist einem Vertragsarzt nicht gestattet, die in der Anlage 1 aufgeführten Leistungen einem GKV-Versicherten als Individuelle Gesundheitsleistung (IGeL) anzubieten und privat nach GOÄ als IGeL-Leistung abzurechnen.

Wird in demselben Quartal eine kurativ-ambulante und eine kurativ-stationäre (belegärztliche) Behandlung) durchgeführt, ist die Grundpauschale je einmal berechnungsfähig. Es ist aber von der Punktzahl der zweiten zur Abrechnung kommenden Grundpauschale ein Abschlag von 50 % vorzunehmen.

13211	für Versicherte ab Beginn des 6. bis zum vollendeten 59. Lebensjahr	202 Pkt. 22,19 €

Abrechnungsbestimmung: einmal im Behandlungsfall
Abrechnungsausschluss: in derselben Sitzung 01436
im Behandlungsfall 01600, 01601, 13390, 13391, 13392, 13401, 13410, 13411, 13412, 13420, 13424, 13430, 13431, 13540, 13541, 13542, 13545, 13550, 13551, 13560, 13561, 13622, 36881, 36882, 36883, 36884 und Kapitel 13.3.1, 13.3.2, 13.3.4, 13.3.6, 13.3.7, 13.3.8
Aufwand in Minuten:
Kalkulationszeit: 14 **Prüfzeit:** 11 **Eignung d. Prüfzeit:** Nur Quartalsprofil
GOÄ entsprechend oder ähnlich: Leistungskomplex in der GOÄ nicht vorhanden, daher Ansatz der erbrachten Einzelleistungen.

13212	für Versicherte ab Beginn des 60. Lebensjahres	216 Pkt. 23,73 €

Abrechnungsbestimmung: Siehe Nr. 13210.
Aufwand in Minuten:
Kalkulationszeit: 15 **Prüfzeit:** 12 **Eignung d. Prüfzeit:** Nur Quartalsprofil
GOÄ entsprechend oder ähnlich: Leistungskomplex in der GOÄ nicht vorhanden, daher Ansatz der erbrachten Einzelleistungen.

Abrechnungsausschluss: im Behandlungsfall 01600, 01601, 13340, 13341, 13342, 13344, 13346, 13347, 13350, 13390, 13391, 13392, 13401, 13410, 13411, 13412, 13420, 13424, 13430, 13431, 13540, 13541, 13542, 13545, 13550, 13551, 13560, 13561, 36881, 36882, 36883, 36884 und Kapitel 13.3.1, 13.3.4, 13.3.6, 13.3.7, 13.3.8

13220	**Zuschlag für die allgemeine internistische Grundversor-**	**41 Pkt.**
	gung gemäß Allgemeiner Bestimmung 4.3.8 zu den	**4,50 €**
	Gebührenordnungspositionen 13210 bis 13212	

Abrechnungsbestimmung: einmal im Behandlungsfall

Anmerkung: Der Zuschlag nach der Gebührenordnungsposition 13220 kann gemäß Allgemeiner Bestimmung 4.3.8 ausschließlich in Behandlungsfällen abgerechnet werden, in denen nur Leistungen der fachärztlichen Grundversorgung gemäß Anhang 3 und/oder regionaler Vereinbarungen erbracht und berechnet werden.

Aufwand in Minuten:
Kalkulationszeit: KA   **Prüfzeit:** ./.   **Eignung d. Prüfzeit:** Keine Eignung

GOÄ entsprechend oder ähnlich: Eine vergleichbare Leistung ist in der GOÄ nicht aufgeführt.

13222	**Zuschlag zu der Gebührenordnungsposition 13220**	**11 Pkt.**
		1,21 €

Abrechnungsbestimmung: einmal im Behandlungsfall

Anmerkung: Die Gebührenordnungsposition 13222 wird durch die zuständige Kassenärztliche Vereinigung zugesetzt.

Aufwand in Minuten:
Kalkulationszeit: KA   **Prüfzeit:** ./.   **Eignung d. Prüfzeit:** Keine Eignung

13227	**Zuschlag zu den Gebührenordnungspositionen 13210**	**9 Pkt.**
	bis 13212	**0,99 €**

Abrechnungsbestimmung: einmal im Behandlungsfall

Anmerkung: Die Gebührenordnungsposition 13227 wird durch die zuständige Kassenärztliche Vereinigung zugesetzt.

Abrechnungsausschluss: im Behandlungsfall 01630

Berichtspflicht: Nein

Aufwand in Minuten:
Kalkulationszeit: KA   **Prüfzeit:** ./.   **Eignung d. Prüfzeit:** Keine Eignung

13228	**Zuschlag zu den Gebührenordnungspositionen 13210**
	bis 13212 für die Behandlung aufgrund einer TSS-
	Vermittlung gemäß Allgemeiner Bestimmung 4.3.10.1
	oder 4.3.10.2

Abrechnungsbestimmung: einmal im Arztgruppenfall

Abrechnungsausschluss: im Arztgruppenfall 01710

Anmerkung: Die Gebührenordnungsposition 13228 kann durch die zuständige Kassenärztliche Vereinigung zugesetzt werden.

Abrechnungsausschluss: im Arztgruppenfall 01710

Aufwand in Minuten:

Kalkulationszeit: KA   **Prüfzeit:** ./.   **Eignung d. Prüfzeit:** Keine Eignung

Kommentar: Siehe unter EBM Nr. 03008 **Hinweise zur Abrechnung der Zuschläge.**

13.2.2 Allgemeine internistische Gebührenordnungspositionen

13.2.2.1 Präambel

1. Die Gebührenordnungspositionen dieses Unterabschnittes können von allen Fachärzten für Innere Medizin mit und ohne Schwerpunkt berechnet werden, die an der fachärztlichen Versorgung teilnehmen. Neben den in diesem Kapitel genannten Gebührenordnungspositionen sind bei Vorliegen der entsprechenden Qualifikationsvoraussetzungen von den in der Präambel genannten Vertragsärzten – unbeschadet der Regelungen gemäß I-5 und I-6.2 der Allgemeinen Bestimmungen – zusätzlich nachfolgende qualifikationsgebundene Gebührenordnungspositionen berechnungsfähig: Gebührenordnungspositionen 30400 bis 30402, 30410, 30411, IV-30.1, IV-30.2.1, IV-30.3, IV-30.5, IV-30.6, IV-30.7, IV-30.9, IV-31.2, IV-31.3, IV-31.4.3, IV-31.5, IV-31.6, IV-32, IV-33, IV-34 und IV-35.

Kommentar: Alle Gebührenordnungspositionen dieses Unterabschnitts – also die Leistungen nach den Nrn. 13250 bis 13260 – können grundsätzlich (s. Kommentierung zu Kapitel I, Abschnitt 1.3 und 1.5) nur abgerechnet werden von Fachärzten für Innere Medizin mit oder ohne Schwerpunkt, die an der fachärztlichen Versorgung teilnehmen.

Zusätzlich zu den Gebührenordnungspositionen dieses Unterabschnitts sind für die hier genannten Ärzte abrechnungsfähig, sofern die übrigen Abrechnungsvoraussetzungen des EBM gegeben sind:

- die folgenden Gebührenordnungspositionen des Abschnitts IV (arztgruppenübergreifende spezielle Leistungen):
  - Nrn. 30400 bis 30402 Massage-, Kompressions- oder Unterwassertherapie,
  - Nrn. 30410, 30411 Atemgymnastik,
  - Nrn. 30420, 30421 Krankengymnastik,
  - Nr. 30800 Soziotherapie – Hinzuziehen eines Leistungserbringers,
- Gebührenordnungspositionen der Abschnitte
  - 30.1 Allergologie
  - 30.2 Chirotherapie
  - 30.3 Neurophysiologische Übungsbehandlung
  - 30.5 Phlebologie
  - 30.6 Proktologie
  - 30.7 Schmerztherapie
  - 30.9 Schlafstörungsdiagnostik
  - 31.2 Ambulante Operationen
  - 31.3 Postoperative Überwachungskomplexe
  - 31.4.3 Postoperative Behandlungskomplexe im Fachärztlichen Versorgungsbereich
  - 31.5 Anästhesien im Zusammenhang mit ambulanten Operationen
  - 31.6 Orthopädisch-chirurgisch konservative Gebührenordnungspositionen

171

Wichtig ist, dass auch für die nach der obigen Regelung zusätzlich abrechnungsfähigen Leistungen immer auch die Abrechnungsvoraussetzungen und -ausschlüsse beachtet werden müssen, die im EBM für die Abrechnung der jeweiligen Leistung genannt sind.

- Gebührenordnungspositionen der Kapitel
  - 32 Labor
  - 33 Ultraschalldiagnostik
  - 34 Radiologie, CT, NMR
  - 35 Psychotherapie

Generell gilt, dass die übrigen Bestimmungen des EBM sowie die Maßnahmen zur Qualitätssicherung sowie die berufsrechtlichen Fachgebietsbeschränkungen zu beachten sind. Insbesondere sollte geprüft werden, ob zur Erbringung und Abrechnung bestimmter Leistungen eine Genehmigung erforderlich ist und welche Voraussetzungen hierfür nachgewiesen werden müssen.

13.2.2.2 Allgemeine diagnostisch-internistische Gebührenordnungspositionen

13250* Zusatzpauschale fachinternistische Behandlung	**157 Pkt.**
	17,25 €

Obligater Leistungsinhalt
- **Erhebung des Ganzkörperstatus**

und/oder
- **Elektrokardiographische Untersuchung in Ruhe und nach Belastung** (Belastungs-EKG) mit mindestens 12 Ableitungen sowie während physikalisch definierter und reproduzierbarer Belastung mit mindestens 3 Ableitungen und fortlaufender Kontrolle des Kurvenverlaufes mit wiederholter Blutdruckmessung

und/oder
- **Aufzeichnung eines Langzeit-EKG von mindestens 18 Stunden Dauer** und computergestützte Auswertung eines kontinuierlich aufgezeichneten Langzeit-EKG von mindestens 18 Stunden Dauer

und/oder
- **Langzeitblutdruckmessung** mit
  - Automatisierter Aufzeichnung von mindestens 20 Stunden Dauer,
  - Computergestützter Auswertung,
  - Aufzeichnung der Blutdruckwerte mindestens alle 15 Minuten während der Wach- und mindestens alle 30 Minuten während der Schlafphase mit gleichzeitiger Registrierung der Herzfrequenz,
  - Auswertung und Beurteilung des Befundes

und/oder
- **Spirographische Untersuchung** mit
  - Darstellung der Flussvolumenkurve,
  - In- und exspiratorischen Messungen,
  - Graphischer Registrierung

und/oder
- **Bestimmung der Blutgase und des Säure-Basen-Status**
  - in Ruhe und/oder bei Belastung

und/oder

- zur Indikationsstellung einer Sauerstoffinhalationstherapie

und/oder

- **Prokto-/Rektoskopischer Untersuchungskomplex** mit
  - Rektoskopie, ggf. einschließlich Polypenentfernung(en),
  - Patientenaufklärung,
  - Information zum Ablauf der vorbereitenden Maßnahmen vor dem Eingriff und zu einer möglichen Sedierung und/oder Prämedikation,
  - Nachbeobachtung und -betreuung

und/oder

- **Allergologische Basisdiagnostik**, einschl. Kosten
  - Allergologische Anamnese,
  - Prick-Testung, mindestens 10 Tests,

Fakultativer Leistungsinhalt
- **Klinisch-neurologische Basisdiagnostik**,
- **Prämedikation/Sedierung**,
- **Proktoskopie**,
- **Rektale Palpation**,

Abrechnungsbestimmung: einmal im Behandlungsfall

Anmerkung: Die Erbringung von Langzeit-EKG-Untersuchungen setzt eine Genehmigung der Kassenärztlichen Vereinigung zur Durchführung von Langzeitelektrokardiographischen Untersuchungen gemäß § 135 Abs. 2 SGB V voraus.
Entgegen Nr. I-4.3.2 der Allgemeinen Bestimmungen kann die Gebührenordnungsposition 13250 mit Ausnahme der Aufzeichnung und Auswertung eines Langzeit-EKG auch dann berechnet werden, wenn die Arztpraxis nicht über eine Genehmigung der Kassenärztlichen Vereinigung zur Durchführung von Langzeitelektrokardiographischen Untersuchungen gemäß § 135 Abs. 2 SGB V verfügt.

Abrechnungsausschluss:
in derselben Sitzung 30600, 32247
im Behandlungsfall 03241, 03321, 03322, 03324, 03330, 03331, 04241, 04321, 04322, 04324, 04330, 04331, 04516, 04536, 08333, 08334, 13300, 13301, 13310, 13311, 13350, 13410, 13411, 13412, 13420, 13430, 13431, 13437, 13438, 13500, 13501, 13502, 13545, 13550, 13551, 13560, 13561, 13600, 13601, 13602, 13610, 13611, 13612, 13620, 13621, 13622, 13650, 13651, 13660, 13661, 13662, 13663, 13664, 13670, 13675, 13677, 13700, 13701, 22230, 27310, 27311, 27321, 27322, 27323, 27324, 27330, 30110, 30111, 30120, 30121, 30122, 30123, 36881, 36882, 36883, 36884

Bericht: Berichtspflicht – Übermittlung der Behandlungsdaten siehe Allg. Bestimmungen 2.1.4 Berichtspflicht

Aufwand in Minuten:
Kalkulationszeit: 7 **Prüfzeit:** 7 **Eignung d. Prüfzeit:** Nur Quartalsprofil

GOÄ entsprechend oder ähnlich: Leistungskomplex in der GOÄ nicht vorhanden, daher Abrechnung der einzelnen erbrachten GOÄ-Leistung(en).

Kommentar: Bei Fach-Internisten sind Ganzkörperstatus, Belastungs-EKG, Langzeit-EKG, Langzeit-Blutdruckmessung, Spirographie usw. und auch Ganzkörperstatus, Belastungs-EKG mit mind. 12 Ableitungen, Langzeit-EKG, Langzeitblutdruckmessung, Spirographie, Bestimmung der

Blutgase und des Säure-Basen-Status, Prokto-/Rektoskopie und allergologische Basisdiagnostik obligate Bestandteile der Zusatzpauschale.

Wird ein Ruhe-EKG mit weniger als 12 Ableitungen erbracht oder Kontroll-EKGs innerhalb des Quartals, so sind diese mit der Grundpauschale abgegolten.

Diese Zusatzpauschale nach Nr. 13250 steht vor allen Dingen fachärztlich tätigen Internisten ohne eine Schwerpunktbezeichnung zur Verfügung. Die Grund- und Zusatzpauschalen im Bereich der Internisten mit Schwerpunkt z.B. Angiologie, Hämatologie/Onkologie, Endokrinologie u.a. sind höher bewertet. Neben der fachinternistischen Zusatzpauschale sind Definitionsaufträge nach Abschnitt 13.2.2.3 nicht berechnungsfähig.

13.2.2.3 Weitere, nur bei Definitionsauftrag berechnungsfähige Gebührenordnungspositionen

13251* Elektrokardiographische Untersuchung (Belastungs-EKG)	198 Pkt. 21,75 €

Obligater Leistungsinhalt
* Untersuchung in Ruhe und nach Belastung mit mindestens 12 Ableitungen sowie während physikalisch definierter und reproduzierbarer Belastung mit mindestens 3 Ableitungen und fortlaufender Kontrolle des Kurvenverlaufes,
* Wiederholte Blutdruckmessung

Abrechnungsausschluss: im Behandlungsfall 13250, 13545, 13550, 13551, 13560, 13561, 36881, 36882, 36883, 36884 und Kapitel 13.3.1, 13.3.2, 13.3.3, 13.3.4, 13.3.7, 13.3.8 in derselben Sitzung 03321, 04321, 17330, 17332, 27321

Bericht: mind. Befundkopie (Nr. 01602) an Hausarzt

Aufwand in Minuten:
Kalkulationszeit: 7   **Prüfzeit:** 6   **Eignung d. Prüfzeit:** Tages- und Quartalsprofil

GOÄ entsprechend oder ähnlich: Nr. 652

Kommentar: Eine kontinuierliche Überwachung des EKG-Kurvenverlaufes ist am Monitor erforderlich. Ein kontinuierliches Schreiben eines Papierstreifens allerdings nicht. Diese Leistung darf nur in Anwesenheit des Arztes in der Praxis durchgeführt werden.

Neben der fachinternistischen Zusatzpauschale können Definitionsaufträge nicht berechnet werden. Die Leistung nach Nr. 13251 ist im Behandlungsfall = Quartalsfall nicht neben Leistungen aus dem Bereich 13.3 abrechnungsfähig.

13252* Aufzeichnung eines Langzeit-EKG von mindestens 18 Stunden Dauer	48 Pkt. 5,27 €

Anmerkung: Die Berechnung der Gebührenordnungsposition 13252 setzt eine Genehmigung der Kassenärztlichen Vereinigung nach der Vereinbarung zur Durchführung von Langzeitelektrokardiographischen Untersuchungen gemäß § 135 Abs. 2 SGB V voraus.

Abrechnungsausschluss: in derselben Sitzung 03322, 04322, 27322
im Behandlungsfall 13250, 13545, 13550, 13551, 13560, 13561, 13622, 36881, 36882, 36883, 36884 und Kapitel 13.3.1, 13.3.2, 13.3.3, 13.3.4, 13.3.6, 13.3.7, 13.3.8

Bericht: mind. Befundkopie (Nr. 01602) an Hausarzt

Aufwand in Minuten:

Kalkulationszeit: 1   **Prüfzeit:** 1   **Eignung d. Prüfzeit:** Nur Quartalsprofil

GOÄ entsprechend oder ähnlich: Nr. 659*

Kommentar: Eine neben dem Langzeit-EKG durchgeführte Langzeit-Blutdruckmessung, bei der allerdings der Zeitraum zwei Stunden länger sein muss, ist zusätzlich nach Nr. 13254 abrechenbar. Die Leistung nach Nr. 13252 ist im Behandlungsfall = Quartalsfall nicht neben Leistungen aus dem Bereich 13.3 abrechnungsfähig und nicht neben der fach-internistischen Zusatzpauschale nach Nr. 13250.

Langzeit-elektrokardiographische Untersuchungen dürfen Vereinbarung von Qualifikationsvoraussetzungen gemäß § 135 Abs. 2 SGB V zur Durchführung von Langzeit-elektrokardiographischen Untersuchungen – Stand 1. Januar 2015 (Anlagen zum BMV- Ä – http://www.kbv.de/media/sp/Langzeit_EKG.pdf

13253* **Computergestützte Auswertung eines kontinuierlich aufgezeichneten Langzeit-EKG von mindestens 18 Stunden Dauer**	**86 Pkt.** **9,45 €**	

Anmerkung: Die Berechnung der Gebührenordnungsposition 13253 setzt eine Genehmigung der Kassenärztlichen Vereinigung nach der Vereinbarung zur Durchführung von Langzeitelektrokardiographischen Untersuchungen gemäß § 135 Abs. 2 SGB V voraus.

Abrechnungsausschluss: in derselben Sitzung 03241, 04241, 27323 im Behandlungsfall 13250, 13545, 13550, 13551, 13560, 13561, 13622, 36881, 36882, 36883, 36884 und Kapitel 13.3.1, 13.3.2, 13.3.3, 13.3.4, 13.3.6, 13.3.7, 13.3.8

Bericht: mind. Befundkopie (Nr. 01602) an Hausarzt

Aufwand in Minuten:

Kalkulationszeit: 7   **Prüfzeit:** 7   **Eignung d. Prüfzeit:** Nur Quartalsprofil

GOÄ entsprechend oder ähnlich: Nr. 659*

Kommentar: Wer die Genehmigung zur Auswertung von Langzeit-EKGs hat, kann beide Nrn. für das EKG-Aufzeichnen nach Nr. 13252 und die Auswertung nach Nr. 13253 abrechnen. Versandkosten können im Rahmen einer Überweisung vom überweisenden Arzt und vom auswertenden Arzt nach Nr. 40120 ff. abgerechnet werden.

Umfasst der Definitionsauftrag zusätzlich eine Langzeit-Blutdruckmessung, so kann diese auch zusätzlich zu der Nr. 13252 abgerechnet werden.

Wird die Aufzeichnung von einem und die Auswertung von einem zweiten Arzt durchgeführt, so muss dem Arzt für die Auswertung ein Überweisungsschein ausgestellt werden.

Die Leistung nach Nr. 13253 ist im Behandlungsfall = Quartalsfall nicht neben Leistungen aus dem Bereich 13.3 abrechnungsfähig und nicht neben der fach-internistischen Zusatzpauschale nach Nr. 13250.

13254* **Langzeit-Blutdruckmessung**	**57 Pkt.** **6,26 €**

Obligater Leistungsinhalt

- Automatisierte Aufzeichnung von mindestens 20 Stunden Dauer,
- Computergestützte Auswertung,

- Aufzeichnung der Blutdruckwerte mindestens alle 15 Minuten während der Wach- und mindestens alle 30 Minuten während der Schlafphase mit gleichzeitiger Registrierung der Herzfrequenz,
- Auswertung und Beurteilung des Befundes

Abrechnungsausschluss: in derselben Sitzung 03324, 04324, 27324
im Behandlungsfall 13250, 13545, 13550, 13551, 13560, 13561, 36881, 36882, 36883, 36884
und Kapitel 13.3.1, 13.3.2, 13.3.3, 13.3.4, 13.3.7, 13.3.8

Bericht: mind. Befundkopie (Nr. 01602) an Hausarzt

Aufwand in Minuten:
Kalkulationszeit: 2   **Prüfzeit:** 2   **Eignung d. Prüfzeit:** Tages- und Quartalsprofil

GOÄ entsprechend oder ähnlich: Nr. 654* – aber nur 18 Stunden

Kommentar: Die Leistung nach Nr. 13254 ist im Behandlungsfall = Quartalsfall nicht neben Leistungen aus dem Bereich 13.3 abrechnungsfähig und nicht neben der fach-internistischen Zusatzpauschale nach Nr. 13250.

13255* Spirographische Untersuchung	**53 Pkt.**
	5,82 €

Obligater Leistungsinhalt
- Darstellung der Flussvolumenkurve,
- In- und exspiratorische Messungen,
- Graphische Registrierung

Abrechnungsausschluss: in derselben Sitzung 03330, 04330, 27330
im Behandlungsfall 13250, 13545, 13550, 13551, 13560, 13561, 13622, 36881, 36882, 36883, 36884 und Kapitel 13.3.1, 13.3.2, 13.3.3, 13.3.4, 13.3.6, 13.3.7, 13.3.8

Bericht: mind. Befundkopie (Nr. 01602) an Hausarzt

Aufwand in Minuten:
Kalkulationszeit: 2   **Prüfzeit:** 2   **Eignung d. Prüfzeit:** Tages- und Quartalsprofil

GOÄ entsprechend oder ähnlich: Nr. 605*, 605a*

Kommentar: Die Leistung nach Nr. 13255 ist im Behandlungsfall = Quartalsfall nicht neben Leistungen aus dem Bereich 13.3 abrechnungsfähig und nicht neben der fach-internistischen Zusatzpauschale nach Nr. 13250.

13256* Bestimmung der Blutgase und des Säure-Basen-Status	**84 Pkt.**
	9,23 €

Obligater Leistungsinhalt
- Bestimmung in Ruhe
und/oder
- Bestimmung bei Belastung
und/oder
- Zur Indikationsstellung einer Sauerstoffinhalationstherapie

Abrechnungsausschluss: im Behandlungsfall 04560, 04561, 04562, 04564, 04565, 04566, 04572, 04573, 13250, 13545, 13550, 13551, 13560, 13561, 13622, 36881, 36882,

36883, 36884 und Kapitel 13.3.1, 13.3.2, 13.3.3, 13.3.4, 13.3.6, 13.3.7, 13.3.8
in derselben Sitzung 01857, 04536, 05350, 05372, 32247, 36884

Bericht: mind. Befundkopie (Nr. 01602) an Hausarzt

Aufwand in Minuten:

Kalkulationszeit: 2   **Prüfzeit:** 1   **Eignung d. Prüfzeit:** Tages- und Quartalsprofil

GOÄ entsprechend oder ähnlich: Nr. 3710*

Kommentar: Die Leistung nach Nr. 13256 ist im Behandlungsfall = Quartalsfall nicht neben Leistungen aus dem Bereich 13.3 (Schwerpunktorientierte internistische Versorgung) abrechnungsfähig und nicht neben der fach-internistischen Zusatzpauschale nach Nr. 13250.
Werden mehrere Bestimmungen nach Belastung und/oder zur Indikationsstellung einer Sauerstoffinhalationstherapie durchgeführt, so ist trotzdem die Leistung nur einmal abrechenbar.

13257* **Zusatzpauschale Prokto-/Rektoskopie**	**84 Pkt.**
	9,23 €

Obligater Leistungsinhalt
- Rektale Untersuchung,
- Proktoskopie

und/oder
- Rektoskopie,
- Patientenaufklärung,
- Information zum Ablauf der vorbereitenden Maßnahmen vor dem Eingriff und zu einer möglichen Sedierung und/oder Prämedikation,
- Nachbeobachtung und -betreuung

Fakultativer Leistungsinhalt
- Prämedikation/Sedierung

Abrechnungsausschluss: in derselben Sitzung 02300, 02301, 03331, 04331, 04516, 08333, 30600
im Behandlungsfall 13250, 13545, 13550, 13551, 13560, 13561, 13622, 36881, 36882, 36883, 36884 und Kapitel 13.3.1, 13.3.2, 13.3.3, 13.3.4, 13.3.6, 13.3.7, 13.3.8

Bericht: mind. Befundkopie (Nr. 01602) an Hausarzt

Aufwand in Minuten:

Kalkulationszeit: 4   **Prüfzeit:** 3   **Eignung d. Prüfzeit:** Tages- und Quartalsprofil

GOÄ entsprechend oder ähnlich: Nrn. 690 (Rektoskopie), 705 (Proktoskopie)

Kommentar: Die Leistung nach Nr. 13257 ist im Behandlungsfall = Quartalsfall nicht neben Leistungen aus dem Bereich 13.3 (Schwerpunktorientierte internistische Versorgung) abrechnungsfähig und nicht neben der fach-internistischen Zusatzpauschale nach Nr. 13250. Leistungen der kleinen Chirurgie EBM-Nrn. 02300 und 02301 können nicht neben Nr. 13557 abgerechnet werden.
Mit dem Ordinationskomplex sind abgegolten(siehe Anlage 1):
- anorektale Austastung,
- digitale Untersuchung der Prostata,
- Untersuchung mit Spreizspekulum,
- Digitale Ausräumung,

- Unblutige Erweiterung des Schließmuskels,
- Einbringung von Fäden in eine Analfistel

13258* Allergologische Basisdiagnostik (einschl. Kosten) 80 Pkt.
8,79 €

Obligater Leistungsinhalt
- Allergologische Anamnese,
- Prick-Testung, mindestens 10 Tests,

Abrechnungsbestimmung: einmal im Behandlungsfall

Abrechnungsausschluss: im Behandlungsfall 13250, 13545, 13550, 13551, 13560, 13561, 30110, 30111, 30120, 30121, 30122, 30123, 36881, 36882, 36883, 36884 und Kapitel 13.3.1, 13.3.2, 13.3.3, 13.3.4, 13.3.6, 13.3.7, 13.3.8

Bericht: mind. Befundkopie (Nr. 01602) an Hausarzt

Aufwand in Minuten:
Kalkulationszeit: 3   **Prüfzeit:** 3   **Eignung d. Prüfzeit:** Nur Quartalsprofil

GOÄ entsprechend oder ähnlich: Leistung in der GOÄ nicht vorhanden. Abrechnung der einzelnen erbrachten GOÄ-Leistung(en) z.B. Nrn. 380 ff.

Kommentar: Die Leistung nach Nr. 13258 ist im Behandlungsfall = Quartalsfall nicht neben Leistungen aus dem Bereich 13.3 abrechnungsfähig und nicht neben der fach-internistischen Zusatzpauschale nach Nr. 13250.

13260* Zuschlag zu der Gebührenordnungsposition 13257 für 62 Pkt.
Polypenentfernung(en) 6,81 €

Obligater Leistungsinhalt
- vollständige Entfernung eines oder mehrerer Polypen mittels Hochfrequenzdiathermieschlinge,
- Veranlassung einer histologischen Untersuchung

Abrechnungsausschluss: in derselben Sitzung 02300, 02301, 02302, 08334, 30600, 30601
im Behandlungsfall 13250, 13545, 13550, 13551, 13560, 13561, 30600, 30601, 36881, 36882, 36883, 36884 und Kapitel 13.3.1, 13.3.2, 13.3.3, 13.3.4, 13.3.6, 13.3.7, 13.3.8

Aufwand in Minuten:
Kalkulationszeit: 5   **Prüfzeit:** 4   **Eignung d. Prüfzeit:** Tages- und Quartalsprofil

GOÄ entsprechend oder ähnlich: Nr. 696

Kommentar: Auch wenn in einer Sitzung mehrere Polypen entfernt werden, kann der Zuschlag nur einmal abgerechnet werden.

13.3 Schwerpunktorientierte internistische Versorgung

13.3.1 Angiologische Gebührenordnungspositionen

1. Die Gebührenordnungspositionen des Abschnitts III.b-13.3.1 können – unter Berücksichtigung von I-1.3 der Allgemeinen Bestimmungen – nur von Fachärzten für Innere Medizin mit Schwerpunkt Angiologie berechnet werden.

Kommentar: Auf einen Blick: Inhalte des Kapitels 13.3 und Angabe der berechnenden Arztgruppen

13.3.1 Angiologische Gebührenordnungspositionen
Diese Leisungen können nur von Fachärzten für Innere Medizin mit Schwerpunkt Angiologie berechnet werden.

13.3.2 Endokrinologische Gebührenordnungspositionen
Diese Leisungen können nur von Fachärzten für Innere Medizin mit Schwerpunkt Endokrinologie berechnet werden.

13.3.3 Gastroenterologische Gebührenordnungspositionen
Diese Leisungen können nur von Fachärzten für Innere Medizin mit Schwerpunkt Gastroenterologie berechnet werden.

13.3.4 Hämato-/Onkologische Gebührenordnungspositionen
Diese Leisungen können nur von Fachärzten für Innere Medizin mit Schwerpunkt Hämatologie und Internistische Onkologie berechnet werden.

13.3.5 Kardiologische Gebührenordnungspositionen
Diese Leisungen können nur von Fachärzten für Innere Medizin mit Schwerpunkt Kardiologie berechnet werden.

13.3.6 Gebührenordnungspositionen der Nephrologie und Dialyse
Diese Leistungen können nur von Fachärzten für Innere Medizin mit Schwerpunkt Nephrologie und/oder Vertragsärzten, die über eine Genehmigung zur Durchführung von Blutreinigungsverfahren gemäß § 135 Abs. 2 SGB V verfügen, berechnet werden.

13.3.7 Pneumologische Gebührenordnungspositionen
Diese Leisungen können nur von Fachärzten für Innere Medizin mit Schwerpunkt Pneumologie und Lungenfachärzten berechnet werden.

13.3.8 Gebührenordnungspositionen der Rheumatologie
Diese Leisungen können nur von Fachärzten für Innere Medizin mit Schwerpunkt Rheumatologie berechnet werden.

In den jeweiligen Kapiteln wird zusätzlich auch beschrieben, welche Vertragsärzte einzelne Leistungen nach Genehmigung durch die KV berechnen dürfen.
Leistungen der Abschnitte 13.3.3 bis 13.3.8 sind auch Kinder- und Jugendärzten mit den entsprechenden Schwerpunkten gestattet.
Nach den Allgemeinen Bestimmungen (s. Absätze 5.1 und 6.2) wird seit Jahren ermöglicht, dass bei entsprechender Behandlung des Patienten an sich unverträgliche Leistungen aus verschiedenen internistischen Schwerpunkten (Abschnitt 13.3) doch nebeneinander berechnet werden können.

Wezel/Liebold informiert in seinem Kommentar:
... „Dies ist für einen Arzt, der in mehreren Schwerpunkten tätig wird, mit einem Abschlag von 10 % sowohl an der Punktzahl als auch an der Prüfzeit verbunden. Dies gilt seit dem 1. Oktober 2012 auch für die Nebeneinanderberechnung mit schwerpunktorientierten pädiatrischen Leistungen der Abschnitte 4.4 und 4.5. Solche Leistungen sind ggf. zu kennzeichnen (Hinweise der regionalen KV beachten)...“

Grundpauschale

Obligater Leistungsinhalt
- Persönlicher Arzt-Patienten-Kontakt und/oder Arzt-Patienten-Kontakt im Rahmen einer Videosprechstunde gemäß Anlage 31b zum BMV-Ä,

179

Fakultativer Leistungsinhalt
- Weitere persönliche oder andere Arzt-Patienten-Kontakte gemäß I-4.3.1 der Allgemeinen Bestimmungen,
- Ärztlicher Bericht entsprechend der Gebührenordnungsposition 01600,
- Individueller Arztbrief entsprechend der Gebührenordnungsposition 01601,
- In Anhang VI-1 aufgeführte Leistungen,

Abrechnungsbestimmung: einmal im Behandlungsfall

13290 **für Versicherte bis zum vollendeten 5. Lebensjahr**		**195 Pkt.** **21,42 €**

Abrechnungsausschluss: in derselben Sitzung 01436
im Behandlungsfall 01600, 01601, 13210, 13211, 13212, 13390, 13391, 13392, 13401, 13410, 13411, 13412, 13420, 13424, 13430, 13431, 13435, 13437, 13438, 13439, 13540, 13541, 13542, 13545, 13550, 13551, 13560, 13561, 13622, 36881 und Kapitel 13.3.2, 13.3.4, 13.3.6, 13.3.7, 13.3.8

Aufwand in Minuten:
Kalkulationszeit: 15 **Prüfzeit:** 12 **Eignung d. Prüfzeit:** Nur Quartalsprofil

GOÄ entsprechend oder ähnlich: Leistungskomplex in der GOÄ nicht vorhanden. Abrechnung der einzelnen erbrachten GOÄ-Leistung(en).

Kommentar: Die Grundpauschale ist beim ersten kurativ-ambulanten persönlichen Arzt-Patienten-Kontakt im Behandlungsfall berechnungsfähig. Bei dem internistischen fachärztlichen Versorgungsbereich wurden in den einzelnen Bereichen Grundpauschalen neu eingeführt. Ein persönlicher Arzt-Patienten-Kontakt setzt die räumliche und zeitgleiche Anwesenheit des Arztes und des Patienten und eine direkte Interaktion (z.B. Gespräch) voraus. Bei einem ausschließlich telefonischen Kontakt, ist die Grundpauschale nicht abrechenbar.
Die Pauschale ist nur einmal im Behandlungsfall bzw. bei arztgruppenübergreifender Behandlung nur einmal im Arztfall berechenbar.
In dieser Pauschale sind die Leistungen des EBM, die im **Anhang 1 (Verzeichnis der nicht gesondert abrechnungsfähigen und in Komplexen enthaltenen Leistungen …)** enthalten sind, integriert und damit auch als Kassenleistungen honoriert und können nicht mehr gesondert abgerechnet werden, es sei denn, sie finden sich in den arztgruppenspezifischen Kapiteln ausdrücklich als abrechnungsfähige Leistung angegeben.
Es ist einem Vertragsarzt nicht gestattet, die in der Anlage 1 aufgeführten Leistungen einem GKV-Versicherten als Individuelle Gesundheitsleistung (IGeL) anzubieten und privat nach GOÄ als IGeL-Leistung abzurechnen.
Wird in demselben Quartal eine kurativ-ambulante und eine kurativ-stationäre (belegärztliche Behandlung) durchgeführt, ist die Grundpauschale je einmal berechnungsfähig. Es ist aber von der Punktzahl der zweiten zur Abrechnung kommenden Grundpauschale ein Abschlag von 50 % vorzunehmen.

Aufwand in Minuten:
Kalkulationszeit: 15 **Prüfzeit:** 12 **Eignung d. Prüfzeit:** Keine Eignung

| 13291 | für Versicherte ab Beginn des 6. bis zum vollendeten 59. Lebensjahr | 206 Pkt. 22,63 € |

Abrechnungsbestimmung: Siehe Nr. 13290.

Aufwand in Minuten:

Kalkulationszeit: 16　　　**Prüfzeit:** 13　　　**Eignung d. Prüfzeit:** Nur Quartalsprofil

GOÄ entsprechend oder ähnlich: Leistungskomplex in der GOÄ nicht vorhanden. Abrechnung der einzelnen erbrachten GOÄ-Leistung(en).

| 13292 | für Versicherte ab Beginn des 60. Lebensjahres | 211 Pkt. 23,18 € |

Abrechnungsbestimmung: Siehe Nr. 13290.

Aufwand in Minuten:

Kalkulationszeit: 16　　　**Prüfzeit:** 13　　　**Eignung d. Prüfzeit:** Nur Quartalsprofil

GOÄ entsprechend oder ähnlich: Leistungskomplex in der GOÄ nicht vorhanden. Abrechnung der einzelnen erbrachten GOÄ-Leistung(en).

| 13294 | Zuschlag zu den Gebührenordnungspositionen 13290 bis 13292 für die angiologisch-internistische Grundversorgung | 41 Pkt. 4,50 € |

Abrechnungsbestimmung: einmal im Behandlungsfall

Anmerkung: Der Zuschlag nach der Gebührenordnungsposition 13294 kann nur in Behandlungsfällen abgerechnet werden, in denen ausschließlich die Gebührenordnungspositionen 01444, 01450, 01451, 01640 bis 01642, 13290 bis 13292, 13296 bis 13298 und/oder 32001 berechnet werden.

Aufwand in Minuten:

Kalkulationszeit: KA　　　**Prüfzeit:** ./.　　　**Eignung d. Prüfzeit:** Keine Eignung

| 13296 | Zuschlag zu der Gebührenordnungsposition 13294 | 11 Pkt. 1,21 € |

Abrechnungsbestimmung: einmal im Behandlungsfall

Anmerkung: Die Gebührenordnungsposition 13296 wird durch die zuständige Kassenärztliche Vereinigung zugesetzt.

Aufwand in Minuten:

Kalkulationszeit: KA　　　**Prüfzeit:** ./.　　　**Eignung d. Prüfzeit:** Keine Eignung

| 13297 | Zuschlag zu den Gebührenordnungspositionen 13290 bis 13292 | 2 Pkt. 0,22 € |

Abrechnungsbestimmung: einmal im Behandlungsfall

Anmerkung: Die Gebührenordnungsposition 13297 wird durch die zuständige Kassenärztliche Vereinigung zugesetzt.

181

Abrechnungsausschluss: im Behandlungsfall 01630

Berichtspflicht: Nein

Aufwand in Minuten:

Kalkulationszeit: KA   **Prüfzeit:** ./.   **Eignung d. Prüfzeit:** Keine Eignung

---

13298   Zuschlag zu den Gebührenordnungspositionen 13290 bis 13292 für die Behandlung aufgrund einer TSS-Vermittlung gemäß Allgemeiner Bestimmung 4.3.10.1 oder 4.3.10.2

Abrechnungsbestimmung: einmal im Arztgruppenfall

Anmerkung: Die Gebührenordnungsposition 13298 kann durch die zuständige Kassenärztliche Vereinigung zugesetzt werden.

Abrechnungsausschluss: im Arztgruppenfall 01710

Kommentar: Siehe unter EBM Nr. 03008 **Hinweise zur Abrechnung der Zuschläge.**

13300* Zusatzpauschale Angiologie   **535 Pkt.**
                                                                          58,78 €

Obligater Leistungsinhalt
- Sonographische Untersuchung(en) der extrakraniellen hirnversorgenden Gefäße mittels Duplex-Verfahren von mindestens 6 Gefäßabschnitten (Nr. 33070)

und/oder
- Sonographische Untersuchung(en) der intrakraniellen hirnversorgenden Gefäße mittels Duplex-Verfahren (Nr. 33071)

und/oder
- Sonographische Untersuchung(en) der extremitätenver- und/oder entsorgenden Gefäße mittels Duplex-Verfahren (Nr. 33072)

und/oder
- Sonographische Untersuchung(en) der abdominellen und/oder retroperitonealen Gefäße oder des Mediastinums mittels Duplex-Verfahren (Nr. 33073),
- Farbcodierte Untersuchung(en) (Nr. 33075),

Fakultativer Leistungsinhalt
- Sonographische Untersuchung(en) extrakranieller hirnversorgender Gefäße und der Periorbitalarterien mittels CW-Doppler-Verfahren an mindestens 12 Ableitungsstellen (Nr. 33060),
- Sonographische Untersuchung(en) der extremitätenver- und entsorgenden Gefäße mittels CW-Doppler-Verfahren an mindestens 3 Ableitungsstellen (Nr. 33061),
- Sonographische Untersuchung(en) der Venen einer Extremität mittels B-Mode-Verfahren von mindestens 8 Beschallungsstellen (Nr. 33076),
- Kontrastmitteleinbringung(en),
- Verschlussplethysmographische Untersuchung(en) in Ruhe, mit reaktiver Hyperämie,
- Photoplethysmographie(n),
- Kapilarmikroskopische Untersuchung(en) mit Bilddokumentation, Funktionstest(en),
- Blutige Venendruckmessung(en) in Ruhe, mit Belastung und graphischer Registrierung,

Abrechnungsbestimmung: einmal im Behandlungsfall

Anmerkung: Die Berechnung der Gebührenordnungsposition 13300 setzt eine Genehmigung der

Kassenärztlichen Vereinigung nach der Ultraschallvereinbarung gemäß § 135 Abs. 2 SGB V voraus.

Entgegen Nr. I-4.3.2 der Allgemeinen Bestimmungen kann die Gebührenordnungsposition 13300 auch dann berechnet werden, wenn die Arztpraxis nicht über die Möglichkeit zur Erbringung von verschlussplethysmographischen bzw. photoplethysmographischen, kapillarmikroskopischen sowie blutigen phlebodynamometrischen Untersuchungen oder der Leistung entsprechend der Gebührenordnungsposition 33071 verfügt.

Entgegen Nr. I-2.1.3 der Allgemeinen Bestimmungen kann in schwerpunktübergreifenden Berufsausübungsgemeinschaften und in Medizinischen Versorgungszentren die Gebührenordnungsposition 13300 neben der Gebührenordnungsposition 13550 berechnet werden.

Abrechnungsausschluss: im Behandlungsfall 30500, 33060, 33061, 33063, 33070, 33071, 33072, 33073, 33075, 33076 und Kapitel 13.2.1, 13.2.2, 13.3.2, 13.3.3, 13.3.4, 13.3.5, 13.3.6, 13.3.7, 13.3.8

Bericht: Berichtspflicht – Übermittlung der Behandlungsdaten siehe Allg. Bestimmungen 2.1.4 Berichtspflicht

Aufwand in Minuten:
Kalkulationszeit: 29   **Prüfzeit:** 26   **Eignung d. Prüfzeit:** Nur Quartalsprofil

GOÄ entsprechend oder ähnlich: Leistung in der GOÄ nicht vorhanden. Abrechnung der einzelnen erbrachten GOÄ-Leistung(en).

Kommentar: Die Leistung nach Nr. 13300 ist im Behandlungsfall = Quartalsfall nicht neben anderen allgemein internistischen Leistungen, speziellen Leistungen des Kapitels 33 (Ultraschalldiagnostik) sowie Leistungen aus dem Bereich 13.3 abrechnungsfähig.

13301*	**Laufband-Ergometrie im Zusammenhang mit der Gebührenordnungsposition 13300**	**61 Pkt.** **6,70 €**

Obligater Leistungsinhalt
• Laufband-Ergometrie zur Objektivierung der Gehfähigkeit unter fortlaufender Monitorkontrolle

Fakultativer Leistungsinhalt
• Bestimmung des Dopplerdruckindex nach Belastung,
• Kaltluftprovokation

Abrechnungsausschluss: im Behandlungsfall 13210, 13211, 13212, 13622 und Kapitel 13.2.2, 13.3.2, 13.3.3, 13.3.4, 13.3.5, 13.3.6, 13.3.7, 13.3.8

Aufwand in Minuten:
Kalkulationszeit: 1   **Prüfzeit:** 1   **Eignung d. Prüfzeit:** Tages- und Quartalsprofil

GOÄ entsprechend oder ähnlich: Nr. A 796

13310*	**Zusatzpauschale intermittierende fibrinolytische Therapie und/oder Prostanoid-Therapie im fortgeschrittenen Stadium (ab Stadium IIb) der peripheren arteriellen Verschlusskrankheit nach Fontaine**	**235 Pkt.** **25,82 €**

Obligater Leistungsinhalt
• Intermittierende fibrinolytische Therapie im fortgeschrittenen Stadium (ab Stadium IIb) der peripheren arteriellen Verschlusskrankheit nach Fontaine

und/oder
- Prostanoid-Therapie im fortgeschrittenen Stadium (ab Stadium IIb) der peripheren arteriellen Verschlusskrankheit nach Fontaine

Fakultativer Leistungsinhalt
- Nachbetreuung von mindestens 60 Minuten Dauer,
- EKG-Monitoring

Abrechnungsausschluss: in derselben Sitzung 01530, 02100, 02101
am Behandlungstag 01531
im Behandlungsfall 01520, 01521, 13210, 13211, 13212, 36881, 36882 und Kapitel 13.2.2, 13.3.2, 13.3.3, 13.3.4, 13.3.5, 13.3.6, 13.3.7, 13.3.8

Aufwand in Minuten:
Kalkulationszeit: 4   **Prüfzeit:** 4   **Eignung d. Prüfzeit:** Tages- und Quartalsprofil

GOÄ entsprechend oder ähnlich: Analoger Ansatz entsprechend GOÄ § 6 (2*) der Nrn. 275, 276

Kommentar: Die Leistung nach Nr. 13310 ist im Behandlungsfall = Quartalsfall nicht neben anderen allgemein internistischen Leistungen, sowie Leistungen aus dem Bereich 13.3 abrechnungsfähig. Die Leistung dürfen auch Chirurgen abrechnen.

13311* Systemische fibrinolytische Therapie arterieller oder venöser Thrombosen bei belegärztlicher Behandlung	**82 Pkt.** **9,01 €**

Obligater Leistungsinhalt
- Systemische Fibrinolyse arterieller oder venöser Thrombosen bei belegärztlicher Behandlung

Fakultativer Leistungsinhalt
- Nachbetreuung von mindestens 60 Minuten Dauer,
- EKG-Monitoring

Abrechnungsausschluss: in derselben Sitzung 02100, 02101, 02330, 02331
im Behandlungsfall 01520, 01521, 01530, 01531, 13210, 13211, 13212, 36881, 36882 und Kapitel 13.2.2, 13.3.2, 13.3.3, 13.3.4, 13.3.5, 13.3.6, 13.3.7, 13.3.8

Aufwand in Minuten:
Kalkulationszeit: 5   **Prüfzeit:** 5   **Eignung d. Prüfzeit:** Tages- und Quartalsprofil

GOÄ entsprechend oder ähnlich: Leistung in der GOÄ nicht vorhanden. Abrechnung der einzelnen erbrachten GOÄ-Leistung(en) z.B. analog Nrn. 272, 274, 277

Kommentar: Diese Leistung kann nur im Rahmen belegärztlicher Tätigkeit berechnet werden. Die Leistung nach Nr. 13311 ist im Behandlungsfall = Quartalsfall nicht neben anderen allgemein internistischen Leistungen, sowie Leistungen aus dem Bereich 13.3 abrechnungsfähig.

13.3.2 Endokrinologische Gebührenordnungspositionen

1. Die Gebührenordnungspositionen des Abschnitts III.b-13.3.2 können – unter Berücksichtigung von I-1.3 der Allgemeinen Bestimmungen – nur von Fachärzten für Innere Medizin mit Schwerpunkt Endokrinologie berechnet werden.

Kommentar: Alle Leistungen dieses Abschnitts können grundsätzlich nur von Fachärzten für Innere Medizin mit Schwerpunkt Endokrinologie abgerechnet werden. Nach Abschnitt 1.3. der Allgemeinen Bestimmungen ist Voraussetzung das Führen der Bezeichnung, die darauf basierende Zulassung und/oder die Erfüllung der Kriterien.

Grundpauschale

Obligater Leistungsinhalt
- Persönlicher Arzt-Patienten-Kontakt und/oder Arzt-Patienten-Kontakt im Rahmen einer Videosprechstunde gemäß Anlage 31b zum BMV-Ä,

Fakultativer Leistungsinhalt
- Weitere persönliche oder andere Arzt-Patienten-Kontakte gemäß I-4.3.1 der Allgemeinen Bestimmungen,
- Ärztlicher Bericht entsprechend der Gebührenordnungsposition 01600,
- Individueller Arztbrief entsprechend der Gebührenordnungsposition 01601,
- In Anhang VI-1 aufgeführte Leistungen,

Abrechnungsbestimmung: einmal im Behandlungsfall

13340 für Versicherte bis zum vollendeten 5. Lebensjahr	170 Pkt.
	18,68 €

Abrechnungsbestimmung: einmal im Behandlungsfall

Abrechnungsausschluss: in derselben Sitzung 01436
im Behandlungsfall 01600, 01601, 13210, 13211, 13212, 13390, 13391, 13392, 13401, 13410, 13411, 13412, 13420, 13424, 13430, 13431, 13435, 13437, 13438, 13439, 13540, 13541, 13542, 13545, 13550, 13551, 13560, 13561, 13622, 36881, 36882, 36883 und Kapitel 13.3.1, 13.3.4, 13.3.6, 13.3.7, 13.3.8

Aufwand in Minuten:
Kalkulationszeit: 13   **Prüfzeit:** 11   **Eignung d. Prüfzeit:** Nur Quartalsprofil

GOÄ entsprechend oder ähnlich: Leistungskomplex in der GOÄ nicht vorhanden. Abrechnung der einzelnen erbrachten GOÄ-Leistung(en).

Kommentar: Die Grundpauschale ist beim ersten kurativ-ambulanten persönlichen Arzt-Patienten-Kontakt im Behandlungsfall berechnungsfähig. Bei dem internistischen fachärztlichen Versorgungsbereich wurden in den einzelnen Bereichen Grundpauschalen neu eingeführt. Ein persönlicher Arzt-Patienten-Kontakt setzt die räumliche und zeitgleiche Anwesenheit des Arztes und des Patienten und eine direkte Interaktion (z.B. Gespräch) voraus. Bei einem ausschließlich telefonischen Kontakt, ist die Grundpauschale nicht abrechenbar.
Die Pauschale ist nur einmal im Behandlungsfall bzw. bei arztgruppenübergreifender Behandlung nur einmal im Arztfall berechenbar.
In dieser Pauschale sind die Leistungen des EBM, die im **Anhang 1 (Verzeichnis der nicht gesondert abrechnungsfähigen und in Komplexen enthaltenen Leistungen ...)** enthalten sind, integriert und damit auch als Kassenleistungen honoriert und können nicht mehr gesondert abgerechnet werden, es sei denn, sie finden sich in den arztgruppenspezifischen Kapiteln ausdrücklich als abrechnungsfähige Leistung angegeben.
Es ist einem Vertragsarzt nicht gestattet, die in der Anlage 1 aufgeführten Leistungen einem GKV-Versicherten als Individuelle Gesundheitsleistung (IGeL) anzubieten und privat nach GOÄ als IGeL-Leistung abzurechnen.
Wird in demselben Quartal eine kurativ-ambulante und eine kurativ-stationäre (belegärztliche Behandlung) durchgeführt, ist die Grundpauschale je einmal berechnungsfähig. Es ist aber von der Punktzahl der zweiten zur Abrechnung kommenden Grundpauschale ein Abschlag von 50 % vorzunehmen.

13341   für Versicherte ab Beginn des 6. bis zum vollendeten 59.   213 Pkt.
Lebensjahr   23,40 €

Abrechnungsbestimmung: Siehe Nr. 13340.

Aufwand in Minuten:
Kalkulationszeit: 16   **Prüfzeit:** 13   **Eignung d. Prüfzeit:** Nur Quartalsprofil

GOÄ entsprechend oder ähnlich: Leistungskomplex in der GOÄ nicht vorhanden. Abrechnung der einzelnen erbrachten GOÄ-Leistung(en).

13342   für Versicherte ab Beginn des 60. Lebensjahres   207 Pkt.
**   22,74 €**

Abrechnungsbestimmung: Siehe Nr. 13340.

Aufwand in Minuten:
Kalkulationszeit: 16   **Prüfzeit:** 13   **Eignung d. Prüfzeit:** Nur Quartalsprofil

GOÄ entsprechend oder ähnlich: Leistungskomplex in der GOÄ nicht vorhanden. Abrechnung der einzelnen erbrachten GOÄ-Leistung(en).

13344   Zuschlag zu den Gebührenordnungspositionen 13340   41 Pkt.
**   bis 13342 für die endokrinologisch-internistische Grund- 4,50 €**
**   versorgung**

Abrechnungsbestimmung: einmal im Behandlungsfall

Anmerkung: Der Zuschlag nach der Gebührenordnungsposition 13344 kann nur in Behandlungsfällen abgerechnet werden, in denen ausschließlich die Gebührenordnungspositionen 01444, 01450, 01451, 01640 bis 01642, 13340 bis 13342, 13346 bis 13348 und/oder 32001 berechnet werden.

Aufwand in Minuten:
Kalkulationszeit: KA   **Prüfzeit:** ./.   **Eignung d. Prüfzeit:** Keine Eignung

13346   Zuschlag zu der Gebührenordnungsposition 13344   11 Pkt.
**   1,21 €**

Abrechnungsbestimmung: einmal im Behandlungsfall

Anmerkung: Die Gebührenordnungsposition „13346" wird durch die zuständige Kassenärztliche Vereinigung zugesetzt.

Aufwand in Minuten:
Kalkulationszeit: KA   **Prüfzeit:** ./.   **Eignung d. Prüfzeit:** Keine Eignung

13347   Zuschlag zu den Gebührenordnungspositionen 13340   3 Pkt.
**   bis 13342   0,33 €**

Abrechnungsbestimmung: einmal im Behandlungsfall

Anmerkung: Die Gebührenordnungsposition 13347 wird durch die zuständige Kassenärztliche Vereinigung zugesetzt.

Abrechnungsausschluss: im Behandlungsfall 01630

Berichtspflicht: Nein

Aufwand in Minuten:
Kalkulationszeit: KA   **Prüfzeit:** ./.   **Eignung d. Prüfzeit:** Keine Eignung

13348 **Zuschlag zu den Gebührenordnungspositionen 13340 bis 13342 für die Behandlung aufgrund einer TSS-Vermittlung gemäß Allgemeiner Bestimmung 4.3.10.1 oder 4.3.10.2,**	**0,00 €**

Abrechnungsbestimmung: einmal im Arztgruppenfall

Anmerkung: Die Gebührenordnungsposition 13348 kann durch die zuständige Kassenärztliche Vereinigung zugesetzt werden.

Abrechnungsausschluss: im Arztgruppenfall 01710

Berichtspflicht: Nein

Kommentar: Siehe unter EBM Nr. 03008 **Hinweise zur Abrechnung der Zuschläge.**

13350* **Zusatzpauschale Diagnostik und Behandlung eines Patienten mit morphologischen Veränderungen einer Hormondrüse und/oder mit einer laboratoriumsmedizinisch gesicherten Hormonüber- oder -unterfunktion**	**139 Pkt.** **15,27 €**

Obligater Leistungsinhalt
- Diagnostik und Behandlung eines Patienten mit morphologischen Veränderungen einer Hormondrüse und/oder mit einer laboratoriumsmedizinisch gesicherten Hormonüber- oder -unterfunktion,
- Einleitung, ggf. Durchführung und Verlaufskontrolle einer medikamentösen oder operativen Therapie bzw. Strahlentherapie,

Fakultativer Leistungsinhalt
- Einleitung einer endokrinologischen Stufendiagnostik (z.B. Durstversuch, Metopirontest, Insulinhypoglykämietest, Releasing-Hormon-Test),
- Einbeziehung der Bezugsperson(en),

Abrechnungsbestimmung: einmal im Behandlungsfall

Abrechnungsausschluss: im Behandlungsfall 13210, 13211, 13212, 13622 und Kapitel 13.2.2, 13.3.1, 13.3.3, 13.3.4, 13.3.5, 13.3.6, 13.3.7, 13.3.8, 36.6.3

Bericht: Berichtspflicht – Übermittlung der Behandlungsdaten siehe Allg. Bestimmungen 2.1.4 Berichtspflicht

Aufwand in Minuten:
Kalkulationszeit: 10   **Prüfzeit:** 9   **Eignung d. Prüfzeit:** Nur Quartalsprofil

GOÄ entsprechend oder ähnlich: Leistung in der GOÄ nicht vorhanden. Abrechnung der einzelnen erbrachten GOÄ-Leistung(en)

13360	Anleitung zur Selbstanwendung eines Real-Time- Messgerätes zur kontinuierlichen interstitiellen Glukosemessung (rtCGM)	72 Pkt. 7,91 €

Obligater Leistungsinhalt
- Anleitung eines Patienten und/oder einer Bezugsperson zur Selbstanwendung eines rtCGM gemäß § 3 Nr. 3 der Nr. 20 der Anlage I „Anerkannte Untersuchungs- oder Behandlungsmethoden" der Richtlinie Methoden vertragsärztliche Versorgung des Gemeinsamen Bundesausschusses von mindestens 10 Minuten Dauer,

Abrechnungsbestimmung: je vollendete 10 Minuten

Anmerkung: Die Gebührenordnungsposition 13360 ist höchstens 10-mal im Krankheitsfall berechnungsfähig.

Aufwand in Minuten:
Kalkulationszeit: KA   **Prüfzeit:** 2   **Eignung d. Prüfzeit:** Tages- und Quartalsprofil
Kommentar: Siehe. Kommentar zur Nr. 03355.

13.3.3 Gastroenterologische Gebührenordnungspositionen

1. Die Gebührenordnungspositionen des Abschnitts III.b-13.3.3 können – unter Berücksichtigung von I-1.3 der Allgemeinen Bestimmungen – nur von Fachärzten für Innere Medizin mit Schwerpunkt Gastroenterologie berechnet werden.
2. Die Gebührenordnungspositionen 13421 bis 13423 können darüber hinaus von allen in der Präambel III.b-13.1 unter 1. aufgeführten Vertragsärzten nach Genehmigung durch die Kassenärztliche Vereinigung berechnet werden. Die Gebührenordnungspositionen 13400 und 13402 können von allen in der Präambel III.b-13.1 unter 1. aufgeführten Vertragsärzten berechnet werden.
3. Die Gebührenordnungsposition 13439 kann darüber hinaus von Fachärzten für Innere Medizin mit der Schwerpunktbezeichnung „Nephrologie" berechnet werden.

Kommentar: Alle Leistungen dieses Abschnitts können grundsätzlich nur von Fachärzten für Innere Medizin mit Schwerpunkt Gastroenterologie abgerechnet werden. Nach Abschnitt 1.3. der Allgemeinen Bestimmungen ist Voraussetzung das Führen der Bezeichnung, die darauf basierende Zulassung und/oder die Erfüllung der Kriterien.
Darüber hinaus können
- die Leistungen nach den Nrn. 13421 bis 13423 von allen Fachärzten für Innere Medizin, die nicht an der hausärztlichen Versorgung teilnehmen und eine entsprechende Genehmigung der Kassenärztlichen Vereinigung haben,
- die Leistungen nach Nrn. 13400 und 13402 von allen Fachärzten für Innere Medizin, die nicht an der hausärztlichen Versorgung teilnehmen,
- die Leistung nach der Nr. 13439 (Zusatzpauschale: Bauchspeicheldrüsen oder Nieren-Bauchspeicheldrüsen-Transplantattträger) von Fachärzten für Innere Medizin mit der Schwerpunktbezeichnung „Nephrologie" abgerechnet werden.

Grundpauschale

Obligater Leistungsinhalt
- Persönlicher Arzt-Patienten-Kontakt und/oder Arzt-Patienten-Kontakt im Rahmen einer Videosprechstunde gemäß Anlage 31b zum BMV-Ä,

Fakultativer Leistungsinhalt
- Weitere persönliche oder andere Arzt-Patienten-Kontakte gemäß I-4.3.1 der Allgemeinen Bestimmungen,
- Ärztlicher Bericht entsprechend der Gebührenordnungsposition 01600,
- Individueller Arztbrief entsprechend der Gebührenordnungsposition 01601,
- In Anhang VI-1 aufgeführte Leistungen,

Abrechnungsbestimmung: einmal im Behandlungsfall

13390	für Versicherte bis zum vollendeten 5. Lebensjahr	113 Pkt.
		12,42 €

Abrechnungsbestimmung: einmal im Behandlungsfall

Abrechnungsausschluss: in derselben Sitzung 01436
im Behandlungsfall 01600, 01601, 13210, 13211, 13212, 13540, 13541, 13542, 13545, 13550, 13551, 13560, 13561, 13622, 36881, 36882, 36883 und Kapitel 13.3.1, 13.3.2, 13.3.4, 13.3.6, 13.3.7, 13.3.8

Aufwand in Minuten:
Kalkulationszeit: 8   **Prüfzeit:** 7   **Eignung d. Prüfzeit:** Nur Quartalsprofil

GOÄ entsprechend oder ähnlich: Leistungskomplex in der GOÄ nicht vorhanden. Abrechnung der einzelnen erbrachten GOÄ-Leistung(en).

Kommentar: Die Grundpauschale ist beim ersten kurativ-ambulanten persönlichen Arzt-Patienten-Kontakt im Behandlungsfall berechnungsfähig. Ein persönlicher Arzt-Patienten-Kontakt setzt die räumliche und zeitgleiche Anwesenheit des Arztes und des Patienten und eine direkte Interaktion (z.B. Gespräch) voraus. Bei einem ausschließlich telefonischen Kontakt, ist die Grundpauschale nicht abrechenbar.
Die Pauschale ist nur einmal im Behandlungsfall bzw. bei arztgruppenübergreifender Behandlung nur einmal im Arztfall berechenbar.
In dieser Pauschale sind die Leistungen des EBM, die im **Anhang 1 (Verzeichnis der nicht gesondert abrechnungsfähigen und in Komplexen enthaltenen Leistungen …)** enthalten sind, integriert und damit auch als Kassenleistungen honoriert und können nicht mehr gesondert abgerechnet werden, es sei denn, sie finden sich in den arztgruppenspezifischen Kapiteln ausdrücklich als abrechnungsfähige Leistung angegeben.
Es ist einem Vertragsarzt nicht gestattet, die in der Anlage 1 aufgeführten Leistungen einem GKV-Versicherten als Individuelle Gesundheitsleistung (IGeL) anzubieten und privat nach GOÄ als IGeL-Leistung abzurechnen.
Wird in demselben Quartal eine kurativ-ambulante und eine kurativ-stationäre (belegärztliche Behandlung) durchgeführt, ist die Grundpauschale je einmal berechnungsfähig. Es ist aber von der Punktzahl der zweiten zur Abrechnung kommenden Grundpauschale ein Abschlag von 50 % vorzunehmen.

13391	für Versicherte ab Beginn des 6. bis zum vollendeten 59. Lebensjahr	169 Pkt.
		18,57 €

Abrechnungsbestimmung: Siehe Nr. 13390.

Aufwand in Minuten:
Kalkulationszeit: 13   **Prüfzeit:** 10   **Eignung d. Prüfzeit:** Nur Quartalsprofil

GOÄ entsprechend oder ähnlich: Leistungskomplex in der GOÄ nicht vorhanden. Abrechnung der einzelnen erbrachten GOÄ-Leistung(en).

13392	für Versicherte ab Beginn des 60. Lebensjahres	177 Pkt. 19,45 €

Abrechnungsbestimmung: Siehe Nr. 13390.

Aufwand in Minuten:
Kalkulationszeit: 13   **Prüfzeit:** 11   **Eignung d. Prüfzeit:** Nur Quartalsprofil

GOÄ entsprechend oder ähnlich: Leistungskomplex in der GOÄ nicht vorhanden. Abrechnung der einzelnen erbrachten GOÄ-Leistung(en).

13394	Zuschlag zu den Gebührenordnungspositionen 13390 bis 13392 für die gastroenterologisch-internistische Grundversorgung	41 Pkt. 4,50 €

Abrechnungsbestimmung: einmal im Behandlungsfall

Anmerkung: Der Zuschlag nach der Gebührenordnungsposition 13394 kann nur in Behandlungsfällen abgerechnet werden, in denen ausschließlich die Gebührenordnungspositionen 01444, 01450, 01451, 01640 bis 01642, 13390 bis 13392, 13396 bis 13398 und/oder 32001 berechnet werden.

Aufwand in Minuten:
Kalkulationszeit: KA   **Prüfzeit:** ./.   **Eignung d. Prüfzeit:** Keine Eignung

13396	Zuschlag zu der Gebührenordnungsposition 13394	11 Pkt. 1,21 €

Abrechnungsbestimmung: einmal im Behandlungsfall

Anmerkung: Die Gebührenordnungsposition 13396 wird durch die zuständige Kassenärztliche Vereinigung zugesetzt.

Aufwand in Minuten:
Kalkulationszeit: KA   **Prüfzeit:** ./.   **Eignung d. Prüfzeit:** Keine Eignung

13397	Zuschlag zu den Gebührenordnungspositionen 13390 bis 13392	2 Pkt. 0,22 €

Abrechnungsbestimmung: einmal im Behandlungsfall

Anmerkung: Die Gebührenordnungsposition 13397 wird durch die zuständige Kassenärztliche Vereinigung zugesetzt.

Abrechnungsausschluss: im Behandlungsfall 01630

Berichtspflicht: Nein

Aufwand in Minuten:
Kalkulationszeit: KA   **Prüfzeit:** ./.   **Eignung d. Prüfzeit:** Keine Eignung

13398 Zuschlag zu den Gebührenordnungspositionen 13390 bis 13392 für die Behandlung aufgrund einer TSS-Vermittlung gemäß Allgemeiner Bestimmung 4.3.10.1 oder 4.3.10.2

Abrechnungsbestimmung: einmal im Arztgruppenfall

Abrechnungsausschluss: im Arztgruppenfall 01710

Anmerkung: Die Gebührenordnungsposition 13398 kann durch die zuständige Kassenärztliche Vereinigung zugesetzt werden.

Kommentar: Siehe unter EBM Nr. 03008 **Hinweise zur Abrechnung der Zuschläge**.

13400* Zusatzpauschale Ösophago-Gastroduodenoskopie   900 Pkt.
                                                                98,88 €

Obligater Leistungsinhalt
- Ösophagoskopie

und/oder
- Ösophagogastroskopie

und/oder
- Ösophagogastroduodenoskopie,
- Patientenaufklärung zur Untersuchung und zu den möglichen therapeutischen Maßnahmen in derselben Sitzung in angemessenem Zeitabstand vor dem Eingriff,
- Information zum Ablauf der vorbereitenden Maßnahmen vor dem Eingriff und zu einer möglichen Sedierung und/oder Prämedikation,
- Nachbeobachtung und -betreuung,
- Foto-/Videodokumentation(en)

Fakultativer Leistungsinhalt
- 13C-Harnstoff-Atemtest (Nr. 02400),
- Ureasenachweis, einschl. Kosten,
- Probeexzision,
- Probepunktion,
- Fremdkörperentfernung(en),
- Blutstillung(en),
- Prämedikation/Sedierung

Anmerkung: Entgegen Nr. I-4.3.2 der Allgemeinen Bestimmungen kann die Gebührenordnungsposition auch dann berechnet werden, wenn die Arztpraxis nicht über die Möglichkeit zur Durchführung des 13C-Harnstoff-Atemtests nach der Gebührenordnungsposition 02400 verfügt.

Abrechnungsausschluss: in derselben Sitzung 02300, 02301, 02302, 02400, 13411, 13412, 13430, 13431
im Behandlungsfall 13300, 13301, 13310, 13350, 13500, 13501, 13502, 13545, 13550, 13551, 13560, 13561, 13600, 13601, 13602, 13610, 13611, 13612, 13620, 13621, 13622, 13650, 13651, 13660, 13661, 13662, 13663, 13664, 13670, 13675, 13700, 13701, 36881, 36882, 36883, 13677 und Kapitel 13.2.2.3

Bericht: mind. Befundkopie (Nr. 01602) an Hausarzt

Aufwand in Minuten:
Kalkulationszeit: 14   **Prüfzeit:** 11   **Eignung d. Prüfzeit:** Tages- und Quartalsprofil

GOÄ entsprechend oder ähnlich: Leistung in der GOÄ nicht vorhanden. Abrechnung der einzelnen erbrachten GOÄ-Leistung(en) z.B. Nr. 680 ff.

Kommentar: Diese Leistung und ggf. der Zuschlag nach Nr. 13402 können auch fachärztliche Internisten ohne Schwerpunktbezeichnung abrechnen. Gestattet ist die Abrechnung neben der fach-internistischen Zusatzpauschale nach Nr. 13250. Auch Chirurgen dürfen diese Leistung abrechnen.

13401* Zusätzliche Leistung(en) im Zusammenhang mit der Gebührenordnungsposition 13400	468 Pkt. 51,42 €

Obligater Leistungsinhalt
- Langzeit-pH-Metrie des Ösophagus von mindestens 12 Stunden Dauer mit Sondeneinführung
und/oder
- Endoskopische Sklerosierungsbehandlung(en)
und/oder
- Ligatur(en) bei Varizen und Ulzeration(en)
und/oder
- Durchzugsmanometrie des Ösophagus
und/oder
- Therapeutische Mukosektomie(n) mittels Hochfrequenzelektroschlinge

Abrechnungsausschluss: in derselben Sitzung 02300, 02301, 02302
im Behandlungsfall 13210, 13211, 13212, 13251, 13252, 13253, 13254, 13255, 13256, 13257, 13258, 13260, 36881, 36882, 36883 und Kapitel 13.3.1, 13.3.2, 13.3.4, 13.3.5, 13.3.6, 13.3.7, 13.3.8

Aufwand in Minuten:
Kalkulationszeit: 10   **Prüfzeit:** 6   **Eignung d. Prüfzeit:** Tages- und Quartalsprofil

GOÄ entsprechend oder ähnlich: Leistung in der GOÄ nicht vorhanden. Abrechnung der einzelnen erbrachten GOÄ-Leistung(en) z.B. Nrn. 691, 693

Kommentar: Diese Leistung kann auch von Chirurgen abgerechnet werden. Kostenpauschale Nr. 40160 bei Durchführung einer interventionellen endoskopischen Untersuchung des Gastrointestinaltraktes entsprechend der Nr. 13401 für die beim Eingriff eingesetze(n) Einmalsklerosierungsnadel(n).

13402* Polypektomie(n) im Zusammenhang mit der Gebührenordnungsposition 13400	292 Pkt. 32,08 €

Obligater Leistungsinhalt
- Vollständige Entfernung eines oder mehrerer Polypen mittels Hochfrequenzdiathermieschlinge,
- Veranlassung einer histologischen Untersuchung

Abrechnungsausschluss: in derselben Sitzung 02300, 02301, 02302, 13423
im Behandlungsfall 13300, 13301, 13310, 13350, 13500, 13501, 13502, 13545, 13550, 13551, 13560, 13561, 13600, 13601, 13602, 13610, 13611, 13612, 13620, 13621, 13622, 13650,

13651, 13660, 13661, 13662, 13663, 13664, 13670, 13675, 13677, 13700, 13701, 36881, 36882, 36883 und Kapitel 13.2.2.3

Aufwand in Minuten:
Kalkulationszeit: 9   **Prüfzeit:** 7   **Eignung d. Prüfzeit:** Tages- und Quartalsprofil
GOÄ entsprechend oder ähnlich: Nr. 695

Kommentar: Nach der Leistungslegende ist die Nr. 13402 nur für Polypektomien mit Hochfrequenzdiathermieschlinge abrechnungsfähig.
Eine Polypektomie im Rahmen der Leistung Nr. 13421 oder 13422 wird nach Nr. 13423 berechnet.

13410* Bougierung des Ösophagus oder Kardiasprengung   **349 Pkt.**
38,34 €

Obligater Leistungsinhalt
- Bougierung des Ösophagus
und/oder
- Dehnung des unteren Ösophagussphinkters (Kardiasprengung),
- Patientenaufklärung in angemessenem Zeitabstand vor dem Eingriff zur Untersuchung und zu den möglichen therapeutischen Maßnahmen in derselben Sitzung,
- Information zum Ablauf der vorbereitenden Maßnahmen vor dem Eingriff und zu einer möglichen Sedierung und/oder Prämedikation,
- Nachbeobachtung und -betreuung

Fakultativer Leistungsinhalt
- Prämedikation/Sedierung

Abrechnungsausschluss: in derselben Sitzung 02300, 02301, 02302
im Behandlungsfall 13210, 13211, 13212, 36881, 36882, 36883 und Kapitel 13.2.2, 13.3.1, 13.3.2, 13.3.4, 13.3.5, 13.3.6, 13.3.7, 13.3.8
Bericht: mind. Befundkopie (Nr. 01602) an Hausarzt

Aufwand in Minuten:
Kalkulationszeit: 10   **Prüfzeit:** 9   **Eignung d. Prüfzeit:** Tages- und Quartalsprofil
GOÄ entsprechend oder ähnlich: Nrn. 780, 781

Kommentar: Die Leistung nach Nr. 13410 ist im Behandlungsfall = Quartalsfall nicht neben anderen allgemein internistischen Leistungen, sowie Leistungen aus dem Bereich 13.3 abrechnungsfähig.
Diese Leistung kann auch von Chirurgen berechnet werden. Wird die Bougierung von HNO-Ärzten ausgeführt, ist die Nr. 09317 abzurechnen

---

13411* Einsetzen einer Ösophagusprothese   **1191 Pkt.**
130,86 €

Obligater Leistungsinhalt
- Einsetzen einer Ösophagusprothese,
- Gastroskopie (Nr. 13400),
- Patientenaufklärung in angemessenem Zeitabstand vor dem Eingriff zur Untersuchung und zu den möglichen therapeutischen Maßnahmen in derselben Sitzung,

- Information zum Ablauf der vorbereitenden Maßnahmen vor dem Eingriff und zu einer möglichen Sedierung und/oder Prämedikation,
- Nachbeobachtung und -betreuung

Fakultativer Leistungsinhalt
- Prämedikation/Sedierung

Abrechnungsausschluss: in derselben Sitzung 02300, 02301, 02302, 13400
im Behandlungsfall 13210, 13211, 13212, 36881, 36882, 36883 und Kapitel 13.2.2, 13.3.1, 13.3.2, 13.3.4, 13.3.5, 13.3.6, 13.3.7, 13.3.8

Bericht: mind. Befundkopie (Nr. 01602) an Hausarzt

Aufwand in Minuten:
Kalkulationszeit: 32   **Prüfzeit:** 29   **Eignung d. Prüfzeit:** Tages- und Quartalsprofil

GOÄ entsprechend oder ähnlich: Analoger Ansatz entsprechend GOÄ § 6 (2*) Nr. 681

Kommentar: Neben dieser Leistung kann die Zusatzpauschale Ösophago-Gastroduodenoskopie nicht berechnet werden. Die Leistung nach Nr. 13411 ist im Behandlungsfall = Quartalsfall nicht neben anderen allgemein internistischen Leistungen, sowie Leistungen aus dem Bereich 13.3 (Schwerpunktorientierte internistische Versorgung) abrechnungsfähig.
Diese Leistung kann auch von Chirurgen berechnet werden.

13412* Perkutane Gastrostomie	1197 Pkt.
	131,52 €

Obligater Leistungsinhalt
- Perkutane Gastrostomie,
- Gastroskopie (Nr. 13400),
- Patientenaufklärung in angemessenem Zeitabstand vor dem Eingriff zur Untersuchung und zu den möglichen therapeutischen Maßnahmen in derselben Sitzung,
- Information zum Ablauf der vorbereitenden Maßnahmen vor dem Eingriff und zu einer möglichen Sedierung und/oder Prämedikation,
- Nachbeobachtung und -betreuung

Fakultativer Leistungsinhalt
- Prämedikation/Sedierung,
- Endoskopische Durchführung,
- Lokalanästhesie,
- Einführen einer Verweilsonde

Abrechnungsausschluss: in derselben Sitzung 02300, 02301, 02302, 02320, 02340, 02341, 13400
im Behandlungsfall 13210, 13211, 13212, 36881, 36882, 36883 und Kapitel 13.2.2, 13.3.1, 13.3.2, 13.3.4, 13.3.5, 13.3.6, 13.3.7, 13.3.8

Bericht: mind. Befundkopie (Nr. 01602) an Hausarzt

Aufwand in Minuten:
Kalkulationszeit: 30   **Prüfzeit:** 26   **Eignung d. Prüfzeit:** Tages- und Quartalsprofil

GOÄ entsprechend oder ähnlich: Leistung in der GOÄ nicht vorhanden. Abrechnung der einzelnen erbrachten GOÄ-Leistung(en) z.B. Nrn. 670, 682

Kommentar: Neben dieser Leistung kann die Zusatzpauschale Ösophago-Gastroduodenoskopie nicht berechnet werden. Die Leistung nach Nr. 13411 ist im Behandlungsfall = Quartalsfall nicht neben anderen allgemein internistischen Leistungen, sowie Leistungen aus dem Bereich 13.3 abrechnungsfähig. Chirurgen dürfen diese Leistung auch erbringen.

13421* Zusatzpauschale Koloskopie	**1608 Pkt.**
	176,67 €

Obligater Leistungsinhalt

- Totale Koloskopie mit Darstellung des Zökums,
- Patientenaufklärung zur Koloskopie und zur Prämedikation in angemessenem Zeitabstand vor dem Eingriff,
- Aufklärung zum Vorgehen und zu einer möglichen Polypenabtragung und anderer therapeutischer Maßnahmen in derselben Sitzung,
- Information zu Ablauf und Dauer der Darmreinigung,
- Foto-/Videodokumentation,
- Nachbeobachtung und -betreuung,
- Einhaltung der Maßnahmen der Überprüfung der Hygienequalität entsprechend der Qualitätssicherungsvereinbarung zur Koloskopie gemäß § 135 Abs. 2 SGB V,
- Vorhaltung der geeigneten Notfallausstattung entsprechend der Qualitätssicherungsvereinbarung zur Koloskopie gemäß § 135 Abs. 2 SGB V

Fakultativer Leistungsinhalt

- Lagekontrolle durch ein bildgebendes Verfahren,
- Probeexzision(en),
- Aushändigung aller Substanzen zur Darmreinigung,
- Gerinnungsuntersuchungen und kleines Blutbild,
- Prämedikation/Sedierung,
- Darstellung des terminalen Ileums
- Dokumentation gemäß Teil II. § 11 der oKFE-RL

Anmerkung: Die Berechnung der Gebührenordnungsposition 13421 setzt eine Genehmigung der Kassenärztlichen Vereinigung gemäß § 135 Abs. 2 SGB V voraus.
Die Gebührenordnungsposition 13421 ist bis zum 18. April 2019 für die Koloskopie als Abklärungsdiagnostik gemäß § 39 Absatz 8 der Krebsfrüherkennungs-Richtlinie berechnungsfähig. Die Gebührenordnungsposition 13421 ist ab dem 19. April 2019 für die Koloskopie als Abklärungsdiagnostik nach Teil II. § 8 der Richtlinie für organisierte Krebsfrüherkennungsprogramme (oKFE-RL) berechnungsfähig.
Die Gebührenordnungsposition 13421 ist für die Koloskopie als Abklärungsdiagnostik bis auf weiteres auch bei fehlender elektronischer Dokumentation gemäß Teil I. E. § 15 der Richtlinie des Gemeinsamen Bundesausschusses für organisierte Krebsfrüherkennungsprogramme (oKFE-RL) berechnungsfähig.

Abrechnungsausschluss: in derselben Sitzung 01741, 02300, 02301, 02302, 02401, 13422, 13430, 13431
im Behandlungsfall 13251, 13252, 13253, 13254, 13255, 13256, 13257, 13258, 13260, 13300, 13301, 13310, 13350, 13500, 13501, 13502, 13545, 13550, 13551, 13560, 13561, 13571, 13573, 13574, 13575, 13576, 13600, 13601, 13602, 13610, 13611, 13612, 13620, 13621,

13622, 13650, 13651, 13660, 13661, 13662, 13663, 13664, 13670, 13675, 13677, 13700, 13701, 36881, 36882, 36883

Bericht: mind. Befundkopie (Nr. 01602) an Hausarzt

Aufwand in Minuten:
Kalkulationszeit: 37   **Prüfzeit:** 30   **Eignung d. Prüfzeit:** Tages- und Quartalsprofil

GOÄ entsprechend oder ähnlich: Leistungskomplex in der GOÄ nicht vorhanden. Abrechnung der einzelnen erbrachten GOÄ-Leistung(en) z.B. Nr. 687 + Beratungsleistungen

Kommentar: Die Leistung nach Nr. 13421 ist im Behandlungsfall = Quartalsfall nicht neben anderen allgemein internistischen Leistungen, sowie Leistungen aus dem Bereich 13.3 (Schwerpunktorientierte internistische Versorgung) abrechnungsfähig.
Diese Leistung und auch die Zusatzpauschalen nach Nrn. 13423 und 13424 können auch von Chirurgen berechnet werden.
Die für eine Genehmigung zur Abrechnung erforderlichen Befähigungen und Geräte sind bei Ihrer KV zu erfragen.
Wichtig: Informationen der KBV : Qualitätssicherung Koloskopie https://www.kvb.de/fileadmin/kvb/dokumente/Praxis/Infomaterial/Qualitaet/KVB-Broschuere-Qualitaetssicherung-Koloskopie.pdf
Kostenpauschale Nr. 40160 bei Durchführung einer interventionellen endoskopischen Untersuchung des Gastrointestinaltraktes entsprechend der Nr. 13421 für die beim Eingriff eingesetze(n) Einmalsklerosierungsnadel(n).

13422* Zusatzpauschale (Teil-)Koloskopie	**990 Pkt.**
	108,77 €

Obligater Leistungsinhalt
- (Teil-)Koloskopie entsprechend der Gebührenordnungsposition 13421 mindestens mit Darstellung des Kolon transversum

Anmerkung: Die Berechnung der Gebührenordnungsposition 13422 setzt eine Genehmigung der Kassenärztlichen Vereinigung gemäß § 135 Abs. 2 SGB V voraus.

Abrechnungsausschluss: in derselben Sitzung 01741, 02300, 02301, 02302, 13421
im Behandlungsfall 04518, 13300, 13301, 13310, 13350, 13500, 13501, 13502, 13545, 13550, 13551, 13560, 13561, 13571, 13573, 13574, 13575, 13576, 13600, 13601, 13602, 13610, 13611, 13612, 13620, 13621, 13622, 13650, 13651, 13660, 13661, 13662, 13663, 13664, 13670, 13675, 13677, 13700, 13701, 36881, 36882, 36883 und Kapitel 13.2.2.3

Bericht: mind. Befundkopie (Nr. 01602) an Hausarzt

Aufwand in Minuten:
Kalkulationszeit: 23   **Prüfzeit:** 18   **Eignung d. Prüfzeit:** Tages- und Quartalsprofil

GOÄ entsprechend oder ähnlich: Nr. 688

Kommentar: Erfolgt keine Darstellung des Colon transversums, ist nur die Nr. 13257 abrechenbar.
Die Leistung nach Nr. 13422 kann auch von Chirurgen berechnet werden.
Kostenpauschale Nr. 40160 bei Durchführung einer interventionellen endoskopischen Untersuchung des Gastrointestinaltraktes entsprechend der Nr. 13422 für die beim Eingriff eingesetze(n) Einmalsklerosierungsnadel(n).

13423* Zusätzliche Leistung(en) im Zusammenhang mit den Gebührenordnungspositionen 13421 oder 13422	260 Pkt. 28,57 €

Obligater Leistungsinhalt
- Fremdkörperentfernung(en)

und/oder
- Polypektomie(n) von Polypen mit einer Größe > 5 mm mittels Hochfrequenzdiathermieschlinge

und/oder
- Schlingenbiopsie(n) mittels Hochfrequenzdiathermieschlinge

und/oder
- Blutstillung(en)

Abrechnungsausschluss: in derselben Sitzung 01742, 02300, 02301, 02302, 04520, 13402
im Behandlungsfall 13300, 13301, 13310, 13350, 13500, 13501, 13502, 13545, 13550, 13551, 13560, 13561, 13571, 13573, 13574, 13575, 13576, 13600, 13601, 13602, 13610, 13611, 13612, 13620, 13621, 13622, 13650, 13651, 13660, 13661, 13662, 13663, 13664, 13670, 13675, 13677, 13700, 13701, 36881, 36882, 36883 und Kapitel 13.2.2.3

Aufwand in Minuten:
Kalkulationszeit: 7   **Prüfzeit:** 6   **Eignung d. Prüfzeit:** Tages- und Quartalsprofil
GOÄ entsprechend oder ähnlich: Nr. 695 oder Nr. 696

Kommentar: Wird eine Polypektomie oder Biopsie im Rahmen der Krebsfrüherkennung ausgeführt, so sind Nr. 01741 mit Nr. 01742 abzurechnen.
Diese Leistung kann auch von Chirurgen berechnet werden.

13424* Laservaporisation(en) und/oder Argon-Plasma-Koagulation(en) im Zusammenhang mit den Gebührenordnungspositionen 13400, 13421 und 13422	523 Pkt. 57,46 €

Obligater Leistungsinhalt
- Laservaporisation(en) und/oder Argon-Plasma-Koagulation(en)

Abrechnungsausschluss: in derselben Sitzung 02300, 02301, 02302
im Behandlungsfall 13210, 13211, 13212, 36881, 36882, 36883 und Kapitel 13.2.2.3, 13.3.1, 13.3.2, 13.3.4, 13.3.5, 13.3.6, 13.3.7, 13.3.8

Aufwand in Minuten:
Kalkulationszeit: 7   **Prüfzeit:** 6   **Eignung d. Prüfzeit:** Tages- und Quartalsprofil
GOÄ entsprechend oder ähnlich: Nr. 706

Kommentar: Die Leistung kann je Sitzung nur einmal berechnet werden, auch wenn mehrere Laservaporisationen und/oder Argon-Plasma-Koagulationen ausgeführt werden.
Diese Leistung kann auch von Chirurgen berechnet werden.

13425* **Zusatzpauschale Durchführung einer Kapselendoskopie** **1109 Pkt.**
bei Erkrankungen des Dünndarms entsprechend der **121,85 €**
Richtlinie des Gemeinsamen Bundesausschusses
(Nr. 16 in der Anlage 1 „Anerkannte Untersuchungs- und
Behandlungsmethoden" der Richtlinien Methoden der
vertragsärztlichen Versorgung) und entsprechend der
Qualitätssicherungsvereinbarung Kapselendoskopie
gemäß § 135 Abs. 2 SGB V

Obligater Leistungsinhalt
* Aufklärung zur Kapselendoskopie in angemessenem Zeitabstand vor der Untersuchung,
* Durchführung einer Kapselendoskopie bei Erkrankungen des Dünndarms,
* Dokumentation gemäß § 3 der Nr. 16 in der Anlage 1 „Anerkannte Untersuchungs- und Behandlungsmethoden" sowie § 7 und § 8 der Qualitätssicherungsvereinbarung Kapselendoskopie gemäß § 135 Abs. 2 SGB V,

Fakultativer Leistungsinhalt
* Aushändigung aller Substanzen zur Darmreinigung,
* Information zu Ablauf und Dauer der Darmreinigung,

Abrechnungsbestimmung: einmal im Behandlungsfall

Anmerkung: Die Gebührenordnungsposition 13425 enthält nicht die Kosten für die Untersuchungskapsel.
Die Berechnung der Gebührenordnungsposition 13425 setzt eine Genehmigung der Kassenärztlichen Vereinigung nach der Qualitätssicherungsvereinbarung Kapselendoskopie gemäß § 135 Abs. 2 SGB V voraus.

Abrechnungsausschluss: in derselben Sitzung 01741, 13430, 13431
am Behandlungstag 36881, 36882, 36883 und Kapitel 13.2.2.3, 13.3.1, 13.3.2, 13.3.4, 13.3.5, 13.3.6, 13.3.7, 13.3.8

Aufwand in Minuten:
Kalkulationszeit: 10   **Prüfzeit:** 8   **Eignung d. Prüfzeit:** Tages- und Quartalsprofil

13426* **Zusatzpauschale Auswertung einer Untersuchung** **2474 Pkt.**
mittels Kapselendoskopie bei Erkrankungen des Dünn- **271,82 €**
darms entsprechend der Richtlinie des Gemeinsamen
Bundesausschusses (Nr. 16 in der Anlage 1 „Anerkannte
Untersuchungs- und Behandlungsmethoden" der Richt-
linien Methoden der vertragsärztlichen Versorgung) und
entsprechend der Qualitätssicherungsvereinbarung
Kapselendoskopie gemäß § 135 Abs. 2 SGB V

Obligater Leistungsinhalt
* Auswertung einer Untersuchung mittels Kapselendoskopie bei Erkrankungen des Dünndarms,
* Dokumentation gemäß § 3 der Nr. 16 in der Anlage 1 „Anerkannte Untersuchungs- und Behandlungsmethoden" sowie § 7 und § 8 der Qualitätssicherungsvereinbarung Kapselendoskopie gemäß § 135 Abs. 2 SGB V,

Abrechnungsbestimmung: einmal im Behandlungsfall

Anmerkung: Die Berechnung der Gebührenordnungsposition 13426 setzt eine Genehmigung der Kassenärztlichen Vereinigung nach der Qualitätssicherungsvereinbarung Kapselendoskopie gemäß § 135 Abs. 2 SGB V voraus.

Abrechnungsausschluss: im Behandlungsfall 36881, 36882, 36883 und Kapitel 13.2.2.3, 13.3.1, 13.3.2, 13.3.4, 13.3.5, 13.3.6, 13.3.7, 13.3.8

Aufwand in Minuten:
Kalkulationszeit: 75   **Prüfzeit:** 60   **Eignung d. Prüfzeit:** Tages- und Quartalsprofil

13430* Zusatzpauschale bilio-pankreatische Diagnostik	**1675 Pkt.**
	184,03 €

Obligater Leistungsinhalt
- Endoskopische Sondierung(en) der Papilla vateri,
- Patientenaufklärung in angemessenem Zeitabstand vor dem Eingriff,
- Information zum Ablauf der vorbereitenden Maßnahmen vor dem Eingriff und zu einer möglichen Sedierung und/oder Prämedikation,
- Nachbeobachtung und -betreuung,
- Endoskopische Einbringung(en) von Kontrastmittel(n),
- Röntgendokumentation(en),
- Dokumentation

Fakultativer Leistungsinhalt
- Entnahme von Sekret(en), Bürstenbiopsien,
- Probeexzision(en),
- Foto-/Videodokumentation(en),
- Prämedikation/Sedierung

Anmerkung: Die Berechnung der Gebührenordnungsposition 13430 setzt eine Genehmigung der Kassenärztlichen Vereinigung nach der Vereinbarung zur Strahlendiagnostik und -therapie gemäß § 135 Abs. 2 SGB V voraus.

Abrechnungsausschluss: im Behandlungsfall 13210, 13211, 13212, 13250, 36881, 36882, 36883 und Kapitel 13.2.2.3, 13.3.1, 13.3.2, 13.3.4, 13.3.5, 13.3.6, 13.3.7, 13.3.8 in derselben Sitzung 02300, 02301, 02302, 13400, 13421, 13425, 13431, 34250

Bericht: mind. Befundkopie (Nr. 01602) an Hausarzt

Aufwand in Minuten:
Kalkulationszeit: 30   **Prüfzeit:** 27   **Eignung d. Prüfzeit:** Tages- und Quartalsprofil

GOÄ entsprechend oder ähnlich: Leistung in der GOÄ so nicht vorhanden. Abrechnung der einzelnen erbrachten Leistung(en) z.B. Nr. 686 u.a.

Kommentar: Die Leistung nach Nr. 13430 ist im Behandlungsfall = Quartalsfall nicht neben Leistungen aus dem Bereich 13.3, nicht neben Leistungen nach Definitionsauftrag und nicht neben dem koloskopischen Komplex nach Nr. 13421 abrechnungsfähig.

13431* Zusatzpauschale bilio-pankreatische Therapie   2479 Pkt.   272,37 €

Obligater Leistungsinhalt
- Endoskopische Sondierung(en) der Papilla vateri entsprechend der Gebührenordnungsposition 13430 mit
  - Papillotomie(n)
  und/oder
  - Zertrümmerung von Steinen
  und/oder
  - Extraktion von Steinen
  und/oder
  - Legen einer Verweilsonde
  und/oder
  - Platzierung und/oder Entfernung einer Drainage im Gallen- oder Pankreasgang,
- Patientenaufklärung zur Untersuchung und zu den möglichen therapeutischen Maßnahmen in derselben Sitzung in angemessenem Zeitabstand vor dem Eingriff,
- Information zum Ablauf der vorbereitenden Maßnahmen vor dem Eingriff und zu einer möglichen Sedierung und/oder Prämedikation,
- Nachbeobachtung und -betreuung,
- Röntgendokumentation(en),
- Dokumentation

Fakultativer Leistungsinhalt
- Prämedikation/Sedierung,
- Endoskopische Einbringung(en) von Kontrastmittel(n),
- Foto-/Videodokumentation

Anmerkung: Die Berechnung der Gebührenordnungsposition 13431 setzt eine Genehmigung der Kassenärztlichen Vereinigung nach der Vereinbarung zur Strahlendiagnostik und -therapie gemäß § 135 Abs. 2 SGB V voraus.

Abrechnungsausschluss: in derselben Sitzung 02300, 02301, 02302, 13400, 13421, 13425, 13430, 34250
im Behandlungsfall 13210, 13211, 13212, 13250, 36881, 36882, 36883 und Kapitel 13.2.2.3, 13.3.1, 13.3.2, 13.3.4, 13.3.5, 13.3.6, 13.3.7, 13.3.8

Bericht: mind. Befundkopie (Nr. 01602) an Hausarzt

Aufwand in Minuten:
Kalkulationszeit: 50   **Prüfzeit:** 44   **Eignung d. Prüfzeit:** Tages- und Quartalsprofil

GOÄ entsprechend oder ähnlich: Leistung in der GOÄ so nicht vorhanden. Abrechnung der einzelnen erbrachten Leistung(en) z.B. Nr. 686

Kommentar: Neben der Leistung nach Nr. 13411 ist die Zusatzpauschale nach Nr. 13430 nicht abrechenbar; ebenfalls nicht zusätzlich abrechenbar sind Röntgenaufnahmen von Gallen- und Pankreasgängen.

13435* **Zusatzpauschale Behandlung und/oder Betreuung eines Patienten mit einer gesicherten onkologischen Erkrankung bei laufender onkologischer Therapie oder Betreuung im Rahmen der Nachsorge**	**191 Pkt.** **20,99 €**

Obligater Leistungsinhalt

- Behandlung und/oder Betreuung eines Patienten mit einer laboratoriumsmedizinisch oder histologisch/zytologisch gesicherten onkologischen Erkrankung,
- Fortlaufende Beratung zum Umgang mit der onkologischen Erkrankung,
- Verlaufskontrolle und Dokumentation des Therapieerfolges,
- Erstellung, Überprüfung und Anpassung eines die onkologische Erkrankung begleitenden spezifischen Therapiekonzeptes unter Berücksichtigung individueller Faktoren,
- Kontrolle und/oder Behandlung ggf. auftretender therapiebedingter Nebenwirkungen,
- Planung und Koordination der komplementären Arznei-, Heil- und Hilfsmittelversorgung unter besonderer Berücksichtigung der gesicherten onkologischen Erkrankung,

Fakultativer Leistungsinhalt

- Anleitung und Führung der Bezugs- und Betreuungsperson(en),
- Fortlaufende Überprüfung des häuslichen, familiären und sozialen Umfelds im Hinblick auf die Grunderkrankung,
- Konsiliarische Erörterung/Fachliche Beratung und regelmäßiger Informationsaustausch mit dem onkologisch verantwortlichen Arzt sowie mit weiteren mitbehandelnden Ärzten,
- Überprüfung und Koordination supportiver Maßnahmen,
- Einleitung und/oder Koordination der psychosozialen Betreuung des Patienten und seiner Familie und/oder Bezugs- und Betreuungsperson(en),
- Ggf. Hinzuziehung komplementärer Dienste bzw. häuslicher Krankenpflege,

Abrechnungsbestimmung: einmal im Behandlungsfall

Anmerkung: Die Gebührenordnungsposition 13435 ist nur bei mindestens einer der im Folgenden genannten Erkrankungen berechnungsfähig: Bösartige Neubildungen der Verdauungsorgane C15-C26, Bösartige Neubildungen sonstiger und ungenau bezeichneter Lokalisation Abdomen C76.2, Sekundäre und nicht näher bezeichnete bösartige Neubildungen C77-C80.
Die Gebührenordnungsposition 13435 ist bei laufender medikamentöser, im Sinne einer systemischen Chemotherapie mit z.B. zytostatischen Substanzen, operativer und/oder strahlentherapeutischer Behandlung und/oder bei Betreuung im Rahmen der Nachsorge bis höchstens 2 Jahre nach Beendigung einer medikamentösen, operativen und/oder strahlentherapeutischen Behandlung eines Patienten mit gesicherter onkologischer Erkrankung berechnungsfähig.

Abrechnungsausschluss: in derselben Sitzung 02300
im Behandlungsfall 36881, 36882, 36883 und Kapitel 13.2.2.3, 13.3.1, 13.3.2, 13.3.4, 13.3.5, 13.3.6, 13.3.7, 13.3.8

Aufwand in Minuten:
Kalkulationszeit: 14   **Prüfzeit:** 13   **Eignung d. Prüfzeit:** Nur Quartalsprofil

GOÄ entsprechend oder ähnlich: Eine onkologische Pauschale ist in der GOÄ nicht vorhanden, daher: Abrechnung der einzelnen erbrachten GOÄ-Leistung(en).

Kommentar: Auszüge aus **Vereinbarung über die qualifizierte ambulante Versorgung krebskranker Patienten „Onkologie-Vereinbarung" (Anlage 7 zu den Bundesmantelverträgen)**

– zuletzt geändert am 31.10.2011, In Kraft getreten am 01.01.2015 **Onkologie-Vereinbarung –
im Internet:**
http://www.kbv.de/media/sp/07_Onkologie.pdf

| 13437* Zusatzpauschale Behandlung eines Lebertransplantat- | 211 Pkt. |
| trägers | 23,18 € |

Obligater Leistungsinhalt
- Behandlung eines Leber-Transplantatträgers,
- Kontrolle der Transplantatfunktionen,
- Überwachung des spezifischen Therapieschemas,

Fakultativer Leistungsinhalt
- Beratung und Instruktion der Bezugsperson(en),
- Abstimmung mit dem Hausarzt,

Abrechnungsbestimmung: einmal im Behandlungsfall

Abrechnungsausschluss: im Behandlungsfall 13210, 13211, 13212, 13622 und Kapitel 13.2.2, 13.3.1, 13.3.2, 13.3.4, 13.3.5, 13.3.6, 13.3.7, 13.3.8

Aufwand in Minuten:
Kalkulationszeit: KA   **Prüfzeit:** 15   **Eignung d. Prüfzeit:** Nur Quartalsprofil

GOÄ entsprechend oder ähnlich: Diese Pauschale kennt die GOÄ nicht. Abzurechnen sind die erbrachten Einzelleistungen.

| 13439* Zusatzpauschale Behandlung eines Bauchspeicheldrüsen- | 211 Pkt. |
| oder Nieren-Bauchspeicheldrüsen-Transplantatträgers | 23,18 € |

Obligater Leistungsinhalt
- Behandlung eines Bauchspeicheldrüsen- oder Nieren-Bauchspeicheldrüsen-Transplantatträgers,
- Kontrolle der Transplantatfunktionen,
- Überwachung des spezifischen Therapieschemas,

Fakultativer Leistungsinhalt
- Beratung und Instruktion der Bezugsperson(en),
- Abstimmung mit dem Hausarzt,

Abrechnungsbestimmung: einmal im Behandlungsfall

Anmerkung: Bei der Behandlung von Nieren-/Bauchspeicheldrüsen-Transplantatträgern ist die Gebührenordnungsposition 13439 nur von Vertragsärzten, die über eine Genehmigung zur Durchführung von Blutreinigungsverfahren gemäß § 135 Abs. 2 SGB V verfügen, berechnungsfähig.
Die Gebührenordnungsposition 13439 ist im Behandlungsfall nicht neben den Gebührenordnungspositionen 13210 bis 13212, 13250, 13252, 13253, 13255 bis 13258, 13260, 13601, 13622 und 32247 und nicht neben den Gebührenordnungspositionen der Abschnitte 13.3.1, 13.3.2, 13.3.4, 13.3.5, 13.3.7 und 13.3.8 berechnungsfähig.

Abrechnungsausschluss: im Behandlungsfall 13210, 13211, 13212, 13250, 13252, 13253, 13255, 13256, 13257, 13258, 13260, 13601, 13622, 32247 und Kapitel 13.3.1, 13.3.2, 13.3.4, 13.3.5, 13.3.7, 13.3.8

Aufwand in Minuten:

Kalkulationszeit: KA   **Prüfzeit:** 15   **Eignung d. Prüfzeit:** Nur Quartalsprofil

GOÄ entsprechend oder ähnlich: Diese Pauschale kennt die GOÄ nicht. Abzurechnen sind die erbrachten Einzelleistungen.

13.3.4 Hämato-/Onkologische Gebührenordnungspositionen

1. Die Gebührenordnungspositionen des Abschnitts III.b-13.3.4 können – unter Berücksichtigung von I-1.3 der Allgemeinen Bestimmungen – nur von Fachärzten für Innere Medizin mit Schwerpunkt Hämatologie und Internistische Onkologie berechnet werden.
2. Die Gebührenordnungsposition 13507 kann darüber hinaus von Fachärzten für Innere Medizin ohne Schwerpunkt mit der Genehmigung zur Teilnahme an der „Onkologie-Vereinbarung" (Anlage 7 zum Bundesmantelvertrag-Ärzte) bzw. an regionalen Onkologie-Vereinbarungen oder mit der Zusatzbezeichnung „Medikamentöse Tumortherapie" berechnet werden.

Kommentar: Alle Leistungen nach den Nrn. 13490 bis 13502 – können grundsätzlich nur von Fachärzten für Innere Medizin mit Schwerpunkt Hämatologie und Internistische Onkologie abgerechnet werden.

Grundpauschale

Obligater Leistungsinhalt
- Persönlicher Arzt-Patienten-Kontakt und/oder Arzt-Patienten-Kontakt im Rahmen einer Videosprechstunde gemäß Anlage 31b zum BMV-Ä,

Fakultativer Leistungsinhalt
- Weitere persönliche oder andere Arzt-Patienten-Kontakte gemäß I-4.3.1 der Allgemeinen Bestimmungen,
- Ärztlicher Bericht entsprechend der Gebührenordnungsposition 01600,
- Individueller Arztbrief entsprechend der Gebührenordnungsposition 01601,
- In Anhang VI-1 aufgeführte Leistungen,

Abrechnungsbestimmung: einmal im Behandlungsfall

13490 für Versicherte bis zum vollendeten 5. Lebensjahr	256 Pkt. 28,13 €

Obligater Leistungsinhalt
- Persönlicher Arzt-Patienten-Kontakt und/oder Arzt-Patienten-Kontakt im Rahmen einer Videosprechstunde gemäß Anlage 31b zum BMV-Ä,

Fakultativer Leistungsinhalt
- Weitere persönliche oder andere Arzt-Patienten-Kontakte gemäß I-4.3.1 der Allgemeinen Bestimmungen,
- Ärztlicher Bericht entsprechend der Gebührenordnungsposition 01600,
- Individueller Arztbrief entsprechend der Gebührenordnungsposition 01601,
- In Anhang VI-1 aufgeführte Leistungen,

Abrechnungsbestimmung: einmal im Behandlungsfall

Abrechnungsausschluss: in derselben Sitzung 01436
im Behandlungsfall 01600, 01601, 13210, 13211, 13212, 13390, 13391, 13392, 13401, 13410, 13411, 13412, 13420, 13424, 13430, 13431, 13435, 13437, 13438, 13439, 13540, 13541, 13542, 13545, 13550, 13551, 13560, 13561, 13622, 36881, 36882, 36883 und Kapitel 13.3.1, 13.3.2, 13.3.6, 13.3.7, 13.3.8

Aufwand in Minuten:
Kalkulationszeit: 19   **Prüfzeit:** 15   **Eignung d. Prüfzeit:** Nur Quartalsprofil

GOÄ entsprechend oder ähnlich: Leistungskomplex in der GOÄ nicht vorhanden. Abrechnung der einzelnen erbrachten GOÄ-Leistung(en).

Kommentar: Die Pauschale ist nur einmal im Behandlungsfall bzw. bei arztgruppenübergreifender Behandlung nur einmal im Arztfall berechenbar.
Wird in demselben Quartal eine kurativ-ambulante und eine kurativ-stationäre (belegärztliche Behandlung) durchgeführt, ist die Grundpauschale je einmal berechnungsfähig. Es ist aber von der Punktzahl der zweiten zur Abrechnung kommenden Grundpauschale ein Abschlag von 50 % vorzunehmen.

13491	**für Versicherte ab Beginn des 6. bis zum vollendeten 59. Lebensjahr**	**314 Pkt.** **34,50 €**

Abrechnungsbestimmung: Siehe Nr. 13490.

Aufwand in Minuten:
Kalkulationszeit: 24   **Prüfzeit:** 20   **Eignung d. Prüfzeit:** Nur Quartalsprofil

GOÄ entsprechend oder ähnlich: Leistungskomplex in der GOÄ nicht vorhanden. Abrechnung der einzelnen erbrachten GOÄ-Leistung(en).

13492	**für Versicherte ab Beginn des 60. Lebensjahres**	**330 Pkt.** **36,26 €**

Abrechnungsbestimmung: Siehe Nr. 13490.

Aufwand in Minuten:
Kalkulationszeit: 25   **Prüfzeit:** 20   **Eignung d. Prüfzeit:** Nur Quartalsprofil

GOÄ entsprechend oder ähnlich: Leistungskomplex in der GOÄ nicht vorhanden. Abrechnung der einzelnen erbrachten GOÄ-Leistung(en).

13494	**Zuschlag zu den Gebührenordnungspositionen 13490 bis 13492 für die hämato-/onkologisch-internistische Grundversorgung**	**41 Pkt.** **4,50 €**

Abrechnungsbestimmung: einmal im Behandlungsfall

Anmerkung: Der Zuschlag nach der Gebührenordnungsposition 13494 kann nur in Behandlungsfällen abgerechnet werden, in denen ausschließlich die Gebührenordnungspositionen 01444, 01450, 01451, 01640 bis 01642, 13490, 13491, 13492, 13496 bis 13498 und/oder 32001 berechnet werden.

Aufwand in Minuten:
Kalkulationszeit: KA   **Prüfzeit:** ./.   **Eignung d. Prüfzeit:** Keine Eignung

13496	Zuschlag zu der Gebührenordnungsposition 13494	11 Pkt.
		1,21 €

Abrechnungsbestimmung: einmal im Behandlungsfall

Anmerkung: Die Gebührenordnungsposition 13496 wird durch die zuständige Kassenärztliche Vereinigung zugesetzt.

Aufwand in Minuten:
Kalkulationszeit: KA　　　**Prüfzeit:** ./.　　　**Eignung d. Prüfzeit:** Keine Eignung

13497	Zuschlag zu den Gebührenordnungspositionen 13490	9 Pkt.
	bis 13492	0,99 €

Abrechnungsbestimmung: einmal im Behandlungsfall

Anmerkung: Die Gebührenordnungsposition 13497 wird durch die zuständige Kassenärztliche Vereinigung zugesetzt.

Abrechnungsausschluss: im Behandlungsfall 01630

Berichtspflicht: Nein

Aufwand in Minuten:
Kalkulationszeit: KA　　　**Prüfzeit:** ./.　　　**Eignung d. Prüfzeit:** Keine Eignung

13498	Zuschlag zu den Gebührenordnungspositionen 13490 bis 13492 für die Behandlung aufgrund einer TSS-Vermittlung gemäß Allgemeiner Bestimmung 4.3.10.1 oder 4.3.10.2

Abrechnungsbestimmung: einmal im Arztgruppenfall

Abrechnungsausschluss: im Arztgruppenfall 01710

Anmerkung: Die Gebührenordnungsposition 13498 kann durch die zuständige Kassenärztliche Vereinigung zugesetzt werden.

Kommentar: Siehe unter EBM Nr. 03008 **Hinweise zur Abrechnung der Zuschläge**.

13500*	Zusatzpauschale Behandlung einer laboratoriumsmedizinisch oder histologisch/zytologisch gesicherten, primär hämatologischen und/oder onkologischen und/oder immunologischen Systemerkrankung	191 Pkt.
		20,99 €

Obligater Leistungsinhalt
* Behandlung einer laboratoriumsmedizinisch oder histologisch/zytologisch gesicherten, primär hämatologischen und/oder onkologischen und/oder immunologischen Systemerkrankung,
* Erstellung eines krankheitsspezifischen Therapiekonzeptes unter Berücksichtigung individueller Faktoren,

Abrechnungsbestimmung: einmal im Behandlungsfall

Abrechnungsausschluss: im Behandlungsfall 13210, 13211, 13212, 13622, 36882, 36883 und Kapitel 13.2.2, 13.3.1, 13.3.2, 13.3.3, 13.3.5, 13.3.6, 13.3.7, 13.3.8

Bericht: Berichtspflicht – Übermittlung der Behandlungsdaten siehe Allg. Bestimmungen 2.1.4 Berichtspflicht

Aufwand in Minuten:
Kalkulationszeit: 14   **Prüfzeit:** 13   **Eignung d. Prüfzeit:** Nur Quartalsprofil

GOÄ entsprechend oder ähnlich: Leistung in der GOÄ so nicht vorhanden. Abrechnung der einzelnen erbrachten Leistung(en).

Kommentar: Die Leistung nach Nr. 13500 ist im Behandlungsfall = Quartalsfall nicht neben allgemein diagnostisch-internistischen Leistungen und Leistungen aus dem Bereich 13.3 abrechnungsfähig. Eine erforderliche zytostatische Therapie ist zusätzlich nach Nr. 13502 abrechenbar.

13501*	**Zusatzpauschale intensivierte Nachbetreuung nach allogener(n) oder autologer(n) Transplantation(en) hämatopoetischer Stammzellen**	**191 Pkt.** **20,99 €**

Obligater Leistungsinhalt
- Intensivierte Nachbetreuung nach allogener oder autologer Transplantation(en) hämatopoetischer Stammzellen,
- Nachbetreuung von Patienten mit Stammzelltransplantation,

Fakultativer Leistungsinhalt
- Überwachung des spezifischen Therapieschemas,
- Erfassung und Dokumentation der Toxizität,

Abrechnungsbestimmung: einmal im Behandlungsfall

Abrechnungsausschluss: im Behandlungsfall 13210, 13211, 13212, 13622, 36882, 36883 und Kapitel 13.2.2, 13.3.1, 13.3.2, 13.3.3, 13.3.5, 13.3.6, 13.3.7, 13.3.8

Bericht: Berichtspflicht – Übermittlung der Behandlungsdaten siehe Allg. Bestimmungen 2.1.4 Berichtspflicht

Aufwand in Minuten:
Kalkulationszeit: 13   **Prüfzeit:** 12   **Eignung d. Prüfzeit:** Nur Quartalsprofil

GOÄ entsprechend oder ähnlich: Leistung in der GOÄ so nicht vorhanden. Abrechnung der einzelnen erbrachten Leistung(en).

Kommentar: Die Leistung nach Nr. 13551ist im Behandlungsfall = Quartalsfall nicht neben allgemein diagnostisch-internistischen Leistungen und Leistungen aus dem Bereich 13.3 abrechnungsfähig.

13502*	**Zusatzpauschale intensive, aplasieinduzierende und/oder toxizitätsadaptierte antiproliferative Behandlung**	**177 Pkt.** **19,45 €**

Obligater Leistungsinhalt
- Intensive, aplasieinduzierende

und/oder
- Toxizitätsadaptierte Behandlung,
- Erfassung und Dokumentation der Toxizität,

Abrechnungsbestimmung: einmal im Behandlungsfall

Abrechnungsausschluss: im Behandlungsfall 13210, 13211, 13212, 13622, 36882, 36883 und Kapitel 13.2.2, 13.3.1, 13.3.2, 13.3.3, 13.3.5, 13.3.6, 13.3.7, 13.3.8

Bericht: Berichtspflicht – Übermittlung der Behandlungsdaten siehe Allg. Bestimmungen 2.1.4 Berichtspflicht

Aufwand in Minuten:
Kalkulationszeit: 13   **Prüfzeit:** 12   **Eignung d. Prüfzeit:** Nur Quartalsprofil

GOÄ entsprechend oder ähnlich: Leistung in der GOÄ so nicht vorhanden. Abrechnung der einzelnen erbrachten Leistung(en).

Kommentar: Die Leistung nach Nr. 13552 ist im Behandlungsfall = Quartalsfall nicht neben allgemein diagnostisch-internistischen Leistungen und Leistungen aus dem Bereich 13.3 abrechnungsfähig. Eine erforderliche Behandlung nach Nr. 13500 ist zusätzlich abrechenbar.

13505* Aderlass mit Entnahme von mindestens 200 ml Blut	165 Pkt.
	18,13 €

Obligater Leistungsinhalt
• Persönlicher Arzt-Patienten-Kontakt

Anmerkung: Die Leistung nach der Gebührenordnungsposition 13505 ist entgegen der Bestimmungen im Anhang 1 des EBM für Fachärzte für Innere Medizin mit dem Schwerpunkt Hämatologie und Internistische Onkologie neben den Grundpauschalen nach den Gebührenordnungspositionen 13490 bis 13492 berechnungsfähig.
Die Gebührenordnungsposition 13505 ist ausschließlich bei Patienten mit den Diagnosen Polycythaemia vera (ICD-10-GM: D45) und/oder Hämochromatose (ICD-10-GM: E83.1) berechnungsfähig.

Abrechnungsausschluss: im Behandlungsfall 36881, 36882, 36883 und Kapitel 13.2.1, 13.2.2, 13.3.1, 13.3.2, 13.3.3, 13.3.5, 13.3.6, 13.3.7, 13.3.8

Berichtspflicht: Nein

Aufwand in Minuten:
Kalkulationszeit: 2   **Prüfzeit:** 2   **Eignung der Prüfzeit:** Tages- u. Quartalsprofil

13507* Erörterung der Besonderheiten des biomarkerbasierten	65 Pkt.
Tests bei Patientinnen mit primärem Mammakarzinom	7,14 €
gemäß Nr. 30 der Anlage I „Anerkannte Untersuchungs-	
oder Behandlungsmethoden" der Richtlinie Methoden	
vertragsärztliche Versorgung des Gemeinsamen	
Bundesausschusses	

Obligater Leistungsinhalt
• Persönlicher Arzt-Patienten-Kontakt,
• Überprüfung der Indikation
oder
• Mitteilung und Erörterung des Testergebnisses,
• Dauer mindestens 5 Minuten,

Fakultativer Leistungsinhalt

* Ausgabe des Merkblattes gemäß Abschnitt B der Nr. 30 der Anlage I „Anerkannte Untersuchungs- oder Behandlungsmethoden" der Richtlinie Methoden vertragsärztliche Versorgung des Gemeinsamen Bundesausschusses

Abrechnungsbestimmung: je vollendete 5 Minuten

Anmerkung: Die Gebührenordnungsposition 13507 ist höchstens fünftmal im Krankheitsfall berechnungsfähig

Abrechnungsausschluss im Behandlungsfall 08347, 36881, 36882, 36883 und Kapitel 13.3.1, 13.3.2, 13.3.3, 13.3.5, 13.3.6, 13.3.7, 13.3.8

Aufwand in Minuten:

Kalkulationszeit: 5   **Prüfzeit:** 5   **Eignung d. Prüfzeit:** Keine Eignung

13.3.5 Kardiologische Gebührenordnungspositionen

1. Die Gebührenordnungspositionen des Abschnitts III.b-13.3.5 können – unter Berücksichtigung von I-1.3 der Allgemeinen Bestimmungen nur von Fachärzten für Innere Medizin mit Schwerpunkt Kardiologie berechnet werden.
2. Die Gebührenordnungspositionen 13571 und 13573 bis 13576 können darüber hinaus von allen in der PrDie Gebührenordnungspositionen 13571 und 13573 bis 13576 können darüber hinaus von allen in der Präambel 13.1 unter 1. aufgeführten Vertragsärzten nach Genehmigung durch die Kassenärztliche Vereinigung berechnet werden.
3. Für Praxen, die über die Möglichkeit der Erbringung der Stressechokardiographie bei physikalischer Stufenbelastung (Vorhalten eines Kippliege-Ergometers) verfügen, ist die Gebührenordnungsposition 13545 nicht berechnungsfähig.
4. Für Praxen, die nicht über die Möglichkeit der Erbringung der Stressechokardiographie bei physikalischer Stufenbelastung (Vorhalten eines Kippliege-Ergometers) verfügen, ist die Gebührenordnungsposition 13550 nicht berechnungsfähig.

Kommentar: Alle Leistungen dieses Abschnitts können grundsätzlich nur von Fachärzten für Innere Medizin mit Schwerpunkt Kardiologie abgerechnet werden. Nach Abschnitt 1.3. der Allgemeinen Bestimmungen ist Voraussetzung das Führen der Bezeichnung, die darauf basierende Zulassung und/oder die Erfüllung der Kriterien.

Darüber hinaus kann die Leistung nach Nr. 13552 von allen Fachärzten für Innere Medizin abgerechnet werden, die nicht an der hausärztlichen Versorgung teilnehmen und eine entsprechende Genehmigung der Kassenärztlichen Vereinigung haben.

Für Praxen, die einen Kippliege-Ergometer zur Erbringung der Stressechokardiograpie bei physikalischer Belastung haben, ist die Zusatzpauschale Kardiologie I (Nr. 13545) nicht abrechnungsfähig. Für Praxen, die eine solche Möglichkeit nicht vorhalten, ist die Zusatzpauschale Kardiologie II (Nr. 13550) nicht abrechnungsfähig.

Grundpauschale

Obligater Leistungsinhalt

* Persönlicher Arzt-Patienten-Kontakt und/oder Arzt-Patienten-Kontakt im Rahmen einer Videosprechstunde gemäß Anlage 31b zum BMV-Ä,

Fakultativer Leistungsinhalt
- Weitere persönliche oder andere Arzt-Patienten-Kontakte gemäß I-4.3.1 der Allgemeinen Bestimmungen,
- Ärztlicher Bericht entsprechend der Gebührenordnungsposition 01600,
- Individueller Arztbrief entsprechend der Gebührenordnungsposition 01601,
- In Anhang VI-1 aufgeführte Leistungen,

Abrechnungsbestimmung: einmal im Behandlungsfall

13540	für Versicherte bis zum vollendeten 5. Lebensjahr	154 Pkt.
		16,92 €

Abrechnungsbestimmung: einmal im Behandlungsfall

Abrechnungsausschluss: in derselben Sitzung 01436
im Behandlungsfall 01600, 01601, 13210, 13211, 13212, 13390, 13391, 13392, 13401, 13410, 13411, 13412, 13420, 13424, 13430, 13431, 13435, 13437, 13438, 13439, 13622, 36881, 36882, 36883 und Kapitel 13.3.1, 13.3.2, 13.3.4, 13.3.6, 13.3.7, 13.3.8

Aufwand in Minuten:
Kalkulationszeit: 12   **Prüfzeit:** 10   **Eignung d. Prüfzeit:** Nur Quartalsprofil

GOÄ entsprechend oder ähnlich: Leistungskomplex in der GOÄ nicht vorhanden. Abrechnung der einzelnen erbrachten GOÄ-Leistung(en).

Kommentar: Die Grundpauschale ist beim ersten kurativ-ambulanten persönlichen Arzt-Patienten-Kontakt im Behandlungsfall berechnungsfähig. Bei dem internistischen fachärztlichen Versorgungsbereich wurden in den einzelnen Bereichen Grundpauschalen neu eingeführt. Ein persönlicher Arzt-Patienten-Kontakt setzt die räumliche und zeitgleiche Anwesenheit des Arztes und des Patienten und eine direkte Interaktion (z.B. Gespräch) voraus. Bei einem ausschließlich telefonischen Kontakt, ist die Grundpauschale nicht abrechenbar.
Die Pauschale ist nur einmal im Behandlungsfall bzw. bei arztgruppenübergreifender Behandlung nur einmal im Arztfall berechenbar.
In dieser Pauschale sind die Leistungen des EBM, die im **Anhang 1 (Verzeichnis der nicht gesondert abrechnungsfähigen und in Komplexen enthaltenen Leistungen …)** enthalten sind, integriert und damit auch als Kassenleistungen honoriert und können nicht mehr gesondert abgerechnet werden, es sei denn, sie finden sich in den arztgruppenspezifischen Kapiteln ausdrücklich als abrechnungsfähige Leistung angegeben.
Es ist einem Vertragsarzt nicht gestattet, die in der Anlage 1 aufgeführten Leistungen einem GKV-Versicherten als Individuelle Gesundheitsleistung (IGeL) anzubieten und privat nach GOÄ als IGeL-Leistung abzurechnen.
Wird in demselben Quartal eine kurativ-ambulante und eine kurativ-stationäre (belegärztliche) Behandlung durchgeführt, ist die Grundpauschale je einmal berechnungsfähig. Es ist aber von der Punktzahl der zweiten zur Abrechnung kommenden Grundpauschale ein Abschlag von 50 % vorzunehmen.

13541	für Versicherte ab Beginn des 6. bis zum vollendeten 59. Lebensjahr	215 Pkt.
		23,62 €

Abrechnungsbestimmung: Siehe Nr. 13540.

Aufwand in Minuten:
Kalkulationszeit: 16   **Prüfzeit:** 13   **Eignung d. Prüfzeit:** Nur Quartalsprofil

GOÄ entsprechend oder ähnlich: Leistungskomplex in der GOÄ nicht vorhanden. Abrechnung der einzelnen erbrachten GOÄ-Leistung(en).

13542	für Versicherte ab Beginn des 60. Lebensjahres	223 Pkt.
		24,50 €

Abrechnungsbestimmung: Siehe Nr. 13540.

Aufwand in Minuten:
Kalkulationszeit: 17   **Prüfzeit:** 14   **Eignung d. Prüfzeit:** Nur Quartalsprofil

GOÄ entsprechend oder ähnlich: Leistungskomplex in der GOÄ nicht vorhanden. Abrechnung der einzelnen erbrachten GOÄ-Leistung(en).

13543	Zuschlag zu den Gebührenordnungspositionen 13540 bis 13542 für die kardiologisch-internistische Grundversorgung	41 Pkt.
		4,50 €

Abrechnungsbestimmung: einmal im Behandlungsfall

Anmerkung: Der Zuschlag nach der Gebührenordnungsposition 13543 kann nur in Behandlungsfällen abgerechnet werden, in denen ausschließlich die Gebührenordnungspositionen 01444, 01450, 01451, 01640 bis 01642, 13540 bis 13542, 13544, 13547, 13548 und/oder 32001 berechnet werden.

Aufwand in Minuten:
Kalkulationszeit: KA   **Prüfzeit:** ./.   **Eignung d. Prüfzeit:** Keine Eignung

13544	Zuschlag zu der Gebührenordnungsposition 13543	11 Pkt.
		1,21 €

Abrechnungsbestimmung: einmal im Behandlungsfall

Anmerkung: Die Gebührenordnungsposition 13544 wird durch die zuständige Kassenärztliche Vereinigung zugesetzt.

Aufwand in Minuten:
Kalkulationszeit: KA   **Prüfzeit:** ./.   **Eignung d. Prüfzeit:** Keine Eignung

13545*	Zusatzpauschale Kardiologie	739 Pkt.
		81,19 €

Obligater Leistungsinhalt
- Duplex-Echokardiographische Untersuchung (Nr. 33022),
- Druckmessung(en),

Fakultativer Leistungsinhalt
- Infusion(en) (Nr. 02100),
- Arterielle Blutentnahme (Nr. 02330),
- Intraarterielle Injektion (Nr. 02331),

- Belastungs-EKG (Nr. 13251),
- Aufzeichnung Langzeit-EKG (Nr. 13252),
- Computergestützte Auswertung Langzeit-EKG (Nr. 13253),
- Langzeit-Blutdruckmessung (Nr. 13254),
- Doppler-Echokardiographische Untersuchung (Nr. 33021),
- Echokardiographische Untersuchung (Nr. 33020),
- Untersuchung mittels Einschwemmkatheter in Ruhe,
- Untersuchung mittels Einschwemmkatheter in Ruhe sowie während und nach physikalisch definierter und reproduzierbarer Belastung,
- Laufbandergometrie(n),
- Intraluminale Messung(en) des Arteriendrucks oder des zentralen Venendrucks,
- Messung(en) von Herzzeitvolumen und/oder Kreislaufzeiten,
- Applikation der Testsubstanz(en),

Abrechnungsbestimmung: einmal im Behandlungsfall

Anmerkung: Die Berechnung der Gebührenordnungsposition 13545 setzt eine Genehmigung der Kassenärztlichen Vereinigung nach der Ultraschallvereinbarung gemäß § 135 Abs. 2 SGB V voraus.
Entgegen Nr. I-4.3.2 der Allgemeinen Bestimmungen kann die Gebührenordnungsposition 13545 auch dann berechnet werden, wenn die Arztpraxis nicht über die Möglichkeit zur Erbringung von Einschwemmkathetern, der intraluminalen Messung des Arteriendrucks oder des zentralen Venendrucks, der Messung von Herzzeitvolumen und/oder Kreislaufzeiten und von Leistungsinhalten der Gebührenordnungspositionen 13300 und 13301 verfügt.
In schwerpunktübergreifenden Berufsausübungsgemeinschaften und in medizinischen Versorgungszentren kann die Gebührenordnungsposition 13545 neben der Gebührenordnungsposition 13300 berechnet werden.
In der Gebührenordnungsposition 13545 sind die Kosten für den Einschwemmkatheter mit Ausnahme des Swan-Ganz-Katheters enthalten.

Abrechnungsausschluss: in derselben Sitzung 02300, 02301, 02302
im Behandlungsfall 02100, 02101, 02330, 02331, 03241, 03321, 03322, 03324, 04241, 04321, 04322, 04324, 04410, 13210, 13211, 13212, 13250, 13550, 13622, 27321, 27322, 27323, 27324, 30500, 33020, 33021, 33022, 33030, 33031, 36882, 36883 und Kapitel 13.2.2.3, 13.3.1, 13.3.2, 13.3.3, 13.3.4, 13.3.6, 13.3.7, 13.3.8

Bericht: Berichtspflicht – Übermittlung der Behandlungsdaten siehe Allg. Bestimmungen 2.1.4 Berichtspflicht

Aufwand in Minuten:
Kalkulationszeit: KA   **Prüfzeit:** 28   **Eignung d. Prüfzeit:** Nur Quartalsprofil

GOÄ entsprechend oder ähnlich: Leistungskomplex in der GOÄ nicht vorhanden. Abrechnung der einzelnen erbrachten GOÄ-Leistung(en).

Kommentar: Die Leistung nach Nr. 13545 ist im Behandlungsfall = Quartalsfall nicht neben allgemein diagnostisch-internistischen Leistungen und Leistungen aus dem Bereich 13.3 abrechnungsfähig. Die Leistungslegende und Kurzlegende der EBM Nr. 13545 werden redaktionell korrigiert. Mit der Ergänzung der Leistungslegende der EBM Nr.13652 wird klargestellt, dass die EBM Nr. 13652 auch dann berechnet werden kann, wenn die Leistung entsprechend der EBM Nr. 13650 (Zusatzpauschale Pneumologisch-Diagnostischer Komplex) bereits an einem anderen Tag durchgeführt und berechnet wurde.

| 13547 | Zuschlag zu den Gebührenordnungspositionen 13540 bis 13542 | 2 Pkt. 0,22 € |

Abrechnungsbestimmung: einmal im Behandlungsfal

Anmerkung: Die Gebührenordnungsposition 13547 wird durch die zuständige Kassenärztliche Vereinigung zugesetzt.

Abrechnungsausschluss: im Behandlungsfall 01630

Berichtspflicht: Nein

Aufwand in Minuten:
Kalkulationszeit: KA   Prüfzeit: ./.   Eignung d. Prüfzeit: Keine Eignung

| 13548 | Zuschlag zu den Gebührenordnungspositionen 13540 bis 13542 für die Behandlung aufgrund einer TSS-Vermittlung gemäß Allgemeiner Bestimmung 4.3.10.1 oder 4.3.10.2, | |

Abrechnungsbestimmung: einmal im Arztgruppenfall

Anmerkung: Die Gebührenordnungsposition 13548 kann durch die zuständige Kassenärztliche Vereinigung zugesetzt werden.

Berichtspflicht: Nein

Abrechnungsausschluss: im Arztgruppenfall 01710

| 13551* | Elektrostimulation des Herzens | 517 Pkt. 56,80 € |

Obligater Leistungsinhalt
* Temporäre transvenöse Elektrostimulation des Herzens,
* Elektrodeneinführung,
* EKG-Monitoring

Fakultativer Leistungsinhalt
* Elektrokardiographische Untersuchung mittels intrakavitärer Ableitung

Abrechnungsausschluss: in derselben Sitzung 01222, 02300, 02301, 02302 im Behandlungsfall 13210, 13211, 13212, 36881, 36882, 36883 und Kapitel 13.2.2, 13.3.1, 13.3.2, 13.3.3, 13.3.4, 13.3.6, 13.3.7, 13.3.8

Aufwand in Minuten:
Kalkulationszeit: 22   Prüfzeit: 20   Eignung d. Prüfzeit: Tages- und Quartalsprofil

GOÄ entsprechend oder ähnlich: Nr. 430

| 13560* | Ergospirometrische Untersuchung | 394 Pkt. 43,29 € |

Obligater Leistungsinhalt
* Ergospirometrische Untersuchung in Ruhe und unter physikalisch definierter Belastung und reproduzierbarer Belastungsstufe,

- Gleichzeitige obligatorische Untersuchung der Atemgase, Ventilationsparameter und der Herz-Kreislauf-Parameter,
- Monitoring,
- Dokumentation mittels „9-Felder-Graphik"

Abrechnungsausschluss: im Behandlungsfall 13210, 13211, 13212, 13622, 36881, 36882, 36883 und Kapitel 13.2.2, 13.3.1, 13.3.2, 13.3.3, 13.3.4, 13.3.6, 13.3.7, 13.3.8

Aufwand in Minuten:
Kalkulationszeit: 9   **Prüfzeit:** 9   **Eignung d. Prüfzeit:** Tages- und Quartalsprofil

GOÄ entsprechend oder ähnlich: Nr. 606*

Kommentar: Die Leistung nach Nr. 13560 ist im Behandlungsfall = Quartalsfall nicht neben allgemein diagnostisch-internistischen Leistungen und Leistungen aus dem Bereich 13.3 abrechnungsfähig.

13561* Zusatzpauschale Behandlung eines Herz-Transplantat-trägers	**211 Pkt.**
	23,18 €

Obligater Leistungsinhalt
- Behandlung eines Transplantatträgers,
- Kontrolle der Transplantatfunktion(en),
- Überwachung des spezifischen Therapieschemas,

Fakultativer Leistungsinhalt
- Instruktion der Bezugsperson(en),
- Abstimmung mit dem Hausarzt,

Abrechnungsbestimmung: einmal im Behandlungsfall

Abrechnungsausschluss: im Behandlungsfall 13210, 13211, 13212, 13622, 36881, 36882, 36883 und Kapitel 13.2.2, 13.3.1, 13.3.2, 13.3.3, 13.3.4, 13.3.6, 13.3.7, 13.3.8

Bericht: Berichtspflicht – Übermittlung der Behandlungsdaten siehe Allg. Bestimmungen 2.1.4 Berichtspflicht

Aufwand in Minuten:
Kalkulationszeit: KA   **Prüfzeit:** 15   **Eignung d. Prüfzeit:** Nur Quartalsprofil

GOÄ entsprechend oder ähnlich: Leistung in der GOÄ so nicht vorhanden. Abrechnung der einzelnen erbrachten Leistung(en).

Kommentar: Die Leistung nach Nr. 13561 ist im Behandlungsfall = Quartalsfall nicht neben allgemein diagnostisch-internistischen Leistungen und Leistungen aus dem Bereich 13.3 (Schwerpunktorientierte internistische Versorgung) abrechnungsfähig.

13571* Funktionsanalyse eines Herzschrittmachers zur antibra-dykarden Therapie	**216 Pkt.**
	23,73 €

Obligater Leistungsinhalt
- Persönlicher Arzt-Patienten-Kontakt,
- Funktionsanalyse eines Herzschrittmachers zur antibradykarden Therapie,
- Überprüfung des Batteriezustandes,

- Überprüfung und Dokumentation der programmierbaren Parameter und Messwerte durch Ausdruck des Programmiergerätes,
- Kontrolle der Funktionsfähigkeit der Elektrode(n)

Fakultativer Leistungsinhalt

- Umprogrammierung

Anmerkung: Die Berechnung der Gebührenordnungsposition 13571 setzt eine Genehmigung der Kassenärztlichen Vereinigung nach der Qualitätssicherungsvereinbarung zur Rhythmusimplantat-Kontrolle gemäß § 135 Abs. 2 SGB V voraus.

Die Gebührenordnungsposition 13571 ist höchstens fünfmal im Krankheitsfall berechnungsfähig. Bei Versicherten, bei denen gleichzeitig eine Strahlentherapie durchgeführt wird, besteht mit Begründung im Krankheitsfall keine Obergrenze. Als Begründung ist der ICD-10-Kode der für die Strahlentherapie maßgeblichen Erkrankung bei der Abrechnung anzugeben.

Die Gebührenordnungsposition 13571 ist im Behandlungsfall nicht neben den Gebührenordnungspositionen 13300, 13301, 13310, 13311, 13350, 13400 bis 13402, 13410 bis 13412, 13420 bis 13426, 13430, 13431, 13435, 13437 bis 13439, 13500 bis 13502, 13573 bis 13576, 13600 bis 13602, 13610 bis 13612, 13620 bis 13622, 13650, 13651, 13660 bis 13664, 13670, 13675, 13700, 13701 und 36881 bis 36883 berechnungsfähig

Berichtspflicht: Nein

Aufwand in Minuten:
Kalkulationszeit: KA   **Prüfzeit:** 7   **Eignung d Prüfzeit:** Tages- und Quartalsprofil

Kommentar: Die KVNord informiert u.a.: ... „Die Abrechnungssystematik zur Kontrolle von Schrittmachersystemen wird ab 1. Oktober 2017 differenzierter. In EBM-Kapitel 4 (Pädiatrie) und 13 (Innere Medizin, Kardiologie) werden jeweils drei neue Gebührenordnungspositionen für die konventionelle Kontrolle und zwei EBM Nrn. für die telemedizinische Funktionsanalyse von Schrittmachern aufgenommen. Zugleich werden die bisherigen EBM Nrn. 04417, 04418, 13552 und 13554 gestrichen.

Die Bewertung der neuen EBM Nrn. ist abhängig vom Aggregattyp und nicht davon, ob es sich um eine konventionelle und telemedizinische Funktionskontrolle handelt. Damit wird der Aufwand für die Kontrolle der unterschiedlichen Systeme besser berücksichtigt. Die Vergütung erfolgt – wie bei den bisherigen EBM Nrn.– innerhalb der morbiditätsbedingten Gesamtvergütung. Unterschieden werden Herzschrittmacher, implantierte Kardioverter/Defibrillatoren und implantierte Systeme zur kardialen Resynchronisationstherapie (CRT-P, CRT-D).

Vertragsärzte, die solche Kontrolluntersuchungen durchführen wollen, benötigen eine Genehmigung der Kassenärztlichen Vereinigung. Ab Januar 2018 gelten die Anforderungen der neuen Vereinbarung..."

Art der Funktionskontrolle	EBM Nr.	Bewertung (Punkte)
konventionell	13571 (Schrittmacher)	189
	13573 (Kardioverter/Defibrillator)	350
	13575 (CRT)	431
telemedizinisch	13574 (Kardioverter/Defibrillator)	350
	13576 (CRT)	431

Zu den Anforderungen der fachlichen Fähigkeiten, an die apparative Ausstattung u.ä. siehe die Informationen bei den regionalen KVen – hier ein Beispiel der KV Bremen: https://www.kvhb.de/sites/default/files/rili-herzschrittmacher.pdf

13573* Funktionsanalyse eines implantierten Kardioverters bzw.	400 Pkt.
Defibrillators	43,95 €

Obligater Leistungsinhalt
- Persönlicher Arzt-Patienten-Kontakt,
- Funktionsanalyse eines implantierten Kardioverters bzw. Defibrillators,
- Überprüfung des Batteriezustandes,
- Überprüfung und Dokumentation der programmierbaren Parameter und Messwerte durch Ausdruck des Programmiergerätes,
- Kontrolle der Funktionsfähigkeit der Elektrode

Fakultativer Leistungsinhalt
- Umprogrammierung

Anmerkung: Die Berechnung der Gebührenordnungsposition 13573 setzt eine Genehmigung der Kassenärztlichen Vereinigung nach der Qualitätssicherungsvereinbarung zur Rhythmusimplantat-Kontrolle gemäß § 135 Abs. 2 SGB V voraus.
Die Gebührenordnungspositionen 13573 und 13574 sind in Summe höchstens fünfmal im Krankheitsfall berechnungsfähig. Bei Versicherten, bei denen gleichzeitig eine Strahlentherapie durchgeführt wird, besteht mit Begründung im Krankheitsfall keine Obergrenze. Als Begründung ist der ICD-10-Kode der für die Strahlentherapie maßgeblichen Erkrankung bei der Abrechnung anzugeben.
Die Gebührenordnungsposition 13573 ist nicht neben der Gebührenordnungsposition 13574 berechnungsfähig.
Die Gebührenordnungsposition 13573 ist im Behandlungsfall nicht neben den Gebührenordnungspositionen 13300, 13301, 13310, 13311, 13350, 13400 bis 13402, 13410 bis 13412, 13420 bis 13426, 13430, 13431, 13435, 13437 bis 13439, 13500 bis 13502, 13571, 13575, 13576, 13600 bis 13602, 13610 bis 13612, 13620 bis 13622, 13650, 13651, 13660 bis 13664, 13670, 13675, 13700, 13701 und 36881 bis 36883 berechnungsfähig.

Berichtspflicht: Nein

Aufwand in Minuten:
Kalkulationszeit: KA   **Prüfzeit:** 14   **Eignung d Prüfzeit:** Tages- und Quartalsprofil
Kommentar: Siehe Kommentar zu Nr. 13571

13574* Telemedizinische Funktionsanalyse eines implantierten	400 Pkt.
Kardioverters bzw. Defibrillators	43,95 €

Obligater Leistungsinhalt
- Telemedizinische Funktionsanalyse eines implantierten Kardioverters bzw.Defibrillators,
- Überprüfung des Batteriezustandes,
- Überprüfung und Dokumentation der erhobenen Parameter und Messwerte,
- Kontrolle der Funktionsfähigkeit der Elektrode(n)

Anmerkung: Die Berechnung der Gebührenordnungsposition 13574 setzt im Krankheitsfall mindestens eine Funktionsanalyse gemäß der Gebührenordnungsposition 13573 – möglichst in der Arztpraxis des telemedizinisch überwachenden Vertragsarztes – voraus.
Die Berechnung der Gebührenordnungsposition 13574 setzt eine Genehmigung der Kassenärztlichen Vereinigung nach der Qualitätssicherungsvereinbarung zur Rhythmusimplantat-Kontrolle gemäß § 135 Abs. 2 SGB V voraus.

Die Berechnung derGebührenordnungsposition 13574 setzt den Nachweis der Erfüllung der Vorgaben gemäß Anlage 31 zum Bundesmantelvertrag-Ärzte (BMV-Ä) voraus.

Die Gebührenordnungspositionen 13573 und 13574 sind in Summe höchstens fünfmal im Krankheitsfall berechnungsfähig. Bei Versicherten, bei denen gleichzeitig eine Strahlentherapie durchgeführt wird, besteht mit Begründung im Krankheitsfall keine Obergrenze. Als Begründung ist der ICD-10-Kode der für die Strahlentherapie maßgeblichen Erkrankung bei der Abrechnung anzugeben.

Die Gebührenordnungsposition 13574 ist nicht neben der Gebührenordnungsposition 13573 berechnungsfähig.

Abrechnungsausschluss: im Behandlungsfall 13300, 13301, 13310, 13311, 13350, 13400, 13401, 13402, 13410, 13411, 13412, 13420, 13421, 13422, 13423, 13424, 13425, 13426, 13430, 13431, 13435, 13437, 13438, 13439, 13500, 13501, 13502, 13571, 13575, 13576, 13600, 13601, 13602, 13610, 13611, 13612, 13620, 13621, 13622, 13650, 13651, 13660, 13661, 13662, 13663, 13664, 13670, 13675, 13700, 13701, 36881, 36882, 36883

Berichtspflicht: Nein

Aufwand in Minuten:
Kalkulationszeit: KA   **Prüfzeit:** 14   **Eignung d Prüfzeit:** Nur Quartalsprofil
Kommentar: Siehe Kommentar zu Nr. 13571

13575* Funktionsanalyse eines implantierten Systems zur kardialen Resynchronisationstherapie (CRT-P, CRT-D)	492 Pkt. 54,06 €

Obligater Leistungsinhalt
- Persönlicher Arzt-Patienten-Kontakt,
- Funktionsanalyse eines implantiertenSystems zur kardialenResynchronisationstherapie (CRT-P, CRT-D),
- Überprüfung des Batteriezustandes,
- Überprüfung und Dokumentation derprogrammierbaren Parameter und Messwerte durch Ausdruck des Programmiergerätes,
- Kontrolle der Funktionsfähigkeit der Elektrode(n)

Fakultativer Leistungsinhalt
- Umprogrammierung

Anmerkung: Die Berechnung der Gebührenordnungsposition 13575 setzt eine Genehmigung der Kassenärztlichen Vereinigung nach der Qualitätssicherungsvereinbarung zur Rhythmusimplantat-Kontrolle gemäß § 135 Abs.2 SGB V voraus.

Die Gebührenordnungspositionen 13575 und 13576 sind in Summe höchstens fünfmal im Krankheitsfall berechnungsfähig. Bei Versicherten, bei denen gleichzeitig eine Strahlentherapie durchgeführt wird, besteht mit Begründung im Krankheitsfall keine Obergrenze. Als Begründung ist der ICD-10-Kode der für die Strahlentherapie maßgeblichen Erkrankung bei der Abrechnung anzugeben.

Die Gebührenordnungsposition 13575 ist nicht neben der Gebührenordnungsposition 13576 berechnungsfähig.

Abrechnungsausschluss: im Behandlungsfall 13300, 13301, 13310, 13311, 13350, 13400, 13401, 13402, 13410, 13411, 13412, 13420, 13421, 13422, 13423, 13424, 13425,

13426, 13430, 13431, 13435, 13437, 13438, 13439, 13500, 13501, 13502, 13571, 13575, 13576, 13600, 13601, 13602, 13610, 13611, 13612, 13620, 13621, 13622, 13650, 13651, 13660, 13661, 13662, 13663, 13664, 13670, 13675, 13700, 13701, 36881, 36882, 36883

Berichtspflicht: Nein

Aufwand in Minuten:
Kalkulationszeit: KA   **Prüfzeit:** 18   **Eignung d Prüfzeit:** Tages- und Quartalsprofil
Kommentar: Siehe Kommentar zu Nr. 13571

13576* Telemedizinische Funktionsanalyse eines implantierten Systems zur kardialen Resynchronisationstherapie (CRT-P, CRTD)	**492 Pkt.** **54,06 €**

Obligater Leistungsinhalt
* Telemedizinische Funktionsanalyse eines implantierten Systems zur kardialen Resynchronisationstherapie (CRT-P, CRT-D),
* Überprüfung des Batteriezustandes,
* Überprüfung und Dokumentation dererhobenen Parameter und Messwerte,
* Kontrolle der Funktionsfähigkeit derElektrode(n)

Anmerkung: Die Berechnung der Gebührenordnungsposition 13576 setzt im Krankheitsfall mindestens eine Funktionsanalyse gemäß der Gebührenordnungsposition 13575 – möglichst in der Arztpraxis des telemedizinisch überwachenden Vertragsarztes – voraus.
Die Berechnung der Gebührenordnungsposition 13576 setzt eine Genehmigung der Kassenärztlichen Vereinigung nach der Qualitätssicherungsvereinbarung zur Rhythmusimplantat-Kontrolle gemäß § 135 Abs.2 SGB V voraus.
Die Berechnung der Gebührenordnungsposition 13576 setzt den Nachweis der Erfüllung der Vorgaben gemäß Anlage 31 zum Bundesmantelvertrag-Ärzte (BMV-Ä) voraus.
Die Gebührenordnungspositionen 13575 und 13576 sind in Summe höchstens fünfmal im Krankheitsfall berechnungsfähig. Bei Versicherten, bei denen gleichzeitig eine Strahlentherapie durchgeführt wird, besteht mit Begründung im Krankheitsfall keine Obergrenze. Als Begründung ist der ICD-10-Kode der für die Strahlentherapie maßgeblichen Erkrankung bei der Abrechnung anzugeben.
Die Gebührenordnungsposition 13576 ist nicht neben der Gebührenordnungsposition 13575 berechnungsfähig.

Abrechnungsausschluss: im Behandlungsfall 13300, 13301, 13310, 13311, 13350, 13400, 13401, 13402, 13410, 13411, 13412, 13420, 13421, 13422, 13423, 13424, 13425, 13426, 13430, 13431, 13435, 13437, 13438, 13439, 13500, 13501, 13502, 13571, 13575, 13576, 13600, 13601, 13602, 13610, 13611, 13612, 13620, 13621, 13622, 13650, 13651, 13660, 13661, 13662, 13663, 13664, 13670, 13675, 13700, 13701, 36881, 36882, 36883

Berichtspflicht: Nein

Aufwand in Minuten:
Kalkulationszeit: KA   **Prüfzeit:** 18   **Eignung d Prüfzeit:** Nur Quartalsprofil
Kommentar: Siehe Kommentar zu Nr. 13571

13.3.6 Gebührenordnungspositionen der Nephrologie und Dialyse

1. Die Gebührenordnungspositionen 13590 bis 13592, 13600 und 13601 können – unter Berücksichtigung von 1.3 der Allgemeinen Bestimmungen – nur von Fachärzten für Innere Medizin mit dem Schwerpunkt Nephrologie und/oder Vertragsärzten, die über eine Genehmigung zur Durchführung von Blutreinigungsverfahren gemäß § 135 Abs. 2 SGB V verfügen, berechnet werden. Die Berechnung der Gebührenordnungspositionen 13602, 13610 bis 13612 und 13620 bis 13622 setzt eine Genehmigung der Kassenärztlichen Vereinigung nach der Vereinbarung zu den Blutreinigungsverfahren und/oder zur ambulanten Durchführung der LDL-Elimination als extrakorporales Hämotherapieverfahren gemäß § 135 Abs. 2 SGB V voraus. Die Berechnung der Gebührenordnungspositionen 13620 bis 13622 setzt eine Genehmigung der Kassenärztlichen Vereinigung nach Nr. 1 Anlage I „Anerkannte Untersuchungs- oder Behandlungsmethoden" der Richtlinie Methoden vertragsärztlicher Versorgung des Gemeinsamen Bundesausschusses voraus.
2. Der Leistungsumfang der Gebührenordnungsposition 13610 bei Durchführung einer Zentrums- bzw. Praxisdialyse oder bei Apheresen entsprechend der Gebührenordnungsposition 13620, 13621 oder 13622 schließt die ständige Anwesenheit des Arztes ein. Der Leistungsumfang der Gebührenordnungsposition 13610 bei Heimdialyse oder zentralisierter Heimdialyse sowie der Gebührenordnungspositionen 13611 und 13612 schließt die ständige Bereitschaft des Arztes ein.
3. Neben den Gebührenordnungspositionen 13610, 13611, 13612, 13620, 13621 und 13622 sind aus den Abschnitten 1.1, 1.2, 1.3 und 1.4 nur die Gebührenordnungspositionen 01100, 01101, 01220 bis 01222, 01320 bis 01323, 01411, 01412 und 01415 berechnungsfähig.
4. Die Gebührenordnungspositionen nach den Abschnitten 13610 bis 13612 und 13620 bis 13622 berechnungsfähig.
5. Solange sich der Kranke in Dialyse- bzw. LDL-Apherese-Behandlung befindet, können die Gebührenordnungspositionen 32038, 32039, 32065, 32066 bzw. 32067, 32068, 32081, 32082, 32083, 32086 und 32112 weder von dem die Dialyse bzw. LDL-Apherese durchführenden noch von dem Arzt berechnet werden, dem diese Leistungen als Auftrag zugewiesen werden. Für die Gebührenordnungsposition 13611 gilt dies in gleicher Weise zusätzlich für die Gebührenordnungsposition 32036.
6. Entgegen der Beschränkung der Erbringung von Gebührenordnungspositionen des Abschnitts der Anlage 9.1.3 des Bundesmantelvertrags-Ärzte (BMV-Ä) die Gebührenordnungspositionen 13251 und 13254 für Fachärzte für Innere Medizin mit der Schwerpunktbezeichnung „Nephrologie" und/oder Vertragsärzten, die über eine Genehmigung zur Durchführung von Blutreinigungsverfahren gemäß § 135 Abs. 2 SGB V verfügen, berechnungsfähig. Die Leistungen nach der Anlage 9.1 des Bundesmantelvertrags-Ärzte (BMV-Ä) sind durch Fachärzte für Innere Medizin mit Schwerpunktbezeichnung „Nephrologie" und/oder Vertragsärzten, die über eine Genehmigung zur Durchführung von Blutreinigungsverfahren gemäß § 135 Abs. 2 SGB V verfügen, berechnungsfähig.

Kommentar: Die Abrechnung der in diesem Abschnitt genannten Gebührenordnungspositionen (Nrn. 13590 bis 13621) setzt den Besitz einer Genehmigung der Kassenärztlichen Vereinigung zur Dialyse-Behandlung und/oder LDL-Elemination voraus. Die Berechnung der Leistungen nach den Nrn. 13590 bis 13592, 13600 und 13601 ist auch Ärzten für Innere Medizin mit dem Schwerpunkt Nephrologie gestattet, die keine solche Genehmigung haben. Für die Erbringung von Leistungen der Apherese als extrakorporales Hämotherapieverfahren sind nach der Richtlinie Methoden vertragsärztlicher Versorgung des Gemeinsamen Bundesausschusses erleichterte fachliche Voraussetzungen nachzuweisen.

Die Abrechnung der Gebührenordnungspositionen 13610 (Zusatzpauschale) bei einer Zentrums- oder Praxisdialyse oder der Nrn. 13620 oder 13621 (Zusatzpauschalen) bei Aphereseverfahren setzt die ständige Anwesenheit des Arztes voraus. Dagegen genügt für die Abrechnung der Gebührenordnungspositionen 13610 (Zusatzpauschale) bei Heimdialyse oder zentralisierter Heimdialyse bzw.13611 und 13612 (Zusatzpauschale und Zuschlag) bei CAPD oder CCPD die ständige Bereitschaft des Arztes.

Neben den Pauschalen nach den Nrn. 13610,13611, 13612, 13620 und 13621 sind aus den allgemeinen Gebührenordnungspositionen nur folgende Leistungen abrechnungsfähig:

- 01100, 01101 Unvorhergesehene Inanspruchnahme,
- 01220 bis 01222 Reanimationskomplex,
- Nrn. 01320, 01321 Grundpauschale für ermächtigte Ärzte, Krankenhäuser bzw. Institute,
- 01411, 01412 und 01415 Besuch.

Wichtig ist, dass auch für die nach der obigen Regelung zusätzlich abrechnungsfähigen Leistungen immer auch die Abrechnungsvoraussetzungen und -ausschlüsse beachtet werden müssen, die im EBM für die Abrechnung der jeweiligen Leistung genannt sind. Neben den Zusatzpauschalen nach den Nrn. 13610 bis 13621 sind Leistungen nach den Abschnitten 2.1 (Infusionen, Transfusionen, Reinfusionen, Programmierung von Medikamentenpumpen) und 2.3 (Kleinchirurgische Eingriffe, Allgemeine therapeutische Leistungen) dann nicht abrechnungsfähig, wenn es sich um Maßnahmen zum Anlegen, zur Steuerung oder zur Beendigung von Dialyse oder Apherese handelt.

Während einer Dialyse- bzw. LDL-Apherese-Behandlung dürfen weder vom Dialysearzt noch von einem Arzt, an den ein entsprechender Überweisungsauftrag gerichtet wurde, folgende Laborleistungen abgerechnet werden:

32038 (Hämoglobin), 32039 (Hämatokrit), 32065 (Harnstoff), 32066 bzw. 32067 (Kreatinin), 32068 (Alkalische Phosphatase), 32081 (Kalium), 32082 (Calcium), 32083 (Natrium), 32086 (Phosphor anorganisch) und 32112 (PTT). Bei Abrechnung der Nr. 13611 (Zusatzpauschale bei CAPD oder CCPD) ist auch die Nr. 32036 (Leukozytenzählung) in gleicher Weise nicht abrechnungsfähig.

Die Einschränkungen der Erbringung der Gebührenordnungspositionen des Abschnitts 13.2.2.3 auf Definitionsaufträge gelten hinsichtlich der Nrn. 13251 (Belastungs-EKG und 13252 (Langzeit-EKG) wegen der Vorgaben der Anlage 9.1.3 der Bundesmantelverträge nicht für Fachärzte für Innere Medizin mit der Schwerpunktbezeichnung „Nephrologie" und/oder Vertragsärzte mit einer Dialysegenehmigung.

Die in der Anlage 9.1. der Bundesmantelverträge (Versorgung chronisch niereninsuffizienter Patienten) genannten Leistungen können nur von Fachärzten für Innere Medizin mit der Schwerpunktbezeichnung „Nephrologie" und/oder Vertragsärzten mit einer Dialysegenehmigung abgerechnet werden.

Siehe auch: **Vereinbarung gemäß § 135 Abs. 2 SGB V zur Ausführung und Abrechnung von Blutreinigungsverfahren (Qualitätssicherungsvereinbarung zu den Blutreinigungsverfahren) vom 16. Juni 1997 in der Fassung vom 01. Juli 2009 Vereinbarung zu den Blutreinigungsverfahren – im Internet:** http://www.kbv.de/media/sp/Blutreinigungsverfahren.pdf

Grundpauschale

Obligater Leistungsinhalt

- Persönlicher Arzt-Patienten-Kontakt und/oder Arzt-Patienten-Kontakt im Rahmen einer Videosprechstunde gemäß Anlage 31b zum BMV-Ä,

Fakultativer Leistungsinhalt

- Weitere persönliche oder andere Arzt-Patienten-Kontakte gemäß I-4.3.1 der Allgemeinen Bestimmungen,
- Ärztlicher Bericht entsprechend der Gebührenordnungsposition 01600,
- Individueller Arztbrief entsprechend der Gebührenordnungsposition 01601,
- In Anhang VI-1 aufgeführte Leistungen,

Abrechnungsbestimmung: einmal im Behandlungsfall

13590 für Versicherte bis zum vollendeten 5. Lebensjahr	149 Pkt. 16,37 €

Abrechnungsbestimmung: einmal im Behandlungsfall

Abrechnungsausschluss: im Behandlungsfall 01600, 01601, 13210, 13211, 13212, 13390, 13391, 13392, 13401, 13410, 13411, 13412, 13420, 13424, 13430, 13431, 13435, 13437, 13438, 13540, 13541, 13542, 13545, 13550, 13551, 13560, 13561, 36881, 36882, 36883 und Kapitel 13.3.1, 13.3.2, 13.3.4, 13.3.7, 13.3.8
in derselben Sitzung 01436

Aufwand in Minuten:
Kalkulationszeit: 11   **Prüfzeit:** 9   **Eignung d. Prüfzeit:** Nur Quartalsprofil

GOÄ entsprechend oder ähnlich: Leistungskomplex in der GOÄ nicht vorhanden. Abrechnung der einzelnen erbrachten GOÄ-Leistung(en).

Kommentar: Die Grundpauschale ist beim ersten kurativ-ambulanten persönlichen Arzt-Patienten-Kontakt im Behandlungsfall berechnungsfähig. Bei dem internistischen fachärztlichen Versorgungsbereich wurden in den einzelnen Bereichen Grundpauschalen neu eingeführt. Ein persönlicher Arzt-Patienten-Kontakt setzt die räumliche und zeitgleiche Anwesenheit des Arztes und des Patienten und eine direkte Interaktion (z.B. Gespräch) voraus. Bei einem ausschließlich telefonischen Kontakt, ist die Grundpauschale nicht abrechenbar.
Die Pauschale ist nur einmal im Behandlungsfall bzw. bei arztgruppenübergreifender Behandlung nur einmal im Arztfall berechenbar.
In dieser Pauschale sind die Leistungen des EBM, die im **Anhang 1 (Verzeichnis der nicht gesondert abrechnungsfähigen und in Komplexen enthaltenen Leistungen ...)** enthalten sind, integriert und damit auch als Kassenleistungen honoriert und können nicht mehr gesondert abgerechnet werden, es sei denn, sie finden sich in den arztgruppenspezifischen Kapitel ausdrücklich als abrechnungsfähige Leistung angegeben.
Es ist einem Vertragsarzt nicht gestattet, die in der Anlage 1 aufgeführten Leistungen einem GKV-Versicherten als Individuelle Gesundheitsleistung (IGeL) anzubieten und privat nach GOÄ als IGeL-Leistung abzurechnen.
Wird in demselben Quartal eine kurativ-ambulante und eine kurativ-stationäre (belegärztliche Behandlung) durchgeführt, ist die Grundpauschale je einmal berechnungsfähig. Es ist aber von der Punktzahl der zweiten zur Abrechnung kommenden Grundpauschale ein Abschlag von 50 % vorzunehmen.

13591	für Versicherte ab Beginn des 6. bis zum vollendeten 59. Lebensjahr	228 Pkt. 25,05 €

Abrechnungsbestimmung: Siehe Nr. 13590.

Aufwand in Minuten:
Kalkulationszeit: 17   **Prüfzeit:** 14   **Eignung d. Prüfzeit:** Nur Quartalsprofil

GOÄ entsprechend oder ähnlich: Leistungskomplex in der GOÄ nicht vorhanden. Abrechnung der einzelnen erbrachten GOÄ-Leistung(en).

13592	für Versicherte ab Beginn des 60. Lebensjahres	236 Pkt. 25,93 €

Abrechnungsbestimmung: Siehe Nr. 13590.

Aufwand in Minuten:
Kalkulationszeit: 18   **Prüfzeit:** 14   **Eignung d. Prüfzeit:** Nur Quartalsprofil

GOÄ entsprechend oder ähnlich: Leistungskomplex in der GOÄ nicht vorhanden. Abrechnung der einzelnen erbrachten GOÄ-Leistung(en).

13594	Zuschlag zu den Gebührenordnungspositionen 13590 bis 13592 für die nephrologisch-internistische Grundversorgung	41 Pkt. 4,50 €

Abrechnungsbestimmung: einmal im Behandlungsfall

Anmerkung: Der Zuschlag nach der Gebührenordnungsposition 13594 kann nur in Behandlungsfällen abgerechnet werden, in denen ausschließlich die Gebührenordnungspositionen 01444, 01450, 01451, 01640 bis 01642, 13590 bis 13592, 13596 bis 13598 und/oder 32001 berechnet werden.

Aufwand in Minuten:
Kalkulationszeit: KA   **Prüfzeit:** ./.   **Eignung d. Prüfzeit:** Keine Eignung

13596	Zuschlag zu der Gebührenordnungsposition 13594	11 Pkt. 1,21 €

Abrechnungsbestimmung: einmal im Behandlungsfall

Anmerkung: Die Gebührenordnungsposition 13596 wird durch die zuständige Kassenärztliche Vereinigung zugesetzt.

Aufwand in Minuten:
Kalkulationszeit: KA   **Prüfzeit:** ./.   **Eignung d. Prüfzeit:** Keine Eignung

13597	Zuschlag zu den Gebührenordnungspositionen 13590 bis 13592	9 Pkt. 0,99 €

Abrechnungsbestimmung: einmal im Behandlungsfall

Anmerkung: Die Gebührenordnungsposition 13594 wird durch die zuständige Kassenärztliche Vereinigung zugesetzt.

Abrechnungsausschluss: im Behandlungsfall 01630

Berichtspflicht: Nein

Aufwand in Minuten:

Kalkulationszeit: KA   **Prüfzeit:** ./.   **Eignung d. Prüfzeit:** Keine Eignung

13598	**Zuschlag zu den Gebührenordnungspositionen 13590 bis 13592 für die Behandlung aufgrund einer TSS-Vermittlung gemäß Allgemeiner Bestimmung 4.3.10.1 oder 4.3.10.2,**

Abrechnungsbestimmung: einmal im Arztgruppenfall

Anmerkung: Die Gebührenordnungsposition 13598 kann durch die zuständige Kassenärztliche Vereinigung zugesetzt werden.

Berichtspflicht: Nein

Abrechnungsausschluss: im Arztgruppenfall 01710

13600*	**Zusatzpauschale kontinuierliche Betreuung eines chronisch niereninsuffizienten Patienten**	**211 Pkt.**
		23,18 €

Obligater Leistungsinhalt

- Kontinuierliche Betreuung eines chronisch niereninsuffizienten Patienten mit einer glomerulären Filtrationsrate unter 40 ml/min/1,73 m^2 Körperoberfläche

und/oder

- Kontinuierliche Betreuung eines chronisch niereninsuffizienten Patienten mit nephrotischem Syndrom,
- Aufklärung über ein Dialyse- und/oder Transplantationsprogramm,

Fakultativer Leistungsinhalt

- Beratung und Instruktion der Bezugsperson(en),
- Eintragung und Vorbereitung in ein Dialyse- und/oder Transplantationsprogramm,

Abrechnungsbestimmung: einmal im Behandlungsfall

Anmerkung: Die Gebührenordnungsposition 13600 ist nur von Fachärzten für Innere Medizin mit der Schwerpunktbezeichnung „Nephrologie" und/oder Vertragsärzten, die über eine Genehmigung zur Durchführung von Blutreinigungsverfahren gemäß § 135 Abs. 2 SGB V verfügen, berechnungsfähig.

Abrechnungsausschluss: im Behandlungsfall 13210, 13211, 13212, 13250, 13252, 13253, 13255, 13256, 13257, 13258, 13260, 13602, 32247 und Kapitel 13.3.1, 13.3.2, 13.3.3, 13.3.4, 13.3.5, 13.3.7, 13.3.8, 36.6.3

Bericht: Berichtspflicht – Übermittlung der Behandlungsdaten siehe Allg. Bestimmungen 2.1.4 Berichtspflicht

Aufwand in Minuten:

Kalkulationszeit: KA   **Prüfzeit:** 15   **Eignung d. Prüfzeit:** Nur Quartalsprofil

GOÄ entsprechend oder ähnlich: GOÄ: Leistung in der GOÄ so nicht vorhanden. Abrechnung der einzelnen erbrachten Leistung(en) z.B. anloger Ansatz entsprechend GOÄ § 6 (2*) Nr. 15 etc.

Kommentar: Die Leistung nach Nr. 13600 ist im Behandlungsfall = Quartalsfall nicht neben allgemein diagnostisch-internistischen Leistungen und Leistungen aus dem Bereich 13.3 abrechnungsfähig.

Voraussetzung zu den Blutreinigungsverfahren ist die Berechtigung zur Schwerpunktbezeichnung NEPHROLOGIE.

Die Leistung nach Nr. 13600 ist im Behandlungsfall = Quartalsfall nicht neben allgemein diagnostisch-internistischen Leistungen und Leistungen aus dem Bereich 13.3 (Schwerpunktorientierte internistische Versorgung) abrechnungsfähig.

Siehe: Qualitätssicherungsvereinbarung der KBV zu den Blutreinigungsverfahren (2014): Fachliche Qualifikation,Organisation, Apparative Ausstattung u.ä.)

http://www.kbv.de/media/sp/Blutreinigungsverfahren.pdf

13601*	Zusatzpauschale Behandlung eines Nieren-Transplantatträgers	211 Pkt. 23,18 €

Obligater Leistungsinhalt
• Behandlung eines Nieren-Transplantatträgers,
• Kontrolle der Transplantatfunktionen,
• Überwachung des spezifischen Therapieschemas,

Fakultativer Leistungsinhalt
• Beratung und Instruktion der Bezugsperson(en),
• Abstimmung mit dem Hausarzt,

Abrechnungsbestimmung: einmal im Behandlungsfall

Anmerkung: Die Gebührenordnungsposition 13601 ist nur von Fachärzten für Innere Medizin mit der Schwerpunktbezeichnung „Nephrologie" und/oder Vertragsärzten, die über eine Genehmigung zur Durchführung von Blutreinigungsverfahren gemäß § 135 Abs. 2 SGB V verfügen, berechnungsfähig.

Abrechnungsausschluss: im Behandlungsfall 13210, 13211, 13212, 13250, 13252, 13253, 13255, 13256, 13257, 13258, 13260, 13602, 32247 und Kapitel 13.3.1, 13.3.2, 13.3.3, 13.3.4, 13.3.5, 13.3.7, 13.3.8, 36.6.3

Bericht: Berichtspflicht – Übermittlung der Behandlungsdaten siehe Allg. Bestimmungen 2.1.4 Berichtspflicht

Aufwand in Minuten:
Kalkulationszeit: KA   **Prüfzeit:** 15   **Eignung d. Prüfzeit:** Nur Quartalsprofil

GOÄ entsprechend oder ähnlich: Leistung in der GOÄ so nicht vorhanden. Abrechnung der einzelnen erbrachten Leistung(en) z.B. anloger Ansatz entsprechend GOÄ § 6 (2) Nr. 15 etc.

13602*	Zusatzpauschale kontinuierliche Betreuung eines dialysepflichtigen Patienten	302 Pkt. 33,18 €

Obligater Leistungsinhalt
• Kontinuierliche Betreuung eines dialysepflichtigen Patienten,

Fakultativer Leistungsinhalt
• Bestimmung der Blutgase und des Säure-Basen-Status (Nr. 13256),

Abrechnungsbestimmung: einmal im Behandlungsfall

Anmerkung: Die Gebührenordnungsposition 13602 ist nur von Fachärzten für Innere Medizin mit der Schwerpunktbezeichnung „Nephrologie" und/oder Vertragsärzten, die über eine Genehmigung zur Durchführung von Blutreinigungsverfahren gemäß § 135 Abs. 2 SGB V verfügen, berechnungsfähig.

Abrechnungsausschluss: im Behandlungsfall 13210, 13211, 13212, 13250, 13252, 13253, 13255, 13256, 13257, 13258, 13260, 13600, 13601, 32247 und Kapitel 13.3.1, 13.3.2, 13.3.3, 13.3.4, 13.3.5, 13.3.7, 13.3.8, 36.6.3

Bericht: Berichtspflicht – Übermittlung der Behandlungsdaten siehe Allg. Bestimmungen 2.1.4 Berichtspflicht

Aufwand in Minuten:
Kalkulationszeit: 19   **Prüfzeit:** 13   **Eignung d. Prüfzeit:** Nur Quartalsprofil

GOÄ entsprechend oder ähnlich: Leistung in der GOÄ so nicht vorhanden. Abrechnung der einzelnen erbrachten Leistung(en) z.B. anloger Ansatz entsprechend GOÄ § 6 (2*) Nr. 15 etc.

Kommentar: Die Leistung nach Nr. 13602 ist im Behandlungsfall = Quartalsfall nicht neben allgemein diagnostisch-internistischen Leistungen und Leistungen aus dem Bereich 13.3 abrechnungsfähig.

13603	Zuschlag im Zusammenhang mit der Gebührenordnungsposition 13602	120 Pkt. 13,18 €

Obligater Leistungsinhalt
– Dokumentation gemäß der Richtlinie zur datengestützten einrichtungsübergreifenden Qualitätssicherung (DeQS-RL), Verfahren 4, Anlage II Buchstabe a,

Abrechnungsbestimmung: einmal im Behandlungsfall

Aufwand in Minuten:
Kalkulationszeit: KA   **Prüfzeit:** ./.   **Eignung d. Prüfzeit:** Nur Quartalsprofil

13610*	Zusatzpauschale ärztliche Betreuung bei Hämodialyse als Zentrums- bzw. Praxishämodialyse, Heimdialyse oder zentralisierter Heimdialyse, oder bei intermittierender Peritonealdialyse (IPD), einschl. Sonderverfahren (z.B. Hämofiltration, Hämodiafiltration nach der Vereinbarung zu den Blutreinigungsverfahren gemäß § 135 Abs. 2 SGB V),	149 Pkt. 16,37 €

Abrechnungsbestimmung: je Dialysetag

Anmerkung: Die Leistungen entsprechend der Gebührenorndungspositionen der Abschnitte II-2.1 und II-2.3 sind, soweit es sich um Maßnahmen zum Anlegen, zur Steuerung und zur Beendigung der Dialyse bzw. der Apherese handelt, nicht neben der Gebührenordnungsposition 13610 berechnungsfähig.

Abrechnungsausschluss: in derselben Sitzung 01102 und Kapitel 1.5
im Behandlungsfall 13210, 13211, 13212, 13250, 13252, 13253, 13255, 13256, 13257, 13258, 13260, 32247 und Kapitel 13.3.1, 13.3.2, 13.3.3, 13.3.4, 13.3.5, 13.3.7, 13.3.8, 36.6.3

Aufwand in Minuten:

Kalkulationszeit: 17   **Prüfzeit:** 14   **Eignung d. Prüfzeit:** Tages- und Quartalsprofil

GOÄ entsprechend oder ähnlich: Leistung in der GOÄ so nicht vorhanden. Abrechnung der einzelnen erbrachten Leistung(en) z.B. Nrn. 785, 786, 790, 791, 792

Kommentar: Die Leistung nach Nr. 13610 ist im Behandlungsfall = Quartalsfall nicht neben allgemein diagnostisch-internistischen Leistungen und Leistungen aus dem Bereich 13.3 abrechnungsfähig.

13611* Zusatzpauschale ärztliche Betreuung bei Durchführung einer Peritonealdialyse (CAPD oder CCPD),	74 Pkt. 8,13 €

Abrechnungsbestimmung: je Dialysetag

Anmerkung: Die Leistungen entsprechend der Gebührenorndungspositionen der Abschnitte II-2.1 und II-2.3 sind, soweit es sich um Maßnahmen zum Anlegen, zur Steuerung und zur Beendigung der Dialyse bzw. der Apherese handelt, nicht neben der Gebührenordnungsposition 13611 berechnungsfähig.

Abrechnungsausschluss: im Behandlungsfall 13210, 13211, 13212, 13250, 13252, 13253, 13255, 13256, 13257, 13258, 13260, 32247 und Kapitel 13.3.1, 13.3.2, 13.3.3, 13.3.4, 13.3.5, 13.3.7, 13.3.8, 36.6.3
in derselben Sitzung 01102 und Kapitel 1.5

Aufwand in Minuten:

Kalkulationszeit: KA   **Prüfzeit:** 4   **Eignung d. Prüfzeit:** Tages- und Quartalsprofil

GOÄ entsprechend oder ähnlich: Nr. 793

Kommentar: Die Leistung nach Nr. 13611 ist im Behandlungsfall = Quartalsfall nicht neben allgemein diagnostisch-internistischen Leistungen und Leistungen aus dem Bereich 13.3 abrechnungsfähig.

13612* Zuschlag zu den Gebührenordnungspositionen 13610 oder 13611 für die Durchführung einer Trainingsdialyse,	225 Pkt. 24,72 €

Abrechnungsbestimmung: je vollendeter Trainingswoche

Anmerkung: Eine vollendete Trainingswoche umfasst mindestens 3 Hämodialysetage oder mindestens 4 von 7 Peritonealdialysetagen.
Die Leistungen der Abschnitte II-2.1 und II-2.3 sind, soweit es sich um Maßnahmen zum Anlegen, zur Steuerung und zur Beendigung der Dialyse bzw. der Apherese handelt, nicht neben der Gebührenordnungsposition 13612 berechnungsfähig.

Abrechnungsausschluss: in derselben Sitzung 01102 und Kapitel 1.5
im Behandlungsfall 13210, 13211, 13212, 13250, 13252, 13253, 13255, 13256, 13257, 13258, 13260, 32247 und Kapitel 13.3.1, 13.3.2, 13.3.3, 13.3.4, 13.3.5, 13.3.7, 13.3.8, 36.6.3

Aufwand in Minuten:

Kalkulationszeit: KA   **Prüfzeit:** 12   **Eignung d. Prüfzeit:** Nur Quartalsprofil

GOÄ entsprechend oder ähnlich: Nr. 790

Kommentar: Die Leistung nach Nr. 13612 ist im Behandlungsfall = Quartalsfall nicht neben allgemein diagnostisch-internistischen Leistungen und Leistungen aus dem Bereich 13.3 (Schwerpunktorientierte internistische Versorgung) abrechnungsfähig.

13620* **Zusatzpauschale ärztliche Betreuung bei LDL-Apherese gemäß Nr. 1 Anlage I „Anerkannte Untersuchungs- oder Behandlungsmethoden" der Richtlinie Methoden vertrags-ärztlicher Versorgung des Gemeinsamen Bundesaus-schusses, ausgenommen bei isolierter Lp(a)-Erhöhung**	**149 Pkt.** **16,37 €**

Abrechnungsbestimmung: je Apherese

Anmerkung: Die Leistungen entsprechend der Gebührenordnungspositionen der Abschnitte II-2.1 und II-2.3 sind, soweit es sich um Maßnahmen zum Anlegen, zur Steuerung und zur Beendigung der Dialyse bzw. der Apherese handelt, nicht neben der Gebührenordnungsposition 13620 berechnungsfähig.

Abrechnungsausschluss: im Behandlungsfall 13210, 13211, 13212, 13250, 13252, 13253, 13255, 13256, 13257, 13258, 13260, 32247 und Kapitel 13.3.1, 13.3.2, 13.3.3, 13.3.4, 13.3.5, 13.3.7, 13.3.8, 36.6.3
in derselben Sitzung 01102, 01510, 01511, 01512, 01520, 01521, 01530, 01531

Aufwand in Minuten:
Kalkulationszeit: KA   **Prüfzeit:** 8   **Eignung d. Prüfzeit:** Tages- und Quartalsprofil

GOÄ entsprechend oder ähnlich: Leistung in der GOÄ so nicht vorhanden, analoger Ansatz entsprechend GOÄ § 6 (2*) Nr. 792

Kommentar: Die Leistung nach Nr. 13620 ist im Behandlungsfall = Quartalsfall nicht neben allgemein diagnostisch-internistischen Leistungen und Leistungen aus dem Bereich 13.3 (Schwerpunktorientierte internistische Versorgung) abrechnungsfähig.
Ein Antragsverfahren ist für jeden Einzelfall erforderlich. Erst, wenn die Krankenkasse ihrem Versicherten einen positiven Leistungsbescheid mitteilt, kann der Arzt mit der Behandlung beginnen – s. folgende Richtlinie:

Richtlinie des Gemeinsamen Bundesausschusses zu Untersuchungs- und Behandlungsmethoden der vertragsärztlichen Versorgung (Richtlinie Methoden vertragsärztliche Versorgung) in der Fassung vom 17. Januar 2006, zuletzt geändert am in Kraft getreten am 1. Januar 2009 – im Internet unter: http://www.kvwl.de/arzt/qsqm/struktur/genehmigung/antrag/ldl/

Anlage I: Anerkannte Untersuchungs- oder Behandlungsmethoden Verzeichnis

1. Ambulante Durchführung der Apheresen als extrakorporales Hämotherapieverfahren

§ 1 Ziel und Inhalt

Diese Richtlinie regelt sowohl die Voraussetzungen zur Durchführung und Abrechnung von Apheresen im Rahmen der vertragsärztlichen Versorgung als auch die Überprüfung und Genehmigung der Behandlungsindikation im Einzelfall. Für die in § 3 genannten Krankheitsbilder stehen in der vertragsärztlichen Versorgung i.d.R. hochwirksame medikamentöse Standard-Therapien zur Verfügung, sodass Apheresen nur in Ausnahmefällen als „ultima ratio" bei therapierefraktären Verläufen eingesetzt werden sollen.

§ 2 Genehmigung zur Durchführung und Abrechnung

Die Durchführung und Abrechnung von Apheresen im Rahmen der vertragsärztlichen Versorgung ist erst nach Erteilung der Genehmigung durch die Kassenärztliche Vereinigung zulässig. Die Genehmigung ist zu erteilen, wenn der Arzt die in Abschnitt I (Dialyse) § 4 (fachliche Befähigung) der Qualifikationsvoraussetzungen gemäß § 135 Abs. 2 SGB V zur Ausführung und Abrechnung von Blutreinigungsverfahren festgelegten Anforderungen an die fachliche Befähigung erfüllt und nachweist.

§ 3 Indikationen

3.1 LDL-Apheresen können nur durchgeführt werden bei Patienten

- mit familiärer Hypercholesterinämie in homozygoter Ausprägung,
- mit schwerer Hypercholesterinämie, bei denen grundsätzlich mit einer über zwölf Monate dokumentierten maximalen diätetischen und medikamentösen Therapie das LDL-Cholesterin nicht ausreichend gesenkt werden kann,
- mit isolierter Lp(a)-Erhöhung über 60 mg/dl und LDL-Cholesterin im Normbereich sowie gleichzeitig klinisch und durch bildgebende Verfahren dokumentierter progredienter kardiovaskulärer Erkrankung (koronare Herzerkrankung, periphere arterielle Verschlusskrankheit, zerebrovaskuläre Erkrankungen).

Im Vordergrund der Abwägung der Indikationsstellung soll dabei das Gesamt-Risikoprofil des Patienten stehen.

3.2 Immunapheresen bei aktiver rheumatoider Arthritis können nur durchgeführt werden bei Patienten

- die auf eine mindestens sechsmonatige Behandlung mit mindestens drei Basistherapeutika (eines davon Methotrexat) in adäquater Dosierung und darüber hinaus auf die Behandlung mit Biologika (TNF-alpha-Inhibitoren und/oder Interleukin-1-Inhibitoren) nicht angesprochen haben oder bei denen eine Kontraindikation gegen diese Arzneimittel besteht. Ein Behandlungszyklus umfasst bis zu zwölf Immunapheresen, jeweils im wöchentlichen Abstand. Eine Wiederholung des Behandlungszyklus soll nur erfolgen, wenn mit dem ersten Zyklus ein relevanter klinischer Erfolg erreicht wurde (dokumentiert anhand validierter Aktivitäts-Scores, z.B. DAS-Score oder ACR-Score), und bedarf einer erneuten Genehmigung gemäß § 7.

3.3 Zur Indikationsstellung (auch im Wiederholungsfall) und im Behandlungsverlauf sind folgende Sachverhalte für jeden Einzelfall zu dokumentieren:

- Begründung der Indikation bzw. deren Fortdauern,
- relevante Laborparameter und deren Verlauf, bei rheumatoider Arthritis zusätzlich Verlauf validierter Aktivitätsscores,
- Therapiemaßnahmen unter Angabe insbesondere der eingesetzten Arzneimittel, ihrer Dosierungen und der jeweiligen Behandlungsdauer,
- unerwünschte Arzneimittelwirkungen, die zu einer Änderung oder einem Absetzen der jeweiligen medikamentösen Therapie geführt haben, belegt durch UAW-Meldung an die Arzneimittelkommission der dt. Ärzteschaft oder an das BfArM,
- ggf. Kontraindikationen gegen bestimmte Arzneimittel.

§ 4 Ergänzende ärztliche Beurteilung

Der Indikationsstellung zur LDL-Apherese hat eine ergänzende kardiologische bzw. angiologische und lipidologische Beurteilung des Patienten voranzugehen. Der Indikationsstellung zur Apherese bei rheumatoider Arthritis hat eine ergänzende ärztliche Beurteilung des Patienten durch einen Internisten oder Orthopäden voranzugehen, der den Schwerpunkt „Rheumatologie" führt. Die ergänzende Beurteilung darf nicht durch den Arzt erfolgen, an den bei bestätigter Indikation zur Durchführung der Apherese überwiesen wird.

§ 5 Beratende Kommissionen der Kassenärztlichen Vereinigungen

Die Kassenärztlichen Vereinigungen richten zur Beratung der Indikationsstellungen zur Apherese fachkundige Kommissionen ein, an denen je Kommission insgesamt zwei von den Landesverbänden der Krankenkassen und den Verbänden der Ersatzkassen benannte fachkundige Ärzte des MDK beratend teilnehmen. Die beratenden Kommissionen der Kassenärztlichen Vereinigungen übermitteln jedes Jahr im ersten Quartal die folgenden Daten des Vorjahres über die Kassenärztliche Bundesvereinigung an die Geschäftsstelle des Gemeinsamen Bundesausschusses (G-BA):

- Anzahl der Erst- und Folgeanträge pro Indikation,
- Anzahl der abgelehnten und der angenommenen Anträge pro Indikation.

Zur Prüfung durch die Kommission legt der indikationsstellende Arzt für jeden Einzelfall die vollständige Dokumentation gem. § 3 Nr. 3.3., die ergänzende medizinische Beurteilung gemäß § 4 sowie eine schriftliche Einverständniserklärung des Patienten zur Übermittlung dieser personenbezogenen Angaben vor.

Bei der Beratung der Einzelfall-Indikation hat die Kommission der leistungspflichtigen Krankenkasse Gelegenheit zur Stellungnahme zu geben. Über das Beratungsergebnis unterrichtet die Beratungs-Kommission der Kassenärztlichen Vereinigung die leistungspflichtige Krankenkasse, die ihrerseits den Versicherten entsprechend informiert.

§ 6 Genehmigung der Apherese im Einzelfall

Die Durchführung und Abrechnung der Apherese im Rahmen der vertragsärztlichen Versorgung ist in jedem Einzelfall erst dann zulässig, wenn die leistungspflichtige Krankenkrasse dem Versicherten einen Leistungsbescheid erteilt hat.

§ 7 Dauer der Anwendung

Die Genehmigung zur Durchführung der LDL-Apherese im Einzelfall ist jeweils auf ein Jahr zu befristen. Bei Fortbestehen einer Behandlungsindikation gemäß § 3 Nr. 3.1 ist zugleich mit einer erneuten, ergänzenden ärztlichen Beurteilung gemäß § 4 nach Ablauf eines Jahres eine erneute Beratung bei der Kommission der Kassenärztlichen Vereinigung einzuleiten. Die Fortführung der LDL-Apherese ist von einer erneuten Befürwortung der beratenden Kommission der KV gemäß § 5 und einer erneuten Genehmigung der leistungspflichtigen Krankenkasse gemäß § 6 abhängig. Die Genehmigung zur Durchführung der Apherese im Einzelfall bei rheumatoider Arthritis umfasst 12 Immunapheresen. Bei Fortbestehen einer Behandlungsindikation gemäß § 3 Nr. 3.2 ist jede Wiederholung des Behandlungszyklus von einer erneuten Befürwortung der beratenden Kommission der KV gemäß § 5 und einer erneuten Genehmigung der leistungspflichtigen Krankenkasse gemäß § 6 abhängig.

§ 8 Auswahl des Verfahrens

Die Auswahl des Verfahrens zur LDL-Apherese erfolgt für jeden Einzelfall in Abstimmung zwischen dem behandelnden Arzt und dem begutachtenden Arzt unter Beachtung des Wirtschaftlichkeitsgebotes. Es dürfen ausschließlich Verfahren angewandt werden, die eine Absenkung des jeweiligen LDL-Ausgangswertes um mindestens 60 % je Therapiesitzung bei höchstens 6 Stunden Dauer erreichen. Zur Apherese bei rheumatoider Arthritis darf nur die Immunapherese mittels Adsorbersäulen mit an Silikat gebundenem Staphylokokkenprotein-A verwendet werden.

13621* **Zusatzpauschale ärztliche Betreuung bei einer Apherese**   **149 Pkt.**
        bei rheumatoider Arthritis gemäß den Richtlinien des   **16,37 €**
        Gemeinsamen Bundesausschusses und gemäß Nr. 1
        Anlage I „Anerkannte Untersuchungs- und Behandlungs-
        methoden" der Richtlinie Methoden vertragsärztlicher
        Versorgung des gemeinsamen Bundesausschusses

Abrechnungsbestimmung: je Apherese

Anmerkung: Die Leistungen entsprechend der Gebührenordnungspositionen der Abschnitte II-2.1 und II-2.3 sind, soweit es sich um Maßnahmen zum Anlegen, zur Steuerung und zur·Beendigung der Dialyse bzw. der Apherese handelt, nicht neben der Gebührenordnungsposition 13621 berechnungsfähig.

Abrechnungsausschluss: in derselben Sitzung 01102, 01510, 01511, 01512, 01520, 01521, 01530, 01531
im Behandlungsfall 13210, 13211, 13212, 13250, 13252, 13253, 13255, 13256, 13257, 13258, 13260, 32247 und Kapitel 13.3.1, 13.3.2, 13.3.3, 13.3.4, 13.3.5, 13.3.7, 13.3.8, 36.6.3

Aufwand in Minuten:
Kalkulationszeit: KA   **Prüfzeit:** 8   **Eignung d. Prüfzeit:** Tages- und Quartalsprofil

GOÄ entsprechend oder ähnlich: Leistung in der GOÄ so nicht vorhanden, analoger Ansatz entsprechend GOÄ § 6 (2*) Nr. 792

Kommentar: Die Leistung nach Nr. 13621 ist im Behandlungsfall = Quartalsfall nicht neben allgemein diagnostisch-internistischen Leistungen und Leistungen aus dem Bereich 13.3 (Schwerpunktorientierte internistische Versorgung) abrechnungsfähig.
Ein Antragsverfahren ist für jeden Einzelfall erforderlich. Erst, wenn die Krankenkasse ihrem Versicherten einen positiven Leistungsbescheid mitteilt, kann der Arzt mit der Behandlung beginnen.
Siehe unter Nr. 13620: **Richtlinie des Gemeinsamen Bundesausschusses zu Untersuchungs- und Behandlungsmethoden der vertragsärztlichen Versorgung (Richtlinie Methoden vertragsärztliche Versorgung).**

13622* **Zusatzpauschale ärztliche Betreuung bei LDL-Apherese**   **149 Pkt.**
        gemäß Nr. 1 Anlage I „Anerkannte Untersuchungs- oder   **16,37 €**
        Behandlungsmethoden" der Richtlinie Methoden
        vertragsärztlicher Versorgung des Gemeinsamen
        Bundesausschusses bei isolierter Lp(a)-Erhöhung,

Abrechnungsbestimmung: je Apherese

Anmerkung: Die Gebührenordnungsposition 13622 ist einmal pro Behandlungswoche berechnungsfähig.
Die Leistungen entsprechend der Gebührenordnungspositionen der Abschnitte II-2.1 und VI-2.3 sind, soweit es sich um Maßnahmen zum Anlegen, zur Steuerung und zur Beendigung der Dialyse bzw. der Apherese handelt, nicht neben der Gebührenordnungsposition 13622 berechnungsfähig.

Abrechnungsausschluss: in derselben Sitzung
01102, 01510, 01511, 01512, 01520, 01521, 01530, 01531
im Behandlungsfall 13210, 13211, 13212, 13252, 13253, 13255, 13256, 13257, 13258, 13260, 32247 und Kapitel 13.3.1, 13.3.2, 13.3.3, 13.3.4, 13.3.5, 13.3.7, 13.3.8, 36.6.3

Aufwand in Minuten:
Kalkulationszeit: KA   **Prüfzeit:** 8   **Eignung d. Prüfzeit:** Tages- und Quartalsprofil

13.3.7 Pneumologische Gebührenordnungspositionen

1. Die Gebührenordnungspositionen des Abschnitts III.b-13.3.7 können – unter Berücksichtigung von I-1.3 der Allgemeinen Bestimmungen – nur von Fachärzten für Innere Medizin mit Schwerpunkt Pneumologie und Lungenärzten berechnet werden.
2. Die Gebührenordnungsposition 13677 kann darüber hinaus von Fachärzten für Innere Medizin mit der Schwerpunktbezeichnung „Kardiologie" berechnet werden.

Kommentar: Alle Leistungen dieses Abschnitts können grundsätzlich (s. Kommentierung zu Kapitel I, Abschnitt 1.3 und 1.5) nur von Fachärzten für Innere Medizin mit Schwerpunkt Pneumologie und von Lungenärzten abgerechnet werden. Nach Abschnitt 1.3. der Allgemeinen Bestimmungen ist Voraussetzung das Führen der Bezeichnung, die darauf basierende Zulassung und/oder die Erfüllung der Kriterien.
Darüber hinaus kann die Leistung nach der Nr. 13677 (Zusatzpauschale Lungen- oder Herz-Lungen-Transplantatträger) von Fachärzten für Innnere Medizin mit der Schwerpunktbezeichnung „Kardiologie" berechnet werden.

Grundpauschale

Obligater Leistungsinhalt
- Persönlicher Arzt-Patienten-Kontakt und/oder Arzt-Patienten-Kontakt im Rahmen einer Videosprechstunde gemäß Anlage 31b zum BMV-Ä,

Fakultativer Leistungsinhalt
- Weitere persönliche oder andere Arzt-Patienten-Kontakte gemäß I-4.3.1 der Allgemeinen Bestimmungen,
- Ärztlicher Bericht entsprechend der Gebührenordnungsposition 01600,
- Individueller Arztbrief entsprechend der Gebührenordnungsposition 01601,
- In Anhang VI-1 aufgeführte Leistungen,

Abrechnungsbestimmung: einmal im Behandlungsfall

13640 für Versicherte bis zum vollendeten 5. Lebensjahr	177 Pkt. 19,45 €

Abrechnungsbestimmung: einmal im Behandlungsfall
Abrechnungsausschluss: in derselben Sitzung 01436
im Behandlungsfall 01600, 01601, 13210, 13211, 13212, 13390, 13391, 13392, 13401, 13410, 13411, 13412, 13420, 13424, 13430, 13431, 13435, 13437, 13438, 13439, 13540, 13541, 13542, 13545, 13550, 13551, 13560, 13561, 13622 und Kapitel 13.3.1, 13.3.2, 13.3.4, 13.3.6, 13.3.8
Aufwand in Minuten:
Kalkulationszeit: 13   **Prüfzeit:** 11   **Eignung d. Prüfzeit:** Nur Quartalsprofil
GOÄ entsprechend oder ähnlich: Leistungskomplex in der GOÄ nicht vorhanden. Abrechnung der einzelnen erbrachten GOÄ-Leistung(en).

Kommentar: Die Grundpauschale ist beim ersten kurativ-ambulanten persönlichen Arzt-Patienten-Kontakt im Behandlungsfall berechnungsfähig. Bei dem internistischen fachärztlichen Versorgungsbereich wurden in den einzelnen Bereichen Grundpauschalen neu eingeführt. Ein persönlicher Arzt-Patienten-Kontakt setzt die räumliche und zeitgleiche Anwesenheit des Arztes und des Patienten und eine direkte Interaktion (z.B. Gespräch) voraus. Bei einem ausschließlich telefonischen Kontakt, ist die Grundpauschale nicht abrechenbar.

Die Pauschale ist nur einmal im Behandlungsfall bzw. bei arztgruppenübergreifender Behandlung nur einmal im Arztfall berechenbar.

In dieser Pauschale sind die Leistungen des EBM, die im **Anhang 1 (Verzeichnis der nicht gesondert abrechnungsfähigen und in Komplexen enthaltenen Leistungen ...)** enthalten sind, integriert und damit auch als Kassenleistungen honoriert und können nicht mehr gesondert abgerechnet werden, es sei denn, sie finden sich in den arztgruppenspezifischen Kapiteln ausdrücklich als abrechnungsfähige Leistung angegeben.

Es ist einem Vertragsarzt nicht gestattet, die in der Anlage 1 aufgeführten Leistungen einem GKV-Versicherten als Individuelle Gesundheitsleistung (IGeL) anzubieten und privat nach GOÄ als IGeL-Leistung abzurechnen.

Wird in demselben Quartal eine kurativ-ambulante und eine kurativ-stationäre (belegärztliche Behandlung) durchgeführt, ist die Grundpauschale je einmal berechnungsfähig. Es ist aber von der Punktzahl der zweiten zur Abrechnung kommenden Grundpauschale ein Abschlag von 50 % vorzunehmen.

13641	für Versicherte ab Beginn des 6. bis zum vollendeten 59. Lebensjahr	208 Pkt. 22,85 €

Abrechnungsbestimmung: Siehe Nr. 13640.

Aufwand in Minuten:

Kalkulationszeit: 16   **Prüfzeit:** 13   **Eignung d. Prüfzeit:** Nur Quartalsprofil

GOÄ entsprechend oder ähnlich: Leistungskomplex in der GOÄ nicht vorhanden. Abrechnung der einzelnen erbrachten GOÄ-Leistung(en).

13642	für Versicherte ab Beginn des 60. Lebensjahres	211 Pkt. 23,18 €

Abrechnungsbestimmung: Siehe Nr. 13640.

Aufwand in Minuten:

Kalkulationszeit: 16   **Prüfzeit:** 13   **Eignung d. Prüfzeit:** Nur Quartalsprofil

GOÄ entsprechend oder ähnlich: Leistungskomplex in der GOÄ nicht vorhanden. Abrechnung der einzelnen erbrachten GOÄ-Leistung(en).

13644	Zuschlag zu den Gebührenordnungspositionen 13640 bis 13642 für die pneumologisch-internistische Grundversorgung	41 Pkt. 4,50 €

Abrechnungsbestimmung: einmal im Behandlungsfall

Anmerkung: Der Zuschlag nach der Gebührenordnungsposition 13644 kann nur in Behandlungsfällen abgerechnet werden, in denen ausschließlich die Gebührenordnungspositionen

01444, 01450, 01451, 01640 bis 01642, 13640 bis 13642, 13646 bis 13648 und/oder 32001 berechnet werden.

Aufwand in Minuten:
Kalkulationszeit: KA   **Prüfzeit:** ./.   **Eignung d. Prüfzeit:** Keine Eignung

13646	**Zuschlag zu der Gebührenordnungsposition 13644**	**11 Pkt.** **1,21 €**

Abrechnungsbestimmung: einmal im Behandlungsfall

Anmerkung: Die Gebührenordnungsposition 13646 wird durch die zuständige Kassenärztliche Vereinigung zugesetzt.

Aufwand in Minuten:
Kalkulationszeit: KA   **Prüfzeit:** ./.   **Eignung d. Prüfzeit:** Keine Eignung

13647	**Zuschlag zu den Gebührenordnungspositionen 13640** **bis 13642**	**6 Pkt.** **0,66 €**

Abrechnungsbestimmung: einmal im Behandlungsfall

Anmerkung: Die Gebührenordnungsposition 13647 wird durch die zuständige Kassenärztliche Vereinigung zugesetzt.

Abrechnungsausschluss: im Behandlungsfall 01630

Berichtspflicht: Nein

Aufwand in Minuten:
Kalkulationszeit: KA   **Prüfzeit:** ./.   **Eignung d. Prüfzeit:** Keine Eignung

13648	**Zuschlag zu den Gebührenordnungspositionen 13640 bis 13642 für die Behandlung aufgrund einer TSS-Vermittlung gemäß Allgemeiner Bestimmung 4.3.10.1 oder 4.3.10.2,**

Abrechnungsbestimmung: einmal im Arztgruppenfall

Anmerkung: Die Gebührenordnungsposition 13648 kann durch die zuständige Kassenärztliche Vereinigung zugesetzt werden.

Berichtspflicht: Nein

Abrechnungsausschluss: im Arztgruppenfall 01710

13650*	**Zusatzpauschale Pneumologisch-Diagnostischer** **Komplex**	**311 Pkt.** **34,17 €**

Obligater Leistungsinhalt
- Ganzkörperplethysmographische Lungenfunktionsdiagnostik mit grafischer(-en) Registrierung(en)

und/oder
- Bestimmung des Atemwegwiderstandes (Resistance) mittels Oszillations- oder Verschlussdruckmethode und fortlaufender graphischer Registrierung bei Kindern bis zum vollendeten 6. Lebensjahr

und/oder
- Bestimmung(en) der Diffusionskapazität in Ruhe und/oder unter physikalisch definierter und reproduzierbarer Belastung

und/oder
- Bestimmung(en) der Lungendehnbarkeit (Compliance) mittels Ösophaguskatheter,

Fakultativer Leistungsinhalt
- Bestimmung(en) des intrathorakalen Gasvolumens,
- Applikation(en) von broncholytisch wirksamen Substanzen,
- Bestimmung(en) der prozentualen Sauerstoffsättigung im Blut (Oxymetrie),
- Spirographische Untersuchung(en) mit Darstellung der Flussvolumenkurve und in- und exspiratorischer Messung,
- Druckmessung an der Lunge mittels P0 I und Pmax und grafischer Registrierung,
- Bestimmung des Atemwegswiderstandes (Resistance) mittels Oszillations- oder Verschlussdruckmethode und fortlaufender graphischer Registrierung bei Kindern ab dem 7. Lebensjahr, Jugendlichen und Erwachsenen,
- Bestimmung von Hämoglobin(en) (z.B. Met-Hb, CO-Hb) mittels des für die Oxymetrie bzw. für die Blutgasanalyse eingesetzten Geräts,
- Bestimmung des Säurebasenhaushalts und des Gasdrucks im Blut (Blutgasanalyse)
  - in Ruhe

  und/oder
  - unter definierter und reproduzierbarer Belastung

  und/oder
- unter Sauerstoffinsufflation,
- Bestimmung(en) des Residualvolumens mittels Fremdgasmethode,

Abrechnungsbestimmung: einmal im Behandlungsfall

Anmerkung: Entgegen Nr. I-4.3.2 der Allgemeinen Bestimmungen kann die Gebührenordnungsposition 13650 auch dann berechnet werden, wenn die Arztpraxis nicht über die Möglichkeit zur Bestimmung von Hämoglobin(en) (z.B. Met-Hb, CO-Hb) mittels des für die Oxymetrie bzw. für die Blutgasanalyse eingesetzten Gerätes verfügt.

Abrechnungsausschluss: in derselben Sitzung 02330
Im Behandlungsfall 13210, 13211, 13212, 13661

Bericht: Berichtspflicht – Übermittlung der Behandlungsdaten siehe Allg. Bestimmungen 2.1.4 Berichtspflicht

Aufwand in Minuten:
Kalkulationszeit: 4   **Prüfzeit:** 3   **Eignung d. Prüfzeit:** Nur Quartalsprofil

GOÄ entsprechend oder ähnlich: Leistungskomplex in der GOÄ so nicht vorhanden. Abrechnung der einzelnen erbrachten Leistung(en) z.B. Nrn. 603, 604, 610*, 611*.

Kommentar: Die Leistung nach Nr. 13650 ist im Behandlungsfall = Quartalsfall nicht neben allgemein diagnostisch-internistischen Leistungen und Leistungen aus dem Bereich 13.3 abrechnungsfähig.

13651* Zuschlag zu der Gebührenordnungsposition 13650 für   **367 Pkt.**
die Durchführung eines unspezifischen bronchialen   **40,32 €**
Provokationstests

Obligater Leistungsinhalt
- Quantitativer inhalativer Mehrstufentest unter kontinuierlicher Registrierung der Druckfluss-kurve oder Flussvolumenkurve,
- Nachbeobachtung von mindestens 30 Minuten Dauer

Fakultativer Leistungsinhalt
- Bronchospasmolysebehandlung nach Provokation

Anmerkung: Die Gebührenordnungsposition 13651 ist nicht mehrfach an demselben Tag be-rechnungsfähig.
Voraussetzung für die Berechnung der Gebührenordnungsposition 13651 ist die Erfüllung der notwendigen sachlichen und personellen Bedingungen für eine gegebenenfalls erforderliche not-fallmedizinische Versorgung.

Abrechnungsausschluss: in derselben Sitzung 30122
im Behandlungsfall 13210, 13211, 13212, 13661, 36882, 36883
und Kapitel 13.2.2, 13.3.1, 13.3.2, 13.3.3, 13.3.4, 13.3.5, 13.3.6, 13.3.8

Aufwand in Minuten:
Kalkulationszeit: 6   **Prüfzeit:** 3   **Eignung d. Prüfzeit:** Tages- und Quartalsprofil

GOÄ entsprechend oder ähnlich: Nrn. 609*, 612*

Kommentar: Wird ein Provokationstest mit spezifischen Allergenen durchgeführt, so ist dies mit Nr. 30122 abzurechnen.
Die Leistung nach Nr. 13651 ist im Behandlungsfall = Quartalsfall nicht neben allgemein diagnos-tisch-internistischen Leistungen und Leistungen aus dem Bereich 13.3 abrechnungsfähig.

13652* Zuschlag im Zusammenhang mit der Gebührenordnungs-position 13650 für eine Erstverordnung der Sauerstoff-langzeittherapie

Obligater Leistungsinhalt
- Bestimmungen des Säurebasenhaushalts und des Gasdrucks im Blut (Blutgasanalyse) in Ruhe
  - ohne Sauerstoffinsufflation
  und
  - unter Sauerstoffinsufflation,

Fakultativer Leistungsinhalt
- Bestimmungen des Säurebasenhaushalts und des Gasdrucks im Blut (Blutgasanalyse) unter definierter und reproduzierbarer Belastung,

Abrechnungsbestimmung: einmal im Krankheitsfall

Anmerkung: Die Gebührenordnungsposition 13652 ist nur bei Vorliegen mindestens einer der folgenden Erkrankungen gemäß ICD-10-GM berechnungsfähig: J96.0- Akute respiratorische In-suffizienz, anderenorts nicht klassifiziert, J96.1- Chronische respiratorische Insuffizienz, anderen-orts nicht klassifiziert und J96.9- Respiratorische Insuffizienz, nicht näher bezeichnet. Bei Vorliegen einer Erkrankung gemäß ICD-10-GM J96.0- Akute respiratorische Insuffizienz, anderenorts nicht klassifiziert ist die Gebührenordnungsposition 13652 nur mit medizinischer Begründung berechnungsfähig.

Die Angabe der Diagnose nach ICD-10-GM ist Voraussetzung für die Berechnung der Gebührenordnungsposition 13652.

Abrechnungsausschluss: in derselben Sitzung 02330, 04536, 32247 im Behandlungsfall 13210, 13211, 13212, 13661 und Kapitel 13.2.2, 13.3.1, 13.3.2, 13.3.3, 13.3.4, 13.3.5, 13.3.6, 13.3.8, 36.6.3

Berichtspflicht: Nein

Aufwand in Minuten:
Kalkulationszeit: KA   **Prüfzeit:** ./.   **Eignung d. Prüfzeit:** Keine Eignung

Kommentar: Die Leistungslegende und Kurzlegende der EBM Nr. 13545 werden redaktionell korrigiert. Mit der Ergänzung der Leistungslegende der EBM Nr.13652 wird klargestellt, dass die EBM Nr. 13652 auch dann berechnet werden kann, wenn die Leistung entsprechend der EBM Nr. 13650 (Zusatzpauschale Pneumologisch-Diagnostischer Komplex) bereits an einem anderen Tag durchgeführt und berechnet wurde.

13660* Ergospirometrische Untersuchung   394 Pkt.   43,29 €

Obligater Leistungsinhalt
- Ergospirometrische Untersuchung in Ruhe und unter physikalisch definierter Belastung und reproduzierbarer Belastungsstufe,
- Gleichzeitige obligatorische Untersuchung der Atemgase, Ventilationsparameter und der Herz-Kreislauf-Parameter,
- Monitoring,
- Dokumentation mittels „9-Felder-Graphik"

Abrechnungsausschluss: in derselben Sitzung 02330, 04536, 32247 im Behandlungsfall 13210, 13211, 13212, 36882, 36883 und Kapitel 13.2.2, 13.3.1, 13.3.2, 13.3.3, 13.3.4, 13.3.5, 13.3.6, 13.3.8

Aufwand in Minuten:
Kalkulationszeit: 9   **Prüfzeit:** 9   **Eignung d. Prüfzeit:** Tages- und Quartalsprofil
GOÄ entsprechend oder ähnlich: Nr. 606*

Kommentar: Die Leistung nach Nr. 13660 ist im Behandlungsfall = Quartalsfall nicht neben allgemein diagnostisch-internistischen Leistungen und Leistungen aus dem Bereich 13.3 abrechnungsfähig.

13661* Bestimmung des Säurebasenhaushalts und Blutgasanalyse   84 Pkt.   9,23 €

Obligater Leistungsinhalt
- Bestimmung des Säurebasenhaushalts und des Gasdrucks im Blut (Blutgasanalyse)
  – in Ruhe
  und/oder

– unter definierter und reproduzierbarer Belastung
und/oder
– unter Sauerstoffinsufflation

Anmerkung: Die Gebührenordnungsposition 13661 ist nur bei Vorliegen einer nach Art und Umfang definierten Überweisung berechnungsfähig.

Abrechnungsausschluss: in derselben Sitzung 02330, 04536, 32247
im Behandlungsfall 13210, 13211, 13212, 13650, 13651 und Kapitel 13.2.2, 13.3.1, 13.3.2, 13.3.3, 13.3.4, 13.3.5, 13.3.6, 13.3.8, 36.6.3

Aufwand in Minuten:
Kalkulationszeit: 2   **Prüfzeit:** 1   **Eignung d. Prüfzeit:** Tages- und Quartalsprofil
GOÄ entsprechend oder ähnlich: Nr. 710

Kommentar: Die Leistung nach Nr. 13661 ist im Behandlungsfall = Quartalsfall nicht neben allgemein diagnostisch-internistischen Leistungen und Leistungen aus dem Bereich 13.3 abrechnungsfähig.

13662* Bronchoskopie	1161 Pkt.
	127,56 €

Obligater Leistungsinhalt
- Bronchoskopie,
- Patientenaufklärung zur Untersuchung und zu den möglichen therapeutischen Maßnahmen in derselben Sitzung in angemessenem Zeitabstand vor dem Eingriff,
- Information zum Ablauf der vorbereitenden Maßnahmen vor dem Eingriff und zu einer möglichen Sedierung und/oder Prämedikation,
- Nachbeobachtung und -betreuung,
- Oberflächenanästhesie,
- Überwachung der Vitalparameter und der Sauerstoffsättigung

Fakultativer Leistungsinhalt
- Prämedikation/Sedierung,
- Probeexzision(en),
- Probepunktion(en)

Abrechnungsausschluss: in derselben Sitzung 02300, 02301, 02302, 02340, 02341, 02343, 09315
im Behandlungsfall 13210, 13211, 13212, 36882, 36883 und Kapitel 13.2.2, 13.3.1, 13.3.2, 13.3.3, 13.3.4, 13.3.5, 13.3.6, 13.3.8

Bericht: mind. Befundkopie (Nr. 01602) an Hausarzt

Aufwand in Minuten:
Kalkulationszeit: 25   **Prüfzeit:** 19   **Eignung d. Prüfzeit:** Tages- und Quartalsprofil
GOÄ entsprechend oder ähnlich: Nr. 677

Kommentar: Die Leistung nach Nr. 13662 ist im Behandlungsfall = Quartalsfall nicht neben allgemein diagnostisch-internistischen Leistungen und Leistungen aus dem Bereich 13.3 (Schwerpunktorientierte internistische Versorgung) abrechnungsfähig.
Auch Chirurgen können diese Leistung und auch die Zuschläge nach Nrn. 13663, 13664 abrechnen.

13663* Zuschlag zu der Gebührenordnungsposition 13662 für   **224 Pkt.**
                                                                     24,61 €

- Fremdkörperentfernung
und/oder
- Blutstillung
und/oder
- Perbronchiale Biopsie
und/oder
- Sondierung von peripheren Rundherden
und/oder
- Broncho-alveoläre Lavage

Fakultativer Leistungsinhalt
- Gebührenordnungsposition 34240 und/oder 34241

Abrechnungsausschluss: in derselben Sitzung 02300, 02301, 02302, 02340, 02341, 02343, 34240, 34241
im Behandlungsfall 13210, 13211, 13212, 36882, 36883 und Kapitel 13.2.2, 13.3.1, 13.3.2, 13.3.3, 13.3.4, 13.3.5, 13.3.6, 13.3.8

Aufwand in Minuten:
Kalkulationszeit: 8   **Prüfzeit:** 7   **Eignung d. Prüfzeit:** Tages- und Quartalsprofil

GOÄ entsprechend oder ähnlich: Leistung in der GOÄ so nicht vorhanden, ggf. für EBM-Nrn. 13622 + 13663 nur GOÄ-Nr. 678, ggf. mit höherem Faktor.

Kommentar: Auch Chirurgen können die Leistung nach Nr. 13662 und die Zuschläge nach Nrn. 13663, 13664 abrechnen.
Die Leistung nach Nr. 13663 ist im Behandlungsfall = Quartalsfall nicht neben allgemein diagnostisch-internistischen Leistungen und Leistungen aus dem Bereich 13.3 (Schwerpunktorientierte internistische Versorgung) abrechnungsfähig.

13664* Zuschlag zu der Gebührenordnungsposition 13662   **453 Pkt.**
                                                                 49,77 €

Obligater Leistungsinhalt
- Laservaporisation(en) und/oder Argon-Plasma-Koagulation(en)

Abrechnungsausschluss: im Behandlungsfall 13210, 13211, 13212, 13250, 13251, 13252, 13253, 13254, 13255, 13256, 13257, 13258, 13260, 13290, 13291, 13292, 13300, 13301, 13310, 13311, 13340, 13341, 13342, 13350, 13390, 13391, 13392, 13400, 13401, 13402, 13410, 13411, 13412, 13420, 13421, 13422, 13423, 13424, 13430, 13431, 13435, 13437, 13438, 13439, 13490, 13491, 13492, 13500, 13501, 13502, 13540, 13541, 13542, 13545, 13550, 13551, 13560, 13561, 13590, 13591, 13592, 13600, 13601, 13602, 13610, 13611, 13612, 13620, 13621, 13622, 13690, 13691, 13692, 13700, 13701, 36882, 36883

Aufwand in Minuten:
Kalkulationszeit: 14   **Prüfzeit:** 10   **Eignung d. Prüfzeit:** Tages- und Quartalsprofil

GOÄ entsprechend oder ähnlich: Leistung in der GOÄ so nicht vorhanden, ggf. für EBM-Nrn. 13662 + 13664 nur GOÄ-Nr. 678, ggf. mit höherem Faktor.

Kommentar: Auch Chirurgen können die Leistung nach Nr. 13662 und die Zuschläge nach Nrn. 13663, 13664 abrechnen.

13670* Thorakoskopie	**1192 Pkt.**
	130,97 €

Obligater Leistungsinhalt
- Endoskopische Untersuchung des Pleuraraums,
- Gewebeentnahme aus der Pleura bzw. Lunge,
- Einbringen der Drainage,
- Patientenaufklärung zur Untersuchung und zu den möglichen therapeutischen Maßnahmen in derselben Sitzung in angemessenem Zeitabstand vor dem Eingriff,
- Information zum Ablauf der vorbereitenden Maßnahmen vor dem Eingriff und zu einer möglichen Sedierung und/oder Prämedikation,
- Nachbeobachtung und -betreuung,
- Überwachung der Vitalparameter und der Sauerstoffsättigung

Fakultativer Leistungsinhalt
- Prämedikation/Sedierung,
- Medikamentöse Pleurodese,
- Probepunktion(en)

Anmerkung: Die Gebührenordnungsposition 13670 ist nur von Fachärzten für Innere Medizin berechnungsfähig, die die Voraussetzungen gemäß § 115b SGB V erfüllen.

Abrechnungsausschluss: in derselben Sitzung 02300, 02301, 02302, 02340, 02341, 02343
im Behandlungsfall 13210, 13211, 13212, 36882, 36883

Bericht: mind. Befundkopie (Nr. 01602) an Hausarzt

Aufwand in Minuten:
Kalkulationszeit: 50   **Prüfzeit:** 38   **Eignung d. Prüfzeit:** Tages- und Quartalsprofil
GOÄ entsprechend oder ähnlich: Nrn. 2990, 2992

Kommentar: Die Leistung nach Nr. 13670 ist im Behandlungsfall = Quartalsfall nicht neben allgemein diagnostisch-internistischen Leistungen und Leistungen aus dem Bereich 13.3 (Schwerpunktorientierte internistische Versorgung) abrechnungsfähig.
Auch Chirurgen können diese Leistung abrechnen.

13675* Zusatzpauschale Behandlung und/oder Betreuung eines Patienten mit einer gesicherten onkologischen Erkrankung bei laufender onkologischer Therapie oder Betreuung im Rahmen der Nachsorge	**191 Pkt.**
	20,99 €

Obligater Leistungsinhalt
- Behandlung und/oder Betreuung eines Patienten mit einer laboratoriumsmedizinisch oder histologisch/zytologisch gesicherten onkologischen Erkrankung,
- Fortlaufende Beratung zum Umgang mit der onkologischen Erkrankung,
- Verlaufskontrolle und Dokumentation des Therapieerfolges,

- Erstellung, Überprüfung und Anpassung eines die onkologische Erkrankung begleitenden spezifischen Therapiekonzeptes unter Berücksichtigung individueller Faktoren,
- Kontrolle und/oder Behandlung ggf. auftretender therapiebedingter Nebenwirkungen,
- Planung und Koordination der komplementären Arznei-, Heil- und Hilfsmittelversorgung unter besonderer Berücksichtigung der gesicherten onkologischen Erkrankung,

Fakultativer Leistungsinhalt
- Anleitung und Führung der Bezugs- und Betreuungsperson(en),
- Fortlaufende Überprüfung des häuslichen, familiären und sozialen Umfelds im Hinblick auf die Grunderkrankung,
- Konsiliarische Erörterung/Fachliche Beratung und regelmäßiger Informationsaustausch mit dem onkologisch verantwortlichen Arzt sowie mit weiteren mitbehandelnden Ärzten,
- Überprüfung und Koordination supportiver Maßnahmen,
- Einleitung und/oder Koordination der psychosozialen Betreuung des Patienten und seiner Familie und/oder Bezugs- und Betreuungsperson(en),
- Ggf. Hinzuziehung komplementärer Dienste bzw. häuslicher Krankenpflege,

Abrechnungsbestimmung: einmal im Behandlungsfall

Anmerkung: Die Gebührenordnungsposition 13675 ist nur bei mindestens einer der im Folgenden genannten Erkrankungen berechnungsfähig: Bösartige Neubildungen der Trachea, der Bronchien, der Lunge, des Thymus, des Herzens, des Mediastinums und der Pleura C33-C38, der Atmungsorgane und sonstiger intrathorakalen Organe mehrere Teilbereiche überlappend C39.8, bösartige Neubildungen ungenau bezeichneter Lokalisation des Atmungssystems C39.9 – bösartige Neubildungen des mesothelialen Gewebes (Pleura) C45.0 sowie bösartige Neubildungen ungenau bezeichneter Lokalisation Thorax C76.1, sekundäre und nicht näher bezeichnete bösartige Neubildungen C77-C80.
Die Gebührenordnungsposition 13675 ist bei laufender medikamentöser, im Sinne einer systemischen Chemotherapie mit z.B. zytostatischen Substanzen, operativer und/oder strahlentherapeutischer Behandlung und/oder bei Betreuung im Rahmen der Nachsorge bis höchstens 2 Jahre nach Beendigung einer medikamentösen, operativen und/oder strahlentherapeutischen Behandlung eines Patienten mit gesicherter onkologischer Erkrankung berechnungsfähig.

Abrechnungsausschluss: im Behandlungsfall 13210, 13211, 13212, 13250, 36882 und Kapitel 13.3.1, 13.3.2, 13.3.3, 13.3.4, 13.3.5, 13.3.6, 13.3.8

Aufwand in Minuten:
Kalkulationszeit: 14   **Prüfzeit:** 13   **Eignung d. Prüfzeit:** Nur Quartalsprofil

GOÄ entsprechend oder ähnlich: Eine onkologische Pauschale ist in der GOÄ nicht vorhanden, daher: Abrechnung der einzelnen erbrachten GOÄ-Leistung(en).

Kommentar: Diese Leistung beschreibt zahlreiche Leistungen, die obligat oder fakultativ zu erbringen sind. Berechnungsfähig ist die Leistung nur, wenn mind. eine der folgenden Erkrankungen vorliegt:
- bösartige Neubildungen der Trachea, der Bronchien, der Lunge, des Thymus, des Herzens, des Mediastinums und der Pleura,
- bösartige Neubildungen der Atmungsorgane und sonstiger intrathorakalen Organe mehrere Teilbereiche überlappend,
- bösartige Neubildungen ungenau bezeichneter Lokalisation des Atmungssystems sowie ungenau bezeichneter Lokalisation Thorax,

* sekundäre und nicht näher bezeichnete bösartige Neubildungen.

13677* Zusatzpauschale Behandlung eines Lungen- oder Herz-	**209 Pkt.**
Lungen-Transplantatträgers	**22,96 €**

Obligater Leistungsinhalt
* Behandlung eines Lungen- oder Herz-Lungen-Transplantatträgers,
* Kontrolle der Transplantatfunktionen,
* Überwachung des spezifischen Therapieschemas,

Fakultativer Leistungsinhalt
* Beratung und Instruktion der Bezugsperson(en),
* Abstimmung mit dem Hausarzt,

Abrechnungsbestimmung: einmal im Behandlungsfall

Abrechnungsausschluss: im Behandlungsfall 13210, 13211, 13212, 13561, 36881, 36882, 36883 und Kapitel 13.2.2, 13.3.1, 13.3.2, 13.3.3, 13.3.4, 13.3.6, 13.3.8

Aufwand in Minuten:
Kalkulationszeit: KA   **Prüfzeit:** 15   **Eignung d. Prüfzeit:** Nur Quartalsprofil

GOÄ entsprechend oder ähnlich: Diese Pauschale kennt die GOÄ nicht. Abzurechnen sind die erbrachten Einzelleistungen.

13678* FeNO-Messung zur Indikationsstellung einer Therapie	**88 Pkt.**
mit Dupilumab	**9,67 €**

Anmerkung: Die Gebührenordnungsposition 13678 ist bei einer Überprüfung der Indikationsstellung zur Therapie mit Dupilumab nicht berechnungsfähig.

Abrechnungsausschluss: im Behandlungsfall 04538, 13210, 13212 und Kapitel 13.2.2, 13.3.1, 13.3.2, 13.3.3, 13.3.4, 13.3.5, 13.3.6, 13.3.8, 36.6.3
Die Abrechnung der mit * gekennzeichneten Leistung, schließt den Ansatz der fachärztlichen Grundpauschale aus.

Berichtspflicht: Nein

Aufwand in Minuten:
Kalkulationszeit: 1   **Prüfzeit:** 1   **Eignung der Prüfzeit:** Tages- und Quartalsprofil

13.3.8 Gebührenordnungspositionen der Rheumatologie

1. Die Gebührenordnungspositionen des Abschnitts III.b-13.3.8 können – unter Berücksichtigung von I-1.3 der Allgemeinen Bestimmungen – nur von Fachärzten für Innere Medizin mit Schwerpunkt Rheumatologie berechnet werden.

Kommentar: Alle Leistungen dieses Abschnitts können grundsätzlich nur von Fachärzten für Innere Medizin mit Schwerpunkt Rheumatologie abgerechnet werden. Nach Abschnitt 1.3. der Allgemeinen Bestimmungen ist Voraussetzung das Führen der Bezeichnung, die darauf basierende Zulassung und/oder die Erfüllung der Kriterien.

Grundpauschale

Obligater Leistungsinhalt
- Persönlicher Arzt-Patienten-Kontakt und/oder Arzt-Patienten-Kontakt im Rahmen einer Video-sprechstunde gemäß Anlage 31b zum BMV-Ä,

Fakultativer Leistungsinhalt
- Weitere persönliche oder andere Arzt-Patienten-Kontakte gemäß I-4.3.1 der Allgemeinen Be-stimmungen,
- Ärztlicher Bericht entsprechend der Gebührenordnungsposition 01600,
- Individueller Arztbrief entsprechend der Gebührenordnungsposition 01601,
- In Anhang VI-1 aufgeführte Leistungen,

Abrechnungsbestimmung: einmal im Behandlungsfall

13690 für Versicherte bis zum vollendeten 5. Lebensjahr	145 Pkt. 15,93 €

Abrechnungsbestimmung: einmal im Behandlungsfall

Abrechnungsausschluss: in derselben Sitzung 01436
im Behandlungsfall 01600, 01601, 13210, 13211, 13212, 13390, 13391, 13392, 13401, 13410, 13411, 13412, 13420, 13424, 13430, 13431, 13435, 13437, 13438, 13439, 13540, 13541, 13542, 13545, 13550, 13551, 13560, 13561, 36881, 36882, 36883 und Kapitel 13.3.1, 13.3.2, 13.3.4, 13.3.6, 13.3.7

Aufwand in Minuten:
Kalkulationszeit: 11   **Prüfzeit:** 9   **Eignung d. Prüfzeit:** Nur Quartalsprofil

GOÄ entsprechend oder ähnlich: Leistungskomplex in der GOÄ nicht vorhanden. Abrechnung der einzelnen erbrachten GOÄ-Leistung(en).

Kommentar: Die Grundpauschale ist beim ersten kurativ-ambulanten persönlichen Arzt-Pati-enten-Kontakt im Behandlungsfall berechnungsfähig. Bei dem internistischen fachärztlichen Ver-sorgungsbereich wurden in den einzelnen Bereichen Grundpauschalen neu eingeführt. Ein per-sönlicher Arzt-Patienten-Kontakt setzt die räumliche und zeitgleiche Anwesenheit des Arztes und des Patienten und eine direkte Interaktion (z.B. Gespräch) voraus. Bei einem ausschließlich tele-fonischen Kontakt, ist die Grundpauschale nicht abrechenbar.
Die Pauschale ist nur einmal im Behandlungsfall bzw. bei arztgruppenübergreifender Behandlung nur einmal im Arztfall berechenbar.
In dieser Pauschale sind die Leistungen des EBM, die im **Anhang 1 (Verzeichnis der nicht ge-sondert abrechnungsfähigen und in Komplexen enthaltenen Leistungen ...)** enthalten sind, in-tegriert und damit auch als Kassenleistungen honoriert und können nicht mehr gesondert abge-rechnet werden, es sei denn, sie finden sich in den arztgruppenspezifischen Kapiteln ausdrück-lich als abrechnungsfähige Leistung angegeben.
Es ist einem Vertragsarzt nicht gestattet, die in der Anlage 1 aufgeführten Leistungen einem GKV-Versicherten als Individuelle Gesundheitsleistung (IGeL) anzubieten und privat nach GOÄ als IGeL-Leistung abzurechnen.
Wird in demselben Quartal eine kurativ-ambulante und eine kurativ-stationäre (belegärztliche) Behandlung) durchgeführt, ist die Grundpauschale je einmal berechnungsfähig. Es ist aber von der Punktzahl der zweiten zur Abrechnung kommenden Grundpauschale ein Abschlag von 50 % vorzunehmen.

13691   für Versicherte ab Beginn des 6. bis zum vollendeten 59.   246 Pkt.
**   Lebensjahr   27,03 €**

Abrechnungsbestimmung: Siehe Nr. 13690.

Aufwand in Minuten:
Kalkulationszeit: 19   **Prüfzeit:** 16   **Eignung d. Prüfzeit:** Nur Quartalsprofil

GOÄ entsprechend oder ähnlich: Leistungskomplex in der GOÄ nicht vorhanden. Abrechnung der einzelnen erbrachten GOÄ-Leistung(en).

13692   für Versicherte ab Beginn des 60. Lebensjahres   244 Pkt.
**   26,81 €**

Abrechnungsbestimmung: Siehe Nr. 13690.

Aufwand in Minuten:
Kalkulationszeit: 19   **Prüfzeit:** 15   **Eignung d. Prüfzeit:** Nur Quartalsprofil

GOÄ entsprechend oder ähnlich: Leistungskomplex in der GOÄ nicht vorhanden. Abrechnung der einzelnen erbrachten GOÄ-Leistung(en).

13694   Zuschlag zu den Gebührenordnungspositionen 13690   41 Pkt.
**   bis 13692 für die rheumatologisch-internistische Grund-   4,50 €**
**   versorgung**

Abrechnungsbestimmung: einmal im Behandlungsfall

Anmerkung: Der Zuschlag nach der Gebührenordnungsposition 13694 kann nur in Behandlungsfällen abgerechnet werden, in denen ausschließlich die Gebührenordnungspositionen 01444, 01450, 01451, 01640 bis 01642, 13690 bis 13692, 13696 bis 13698 und/oder 32001 berechnet werden.

Aufwand in Minuten:
Kalkulationszeit: KA   **Prüfzeit:** ./.   **Eignung d. Prüfzeit:** Keine Eignung

13696   Zuschlag zu der Gebührenordnungsposition 13694   11 Pkt.
**   1,21 €**

Abrechnungsbestimmung: einmal im Behandlungsfall

Anmerkung: Die Gebührenordnungsposition 13696 wird durch die zuständige Kassenärztliche Vereinigung zugesetzt.

Aufwand in Minuten:
Kalkulationszeit: KA   **Prüfzeit:** ./.   **Eignung d. Prüfzeit:** Keine Eignung

13697   Zuschlag zu den Gebührenordnungspositionen 13690   6 Pkt.
**   bis 13692   0,66 €**

Abrechnungsbestimmung: einmal im Behandlungsfall

Anmerkung: Die Gebührenordnungsposition 13697 wird durch die zuständige Kassenärztliche Vereinigung zugesetzt.

Abrechnungsausschluss: im Behandlungsfall 01630
Berichtspflicht: Nein
Aufwand in Minuten:
Kalkulationszeit: KA   **Prüfzeit:** ./.   **Eignung d. Prüfzeit:** Keine Eignung

| 13698 | Zuschlag zu den Gebührenordnungspositionen 13690 bis 13692 für die Behandlung aufgrund einer TSS-Vermittlung gemäß Allgemeiner Bestimmung 4.3.10.1 oder 4.3.10.2, | |

Abrechnungsbestimmung: einmal im Arztgruppenfall
Anmerkung: Die Gebührenordnungsposition 13698 kann durch die zuständige Kassenärztliche Vereinigung zugesetzt werden.
Berichtspflicht: Nein
Abrechnungsausschluss: im Arztgruppenfall 01710

| 13700* | Zusatzpauschale Behandlung eines Patienten mit mindestens einer der nachfolgend genannten Indikationen | 232 Pkt. 25,49 € |

- Poly- und Oligoarthritis,
- Seronegativer Spondarthritis,
- Kollagenose,
- Vaskulitis,
- Myositis

Abrechnungsbestimmung: einmal im Behandlungsfall
Abrechnungsausschluss: im Behandlungsfall 13210, 13211, 13212, 36881, 36882, 36883 und Kapitel 13.2.2, 13.3.1, 13.3.2, 13.3.3, 13.3.4, 13.3.5, 13.3.6, 13.3.7
Bericht: Berichtspflicht – Übermittlung der Behandlungsdaten siehe Allg. Bestimmungen 2.1.4 Berichtspflicht
Aufwand in Minuten:
Kalkulationszeit: 17   **Prüfzeit:** 15   **Eignung d. Prüfzeit:** Nur Quartalsprofil
GOÄ entsprechend oder ähnlich: Leistung in der GOÄ so nicht vorhanden. Abrechnung der einzelnen erbrachten Leistung(en)
Kommentar: Die Leistung nach Nr. 13700 ist im Behandlungsfall = Quartalsfall nicht neben allgemein diagnostisch-internistischen Leistungen und Leistungen aus dem Bereich 13.3 (Schwerpunktorientierte internistische Versorgung) abrechnungsfähig.

| 13701* | Zusatzpauschale Rheumatologische Funktionsdiagnostik bzw. rheumatologisches Assessment mittels Untersuchungsinventaren | 154 Pkt. 16,92 € |

Obligater Leistungsinhalt
- Rheumatologische Untersuchung von Funktions- und Fähigkeitsstörungen mit Quantifizierung der Funktionseinschränkung mittels standardisierter qualitätsgesicherter Fragebögen (FFbH bzw. HAQ bei rheumatoider Arthritis, BASFI bzw. FFbH bei seronegativer Spondylarthritis)

und/oder
- Erhebung des Disease-Activity-Scores (DAS) bei rheumatoider Arthritis

und/oder
- Erhebung des BASDAI bei Morbus Bechterew und/oder seronegativen Spondylarthritiden

und/oder
- Erhebung des SLEDAI und/oder ECLAM bei systemischem Lupus erythematodes

und/oder
- Erhebung des BIVAS bei Vaskulitiden,

Fakultativer Leistungsinhalt
- Kapillarmikroskopische Untersuchungen,
- Aufstellung eines Behandlungsplanes,
- Aufstellung eines Hilfsmittelplanes,
- Erprobung des Einsatzes von Hilfsmitteln, Therapiemittel der physikalischen Medizin und Ergotherapie,
- Abstimmung mit dem Hilfsmitteltechniker,
- Überprüfung der qualitätsgerechten Zurichtung der Orthesen und Hilfsmittel,
- Anleitung zur Anpassung des Wohnraumes und Arbeitsplatzes in Absprache mit dem Hausarzt,

Abrechnungsbestimmung: einmal im Behandlungsfall

Abrechnungsausschluss: im Behandlungsfall 13210, 13211, 13212, 36881, 36882, 36883 und Kapitel 13.2.2, 13.3.1, 13.3.2, 13.3.3, 13.3.4, 13.3.5, 13.3.6, 13.3.7

Bericht: Berichtspflicht – Übermittlung der Behandlungsdaten siehe Allg. Bestimmungen 2.1.4 Berichtspflicht

Aufwand in Minuten:
Kalkulationszeit: 12   **Prüfzeit:** 11   **Eignung d. Prüfzeit:** Nur Quartalsprofil

GOÄ entsprechend oder ähnlich: Leistung in der GOÄ so nicht vorhanden. Abrechnung der einzelnen erbrachten Leistung(en)

Kommentar: Die Leistung nach Nr. 13701 ist im Behandlungsfall = Quartalsfall nicht neben allgemein diagnostisch-internistischen Leistungen und Leistungen aus dem Bereich 13.3 (Schwerpunktorientierte internistische Versorgung) abrechnungsfähig.
Erläuterung der Abkürzungen in der Leistungslegende:
BASDAI: bath ankylosing spondylitis disease activity index
BASFI: bath ankylosing spondylitis functions-index
BIVAS: Birmingham vasculitis activity score
DAS: disease-activity-scores
ECLAM: european consensus lupus activity measurement score
FFbH: Funktionsfragebogen Hannover
HAQ: health assessment questionnaire
SLEDAI: SLE disease activity index

IV Arztgruppenübergreifende bei spezifischen Voraussetzungen berechnungsfähige Gebührenordnungspositionen

30 Spezielle Versorgungsbereiche

30.1 Allergologie

1. Die Gebührenordnungspositionen der Abschnitte 30.1.1 und 30.1.2 können nur von
   - Fachärzten für Hals-Nasen-Ohrenheilkunde,
   - Fachärzten für Haut- und Geschlechtskrankheiten,
   - Vertragsärzten mit der Zusatzbezeichnung Allergologie,
   - Fachärzten für Innere Medizin mit Schwerpunkt Pneumologie und Lungenärzte,
   - Fachärzten für Kinder- und Jugendmedizin
   berechnet werden.
2. Die Gebührenordnungspositionen des Abschnitts 30.1.3 können von allen Vertragsärzten – soweit dies berufsrechtlich zulässig ist – berechnet werden.

Kommentar: Die Gebührenordnungspositionen des Kapitels 30.1 nach den Nrn. 30110 bis 30123 können grundsätzlich (s. Kommentierung zu Kapitel I, Abschnitt 1.3 und 1.5) nur von den oben angegeben Ärzten abgerechnet werden.

Für die Leistung nach Nr. 30130 und 30131 (Hyposensibilisierungsbehandlung) gilt die Begrenzung auf die oben genannten Arztgruppen nicht, dafür ist aber zu beachten, ob diese Behandlung berufsrechtlich dem Fachgebiet des ausführenden Arztes zugehört. Nur dann darf diese Leistung auch in der ambulanten vertragsärztlichen Versorgung erbracht und abgerechnet werden.

30.1.1 Allergologische Anamnese

30100	Spezifische allergologische Anamnese und/oder Beratung	65 Pkt. 7,14 €

Obligater Leistungsinhalt
- Persönlicher Arzt-Patienten-Kontakt,
- Durchführung einer spezifischen allergologischen Anamnese
und/oder
- Beratung und Befundbesprechung nach Vorliegen der Ergebnisseder Allergietestung,

Fakultativer Leistungsinhalt
- Anwendung eines schriftlichen Anamnesebogens,
- Indikationsstellung zu einer Allergietestung,

Abrechnungsbestimmung: je vollendete 5 Minuten

Anmerkung: Die Gebührenordnungsposition 30100 ist höchstens viermal imKrankheitsfall berechnungsfähig.

Die Gebührenordnungsposition 30100 ist im Behandlungsfall nicht nebenden Gebührenordnungspositionen 13250 und 13258 berechnungsfähig

© Springer-Verlag GmbH Deutschland, ein Teil von Springer Nature 2020
P. M. Hermanns (Hrsg.), *EBM 2020 Kommentar Innere Medizin mit allen Schwerpunkten*, Abrechnung erfolgreich und optimal,
https://doi.org/10.1007/978-3-662-61504-1_4

Kommentar: Seit 1.4.2020 ist die spezifische allergologische Anamnese in den EBM neu aufgenommen. Im Gegenzug kam zu einer deutlichen Abwertung der allergologisch-diagnostischen Komplexe (EBM-Ziffern 30110, 30111), aus deren Leistungsbeschreibung die anamnestischen Inhalte ausgegliedert wurden. Insofern kommt der EBM-Ziffer 30100 eine wichtige Funktion zu.
Die spezifische allergologische Anamnese darf höchstens viermal im Krankheitsfall, jedoch mehrfach in einer Sitzung berechnet werden. Sie ist je vollendete 5 Minuten berechnungsfähig.
Zu beachten ist die fehlende Bindung an allergologische Testverfahren (z.B. Pricktestung, Spirometrie). Damit eignet sich die EBM-Ziffer 30100 auch für die, häufig neben einer Vorsorgeuntersuchung oder Impfung angefragten „kleinen" allergologischen Beratungen, für Beratungen ohne Testungen und für Befundbesprechungen– allerdings leider nur für den o. g. Personenkreis.. Die fünfminütige Zeittaktung, passt in diesem Sinne sehr gut. Die Leistung wird nicht auf das Gesprächsbudget (siehe EBM-Ziffer 03230) angerechnet.

Aufwand in Minuten:
Kalkulationszeit: 5   **Prüfzeit:** 5   **Eignung d. Prüfzeit: Nur Quartalprofil**

30.1.2 Allergie-Testungen

30110	**Allergologisch-diagnostischer Komplex zur Diagnostik und/oder zum Ausschluss einer (Kontakt-)Allergie vom Spättyp (Typ IV)**	**258 Pkt.** **28,35 €**

Obligater Leistungsinhalt
- Spezifische allergologische Anamnese,
- Epikutan-Testung,
- Überprüfung der lokalen Hautreaktion,

Fakultativer Leistungsinhalt
- Hautfunktionstests (z.B. Alkaliresistenzprüfung, Nitrazingelbtest),
- ROAT-Testung (wiederholter offener Expositionstest),
- Okklusion,

Abrechnungsbestimmung: einmal im Krankheitsfall

Abrechnungsausschluss: im Behandlungsfall 13250, 13258, 30111

Bericht: Berichtspflicht – Übermittlung der Behandlungsdaten siehe Allg. Bestimmungen 2.1.4 Berichtspflicht

Aufwand in Minuten:
Kalkulationszeit: 5   **Prüfzeit:** 5   **Eignung d. Prüfzeit:** Nur Quartalsprofil

GOÄ entsprechend oder ähnlich: Nrn. 380, 381, 382

Kommentar: Im Rahmen der EBM Reform 2020 kam es zum 1.4.2020 zu einer deutlichen Abwertung technischer Leistungen – die Bewertung der EBM-Ziffer 30110 wurde um 52% reduziert.
Die anamnestischen Inhalte wurden in die EBM-Ziffer 30100 (spezifische allergologische Anamnese) ausgegliedert, der damit eine wichtige kompensatorische Funktion zukommt.
Neben dieser Leistung ist die EBM-Ziffer 30111 (Typ-I-Diagnostik) im gesamten Quartal gesperrt.
Ein erneuter Ansatz der EBM-Ziffer 30110 ist erst nach vier Quartalen möglich (Arztfall).
Eine evtl. erforderliche Nachüberwachung des Patienten ist integraler Bestandteil der EBM-Ziffer 30110 und kann nicht zusätzlich abgerechnet werden.

Zu beachten: Seit dem 1.4.2020 wurde die EBM-Ziffer 40350 als Sachkostenpauschale (Bewertung 16,14,– EUR) zur Durchführung des Allergologischen Komplexes 1 nach EBM-Ziffer 30110 eingeführt.

30111	**Allergologisch-diagnostischer Komplex zur Diagnostik**	**220 Pkt.**
	und/oder zum Ausschluss einer Allergie vom Soforttyp	**24,17 €**
	(Typ I)	

Obligater Leistungsinhalt
* Spezifische allergologische Anamnese,
* Prick-Testung,
und/oder
* Scratch-Testung
und/oder
* Reibtestung
und/oder
* Skarifikationstestung
und/oder
* Intrakutan-Testung
und/oder
* Konjunktivaler Provokationstest
und/oder
* Nasaler Provokationstest,
* Vergleich zu einer Positiv- und Negativkontrolle,
* Überprüfung der lokalen Hautreaktion,
* Vorhaltung notfallmedizinischer Versorgung,

Abrechnungsbestimmung: einmal im Krankheitsfall

Abrechnungsausschluss: im Behandlungsfall 13250, 13258, 30110

Bericht: Berichtspflicht – Übermittlung der Behandlungsdaten siehe Allg. Bestimmungen 2.1.4 Berichtspflicht

Aufwand in Minuten:
Kalkulationszeit: 3   **Prüfzeit:** 3   **Eignung d. Prüfzeit:** Nur Quartalsprofil

GOÄ entsprechend oder ähnlich: Leistungskomplex in der GOÄ nicht vorhanden. Abrechnung der einzelnen erbrachten GOÄ-Leistung(en) z.B. Auswahl aus Nrn. 385 – 391.

Kommentar: Die Zusatzpauschale fachinternistischer Behandlung und die allergologische Basisdiagnostik der fachärztlich tätigen Internisten kann neben der Leistung nach Nr. 30111 im gesamten Quartal nicht zusätzlich berechnet werden. Siehe auch Kommentar zur 30110, vice versa ist die 30110 im Krankheitsfall gegen die 30111 gesperrt.

30120*	**Rhinomanometrischer Provokationstest**	**66 Pkt.**
		7,25 €

Obligater Leistungsinhalt
* Nasaler Provokationstest in mindestens 2 Stufen (Kochsalz, Allergen),
* Rhinomanometrische Funktionsprüfung(en) zum Aktualitätsnachweis von Allergenen,

- Testung mit Einzel- und/oder Gruppenextrakt,
- Vorhaltung notfallmedizinischer Versorgung,

Fakultativer Leistungsinhalt
- Testung mit unterschiedlichen Konzentrationen der Extrakte,

Abrechnungsbestimmung: je Test, höchstens zweimal am Behandlungstag

Abrechnungsausschluss: im Behandlungsfall 13250, 13258

Aufwand in Minuten:
Kalkulationszeit: 3   **Prüfzeit:** 3   **Eignung d. Prüfzeit:** Tages- und Quartalsprofil

GOÄ entsprechend oder ähnlich: Nrn. 393, 394, 395

Kommentar: Die Zusatzpauschale fachinternistischer Behandlung und die allergologische Basisdiagnostik der fachärztlich tätigen Internisten kann neben der Leistung nach Nr. 30120 im gesamten Quartal nicht zusätzlich berechnet werden.
Die Kosten der Testsubstanzen können berechnet werden oder auf den Namen des Patienten rezeptiert werden.

30121* Subkutaner Provokationstest	**162 Pkt.**
	17,80 €

Obligater Leistungsinhalt
- Subkutaner Provokationstest in mindestens 2 Stufen (Kochsalz, Allergen) zum Aktualitätsnachweis von Allergenen,
- Testung mit Einzel- und/oder Gruppenallergenen,
- Vorhaltung notfallmedizinischer Versorgung,
- Mindestens 2 Stunden Nachbeobachtung,

Fakultativer Leistungsinhalt
- Testung mit unterschiedlichen Konzentrationen der Extrakte,

Abrechnungsbestimmung: je Test, höchstens fünfmal im Behandlungsfall

Abrechnungsausschluss: im Behandlungsfall 13250, 13258

Aufwand in Minuten:
Kalkulationszeit: 1   **Prüfzeit:** 1   **Eignung d. Prüfzeit:** Tages- und Quartalsprofil

GOÄ entsprechend oder ähnlich: Leistungskomplex in der GOÄ nicht vorhanden.

Kommentar: Die Zusatzpauschale fachinternistischer Behandlung und die allergologische Basisdiagnostik der fachärztlich tätigen Internisten kann neben der Leistung nach Nr. 30121 im gesamten Quartal nicht zusätzlich berechnet werden. Die mindestens zweistündige Nachbeobachtung ist obligater Leistungsbestandteil und somit nicht zusätzlich berechenbar.

30122* Bronchialer Provokationstest	**741 Pkt.**
	81,41 €

Obligater Leistungsinhalt
- Bronchialer Provokationstest in mindestens 2 Stufen (Kochsalz, Allergen) zum Aktualitätsnachweis von Allergenen,
- Testung mit Einzel- und/oder Gruppenextrakt,

- Mindestens zweimalige ganzkörperplethysmographische Untersuchungen,
- Nachbeobachtung von mindestens 3 Stunden Dauer,
- Vorhaltung notfallmedizinischer Versorgung,
- Flussvolumenkurve jeweils vor und nach Provokationsstufen,
- Angabe des verwendeten Protokolls und Dokumentation des Testergebnisses,

Fakultativer Leistungsinhalt
- Testung mit unterschiedlichen Konzentrationen der Extrakte,

Abrechnungsbestimmung: je Test

Abrechnungsausschluss: im Behandlungsfall 13250, 13258
in derselben Sitzung 13651

Aufwand in Minuten:
Kalkulationszeit: 10   **Prüfzeit:** 8   **Eignung d. Prüfzeit:** Tages- und Quartalsprofil
GOÄ entsprechend oder ähnlich: Nrn. 397, 398

Kommentar: Die Zusatzpauschale fachinternistischer Behandlung und die allergologische Basisdiagnostik der fachärztlich tätigen Internisten kann neben der Leistung nach Nr. 30122 im gesamten Quartal nicht zusätzlich berechnet werden.
Die mindestens dreistündige Nachbeobachtung ist obligater Leistungsbestandteil und somit nicht zusätzlich berechenbar.
Die EBM-Ziffer 04532 (Zuschlag zur Bodypletysmographie bei Metacholinprovokation) ist wegen Leistungsüberschneidung parallel nicht möglich.

30123* Oraler Provokationstest   **143 Pkt.**
15,71 €

Obligater Leistungsinhalt
- Oraler Provokationstest in mindestens 2 Stufen (Leerwert oder Trägersubstanz, Allergen) zur Ermittlung von allergischen oder pseudoallergischen Reaktionen auf nutritive Allergene oder Arzneimittel,
- Vorhaltung notfallmedizinischer Versorgung,
- Mindestens 2 Stunden Nachbeobachtung,

Abrechnungsbestimmung: je Test

Abrechnungsausschluss: im Behandlungsfall 13250, 13258

Aufwand in Minuten:
Kalkulationszeit: 2   **Prüfzeit:** 2   **Eignung d. Prüfzeit:** Tages- und Quartalsprofil
GOÄ entsprechend oder ähnlich: Nr. 399

Kommentar: Die Zusatzpauschale fachinternistischer Behandlung und die allergologische Basisdiagnostik der fachärztlich tätigen Internisten kann neben der Leistung nach Nr. 30123 im gesamten Quartal nicht zusätzlich berechnet werden.
Die mindestens zweistündige Nachbeobachtung ist obligater Leistungsbestandteil und somit nicht zusätzlich berechenbar.

30.1.3 Hyposensibilisierungsbehandlung

30130	**Hyposensibilisierungsbehandlung**	**102 Pkt.**
		11,21 €

Obligater Leistungsinhalt
- Hyposensibilisierungsbehandlung (Desensibilisierung) durch subkutane Allergeninjektion(en),
- Nachbeobachtung von mindestens 30 Minuten Dauer

Anmerkung: Voraussetzung für die Berechnung der Gebührenordnungsposition 30130 ist die Erfüllung der notwendigen sachlichen und personellen Bedingungen für eine gegebenenfalls erforderliche Schockbehandlung und Intubation.

Aufwand in Minuten:
Kalkulationszeit: 3   **Prüfzeit:** 3   **Eignung d. Prüfzeit:** Tages- und Quartalsprofil
GOÄ entsprechend oder ähnlich: Nr. 263
Kommentar: Nicht für orale Hypo- bzw. Desensibilisierung (sublinguale Therapie)

30131	**Zuschlag zu der Gebührenordnungsposition 30130 für**	**80 Pkt.**
	jede weitere Hyposensibilisierungsbehandlung durch	**8,79 €**
	Injektio(en) zu unterschiedlichen Zeiten am selben	
	Behandlungstag (zum Beispiel bei Injektion verschie-	
	dener nicht mischbarer Allergene oder Clusteroder	
	Rush-Therapie)	

Obligater Leistungsinhalt
- Hyposensibilisierungsbehandlung (Desensibilisierung) durch subkutane Allergen-injektion(en),
- Nachbeobachtung von mindestens 30 Minuten Dauer,

Abrechnungsbestimmung: je Hyposensibilisierungsbehandlung

Anmerkung: Die Gebührenordnungsposition 30131 ist mit Angabe des jeweiligen Injektions-zeitpunkts bis zu viermal am Behandlungstag berechnungsfähig.
Die Berechnung der Gebührenordnungsposition 30131 neben der Gebührenordnungsposition 30130 und die mehrmalige Berechnung der Gebührenordnungsposition 30131 setzen jeweils eine Desensibilisierungsbehandlung durch Allergeninjektion(en) mit jeweils mindestens 30minü-tigem Nachbeobachtungsintervall sowie die Angabe des jeweiligen Behandlungszeitpunktes auch bei der Gebührenordnungsposition 30130 voraus.
Voraussetzung für die Berechnung der Gebührenordnungsposition 30131 ist die Erfüllung der notwendigen, sachlichen und personellen Bedingungen für eine gegebenenfalls erforderliche Schockbehandlung und Intubation.

Aufwand in Minuten:
Kalkulationszeit: 2   **Prüfzeit:** 2   **Eignung d. Prüfzeit:** Tages- und Quartalsprofil
Berichtspflicht: Nein
Ausschluss der Berechnungsfähigkeit der Pauschale für die fachärztliche Grundversorgung: Nein

Kommentar: Die EBM-Ziffer 30131 ist mit Angabe des jeweiligen Injektionszeitpunkts (Uhr-zeitangabe!) bis zu viermal am Behandlungstag berechnungsfähig. Bei mehrfachen Behandlungen am Tag zu unterschiedlichen Zeitpunkten kann maximal 1 × EBM-Ziffer 30130 + 4 × EBM-Ziffer 30131 berechnet werden. Nicht für orale Hypo- bzw. Desensibilisierung (sublinguale Therapie)

30.2 Chirotherapie und Hyperbare Sauerstofftherapie

30.2.1 Chirotherapie

Die Berechnung der Gebührenordnungspositionen dieses Abschnitts setzt eine besondere ärztliche Qualifikation – bei Erstantrag die Zusatzbezeichnung Chirotherapie – und eine Genehmigung der zuständigen Kassenärztlichen Vereinigung voraus.

Kommentar: Alle Gebührenordnungspositionen des Kapitels 30.2 können grundsätzlich nur von Ärzten abgerechnet werden, die

- die über eine besondere ärztliche Qualifikation verfügen und
- im Besitz einer Genehmigung ihrer Kassenärztlichen Vereinigung zur Erbringung und Abrechnung chirotherapeutischer Leistungen sind.

Wird erstmals die Abrechnung chirotherapeutischer Leistungen beantragt, ist die „besondere ärztliche Qualifikation" durch die Zusatzbezeichnung Chirotherapie nachzuweisen.

Im übrigen ist die Erbringung und Abrechnung eines chirotherapeutischen Eingriffs an der Wirbelsäule in der Regel auf eine zweimalige Erbringung beschränkt. Darüber hinausgehende Anwendungen dieser Leistung sind nur im Ausnahmefall unter bestimmten Voraussetzungen möglich.

30200 Chirotherapeutischer Eingriff	48 Pkt. 5,27 €

Obligater Leistungsinhalt

- Chirotherapeutischer Eingriff an einem oder mehreren Extremitätengelenken,
- Dokumentation der Funktionsanalyse,

Abrechnungsbestimmung: je Sitzung

Anmerkung: Die Gebührenordnungsposition 30200 ist im Behandlungsfall höchstens zweimal berechnungsfähig.

Abrechnungsausschluss: in derselben Sitzung 30201

Aufwand in Minuten:

Kalkulationszeit: 4   **Prüfzeit:** 4   **Eignung d. Prüfzeit:** Tages- und Quartalsprofil

GOÄ entsprechend oder ähnlich: Analog Ansatz der Nr. 3306 entsprechend GOÄ § 6 (2).

30201 Chirotherapeutischer Eingriff an der Wirbelsäule	71 Pkt. 7,80 €

Obligater Leistungsinhalt

- Chirotherapeutischer Eingriff an der Wirbelsäule,
- Dokumentation der Funktionsanalyse,

Fakultativer Leistungsinhalt

- Leistungsinhalt entsprechend der Gebührenordnungsposition 30200,

Abrechnungsbestimmung: je Sitzung

Anmerkung: Die Gebührenordnungsposition 30201 ist im Behandlungsfall zweimal berechnungsfähig. Ist ein ausreichender Behandlungseffekt mit der zweimaligen Erbringung der Gebührenordnungsposition 30201 im Quartal nicht erzielt worden, kann im Ausnahmefall jede weitere Behandlung nur mit ausführlicher Begründung zur Segmenthöhe, Blockierungsrichtung, muskulären reflektorischen Fixierung und den vegetativen und neurologischen Begleiterscheinungen erfolgen.

Abrechnungsausschluss: in derselben Sitzung 30200

Aufwand in Minuten:
Kalkulationszeit: 5   **Prüfzeit:** 5   **Eignung d. Prüfzeit:** Tages- und Quartalsprofil

GOÄ entsprechend oder ähnlich: Analog Ansatz der Nr. 3306 entsprechend GOÄ § 6 (2*).

Kommentar: Eine mobilisierende Behandlung an Wirbelsäule oder Gelenken der Extremitäten durch Weichteiltechnik kann nicht gesondert berechnet werden, da sie Bestandteil der hausärztlichen Versichertenpauschale und der fachärztlichen Grundpauschale ist. Im übrigen ist die Erbringung und Abrechnung eines chirotherapeutischen Eingriffs an der Wirbelsäule in der Regel auf eine zweimalige Erbringung beschränkt. Darüber hinausgehende Anwendungen dieser Leistung sind nur im Ausnahmefall unter bestimmten Voraussetzungen und mit ausführlicher Begründung (Segmenthöhe, Blockierungsrichtung etc.) möglich.

30.2.2 Hyperbare Sauerstofftherapie bei diabetischem Fußsyndrom

1. Die Leistungen dieses Abschnitts sind nur bei Patienten berechnungsfähig, bei denen bei Einleitung der Behandlung ein diabetisches Fußsyndrom mindestens mit einer Läsion bis zur Gelenkkapsel und/oder den/einer Sehne(n) vorliegt und bei denen alle anderen Maßnahmen der Standardtherapie (mindestens Stoffwechseloptimierung, Revaskularisation, medikamentöse Behandlung, leitliniengerechte Wundversorgung, Wunddebridement, Verbände, Druckentlastung, chirurgische Maßnahmen) nachweisbar erfolglos geblieben sind.

2. Die Gebührenordnungsposition 30210 kann nur im Rahmen einer interdisziplinären Fallkonferenz zur Indikationsprüfung nach Nr. 1 für Patienten mit diabetischem Fußsyndrom vor Überweisung an ein Druckkammerzentrum gemäß der Richtlinie des Gemeinsamen Bundesausschusses (Nr. 22 der Anlage I „Anerkannte Untersuchungsoder Behandlungsmethoden" der Richtlinie Methoden vertragsärztliche Versorgung) unter Teilnahme der folgenden Arztgruppen

- Fachärzte für Innere Medizin und Endokrinologie und Diabetologie
  oder
- Fachärzte im Gebiet Innere Medizin oder Fachärzte für Allgemeinmedizin, jeweils mit der Zusatzweiterbildung „Diabetologie" oder der Bezeichnung „Diabetologe Deutsche Diabetes Gesellschaft (DDG)"
  und
- Fachärzte für Innere Medizin mit Schwerpunkt Angiologie oder Fachärzte für Gefäßchirurgie
  und
- sofern verfügbar Fachärzte für Radiologie mit einer Genehmigung der Kassenärztlichen Vereinigung nach der Qualitätssicherungsvereinbarung zur interventionellen Radiologie nach § 135 Abs. 2 SGB V
  berechnet werden.

3. Die Gebührenordnungsposition 30212 kann nur zur Indikationsprüfung nach Nr. 1 für Patienten mit diabetischem Fußsyndrom vor Überweisung an ein Druckkammerzentrum gemäß der Richtlinie des Gemeinsamen Bundesausschusses (Nr. 22 der Anlage I „Anerkannte Untersuchungsoder Behandlungsmethoden" der Richtlinie Methoden vertragsärztliche Versorgung) von
- Fachärzten für Innere Medizin und Endokrinologie und Diabetologie,
- Fachärzten im Gebiet Innere Medizin oder Fachärzten für Allgemeinmedizin, jeweils mit der Zusatzweiterbildung „Diabetologie" oder der Bezeichnung „Diabetologe Deutsche Diabetes Gesellschaft (DDG)"

berechnet werden

4. Eine Einrichtung gilt für die Behandlung des diabetischen Fußsyndroms nach der Gebührenordnungsposition 30214 als qualifiziert, wenn sie folgende Mindeststandards erfüllt:
- Mindestens ein diabetologisch qualifizierter Arzt gemäß Nr. 3 oder ein Arzt, der – im Durchschnitt der letzten vier Quartale vor Antragstellung – je Quartal die Behandlung von mindestens 100 Patienten mit Diabetes mellitus durchgeführt hat und die Qualifikation zur Durchführung von programmierten Schulungen für Diabetiker nachweisen kann. Fachärzte für Chirurgie, Orthopädie und Dermatologie müssen die Qualifikation zur Durchführung von programmierten Schulungen für Diabetiker nicht nachweisen können.
- Medizinisches Fachpersonal mit Kompetenz in lokaler Wundversorgung, nachzuweisen durch von der DDG anerkannte Kurse für Wundversorgung oder gleichwertige Kurse,
- Räumlichkeiten gemäß § 6 Absatz 2 Nr. 2 Qualitätssicherungsvereinbarung Ambulantes Operieren,
- Ausstattung für angiologische und neurologische Basisdiagnostik,
- Voraussetzungen für entsprechende therapeutische Maßnahmen,
- Zusammenarbeit mit entsprechend qualifizierten Fachdisziplinen und –berufen (z.B. Fachärzte für Chirurgie oder Gefäßmedizin, Angiologie, orthopädische Schuhmacher, Podologen).

Die Erfüllung der Mindeststandards ist der Kassenärztlichen Vereinigung nachzuweisen. Die Mindeststandards gelten nicht für die Betreuung im Rahmen der Bestätigung der Notwendigkeit einer Weiterbehandlung nach jeder 10. Druckkammerbehandlung durch den überweisenden Facharzt nach Nr. 6.

5. Die Gebührenordnungspositionen 30216 und 30218 können nur von einem Arzt berechnet werden, der von der zuständigen Kassenärztlichen Vereinigung eine Genehmigung zur Durchführung der hyperbaren Sauerstofftherapie besitzt. Die Genehmigung wird erteilt, wenn die Anforderungen der Vereinbarung von Qualitätssicherungsmaßnahmen nach § 135 Abs. 2 SGB V zur hyperbaren Sauerstofftherapie bei diabetischem Fußsyndrom erfüllt sind.

6. Ein Behandlungszyklus der hyperbaren Sauerstofftherapie ist definiert als die aufeinanderfolgende Druckkammerbehandlung an wöchentlich mindestens drei Tagen. Liegen mehrere behandlungsrelevante Wunden gleichzeitig vor, so gehören diese zum gleichen Behandlungszyklus. Insgesamt sind in einem Behandlungszyklus höchstens 40 Behandlungen berechnungsfähig. Eine einmalige Unterbrechung von maximal einer Woche ist je Behandlungszyklus möglich.

Im Krankheitsfall sind mit schriftlicher Begründung bis zu zwei Behandlungszyklen berechnungsfähig. Ein zweiter Behandlungszyklus im Krankheitsfall für die gleiche(n) Wunde(n) setzt eine ausführliche Begründung der medizinischen Notwendigkeit im Einzelfall voraus. Jeweils nach 10 Druckkammerbehandlungen muss der überweisende Facharzt oder seine Vertretung gemäß § 17 Abs. 3 Bundesmantelvertrag-Ärzte (BMV-Ä) die Notwendigkeit einer Weiterbehandlung basierend auf der Fotodokumentation und einer Beurteilung der Wundheilungstendenz schriftlich bestätigen. Hierfür gelten die Anforderungen nach Nr. 4 nicht.

Kommentar: Die KBV informiert unter http://www.kbv.de/html/1150_37285.php und: unter: http://www.kbv.de/html/1150_31277.php. Es wurden hier die neuen Preise zum 1.4.2020 eingefügt.

... **„Hyperbare Sauerstofftherapie bei diabetischem Fußsyndrom im EBM**
Die hyperbare Sauerstofftherapie bei diabetischem Fußsyndrom wird nun zum 1. Oktober als neuer Abschnitt 30.2.2 in den EBM aufgenommen. Die ärztlichen Aufwände werden durch fünf neue Gebührenordnungspositionen (GOP) abgebildet.
Dabei handelt es sich um die GOP 30210 (86 Punkte/6,45 Euro) für die Teilnahme an einer multidisziplinären Fallkonferenz zur Indikationsprüfung, die GOP 30212 (343 Punkte/37,69 Euro) für die Indikationsprüfung selbst und die GOP 30214 (138 Punkte/15,16 Euro) für die Betreuung des Patienten zwischen den Druckkammerbehandlungen.
Für die Feststellung der Druckkammertauglichkeit wird die GOP 30216 (343 Punkte/37,69 Euro) eingeführt und für die hyperbare Sauerstofftherapie selbst die GOP 30218 (1173 Punkte/128,88 Euro)...“

... **Extrabudgetär vergütet**
Die Leistungen werden zunächst – mit Ausnahme der GOP 30214 – für zwei Jahre extrabudgetär vergütet. Dann wird der Bewertungsausschuss anhand der Entwicklung der neuen GOP – insbesondere der Leistungsmenge und des Leistungsbedarfs sowie der Anzahl und der regionalen Verteilung der abrechnenden Ärzte – überprüfen, ob eine weitere extrabudgetäre Vergütung gerechtfertigt ist.

Übersicht: GOP für die hyperbare Sauerstofftherapie bei diabetischem Fußsyndrom

GOP	Inhalt	Bewertung
30210	Teilnahme an einer Fallkonferenz zur Indikationsprüfung vor Überweisung an ein Druckkammerzentrum	86 Punkte/9,45 Euro
30212	Indikationsprüfung vor Überweisung an ein Druckkammerzentrum	343 Punkte/37,69 Euro
30214	Betreuung eines Patienten zwischen den Druckkammerbehandlungen	1380 Punkte/15,16 Euro
30216	Feststellung der Druckkammertauglichkeit vor der ersten Sitzung	343 Punkte/37,69 Euro
30218	Hyperbare Sauerstofftherapie	1173 Punkte/128,88 Euro

30210	**Teilnahme an einer multidisziplinären Fallkonferenz zur Indikationsüberprüfung eines Patienten mit diabetischem Fußsyndrom vor Überweisung an ein Druckkammerzentrum gemäß der Richtlinie des Gemeinsamen Bundesausschusses (Nr. 22 der Anlage I „Anerkannte Untersuchungs- oder Behandlungsmethoden" der Richtlinie Methoden vertragsärztliche Versorgung)**	**86 Pkt.** **9,45 €**

Obligater Leistungsinhalt
- Teilnahme an einer multidisziplinären Fallkonferenz,
- Abwägung und Feststellung oder Ausschluss des Bestehens von Therapiealternativen (insbesondere Evaluation der Möglichkeit einer gefäßchirurgischen oder interventionellradiologischen Gefäßintervention/-rekonstruktion, leitliniengerechte Wundversorgung von mindestens 4–5 Wochen, alternative adjuvante Verfahren),

Abrechnungsbestimmung: einmal im Krankheitsfall

Anmerkung: Die Teilnahme an der Fallkonferenz kann auch durch telefonische Zuschaltung erfolgen, sofern allen Teilnehmern die erforderlichen Dokumentationen vorliegen.
Eine zweifache Berechnung der Gebührenordnungsposition 30210 im Krankheitsfall ist mit schriftlicher Begründung bei Vorliegen (einer) zum Zeitpunkt der Erstberechnung nicht behandlungsrelevanter/n Wunde(n) zulässig. Die zweifache Berechnung der Gebührenordnungsposition 30210 im Krankheitsfall für die gleiche(n) Wunde(n) ist mit ausführlicher Begründung der medizinischen Notwendigkeit im Einzelfall zulässig.
Die Gebührenordnungsposition 30210 ist auch bei Durchführung der Fallkonferenz als Videofallkonferenz berechnungsfähig. Für die Abrechnung gelten die Anforderungen gemäß Anlage 31b zum BMV-Ä entsprechend.

Berichtspflicht: Nein

Aufwand in Minuten:
Kalkulationszeit: KA   **Prüfzeit:** 5   **Eignung d. Prüfzeit:** Tages- und Quartalsprofil

30212	**Indikationsüberprüfung eines Patienten mit diabetischem Fußsyndrom vor Überweisung an ein Druckkammerzentrum gemäß der Richtlinie des Gemeinsamen Bundesausschusses (Nr. 22 der Anlage I „Anerkannte Untersuchungs- oder Behandlungsmethoden" der Richtlinie Methoden vertragsärztliche Versorgung)**	**343 Pkt.** **37,69 €**

Obligater Leistungsinhalt
- Beratung und Erörterung des Befundes,
- Berücksichtigung des Ergebnisses der interdisziplinären Fallkonferenz nach der Gebührenordnungsposition 30210,
- Dokumentation des Fußstatus einschließlich Sensibilitätsprüfung, Beurteilung von Fußdeformitäten/Hyperkeratose(n),
- Beurteilung des Lokalbefundes einschließlich Tiefe des Ulkus und Beurteilung einer Wundinfektion,

- Überprüfung der bisher durchgeführten Wundversorgung in einer zur Behandlung des diabetischen Fußes qualifizierten Einrichtung gemäß Nr. 4 dieses Abschnitts,
- Beurteilung der Wundheilungstendenzen der bisherigen leitliniengerechten Wundversorgung,
- Beurteilung der Wirksamkeit bereits durchgeführter antibiotischer Therapien,
- Beurteilung der bereits durchgeführten angioplastischen Maßnahmen,
- Beurteilung der vorliegenden Befunde der bereits durchgeführten chirurgischen Maßnahmen,
- Dokumentation (u.a. des Wundabstrichs, eines ggf. vorhandenen Infektionsverlaufs inklusive Laborparametern und des Behandlungskonzeptes) und Fotodokumentation,
- Feststellung der Transportfähigkeit,
- Befundbericht,

Fakultativer Leistungsinhalt
- Verbandswechsel,
- Überweisung an ein Druckkammerzentrum zur Feststellung der Druckkammertauglichkeit und ggf. zur Druckkammerbehandlung, Übermittlung der Dokumentation,
- Überweisung zur Betreuung eines Patienten zwischen den Druckkammerbehandlungen gemäß der Richtlinie des Gemeinsamen Bundesausschusses (Nr. 22 der Anlage I „Anerkannte Untersuchungs- oder Behandlungsmethoden" der Richtlinie Methoden vertragsärztliche Versorgung) nach der Gebührenordnungsposition 30214, Übermittlung der Dokumentation,

Abrechnungsbestimmung: einmal im Krankheitsfall

Anmerkung: Eine zweifache Berechnung der Gebührenordnungsposition 30212 im Krankheitsfall ist mit schriftlicher Begründung bei Vorliegen (einer) zum Zeitpunkt der Erstberechnung nicht behandlungsrelevanter/n Wunde(n) zulässig. Die zweifache Berechnung der Gebührenordnungsposition 30212 im Krankheitsfall für die gleiche(n) Wunde(n) ist mit ausführlicher Begründung der medizinischen Notwendigkeit im Einzelfall zulässig.

Berichtspflicht: Nein

Aufwand in Minuten:
Kalkulationszeit: 15   **Prüfzeit:** 12   **Eignung d. Prüfzeit:** Nur Quartalsprofil

30214	**Betreuung eines Patienten zwischen den Druckkammer-behandlungen gemäß der Richtlinie des Gemeinsamen Bundesausschusses (Nr. 22 der Anlage I „Anerkannte Untersuchungs- oder Behandlungsmethoden" der Richt-linie Methoden vertragsärztliche Versorgung)**	**138 Pkt.** **15,16 €**

Obligater Leistungsinhalt
- Leitliniengerechte Wundversorgung, Wundkontrolle und Verbandswechsel während eines Behandlungszyklus der hyperbaren Sauerstofftherapie,
- Überprüfung und Dokumentation der Wundgröße und -heilungstendenz,
- Fußinspektion einschließlich Kontrolle des Schuhwerks,

Fakultativer Leistungsinhalt
- Fotodokumentation nach jeder 10. Druckkammerbehandlung,
- Bestätigung der Notwendigkeit einer Weiterbehandlung nach jeder 10. Druckkammerbehandlung,

- Abtragung ausgedehnter Nekrosen der unteren Extremität,
- Einleitung einer wirksamen antibiotischen Therapie bei Infektion der Läsion,

Abrechnungsbestimmung: je Bein, je Sitzung

Anmerkung: Die Gebührenordnungsposition 30214 kann nur dann berechnet werden, wenn der Arzt die arztbezogenen Anforderungen gemäß Nr. 4 dieses Abschnitts erfüllt. Dies gilt nicht für die Betreuung im Rahmen der Bestätigung der Notwendigkeit einer Weiterbehandlung nach jeder 10. Druckkammerbehandlung gemäß Nr. 6 dieses Abschnitts durch den überweisenden Facharzt oder seine Vertretung gemäß § 17 Abs. 3 Bundesmantelvertrag-Ärzte (BMV-Ä).

Abrechnungsausschluss: in derselben Sitzung 02300, 02301, 02302, 02311, 02313, 02350, 02360, 10340, 10341, 10342, 30500, 30501
im Behandlungsfall 02310, 02312, 07310, 07311, 07340, 10330, 18310, 18311, 18340

Berichtspflicht: Nein

Aufwand in Minuten:
Kalkulationszeit: 6   **Prüfzeit:** 4   **Eignung d. Prüfzeit:** Tages- und Quartalsprofil

30216	**Untersuchung auf Eignung und Feststellung der Druckkammertauglichkeit vor der ersten Druckkammersitzung für die hyperbare Sauerstofftherapie gemäß der Richtlinie des Gemeinsamen Bundesausschusses (Nr. 22 der Anlage I „Anerkannte Untersuchungs- oder Behandlungsmethoden" der Richtlinie Methoden vertragsärztliche Versorgung), einschl. Sachkosten**	**323 Pkt.** **35,49 €**

Obligater Leistungsinhalt
- Anamnese und Feststellung der Transportfähigkeit,
- Aufklärung und Beratung zur Druckkammertherapie,
- Ganzkörperstatus,
- Otoskopie

und/oder
- Tympanometrie

und/oder
- binokularmikroskopische Untersuchung des Trommelfells,

Fakultativer Leistungsinhalt
- Sichtung, Wertung und Erörterung von Fremdbefunden,
- Ruhe-EKG,
- Ruhe-Spirographie,
- Transkutane Messung(en) des Sauerstoffpartialdrucks, ggf. einschließlich Provokation und Dokumentation,
- Anleitung zum Druckausgleich (ValsalvaManöver),
- Verbandswechsel,
- Übermittlung des Untersuchungsergebnisses an den zuweisenden Arzt bei Nichteignung des Patienten

Anmerkung: Die Gebührenordnungsposition 30216 ist einmal vor Beginn eines Behandlungszyklus gemäß Nr. 6 dieses Abschnitts berechnungsfähig.

Abrechnungsausschluss: am Behandlungstag 30218

Berichtspflicht: Nein

Aufwand in Minuten:

Kalkulationszeit: 20 **Prüfzeit:** 14 **Eignung d. Prüfzeit:** Keine Eignung

30218	**Hyperbare Sauerstofftherapie gemäß der Richtlinie des Gemeinsamen Bundesausschusses (Nr. 22 der Anlage I „Anerkannte Untersuchungs- oder Behandlungsmethoden" der Richtlinie Methoden vertragsärztliche Versorgung), einschl. Sachkosten**	**1173 Pkt.** **128,88 €**

Obligater Leistungsinhalt

- Hyperbare Sauerstofftherapie unter Anwendung des Problemwunden Therapieschemas 240-90,
- Dokumentation,
- Expiratorische Sauerstoffmessung und Maskenüberwachung,
- Koordination und Sicherstellung der Betreuung des Patienten zwischen den Druckkammerbehandlungen nach der Gebührenordnungsposition 30214 durch eine qualifizierte Einrichtung nach Nr. 4 dieses Abschnitts,

Fakultativer Leistungsinhalt

- Wundkontrolle und Verbandswechsel,
- Fotodokumentation nach jeder 10. Druckkammerbehandlung,
- Otoskopie,
- EKG-Überwachung,
- Ruhe-Spirographie,
- Vor- und Nachuntersuchung,
- Transkutane Messung(en) des Sauerstoffpartialdrucks, ggf. einschließlich Provokation,
- Aufklärung über vorbeugende Brandschutzmaßnahmen und Sicherheitshinweise vor Beginn der Druckkammerbehandlung,

Abrechnungsbestimmung: einmal am Behandlungstag

Anmerkung: Die Gebührenordnungsposition 30218 kann nur berechnet werden, wenn die Leistung auf Überweisung zur Durchführung von Auftragsleistungen (Indikations- oder Definitionsauftrag gemäß § 24 Abs. 7 Nr. 1 Bundesmantelvertrag-Ärzte (BMV-Ä)) durch einen Vertragsarzt gemäß Nr. 3 dieses Abschnitts erfolgt und eine Vorabklärung nach der Gebührenordnungsposition 30216 stattgefunden hat.

Abrechnungsausschluss: am Behandlungstag 30216

Berichtspflicht: Nein

Aufwand in Minuten:

Kalkulationszeit: 17 **Prüfzeit:** 14 **Eignung d. Prüfzeit:** Tages- und Quartalsprofil

30.3 Neurophysiologische Übungsbehandlung

1. Die Gebührenordnungspositionen dieses Abschnitts können nur von
   - Fachärzten für Kinder- und Jugendpsychiatrie und -psychotherapie,
   - Fachärzten für Phoniatrie und Pädaudiologie,

- Fachärzten für Physikalische und Rehabilitative Medizin,
- Fachärzten für Psychiatrie und Psychotherapie,
- Fachärzten für Neurologie,
- Fachärzten für Neurochirurgie,
- Fachärzten für Nervenheilkunde,
- Fachärzten für Orthopädie,
- Vertragsärzten, die eine entsprechende Zusatzqualifikation oder eine besondere Zusatzqualifikation entsprechender nichtärztlicher Mitarbeiter (Krankengymnasten, Heilpädagogen, Ergotherapeuten oder Physiotherapeuten mit Qualifikation entsprechend der der Vertragsärzte) nachweisen können,
  berechnet werden.
2. Die Gebührenordnungspositionen dieses Abschnitts sind nicht neben Gebührenordnungspositionen des Abschnitts IV-30.4 berechnungsfähig.

Kommentar: Alle Gebührenordnungspositionen des Kapitels 30.3 können grundsätzlich nur von den oben angegebenen Ärzten abgerechnet werden.
Gebührenordnungspositionen der Physikalischen Therapie (Kapitel 30.4) dürfen neben Gebührenordnungspositionen der Neurophysiologischen Übungsbehandlungen nicht abgerechnet werden.

30300* Sensomotorische Übungsbehandlung (Einzelbehandlung)	**87 Pkt.**
	9,56 €

Obligater Leistungsinhalt

- Physikalische Maßnahmen,
- Einzelbehandlung,
- Höchstens 60 Minuten Dauer,
- Systematische Übungsbehandlung komplexer Funktionsstörungen von Organsystemen,
  - sensomotorisch
- und/oder
  - neurophysiologisch,

Fakultativer Leistungsinhalt

- Einweisung der Bezugsperson(en) in das Verfahren,

Abrechnungsbestimmung: je vollendete 15 Minuten

Abrechnungsausschluss: in derselben Sitzung 14220, 14221, 14310, 14311, 16220, 21220, 21221, 30301 und Kapitel 30.4
nicht neben 14223

Aufwand in Minuten:
Kalkulationszeit: KA   **Prüfzeit:** 12   **Eignung d. Prüfzeit:** Tages- und Quartalsprofil

GOÄ entsprechend oder ähnlich: Nr. 725*

Kommentar: Ein computergestütztes Hirnleistungstraining – im Internet finden sich zahlreiche Software-Angebote – ist nicht abrechenbar.

30301* Sensomotorische Übungsbehandlung (Gruppenbehand- **30 Pkt.**
lung) **3,30 €**

Obligater Leistungsinhalt
- Physikalische Maßnahmen,
- Gruppenbehandlung,
- Mit 2 bis 6 Teilnehmern,
- Höchstens 60 Minuten Dauer,
- Systematische Übungsbehandlung komplexer Funktionsstörungen von Organsystemen,
  - sensomotorisch
- und/oder
  - neurophysiologisch,

Fakultativer Leistungsinhalt
- Einweisung der Bezugsperson(en) in das Verfahren,

Abrechnungsbestimmung: je Teilnehmer, je vollendete 15 Minuten

Abrechnungsausschluss: in derselben Sitzung 14220, 14221, 14310, 14311, 16220, 21220, 21221, 30300 und Kapitel 30.4
nicht neben 14223

Aufwand in Minuten:
Kalkulationszeit: KA **Prüfzeit:** 4 **Eignung d. Prüfzeit:** Tages- und Quartalsprofil

GOÄ entsprechend oder ähnlich: Nr. 725*, in der GOÄ nur Einzelbehandlung

Kommentar: Ist die Gruppe grösser als 6 Personen, so ist die Leistung bei keinem der Teilnehmer abrechenbar.

30.4 Physikalische Therapie

1. Die Gebührenordnungspositionen dieses Abschnitts können nur von
   - Fachärzten für Haut- und Geschlechtskrankheiten (ausschließlich Gebührenordnungspositionen 30401, 30430 und 30431),
   - Fachärzten für Orthopädie,
   - Fachärzten für Neurologie,
   - Fachärzten für Nervenheilkunde,
   - Fachärzten für Chirurgie,
   - Fachärzten für Physikalische und Rehabilitative Medizin,
   - Fachärzten für Kinder- und Jugendmedizin (ausschließlich Gebührenordnungspositionen 30410, 30411 und 30430),
   - Fachärzten für Innere Medizin mit Schwerpunkt Angiologie, sowie Ärzten mit der Zusatzbezeichnung Phlebologe (ausschließlich die Gebührenordnungsposition 30401),
   - Fachärzten für Innere Medizin mit Schwerpunkt Pneumologie und Lungenärzten (ausschließlich Gebührenordnungspositionen 30410 und 30411),
   - Ärzten mit der (den) Zusatzbezeichnung(en) Physikalische Therapie und/oder Chirotherapie,
   - Ärzten, die einen entsprechend qualifizierten nichtärztlichen Mitarbeiter (staatl. geprüfter Masseur, Krankengymnast, Physiotherapeut) angestellt und dessen

Qualifikation gegenüber der Kassenärztlichen Vereinigung nachgewiesen haben,
berechnet werden.

2. Die Berechnung der Gebührenordnungspositionen 30420 und 30421 setzt abweichend von 1. voraus, dass der entsprechend qualifizierte Mitarbeiter mindestens die Qualifikation Physiotherapeut und/oder Krankengymnast besitzt.

3. Die Berechnung der Gebührenordnungsposition 30430 setzt abweichend von 1. voraus, dass der Vertragsarzt die berufsrechtliche Berechtigung zum Führen der Gebietsbezeichnung Haut- und Geschlechtskrankheiten, Kinder- und Jugendmedizin und/oder Physikalische und Rehabilitative Medizin hat.

4. Die Berechnung der Gebührenordnungsposition 30431 setzt abweichend von 1. voraus, dass der Vertragsarzt die berufsrechtliche Berechtigung zum Führen der Gebietsbezeichnung Haut- und Geschlechtskrankheiten hat.

5. Die Gebührenordnungspositionen dieses Abschnittes sind nicht neben Gebührenordnungspositionen des Abschnittes IV-30.3 berechnungsfähig.

6. Von Fachärzten für Haut- und Geschlechtskrankheiten sind die Gebührenordnungspositionen 30400, 30402, 30410, 30411, 30420 und 30421 nicht berechnungsfähig.

7. Von Fachärzten für Kinder- und Jugendmedizin sind die Gebührenordnungspositionen 30400 bis 30402 und 30420, 30421, 30431 nicht berechnungsfähig.

Kommentar: Die Gebührenordnungspositionen des Kapitels 30.4 können – vorbehaltlich der nachfolgenden zusätzlichen Bestimmungen – grundsätzlich von den nachfolgend angegebenen Ärzten wie folgt abgerechnet werden:

- Fachärzte für Orthopädie, Fachärzte für Neurologie, Fachärzte für Nervenheilkunde, Fachärzte für Chirurgie, Fachärzte für Physikalische und Rehabilitative Medizin, Ärzte mit der (den) Zusatzbezeichnung(en) Physikalische Therapie und/oder Chirotherapie, Ärzte, die einen entsprechend qualifizierten nichtärztlichen Mitarbeiter (staatl. geprüfter Masseur, Krankengymnast, Physiotherapeut) angestellt haben: alle Gebührenordnungspositionen des Kapitels 30.4;

- Fachärzte für Haut- und Geschlechtskrankheiten: nur die Nrn. 30401, 30430, 30431;

- Fachärzte für Kinder- und Jugendmedizin: nur die Nrn. 30410, 30411, 30430;

- Fachärzte für Innere Medizin mit Schwerpunkt Angiologie sowie Ärzte mit der Zusatzbezeichnung Phlebologie: nur die Nr. 30401;

- Fachärzte für Innere Medizin mit Schwerpunkt Pneumologie und Lungenärzte: nur die Nrn. 30410, 30411.

Werden Leistungen nach den Nrn. 30420 und 30421 von nichtärztlichen Mitarbeitern erbracht, ist die Abrechnung nur dann möglich, wenn diese mindestens die Qualifikation Physiotherapeut und/oder Krankengymnast besitzen.

Die Abrechnung der Leistung nach Nr. 30430 ist nur möglich von Ärzten mit der Berechtigung zum Führen der Gebietsbezeichnung Haut- und Geschlechtskrankheiten, Kinder- und Jugendmedizin und/oder Physikalische und Rehabilitative Medizin.

Die Abrechnung der Leistung nach Nr. 30431 ist nur möglich von Ärzten mit der Berechtigung zum Führen der Gebietsbezeichnung Haut- und Geschlechtskrankheiten.

Gebührenordnungspositionen der Neurophysiologischen Übungsbehandlungen (Kapitel 30.3) dürfen neben Gebührenordnungspositionen der Physikalischen Therapie nicht abgerechnet werden.

30400* Massagetherapie 74 Pkt.
8,13 €

Obligater Leistungsinhalt
- Massagetherapie lokaler Gewebeveränderungen eines oder mehrerer Körperteile
und/oder
- Manuelle Bindegewebsmassage
und/oder
- Periostmassage
und/oder
- Kolonmassage
und/oder
- Manuelle Lymphdrainage,

Abrechnungsbestimmung: je Sitzung

Anmerkung: Die Gebührenordnungsposition 30400 ist am Tag nur einmal berechnungsfähig.

Abrechnungsausschluss: nicht neben 30300, 30301, 30401, 30402, 30410, 30411, 30420, 30421

Aufwand in Minuten:
Kalkulationszeit: KA   **Prüfzeit:** 4   **Eignung d. Prüfzeit:** Tages- und Quartalsprofil

GOÄ entsprechend oder ähnlich: Nrn. 520*, 521*, 523*

Kommentar: Nach **Wezel/Liebold** kann mit Nr. 32400 auch die klassische Reflexzonenmassage abgerechnet werden.
Nach Wezel/Liebold sind ... „als Körperteile anzusehen":
- Schultergürtel mit Hals
- übrige dorsale Rumpfseite
- rechte oder linke Schulter mit Oberarm
- rechter oder linker Ellenbogen mit Oberarm und Unterarm
- rechte und linke Hand mit Unterarm
- rechte oder linke Hüfte mit Oberschenkel
- rechtes oder linkes Knie mit Oberschenkel und Unterschenkel
- rechter oder linker Fuß mit Unterschenkel

Pro Arzt-Patienten-Begegnung kann die Nr. 30400 nur 1x berechnet werden, auch wenn mehrere Körperteile/-regionen behandelt werden oder unterschiedliche Massageverfahren angewendet werden.
Massagen mittels Geräten können nicht abgerechnet werden.

30401* Intermittierende apparative Kompressionstherapie 34 Pkt.
3,74 €

Abrechnungsbestimmung: je Bein, je Sitzung

Anmerkung: Die Gebührenordnungsposition 30401 ist nur bei Vorliegen einer der im Folgenden genannten Diagnosen gemäß ICD-10-GM berechnungsfähig:
- I70.20 und I70.21 Artherosklerose der Extremitätenarterien i.V.m.
- R60.0 Umschriebenes Ödem,
- I83.0 Varizen der unteren Extremitäten mit Ulzeration,

- I87.0 Postthrombotisches Syndrom,
- I87.2 Venöse Insuffizienz (chronisch) (peripher),
- I89.0 Lymphödem, andernorts nicht klassifiziert,
- L97 Ulcus cruris venosum,
- M34.0 Progressive systemische Sklerose,
- Q27.8 Sonstige näher bezeichnete angeborene Fehlbildungen des peripheren Gefäßsystems,
- Q82.0 Hereditäres Lymphödem,
- T93 Folgen von Verletzungen der unteren Extremität i.V.m.
- R60.0 Umschriebenes Ödem.

Abrechnungsausschluss: in derselben Sitzung 30300, 30301, 30400, 30402, 30410, 30411, 30420, 30421

Aufwand in Minuten:
Kalkulationszeit: KA   **Prüfzeit:** 2   **Eignung d. Prüfzeit:** Tages- und Quartalsprofil

GOÄ entsprechend oder ähnlich: Nrn. 525*, 526*

Kommentar: Die Kassenärztlichen Vereinigung Thüringen informiert in ihrem Rundschreiben 2/2009:

GOP 30401 – nur bei bestimmten Indikationen berechnungsfähig:
Aus gegebenen Anlass möchten wir auf die bestehenden Beschlüsse der Partner der Bundesmantelverträge hinweisen, in denen die Leistungserbringung der GOP 30401 (Intermittierende apparative Kompressionstherapie) an bestimmte Indikationen gebunden ist (vgl. Deutsches Ärzteblatt, Heft 39 vom 28. September 2007).

Die **GOP 30401** ist nur bei folgenden Indikationen **berechnungsfähig**:

- Varikose, primär und sekundär I83,
- Varizen der unteren Extremität, Zustand nach Thrombose I80, mit der Diagnosesicherheit „Z",
- Postthrombotisches Syndrom I87.0,
- AVK mit Ödem I73.9,
- Posttraumatische Ödeme I97.8,
- Zyklisch idiopathische Ödeme R60,
- Lymphödeme I89.0,
- Hereditäres Lymphödem Q82.0,
- Lipödeme R60,
- Chronisch venöse Insuffizienz peripherer I87.2,
- Ulcus cruris venosum L97

30402* Unterwasserdruckstrahlmassage	**97 Pkt.**
	10,66 €

Obligater Leistungsinhalt
- Unterwasserdruckstrahlmassage,
- Wanneninhalt mindestens 400 l,
- Leistung der Apparatur mindestens 400 kPa (4 bar)

Fakultativer Leistungsinhalt
- Hydroelektrisches Vollbad („Stangerbad")

Abrechnungsausschluss: in derselben Sitzung 30300, 30301, 30400, 30401, 30410, 30411, 30420, 30421

Aufwand in Minuten:
Kalkulationszeit: KA **Prüfzeit:** 4 **Eignung d. Prüfzeit:** Tages- und Quartalsprofil
GOÄ entsprechend oder ähnlich: Nr. 527*

30410* Atemgymnastik (Einzelbehandlung) 74 Pkt.
8,13 €

Obligater Leistungsinhalt
- Atemgymnastik und Atmungsschulung,
- Einzelbehandlung,
- Dauer mindestens 15 Minuten

Fakultativer Leistungsinhalt
- Intermittierende Anwendung manueller Weichteiltechniken

Abrechnungsausschluss: in derselben Sitzung 30300, 30301, 30400, 30401, 30402, 30411, 30420, 30421

Aufwand in Minuten:
Kalkulationszeit: KA **Prüfzeit:** 12 **Eignung d. Prüfzeit:** Tages- und Quartalsprofil
GOÄ entsprechend oder ähnlich: Nr. 505*

30411* Atemgymnastik (Gruppenbehandlung) 34 Pkt.
3,74 €

Obligater Leistungsinhalt
- Atemgymnastik und Atmungsschulung,
- Gruppenbehandlung mit mindestens 3, höchstens 5 Teilnehmern,
- Dauer mindestens 20 Minuten,

Abrechnungsbestimmung: je Teilnehmer

Abrechnungsausschluss: in derselben Sitzung 30300, 30301, 30400, 30401, 30402, 30410, 30420, 30421

Aufwand in Minuten:
Kalkulationszeit: KA **Prüfzeit:** 4 **Eignung d. Prüfzeit:** Tages- und Quartalsprofil
GOÄ entsprechend oder ähnlich: Nr. 509*, in der GOÄ nur Einzelbehandlung

30420* Krankengymnastik (Einzelbehandlung) 94 Pkt.
10,33 €

Obligater Leistungsinhalt
- Krankengymnastische Behandlung,
- Einzelbehandlung,
- Dauer mindestens 15 Minuten

Fakultativer Leistungsinhalt
- Intermittierende Anwendung manueller Weichteiltechniken,
- Anwendung von Geräten,
- Durchführung im Bewegungsbad

Abrechnungsausschluss: in derselben Sitzung 08310, 26313, 30300, 30301, 30400, 30401, 30402, 30410, 30411, 30421

Aufwand in Minuten:
Kalkulationszeit: KA   **Prüfzeit:** 12   **Eignung d. Prüfzeit:** Tages- und Quartalsprofil

GOÄ entsprechend oder ähnlich: Nrn. 506*, 507*

Tipp: Schwangerschaftsgymnastik als erforderliche Einzelbehandlung ist – ohne Zuzahlung – nach Nr. 30420 berechenbar.

30421* Krankengymnastik (Gruppenbehandlung)	**48 Pkt.**
	5,27 €

Obligater Leistungsinhalt
- Krankengymnastische Behandlung,
- Gruppenbehandlung mit 3 bis 5 Teilnehmern,
- Dauer mindestens 20 Minuten,

Fakultativer Leistungsinhalt
- Intermittierende Anwendung manueller Weichteiltechniken,
- Anwendung von Geräten,
- Durchführung im Bewegungsbad,

Abrechnungsbestimmung: je Teilnehmer und Sitzung

Abrechnungsausschluss: in derselben Sitzung 08310, 26313, 30300, 30301, 30400, 30401, 30402, 30410, 30411, 30420

Aufwand in Minuten:
Kalkulationszeit: KA   **Prüfzeit:** 4   **Eignung d. Prüfzeit:** Tages- und Quartalsprofil

GOÄ entsprechend oder ähnlich: Nr. 509*

Kommentar: Schwangerschaftsgymnastik als Gruppenbehandlung ist, wenn erforderlich – ohne Zuzahlung – nach Nr. 30421 berechenbar.

Tipp: Schwangerschaftsgymnastik als Gruppenbehandlung ist – ohne Zuzahlung – nach Nr. 30421 berechenbar.

30430* Selektive Phototherapie mittels indikationsbezogen opti-	**53 Pkt.**
mierten UV-Spektrums,	**5,82 €**

Abrechnungsbestimmung: je Sitzung

Abrechnungsausschluss: am Behandlungstag 10350
in derselben Sitzung 30300, 30301

Aufwand in Minuten:
Kalkulationszeit: 1   **Prüfzeit:** 1   **Eignung d. Prüfzeit:** Nur Quartalsprofil

GOÄ entsprechend oder ähnlich: Nr. 567*

30431* **Zuschlag zu der Gebührenordnungsposition 30430 bei** **31 Pkt.**
Durchführung der Phototherapie als Photochemothe- **3,41 €**
rapie (z.B. PUVA)

Abrechnungsausschluss: in derselben Sitzung 30300, 30301
am Behandlungstag 10350

Aufwand in Minuten:
Kalkulationszeit: 1 **Prüfzeit:** 1 **Eignung d. Prüfzeit:** Tages- und Quartalsprofil
GOÄ entsprechend oder ähnlich: Nr. 565*

Kommentar: Erforderliche Medikamente für die Photochemotherapie können zu Lasten des
Patienten rezeptiert werden.

30440 **Extrakorporale Stoßwellentherapie beim Fersenschmerz** **247 Pkt.**
bei Fasciitis plantarisentsprechend der Richtlinie des **27,14 €**
Gemeinsamen Bundesausschusses (Nr. 26 Anlage I
„Anerkannte Untersuchungs- oder Behandlungsme-
thoden" der Richtlinie Methoden vertragsärztliche
Versorgung)

Obligater Leistungsinhalt
- Persönlicher Arzt-Patienten-Kontakt,
- Extrakorporale Stoßwellentherapie,

Abrechnungsbestimmung: dreimal im Krankheitsfall

Anmerkung: Die Gebührenordnungsposition 30440 ist nur bei Patienten mit der Diagnose
Fasciitis plantaris (ICD-10-GM: M72.2) berechnungsfähig. Die Berechnung setzt die Kodierung
nach ICD-10-GM: M72.2 unter Angabe des Zusatzkennzeichens für die Diagnosesicherheit voraus.
Die Gebührenordnungsposition 30440 ist je Fuß in höchstens zwei aufeinanderfolgenden Quartalen höchstens dreimal im Krankheitsfall berechnungsfähig.

Aufwand in Minuten:
Kalkulationszeit: 11 **Prüfzeit:** 8 **Eignung d. Prüfzeit:** Tages- und Quartalsprofil

Kommentar: Bei der Therapie einer Fasciitis plantaris darf eine extrakorporale Stoßwellentherapie (ESWT) als fokussierte oder radiale ESWT zur Therapie des Fersenschmerzes erbracht
Die ESWT darf zulasten der GKV nur bei Patienten erbracht werden darf, deren Fersenschmerz
die sonst übliche körperliche Arbeit/Aktivität über mind. 6 Monate eingeschränkt hatte und andere Therapien keine Besserung ergaben.
Genau dokumentiert werden soll die bisher schon durchgeführte Arznei- und/oder Hilfsmittelver-
ordnung als auch die Angabe der vorbehandelnden Praxis.
Abrechnen können die EBM-Nr. 30440 Fachärzte für Orthopädie, Fachärzte für Orthopädie und
Unfallchirurgie sowie Fachärzte für physikalische und Rehabilitative Medizin.
Nach wichtiger Info der KV Hessen gilt: Für die Abrechnung der ESWT muss der gesicherte ICD-
10-Code M72.2G vorliegen und angegeben werden. Die Diagnose muss bereits seit mindestens
zwei Quartalen vor dem Behandlungsquartal vorgelegen haben.

Aufwand in Minuten:
Kalkulationszeit: 11 **Prüfzeit:** 8 **Eignung d. Prüfzeit:** Tages- und Quartalsprofil

30.5 Phlebologie

1. Die Gebührenordnungspositionen dieses Abschnitts können nur von
   - Fachärzten für Haut- und Geschlechtskrankheiten,
   - Fachärzten für Chirurgie,
   - Fachärzten für Innere Medizin,
   - Vertragsärzten mit der Zusatzbezeichnung Phlebologie,
   berechnet werden.

Kommentar: Alle Gebührenordnungspositionen des Kapitels 30.5 können grundsätzlich nur von den oben angegeben Ärzten abgerechnet werden.

30500* Phlebologischer Basiskomplex	**155 Pkt.**
	17,03 €

Obligater Leistungsinhalt
- Verschlussplethysmograpische Untersuchung(en) der Extremitätenvenen mit graphischer Registrierung

und/oder
- Lichtreflexionsrheographische Untersuchung(en) der Extremitätenvenen,
- Doppler-sonographische Untersuchung(en) der Venen und/oder Arterien,
- Untersuchung(en) ein- und/oder beidseitig,

Fakultativer Leistungsinhalt
- Doppler-sonographische Druckmessungen an den Extremitätenarterien,
- Thrombusspaltung einschließlich -expression,

Abrechnungsbestimmung: einmal im Behandlungsfall

Abrechnungsausschluss: nicht neben 02300 bis 02302, 02311, 10340 bis 10342 und 30214
im Behandlungsfall 03040, 03220, 03221, 04040, 04220, 04221, 13300, 13545, 13550, 33061, 36882

Bericht: mind. Befundkopie (Nr. 01602) an Hausarzt

Aufwand in Minuten:
Kalkulationszeit: 10   **Prüfzeit:** 8   **Eignung d. Prüfzeit:** Nur Quartalsprofil

GOÄ entsprechend oder ähnlich: Leistungskomplex in der GOÄ nicht vorhanden. Abrechnung der einzelnen erbrachten GOÄ-Leistung(en) z.B. Nrn. 635*, 639*, 641* – 644*, 763

Kommentar: Untersuchungen mit CW-Doppler der Extremitätengefäße ist im Quartal neben 30500 nicht möglich.

30501* Verödung von Varizen	**107 Pkt.**
	11,76 €

Obligater Leistungsinhalt
- Verödung von Varizen,
- Entstauender phlebologischer Funktionsverband,

Abrechnungsbestimmung: je Bein höchstens fünfmal im Behandlungsfall

Abrechnungsausschluss: in derselben Sitzung 02300, 02301, 02302, 02311, 02313, 10340, 10341, 10342
im Behandlungsfall 03040, 03220, 03221, 04040, 04220, 04221

Bericht: mind. Befundkopie (Nr. 01602) an Hausarzt

Aufwand in Minuten:
Kalkulationszeit: 3   **Prüfzeit:** 3   **Eignung d. Prüfzeit:** Tages- und Quartalsprofil
GOÄ entsprechend oder ähnlich: Nr. 764

30.6 Proktologie

1. Die Gebührenordnungsposition 30600 ist nur von
   – Fachärzten für Chirurgie,
   – Fachärzten für Haut- und Geschlechtskrankheiten,
   – Fachärzten für Innere Medizin mit Schwerpunkt Gastroenterologie,
   – Fachärzten für Allgemeinmedizin,
   – Fachärzten für Innere und Allgemeinmedizin,
   – Fachärzten für Innere Medizin und Fachärzten für Urologie, die einen durch die zuständige Kassenärztliche Vereinigung genehmigten Versorgungsschwerpunkt nachweisen können, berechnungsfähig.

Kommentar: Die Leistung nach der Nr. 30600 kann grundsätzlich nur von den oben angegeben Ärzten abgerechnet werden. Das gilt dann auch für die Leistung nach Nr. 30601, die lediglich ein Zuschlag zur Leistung nach Nr. 30600 ist.
Für die übrigen Gebührenordnungspositionen dieses Abschnitts gibt es keine aus der Präambel folgende Einschränkung.

30600* Zusatzpauschale Prokto-/Rektoskopie	**94 Pkt.**
	10,33 €

Obligater Leistungsinhalt
- Rektale Untersuchung,
- Proktoskopie
und/oder
- Rektoskopie,
- Patientenaufklärung,
- Information zum Ablauf der vorbereitenden Maßnahmen vor dem Eingriff und zu einer möglichen Sedierung und/oder Prämedikation,
- Nachbeobachtung und -betreuung

Fakultativer Leistungsinhalt
- Prämedikation/Sedierung

Abrechnungsausschluss: im Behandlungsfall 13260
nicht neben 03331, 04331, 04516, 08333, 10340 bis 10342, 13250, 13257, 26350 bis 26352

Bericht: mind. Befundkopie (Nr. 01602) an Hausarzt

Aufwand in Minuten:
Kalkulationszeit: 4   **Prüfzeit:** 3   **Eignung d. Prüfzeit:** Tages- und Quartalsprofil

GOÄ entsprechend oder ähnlich: Leistungskomplex in der GOÄ nicht vorhanden. Abrechnung der einzelnen erbrachten GOÄ-Leistung(en) z.B. Nrn. 690, 705

30601* Zuschlag zu der Gebührenordnungsposition 30600 für die Polypentfernung(en)	**62 Pkt.** **6,81 €**

Obligater Leistungsinhalt
- Vollständige Entfernung eines oder mehrerer Polypen mittels Hochfrequenzdiathermieschlinge
- Veranlassung einer histologischen Untersuchung

Abrechnungsausschluss: im Behandlungsfall 13260
in derselben Sitzung 02300, 02301, 02302, 08334, 10340, 10341, 10342, 26350, 26351, 26352

Aufwand in Minuten:
Kalkulationszeit: 5   **Prüfzeit:** 4   **Eignung d. Prüfzeit:** Tages- und Quartalsprofil
GOÄ entsprechend oder ähnlich: Nr. 696

30610* Behandlung(en) von Hämorrhoiden im anorektalen Bereich durch Sklerosierung am anorektalen Übergang mittels Injektion,	**81 Pkt.** **8,90 €**

Abrechnungsbestimmung: höchstens viermal im Behandlungsfall
Abrechnungsausschluss: nicht neben 02300 bis 02302, 10340 bis 10342, 26350 bis 26352
Bericht: mind. Befundkopie (Nr. 01602) an Hausarzt
Aufwand in Minuten:
Kalkulationszeit: 5   **Prüfzeit:** 3   **Eignung d. Prüfzeit:** Tages- und Quartalsprofil
GOÄ entsprechend oder ähnlich: Nr. 764
Kommentar: Die Leistungen nach 30610 oder 30611 sind nebeneinander berechnungsfähig, wenn entsprechend unterschiedliche Behandlungen durchgeführt werden.

30611* Entfernung von Hämorrhoiden am anorektalen Übergang und/oder eines inneren Schleimhautvorfalls mittels elastischer Ligatur nach Barron,	**186 Pkt.** **20,44 €**

Abrechnungsbestimmung: höchstens viermal im Behandlungsfall
Anmerkung: Die Kosten für im Rahmen der Leistungserbringung verbrauchte Ligaturringe sind in der Bewertung der Gebührenordnungsposition 30611 enthalten.
Abrechnungsausschluss: nicht neben 02300 bis 02302, 10340 bis 10342, 26350 bis 26352
Bericht: mind. Befundkopie (Nr. 01602) an Hausarzt
Aufwand in Minuten:
Kalkulationszeit: KA   **Prüfzeit:** 4   **Eignung d. Prüfzeit:** Tages- und Quartalsprofil
GOÄ entsprechend oder ähnlich: Nr. 766
Kommentar: Die Leistungen nach 30610 oder 30611 sind nebeneinander berechnungsfähig, wenn entsprechend unterschiedliche Behandlungen durchgeführt werden.

30.7 Schmerztherapie

1. Voraussetzung für die Abrechnung der Gebührenordnungspositionen 30700 und/
   oder 30702 ist eine Genehmigung der zuständigen Kassenärztlichen Vereinigung
   gemäß Qualitätssicherungsvereinbarung zur schmerztherapeutischen Versorgung **chronisch schmerzkranker Patienten** (Qualitätssicherungsvereinbarung
   Schmerztherapie) gemäß § 135 Abs. 2 SGB V und der Nachweis der regelmäßigen Teilnahme an interdisziplinären Schmerzkonferenzen gemäß § 5 Abs. 3 der
   Qualitätssicherungsvereinbarung Schmerztherapie.

2. Kommt es im Verlauf der schmerztherapeutischen Behandlung nach sechs Monaten zu keiner nachweisbaren Verbesserung der Beschwerdesymptomatik, soll der
   Arzt prüfen, ob der Patient von einer psychiatrischen bzw. psychotherapeutischen
   Mitbehandlung profitiert. Die Behandlung von chronisch schmerzkranken Patienten (mit Ausnahme von Malignompatienten) nach den Vorgaben der Qualitätssicherungsvereinbarung Schmerztherapie soll einen Zeitraum von zwei Jahren nicht
   überschreiten. Die Kassenärztliche Vereinigung kann den Arzt auffordern, diejenigen Patienten zu benennen, die sich über diesen Zeitraum hinaus in seiner Behandlung befinden. Hinsichtlich der weiteren Behandlung dieser Patienten kann
   die Kassenärztliche Vereinigung den Arzt zu einer Stellungnahme auffordern und/
   oder zu einem Beratungsgespräch einladen.

3. Die Berechnung der Gebührenordnungsposition 30702 ist auf höchstens 300 Behandlungsfälle je Vertragsarzt, der über eine Genehmigung gemäß Qualitätssicherungsvereinbarung Schmerztherapie gemäß § 135 Abs. 2 SGB V verfügt, pro
   Quartal begrenzt. Die vorgenannte Begrenzung auf 300 Behandlungsfälle kann
   aus Gründen der Sicherstellung der Versorgung chronisch schmerzkranker Patienten auf Antrag durch die zuständige Kassenärztliche Vereinigung modifiziert
   werden.

4. Voraussetzung für die Berechnung der Gebührenordnungsposition 30704 ist eine
   Genehmigung als schmerztherapeutische Einrichtung gemäß der Qualitätssicherungsvereinbarung zur schmerztherapeutischen Versorgung chronisch schmerzkranker Patienten gemäß § 135 Abs. 2 SGB V durch die zuständige Kassenärztliche Vereinigung.

5. Voraussetzung für die Berechnung der Gebührenordnungsposition 30704 ist weiterhin, dass die Anforderungen an ein schmerztherapeutisches Zentrum sowie an
   den Vertragsarzt vollständig erfüllt sind:
   - Das Behandlungsspektrum des schmerztherapeutischen Zentrums umfasst
     mindestens folgende Schmerzkrankheiten bzw. -störungen
     – chronische muskuloskelettale Schmerzen
     – chronische Kopfschmerzen
     – Gesichtsschmerzen
     – Ischämieschmerzen
     – medikamenteninduzierte Schmerzen
     – neuropathische Schmerzen
     – sympathische Reflexdystrophien
     – somatoforme Schmerzstörungen
     – Tumorschmerzen

- In einem schmerztherapeutischen Zentrum sind sämtliche der unter § 6 Abs. 1 und mindestens drei der in § 6 Abs. 2 der Qualitätssicherungsvereinbarung Schmerztherapie genannten Verfahren eigenständig vorzuhalten.
- Der Vertragsarzt hat an mindestens zehn interdisziplinären Schmerzkonferenzen mit Patientenvorstellung im Kalenderjahr teilzunehmen. Die regelmäßige Teilnahme an Schmerzkonferenzen nebst vorgestellten Patienten sind der zuständigen Kassenärztlichen Vereinigung auf deren Verlangen nachzuweisen.
- Der Vertragsarzt hat mindestens 30 Stunden schmerztherapeutische Fortbildung je Kalenderjahr nachzuweisen. Die Teilnahme an schmerztherapeutischen Fortbildungen ist der zuständigen Kassenärztlichen Vereinigung auf deren Verlangen nachzuweisen.

6. Voraussetzung für die Berechnung der Gebührenordnungsposition 30704 ist weiterhin, dass in der schmerztherapeutischen Einrichtung ausschließlich bzw. weit überwiegend chronisch schmerzkranke Patienten entsprechend der Definition der Präambel und des § 1 Abs. 1 der Qualitätssicherungsvereinbarung Schmerztherapie behandelt werden. Es sind regelmäßig mindestens 150 chronisch schmerzkranke Patienten im Quartal zu betreuen. Die schmerztherapeutische Einrichtung muss an vier Tagen pro Woche mindestens je 4 Stunden schmerztherapeutische Sprechstunden vorhalten, in denen ausschließlich chronisch schmerzkranke Patienten behandelt werden. Der Anteil der schmerztherapeutisch betreuten Patienten an der Gesamtzahl der Patienten muss mindestens 75 % betragen. Die Gesamtzahl der schmerztherapeutisch betreuten Patienten darf die Höchstzahl von 300 Behandlungsfällen pro Vertragsarzt pro Quartal nicht überschreiten. Die vorgenannte Begrenzung auf 300 Behandlungsfälle kann aus Gründen der Sicherstellung der Versorgung chronisch schmerzkranker Patienten auf Antrag durch die zuständige Kassenärztliche Vereinigung modifiziert werden.

7. Die Gebührenordnungspositionen 30790 und 30791 sind nur von
   - Fachärzten für Allgemeinmedizin, Fachärzten für Innere und Allgemeinmedizin, praktischen Ärzten und Ärzten ohne Gebietsbezeichnung,
   - Fachärzten für Kinder- und Jugendmedizin,
   - Fachärzten für Kinderchirurgie,
   - Fachärzten für Innere Medizin,
   - Fachärzten für Chirurgie,
   - Fachärzten für Orthopädie bzw. Fachärzten für Orthopädie und Unfallchirurgie,
   - Fachärzten für Neurologie, Fachärzten für Nervenheilkunde sowie Fachärzten für Neurologie und Psychiatrie,
   - Fachärzten für Neurochirurgie,
   - Fachärzten für Anästhesiologie,
   - Fachärzten für Physikalische und Rehabilitative Medizin
   mit einer Genehmigung der zuständigen Kassenärztlichen Vereinigung gemäß der Qualitätssicherungs-Vereinbarung Akupunktur nach § 135 Abs. 2 SGB V berechnungsfähig.

8. Werden die in der Grundpauschale 30700 enthaltenen Leistungen entsprechend den Gebührenordnungspositionen 01600 und 01601 durchgeführt, sind für die Versendung bzw. den Transport die Kostenpauschalen nach den Gebührenordnungspositionen 40110 und 40111 berechnungsfähig.

Kommentar: Die Abrechnungsmöglichkeiten der Gebührenordnungspositionen dieses Abschnitts sind sehr differenziert geregelt.

Die Abrechnung der schmerztherapeutischen Grund- und Zusatzpauschale setzt zunächst einmal eine Genehmigung der zuständigen Kassenärztlichen Vereinigung gemäß der Qualitätssicherungsvereinbarung Schmertherapie voraus. sowie den Nachweis regelmäßiger Teilnahme an interdisziplinären Schmerzkonferenzen.

Ferner ist die schmerztherapeutischen Behandlung zeitlich und fallzahlmäßig begrenzt, wobei diese Begrenzungen im Einzelfall unter bestimmten Bedingungen modifiziert werden können.

Die Abrechnung der Nr. 30704 ist an eine Vielzahl zusätzlicher Voraussetzungen geknüpft, wie z.B. die Genehmigung als schmerztherapeutischer Einrichtung gemäß den Bestimmungen der Qualitätssicherungsvereinbarung Schmerztherapie durch die Kassenärztliche Vereinigung.

Die Abrechnung der Leistungen der Körperakupunktur sind für die unter Nr. 7 der Präambel genannten Ärzte abrechnungsfähig, wenn sie eine entsprechende Genehmigung der Kassenärztlichen Vereinigung haben.

Für die übrigen Gebührenordnungspositionen dieses Abschnitts, sofern es sich nicht um Ergänzungen bzw. Zuschläge zu den oben genannten Leistungen handelt, gibt es keine aus der Präambel folgende Einschränkung, d.h. bei Abschnitt 30.7.2 ist eine Genehmigung nach der Qualitätssicherungsvereinbarung **nicht** erforderlich.

30.7.1 Schmerztherapeutische Versorgung chronisch schmerzkranker Patienten gemäß der Qualitätssicherungsvereinbarung zur schmerztherapeutischen Versorgung chronisch schmerzkranker Patienten nach § 135 Abs. 2 SGB V

Kommentar: Die **Qualitätssicherungsvereinbarung zur schmerztherapeutischen Versorgung chronisch schmerzkranker Patienten gem. § 135 Abs. 2 SGB V (Qualitätssicherungsvereinbarung Schmerztherapie)** informiert über fachliche Vorraussetzungen und Anforderungen zum Erbringen der Leistungen und über die Verfahren (Ausschnitte)
http://www.kbv.de/media/sp/Schmerztherapie.pdf

§ 1 Ziel und Inhalt
(1) Diese Vereinbarung dient der Sicherung von Qualität und Wirtschaftlichkeit in der Versorgung chronisch Schmerzkranker im Rahmen der vertragsärztlichen Leistungserbringung.
Die Vereinbarung regelt die Voraussetzungen für die Ausführung und Abrechnung von Leistungen der Schmerztherapie folgender Patientengruppen:

- **Chronisch schmerzkranke Patienten, bei denen der Schmerz seine Leit- und Warnfunktion verloren und eigenständigen Krankheitswert erlangt hat. Diese Verselbstständigung des Schmerzleidens führt zu psychopathologischen Veränderungen. Der Schmerz wird für diese Patienten zum Mittelpunkt ihres Denkens und Verhaltens.**
- **Chronisch schmerzkranke Patienten, bei denen der Schmerz zu einem beherrschenden Krankheitssymptom geworden ist (z.B. bei einem inkurablen Grundleiden).**

(2) Die Vereinbarung regelt die Anforderungen an die fachliche Befähigung, die Organisation sowie die räumliche und apparative Ausstattung als Voraussetzung für die Ausführung und Abrechnung von Leistungen zur schmerztherapeutischen Versorgung chronisch schmerzkranker Patienten nach den Nrn. 30700 und 30701 des Einheitlichen Bewertungsmaßstabes (EBM).

§ 2 Genehmigungspflicht

Die Ausführung und Abrechnung von Leistungen zur schmerztherapeutischen Versorgung chronisch schmerzkranker Patienten im Rahmen dieser Vereinbarung durch die an der vertragsärztlichen Versorgung teilnehmenden Ärzte ist erst nach Erteilung der Genehmigung durch die Kassenärztliche Vereinigung zulässig. Die Genehmigung ist zu erteilen, wenn der Arzt die nachstehenden Voraussetzungen gemäß Abschnitt B und C im Einzelnen erfüllt.

§ 3 Genehmigungsvoraussetzung

Die Erfüllung der in § 2 genannten Voraussetzungen ist gegenüber der Kassenärztlichen Vereinigung nachzuweisen. Das Verfahren richtet sich nach Abschnitt D dieser Vereinbarung.

Das Nähere zur Durchführung des Genehmigungsverfahrens (z.B. Inhalte der Kolloquien, Zusammensetzung der Qualitätssicherungs-Kommissionen) bestimmt sich nach den Richtlinien der Kassenärztlichen Bundesvereinigung nach § 75 Abs. 7 SGB V.

Abschnitt B

§ 4 Fachliche Befähigung

(1) Die fachliche Befähigung für die Ausführung und Abrechnung von Leistungen zur schmerztherapeutischen Versorgung chronisch schmerzkranker Patienten gilt als nachgewiesen, wenn folgende Voraussetzungen erfüllt und durch Zeugnisse und Bescheinigungen gemäß § 10 nachgewiesen werden:

a) Für alle Fachgebiete:

- Berechtigung zum Führen der Gebietsbezeichnung für ein klinisches Fach
- Erhebung einer standardisierten Schmerzanamnese einschließlich der Auswertung von Fremdbefunden bei 100 Patienten
- Durchführung der Schmerzanalyse einschließlich der gebietsbezogenen differentialdiagnostischen Abklärung der Schmerzkrankheiten bei 100 Patienten
- Eingehende Beratung und gemeinsame Festlegung der Therapieziele bei 100 Patienten
- Aufstellung eines inhaltlich und zeitlich gestuften Therapieplanes einschließlich der zur Umsetzung des Therapieplanes erforderlichen interdisziplinären Koordination der Ärzte und sonstigen am Therapieplan zu beteiligenden Personen und Einrichtungen bei 50 Patienten
- Standardisierte Dokumentation des schmerztherapeutischen Behandlungsverlaufes bei 50 Patienten
- Medikamentöse Therapie über Kurzzeit, Langzeit und als Dauertherapie sowie in der terminalen Behandlungsphase bei jeweils 25 Patienten
- Spezifische Pharmakotherapie bei 50 Patienten
- Stimulationstechniken (z.B. TENS) bei 50 Patienten
- Diagnostische und therapeutische Lokal- und Leitungsanästhesie bei 200 Patienten
- Spezifische Verfahren der manuellen Diagnostik und physikalischen Therapie bei 50 Patienten
- Teilnahme an einem von der Ärztekammer anerkannten interdisziplinären Kurs über Schmerztherapie von 80 Stunden Dauer

b) Zusätzlich für Fachgebiete mit konservativen Weiterbildungsinhalten:

- Entzugsbehandlung bei Medikamentenabhängigkeit bei 20 Patienten
- Spezifische psychosomatische und übende Verfahren bei 25 Patienten

c) Zusätzlich für Fachgebiete mit operativen **Weiterbildungsinhalten:**

- Denervationsverfahren und/oder augmentative Verfahren (z.B. Neurolyse, zentrale Stimulation) bei 20 Patienten

d) Zusätzlich für Fachgebiete mit konservativ-interventionellen **Weiterbildungsinhalten:**

- Plexus- und rückenmarksnahe Analgesien bei 50 Patienten
- Sympathikusblockaden bei 50 Patienten

(2) Die in Absatz 1 geforderte Anzahl von Untersuchungen und Behandlungen muss selbständig und unter der Anleitung eines Arztes, welcher die Voraussetzungen zur Erlangung der Weiterbildungsbefugnis nach dem Weiterbildungsrecht der Ärztekammern für die Zusatz-Weiterbildung ,Spezielle Schmerztherapie' erfüllt, absolviert werden.

(3) Zusätzlich zu den Anforderungen nach Absatz 1 ist der Kassenärztlichen Vereinigung die Erfüllung der nachfolgend aufgeführten Anforderungsvoraussetzungen nachzuweisen:

- Ganztägige 12-monatige Tätigkeit in einer entsprechend qualifizierten Schmerzpraxis, Schmerzambulanz oder einem Schmerzkrankenhaus (vgl. Anlage I).Tätigkeiten im Rahmen der Weiterbildung im Fachgebiet werden nicht anerkannt.
- Regelmäßige Teilnahme – mindestens achtmal – an einer interdisziplinären Schmerzkonferenz gem. § 5 Abs. 3 innerhalb von 12 Monaten vor Antragstellung.
- Genehmigung zur Teilnahme an der psychosomatischen Grundversorgung gem. § 5 Abs. 6 der Psychotherapie-Vereinbarung (Anlage 1 BMV-Ä/EKV).
- Erfolgreiche Teilnahme an einem Kolloquium vor der Schmerztherapie-Kommission der Kassenärztlichen Vereinigung.

Abschnitt C – Anforderungen an den schmerztherapeutisch tätigen Arzt

§ 5 Schmerztherapeutische Versorgung

(1) Der Arzt ist verpflichtet, die chronisch schmerzkranken Patienten umfassend ärztlich zu versorgen. Die schmerztherapeutische Versorgung nach dieser Vereinbarung umfasst insbesondere:

- Erhebung einer standardisierten Anamnese einschließlich Auswertung von Fremdbefunden, Durchführung einer Schmerzanalyse, differentialdiagnostische Abklärung der Schmerzkrankheit
- Aufstellung eines inhaltlich und zeitlich gestuften Therapieplans unter Berücksichtigung des ermittelten Chronifizierungsstadiums
- Eingehende Beratung des Patienten und gemeinsame Festlegung der Therapieziele sowie Vermittlung bio-psychosozialer Zusammenhänge und von Schmerzbewältigungsstrategien
- Indikationsbezogen den Einsatz der unter § 6 festgelegten schmerztherapeutischen Behandlungsverfahren

(2) Der Arzt muss an vier Tagen pro Woche mindestens je 4 Stunden schmerztherapeutische Sprechstunden vorhalten, in denen er ausschließlich Patienten mit chronischen Schmerzkrankheiten behandelt. Die ständige Rufbereitschaft während der Praxiszeiten zur Beratung der Schmerzpatienten muss gewährleistet sein. Der Arzt muss den zuständigen Hausarzt des Patienten über den Behandlungsverlauf zeitnah, mindestens aber halbjährlich informieren. Weiterhin steht er zur konsiliarischen Beratung der gem. § 6 Abs. 2 kooperierenden Ärzte zur Verfügung.

(3) Der Arzt muss mindestens achtmal im Jahr an einer interdisziplinären Schmerzkonferenz teilnehmen. Folgende Anforderungen müssen von einer interdisziplinären Schmerzkonferenz erfüllt werden:

- die Konferenzen müssen mindestens achtmal im Jahr stattfinden
- Ort, Daten und Uhrzeit der Schmerzkonferenzen stehen fest, so dass sich die Ärzte auf die regelmäßige Teilnahme einrichten können
- die Konferenzleiter müssen die Voraussetzungen zur Teilnahme an der Schmerztherapie-Vereinbarung erfüllen
- Vertreter mehrerer Fachgebiete sollen an den Sitzungen teilnehmen (können)
- ausgewählte Patienten sollen in den Sitzungen vorgestellt werden und anwesend sein
- die Schmerzkonferenzen sind zu dokumentieren (Datum, Teilnehmer, vorgestellte Patienten mit Diagnosen und weiterem Vorgehen)

(4) Der Arzt muss nachweisen, dass er in seiner Praxis überwiegend chronisch schmerzkranke Patienten gemäß § 1 Abs. 1 behandelt.

(5) Die Erfüllung der Anforderungen gemäß den Absätzen 3 und 4 ist gegenüber der Kassenärztlichen Vereinigung in jährlichen Abständen – erstmalig ein Jahr nach Erteilung der Schmerztherapiegenehmigung – nachzuweisen.

(6) Kommt es im Verlauf der schmerztherapeutischen Behandlung nach sechs Monaten zu keiner nachweisbaren Verbesserung der Beschwerdesymptomatik, soll der Arzt prüfen, ob der Patient von einer psychiatrischen bzw. psychotherapeutischen Mitbehandlung profitiert.

(7) Die Behandlung von chronisch schmerzkranken Patienten (mit Ausnahme von Malignompatienten) nach den Vorgaben dieser Vereinbarung soll einen Zeitraum von zwei Jahren nicht überschreiten. Der Arzt benennt der Kassenärztlichen Vereinigung diejenigen Patienten, die sich über diesen Zeitraum hinaus in seiner schmerztherapeutischen Behandlung befinden. Die Kassenärztliche Vereinigung kann die weitere Behandlung dieser Patienten von der erfolgreichen Teilnahme an einem Kolloquium vor der Schmerztherapie-Kommission abhängig machen.

§ 6 Schmerztherapeutische Behandlungsverfahren

(1) Der Einsatz der nachfolgenden schmerztherapeutischen Behandlungsverfahren ist für den an dieser Vereinbarung teilnehmenden Arzt verpflichtend. Diese Behandlungsverfahren sind nicht delegationsfähig (obligate schmerztherapeutische Behandlungsverfahren):

- Pharmakotherapie
- Therapeutische Lokalanästhesie
- Psychosomatische Grundversorgung gemäß der Vereinbarung über die Anwendung von Psychotherapie in der vertragsärztlichen Versorgung (Psychotherapie-Vereinbarung) (Anlage 1 BMV-Ä/EKV)
- Stimulationstechniken (z.B. TENS)
- Koordination und Einleitung von psycho- und physiotherapeutischen Maßnahmen

(2) Der an dieser Vereinbarung teilnehmende Arzt muss weiterhin die Einleitung und Koordination der nachstehenden flankierenden therapeutischen Maßnahmen bzw. deren Durchführung jeweils indikationsbezogen gewährleisten (fakultative schmerztherapeutische Behandlungsverfahren):

- Manuelle Untersuchungs- und Behandlungsverfahren
- Physikalische Therapie
- Therapeutische Leitungs- Plexus- und rückenmarksnahe Anästhesien
- Sympathikusblockaden
- Rückenmarksnahe Opioidapplikation

- Denervationsverfahren und/oder augmentative Verfahren (z.B. Neurolyse, zentrale Stimulation)
- Übende Verfahren (z.B. Autogenes Training)
- Hypnose
- Ernährungsberatung
- minimal-invasive Interventionen
- operative Therapie
- Entzugsbehandlung bei Medikamentenabhängigkeit

Der Arzt muss mindestens drei dieser Behandlungsverfahren vorhalten und in geeigneter Form gegenüber der Kassenärztlichen Vereinigung nachweisen. Die nicht vorgehaltenen fakultativen schmerztherapeutischen Behandlungsverfahren können in Kooperation mit anderen Vertragsärzten erbracht werden. Diese Vertragsärzte sind der Kassenärztlichen Vereinigung zu benennen.

§ 7 Dokumentation

(1) Jeder Behandlungsfall muss mit folgenden Angaben, einschließlich Schmerzanamnese und Behandlungsverlauf, standardisiert dokumentiert sein.

- Art, Schwere und Ursache der zu Grunde liegenden Erkrankung und der bestehenden Komorbiditäten
- Zeitdauer des Schmerzleidens mit Angabe des Chronifizierungsstadiums
- Psychosomatische bzw. psychopathologische Auswirkungen und Behandlungsverlauf
- Therapeutische Maßnahmen
- Kontrolle des Verlaufes nach standardisierten Verfahren (Schmerzfragebogen)
- Verwendung von standardisierten und evaluierten Schmerztagebüchern

(2) Die Dokumentation ist der Kassenärztlichen Vereinigung auf Verlangen vorzulegen.

§ 8 Räumliche und apparative Voraussetzungen

(1) Räumliche Voraussetzungen:

- Rollstuhlgeeignete Praxis
- Überwachungs- und Liegeplätze

(2) Apparative Voraussetzungen:

- Reanimationseinheit einschließlich Defibrillator
- EKG- und Pulsmonitoring an jedem Behandlungsplatz, an dem invasive Verfahren durchgeführt werden

Anlage I

Anforderungen an eine schmerztherapeutische Einrichtung gem. § 4 Abs. 3 Nr. 1 Als schmerztherapeutische Einrichtung gem. § 4 Abs. 3 Nr. 1 gelten Schmerzkliniken, Schmerzabteilungen an Allgemeinkrankenhäusern, Schmerzambulanzen und Schmerzpraxen niedergelassener Vertragsärzte, welche die Anforderungen nach Abschnitt C der Vereinbarung erfüllen und die ausschließlich bzw. weit überwiegend Schmerzpatienten behandeln.

Die Anerkennung wird auf Antrag von der Kassenärztlichen Vereinigung widerruflich erteilt. Zuständig ist jeweils die Kassenärztliche Vereinigung, in deren Bereich die Einrichtung gelegen ist. Die Anerkennung setzt die zusätzliche Erfüllung folgender Anforderungen voraus:

1. Die Einrichtung muss von einem Arzt geleitet werden, der persönlich an der Schmerztherapie-Vereinbarung teilnimmt bzw. die Voraussetzungen für eine solche Teilnahme erfüllt.

2. Die Einrichtung muss eine kontinuierliche interdisziplinäre Zusammenarbeit verschiedener Fachdisziplinen (Anästhesiologie, Neurologie, Neurochirurgie, Orthopädie/Chirurgie, Psychiatrie, Rheumatologie, interventionelle Radiologie) und mit Physiotherapeuten nachweisen. Sofern diese in der Einrichtung nicht beschäftigt sind, sind die Kooperationspartner unter Angabe von Qualifikation, Name und Anschrift zu benennen.

3. Das Patientengut muss ausschließlich bzw. weit überwiegend aus chronisch Schmerzkranken entsprechend der Definition der Präambel und des § 1 Abs. 1 der Schmerztherapie-Vereinbarung bestehen. Es müssen regelmäßig mindestens 150 chronisch schmerzkranke Patienten im Quartal behandelt werden. Es müssen an mindestens 4 Tagen pro Woche jeweils mindestens 4 Stunden ausschließlich solche Schmerzpatienten betreut werden.

Die Kassenärztliche Vereinigung kann entsprechende Diagnosen- und Leistungsstatistiken anfordern.

Das Behandlungsspektrum muss die wichtigsten Schmerzkrankheiten umfassen, wie
- chronisch muskuloskelettale Schmerzen
- chronische Kopfschmerzen
- Gesichtsschmerzen
- Ischämieschmerzen
- medikamenteninduzierte Schmerzen
- Neuropathische Schmerzen
- Sympathische Reflexdystrophien
- Somatoforme Schmerzstörungen
- Tumorschmerzen

4. Es müssen mindestens zwölfmal im Jahr nach außen offene, interdisziplinäre Schmerzkonferenzen mit Patientenvorstellung durchgeführt werden. Thema und Teilnehmer sind zu dokumentieren, die Patienten werden persönlich vorgestellt, die Teilnehmer unterliegen der Schweigepflicht, Ort, Daten und Uhrzeit dieser Konferenzen stehen fest.

5. Die Einrichtung hat sicherzustellen, dass eingehende Kenntnisse und Erfahungen in den in § 6 der Schmerztherapie-Vereinbarung genannten Behandlungsverfahren erworben werden können. Hierzu sind die unter § 6 Abs. 1 sowie zusätzlich mindestens 3 der unter § 6 Abs. 3 der Schmerztherapie-Vereinbarung genannten Verfahren selbst vorzuhalten. Die übrigen Verfahren sind im Konsiliardienst sicherzustellen.

Tägliche interne Fallbesprechungen und wöchentliche interne Teamsitzungen sind gewährleistet.

6. Die Einrichtung hat die Anwendung schmerztherapeutischer Standards sicherzustellen. Hierzu gehören:
- Erhebung einer standardisierten Schmerzanamnese einschließlich Sichtung und Wertung aller verfügbaren Vorbefunde, funktionelle Betrachtung der Röntgenbilder
- eingehende körperliche (mit Einschluss neurologisch-orthopädisch-funktioneller) Untersuchung und eingehende psychosoziale und -psychiatrische Exploration
- Durchführung einer Schmerzanalyse
- Feststellung des Chronifizierungsstadiums (nach Gerbershagen – Mainzer Staging)
- differentialdiagnostische Abklärung der Schmerzkrankheit
- eingehende Beratung des Patienten
- Gemeinsame Festlegung der Therapieziele

- Aufstellung eines zeitlich und inhaltlich gestuften Therapieplanes (einschließlich der zu dessen Umsetzung erforderlichen interdisziplinären Koordination der Ärzte und komplementären Berufe)
- Einsatz schmerztherapeutischer Behandlungsverfahren
- Standardisierte Dokumentation mit Angaben zur psychosomatischen Auswirkung und Kontrolle des Verlaufs. Das in der Einrichtung eingesetzte Dokumentationsinstrumentarium ist vorzulegen.

30700*	**Grundpauschale für einen Patienten im Rahmen der Versorgung gemäß der Qualitätssicherungsvereinbarung zur schmerztherapeutischen Versorgung chronisch schmerzkranker Patienten nach § 135 Abs. 2 SGB V**	**394 Pkt.** **43,29 €**

Obligater Leistungsinhalt
- Persönlicher Arzt-Patienten-Kontakt, und/oder Arzt-Patienten-Kontakt im Rahmen einer Videosprechstunde gemäß Anlage 31b zum BMV-Ä,

Fakultativer Leistungsinhalt
- Weitere persönliche oder andere Arzt-Patienten-Kontakte gemäß I-4.3.1 der Allgemeinen Bestimmungen,
- Ärztlicher Bericht entsprechend der Gebührenordnungsposition 01600,
- Individueller Arztbrief entsprechend der Gebührenordnungsposition 01601,
- In Anhang VI-1 aufgeführte Leistungen,

Abrechnungsbestimmung: einmal im Behandlungsfall

Anmerkung: Die Grundpauschale 30700 ist in demselben Arztfall nicht neben einer Versichertenpauschale, sonstigen Grundpauschale bzw. Konsiliarpauschale berechnungsfähig.

Abrechnungsausschluss: nicht neben 01436
im Behandlungsfall 01600, 01601, 03040, 03220, 03221, 03230, 04040, 04220, 04221, 04230 und 04231

Aufwand in Minuten:
Kalkulationszeit: 22 **Prüfzeit:** 18 **Eignung d. Prüfzeit:** Nur Quartalsprofil

GOÄ entsprechend oder ähnlich: Leistungskomplex so in der GOÄ nicht vorhanden, erbrachte Untersuchungs- und Beratungsleistungen abrechnen.

Kommentar: Siehe: Qualitätssicherungsvereinbarung zur schmerztherapeutischen Versorgung chronisch schmerzkranker Patienten gem. § 135 Abs. 2 SGB V (Qualitätssicherungsvereinbarung Schmerztherapie) Stand 1. Januar 2015

30701* **Zuschlag zur Gebührenordnungsposition 30700**	**9 Pkt.** **0,99 €**

Abrechnungsbestimmung: einmal im Behandlungsfall

Anmerkung: Die Gebührenordnungsposition 30701 wird durch die zuständige Kassenärztliche Vereinigung zugesetzt.

Abrechnungsausschluss: im Behandlungsfall 01630

Die Abrechnung der mit * gekennzeichneten Leistung, schließt den Ansatz der fachärztlichen Grundpauschale aus.

Berichtspflicht: Nein

Aufwand in Minuten:
Kalkulationszeit: KA   **Prüfzeit:** ./.   **Eignung der Prüfzeit:** Keine Eignung

Kommentar: Hausärzte müssen einen Medikationsplan ausstellen. Fachärzte nur dann, wenn der Patient keinen Hausarzt hat.

In den vorgesehenen Fällen, in den Fachärzte einen Medikationsplan erstellen, können sie ebenfalls die EBM Nr. 01630 ansetzen.

Der Arzt, der den Medikationsplan als erster ausstellt, ist auch für die stete Aktualisierung verpflichtet. Die zusätzlichen Ärzte – eingeschlossen die Ärzte eines behandelnden Krankenhauses – ergänzen den Plan.

Auch Apotheker müssen Aktualisierungen machen, wenn es der Patient wünscht.

Siehe Informationen der KBV: http://www.kbv.de/html/medikationsplan.php

Weitere Informationen:

- Überarbeitung der Qualitätssicherungsvereinbarung Schmerztherapie gemäß § 135 Abs. 2 SGB V
- Vereinbarung von Qualitätssicherungsmaßnahmen nach § 135 Abs. 2 SGB V zur schmerztherapeutischen Versorgung chronisch schmerzkranker Patienten (Qualitätssicherungsvereinbarung Schmerztherapie)

Beide Themen finden Sie im Deutschen Ärzteblatt unter dem Link:
https://www.aerzteblatt.de/pdf/113/38/a1669.pdf?ts=20.09.2016+07%253A31%253A53

30702* **Zusatzpauschale für die schmerztherapeutische Versorgung gemäß der Qualitätssicherungsvereinbarung zur schmerztherapeutischen Versorgung chronisch schmerzkranker Patienten nach § 135 Abs. 2 SGB V**	**498 Pkt.** **54,72 €**

Obligater Leistungsinhalt

- Basisabklärung und umfassende schmerztherapeutische Versorgung chronisch schmerzkranker Patienten gemäß der Qualitätssicherungsvereinbarung zur schmerztherapeutischen Versorgung chronisch schmerzkranker Patienten nach § 135 Abs. 2, einschließlich
  - Erhebung einer standardisierten Schmerzanamnese einschließlich Auswertung von Fremdbefunden,
  - Durchführung einer Schmerzanalyse,
  - Differentialdiagnostische Abklärung der Schmerzkrankheit,
  - Eingehende Beratung des Patienten einschließlich Festlegung der Therapieziele,
  - Aufstellung eines inhaltlich und zeitlich gestuften Therapieplans unter Berücksichtigung des ermittelten Chronifizierungsstadiums,
  - Vermittlung von bio-psycho-sozialen Zusammenhängen und von Schmerzbewältigungsstrategien,
  - Gewährleistung der Einleitung und Koordination der flankierenden therapeutischen Maßnahmen

und/oder

- Fortführung einer umfassenden schmerztherapeutischen Versorgung chronisch schmerz-
  kranker Patienten gemäß der Qualitätssicherungsvereinbarung zur schmerztherapeutischen
  Versorgung chronisch schmerzkranker Patienten nach § 135 Abs. 2, einschließlich
  - Zwischenanamnese einschließlich Auswertung von Fremdbefunden,
  - Eingehende Beratung des Patienten und ggf. Überprüfung der Therapieziele und des The-
    rapieplans,
  - Weitere Koordination und ggf. Überprüfung der flankierenden therapeutischen Maßnah-
    men,
- Standardisierte Dokumentation(en),
- Bericht an den Hausarzt über den Behandlungsverlauf,
- Persönlicher Arzt-Patienten-Kontakt,

Fakultativer Leistungsinhalt
- Konsiliarische Beratung der gemäß § 6 Abs. 2 der Qualitätssicherungsvereinbarung zur
  schmerztherapeutischen Versorgung chronisch schmerzkranker Patienten kooperierenden
  Ärzte,
- Weitere persönliche oder andere Arzt-Patienten-Kontakte gemäß 4.3.1 der Allgemeinen Be-
  stimmungen,

Abrechnungsbestimmung: einmal im Behandlungsfall

Anmerkung: Die Zusatzpauschale 30702 ist in demselben Arztfall nur neben der Grundpauschale 30700, nicht neben einer anderen Versichertenpauschale, Grundpauschale bzw. Konsiliarpauschale berechnungsfähig.

Abrechnungsausschluss: im Behandlungsfall 01600, 01601, 03040, 03220, 03221,
04040, 04220, 04221
nicht neben 03030, 04030, 05360, 30930 bis 30933 und Gebührenordnungspositionen der Abschnitte 35.1 und 35.2

Bericht: Berichtpflicht – Übermittlung der Behandlungsdaten siehe Allg. Bestimmungen 2.1.4
Berichtspflicht

Aufwand in Minuten:
Kalkulationszeit: 28   **Prüfzeit:** 22   **Eignung d. Prüfzeit:** Nur Quartalsprofil

GOÄ entsprechend oder ähnlich: Leistungskomplex so in der GOÄ nicht vorhanden, erbrachte
Untersuchungs- und Beratungsleistungen abrechnen.

Kommentar: Siehe unter Nr. 30.7.1 zahlreiche Ausschnitte aus der **Qualitätssicherungsvereinbarung zur schmerztherapeutischen Versorgung chronisch schmerzkranker Patienten gem.
§ 135 Abs. 2 SGB V (Qualitätssicherungsvereinbarung Schmerztherapie) vgl. Ziffer 3 der
Präambel zu 30.7.**
http://www.kbv.de/media/sp/Schmerztherapie.pdf

30704*	**Zuschlag für die Erbringung der Zusatzpauschale 30702 in schmerztherapeutischen Einrichtungen gemäß Anlage I der Qualitätssicherungsvereinbarung Schmerztherapie und Erfüllung der Voraussetzungen gemäß Präambel Nr. 4.–6.**	**299 Pkt.** **32,85 €**

Abrechnungsbestimmung: einmal im Behandlungsfall

Abrechnungsausschluss: in derselben Sitzung 05360
im Behandlungsfall 03040, 03220, 03221, 04040, 04220, 04221

Bericht: Berichtspflicht – Übermittlung der Behandlungsdaten siehe Allg. Bestimmungen 2.1.4
Berichtspflicht

Aufwand in Minuten:
Kalkulationszeit: 17   **Prüfzeit:** 13   **Eignung d. Prüfzeit:** Nur Quartalsprofil

GOÄ entsprechend oder ähnlich: Leistungskomplex so in der GOÄ nicht vorhanden, erbrachte
Untersuchungs- und Beratungsleistungen abrechnen.

Kommentar: Siehe unter Nr. 30.7.1 zahlreiche Ausschnitte aus der **Qualitätssicherungsvereinbarung zur schmerztherapeutischen Versorgung chronisch schmerzkranker Patienten gem. § 135 Abs. 2 SGB V (Qualitätssicherungsvereinbarung Schmerztherapie) vgl. Ziffer 4, 5 und 6 der Präambel zu 30.7.**
http://www.kbv.de/media/sp/Schmerztherapie.pdf

30705   **Zuschlag zu der Gebührenordnungsposition 30700 für die Behandlung aufgrund einer TSS-Vermittlung gemäß Allgemeiner Bestimmung 4.3.10.1 oder 4.3.10.2**

Abrechnungsbestimmung: einmal im Arztgruppenfall

Abrechnungsausschluss: im Arztgruppenfall 01710

Anmerkung: Die Gebührenordnungsposition 30705 kann durch die zuständige Kassenärztliche Vereinigung zugesetzt werden.

Aufwand in Minuten:
Kalkulationszeit: KA   **Prüfzeit:** ./.   **Eignung d. Prüfzeit:** Keine Eignung

Kommentar: Siehe unter EBM Nr. 03008 Hinweise zur Abrechnung der Zuschläge.

30706*   **Teilnahme an einer schmerztherapeutischen Fallkonferenz gemäß Anlage I Nr. 4 der Qualitätssicherungsvereinbarung Schmerztherapie**   **86 Pkt.**
         9,45 €

Obligater Leistungsinhalt
• Teilnahme an einer multidisziplinären Fallkonferenz

Anmerkung: Die Gebührenordnungsposition 30706 ist nur in Behandlungsfällen berechnungsfähig, in denen die Grundpauschale 30700 berechnet worden ist. Hausärzte sowie weitere komplementär behandelnde Ärzte dürfen die Gebührenordnungsposition unter Angabe des primär schmerztherapeutisch verantwortlichen Arztes berechnen.
Die Gebührenordnungsposition 30706 ist auch bei Durchführung der Fallkonferenz als Videofallkonferenz berechnungsfähig. Für die Abrechnung gelten die Anforderungen gemäß Anlage 31b zum BMV-Ä entsprechend.

Abrechnungsausschluss: im Behandlungsfall 03040, 03220, 03221, 04040, 04220, 04221, 37320
Nicht neben 01442

Aufwand in Minuten:
Kalkulationszeit: 5   **Prüfzeit:** ./.   **Eignung d. Prüfzeit:** Keine Eignung

GOÄ entsprechend oder ähnlich: Leistungskomplex in der GOÄ nicht vorhanden

Kommentar: Siehe unter Nr. 30.7.1 zahlreiche Ausschnitte aus der **Qualitätssicherungsvereinbarung zur schmerztherapeutischen Versorgung chronisch schmerzkranker Patienten gem. § 135 Abs. 2 SGB V (Qualitätssicherungsvereinbarung Schmerztherapie).**
http://www.kbv.de/media/sp/Schmerztherapie.pdf

30708* **Beratung und Erörterung und/oder Abklärung im Rahmen der Schmerztherapie, Dauer mindestens 10 Minuten,**	**169 Pkt.** **18,57 €**

Abrechnungsbestimmung: je vollendete 10 Minuten

Anmerkung: Die Gebührenordnungsposition 30708 ist auch bei Durchführung der Leistung im Rahmen einer Videosprechstunde berechnungsfähig und dies durch Angabe einer bundeseinheitlich kodierten Zusatzkennzeichnung zu dokumentieren. Für die Abrechnung gelten die Anforderungen gemäß Anlage 31b zum BMV-Ä entsprechend.

Bei der Nebeneinanderberechnung der Gebührenordnungsposition 30708 neben der 30702 ist eine Arzt-Patienten-Kontaktzeit von mindestens 70 Minuten Voraussetzung für die Berechnung der Gebührenordnungsposition 30708.

Die Gebührenordnungsposition 30708 ist nur in Behandlungsfällen berechnungsfähig, in denen die Grundpauschale 30700 berechnet worden ist.

Abrechnungsausschluss: nicht neben 01440, 01510 bis 01512, 01520, 01521, 01530, 01531, 01856, 02100, 02101, 05320, 05330, 05331, 05340, 05341, 05350, 05372, 31820 bis 31828, 31840, 31841, 36820 bis 36829, 36840 und 36841
im Behandlungsfall 03040, 03220, 03221, 04040, 04220, 04221

Aufwand in Minuten:
Kalkulationszeit: 10   **Prüfzeit:** 10   **Eignung d. Prüfzeit:** Tages- und Quartalsprofil

Kommentar: Nr. 30708 ist nur abrechenbar, wenn eine Genehmigung nach der Qualitätssicherungsvereinbarung vorliegt. Seit 1.4.2020 kann diese Leistung von Ärzten mit entsprechender Teilnahme an der Schmerztherapie-Vereinbarung auch im Rahmen einer Videosprechstunde durchgeführt und berechnet werden. (Quelle: AAA Abrechnung aktuell)

30.7.2 Andere schmerztherapeutische Behandlungen

30710* **Infusion von nach der Betäubungsmittelverschreibungsverordnung verschreibungspflichtigen Analgetika oder von Lokalanästhetika unter systemischer Anwendung in überwachungspflichtiger Konzentration**	**119 Pkt.** **13,07 €**

Obligater Leistungsinhalt
• Dauer mindestens 30 Minuten

Anmerkung: Erfolgt über denselben liegenden Zugang (z.B. Kanüle, Katheder) mehr als eine Infusion entsprechend der Gebührenordnungsposition 02100, der Gebührenordnungsposition 02101 und/oder der Gebührenordnungsposition 30710, so sind die Gebührenordnungspositionen 02100, 02101 und/oder 30710 je Behandlungstag nur einmal berechnungsfähig.

Abrechnungsausschluss: im Behandlungsfall 03040, 03220, 03221, 04040, 04220, 04221

nicht neben 01910, 01911, 02100, 05360, 05372, 34503 bis 34505 und nicht neben den Gebührenordnungspositionen der Abschnitte 5.3, 31.5, 36.5

Bericht: mind. Befundkopie (Nr. 01602) an Hausarzt

Aufwand in Minuten:
Kalkulationszeit: KA   **Prüfzeit:** 3   **Eignung d. Prüfzeit:** Tages- und Quartalsprofil

GOÄ entsprechend oder ähnlich: Leistungskomplex in der GOÄ nicht vorhanden, ggf. analoger Ansatz der Nr. 272 entsprechend GOÄ § 6 (2*).

Kommentar: Ist im Anschluss an die Leistung nach Nr. 30710 eine weitere (dokumentierte) Überwachung erforderlich, so kann diese nach Nr. 30760 für weitere mind. 30 Min. berechnet werden.

30712* Anleitung des Patienten zur Selbstanwendung der trans- kutanen elektrischen Nervenstimulation (TENS)	**72 Pkt.** **7,91 €**

Obligater Leistungsinhalt
• Einsatz des für die Selbstanwendung bestimmten Gerätetyps,

Abrechnungsbestimmung: je Sitzung

Anmerkung: Die Gebührenordnungsposition 30712 ist im Krankheitsfall höchstens fünfmal berechnungsfähig.

Abrechnungsausschluss: im Behandlungsfall 03040, 03220, 03221, 04040, 04220, 04221 nicht neben 02101, 05360, 05372, 31840, 31841, 34503 bis 34505 nicht neben den Gebührenordnungspositionen der Abschnitte 5.3, 31.5 und 36,5

Aufwand in Minuten:
Kalkulationszeit: KA   **Prüfzeit:** 3   **Eignung d. Prüfzeit:** Tages- und Quartalsprofil

GOÄ entsprechend oder ähnlich: Analoger Ansatz der Nr. 551* entsprechend GOÄ § 6 (2*)

Kommentar: Da es zahlreiche TENS-Geräte zur Selbstanwendung gibt, sollte die Auswahl nach der Erkrankung und auch der Bedienungsfreundlichkeit für den jeweiligen Patienten erfolgen.

30720* Analgesie eines Hirnnerven oder eines Hirnnervengang- lions an der Schädelbasis	**100 Pkt.** **10,99 €**

Obligater Leistungsinhalt
• Analgesie eines Hirnnerven an seiner Austrittsstelle an der Schädelbasis (Nervus mandibularis am Foramen ovale, Nervus maxillaris am Foramen rotundum)
oder
• Analgesie eines Hirnnervenganglions an der Schädelbasis (Ganglion pterygopalatinum, Ganglion Gasseri)

Anmerkung: Die Gebührenordnungsposition 30720 ist nur bei Angabe des betreffenden Nerven oder des betreffenden Ganglions berechnungsfähig.

Abrechnungsausschluss: im Behandlungsfall 03040, 03220, 03221, 04040, 04220, 04221 in derselben Sitzung 02101, 05360, 05372, 34503, 34504, 34505 und Kapitel 5.3

Bericht: mind. Befundkopie (Nr. 01602) an Hausarzt

Aufwand in Minuten:

Kalkulationszeit: KA   **Prüfzeit:** 2   **Eignung d. Prüfzeit:** Tages- und Quartalsprofil

GOÄ entsprechend oder ähnlich: Nr. 2599

Kommentar: Spezielle Analgesien, z.B. der Nn. occipitales, sind nach Nr. 02360 abzurechnen.

30721* Sympathikusblockade (Injektion) am zervikalen Grenz-strang	**227 Pkt.** **24,94 €**

Obligater Leistungsinhalt
- Nachweis und Dokumentation des vegetativen Effektes (z.B. seitenvergleichende Messung der Hauttemperatur),
- Kontinuierliches EKG-Monitoring,
- Kontinuierliche Pulsoxymetrie,

Abrechnungsbestimmung: je Sitzung

Abrechnungsausschluss: in derselben Sitzung 02101, 05360, 05372, 34503, 34504, 34505 und Kapitel 5.3
im Behandlungsfall 03040, 03220, 03221, 04040, 04220, 04221

Bericht: mind. Befundkopie (Nr. 01602) an Hausarzt

Aufwand in Minuten:

Kalkulationszeit: KA   **Prüfzeit:** 3   **Eignung d. Prüfzeit:** Tages- und Quartalsprofil

GOÄ entsprechend oder ähnlich: Analoger Ansatz der Nrn. 497 oder 498 + Zuschlag nach Nr. 446.

Kommentar: Ist im Anschluss an die Leistung nach Nr. 30721 eine (dokumentierte) Überwachung erforderlich, so kann diese nach Nr. 30760 nach Eintritt des vegetativen ggf. sensiblen Effektes für weitere mind. 30 Min. berechnet werden.

30722* Sympathikusblockade (Injektion) am thorakalen oder lumbalen Grenzstrang	**199 Pkt.** **21,86 €**

Obligater Leistungsinhalt
- Nachweis und Dokumentation des vegetativen Effektes (z.B. seitenvergleichende Messung der Hauttemperatur),
- Kontinuierliches EKG-Monitoring,
- Kontinuierliche Pulsoxymetrie,

Abrechnungsbestimmung: je Sitzung

Abrechnungsausschluss: im Behandlungsfall 03040, 03220, 03221, 04040, 04220, 04221
in derselben Sitzung 02101, 05360, 05372, 34503, 34504, 34505 und Kapitel 5.3

Bericht: mind. Befundkopie (Nr. 01602) an Hausarzt

Aufwand in Minuten:

Kalkulationszeit: KA   **Prüfzeit:** 3   **Eignung d. Prüfzeit:** Tages- und Quartalsprofil

GOÄ entsprechend oder ähnlich: Nrn. 498, 497 + Zuschlag Nr. 446

Kommentar: Ist im Anschluss an die Leistung nach Nr. 30722 eine (dokumentierte) Überwachung erforderlich, so kann diese nach Nr. 30760 nach Eintritt des vegetativen ggf. sensiblen Effektes für weitere mind. 30 Min. berechnet werden.

30723* Ganglionäre Opioid-Applikation	100 Pkt.
	10,99 €

Abrechnungsbestimmung: je Sitzung

Abrechnungsausschluss: in derselben Sitzung 02101, 05360, 05372, 34503, 34504, 34505 und Kapitel 5.3
im Behandlungsfall 03040, 03220, 03221, 04040, 04220, 04221

Bericht: mind. Befundkopie (Nr. 01602) an Hausarzt

Aufwand in Minuten:
Kalkulationszeit: KA   **Prüfzeit:** 3   **Eignung d. Prüfzeit:** Tages- und Quartalsprofil
GOÄ entsprechend oder ähnlich: Analoger Ansatz der Nr. 2599 entsprechend GOÄ § 6 (2*).

30724* Analgesie eines oder mehrerer Spinalnerven und der	199 Pkt.
Rami communicantes an den Foramina intervertebralia	21,86 €

Obligater Leistungsinhalt
- Nachweis und Dokumentation des vegetativen Effektes (z.B. seitenvergleichende Messung der Hauttemperatur),
- Kontinuierliches EKG-Monitoring,
- Kontinuierliche Pulsoxymetrie,

Abrechnungsbestimmung: je Sitzung

Abrechnungsausschluss: in derselben Sitzung 02101, 05360, 05372, 34503, 34504, 34505 und Kapitel 5.3
im Behandlungsfall 03040, 03220, 03221, 04040, 04220, 04221

Bericht: mind. Befundkopie (Nr. 01602) an Hausarzt

Aufwand in Minuten:
Kalkulationszeit: KA   **Prüfzeit:** 3   **Eignung d. Prüfzeit:** Tages- und Quartalsprofil
GOÄ entsprechend oder ähnlich: Leistungskomplex in der GOÄ nicht vorhanden, ggf. analoger Ansatz der Nrn. 497 oder 498 + Zuschlag Nr. 446.
Kommentar: Ist im Anschluss an die Leistung nach Nr. 30724 eine (dokumentierte) Überwachung erforderlich, so kann diese nach Nr. 30760 nach Eintritt des vegetativen ggf. sensiblen Effektes für weitere mind. 30 Min. berechnet werden.

30730* Intravenöse regionale Sympathikusblockade in Blutleere	678 Pkt.
	74,49 €

Obligater Leistungsinhalt
- Nachweis und Dokumentation des vegetativen Effektes (z.B. seitenvergleichende Messung der Hauttemperatur),
- Kontinuierliches EKG-Monitoring,
- Kontinuierliche Pulsoxymetrie

Abrechnungsausschluss: in derselben Sitzung 02101, 05360, 05372, 34503, 34504, 34505 und Kapitel 5.3
im Behandlungsfall 03040, 03220, 03221, 04040, 04220, 04221

Bericht: mind. Befundkopie (Nr. 01602) an Hausarzt

Aufwand in Minuten:
Kalkulationszeit: KA   **Prüfzeit:** 4   **Eignung d. Prüfzeit:** Tages- und Quartalsprofil
GOÄ entsprechend oder ähnlich: Leistungskomplex in der GOÄ nicht vorhanden.

Kommentar: Ist im Anschluss an die Leistung nach Nr. 30730 eine (dokumentierte) Überwachung erforderlich, so kann diese nach Nr. 30760 nach Eintritt des vegetativen ggf. sensiblen Effektes für weitere mind. 30 Min. berechnet werden.

30731*	**Plexusanalgesie (Plexus zervikalis, brachialis, axillaris, lumbalis, lumbosakralis), Spinal- oder Periduralanalgesie (auch kaudal), einzeitig oder mittels Katheter (auch als Voraussetzung zur Applikation zytostatischer, antiphlogistischer oder immunsuppressiver Substanzen)**	**718 Pkt.** **78,89 €**

Obligater Leistungsinhalt
- Kontinuierliches EKG-Monitoring,
- Kontinuierliche Pulsoxymetrie,
- Überwachung von bis zu 2 Stunden,

Fakultativer Leistungsinhalt
- Kontrolle der Katheterlage durch Injektion eines Lokalanästhetikums,

Abrechnungsbestimmung: je Sitzung

Abrechnungsausschluss: in derselben Sitzung 02101, 05360, 05372, 34503, 34504, 34505 und Kapitel 5.3
im Behandlungsfall 03040, 03220, 03221, 04040, 04220, 04221

Bericht: mind. Befundkopie (Nr. 01602) an Hausarzt

Aufwand in Minuten:
Kalkulationszeit: KA   **Prüfzeit:** 4   **Eignung d. Prüfzeit:** Tages- und Quartalsprofil
GOÄ entsprechend oder ähnlich: Auswahl aus Nrn. 469 bis 477, Zuschläge nach Nrn. 446, 447.

Kommentar: Berechnungsfähig sind nur die Plexusanalgesien, die in der Leistungslegende aufgeführt sind.

30740*	**Überprüfung (z.B. anatomische Lage, Wundverhältnisse) eines zur Langzeitanalgesie angelegten Plexus-, Peridural- oder Spinalkatheters und/oder eines programmierbaren Stimulationsgerätes im Rahmen der Langzeitanalgesie**	**119 Pkt.** **13,07 €**

Fakultativer Leistungsinhalt
- Injektion(en), Filterwechsel und Verbandwechsel,
- Funktionskontrolle(n),
- Umprogrammierung(en),
- Wiederauffüllung einer externen oder implantierten Medikamentenpumpe,

Abrechnungsbestimmung: je Sitzung

Anmerkung: Die Gebührenordnungsposition 30740 ist im Rahmen der Funktionskontrolle, ggf. mit Umprogrammierung, von Stimulationsgeräten zur Langzeitanalgesie nur berechnungsfähig bei implantierten Stimulationsgeräten.

Abrechnungsausschluss: in derselben Sitzung 02101, 05360, 05372, 34503, 34504, 34505 und Kapitel 5.3
im Behandlungsfall 03040, 03220, 03221, 04040, 04220, 04221

Bericht: mind. Befundkopie (Nr. 01602) an Hausarzt

Aufwand in Minuten:
Kalkulationszeit: KA   **Prüfzeit:** 4   **Eignung d. Prüfzeit:** Tages- und Quartalsprofil

GOÄ entsprechend oder ähnlich: Analoger Ansatz der Nrn. 265, 265a, 473, 477

Kommentar: Eine Erstprogrammierung einer Medikamentenpumpe zur Gabe von Zytostatika ist nach EBM Nr. 30740 abrechenbar.

30750* Erstprogrammierung einer externen Medikamenten-	**180 Pkt.**
pumpe zur Langzeitanalgesie	**19,78 €**

Obligater Leistungsinhalt
- Schulung und Anleitung des Patienten und/oder der Bezugsperson(en)

Fakultativer Leistungsinhalt
- Funktionskontrolle(n)

Abrechnungsausschluss: in derselben Sitzung 02101, 02120, 05360
im Behandlungsfall 03040, 03220, 03221, 04040, 04220, 04221

Bericht: mind. Befundkopie (Nr. 01602) an Hausarzt

Aufwand in Minuten:
Kalkulationszeit: KA   **Prüfzeit:** 4   **Eignung d. Prüfzeit:** Tages- und Quartalsprofil

GOÄ entsprechend oder ähnlich: Analoger Ansatz der Nr. 661*

30751* Langzeitanalgospasmolyse mit Auffüllen einer implan-	**199 Pkt.**
tierten Medikamentenpumpe zur intrathekalen Dauerap-	**21,86 €**
plikation von Baclofen über mindestens 8 Stunden	

Obligater Leistungsinhalt
- Kontinuierliches EKG-Monitoring,
- Kontinuierliche Pulsoxymetrie

Abrechnungsausschluss: im Behandlungsfall 03040, 03220, 03221, 04040, 04220, 04221
in derselben Sitzung 02101, 05360, 05372, 34503, 34504, 34505 und Kapitel 5.3

Aufwand in Minuten:
Kalkulationszeit: KA   **Prüfzeit:** 4   **Eignung d. Prüfzeit:** Tages- und Quartalsprofil

GOÄ entsprechend oder ähnlich: Leistungskomplex in der GOÄ nicht vorhanden, ggf. Nrn. 474 + Zuschlag 447.

Kommentar: Findet eine Betreuung in einer Tagesklinik statt, sind zusätzlich die Leistungen der Beobachtung und Betreuung nach den Nrn. 01510 (mehr als 2 Stunden), 01511 (mehr als 4 Stunden) oder 01512 (mehr als 6 Stunden) berechnungsfähig.

30760* **Dokumentierte Überwachung im Anschluss an die**
Gebührenordnungsposition 30710 oder nach Eintritt des **240 Pkt.**
dokumentierten vegetativen, ggf. sensiblen Effektes im **26,37 €**
Anschluss an die Gebührenordnungspositionen 30721,
30722, 30724 und 30730

Obligater Leistungsinhalt
- Kontinuierliches EKG-Monitoring,
- Kontinuierliche Pulsoxymetrie,
- Zwischen- und Abschlussuntersuchung(en),
- Dauer mindestens 30 Minuten

Abrechnungsausschluss: in derselben Sitzung 02101, 05360, 05372, 34503, 34504, 34505 und Kapitel 5.3
im Behandlungsfall 03040, 03220, 03221, 04040, 04220, 04221

Aufwand in Minuten:
Kalkulationszeit: KA   **Prüfzeit:** 6   **Eignung d. Prüfzeit:** Tages- und Quartalsprofil

GOÄ entsprechend oder ähnlich: Leistungskomplex in der GOÄ nicht vorhanden, ggf. Abrechnung der erbrachten Einzelleistungen mit erhöhtem Steigerungsfaktor.

30.7.3 Körperakupunktur gemäß den Qualitätssicherungsvereinbarungen nach § 135 Abs. 2 SGB V

Kommentar: Der Gemeinsame Bundesausschuss hat zur Akupunktur-Behandlung die folgenden Indikationen festgelegt:
- Chronische Schmerzen der Lendenwirbelsäule, die seit mindestens 6 Monaten bestehen und gegebenenfalls nicht-segmental bis maximal zum Kniegelenk ausstrahlen (pseudoradikulärer Schmerz) oder
- Chronische Schmerzen in mindestens einem Kniegelenk durch Gonarthrose, die seit mindestens sechs Monaten bestehen

Zum Erbringen und Abrechnen der Leistung ist eine Genehmigung der KV erforderlich. Weitere wichtige Informationen finden sich in der **Qualitätssicherungsvereinbarung zur Akupunktur bei chronisch schmerzkranken Patienten nach § 135 Abs. 2 SGB V (Qualitätssicherungsvereinbarung Akupunktur)**

Abschnitt B – Genehmigungsvoraussetzungen

§ 3 Fachliche Befähigung
Die fachliche Befähigung für die Ausführung und Abrechnung von Leistungen der Akupunktur nach § 1 gilt als nachgewiesen, wenn folgende Anforderungen erfüllt und durch Zeugnisse und Bescheinigungen nach § 7 nachgewiesen werden:
1. Kenntnisse der allgemeinen Grundlagen der Akupunktur, nachgewiesen durch die erfolgreiche Teilnahme an einer Zusatz-Weiterbildung „Akupunktur" gemäß den Vorgaben im Abschnitt C: Zusatz-Weiterbildungen der (Muster-) Weiterbildungsordnung der Bundesärztekammer vom Mai 2005 beziehungsweise Nachweis einer in Struktur und zeitlichem Umfang der (Muster-) Weiterbildungsordnung der Bundesärztekammer gleichwertigen

Qualifikation in den Bundesländern, in denen dieser Teil der (Muster-) Weiterbildungsordnung nicht umgesetzt ist, und

2. Kenntnisse in der psychosomatischen Grundversorgung, nachgewiesen durch die erfolgreiche Teilnahme an einer Fortbildung gemäß den Vorgaben des Curriculums Psychosomatische Grundversorgung der Bundesärztekammer (80 Stunden-Curriculum „Kern (Basis) Veranstaltung") und 3. Teilnahme an einem von der Ärztekammer anerkannten interdisziplinären Kurs über Schmerztherapie von 80 Stunden Dauer.

Abschnitt C – Anforderungen an die Durchführung und an die Dokumentation

§ 5 Schmerztherapeutische Versorgung durch Akupunktur

(1) Die Durchführung der Akupunktur bei chronisch schmerzkranken Patienten ist an folgende Maßgaben gebunden:

1. Feststellung einer Symptomatik beziehungsweise Diagnose nach Anlage I Nr. 12 der Richtlinie Methoden vertragsärztliche Versorgung des Gemeinsamen Bundesausschusses

2. Überprüfung, dass vor der Akupunktur ein mindestens sechsmonatiges ärztlich dokumentiertes Schmerzintervall vorliegt

3. Erstellung beziehungsweise Überprüfung eines inhaltlich und zeitlich gestaffelten Therapieplans unter Einbeziehung der Akupunktur im Rahmen eines schmerztherapeutischen Gesamtkonzepts unter Beurteilung der bisher gegebenenfalls durchgeführten Maßnahmen und der bestehenden Therapieoptionen

4. Durchführung einer standardisierten fallbezogenen Eingangserhebung (Eingangsdokumentation) zur Schmerzevaluation mit den Parametern Lokalisation des Hauptschmerzes an der Lendenwirbelsäule beziehungsweise am betroffenen Kniegelenk, Schmerzdauer, Schmerzstärke, Schmerzhäufigkeit, Beeinträchtigung der Alltagstätigkeiten durch den Schmerz.B.einträchtigung der Stimmung durch den Schmerz

5. Durchführung einer standardisierten Verlaufserhebung (Verlaufsdokumentation) bei Abschluss der Behandlung mit den Dimensionen Lokalisation des Hauptschmerzes an der Lendenwirbelsäule beziehungsweise am betroffenen Kniegelenk, Zufriedenheit mit der Schmerzbehandlung, Stärke des Hauptschmerzes, Schmerzhäufigkeit, Beeinträchtigung der Alltagstätigkeiten durch den Schmerz.B.einträchtigung der Stimmung durch den Schmerz

6. Regelmäßige Teilnahme (mindestens viermal im Jahr) an Fallkonferenzen beziehungsweise an Qualitätszirkeln zum Thema „chronische Schmerzen", wobei mindestens einmal im Jahr Fälle behandelter Patienten vorzustellen sind. Folgende Anforderungen sind dabei zu erfüllen:

   a) mindestens zwei Teilnehmer müssen über eine Genehmigung nach dieser Vereinbarung verfügen

   b) Vertreter verschiedener Fachgebiete sollen an den Sitzungen teilnehmen

(2) Die regelmäßige Teilnahme an Fallkonferenzen beziehungsweise an Qualitätszirkeln ist zu dokumentieren (Datum, Teilnehmer, Themen, gegebenenfalls vorgestellte Fälle). Die Teilnahmebestätigungen sind der Kassenärztlichen Vereinigung in jährlichen Abständen – erstmalig ein Jahr nach Erteilung der Genehmigung – vorzulegen.

(3) Die Akupunktur bei chronischen Schmerzen der Lendenwirbelsäule nach § 1 Nr. 1 erfolgt mit jeweils bis zu zehn Sitzungen innerhalb von maximal sechs Wochen und in begründeten

Ausnahmefällen mit bis zu 15 Sitzungen innerhalb von maximal zwölf Wochen, jeweils mindestens 30 Minuten Dauer, mit jeweils 14 – 20 Nadeln.

(4) Die Akupunktur bei chronischen Schmerzen in mindestens einem Kniegelenk durch Gonarthrose nach § 1 Nr. 2 erfolgt mit jeweils bis zu zehn Sitzungen innerhalb von maximal 6 Wochen und in begründeten Ausnahmefällen mit bis zu 15 Sitzungen innerhalb von maximal zwölf Wochen, jeweils mindestens 30 Minuten Dauer, mit jeweils 7 – 15 Nadeln je behandeltem Knie.

§ 6 Überprüfung der Dokumentation

(1) Die Überprüfung der Dokumentation einer Akupunkturbehandlung bezieht sich auf die Dokumentation des Therapieplans sowie der Eingangs- und Verlaufserhebung nach § 5 Abs. 1 Nrn. 3 bis 5 sowie auf die Begründung der Ausnahmefälle nach § 5 Abs. 3 oder 4.

(2) Die Kassenärztliche Vereinigung fordert jährlich von mindestens fünf Prozent der Ärzte, die Leistungen nach § 1 erbringen und abrechnen, Dokumentationen zu zwölf abgerechneten Fällen und zu 18 abgerechneten Ausnahmefällen mit bis zu 15 Sitzungen nach § 5 Abs. 3 oder Abs. 4 an. Die Auswahl der Fälle erfolgt nach dem Zufallsprinzip durch die Kassenärztliche Vereinigung unter Angabe des Namens des Patienten und des Tages, an dem die Akupunktur durchgeführt wurde. Wurden weniger als 18 Ausnahmefälle abgerechnet, bezieht sich die Überprüfung auf alle abgerechneten Ausnahmefälle.

(3) Die eingereichten Dokumentationen sind daraufhin zu überprüfen, ob die nach § 5 Abs. 1 Nr. 3 bis 5 vorgegebenen Dokumentationsinhalte vollständig oder unvollständig dokumentiert sind. Sie sind weiterhin daraufhin zu überprüfen, ob sie nachvollziehbar beziehungsweise eingeschränkt nachvollziehbar oder nicht nachvollziehbar begründet sind. Die eingereichten Dokumentationen der Ausnahmefälle sind darüber hinaus daraufhin zu überprüfen, ob sie hinsichtlich der Indikation für eine Verlängerung der Akupunkturbehandlung nach § 5 Abs. 3 oder 4 nachvollziehbar beziehungsweise eingeschränkt nachvollziehbar oder nicht nachvollziehbar begründet sind.

(4) Die Überprüfung der Dokumentation gilt als nicht bestanden, wenn mindestens zehn Prozent der Dokumentationen als unvollständig beziehungsweise als nicht nachvollziehbar beurteilt wurden.

(5) Das Ergebnis der Überprüfung der Dokumentation wird dem Arzt durch die Kassenärztliche Vereinigung innerhalb von vier Wochen mitgeteilt. Der Arzt soll über bestehende Mängel informiert und gegebenenfalls eingehend beraten werden, wie diese behoben werden können.

(6) Werden die Anforderungen an die Dokumentation nach Absatz 4 nicht erfüllt, muss der Arzt innerhalb von zwölf Monaten an einer erneuten Überprüfung der Dokumentation teilnehmen. Werden die Anforderungen auch dann nicht erfüllt, hat der Arzt die Möglichkeit, innerhalb von drei Monaten an einem Kolloquium bei der Kassenärztlichen Vereinigung teilzunehmen. Hat der Arzt an dem Kolloquium nicht teilgenommen oder war die Teilnahme an dem Kolloquium nicht erfolgreich, ist die Genehmigung zur Ausführung und Abrechnung von Leistungen der Akupunktur zu widerrufen.

(7) Der Antrag auf Wiedererteilung der Genehmigung zur Ausführung und Abrechnung von Leistungen der Akupunktur kann frühestens nach Ablauf von sechs Monaten nach Widerruf der Genehmigung gestellt werden. Die Wiedererteilung der Genehmigung richtet sich nach § 2.

30790* **Eingangsdiagnostik und Abschlussuntersuchung zur**   **516 Pkt.**
      Behandlung mittels Körperakupunktur gemäß den Quali-   **56,69 €**
      tätssicherungsvereinbarungen nach § 135 Abs. 2 SGB V
      bei folgenden Indikationen:

- chronische Schmerzen der Lendenwirbelsäule,
und/oder
- chronische Schmerzen eines oder beider Kniegelenke durch Gonarthrose

Obligater Leistungsinhalt
- Schmerzanalyse zu Lokalisation, Dauer, Stärke und Häufigkeit,
- Bestimmung der Beeinträchtigung in den Alltagstätigkeiten durch den Schmerz,
- Beurteilung des Schmerzeinflusses auf die Stimmung,
- Integration der Akupunkturbehandlung in ein schmerztherapeutisches Gesamtkonzept,
- Schmerzanalyse und Diagnostik nach den Regeln der traditionellen chinesischen Medizin (z.B. anhand von Leitbahnen, Störungsmustern, konstitutionellen Merkmalen oder mittels Syndromdiagnostik),
- Erstellung des Therapieplans zur Körperakupunktur mit Auswahl der Leitbahnen, Spezifizierung der Akupunkturlokalisationen, Berücksichtigung der optimalen Punktekombinationen, Verteilung der Akupunkturlokalisationen,
- eingehende Beratung des Patienten einschließlich Festlegung der Therapieziele,
- Durchführung einer Verlaufserhebung bei Abschluss der Behandlung,
- Dokumentation,
- Dauer mindestens 40 Minuten,
- Bericht an den Hausarzt,

Fakultativer Leistungsinhalt
- Erläuterung zusätzlicher, flankierender Therapiemaßnahmen,

Abrechnungsbestimmung: einmal im Krankheitsfall

Abrechnungsausschluss: im Behandlungsfall 03040, 03220, 03221, 04040, 04220, 04221 nicht neben 05360

Aufwand in Minuten:
Kalkulationszeit: 40   **Prüfzeit:** 29   **Eignung d. Prüfzeit:** Nur Quartalsprofil

GOÄ entsprechend oder ähnlich: Entsprechende Untersuchungsleistungen und Nrn. 269, 269a.

Kommentar: Kommentar: Siehe unter **30.7.3 Körperakupunktur gemäß den Qualitätsvereinbarungen nach 135 Abs. 2 SGB V**

30791* **Durchführung einer Körperakupunktur und ggfs. Revi-**   **166 Pkt.**
      sion des Therapieplans gemäß den Qualitätssicherungs-   **18,24 €**
      vereinbarungen nach § 135 Abs. 2 SGB V zur Behand-
      lung bei folgenden Indikationen:

- Chronische Schmerzen der Lendenwirbelsäule,
oder
- Chronische Schmerzen eines oder beider Kniegelenke durch Gonarthrose

Obligater Leistungsinhalt
- Durchführung der Akupunktur gemäß dem erstellten Therapieplan,
- Aufsuchen der spezifischen Akupunkturpunkte und exakte Lokalisation,
- Nadelung akupunkturspezifischer Punkte mit sterilen Einmalnadeln,
- Verweildauer der Nadeln von mindestens 20 Minuten,

Fakultativer Leistungsinhalt
- Beruhigende oder anregende Nadelstimulation,
- Hervorrufen der akupunkturspezifischen Nadelwirkung (De-Qui-Gefühl),
- Berücksichtigung der adäquaten Stichtiefe,
- Adaption des Therapieplanes und Dokumentation,
- Festlegung der neuen Punktekombination, Stimulationsart und Stichtiefe,

Abrechnungsbestimmung: je dokumentierter Indikation bis zu zehnmal, mit besonderer Begründung bis zu 15-mal im Krankheitsfall

Anmerkung: Die Sachkosten inklusive der verwendeten Akupunkturnadeln sind in der Gebührenordnungsposition 30791 enthalten.

Abrechnungsausschluss: nicht neben 05360
im Behandlungsfall 03040, 03220, 03221, 04040, 04220, 04221

Aufwand in Minuten:
Kalkulationszeit: 5   **Prüfzeit:** 4   **Eignung d. Prüfzeit:** Tages- und Quartalsprofil

GOÄ entsprechend oder ähnlich: Nrn. 269, 269a.

Kommentar: Die Akupunktur-Behandlung eines oder beider Kniegelenke kann im Krankheitsfall (Krankheitsfall = Fall über 4 Quartale) nur 1x (entsprechend der Abrechnungsbestimmungen 10 Anwendungen, mit Begründung bis zu 15 Anwendungen) berechnet werden und dann erst wieder nach 4 Quartalen.

Beispiel: Wenn am. 02.01.2008 das rechte Knie Akupunktur-behandlungsbedürftig wäre und in z.B. 6 Wochen das linke Knie, wäre eine Akupunktur des linken Knies erst wieder ab 02.01.2009 abrechenbar. Zum Erbringen und Abrechnen der Leistung ist eine Genehmigung der KV erforderlich.

Wichtig:
Die Kassenärztliche Vereinigung Nord informiert im Internet unter https://www.kvno.de/downlo ads/honorar/abrechnung_akupunktur2020.pdf über das Vorliegen mindestens einer der folgenden Diagnosen (siehe PDF), mit denen die Indikation für die Akupunktur ausreichend nachgewiesen ist. Liegt keine der nachfolgenden Diagnosen im Abrechnungsfall vor, ist der Fall unplausibel.

Rechtsprechung zur Schmerztherapie

▶ **Schmerztherapie – EBM Nr. 30704, einrichtungsbezogene Genehmigung**
Aus dem Wortlaut der EBM-Nr. 30704 in Verbindung mit den Ziffern 4 – 6 der Vorbemerkungen zu Kapitel 30.7 ergibt sich:
Die EBM-Nr. 30704 sieht zur Abrechnung keine Genehmigung für den Arzt vor, sondern eine Genehmigung als schmerztherapeutisches Zentrum. Das Sozialgericht München führt aus: „...
Bei der Nr. 30704 handelt es sich um eine Pauschale, die nach der Qualitätssicherungsvereinbarung für das Vorhalten der besonderen schmerztherapeutischen Anforderungen in der gesamten Arztpraxis bezahlt wird. Insofern erfordert die Abrechnung der Nr. 30704 eine einrichtungsbezogene Genehmigung und keine personenbezogene Genehmigung.

Aktenzeichen: SG München, 25.07.2012, AZ: S 38 KA 1079/11
Entscheidungsjahr: 2012

▶ **Schmerztherapie nach den EBM Nrn. 30700 ff.: Beurteilung von Schmerzen**

Die Beurteilung von Schmerzen fällt nicht in ein spezielles Fachgebiet. Nach der ständigen Rechtsprechung des Bundessozialgerichts kann die Beurteilung von Schmerzzuständen nicht vorrangig einer besonderen fachärztlichen Ausrichtung zugewiesen werden.

Für die Qualifikation eines Gutachters kommt es nicht darauf an, ob er von Haus aus als Internist, Rheumatologe, Orthopäde, Neurologe, Psychiater oder Schmerztherapeut tätig ist. Notwendig sind vielmehr fachübergreifende Erfahrungen hinsichtlich der Diagnostik und Beurteilung von Schmerzstörungen (vgl. LSG Baden-Württemberg, 20. Oktober 2009 , AZ: L 11 R 4832/08).

Aktenzeichen: LSG Baden-Württemberg, 02.03.2011, AZ: I 6 SB 4878/08
Entscheidungsjahr: 2011

▶ **Schmerztherapie – Anspruch eines erkrankten Patienten auf Erteilung einer Erlaubnis für den Eigenanbau von Cannabis zu therapeutischen Zwecken**

Ein seit 1985 an Multipler Sklerose erkrankter Patient stellt im Mai 2000 beim Bundesinstitut für Arzneimittel und Medizinprodukte (BfArM) einen Antrag auf Erlaubnis zum Anbau von Cannabis zur medizinischen Selbstversorgung nach § § 3 Abs.2 BtMG.

Das OVG führt in dem Urteil aus: die Behandlung eines einzelnen schwer erkrankten Patienten mit Cannabis kann im öffentlichen Interesse liegen, wenn so die Heilung oder Linderung der Erkrankung möglich ist, und dem Patienten kein gleich wirksames und erschwingliches Arzneimittel zur Verfügung steht. In einem solchen Fall ist ein Anspruch auf Eigenanbau gerechtfertigt.

Das OVG Nordrhein-Westfalen hat dann in dem konkreten Fall entschieden:

1. Steht einem an Multipler Sklerose erkrankten Patienten, dessen Erkrankung durch Cannabis gelindert werden kann, ein gleich wirksames zugelassenes und für ihn erschwingliches Arzneimittel zur Verfügung, besteht kein öffentliches Interesse, stattdessen im Wege der Ausnahmeerlaubnis den Eigenanbau von Cannabis zuzulassen.

2. Nach derzeitigem Kenntnisstand kann das aus dem Cannabis-Hauptwirkstoff Delta-9-THC bestehende Arzneimittel „Dronabinol" bei Multipler Sklerose im Einzelfall eine mit Cannabis vergleichbare therapeutische Wirksamkeit aufweisen. Diese Behandlungsalternative ist für einen Patienten, der die Kosten hierfür nicht aus eigenen Mitteln bestreiten kann, auch erschwinglich, wenn eine Kostenübernahmeerklärung der zuständigen Krankenkasse vorliegt. Hinweis: in dem Verfahren hatte die AOK (plötzlich) die Kostenübernahme für eine Behandlung mit Dronabinol erklärt.

3. Die Versagungsgründe des § 5 Abs. 1 BtmG sind auf den Eigenanbau von Cannabis zu therapeutischen Zwecken modifiziert anzuwenden.

Aktenzeichen: OVG Nordrhein-Westfalen. 07.12.2012, AZ: 13 A 414/11
Entscheidungsjahr: 2012

▶ **Arzneimittelregress: Veranlasste Überdosierung vonTilidin plus Tropfen und Trancopal Dolo Kapseln**

Ein Arzt, Allgemeinmediziner und zur vertragsärztlichen Versorgung zugelassen, verordnete zwei Patienten die Präparate Tilidin plus Tropfen und Trancopal Dolo Kapseln. Bei beiden Präparaten war vom Arzt eine Überdosierung veranlasst worden. Zu der Zulassung nach dem Arzneimittelgesetz (AMG) gehört auch die Vorgabe der Dosierung (§ 22 Absatz 1 Nr. 10, § 29 Absatz 1 in Verbindung mit Absatz 2a Nr. 1 AMG).

Der Einsatz eines Arzneimittels abweichend von dem Inhalt der Zulassung stellt einen Off-Label-Use dar. Welche Kriterien für einen ausnahmsweise rechtmäßigen Off-Label-Use gelten, hat
das BSG in seiner Rechtsprechung wiederholt dargelegt. Nach seiner ständigen Rechtsprechung kann ein zugelassenes Arzneimittel grundsätzlich nicht zu Lasten der gesetzlichen Krankenversicherung in einem Anwendungsgebiet verordnet werden, auf das sich die Zulassung
nicht erstreckt. Davon kann ausnahmsweise abgewichen werden, wenn es um die Behandlung
einer schwerwiegenden (lebensbedrohlichen oder die Lebensqualität auf Dauer nachhaltig beeinträchtigenden) Erkrankung geht, keine andere Therapie verfügbar ist und auf Grund der Datenlage die begründete Aussicht besteht, dass mit dem betreffenden Präparat ein Behandlungserfolg (kurativ oder palliativ) erzielt werden kann. Die Voraussetzungen eines Off-Label-Use
sind in diesem Fall nicht ersichtlich.
Eine Leistungspflicht der Kasse kommt auch nicht unter Berücksichtigung des Verfassungs-
rechts in Betracht.
Zwar folgt aus Art. 2 Abs.1 GG in Verbindung mit dem Sozialstaatsprinzip regelmäßig kein ver-
fassungsmäßiger Anspruch auf bestimmte Leistungen der Krankenbehandlung.
Es bedarf jedoch dann einer grundrechtsorientierten Auslegung der maßgeblichen Vorschriften
des Krankenversicherungsrechts, wenn eine lebensbedrohliche oder regelmäßig tödlich verlaufende oder wertungsmäßig damit vergleichbare Erkrankung vorliegt, bei der die Anwendung
der üblichen Standardbehandlung aus medizinischen Gründen ausscheidet und andere Behandlungsmöglichkeiten nicht zur Verfügung stehen (BSG,27. März 2007, Az. B 1 KR 17/06 R).
Damit hat das BVerfG strengere Voraussetzungen umschrieben, als sie im Rahmen des Off-label-use formuliert sind. Gerechtfertigt ist eine verfassungskonforme Auslegung der einschlägigen gesetzlichen Regelungen daher nur, wenn eine notstandsähnliche Situation im Sinne einer
in einem gewissen Zeitdruck zum Ausdruck kommenden Problematik vorliegt, bei der nach den
konkreten Umständen des Falles bereits drohen muss, dass sich der voraussichtlich tödliche
Krankheitsverlauf innerhalb eines kürzeren, überschaubaren Zeitraums mit großer Wahrschein-
lichkeit verwirklichen wird.
Vorliegend ist in keiner Weise ersichtlich, dass bei den Patienten ein lebensbedrohlicher Zustand vorlag, für den keine andere Behandlungsmöglichkeit als diejenige einer (deutlichen)
Überdosierung dieser beiden Medikamente bestand.
Somit kommt eine Rechtfertigung der erfolgten Überdosierungen von Tilidin plus und Tranco-
pal Dolo Kapseln weder unter dem Gesichtspunkt des Off-Label-Use, noch unter demjenigen
der notstandsähnlichen Lage in Betracht.
Aktenzeichen: SG Berlin, 14.12.2011, AZ: S KA 161/11
Entscheidungsjahr: 2011

30.9 Schlafstörungsdiagnostik

**Kommentar: Siehe: Qualitätssicherungsvereinbarung gemäß § 135 Abs. 2 SGB V zur Di-
agnostik und Therapie schlafbezogener Atmungsstörungen (http://www.kbv.de/media/sp/Schl
afapnoe.pdf) (hier Ausschnitte)**

§ 5 Apparative Voraussetzungen
(1) Die sachgerechte Durchführung der Polygraphie nach der Nr. 30900 des Einheitlichen
Bewertungsmaßstabes (EBM) erfordert die Verwendung von Geräten, die geeignet sind, die
klinisch relevanten Parameter abzuleiten. Die Geräte müssen so ausgestattet sein, dass min-

destens folgende Messungen durchgeführt und die zugehörigen Messgrößen über einen Zeitraum von mindestens sechs Stunden simultan auf einem Datenträger registriert werden können:

1. Registrierung der Atmung (Atemfluss, Schnarchgeräusche)
2. Oxymetrie (Sättigung des oxygenierbaren Hämoglobins)
3. Aufzeichnung der Herzfrequenz (z.B. mittels EKG oder pulsoxymetrischer Pulsmessung)
4. Aufzeichnung der Körperlage
5. Messung der abdominalen und thorakalen Atembewegungen
6. Maskendruckmessung (bei Überdrucktherapie mit CPAP- oder verwandten Geräten)

(2) Die abgeleiteten Rohdaten müssen für eine visuelle Auswertung zur Verfügung stehen.

(3) Die Erfüllung der Voraussetzungen ist gegenüber der Kassenärztlichen Vereinigung nachzuweisen.

Abschnitt C – Voraussetzungen zur kardiorespiratorischen Polysomnographie

§ 6 Fachliche Befähigung

(1) Die fachliche Befähigung für die Ausführung und Abrechnung von Leistungen der kardiorespiratorischen Polysomnographie (einschl. Polygraphie) nach der Nr. 30901 des Einheitlichen Bewertungsmaßstabes (EBM) im Rahmen der Diagnostik und Therapie schlafbezogener Atmungsstörungen gilt als nachgewiesen, wenn der Arzt berechtigt ist, die Zusatzbezeichnung ‚Schlafmedizin‘ zu führen. Dabei sind folgende Voraussetzungen zu erfüllen und durch Zeugnisse und Bescheinigungen gemäß § 9 Abs. 3 nachzuweisen:

1. Eine mindestens sechsmonatige ganztägige oder eine mindestens zweijährige begleitende Tätigkeit in einem Schlaflabor unter Anleitung
2. Selbständige Durchführung und Dokumentation von mindestens 50 abgeschlossenen Behandlungsfällen bei Patienten mit schlafbezogenen Atmungsstörungen unter Anleitung
3. Selbständige Indikationsstellung, Durchführung, Befundung und Dokumentation von mindestens 100 auswertbaren Polysomnographien zur Differentialdiagnostik schlafbezogener Atmungsstörungen unter Anleitung
4. Selbständige Einleitung der Überdrucktherapie mit CPAP- oder verwandten Geräten bei mindestens 50 Patienten mit schlafbezogenen Atmungsstörungen unter Anleitung
5. Selbständige Durchführung, Befundung und Dokumentation von 20 MSLT-Untersuchungen (Multipler-Schlaflatenz-Test) oder vergleichbarer objektiver psychometrischer Wachheits- oder Schläfrigkeitstests unter Anleitung
6. Die Anleitung nach den Nrn. 1 bis 5 hat bei einem Arzt stattzufinden, der mindestens seit drei Jahren ein Schlaflabor leitet und in diesem Zeitraum Patienten mit schlafbezogenen Atmungsstörungen selbständig betreut und behandelt hat.

(2) Sofern die Weiterbildungsordnung die Zusatzbezeichnung ‚Schlafmedizin‘ nicht vorsieht, gelten die Anforderungen an die fachliche Befähigung für die Ausführung und Abrechnung der kardiorespiratorischen Polysomnographie (einschl. Polygraphie) als erfüllt, wenn die Kriterien nach Abs. 1 Nrn. 1 bis 6 erfüllt und die Befähigung durch die erfolgreiche Teilnahme an einem Kolloquium gemäß § 9 Abs. 4 vor der Kassenärztlichen Vereinigung nachgewiesen wurde.

§ 7 Apparative, räumliche und organisatorische Voraussetzungen

(1) Die sachgerechte Durchführung der Polysomnographie (einschl. Polygraphie) nach der Nr. 30901 des Einheitlichen Bewertungsmaßstabes (EBM) erfordert die Verwendung von

Geräten, die geeignet sind, die klinisch relevanten Parameter ableiten und den Patienten während des Schlafs im Schlaflabor überwachen zu können.

Die Geräte im Schlaflabor zur Durchführung von Polysomnographien müssen so ausgestattet sein, dass mindestens folgende Messungen durchgeführt und die zugehörigen Messgrößen über einen Zeitraum von mindestens sechs Stunden simultan auf einem Datenträger registriert werden können:

1. Registrierung der Atmung
2. Oxymetrie (Sättigung des oxygenierbaren Hämoglobins)
3. Elektrokardiographie (EKG)
4. Aufzeichnung der Körperlage
5. Messung der abdominalen und thorakalen Atembewegungen
6. Atemfluss oder Maskendruckmessung (bei Überdrucktherapie mit CPAP- oder verwandten Geräten)
7. Elektrookulographie (EOG) mit mindestens 2 Ableitungen
8. Elektroenzephalographie (EEG) mit mindestens 2 Ableitungen
9. Elektromyographie (EMG) mit mindestens 3 Ableitungen
10. Optische und akustische Aufzeichnung des Schlafverhaltens

(2) Das Schlaflabor muss über geeignete Räumlichkeiten verfügen. Hierzu sind mindestens folgende Anforderungen zu erfüllen:

1. Für jeden Patienten muss ein eigener Schlafraum zur Verfügung stehen.
Der Schlafraum muss räumlich getrennt vom Ableitraum sein, in dem die Aufzeichnungsgeräte stehen.

2. Der Schlafraum muss über eine entsprechend seiner Funktion angemessene Größe, eine Möglichkeit zur Verdunklung und eine Gegensprechanlage verfügen sowie so schallgeschützt sein, dass ein von äußeren Einflüssen ungestörter Schlaf gewährleistet ist.

(3) Während der Polysomnographie muss eine medizinische Fachkraft im Schlaflabor anwesend sein. Während der Einstellung auf eine Überdrucktherapie mit CPAP- oder verwandten Geräten muss bei Notfällen ein Arzt zur unmittelbaren Hilfestellung zur Verfügung stehen. Die Namen des Arztes und der medizinischen Fachkraft sowie die Uhrzeiten der Durchführung der Polysomnographie sind zu dokumentieren.

(4) Die Erfüllung der Voraussetzungen ist gegenüber der Kassenärztlichen Vereinigung nachzuweisen

30900* Kardiorespiratorische Polygraphie gemäß Stufe 3 der Richtlinien des Gemeinsamen Bundesausschusses	**640 Pkt. 70,32 €**

Obligater Leistungsinhalt
- Kardiorespiratorische Polygraphie gemäß Stufe 3 der Richtlinien des Gemeinsamen Bundesausschuses bei Patienten, bei denen die Anamnese und die klinische Untersuchung die typischen Befunde einer schlafbezogenen Atmungsstörung ergeben

oder

- Kardiorespiratorische Polygraphie gemäß Stufe 3 der Richtlinien des Gemeinsamen Bundesausschuses bei Patienten zur Therapieverlaufskontrolle der Atemwegs-Überdrucktherapie (CPAP oder verwandte Verfahren),

- Kontinuierliche simultane Registrierung während einer mindestens sechsstündigen Schlafphase,
  - der Atmung (Atemfluss, Schnarchgeräusche),
  - der Oxymetrie (Sättigung des oxygenierbaren Hämoglobins),
  - der Herzfrequenz,
  - der Körperlage,
  - der abdominalen und thorakalen Atembewegungen,
- Computergestützte Auswertung(en) der aufgezeichneten Befunde einschließlich visueller Auswertung(en)
- Dokumentation und patientenbezogene Beurteilung

Fakultativer Leistungsinhalt

- Maskendruckmessung(en) bei Einsatz eines CPAP-Gerätes während einer mindestens sechsstündigen Schlafphase,
- Feststellung einer ausreichenden Gerätenutzung durch den Patienten,
- Weitergabe der Untersuchungsergebnisse an den Arzt, der die weitere polysomnographische Diagnostik durchführt

Anmerkung: Die Berechnung der Gebührenordnungsposition 30900 setzt eine Genehmigung der Kassenärztlichen Vereinigung nach der Qualitätssicherungsvereinbarung zur Diagnostik und Therapie schlafbezogener Atmungsstörungen gemäß § 135 Abs. 2 SGB V voraus.

Abrechnungsausschluss: nicht neben 04434, 04435, 14320, 14321, 16310, 16311, 21310, 21311, 30901
im Behandlungsfall 03040, 03220, 03221, 04040, 04220, 04221

Bericht: mind. Befundkopie (Nr. 01602) an Hausarzt

Aufwand in Minuten:
Kalkulationszeit: 22   **Prüfzeit:** 17   **Eignung d. Prüfzeit:** Tages- und Quartalsprofil

GOÄ entsprechend oder ähnlich: Leistungskomplex so in der GOÄ nicht vorhanden, siehe aber Nr. 653* (Kardiorespiratorische Polysomnographie – „Kleines Schlaflabor"–, weitere GOÄ-Nrn. 602*, 605*, 714, 5295*, 427) und ggf. analoger Ansatz der Nr. 659* (siehe dazu die Empfehlungen der BÄK).

30901* Kardiorespiratorische Polysomnographie gemäß Stufe 4   **3171 Pkt.**
        der Richtlinien des Gemeinsamen Bundesausschusses   **348,40 €**

Obligater Leistungsinhalt

- Kardiorespiratorische Polysomnographie gemäß Stufe 4 der Richtlinien des Gemeinsamen Bundesausschusses bei Patienten, bei denen trotz sorgfältiger klinisch-anamnestischer Abklärung und nach einer erfolgten Polygraphie entsprechend der Gebührenordnungsposition 30900 keine Entscheidung zur Notwendigkeit mittels CPAP möglich ist

oder

- Kardiorespiratorische Polysomnographie gemäß Stufe 4 der Richtlinien des Gemeinsamen Bundesausschusses bei Patienten mit gesicherter Indikation zur Ersteinstellung oder bei schwerwiegenden Therapieproblemen einer Atemwegs-Überdrucktherapie (CPAP oder verwandte Verfahren),
- Kontinuierliche Simultanregistrierung während einer mindestens sechsstündigen Schlafphase in einem räumlich vom Ableitraum getrennten Schlafraum, in dem sich während der kardiorespiratorischen Polysomnographie nur ein Patient befinden darf

- der Atmung,
- der Oxymetrie (Sättigung des oxygenierbaren Hämoglobins),
- des EKG,
- der Körperlage,
- der abdominalen und thorakalen Atembewegungen,
- des Atemflusses oder des Maskendruckes bei Einsatz eines CPAP-Gerätes,
- elektookulographische Untersuchung(en) (EOG) mit zwei Ableitungen,
- elektroenzephalographische Untersuchung(en) (EEG) mit zwei Ableitungen,
- elektromyographische Untersuchung(en) (EMG) mit drei Ableitungen,
- optische und akustische Aufzeichnung(en) des Schlafverhaltens
- Visuelle Auswertung(en) der aufgezeichneten Befunde einschließlich visueller Validierung nach Rechtschaffen und Kales, Dauer mindestens 40 Minuten,
- Dokumentation und patientenbezogene Beurteilung

Fakultativer Leistungsinhalt
- Weitergabe der Untersuchungsergebnisse an den Arzt, der die Überdrucktherapie einleitet

Anmerkung: Die Berechnung der Gebührenordnungsposition 30901 setzt eine Genehmigung der Kassenärztlichen Vereinigung nach der Qualitätssicherungsvereinbarung zur Diagnostik und Therapie schlafbezogener Atmungsstörungen gemäß § 135 Abs. 2 SGB V voraus.

Abrechnungsausschluss: nicht neben 04434, 04435, 14320, 14321, 16310, 16311, 21310, 21311, 30900
im Behandlungsfall 03040, 03220, 03221, 04040, 04220, 04221

Bericht: Berichtspflicht – Übermittlung der Behandlungsdaten siehe Allg. Bestimmungen 2.1.4 Berichtspflicht

Aufwand in Minuten:
Kalkulationszeit: 46   **Prüfzeit:** 40   **Eignung d. Prüfzeit:** Tages- und Quartalsprofil
GOÄ entsprechend oder ähnlich: Leistungskomplex in der GOÄ nicht vorhanden, daher Abrechnung der erbrachten Einzelleistungen.

30.10 Leistungen der spezialisierten Versorgung HIV-infizierter Patienten gemäß Qualitätssicherungsvereinbarung nach § 135 Abs. 2 SGB V

1. Voraussetzung für die Berechnung der Gebührenordnungspositionen 30920, 30922 und 30924 ist die Genehmigung der zuständigen Kassenärztlichen Vereinigung gemäß Qualitätssicherungsvereinbarung zur spezialisierten Versorgung von Patienten mit HIV-Infektionen (Qualitätssicherungsvereinbarung HIV gemäß § 135 Abs. 2 SGB V).

2. Die Gebührenordnungspositionen 30920, 30922 und 30924 sind nur vom behandlungsführenden Arzt berechnungsfähig. Der behandlungsführende HIV-Schwerpunktarzt erklärt gegenüber der zuständigen Kassenärztlichen Vereinigung mit der Abrechnung dass er der alleinige behandlungsführende und abrechnende Arzt im jeweiligen Fall ist.

Kommentar: zu 1.
Alle Gebührenordnungspositionen des Kapitels II-1.7.7.1 können nur von Ärzten abgerechnet werden, die im Besitz einer Genehmigung ihrer Kassenärztlichen Vereinigung nach der Qualitätssicherungsvereinbarung HIV sind.

zu 2.
Zur Vermeidung Unklarheiten über die Abrechnungsberechtigung muss der behandlungsführende HIV-Schwerpunktarzt schriftlich bestätigen, dass nur er als behandlungsführender abrechnungsberechtigt ist.
Siehe: Vereinbarung von Qualitätssicherungsmaßnahmen nach § 135 Abs. 2 SGB V zur spezialisierten Versorgung von Patienten mit HIV-Infektion/Aids-Erkrankung (Qualitätssicherungsvereinbarung HIV/Aids) (http://www.kbv.de/media/sp/HIV_Aids.pdf) (Hier Ausschnitte)

§ 5 Patientengruppenspezifische spezialisierte Versorgung
(1) Über die in § 4 beschriebenen Aufgaben hinaus koordiniert und steuert der behandlungsführende Arzt die antiretrovirale Therapie bei Patienten nach § 1 Abs. 2 Nr. 2 und 3. Die Durchführung der antiretroviralen Therapie umfasst grundsätzlich folgende Einzelaufgaben:
- Indikationsstellung,
- Medikamentenauswahl,
- Erstellung des Behandlungsplans,
- Kontrolle der Nebenwirkungen und Wechselwirkungen,
- Vermeidung metabolischer Komplikationen,
- Analyse des Therapieverlaufs,
- Resistenztestung unter Berücksichtigung der Anlage I Nr. 10 „Anerkannte

Untersuchungs- und Behandlungsmethoden „der „Richtlinie Methoden vertragsärztliche Versorgung" nach § 135 Abs. 1 SGB V, Prophylaxe opportunistischer Infektionen.
(2) Neben der Koordination der antiretroviralen Therapie diagnostiziert und behandelt der behandlungsführende Arzt insbesondere bei Patienten nach § 1 Abs. 2 Nr. 3 HIV-assoziierte Erkrankungen, Aids-definierende Erkrankungen und Koinfektionen. Hierbei stellt er auch die Steuerung und Koordination der Behandlung insbesondere durch Fachärzte sicher.

Anlage 1 QS-Vereinbarung HIV/AIDS – Inhalte der ärztlichen Dokumentation nach § 7
- Patientendaten
- Patientenidentifikation
- ggf. Sterbedatum
- vermutetes bzw. bekanntes Infektionsrisiko
- Labor (alle im Berichtsquartal erhobenen Werte)
- erstmaliger Nachweis der HIV-Infektion (Monat/Jahr)
- Letzter negativer HIV-Antikörpertest (Monat/Jahr)
- CD4-T-Zellzahl je µl (Datum im Berichtsquartal)
- Viruslast je ml (Dat
- um im Berichtsquartal)
- Therapiebedürftige Diagnosen (außer Aids) im Berichtquartal (mit ICD-10 Kodierung)
- Beobachtungs-/behandlungsbedürftige HIV-assoziierte Erkrankungen im Berichtquartal (mit ICD-10 Kodierung)
- Beobachtungs-/behandlungsbedürftige Aids-definierende Erkrankungen im Berichtquartal (mit ICD-10 Kodierung)

- Opportunistische Infektionen
- Malignome
- sonstige opportunistische Erkrankungen z.B. HIV-Enzephalopathie, Kachexie-Syndrom
- Krankheitsbild nur bei Kindern (< 13 Jahre) z.B. bakterielle Infektionen (multiple, rezidivierend und mehr als eine Infektion in 2 Jahren), chronische lymphoide interstitielle Pneumonie
- Koinfektionen (Hepatitis B, Hepatitis C)
- Prophylaxemaßnahmen z.B. zur Verhinderung von Pneumocystis jioveci-Pneumonie (PJP), Candidiasis, zerebrale Toxoplasmose, ggf. sonstige
- erhobener Impfstatus (Datum): Tetanus, Diphtherie, Polio, Hepatitis A, Hepatitis B, Pneumokokken, Influenza
- durchgeführte Impfungen
- Veranlassung von Screening-Maßnahmen (zu Tuberkulose, Hepatitis, CMV-Retinitis, Analkarzinom, Hautkrebs, Zervixkarzinom)
- Antiretrovirale Therapie
- das durchgeführte Regime (z.B. TVD/ATV/r) im Berichtsquartal (jeweils Datum von Beginn und Ende, gegebenenfalls Grund der jeweiligen Beendigung sowie Angabe, ob in den angegebenen Regimen ein Firstline-Regime enthalten ist)
- Resistenztestung (Monat/Jahr)
- Besonderheiten

30920* **Zusatzpauschale für die Behandlung eines Patienten im Rahmen der qualitätsgesicherten Versorgung von HIV-Infizierten entsprechend der Qualitätssicherungsvereinbarung gemäß § 135 Abs. 2 SGB V**	**460 Pkt.** **50,54 €**	

Obligater Leistungsinhalt
- Mindestens ein persönlicher Arzt-Patienten-Kontakt,
- Beratung(en) zum Umgang mit der Erkrankung,

Fakultativer Leistungsinhalt
- Erhebung von Behandlungsdaten und Befunden bei anderen Leistungserbringern und Übermittlung erforderlicher Behandlungsdaten und Befunde an andere Leistungserbringer, sofern eine schriftliche Einwilligung des Versicherten, die jederzeit widerrufen werden kann, vorliegt
- Koordination diagnostischer, therapeutischer und pflegerischer Maßnahmen, insbesondere auch mit anderen behandelnden Ärzten, nichtärztlichen Hilfen und flankierenden Diensten

Abrechnungsbestimmung: einmal im Behandlungsfall

Aufwand in Minuten:
Kalkulationszeit: KA   **Prüfzeit:** ./.   **Eignung d. Prüfzeit:** Keine Eignung

GOÄ entsprechend oder ähnlich: Leistung in der GOÄ nicht vorhanden, daher Abrechnung der einzelnen erbrachten Leistungen.

30922* Zuschlag zur Gebührenordnungsposition 30920 zur   **309 Pkt.**
Behandlung eines Patienten im Rahmen der qualitätsge-   **33,95 €**
sicherten Versorgung von HIV-Infizierten entsprechend
der Qualitätssicherungsvereinbarung gemäß § 135
Abs. 2 SGB V bei Behandlung mit antiretroviralen Medikamenten

Obligater Leistungsinhalt
- Mindestens zwei persönliche Arzt-Patienten-Kontakte,
- Beratung(en) zum Umgang mit der Erkrankung,

Abrechnungsbestimmung: einmal im Behandlungsfall

Abrechnungsausschluss: im Behandlungsfall 30924

Aufwand in Minuten:
Kalkulationszeit: KA   **Prüfzeit:** ./.   **Eignung d. Prüfzeit:** Keine Eignung

GOÄ entsprechend oder ähnlich: Leistung in der GOÄ nicht vorhanden, daher Abrechnung der einzelnen erbrachten Leistungen.

Kommentar: Die Gebührenordnungsposition 30922 ist im Behandlungsfall nicht neben der Gebührenordnungsposition 30924 berechnungsfähig

30924* Zuschlag zur Gebührenordnungsposition 30920 zur   **619 Pkt.**
Behandlung eines Patienten im Rahmen der qualitätsge-   **68,01 €**
sicherten Versorgung von HIV-Infizierten entsprechend
der Qualitätssicherungsvereinbarung gemäß § 135
Abs. 2 SGB V bei Vorliegen HIV-assoziierter Erkrankungen und/oder AIDS-definierender Erkrankungen und/
oder bei Vorliegen von behandlungsbedürftigen Koinfektionen (z.B. Hepatitis B/C, Tuberkulose), ggf. bei Behandlung mit antiretroviralen Medikamenten

Obligater Leistungsinhalt
- Mindestens drei persönliche Arzt-Patienten-Kontakte,
- Beratung(en) zum Umgang mit der Erkrankung,

Abrechnungsbestimmung: einmal im Behandlungsfall

Abrechnungsausschluss: im Behandlungsfall 30922

Aufwand in Minuten:
Kalkulationszeit: KA   **Prüfzeit:** ./.   **Eignung d. Prüfzeit:** Keine Eignung

GOÄ entsprechend oder ähnlich: Leistung in der GOÄ nicht vorhanden, daher Abrechnung der einzelnen erbrachten Leistungen.

Kommentar: Die Gebührenordnungsposition 30924 ist im Behandlungsfall nicht neben der Gebührenordnungsposition 30922 berechnungsfähig.

30.12 Spezielle Diagnostik und Eradikationstherapie im Rahmen von MRSA

1. Voraussetzung für die Berechnung der Gebührenordnungspositionen des Abschnitts IV-30.12, mit Ausnahme der Laborziffern gemäß den Gebührenordnungspositionen 30954 und 30956, ist die Genehmigung der Kassenärztlichen Vereinigung. Die Genehmigung wird erteilt, wenn die Anforderungen der Qualitätssicherungsvereinbarung MRSA gemäß § 135 Abs. 2 SGB V erfüllt sind.
2. Die Leistungen gemäß den Gebührenordnungspositionen 30954 und 30956 können nur von Ärzten berechnet werden, denen eine Genehmigung zur Berechnung von Gebührenordnungspositionen des Unterabschnitts 32.3.10 erteilt wurde.
3. Die Gebührenordnungspositionen dieses Abschnitts sind nur bei Risikopatienten für eine/mit einer MRSA-Kolonisation/MRSA-Infektion sowie bei deren Kontaktperson(en) bis zum dritten negativen Kontrollabstrich (11–13 Monate) nach Abschluss der Eradikationstherapie berechnungsfähig. Ein MRSA-Risikopatient muss in den letzten sechs Monaten stationär (mindestens 4 zusammenhängende Tage Verweildauer) behandelt worden sein und zusätzlich die folgenden Risikokriterien erfüllen:
   - Patient mit positivem MRSA-Nachweis in der Anamnese
   und/oder
   - Patient mit chronischer Pflegebedürftigkeit (Vorliegen eines Pflegegrades) und einem der nachfolgenden Risikofaktoren:
     - Antibiotikatherapie in den zurückliegenden 6 Monaten,
     - liegende Katheter (z.B. Harnblasenkatheter, PEG-Sonde), Trachealkanüle),
     und/oder
     - Patient mit Hautulkus, Gangrän, chronischer Wunde und/oder tiefer Weichteilinfektionen.
   und/oder
   - Patient mit Dialysepflichtigkeit,
4. Die Sanierungsbehandlung beginnt mit der Eradikationstherapie. Die Eradikationstherapie umfasst die notwendigen medizinischen Maßnahmen zur Eradikation des MRSA. Die weitere Sanierungsbehandlung umfasst den Zeitraum, in dem die Kontrollabstrichentnahmen durchgeführt werden bis zum dritten negativen oder einem positiven Kontrollabstrich.
5. Die Gebührenordnungsposition 30942 ist nur in Behandlungsfällen berechnungsfähig, in denen eine Eradikationstherapie erfolgt und darf nur einmal je Sanierungsbehandlung berechnet werden.
6. Sofern ein Patient im Laufe der weiteren Sanierungsbehandlung einen positiven Kontrollabstrich aufweist, kann nach Prüfung des medizinischen Erfordernisses eine zweite Eradikationstherapie vorgenommen werden, auch wenn der Patient die Voraussetzungen gemäß Nr. 3 Satz 2 der Präambel des Abschnitts IV-30.12 nicht mehr erfüllt. Sofern eine weitere Eradikationstherapie erforderlich ist, kann diese nur nach Vorstellung des Falles in einer Fall- und/oder Netzwerkkonferenz erfolgen, auch wenn der Patient die Voraussetzungen gemäß Nr. 3 Satz 2 der Präambel des Abschnitts IV-30.12 nicht mehr erfüllt. Soweit keine Fall-/Netzwerkkon-

ferenz erreichbar ist, hat der behandelnde Arzt sich bei der zuständigen Stelle des öffentlichen Gesundheitsdienstes entsprechend zu informieren.

7. Bei den Gebührenordnungspositionen 30942, 30944, und 30950 darf der ICD-10-GM Sekundärkode U80.00 bzw. U80.01 nur zusätzlich zu einem Diagnosekode nach ICD-10-GM angegeben werden.

Kommentar: zu 1.

Alle Gebührenordnungspositionen des Kapitels 30.12.1 – also die Leistungen nach den Nrn. 30940 bis 30952 – können nur von Ärzten abgerechnet werden, die im Besitz einer Genehmigung ihrer Kassenärztlichen Vereinigung nach der Qualitätssicherungsvereinbarung MRSA gemäß § 135 Abs. 2 SGB V verfügen.

zu 2.

Alle Gebührenordnungspositionen des Kapitels 30.12.2 – also die Leistungen nach den Nrn. 30954 und 30956 – können nur von Ärzten abgerechnet werden, die im Besitz einer Genehmigung zur Abrechnung des Unterabschnitts 32.3.10 (Bakteriologische Untersuchungen) sind.

zu 3.

Die Definition der nach Abschnitt 30.12 zu Lasten der GKV behandlungsfähigen Patienten (bzw. Kontaktpersonen) ist sehr detailliert und unbedingt zu beachten (sorgfältig in der Dokumentation das Vorliegen der Voraussetzungen vermerken!).

zu 4. bis 6.

Bei einem positiven Kontrollabstrich im Laufe der Sanierungsbehandlung kann unter bestimmten Voraussetzungen eine zweite Eradikationstherapie durchgeführt werden. Unklar ist derzeit, ob, wenn auch während der dann folgenden Sanierungsbehandlung erneut ein positiver Kontrollabstrich auftritt, erneut eine weitere Eradikationstherapie möglich ist. Die Formulierung „zweite" Eradikationstherapie scheint das auszuschließen.

30.12.1 Diagnostik und ambulante Eradikationstherapie bei Trägern mit Methicillin-resistentem Staphylococcus aureus (MRSA)

Kommentar: Die KBV informiert zu den Leistungen für MRSA-Patienten (https://www.kbv.de/html/themen_1288.php)

Resistente Keime sind nicht nur ein Problem von Krankenhäusern und Pflegeheimen. Durch die zunehmende Zahl von Patienten, die sich mit einem Methicillin-resistenten Staphylococcus aureus (MRSA) infizieren, wächst der Behandlungsbedarf auch im ambulanten Bereich.

Die Kassenärztliche Bundesvereinigung (KBV) und der GKV-Spitzenverband hatten deshalb im Jahr 2012 eine spezielle Vergütungsvereinbarung für MRSA-Leistungen abgeschlossen. Seit dem 1. April 2014 sind diese Leistungen nun Bestandteil des Einheitlichen Bewertungsmaßstabs (EBM)..."

Was sich durch die Anschlussregelung ändert und welche Regelungen bleiben, finden Sie unter https://www.kbv.de/html/themen_22706.php.

30940	**Erhebung des MRSA-Status eines Risikopatienten gemäß Nr. 3 der Präambel des Abschnitts IV-30.12 bis sechs Monate nach Entlassung aus einer stationären Behandlung**	**38 Pkt.** **4,18 €**

Obligater Leistungsinhalt
- Persönlicher Arzt-Patienten-Kontakt,
- Erhebung und Dokumentation der Risikofaktoren gemäß Nr. 3 der Präambel des Abschnitts IV-30.12

Fakultativer Leistungsinhalt
- Erhebung und Dokumentation von sanierungshemmenden Faktoren,
- sektorenübergreifende (ambulant, stationär) interdisziplinäre Abstimmung und Information,
- Indikationsstellung zur Eradikationstherapie,

Abrechnungsbestimmung: einmal im Behandlungsfall

Anmerkung: Die Gebührenordnungsposition 30940 ist nicht im kurativ-stationären Behandlungsfall berechnungsfähig.

Aufwand in Minuten:
Kalkulationszeit: 3   **Prüfzeit:** 2   **Eignung d. Prüfzeit:** Nur Quartalsprofil
GOÄ entsprechend oder ähnlich: GOÄ Nr. 1, bei eingehender Befragung und Beratung ggf. GOÄ Nr. 3 darf aber nur neben Untersuchungsleistungen nach den GOÄ Nrn. 5, 6, 7, 8, 800, 801 berechnet werden. Neben Nr. 3 sind weitere Nrn. nicht abrechnungsfähig.

30942	**Behandlung und Betreuung eines Risikopatienten gemäß Nr. 3 der Präambel des Abschnitts IV-30.12 der Träger von MRSA ist, oder einer positiv nachgewiesenen MRSA-Kontaktperson gemäß der Gebührenordnungsposition 30946**	**128 Pkt.** **14,06 €**

Obligater Leistungsinhalt
- Persönlicher Arzt-Patienten-Kontakt,
- Durch-/Weiterführung der Eradikationstherapie, ausgenommen der Wundversorgung,
- Einleitung, Anleitung bzw. Überwachung der Standardsanierung,
- Aufklärung und Beratung zu Hygienemaßnahmen, der Eradikationstherapie und der weiteren Sanierungsbehandlung, ggf. unter Einbeziehung der Kontakt-/Bezugsperson(en),
- Aushändigung des MRSA-Merkblattes,
- Dokumentation,

Fakultativer Leistungsinhalt
- Bereitstellung von Informationsmaterialien,

Abrechnungsbestimmung: einmal im Behandlungsfall

Anmerkung: Die Gebührenordnungsposition 30942 ist nicht im kurativ-stationären Behandlungsfall berechnungsfähig.
Die Gebührenordnungsposition 30942 ist nur bei Versicherten mit der gesicherten Diagnose ICD-10-GM U80.00 oder U80.01 berechnungsfähig. Die Diagnose muss durch eine mikrobiologische Untersuchung gesichert sein, die entweder vom Vertragsarzt veranlasst oder aus dem Krankenhaus übermittelt wurde.

Aufwand in Minuten:
Kalkulationszeit: 10   **Prüfzeit:** 8   **Eignung d. Prüfzeit:** Nur Quartalsprofil
GOÄ entsprechend oder ähnlich: GOÄ Nr. 3 darf aber nur neben Untersuchungsleistungen nach den GOÄ Nrn. 5, 6,7, 8, 800, 801 berechnet werden. Neben Nr. 3 sind weitere Nrn. nicht abrechnungsfähig.

30944 **Aufklärung und Beratung eines Risikopatienten gemäß**   **128 Pkt.**
Nr. 3 der Präambel des Abschnitts IV-30.12.1, der Träger   **14,06 €**
von MRSA ist, oder einer positiv nachgewiesenen
MRSA-Kontaktperson gemäß der Gebührenordnungs-
position 30946 im Zusammenhang mit der Durchführung
der Leistung der Gebührenordnungsposition 30946

Obligater Leistungsinhalt
- Persönlicher Arzt-Patienten-Kontakt,
- Aufklärung und/oder Beratung des Patienten, ggf. unter Einbeziehung der Kontakt-/Bezugs-
  person(en)

oder

- Aufklärung und/oder Beratung einer Kontaktperson des Patienten gemäß der Gebührenordnungsposition 30946,
- Dauer mindestens 10 Minuten,

Abrechnungsbestimmung: je vollendete 10 Minuten, höchstens zweimal je Sanierungsbehandlung

Anmerkung: Bei der Nebeneinanderberechnung diagnostischer bzw. therapeutischer Gebüh-
renordnungspositionen und der Gebührenordnungsposition 30944 ist eine mindestens 10 Minu-
ten längere Arzt-Patienten-Kontaktzeit, als in den entsprechenden Gebührenordnungspositionen
angegeben, Voraussetzung für die Berechnung der Gebührenordnungsposition 30944.
Bei der Nebeneinanderberechnung der Gebührenordnungspositionen 30942 und 30944 ist eine
Arzt-Patienten-Kontaktzeit von mindestens 25 Minuten Voraussetzung für die Berechnung der
Gebührenordnungsposition 30944.
Die Gebührenordnungsposition 30944 ist nicht im kurativ-stationären Behandlungsfall berech-
nungsfähig.
Die Gebührenordnungsposition 30944 ist nur bei Versicherten mit der gesicherten Diagnose ICD-
10-GM U80.00 oder U80.01 berechnungsfähig. Die Diagnose muss durch eine mikrobiologische
Untersuchung gesichert sein, die entweder vom Vertragsarzt veranlasst oder aus dem Kranken-
haus übermittelt wurde.

Aufwand in Minuten:
Kalkulationszeit: 10   **Prüfzeit:** 10   **Eignung d. Prüfzeit:** Tages- und Quartalsprofil

GOÄ entsprechend oder ähnlich: GOÄ Nr. 3 – Nr. 3 darf aber nur neben Untersuchungsleistungen nach den GOÄ Nrn. 5, 6, 7, 8, 800, 801 berechnet werden. Neben Nr. 3 sind weitere Nrn.
nicht abrechnungsfähig

30946 **Abklärungs-Diagnostik einer Kontaktperson nach erfolg-**   **30 Pkt.**
loser Sanierung eines MRSA-Trägers   **3,30 €**

Obligater Leistungsinhalt
- Persönlicher Arzt-Patienten-Kontakt,
- Abklärungsdiagnostik,
- Dokumentation,

Fakultativer Leistungsinhalt
Bereitstellung von Informationsmaterialien,

Abrechnungsbestimmung: einmal im Behandlungsfall

Anmerkung: Die Kontaktperson muss in dem Zeitraum gemäß Nr. 3 der Präambel des Abschnitts IV-30.12.1 mindestens über vier Tage den Schlafraum und/oder die Einrichtung(en) zur Körperpflege mit dem MRSA-Träger, bei dem die Eradikationstherapie oder die weitere Sanierungsbehandlung erfolglos verlief, gemeinsam nutzen und/oder genutzt haben.

Die Gebührenordnungsposition 30946 ist nicht im kurativ-stationären Behandlungsfall berechnungsfähig.

Die Gebührenordnungsposition 30946 ist nicht berechnungsfähig für Beschäftigte in Pflegeheimen und/oder in der ambulanten Pflege im Rahmen ihrer beruflichen Ausübung.

Abrechnungsausschluss: in derselben Sitzung 32837

Aufwand in Minuten:
Kalkulationszeit: 2   **Prüfzeit:** 2   **Eignung d. Prüfzeit:** Nur Quartalsprofil

GOÄ entsprechend oder ähnlich: GOÄ Nr. 1, bei eingehender Befragung und Beratung ggf. GOÄ Nr. 3. – Nr. 3 darf aber nur neben Untersuchungsleistungen nach den GOÄ Nrn. 5, 6, 7, 8, 800, 801 berechnet werden. Neben Nr. 3 sind weitere Nrn. nicht abrechnungsfähig.

30948	Teilnahme an einer MRSA-Fall- und/oder regionalen Netzwerkkonferenz gemäß der Qualitätssicherungsvereinbarung MRSA nach § 135 Abs. 2 SGB V	86 Pkt. 9,45 €

Abrechnungsbestimmung: einmal im Behandlungsfall

Anmerkung: Die Gebührenordnungsposition 30948 ist nur berechnungsfähig, wenn die Fallkonferenz und/oder regionale Netzwerkkonferenz von der zuständigen Kassenärztlichen Vereinigung anerkannt ist.

Die Gebührenordnungsposition 30948 ist nur in Behandlungsfällen in Zusammenhang mit der Durchführung der Leistung der Gebührenordnungsposition 30942 berechnungsfähig, in denen der abrechnende Arzt eine Eradikationstherapie durchführt, und darf nur einmal je Sanierungsbehandlung berechnet werden.

Ärzte, die aus dem Abschnitt 30.12 ausschließlich Leistungen gemäß den Gebührenordnungspositionen 30954 und 30956 erbringen und berechnen, können bei Erfüllung der Voraussetzungen der Qualitätssicherungsvereinbarung MRSA gemäß § 135 Abs. 2 SGB V für die Teilnahme an der Netzwerk- und/oder Fallkonferenz zusätzlich die Gebührenordnungsposition 30948 je Behandlungsfall mit der Erbringung der Gebührenordnungspositionen 30954 und/oder 30956 berechnen. Dabei gilt ein Höchstwert von 919 Punkten je Praxis und je Netzwerk- und/oder Fallkonferenz.

Abweichend davon gilt für den Arzt, der gemäß der Qualitätssicherungsvereinbarung MRSA gemäß § 135 Abs. 2 SGB vorträgt, ein Höchstwert von 1515 Punkten je Netzwerk- und/oder Fallkonferenz.

Die Gebührenordnungsposition 30948 ist auch bei Durchführung der Fallkonferenz als Videofallkonferenz berechnungsfähig. Für die Abrechnung gelten die Anforderungen gemäß Anlage 31b zum BMV-Ä entsprechend.

Aufwand in Minuten:
Kalkulationszeit: 7   **Prüfzeit:** 5   **Eignung d. Prüfzeit:** Nur Quartalsprofil

GOÄ entsprechend oder ähnlich: Die GOÄ kennt keine vergleichbare Leistung. **Wezel/Lieold** ... „rät bei Vorstellung eines Patienten und Diskussion ...“ zur Abrechnung der GOÄ Nr. 60.

30950   Bestätigung einer MRSA-Besiedelung durch Abstrich(e)   19 Pkt.
2,09 €

Obligater Leistungsinhalt
- Abstrichentnahme(n) (z.B. Nasenvorhöfe, Rachen, Wunde(n)) im Zusammenhang mit der Gebührenordnungsposition 30940 oder 30946

oder
- Abstrichentnahme(n) (z.B. Nasenvorhöfe, Rachen, Wunde(n)) zur ersten Verlaufskontrolle frühestens 3 Tage und spätestens 4 Wochen nach abgeschlossener Eradikationstherapie gemäß der Gebührenordnungspositionen 30942 und 30944

oder
- Abstrichentnahme(n) (z.B. Nasenvorhöfe, Rachen, Wunde(n)) zur zweiten Verlaufskontrolle frühestens 3 Monate und spätestens 6 Monate nach abgeschlossener Eradikationstherapie gemäß der Gebührenordnungspositionen 30942 und 30944

oder
- Abstrichentnahme(n) (z.B. Nasenvorhöfe, Rachen, Wunde(n)) zur dritten Verlaufskontrolle frühestens 11 Monate und spätestens 13 Monate nach abgeschlossener Eradikationstherapie gemäß der Gebührenordnungspositionen 30942 und 30944,

Abrechnungsbestimmung: einmal am Behandlungstag, höchstens zweimal im Behandlungsfall

Anmerkung: Die Gebührenordnungsposition 30950 ist nur bei Versicherten mit der gesicherten Diagnose ICD-10-GM U80.00 oder U80.01 berechnungsfähig, wenn das Ergebnis der (des) Abstriche(s) vorliegt.

Aufwand in Minuten:
Kalkulationszeit: 1   **Prüfzeit:** 1   **Eignung d. Prüfzeit:** Tages- und Quartalsprofil
GOÄ entsprechend oder ähnlich: GOÄ NR. 298

30952   Ausschluss einer MRSA-Besiedelung durch Abstrich(e)   19 Pkt.
2,09 €

Obligater Leistungsinhalt
- Abstrichentnahme(n) (z.B. Nasenvorhöfe, Rachen, Wunde(n)) im Zusammenhang mit der Gebührenordnungsposition 30940 oder 30946

oder
- Abstrichentnahme(n) (z.B. Nasenvorhöfe, Rachen, Wunde(n)) zur ersten Verlaufskontrolle frühestens 3 Tage und spätestens 4 Wochen nach abgeschlossener Eradikationstherapie gemäß der Gebührenordnungspositionen 30942 und 30944

oder
- Abstrichentnahme(n) (z.B. Nasenvorhöfe, Rachen, Wunde(n)) zur zweiten Verlaufskontrolle frühestens 3 Monate und spätestens 6 Monate nach abgeschlossener Eradikationstherapie gemäß der Gebührenordnungspositionen 30942 und 30944

oder
- Abstrichentnahme(n) (z.B. Nasenvorhöfe, Rachen, Wunde(n)) zur dritten Verlaufskontrolle frühestens 11 Monate und spätestens 13 Monate nach abgeschlossener Eradikationstherapie gemäß der Gebührenordnungspositionen 30942 und 30944,

Abrechnungsbestimmung: einmal am Behandlungstag, höchstens zweimal im Behandlungsfall

Anmerkung: Die Gebührenordnungsposition 30952 ist nur berechnungsfähig, wenn die Abstrichuntersuchung keinen Nachweis von MRSA aufweist.

Abrechnungsausschluss: in derselben Sitzung 32837

Aufwand in Minuten:
Kalkulationszeit: 1   **Prüfzeit:** 1   **Eignung d. Prüfzeit:** Tages- und Quartalsprofil
GOÄ entsprechend oder ähnlich: Abrechnung der durchgeführten Abstriche und Laboruntersuchungen.

30.12.2 Labormedizinischer Nachweis von Methicillin-resistentem Staphylococcus aureus (MRSA)

30954	Gezielter MRSA-Nachweis auf chromogenem Selektiv-nährboden	51 Pkt. 5,60 €

Anmerkung: Die Gebührenordnungsposition 30954 ist nur im Zusammenhang mit der(n) Gebührenordnungsposition(en) 30950 und/oder 30952 berechnungsfähig.

Abrechnungsausschluss: in derselben Sitzung 32837

Aufwand in Minuten:
Kalkulationszeit: KA   **Prüfzeit:** ./.   **Eignung d. Prüfzeit:** Keine Eignung
GOÄ entsprechend oder ähnlich: GOÄ Nr. 4539*

30956	Nachweis der Koagulase und/oder des Clumpingfaktors zur Erregeridentifikation nur bei positivem Nachweis gemäß GOP 30954	25 Pkt. 2,75 €

Anmerkung: Die Gebührenordnungsposition 30956 ist nur im Zusammenhang mit der(n) Gebührenordnungsposition(en) 30950 und/oder 30952 berechnungsfähig.

Abrechnungsausschluss: in derselben Sitzung 32837

Aufwand in Minuten:
Kalkulationszeit: KA   **Prüfzeit:** ./.   **Eignung d. Prüfzeit:** Keine Eignung
GOÄ entsprechend oder ähnlich: GOÄ Nr. 4546*

30.13 Spezialisierte geriatrische Diagnostik und Versorgung

1. Die Gebührenordnungspositionen 30980 und 30988 können nur von
   – Ärzten gemäß Präambel 3.1 Nr. 1 EBM
   und in Kooperation mit Ärzten gemäß Präambel 3.1 Nr. 1 EBM im Ausnahmefall von
   – Fachärzten für Neurologie,
   – Fachärzten für Nervenheilkunde,
   – Fachärzten für Neurologie und Psychiatrie,
   – Fachärzten für Psychiatrie und Psychotherapie,
   – Vertragsärzten mit der Zusatzbezeichnung Geriatrie
   berechnet werden.

2. Die Gebührenordnungspositionen 30981 und 30984 bis 30986 können nur von
   - Fachärzten für Innere Medizin und Geriatrie,
   - Fachärzten für Innere Medizin mit der Schwerpunktbezeichnung Geriatrie,
   - Vertragsärzten mit der Zusatzbezeichnung Geriatrie,
   - Fachärzten für Innere Medizin, Fachärzten für Allgemeinmedizin und Fachärzten für Physikalische und Rehabilitative Medizin, die eine geriatrische Qualifikation gemäß Anlage 1 zu § 1 der Vereinbarung nach § 118a SGB V nachweisen können,
   - ermächtigten geriatrischen Institutsambulanzen gemäß § 118a SGB V
   berechnet werden, die über eine Genehmigung der Kassenärztlichen Vereinigung gemäß der Qualitätssicherungsvereinbarung zur spezialisierten geriatrischen Diagnostik nach § 135 Abs. 2 SGB V verfügen.

3. Die Gebührenordnungsposition 30984 kann nur berechnet werden, wenn die Leistung auf Überweisung eines Vertragsarztes gemäß Nr. 1 erfolgt und eine Vorabklärung gemäß der Gebührenordnungspositionen 30980 und 30981 stattgefunden hat. In Berufsausübungsgemeinschaften und Medizinischen Versorgungszentren, in denen ein geriatrisch spezialisierter Arzt gemäß Nr. 2 zusammen mit einem Vertragsarzt gemäß Nr. 1 tätig ist, ist die Gebührenordnungsposition 30984 auch ohne Überweisung berechnungsfähig, sofern sich die Notwendigkeit aufgrund eines hausärztlichen geriatrischen Basisassessments gemäß der Gebührenordnungsposition 03360 ergibt. In diesen Fällen ist ein Abschlag in Höhe von 50 % auf die Gebührenordnungspositionen 30980 und 30981 vorzunehmen.

4. Die Gebührenordnungsposition 30988 kann nur berechnet werden, wenn die Leistung nach Durchführung eines weiterführenden geriatrischen Assessments gemäß der Gebührenordnungsposition 30984 erbracht wurde. Die Durchführung des weiterführenden geriatrischen Assessments darf nicht länger als vier Wochen zurückliegen.

5. Die Gebührenordnungspositionen dieses Abschnitts sind ausschließlich bei Patienten berechnungsfähig, die aufgrund der Art, Schwere und Komplexität ihrer Krankheitsverläufe einen besonders aufwändigen geriatrischen Versorgungsbedarf aufweisen und folgende Kriterien erfüllen:
   - Höheres Lebensalter (ab Beginn des 71. Lebensjahres)
   und
   - Vorliegen von mindestens zwei der nachfolgenden geriatrischen Syndrome oder mindestens ein nachfolgendes geriatrisches Syndrom und ein Pflegegrad gemäß § 15 SGB XI:
     - Multifaktoriell bedingte Mobilitätsstörung einschließlich Fallneigung und Altersschwindel,
     - Komplexe Beeinträchtigung kognitiver, emotionaler oder verhaltensbezogener Art,
     - Frailty-Syndrom (Kombinationen von unbeabsichtigtem Gewichtsverlust, körperlicher und/oder geistiger Erschöpfung, muskulärer Schwäche, verringerter Ganggeschwindigkeit und verminderter körperlicher Aktivität),
     - Dysphagie,
     - Inkontinenz(en),
     - Therapierefraktäres chronisches Schmerzsyndrom.

6. Die Berechnung der Gebührenordnungspositionen dieses Abschnitts setzt das Vorliegen der Ergebnisse eines geriatrischen Basisassessments entsprechend den Inhalten der Gebührenordnungsposition 03360 voraus. Die Durchführung des geriatrischen Basisassessments darf nicht länger als ein Quartal zurückliegen.

7. Die Berechnung der Gebührenordnungspositionen dieses Abschnitts setzt die Angabe von ICD-Kodes gemäß der ICD-10-GM, die den geriatrischen Versorgungsbedarf dokumentieren, voraus.

8. Sofern ein Arzt die Voraussetzungen gemäß Nr. 1 und Nr. 2 erfüllt, kann er abweichend von Nr. 3 für Patienten, die von ihm hausärztlich behandelt werden, ein weiterführendes geriatrisches Assessment nach der Gebührenordnungsposition 30984 auch ohne Überweisung durchführen und abrechnen, sofern ein anderer Arzt gemäß Nr. 2 die Notwendigkeit bescheinigt. In diesem Fall ist für den mitbeurteilenden Arzt die Gebührenordnungsposition 30981 berechnungsfähig. Vom Arzt, der die Voraussetzungen gemäß Nr. 1 und Nr. 2 erfüllt, ist die Gebührenordnungsposition 30980 berechnungsfähig.

30980	**Abklärung vor der Durchführung eines weiterführenden geriatrischen Assessments nach der Gebührenordnungsposition 30984 durch einen Arzt gemäß Nr. 1 in Absprache mit einem Arzt gemäß Nr. 2 der Präambel des Abschnitts 30.13**	**193 Pkt.** **21,21 €**

Obligater Leistungsinhalt
- Persönlicher Arzt-Patienten-Kontakt,
- Abklärung und konsiliarische Beratung vor der Durchführung eines weiterführenden geriatrischen Assessments zwischen einem Arzt gemäß Nr. 1 und einem geriatrisch spezialisierten Arzt gemäß Nr. 2 der Präambel des Abschnitts 30.13,
- Überprüfung der Notwendigkeit eines weiterführenden geriatrischen Assessments und der hierfür ggf. erforderlichen Informationen und Untersuchungsbefunde,

Fakultativer Leistungsinhalt
- Abklärung offener Fragen mit Angehörigen, Bezugs- und Betreuungspersonen,

Abrechnungsbestimmung: einmal im Krankheitsfall

Anmerkung: Die Gebührenordnungsposition 30980 ist nur nach Abklärung und konsiliarischer Beratung durch einen Arzt gemäß Nr. 1 mit einem Arzt gemäß Nr. 2 der Präambel des Abschnitts 30.13 berechnungsfähig.

Berichtspflicht: Nein

Aufwand in Minuten:
Kalkulationszeit: 15   **Prüfzeit:** 12   **Eignung der Prüfzeit:** Nur Quartalsprofil

30981*	**Abklärung vor der Durchführung eines weiterführenden geriatrischen Assessments nach der Gebührenordnungsposition 30984 durch einen Arzt gemäß Nr. 2 in Absprache mit einem Arzt gemäß Nr. 2 der Präambel des Abschnitts 30.13**	**128 Pkt.** **14,06 €**

Obligater Leistungsinhalt
- Abklärung und konsiliarische Beratung vor der Durchführung eines weiterführenden geriatrischen Assessments zwischen einem Arzt gemäß Nr. 1 und einem geriatrisch spezialisierten Arzt gemäß Nr. 2 der Präambel des Abschnitts 30.13,
- Überprüfung der Notwendigkeit eines weiterführenden geriatrischen Assessments und der hierfür ggf. erforderlichen Informationen und Untersuchungsbefunde,

Fakultativer Leistungsinhalt
- Abklärung offener Fragen mit Angehörigen, Bezugs- und Betreuungspersonen,

Abrechnungsbestimmung: einmal im Krankheitsfall

Anmerkung: Die Gebührenordnungsposition 30981 ist nur nach Abklärung und konsiliarischer Beratung durch einen Arzt gemäß Nr. 1 mit einem Arzt gemäß Nr. 2 der Präambel des Abschnitts 30.13 berechnungsfähig.

Berichtspflicht: Nein

Aufwand in Minuten:
Kalkulationszeit: 10   **Prüfzeit:** 8   **Eignung der Prüfzeit:** Nur Quartalsprofil

30984* **Weiterführendes geriatrisches Assessment gemäß der Qualitätssicherungsvereinbarung zur spezialisierten geriatrischen Diagnostik nach § 135 Abs. 2 SGB V**	**871 Pkt.** **95,70 €**	

Obligater Leistungsinhalt
- Persönlicher Arzt-Patienten-Kontakt,
- Umfassendes geriatrisches Assessment (z.B. Selbstversorgungsfähigkeiten, Mobilität, Kognition, Emotion, instrumentelle Aktivitäten) und soziales Assessment (z.B. soziales Umfeld, Wohnumfeld, häusliche/außerhäusliche Aktivitäten, Pflege-/Hilfsmittelbedarf) jeweils in mindestens fünf Bereichen einschließlich einer Anamnese und einer körperlichen Untersuchung,
- Einbindung von mindestens einem der folgenden anderen Leistungserbringer gemäß § 6 Nr. 3 der Vereinbarung nach § 118a SGB V: Physiotherapeuten, Ergotherapeuten, Logopäden,
- Syndrombezogene geriatrische Untersuchungen einschließlich prognostischer Einschätzung zu spezifischen geriatrischen Syndromen,
- Differentialdiagnostische und differentialprognostische Bewertung der geriatrischen Syndrome und des Gesamtbefundes auf Basis des weiterführenden geriatrischen Assessments,
- Feststellung des Behandlungsbedarfs, Festlegung von geriatrischen Behandlungszielen und Erstellung eines schriftlichen Behandlungsplans einschließlich Empfehlungen für die medikamentöse Therapie, ggf. zu Heil- und Hilfsmitteln sowie zu rehabilitativen Maßnahmen und zur weiteren Diagnostik und Verlaufsbeurteilung des Patienten,
- Dauer mindestens 60 Minuten,

Fakultativer Leistungsinhalt
- Beratung sowie Information über geeignete Behandlungsmöglichkeiten, Beratungs- und Hilfsangebote sowie Unterstützungsleistungen und Kontakte zu Selbsthilfeeinrichtungen für Patienten, ihre Angehörigen und Bezugspersonen,
- Abstimmung und Beratung mit dem überweisenden Arzt,
- Nachuntersuchungen,
- Einbindung von Neuropsychologen,

Abrechnungsbestimmung: einmal im Krankheitsfall

Berichtspflicht: Nein

Aufwand in Minuten:

Kalkulationszeit: 58   **Prüfzeit:** 46   **Eignung der Prüfzeit:** Nur Quartalsprofil

Kommentar: Gemäß der Qualitätssicherungsvereinbarung zur spezialisierten geriatrischen Diagnostik sind zur Abrechnungsgenehmigung und Durchführung der Untersuchungen zahlreiche Anforderungen zu erfüllen.

Diese finden Sie im Internet unter: https://www.kbv.de/media/sp/Geriatrie.pdf

Die Vereinbarung betrifft u.a.:

• Fachliche Anforderungen
• Genehmigungsvoraussetzungen
• Organisatorische Anforderungen
• Anforderungen an die räumliche Ausstattung
• Inhalt der spezialisierten geriatrischen Diagnostik
• Kooperation mit weiteren Berufsgruppen

30985	**Zuschlag zur Gebührenordnungsposition 30984 für die Fortsetzung des weiterführenden geriatrischen Assessments**	**319 Pkt.** **35,05 €**

Abrechnungsbestimmung: je weitere vollendete 30 Minuten, bis zu zweimal im Krankheitsfall

Berichtspflicht: Nein

Aufwand in Minuten:

Kalkulationszeit: 20   **Prüfzeit:** 16   **Eignung der Prüfzeit:** Nur Quartalsprofil

30986*	**Zuschlag zur Gebührenordnungsposition 30985 für die Fortsetzung des weiterführenden geriatrischen Assessments**	**228 Pkt.** **25,05 €**

Abrechnungsbestimmung: je weitere vollendete 30 Minuten, bis zu zweimal im Krankheitsfall

Berichtspflicht: Nein

Aufwand in Minuten:

Kalkulationszeit: 10   **Prüfzeit:** 8   **Eignung der Prüfzeit:** Nur Quartalsprofil

30988	**Zuschlag zu den Gebührenordnungspositionen 03362, 16230, 16231, 21230 und 21231 für die Einleitung und Koordination der Therapiemaßnahmen gemäß multiprofessioneller geriatrischer Diagnostik nach Durchführung eines weiterführenden geriatrischen Assessments gemäß Gebührenordnungsposition 30984**	**65 Pkt.** **7,14 €**

Obligater Leistungsinhalt
• Persönlicher Arzt-Patienten-Kontakt,
• Einleitung und/oder Koordination der Behandlung, ggf. Durchführung therapeutischer Maß-

nahmen gemäß dem Therapieplan, nach Durchführung eines multiprofessionellen geriatrischen Assessments,

Fakultativer Leistungsinhalt
- Konsiliarische Beratung mit anderen behandelnden Ärzten,

Abrechnungsbestimmung: einmal im Krankheitsfall

Anmerkung: Die Berechnung der Gebührenordnungsposition 30988 setzt das Vorliegen der Ergebnisse eines weiterführenden geriatrischen Assessments nach der Gebührenordnungsposition 30984 voraus.

Die Gebührenordnungsposition 30988 ist nur in einem Zeitraum von vier Wochen nach Durchführung eines weiterführenden geriatrischen Assessments nach der Gebührenordnungsposition 30984 berechnungsfähig.

Abrechnungsausschlüsse: in derselben Sitzung 30984

Berichtspflicht: Nein

Aufwand in Minuten:
Kalkulationszeit: 5   Prüfzeit: 4   **Eignung der Prüfzeit:** Nur Quartalsprofil

31 Gebührenordnungspositionen für ambulante Operationen, Anästhesien, präoperative, postoperative und orthopädisch-chirurgisch konservative Leistungen

Informationen der Herausgeber:
Aufgenommen wurden aus diesem Kapitel nur die Bereiche
31.1 Präoperative Gebührenpositionen
31.2.1 Präambel zu Ambulanten Operationen

Nicht aufgenommen wurden die OP-Leistungen der Kapitel 31 und 36, dies hätte weiterer 800 Seiten bedurft. Den schnellen Überblick zu den zahlreichen OPS-Codierungen zur EBM- Abrechnung finden auch teilweise operativ tätige Internisten kostenfrei unter www.springermedizin.de/ops-codierungen

Ferner finden Sie auf einen Blick alle dazu gehörigen EBM-Nummern z.B. der Anästhesie, der postoperativen Überwachungskomplexe und der postoperativen Behandlungskomplexe neben den OPS-Nummern.

1. Ambulante Operationen sind in vier Abschnitte unterteilt:
   - Der präoperative Abschnitt, in dem Hausarzt, ggf. zuweisender Vertragsarzt, ggf. andere auf Überweisung tätige Vertragsärzte, ggf. Anästhesist und Operateur zusammenwirken, um den Patienten für die ambulante oder belegärztliche Operation ggf. einschließlich Anästhesien vorzubereiten.
   - Der operative Abschnitt, in dem der Operateur ggf. mit dem Anästhesisten die Operation einschließlich Anästhesie durchführt.
   - Der Abschnitt der postoperativen Überwachung, der in unmittelbarem Anschluss an die Operation entweder vom Anästhesisten oder vom Operateur durchgeführt wird.
   - Der Abschnitt der postoperativen Behandlung vom 1. bis zum 21. postoperativen Tag, der entweder vom Operateur oder auf Überweisung durch den weiterbehandelnden Vertragsarzt erfolgt.

Kommentar: Der gesamte Komplex der ambulanten Operationen ist in vier Abschnitte unterteilt. Diese beinhalten:
- **31.1** den präoperativen Abschnitt – hier wirken Hausärzte, ggf. weitere überweisende Vertragsärzte, Anästhesist und Operateur zusammen mit dem Ziel der Vorbereitung des Patienten für die Operation,
- **31.2** den ambulanten operativen Abschnitt – hier wird die Operation einschließlich der Anästhesie vom Operateur, ggf. in Kooperation mit dem Anästhesisten durchgeführt,
- **31.3** die postoperative Überwachung – diese erfolgt unmittelbar im Anschluss an die Operation durch den Anästhesisten oder den Operateur und
- **31.4** die postoperative Behandlung – diese erfolgt ab dem 1. bis zum 21. postoperativen Tag durch den Operateur oder auf Überweisung durch einen anderen, den weiterbehandelnden Vertragsarzt.
- **31.5** Anästhesien im Zusammenhang mit Eingriffen des Abschnitts 31.2.

31.1 Präoperative Gebührenordnungspositionen

31.1.1 Präambel

1. Die in Abschnitt IV-31.1.2 genannten Gebührenordnungspositionen können nur von:
   - Fachärzten für Allgemeinmedizin,
   - Fachärzten für Innere und Allgemeinmedizin,
   - Praktischen Ärzten,
   - Ärzten ohne Gebietsbezeichnung,
   - Fachärzten für Innere Medizin ohne Schwerpunktbezeichnung, die gegenüber dem Zulassungsausschuss ihre Teilnahme an der hausärztlichen Versorgung gemäß § 73 Abs. 1a SGB V erklärt haben,
   - Fachärzten für Kinder- und Jugendmedizin
   berechnet werden.
2. Die Berechnung einer präoperativen Gebührenordnungsposition des Abschnitts 31.1.1 vor Durchführung einer intravitrealen Medikamenteneingabe nach den Gebührenordnungspositionen 31371, 31372, 31373, 36371, 36372 oder 36373 setzt die Begründung der medizinischen Notwendigkeit zur Operationsvorbereitung im Einzelfall voraus.

Kommentar: Zu Pkt. 1
Alle Gebührenordnungspositionen des Abschnitts 31.1 – also die Leistungen nach den Nrn. 31010 bis 31013 – können grundsätzlich (s. Kommentierung zu Kapitel I, Abschnitt 1.5) nur von den oben angegebenen Ärzten abgerechnet werden.

Zu Pkt 2.
Vor Durchführung einer Injektion von Medikamenten in den hinteren Augenabschnitt ist die Abrechnung der präopeartiven Leistungen des Abschnitts 31.1.1 daran geknüpft, dass die medizinische Notwendigkeit einer Operationsvorbereitung im Einzelfall begründet wird. Dies kann als gegeben vorausgesetzt werden, wenn der Patient eine entsprechende Anforderung des Operateurs überbringt. Hier ist auf eine entsprechende Dokumentation zu achten.

31.1.2 Präoperative Gebührenordnungspositionen

31010	Operationsvorbereitung für ambulante und belegärzt-liche Eingriffe bei Neugeborenen, Säuglingen, Kleinkindern und Kindern	304 Pkt. 33,40 €

Obligater Leistungsinhalt
- Beratung und Erörterung ggf. unter Einbeziehung einer Bezugsperson,
- Überprüfung der Eignung des häuslichen, familiären oder sozialen Umfeldes,
- Aufklärung über Vor- und Nachteile einer ambulanten oder belegärztlichen Operation,
- Ganzkörperstatus,
- Dokumentation und schriftliche Befundmitteilung für den Operateur und/oder Anästhesisten,
- Ärztlicher Brief (Nr. 01601),

Fakultativer Leistungsinhalt
- Überprüfung der Operationsfähigkeit,
- Laboruntersuchungen (Nrn. 32101, 32125 und/oder 32110 bis 32116),

Abrechnungsbestimmung: einmal im Behandlungsfall

Abrechnungsausschluss: nicht neben 01600, 01601 und Abschnitte 32.2, 32.3

Aufwand in Minuten:
Kalkulationszeit: 25   **Prüfzeit:** 19   **Eignung d. Prüfzeit:** Nur Quartalsprofil

GOÄ entsprechend oder ähnlich: Leistungskomplex in der GOÄ nicht vorhanden. Abrechnung der einzelnen erbrachten GOÄ-Leistung(en).

Kommentar: Im obligaten Leistungsinhalt sind Beratungs- und Erörterungsleistungen sowie der Ganzkörperstatus beschrieben und damit zur Abrechnung gefordert.

Als fakultativer Bestandteil sind folgende Laboruntersuchungen genannt:

EBM-Nr. 32101 TSH

EBM-Nr. 32125 Präoperative Labordiagnostik – Bestimmung von **mindestens 6** der folgenden Parameter:

- Erythrozyten, Leukozyten, Thrombozyten, Hämoglobin, Hämatokrit, Kalium, Glukose im Blut, Kreatinin, Gamma-GT vor Eingriffen in Narkose oder in rückenmarksnaher Regionalanästhesie (spinal, peridural)

und/oder Leistungen nach EBM-Nrn.

- **32110** Blutungszeit (standardisiert)
- **32111** Rekalzifizierungszeit
- **32112** PTT
- **32113** Quick-Wert, Plasma
- **32114** Quick-Wert, Kapillarblut
- **32115** Thrombinzeit
- **32116** Fibrinogen

Die Leistung nach Nr. 31010 – 31013 sind nur ansetzbar für Operationen, die als gestattete Kassenleistung durchgeführt werden. Werden Operationen vom Patienten auf Wunsch privat gezahlt dann kann die Operationsvorbereitung nicht nach EBM abgerechnet werden, sondern nur privat nach GOÄ.

Die Nrn. 31010 bis 31013 sind nicht neben Leistungen des Kapitels 32 abrechenbar.

31011	**Operationsvorbereitung für ambulante und belegärztliche Eingriffe bei Jugendlichen und Erwachsenen bis zum vollendeten 40. Lebensjahr**	**304 Pkt.** **33,40 €**

Obligater Leistungsinhalt
- Beratung und Erörterung,
- Überprüfung der Eignung des häuslichen, familiären oder sozialen Umfeldes,
- Aufklärung über Vor- und Nachteile einer ambulanten oder belegärztlichen Operation,
- Ganzkörperstatus,
- Dokumentation und schriftliche Befundmitteilung für den Operateur und/oder Anästhesisten,
- Ärztlicher Brief (Nr. 01601),

Fakultativer Leistungsinhalt
- Überprüfung der Operationsfähigkeit,
- Ruhe-EKG,
- Laboruntersuchungen (Nrn. 32101, 32125 und/oder 32110 bis 32116),

Abrechnungsbestimmung: einmal im Behandlungsfall

Abrechnungsausschluss: nicht neben 01600, 01601 und Abschnitte 32.2, 32.3

Aufwand in Minuten:

Kalkulationszeit: 25   **Prüfzeit:** 21   **Eignung d. Prüfzeit:** Nur Quartalsprofil

GOÄ entsprechend oder ähnlich: Leistungskomplex in der GOÄ nicht vorhanden. Abrechnung der einzelnen erbrachten GOÄ-Leistung(en).

Kommentar: Im obligaten Leistungsinhalt sind Beratungs- und Erörterungsleistungen sowie der Ganzkörperstatus beschrieben und damit zur Abrechnung gefordert.

Zum fakultativen Bestandteil sind folgende Laboruntersuchungen genannt (siehe Ausführungen zu GOP 31010):

EBM-Nr. 32101 TSH

EBM-Nr. 32125 Präoperative Labordiagnostik – Bestimmung von **mindestens 6** der folgenden Parameter:

- Erythrozyten, Leukozyten, Thrombozyten, Hämoglobin, Hämatokrit, Kalium, Glukose im Blut, Kreatinin, Gamma-GT vor Eingriffen in Narkose oder in rückenmarksnaher Regionalanästhesie (spinal, peridural)

und/oder Leistungen nach EBM-Nrn.:

- **32110** Blutungszeit (standardisiert)
- **32111** Rekalzifizierungszeit
- **32112** PTT
- **32113** Quick-Wert, Plasma
- **32114** Quick-Wert, Kapillarblut
- **32115** Thrombinzeit
- **32116** Fibrinogen

Die Leistung nach Nr. 31010–31013 sind nur ansetzbar für Operationen, die als gestattete Kassenleistung durchgeführt werden. Werden Operationen vom Patienten auf Wunsch privat gezahlt dann kann die Operationsvorbereitung nicht nach EBM abgerechnet werden, sondern nur privat nach GOÄ.

Die Nrn. 31010–31013 sind nicht neben Leistungen des Kapitels 32 abrechenbar.

31012	Operationsvorbereitung bei ambulanten und belegärztlichen Eingriffen bei Patienten nach Vollendung des 40. Lebensjahres bis zur Vollendung des 60. Lebensjahres	389 Pkt. 42,74 €

Obligater Leistungsinhalt

- Beratung und Erörterung,
- Überprüfung der Eignung des häuslichen, familiären oder sozialen Umfeldes,
- Aufklärung über Vor- und Nachteile einer ambulanten oder belegärztlichen Operation,
- Ganzkörperstatus,
- Ruhe-EKG,
- Dokumentation und/oder schriftliche Befundmitteilung für den Operateur und/oder Anästhesisten,
- Ärztlicher Brief (Nr. 01601),

Fakultativer Leistungsinhalt

- Überprüfung der Operationsfähigkeit,
- Laboruntersuchung (Nrn. 32101, 32125 und/oder 32110 bis 32116),

Abrechnungsbestimmung: einmal im Behandlungsfall

Abrechnungsausschluss: nicht neben 01600, 01601 und Abschnitte 32.2, 32.3

Aufwand in Minuten:

Kalkulationszeit: 27   Prüfzeit: 22   Eignung d. Prüfzeit: Nur Quartalsprofil

GOÄ entsprechend oder ähnlich: Leistungskomplex in der GOÄ nicht vorhanden. Abrechnung der einzelnen erbrachten GOÄ-Leistung(en).

Kommentar: Siehe Kommentar zu 31010 ff.

31013	Operationvorbereitung bei ambulanten und belegärztlichen Eingriffen bei Patienten nach Vollendung des 60. Lebensjahres	**416 Pkt.** **45,71 €**

Obligater Leistungsinhalt

- Beratung und Erörterung,
- Aufklärung über Vor- und Nachteile einer ambulanten oder belegärztlichen Operation,
- Überprüfung der Eignung des häuslichen, familiären oder sozialen Umfeldes,
- Ganzkörperstatus,
- Ruhe-EKG,
- Laboruntersuchungen (Nrn. 32125 und/oder 32110 bis 32116),
- Dokumentation und Befundmitteilung an den Operateur und/oder Anästhesisten,
- Ärztlicher Brief (Nr. 01601),

Fakultativer Leistungsinhalt

- Laboruntersuchungen (Nr. 32101),
- Überprüfung der Operationsfähigkeit,
- Weiterführende Labordiagnostik (Abschnitt IV-32.2),
- Spirographische Untersuchung mit Darstellung der Flußvolumenkurve, einschl. in- und exspiratorischer Messung, graphischer Registrierung und Dokumentation,

Abrechnungsbestimmung: einmal im Behandlungsfall

Abrechnungsausschluss: nicht neben 01600, 01601, 03330, 04330 und Abschnitte 32.2, 32.3

Aufwand in Minuten:

Kalkulationszeit: 28   Prüfzeit: 23   Eignung d. Prüfzeit: Nur Quartalsprofil

GOÄ entsprechend oder ähnlich: Leistungskomplex in der GOÄ nicht vorhanden. Abrechnung der einzelnen erbrachten GOÄ-Leistung(en).

Kommentar: Siehe Kommentar zu 31010 ff.

31.2 Ambulante Operationen

31.2.1 Präambel

1. Als ambulante Operation gelten ärztliche Leistungen mit chirurgisch-instrumenteller Eröffnung der Haut und/oder Schleimhaut oder der Wundverschluss von eröffneten Strukturen der Haut und/oder Schleimhaut mindestens in Oberflächenanästhesie sowie Leistungen entsprechend den OPS-301-Prozeduren des Anhangs 2

ggf. einschl. eingriffsbezogener Verbandleistungen. Punktionen mit Nadeln, Kanülen und Biopsienadeln, sowie Kürettagen der Haut und Shave-Biopsien der Haut fallen nicht unter die Definition eines operativen Eingriffs.

Kommentar: Ambulante Operationen werden zunächst einmal wie folgt definiert:
- ärztliche Leistungen mit chirurgisch-instrumenteller Eröffnung der Haut und/oder Schleimhaut oder der Wundverschluss von eröffneten Strukturen der Haut und/oder Schleimhaut mindestens in Oberflächenanästhesie
- Leistungen entsprechend den OPS-Prozeduren des Anhangs 2, ggf. einschließlich eingriffsbezogener Verbandleistungen.

Keine operativen Eingriffe im Sinne dieses Abschnitts sind Punktionen mit Nadeln, Kanülen und Biopsienadeln sowie Kürettagen oder Shave-Biopsien der Haut. Im EBM werden die Operationenschlüssel (OPS) = Prozeduren zu alphabetisch aufgeführten Eingriffsgruppen zusammengefasst.

A	Dermatochirurgischer Eingriff
B	Eingriff an der Brustdrüse
C	Eingriff an den Extremitäten
D	Eingriff an Knochen und Gelenken
E	Endoskopischer Gelenkeingriff (Arthroskopie)
F	Visceralchirurgischer Eingriff
G	Endoskopischer Visceralchirurgischer Eingriff
H	Proktologischer Eingriff
I	Kardiochirurgischer Eingriff
J	Thoraxchirurgischer Eingriff
K	Eingriff am Gefäßsystem
L	Schrittmacher
M	Eingriff der MKG-Chirurgie
N	Eingriff der HNO-Chirurgie
O	Peripherer neurochirurgischer Eingriff
P	Zentraler neurochirurgischer Eingriff
PP	Stereotaktischer neurochirurgischer Eingriff
Q	Urologischer Eingriff
R	Endoskopischer urologischer Eingriff
RR	Urologischer Eingriff mit Bildwandler
S	Gynäkologischer Eingriff
T	Endoskopischer gynäkologischer Eingriff
U	Extraocularer Eingriff
V	Intraocularer Eingriff
W	Laserchirurgischer Eingriff
X	Intraocularer Eingriff (Phakoemulsifikation)
Y	Phototherapeutische Keratektomie (PTK)

Innerhalb dieser Eingriffsgruppen werden nach Schwierigkeitsgraden (und damit auch nach Bewertungen) Kategorien von 1 bis 7 gebildet. Diese Unterteilung erfolgt nach sogenannten Schnitt-Naht-Zeit Gruppen (SNZ):

Schnitt-Naht-Zeit Kategorie/Gruppe (SNZ)/

bis 15 Min.	Kategorie 1
15 – 30 Minuten,	Kategorie 2
30 – 45 Minuten	Kategorie 3
45 – 60 Minuten	Kategorie 4
60 – 90 Minuten	Kategorie 5
90 – 120 Minuten	Kategorie 6
über 120 Minuten	Kategorie 7

2. Voraussetzung für die Berechnung der Gebührenordnungspositionen des Abschnittes 31.2 ist, dass die notwendigen sachlichen und personellen Bedingungen erfüllt sind und sich der Vertragsarzt gegenüber der Kassenärztlichen Vereinigung zur Teilnahme am Vertrag gemäß § 115b SGB V erklärt hat.

Kommentar: Um Leistungen nach diesem Abschnitt abrechnen zu können, muss der Vertragsarzt

- die notwendigen sachlichen und personellen Voraussetzungen erfüllen (diese finden sich in der Vereinbarung zwischen den GKV-Spitzenverbänden, der Deutschen Krankenhausgesellschaft und der Kassenärztlichen Bundesvereinigung von Qualitätssicherungsmaßnahmen bei ambulanten Operationen und bei sonstigen stationsersetzenden Leistungen gemäß § 15 des Vertrags nach § 115b Abs. 1 SGB V),
- gegenüber der Kassenärztlichen Vereinigung die Teilnahme am Vertrag gemäß § 115b SGB V erklären.

3. Der Leistungsumfang der Krankenhäuser, die sich zur Teilnahme am Vertrag gemäß § 115b SGB V erklärt haben, definiert sich nicht durch den Inhalt dieses Abschnittes, sondern durch den Vertrag nach § 115b SGB V.

Kommentar: In diesem Abschnitt sind alle ambulanten abrechnungsfähigen Operationen enthalten, nicht aber die Leistungen, die von Krankenhäusern erbracht werden, die ihre Teilnahme am Vertrag gemäß § 115b SGB V erklärt haben. Letztere definieren sich durch besagten Vertrag.

4. Der Operateur und der ggf. beteiligte Anästhesist sind verpflichtet, in jedem Einzelfall zu prüfen, ob Art und Schwere des beabsichtigten Eingriffs unter Berücksichtigung des Gesundheitszustandes des Patienten die ambulante Durchführung der Operation bzw. der Anästhesie nach den Regeln der ärztlichen Kunst mit den zur Verfügung stehenden Möglichkeiten erlauben und die erforderliche Aufklärung, Einverständniserklärung und Dokumentation erfolgt sind.

5. Die Gebührenordnungspositionen des Abschnittes 31.2 umfassen sämtliche durch den Operateur erbrachten ärztlichen Leistungen, Untersuchungen am Operationstag, Verbände, ärztliche Abschlussuntersuchung(en), einen post-operativen Arzt-Patienten-Kontakt ab dem ersten Tag nach der Operation, Dokumentation(en) und Beratungen einschließlich des Abschlussberichtes an den weiterbehandelnden Vertragsarzt und Hausarzt. Gibt der Versicherte keinen Hausarzt an, bzw. ist eine Genehmigung zur Information des Hausarztes gemäß § 73 Abs. 1b SGB V nicht erteilt, sind die Gebührenordnungspositionen des Abschnitts 31.2 auch ohne schriftliche Mitteilung an den Hausarzt berechnungsfähig.

Kommentar: Die Leistungen des Abschnitts 3.2 umfassen alle durch den Operateur erbrachten ärztlichen Leistungen:

- die Untersuchungen am Operationstag,
- alle Verbände,
- die ärztliche(n) Abschlussuntersuchung(en),
- einen postoperativen Arzt-Patienten-Kontakt ab dem ersten Tag nach der Operation sowie
- Dokumentation und Beratungen einschließlich des Abschlussberichts an den weiterbehandelnden Vertragsarzt und den Hausarzt – letzteres aber nur fakultativ.

6. Der Operateur und/oder der ggf. beteiligte Anästhesist haben durch eine zu dokumentierende Abschlussuntersuchung sicherzustellen, dass der Patient ohne erkennbare Gefahr in die ambulante Weiterbehandlung und Betreuung entlassen werden kann. Die Weiterbehandlung erfolgt in Absprache zwischen dem Operateur, dem ggf. beteiligten Anästhesisten und dem weiterbetreuenden Arzt.

7. Die Zuordnung der Eingriffe entsprechend des Operationenschlüssels nach § 295 SGB V (OPS) zu den Gebührenordnungspositionen ist im Anhang 2 aufgelistet. Es gelten zusätzlich die in der Präambel zu Anhang 2 sowie zu den einzelnen Unterabschnitten aufgelisteten Rahmenbedingungen. Die Zuordnung der definierten Gebührenordnungspositionen zu Unterabschnitten des Abschnitts 31.2 ist nicht gebietsspezifisch. Die Untergruppen sind nach Organsystem, OP-Ausstattung und Art des Eingriffs unterteilt. Sie können von allen Arztgruppen erbracht werden, die nach Weiterbildungsordnung und Zulassung dazu berechtigt sind. Nur die im Anhang 2 aufgeführten ambulanten Operationen sind berechnungsfähig. Eingriffe der Kleinchirurgie (Gebührenordnungspositionen 02300 bis 02302, 06350 bis 06352, 09351, 09360 bis 09362, 10340 bis 10342, 15321 bis 15324, 26350 bis 26352) in Narkose bei Neugeborenen, Säuglingen, Kleinkindern und Kindern werden gebietsspezifisch in der Kategorie 1 berechnet.

Kommentar: Die im Anhang 2 durchgeführte Zuordnung der Leistungen dieses Abschnitts entsprechend des Operationsschlüssels nach § 301 SGB V erfolgt nach den OPS-Nummern.

8. In einem Zeitraum von drei Tagen, beginnend mit dem Operationstag, können vom Operateur neben der ambulanten Operation nur die Gebührenordnungspositionen 01220 bis 01222, 01320 und 01321, 01410 bis 01415, 01436, 01442, 01444, 01451, 01460, 01461, 01602, 01610 bis 01612, 01620 bis 01624, 01626, 01640, 01641, 01642, 01660, 01699, 01700, 01701, 01705 bis 01707, 01708, 01709, 01711 bis 01723, 01730 bis 01735, 01740 bis 01743, 01747, 01748, 01750, 01752 bis 01758, 01760, 01761, 01764, 01765, 01770 bis 01775, 01780 bis 01787, 01794 bis 01796, 01800, 01802 bis 01811, 01815, 01816, 01820 bis 01822, 01825 bis 01828, 01830 bis 01833, 01840, 01841, 01842, 01850, 01915, 01920 bis 01922, 01949 bis 01952, 01955, 01956, 01960, 02325, 02326, 02327, 02328, 02402, 05227, 06227, 07227, 08227, 09227, 10227, 13227, 13297, 13347, 13397, 13421, 13423, 13497, 13547, 13597, 13647, 13697, 14217, 16218, 18227, 19310, 19312, 19315, 19320, 20221, 21227, 21228, 22219, 26227, 27227 und 30701, die Versicherten- und Grundpauschalen, die Gebührenordnungsposition 06225 unter Berücksichtigung der Regelungen der Präambel 6.1 Nr. 6,Gebührenordnungspositionen der Kapitel bzw. Abschnitte 30.1.3, 31.3, 31.4.3, 31.5.2, 32, 34, 35 und 40 sowie die Gebührenordnungspositionen 01100 oder 01101 jeweils in Verbindung mit der Gebührenordnungsposition 01414 berechnet werden.

Kommentar: Zusätzlich zu den Leistungen dieses Kapitels sind für den Operateur in einem Zeitraum von drei Tagen, beginnend mit dem Operationstag, abrechnungsfähig, sofern die übrigen Abrechnungsvoraussetzungen des EBM gegeben sind:

- die nachfolgenden Gebührenordnungspositionen des Abschnitts II (arztgruppenübergreifende allgemeine Leistungen):
  - Nrn. 01100, 01101 Unvorhergesehene Inanspruchnahme (jeweils in Verbindung mit der Gebührenordnungsposition 01414)
  - 01220 bis 01222 Reanimationskomplex
  - Nrn. 01320, 01321 Grundpauschale für ermächtigte Ärzte, Krankenhäuser bzw. Institute,
  - Nrn. 01410 bis 01415 Besuche, Visite
  - Nr. 01436 Konsultationspauschale,
  - Nrn. 01602 Mehrausfertigung eines Berichtes/Briefes
  - Nrn. 01610 bis 01612 Bescheinigung, Reha-Verordnung, Konsiliarbericht vor Aufnahme in die Psychiatrie
  - Nrn. 01620 bis 01623 Bescheinigung, Krankheitsbericht, Kurplan, Kurvorschlag
  - Nr. 01700 Grundpauschale für Prävention, Empfängnisregelung, Schwangerschaftsabbruch
  - Nr. 01701 Grundpauschale für Prävention, Empfängnisregelung, Schwangerschaftsabbruch
  - Nrn. 01705, 01706 Neugeborenen-Hörscreening,
  - Nr. 01707 Erweitertes Neugeborenen-Screening
  - Nr. 01708 Labor Neugeborenen-Screening
  - Nrn. 01711 bis 01723 Neugeborenen-Untersuchungen Jugendgesundheitsuntersuchung, Besuch zur Früherkennung, Sonographie Säuglingshüfte,
  - Nrn. 01730 bis 01735 Beratung zur Früherkennung
  - Nrn. 01740 bis 01742 Beratung zur Früherkennung des kolorektalen Karzinoms, Koloskopischer Komplex
  - Nr. 01743 Histologie bei Früherkennungskoloskopie
  - Nr. 01750 Röntgen Mammae
  - Nrn. 01752 bis 01755 Brustkrebsfrüherkennung
  - Nr. 01770, 01771 Betreuung einer Schwangeren
  - Nrn. 01772 bis 01775 Schwangerschaftssonographie
  - Nrn. 01780 bis 01787 Geburtsleitung
  - Nrn. 01790 bis 01792 Humangenetische Beurteilung
  - Nr. 01793 Pränatale zytogenetische Untersuchung
  - Nrn. 01800 bis 01811 Röteln, Blutgruppenbestimmung, Antikörpernachweis
  - Nr. 01815 Untersuchung und Beratung der Wöchnerin
  - Nr. 01816 Clamydienscreening
  - Nrn. 01820 bis 01822 Empfängnisregelung,
  - Nrn. 01825 bis 01832 Empfängnisregelung
  - Nr. 01833 Varicella-Zoster-Virus-Antikörper-Nachweis
  - Nr. 01835 bis 01837 Humangenetische Beratung
  - Nrn. 01838, 01839 Postnatale zytogenetische Untersuchung
  - Nrn. 01840 Clamydienscreening
  - Nr. 01850 Sterilisation
  - Nrn. 01915 Clamydienscreening

- – Nrn. 01950 bis 01952 Substitutionsbehandlung,
- – Nrn. 01955, 01956 Diamorphingestützte Behandlung Opiatabhängiger,
- • die nachfolgenden Gebührenordnungspositionen des Abschnitts III (fachärztliche arztgruppenspezifische Leistungen):
  - – Nrn. 13421, 13423 Koloskopie
  - – Nrn. 19310, 19312, 19320 Histo-/Zytologie
- • Versicherten-, Grundpauschalen und Gebührenordnungspositionen der Abschnitte
  - – 31.3 Postoperative Überwachungskomplexe
  - – 31.4.3 Postoperative Behandlungskomplexe im Fachärztlichen Versorgungsbereich
  - – 31.5.2 Regionalanästhesie
- • Versicherten-, Grundpauschalen und Gebührenordnungspositionen der Kapitel
  - – 32 Labor
  - – 34 Radiologie, CT, NMR
  - – 35 Psychotherapie

Wichtig ist, dass auch für die nach der obigen Regelung zusätzlich abrechnungsfähigen Leistungen immer auch die Abrechnungsvoraussetzungen und -ausschlüsse beachtet werden müssen, die im EBM für die Abrechnung der jeweiligen Leistung genannt sind.

9. Die Leistungserbringung ist gemäß 2.1 der Allgemeinen Bestimmungen nur dann vollständig gegeben, wenn bei der Berechnung die Angabe der OPS-Prozedur(en) in der gültigen Fassung erfolgt. Die Diagnosen sind nach dem ICD-10-Diagnoseschlüssel (ICD-10-GM) in der gültigen Fassung anzugeben.

Kommentar: Zur Vollständigkeit der Leistungserbringung gehört schließlich die Angabe der OPS-Nummern in der gültigen Fassung – auf die Schwierigkeit, diese in der Anlage 2 zu finden, wurde bereits hingewiesen – sowie die Diagnoseangabe nach dem ICD-10-Schlüssel in der jeweils gültigen Fassung.

32 In-vitro-Diagnostik der Laboratoriumsmedizin, Mikrobiologie, Virologie und Infektionsepidemiologie sowie Transfusionsmedizin

1. Quantitative Laborleistungen sind nur dann berechnungsfähig, wenn ihre Durchführung nach Maßgabe der Richtlinie der Bundesärztekammer zur Qualitätssicherung quantitativer laboratoriumsmedizinischer Untersuchungen erfolgt. Näheres bestimmen die Richtlinien der Kassenärztlichen Bundesvereinigung für Verfahren zur Qualitätssicherung gemäß § 75 Abs. 7 SGB V. Alle Maßnahmen zur Qualitätssicherung sind Bestandteil der einzelnen Untersuchungen.

2. Werden Untersuchungsergebnisse im Rahmen eines programmierten Profils oder einer nicht änderbaren Parameterkombination gewonnen, so können nur die Parameter berechnet werden, die indiziert sind.

3. Auch wenn zur Erbringung einer Laborleistung aus demselben menschlichen Körpermaterial mehrfache Untersuchungen, Messungen oder Probenansätze erforderlich sind, kann die entsprechende Gebührenordnungsposition nur einmal berechnet werden. Werden aus mehr als einem Körpermaterial dieselben Leistungen erbracht, sind die Gebührenordnungspositionen entsprechend mehrfach berechnungsfähig.

4. Die Bestimmung einer Bezugsgröße für die Konzentration eines anderen berechnungsfähigen Parameters (z.B. Kreatinin für die Harnkonzentration) ist Bestandteil dieser Gebührenordnungsposition und nicht gesondert berechnungsfähig.

5. Werden alle Bestandteile eines Leistungskomplexes bestimmt, so kann nur die für den Leistungskomplex angegebene Gebührenordnungsposition abgerechnet werden. Die Summe der Kostenbeträge für einzeln abgerechnete Gebührenordnungspositionen, die Bestandteil eines Komplexes sind, darf den für die Komplexleistung festgelegten Kostenbetrag nicht überschreiten.

6. „Ähnliche Untersuchungen" können nur dann berechnet werden, wenn dies die entsprechende Leistungsbeschreibung vorsieht und für den betreffenden Parameter (Messgröße) keine eigenständige Gebührenordnungsposition vorhanden ist. Die Art der Untersuchung ist anzugeben.

7. Die rechnerische Ermittlung von Ergebnissen aus anderen Messwerten ist nicht berechnungsfähig.

8. Die im Kapitel 32 enthaltenen Höchstwerte für die entsprechenden Kataloge oder Einzelleistungen umfassen alle Untersuchungen aus demselben Körpermaterial, auch wenn dieses an einem oder an zwei aufeinanderfolgenden Tagen entnommen und an mehreren Tagen untersucht wurde. Das gilt sinngemäß auch, wenn die Nebeneinanderberechnung von Gebührenordnungspositionen aus demselben Untersuchungsmaterial durch Begrenzungsregelungen eingeschränkt ist.

9. Vorbereitende Maßnahmen (Aufbereitungen, Vorbehandlungen) am Untersuchungsmaterial oder an Proben davon, z.B. Serumgewinnung, Antikoagulation, Extraktion, Anreicherung, sind Bestandteil der jeweiligen Gebührenordnungsposition, soweit nichts anderes bestimmt ist.

10. Die Kosten für die Beschaffung und ggf. die Aufbereitung von Reagenzien, Substanzen und Materialien für in-vitro- und in-vivo-Untersuchungen, die mit ihrer Anwendung verbraucht sind, sowie die Kosten dieser Substanzen selbst sind in den Gebührenordnungspositionen enthalten, soweit nichts anderes bestimmt ist.
11. Die Kosten für zu applizierende Substanzen bei Funktionsprüfungen sind in den Gebührenordnungspositionen nicht enthalten.
12. Die Kosten für eine sachgemäße Beseitigung bzw. Entsorgung aller Materialien sind in den Gebührenordnungspositionen enthalten.
13. In den Gebührenordnungspositionen der Abschnitte 32.2 und 32.3 sind die Gebührenordnungspositionen 01600 und 01601 enthalten.
14. Bei Aufträgen zur Durchführung von Untersuchungen des Kapitels 32 hat der überweisende Vertragsarzt grundsätzlich Diagnose, Verdachtsdiagnose oder Befunde mitzuteilen und Art und Umfang der Leistungen durch Angabe der Gebührenordnungsposition bzw. der Legende der Gebührenordnungsposition zu definieren (Definitionsauftrag) oder durch Angabe des konkreten Untersuchungsziels einzugrenzen (Indikationsauftrag). Der ausführende Vertragsarzt darf nur diese Gebührenordnungspositionen berechnen. Eine Erweiterung des Auftrages bedarf der Zustimmung des Vertragsarztes, der den Auftrag erteilt hat. (gemäß § 24 Abs. 7 und 8 Bundesmantelvertrag-Ärzte (BMV-Ä))
15. Die Arztpraxis, die auf Überweisung kurativ-ambulante Auftragsleistungen des Kapitels 32 durchführt, teilt der überweisenden Arztpraxis zum Zeitpunkt der abgeschlossenen Untersuchung die Gebührenordnungspositionen dieser Leistungen und die Höhe der Kosten in Euro gemäß der regionalen Euro-GO getrennt nach Leistungen der Abschnitte 32.2 und 32.3 EBM mit. Dies gilt sinngemäß für die Mitteilung der Kosten über die in einer Laborgemeinschaft veranlassten Leistungen an den Veranlasser. Im Falle der Weiterüberweisung eines Auftrages oder eines Teilauftrages hat jede weiter überweisende Arztpraxis dem vorhergehenden Überweiser d9ie Angaben nach Satz 1 sowohl über die selbst erbrachten Leistungen als auch über die Leistungen mitzuteilen, die ihr von der Arztpraxis gemeldet wurden, an die sie weiterüberwiesen hatte.
16. In Anhang 4 zum EBM sind Laborleistungen aufgeführt, die nicht bzw. nicht mehr berechnungsfähig sind. Diese Leistungen sind auch nicht als „Ähnliche Untersuchungen" berechnungsfähig.
17. Im Zusammenhang mit einer Screening-Untersuchung dürfen Tumormarker nicht verwendet werden.

Der EBM Kommentar von Wezel/Liebold führt noch an:
... **„Beschluss Nr. 800 (Abs. 1 bis 3) der AG Ärzte/Ersatzkassen:**
1. Laborleistungen sowie physikalisch-medizinische Leistungen, die ein Krankenhaus als Institutsleistungen durchführt, dürfen von einem ermächtigten Krankenhausarzt nicht berechnet werden.
2. Gebietsbezogene Leistungen, die ein ermächtigter Krankenhausarzt oder Belegarzt im Krankenhaus von Angestellten des Krankenhauses für seine ambulante Praxis erbringen lässt, können von ihm nicht berechnet werden, auch wenn dem Krankenhausarzt oder Belegarzt vom Krankenhausträger die allgemeine Aufsicht über diese Angestellten übertragen wurde.

3. Solche gebietsbezogenen Leistungen sind nur dann berechnungsfähig, wenn das Krankenhaus seine Angestellten den genannten Ärzten zur jeweiligen Leistungserbringung ausdrücklich zuordnet, der Arzt die für die Leistungserbringung notwendigen Kenntnisse hat, die Leistungen vom Arzt angeordnet und unter seiner persönlichen Aufsicht und unmittelbaren Verantwortung erbracht werden..."

Kommentar: Siehe Informationenen der BÄK und KBV:

- Richtlinie der Bundesärztekammer zur Qualitätssicherung laboratoriumsmedizinischer Untersuchungen. Gemäß dem Beschluss des Vorstands der Bundesärztekammer vom 11.04.2014 und 20.06.2014 (https://www.bundesaerztekammer.de/fileadmin/user_upload/downloads/pdf-Ordner/RL/Rili-BAEK-Laboratoriumsmedizin.pdf)
- Richtlinie der Kassenärztlichen Bundesvereinigung nach § 75 Absatz 7 SGB V zur Vergabe der Arzt-,Betriebsstätten- sowie der Praxis netznummern (http://www.kbv.de/media/sp/Arzt nummern_Richtlinie.pdf)

Voraussetzung für die Abrechnung aller quantitativen Laborleistungen ist die Beachtung der Richtlinien der Kassenärztlichen Bundesvereinigung für die Durchführung von Laboratoriumsuntersuchungen in der kassenärztlichen/vertragsärztlichen Versorgung. Alle Qualitätssicherungsmaßnahmen sind obligater Bestandteil der Untersuchungen.

Auch bei programmierten und/oder automatisierten Untersuchungsprofilen können entsprechend dem Wirtschaftlichkeitsgrundsatz nur die medizinisch indizierten (d.h. notwendigen) Parameter abgerechnet werden.

Werden Untersuchungen, Messungen oder Probenansätze, aus welchen Gründen auch immer, mehrfach erforderlich, können sie nur dann auch mehrfach berechnet werden, wenn sie aus mehr als einem Körpermaterial erbracht werden. Ist das nicht der Fall, ist eine mehrfache Berechnung nicht zulässig.

Bei der Erbringung einzelner Leistungen, die Bestandteil eines Komplexes sind, gilt:

- werden alle Leistungen des Komplexes erbracht, kann nur die Komplexleistung abgerechnet werden,
- werden nur einzelne Leistungen des Komplexes erbracht, sind diese isoliert abrechnungsfähig, jedoch nur bis zur Erreichung des für den Komplex festgelegten Kostenbetrages. Dieser gilt damit als Höchstbetrag.

Es gilt grundsätzlich das in der vertragsärztlichen Abrechnung bestehende Verbot einer analogen Bewertung, wie sie aus der GOÄ bekannt ist. Allerdings gibt es im Bereich der Laborleistungen hiervon Ausnahmen, die aber ausdrücklich in der Leistungsbeschreibung genannt sein müssen (z.B. bei den mikroskopischen Untersuchungen eines Körpermaterials auf Krankheitserreger nach differenzierender Färbung die Nr. 32182).

Die Errechnungen von MCV, MCH und MCHC sind durch Errechnung aus den Werten der Blutbildparameter möglich und daher NICHT berechnungsfähig. Dies gilt auch für die rechnerische Ermittlung des LDL Cholesterins.

Die Höchstwertregelungen im Laborkapitel gelten für alle Untersuchungen aus demselben Körpermaterial unabhängig davon, ob die Entnahme oder die Untersuchung an einem Tag durchgeführt wird oder sich auf mehrere Tage verteilt. Gleiches gilt sinngemäß, wenn aufgrund anderer Begrenzungsregelungen die Nebeneinanderberechnung von Leistungen aus demselben Körpermaterial eingeschränkt wird.

Für die Ringversuche sind besondere Referenzinstitute bestellt (QuaDeGA GmbH, Domagkstraße 1, 48149 Münster; info@quadega.uni-muenster.de).

Bei der sogenannten „patientennahen Sofortdiagnostik" handelt es sich um Analysen mit Messgeräten zur Einzelprobenmessung wie z.B. Reflektometern zur Blutzuckerbestimmung mit Reagenzträgern (Teststreifen) oder anderen „Unit-use-Reagenzien". Wird dies in einer Betriebsstätte erfüllt, entfällt die Zertifikatspflicht.

Dies entfällt in Krankenhäusern z.B. mit Intensivstationen nur, wenn Leistungserbringung und Qualitätssicherung bei einem Zentrallabor liegen.

Berichte und Arztbriefe nach den Nrn. 01600 und 01601 sind neben den Laborleistungen der Abschnitte 32.2 und 32.3 nicht abrechnungsfähig.

Bei Auftragsüberweisungen zu Laborleistungen sind – wie bisher auch – Diagnosen, Verdachtsdiagnosen und Befunde mitzuteilen sowie

- bei Definitionsaufträgen die Gebührenordnungsposition bzw. die Legende der Gebührenordnungsposition,
- bei Indikationsaufträgen das konkrete Untersuchungsziel.

Im Zuge der Neufassung des Bundesmantelvertrages-Ärzte (BMV-Ä) wurde die in der alten Fassung des § 26 Abs. 6 BMV-Ä vorgenommene Regelung zum 1.10.2013 in den EBM übernommen.

Die im Anhang 4 aufgelisteten Laborleistungen fanden sich im Wesentlichen noch im EBM 2000plus, wurden jedoch durch den Bewertungsausschuss noch vor Inkrafttreten des EBM zum 1.1.2008 aus dem EBM als abrechnungsfähige Leistungen gestrichen. Der Zeitpunkt, ab dem die Leistungen nicht mehr abrechnungsfähig waren, findet sich in der ein wenig missverständlich übertitelten Spalte „Aufnahme zum Quartal".

Laborüberweisungen (nach Muster 10) und Anforderungsscheine für Laboruntersuchungen bei Laborgemeinschaften (Muster 10A) können seit dem Juli 2017 elektronisch erstellen werden..

Diese digitale Inanspruchnahme ist für Ärzte und Labore freiwillig, Papiervordrucke und Blankoformularbedruckung sind weiterhin verwendbar.

Voraussetzungen für digitale Laborüberweisungen:

- zertifizierte Praxissoftware,
- sichere Verbindung für die Datenübermittlung (z.B. KV-Connect)
- elektronischer Heilberufsausweis einschließlich Kartenterminal und Signatursoftware für die qualifizierte elektronische Signatur Das Muster 10A-Formular muss nicht unterschrieben werden.

Die inzwischen aus dem Leistungsverzeichnis des Kapitels 32 gestrichenen Positionen sind im Anhang 4 aufgeführt.

Neben einer Koronarangiographie sind Leistungen aus Kapitels 32 nicht berechnungsfähig.

32.1 Grundleistungen

1. Für die wirtschaftliche Erbringung und Veranlassung von laboratoriumsmedizinischen Untersuchungen wird die Gebührenordnungsposition 32001 einmal im Behandlungsfall, in dem mindestens eine Versicherten-, Grund- und/oder Konsiliarpauschale der Kapitel 3, 4, 7 bis 11, 13, 16 bis 18, 20, 21, 26, 27 oder 30.7 mit persönlichem Arzt-Patienten-Kontakt abgerechnet wird, vergütet.

   Die Gebührenordnungsposition 32001 ist nur im Rahmen der vertragsärztlichen Versorgung berechnungsfähig. Abweichend von den Sätzen 1 und 2 wird der Zuschlag nach der Gebührenordnungsposition 32001 in selektivvertraglichen Fällen im Quartal vergütet, sofern die wirtschaftliche Erbringung und/oder Veranlassung von Leistungen der Abschnitte 32.2 und 32.3 nicht Gegenstand des Selektivvertrags ist.

Die Wirtschaftlichkeit der von Laborgemeinschaften bezogenen, als Auftragsleistung überwiesenen und eigenerbrachten Leistungen der Abschnitte 32.2 und 32.3 wird anhand des arztpraxisspezifischen Fallwertes gemäß Nummer 2 in Form eines Wirtschaftlichkeitsfaktors nach den Nummern 4 und 5 berechnet.

Für die Ermittlung der arztpraxisspezifischen Bewertung der Gebührenordnungsposition 32001 ist die Punktzahl der Gebührenordnungsposition 32001 mit dem Wirtschaftlichkeitsfaktor gemäß den Nummern 4 und 5 zu multiplizieren.

2. Der arztpraxisspezifische Fallwert wird – unter Berücksichtigung der Ausnahmeregelung nach Nummer 6 – ermittelt als Summe der Kosten der in dem jeweiligen Quartal von Laborgemeinschaften bezogenen, als Auftragsleistung überwiesenen und eigenerbrachten Leistungen nach den Gebührenordnungspositionen der Abschnitte 32.2 und 32.3 der Arztpraxis dividiert durch die Anzahl der Behandlungsfälle, in denen mindestens eine Versicherten-, Grund- und/oder Konsiliarpauschale der Kapitel 3, 4, 7 bis 11, 13, 16 bis 18, 20, 21, 26, 27 oder 30.7 mit persönlichem Arzt-Patienten-Kontakt abgerechnet wurde.

Sofern die Kosten der Leistungen der Abschnitte 32.2 und 32.3 in einem Folgequartal abgerechnet werden, sind die Kosten bei der Ermittlung des arztpraxisspezifischen Fallwertes in diesem Folgequartal ohne erneute Zählung des auslösenden Behandlungsfalls für die Berechnung des Wirtschaftlichkeitsfaktors zu berücksichtigen.

Bei der Ermittlung des arztpraxisspezifischen Fallwertes bleiben die Kosten der von der Arztpraxis abgerechneten Auftragsleistungen der Abschnitte 32.2 und 32.3 unberücksichtigt.

3. Zusätzlich relevant für die Fallzählung gemäß Nummer 2 ist die Anzahl der selektivvertraglichen Fälle im Quartal bei Ärzten, die an einem Selektivvertrag teilnehmen, sofern gemäß diesem Vertrag die Leistungen der Abschnitte 32.2 und/oder 32.3 weiter als kollektivvertragliche Leistungen gemäß § 73 SGB V veranlasst oder abgerechnet werden und in diesen Fällen keine Versicherten-, Grund- oder Konsiliarpauschale berechnet wird. Der Nachweis aller selektivvertraglichen Fälle im Quartal erfolgt gegenüber der Kassenärztlichen Vereinigung anhand der kodierten Zusatznummer 88192 gegebenenfalls unter Angabe einer Kennnummer gemäß Nummer 6.

4. Sofern der arztpraxisspezifische Fallwert kleiner oder gleich dem arztgruppenspezifischen unteren begrenzenden Fallwert ist, beträgt der Wirtschaftlichkeitsfaktor 1.

Ist der arztpraxisspezifische Fallwert größer oder gleich dem arztgruppenspezifischen oberen begrenzenden Fallwert, beträgt der Wirtschaftlichkeitsfaktor 0.

Liegt der arztpraxisspezifische Fallwert zwischen dem arztgruppenspezifischen unteren begrenzenden Fallwert und dem arztgruppenspezifischen oberen begrenzenden Fallwert, wird der Wirtschaftlichkeitsfaktor anteilig wie folgt bestimmt: Die Differenz zwischen dem arztgruppenspezifischen oberen begrenzenden Fallwert und dem arztpraxisspezifischen Fallwert wird dividiert durch die Differenz zwischen dem arztgruppenspezifischen oberen begrenzenden Fallwert und dem arztgruppenspezifischen unteren begrenzenden Fallwert.

Arztgruppenspezifische untere und obere begrenzende Fallwerte

Versicherten-, Grund- oder Konsiliarpauschale des EBM Kapitels bzw. Abschnitts	Arztgruppe	Unterer begrenzender Fallwert in Euro	Oberer begrenzender Fallwert in Euro
3	Allgemeinmedizin, hausärztliche Internisten und praktische Ärzte	1,60	3,80
4	Kinder- und Jugendmedizin	0,90	2,40
7	Chirurgie	0,00	0,40
8	Gynäkologie, Fachärzte ohne SP Endokrinologie und Reproduktionsmedizin	1,00	2,60
8	Gynäkologie, SP Endokrinologie undReproduktionsmedizin: Nur für Ärzte, die die		
	Gebührenordnungspositionen 08520, 08531, 08541, 08542, 08550, 08551, 08552, 08560	3,90	60,80
	und 08561 berechnen		
9	Hals-Nasen-Ohrenheilkunde	0,10	0,80
10	Dermatologie	0,50	2,30
11	Humangenetik	0,00	2,80
13.2	Innere Medizin, fachärztliche Internisten ohne SP	1,20	4,60
13.3.1	Innere Medizin, SP Angiologie	0,20	2,00
13.3.2	Innere Medizin, SP Endokrinologie	12,60	71,70
13.3.3	Innere Medizin, SP Gastroenterologie	1,60	6,30
13.3.4	Innere Medizin, SP Hämatologie/Onkologie	10,90	30,50
13.3.5	Innere Medizin, SP Kardiologie	0,30	1,50
13.3.6	Innere Medizin, SP Nephrologie	22,20	55,90
13.3.7	Innere Medizin, SP Pneumologie	0,80	5,20
13.3.8	Innere Medizin, SP Rheumatologie	8,40	35,30
16	Neurologie, Neurochirurgie	0,00	0,90
17	Nuklearmedizin	0,10	17,90
18	Orthopädie, Fachärzte ohne SP Rheumatologie	0,00	0,40
18	Orthopädie, SP Rheumatologie: Nur für Ärzte, die die Gebührenordnungsposition 18700 berechnen	0,20	1,40
20	Phoniatrie, Pädaudiologie	0,00	0,40
21	Psychiatrie	0,00	0,30
26	Urologie	2,40	7,10
27	Physikalische und Rehabilitative Medizin	0,00	0,30
30.7	Schmerztherapie	0,00	0,40

5. Wird ein Facharzt für Kinder- und Jugendmedizin mit Schwerpunkt oder Zusatzweiterbildung im Arztfall gemäß der Präambel Kapitel 4 Nr. 4 im fachärztlichen
Versorgungsbereich tätig, so bestimmen sich die arztgruppenspezifischen begrenzenden Fallwerte und die Bewertung der Gebührenordnungsposition 32001 gemäß dem entsprechenden Schwerpunkt der Inneren Medizin.
Für einen Vertragsarzt, der seine Tätigkeit unter mehreren Gebiets- oder Schwerpunktbezeichnungen ausübt, richtet sich der arztgruppenspezifische untere und
obere begrenzende Fallwert sowie die Bewertung der Gebührenordnungsposition
32001 nach dem Versorgungsauftrag, mit dem er zur vertragsärztlichen Versorgung zugelassen ist.
Für (Teil-)Berufsausübungsgemeinschaften, Medizinische Versorgungszentren
und Praxen mit angestellten Ärzten wird die Höhe der begrenzenden Fallwerte sowie die Bewertung der Gebührenordnungsposition 32001 arztpraxisspezifisch wie
folgt bestimmt:
Die jeweilige Summe der Produkte aus der Anzahl der Arztfälle des Arztes in der
Praxis, in denen mindestens eine Versicherten-, Grund- und/oder Konsiliarpauschale der Kapitel 3, 4, 7 bis 11, 13, 16 bis 18, 20, 21, 26, 27 oder 30.7 mit persönlichem Arzt-Patienten-Kontakt abgerechnet wurde und dem arztgruppenspezifischen unteren begrenzenden Fallwert, dem arztgruppenspezifischen oberen begrenzenden Fallwert sowie der arztgruppenspezifischen Bewertung der Gebührenordnungsposition 32001 wird dividiert durch die Anzahl der Behandlungsfälle
der berechtigten Ärzte, in denen mindestens eine Versicherten-, Grund- und/oder
Konsiliarpauschale der Kapitel 3, 4, 7 bis 11, 13, 16 bis 18, 20, 21, 26, 27 oder 30.7
mit persönlichem Arzt-Patienten-Kontakt abgerechnet wurde.
6. Behandlungsfälle mit einer oder mehreren der nachfolgend aufgeführten Untersu-
chungsindikationen sind mit der (den) zutreffenden Kennnummer(n) zu kennzeichnen. Für diese Behandlungsfälle bleiben die für die jeweilige Untersuchungsindikation genannten Gebührenordnungspositionen bei der Ermittlung des arztpraxisspezifischen Fallwertes unberücksichtigt.
Die Kennnummer(n) des Behandlungsfalls ist (sind) ausschließlich in der Abrechnung der beziehenden, eigenerbringenden oder veranlassenden Arztpraxis anzugeben.

Untersuchungsindikation	Kenn-nummer	Ausgenommene GOPen
Nebenstehende Gebührenordnungsposi-tionen bleiben grundsätzlich bei der Er-mittlung des arztpraxisspezifischen Fall-wertes unberücksichtigt		32125; 32880; 32881; 32882
Diagnostik zur Bestimmung der notwen-digen Dauer, Dosierung und Art eines ge-gebenenfalls erforderlichen Antibiotikums vor Einleitung einer Antibiotikatherapie oder bei persistierender Symptomatik vor erneuter Verordnung	32004	32151; 32459; 32720; 32721; 32722; 32723; 32724; 32725; 32726; 32727; 32750; 32759; 32760; 32761; 32762; 32763; 32772; 32773; 32774; 32775
Antivirale Therapie der chronischen He-patitis B oder C mit Interferon und/oder Nukleosidanaloga	32005	32058; 32066; 32070; 32071; 32781; 32823; 32827

Untersuchungsindikation	Kenn-nummer	Ausgenommene GOPen
Erkrankungen oder Verdacht auf Erkrankungen, bei denen eine gesetzliche Meldepflicht besteht oder Mukoviszidose	32006	32172; 32176; 32177; 32178; 32179; 32185; 32186; 32565; 32566; 32567; 32568; 32569; 32570; 32571; 32574; 32575; 32586; 32587; 32590; 32592; 32593; 32600; 32612; 32613; 32614; 32615; 32619; 32620; 32623; 32624; 32629; 32630; 32636; 32640; 32660; 32662; 32664; 32680; 32700; 32705; 32707; 32721; 32722; 32723; 32724; 32725; 32726; 32727; 32743; 32745; 32746; 32747; 32748; 32749; 32750; 32759; 32760; 32761; 32762; 32764; 32768; 32772; 32773; 32774; 32775; 32780; 32781; 32782; 32786; 32789; 32790; 32791; 32792; 32793; 32811, 32816; 32825; 32829; 32830; 32833; 32834; 32835; 32836; 32837; 32838; 32839; 32841; 32842, 32850
Leistungen der Mutterschaftsvorsorge gemäß den Mutterschafts-Richtlinien des Gemeinsamen Bundesausschusses bei Vertretung, im Notfall oder bei Mit- bzw. Weiterbehandlung	32007	32031; 32035; 32038; 32120
Erkrankungen oder Verdacht auf prä- bzw. perinatale Infektionen	32024	32565; 32566; 32567; 32568; 32569; 32570; 32571; 32574; 32575; 32594; 32602; 32603; 32621; 32626; 32629; 32630; 32640; 32660; 32740; 32750; 32760; 32781; 32832; 32833
Leistungen der Mutterschaftsvorsorge, die bei Vertretung, im Notfall oder bei Mit- bzw. Weiterbehandlung nach den kurativen Gebührenordnungspositionen erbracht werden, sind mit dem für die Mutterschaftsvorsorge vereinbarten Kennzeichen „V" zu versehen.		
Anfallsleiden unter antiepileptischer Therapie oder Psychosen unter Clozapintherapie	32008	32070; 32071; 32120; 32305; 32314; 32342
Allergische Erkrankungen bei Kindern bis zum vollendeten 6. Lebensjahr	32009	32380; 32426; 32427
Therapie der hereditären Thrombophilie, des Antiphospholipidsyndroms oder der Hämophilie	32011	32112; 32113; 32115; 32120; 32203; 32208; 32212; 32213; 32214; 32215; 32216; 32217; 32218; 32219; 32220; 32221; 32222; 32228
Erkrankungen ünter antineoplastischer Therapie oder systemischer Zytostatika-Therapie und/oder Strahlentherapie	32012	32066; 32068; 32070; 32071; 32120; 32122; 32155; 32156; 32157; 32159; 32163; 32168; 32169; 32324; 32351; 32376; 32390; 32391; 32392; 32394; 32395; 32396; 32397; 32400; 32446; 32447; 32527

Untersuchungsindikation	Kenn-nummer	Ausgenommene GOPen
Substitutionsgestützte Behandlung Opioidabhängiger gemäß Nr. 2 Anlage I „Anerkannte Untersuchungs- oder Behandlungsmethoden" der Richtlinie Methoden vertragsärztliche Versorgung des Gemeinsamen Bundesausschusses	32014	32137; 32140; 32141; 32142; 32143; 32144; 32145; 32146; 32147; 32148; 32292; 32293; 32314; 32330; 32331; 32332; 32333; 32334; 32335; 32336; 32337
Orale Antikoagulantientherapie	32015	32026; 32113; 32114; 32120
Manifeste angeborene Stoffwechsel- und/oder endokrinologische Erkrankung(en) bei Kindern und Jugendlichen bis zum vollendeten 18. Lebensjahr	32017	32082; 32101; 32309; 32310; 32320; 32321; 32359; 32361; 32367; 32368; 32370; 32371; 32401; 32412
Chronische Niereninsuffizienz mit einer endogenen Kreatinin-Clearance < 25 ml/min	32018	32064; 32065; 32066; 32081; 32083; 32197; 32237; 32411; 32435
HLA-Diagnostik vor einer Organ-, Gewebe- oder hämatopoetischen Stammzelltransplantation und/oder immunsuppressive Therapie nach erfolgter Transplantation	32020	32374; 32379; 32784; 32843; 32844; 32901; 32902; 32904; 32906; 32908; 32910; 32911; 32915; 32916; 32917; 32918; 32939; 32940; 32941; 32942; 32943
Therapiebedürftige HIV-Infektionen	32021	32058; 32066; 32070; 32071; 32520; 32521; 32522; 32523; 32524; 32824; 32828
Manifester Diabetes mellitus	32022	32025; 32057; 32066; 32094; 32135
Rheumatoide Arthritis (PCP) einschl. Sonderformen und Kolllagenosen unter immunsuppressiver oder immunmodulierender Langzeit-Basistherapie	32023	32042; 32066; 32068; 32070; 32071; 32081; 32120; 32461; 32489; 32490; 32491
Erkrankungen oder Verdacht auf prä- bzw. perinatale Infektionen	32024	32565; 32566; 32567; 32568; 32569; 32570; 32571; 32574; 32575; 32594; 32602; 32603; 32621; 32626; 32629; 32630; 32640; 32660; 32740; 32750; 32760; 32781; 32832; 32833

https://www.rki.de/DE/Content/Infekt/IfSG/Meldepflichtige_Krankheiten/Meldepflichtige_Krankheiten_node.html (§ 6 und § 7)

32001 **Wirtschaftliche Erbringung und/oder Veranlassung von Leistungen der Abschnitte 32.2 und/oder 32.3 (in Punkten) im Behandlungsfall, in dem mindestens eine Versicherten-, Grund- und/oder Konsiliarpauschale der Kapitel 3, 4, 7 bis 11, 13, 16 bis 18, 20, 21, 26, 27 oder 30.7 mit persönlichem Arzt-Patienten-Kontakt abgerechnet wird**

Versicherten-, Grund- oder Konsiliarpauschale des EBM Kapitels bzw. Abschnitts	Arztgruppe	Punkte
3	Allgemeinmedizin, hausärztliche Internisten und praktische Ärzte	19
4	Kinder- und Jugendmedizin	17
7	Chirurgie	3
8	Gynäkologie, Fachärzte ohne SP	
	Endokrinologie und Reproduktionsmedizin	10
8	Gynäkologie, SP Endokrinologie und Reproduktionsmedizin: Nur für Ärzte, die die Gebührenordnungspositionen 08520, 08531, 08541, 08542, 08550, 08551, 08552, 08560 und 08561 berechnen	37
9	Hals-Nasen-Ohrenheilkunde	6
10	Dermatologie	10
11	Humangenetik	3
13.2	Innere Medizin, fachärztliche Internisten ohne SP	15
13.3.1	Innere Medizin, SP Angiologie	10
13.3.2	Innere Medizin, SP Endokrinologie	37
13.3.3	Innere Medizin, SP Gastroenterologie	15
13.3.4	Innere Medizin, SP Hämatologie/Onkologie	23
13.3.5	Innere Medizin, SP Kardiologie	6
13.3.6	Innere Medizin, SP Nephrologie	37
13.3.7	Innere Medizin, SP Pneumologie	15
13.3.8	Innere Medizin, SP Rheumatologie	23
16	Neurologie, Neurochirurgie	6
17	Nuklearmedizin	23
18	Orthopädie, Fachärzte ohne SP Rheumatologie	3
18	Orthopädie, SP Rheumatologie: Nur für Ärzte, die die Gebührenordnungsposition 18700 berechnen	6
20	Phoniatrie, Pädaudiologie	3
21	Psychiatrie	3
26	Urologie	15
27	Physikalische und Rehabilitative Medizin	3
30.7	Schmerztherapie	3

Abrechnungsbestimmung: einmal im Behandlungsfall

Anmerkung: Die Gebührenordnungsposition 32001 wird durch die zuständige Kassenärztliche Vereinigung zugesetzt.
Bei einer Ermächtigung nach § 95 Abs. 4 SGB V oder nach § 119b Satz 4 SGB V ist der Ermächtigte entsprechend seiner Zugehörigkeit zu den aufgeführten Arztgruppen zu berücksichtigen, sofern der Ermächtigungsumfang dem eines zugelassenen Vertragsarztes entspricht.

Abrechnungsausschluss: im Zyklusfall 08550, 08551, 08552, 08560, 08561

Kommentar: Der Wirtschaftlichkeitsbonus besteht aus einer arztgruppenspezifischen fallzahlabhängigen Punktzahl, die vergütet wird. Dieser Bonus mindert sich aber, wenn die arztgruppenspezifischen und fallzahlabhängigen Budgets für **32.2 die Allgemeinen Laboratoriumsuntersuchungen** (erbrachte Leistungen) und **32.3. Spezielle Laboratoriumsuntersuchungen, molekulargenetische und molekularpathologische Untersuchungen** (veranlasste Leistungen) überschritten werden.

Der Überschreitungsbetrag wird vom Gesamtbonus-Betrag abgezogen. Mehr als der Bonusbetrag aber wird auch bei unwirtschaftlichster Erbringung und/oder Veranlassung nicht abgezogen, d.h. die Kosten werden immer vergütet!

Die bisherige Differenzierung der Fallpunktzahlen nach Abschnitt 32.2 (Allgemeinlabor) und 32.3 EBM (Speziallabor) sowie nach Allgemeinversicherten und Rentnern entfällt ab 1. April 2018.

Die Regelungen zur Nr. 32001 und zu den Kennnummern im Abschnitt 32.1 EBM (Grundleistungen) wird übergreifend für die Abschnitte 32.2 und 32.3 EBM zusammengeführt.

Sonderfall: Für fachübergreifende Berufsausübungsgemeinschaften (BAG), Medizinische Versorgungszentren (MVZ) und Praxen mit angestellten Ärzten wird die Höhe der begrenzenden Fallwerte sowie die Bewertung der Gebührenordnungsposition 32001 arztpraxisspezifisch wie folgt bestimmt:

Die Summe der Produkte aus der Anzahl der Arztfälle des Arztes in der Praxis, in denen mindestens eine Versicherten-, Grund- und/oder Konsiliarpauschale der Kapitel 3, 4, 7 bis 11, 13, 16 bis 18, 20, 21, 26, 27 oder 30.7 abgerechnet wurde und dem arztgruppenspezifischen unteren begrenzenden Fallwert, dem arztgruppenspezifischen oberen begrenzenden Fallwert sowie der arztgruppenspezifischen Bewertung der Gebührenordnungsposition 32001 wird dividiert durch die Anzahl der Behandlungsfälle der berechtigten Ärzte, in denen mindestens eine Versicherten-, Grund- und/oder Konsiliarpauschale der Kapitel 3, 4, 7 bis 11, 13, 16 bis 18, 20, 21, 26, 27 oder 30.7 abgerechnet wurde.

Die EBM Nr. 32001 kann neu auch neben praeoperativen Leistungen abgerechnet werden. Die KBV informiert unter https://www.kbv.de/html/praxisinformationen.php.

32.2 Allgemeine Laboratoriumsuntersuchungen

1. Bei den im Abschnitt 32.2 aufgeführten Bewertungen handelt es sich um Eurobeträge gemäß § 87 Abs. 2 Satz 4 SGB V. Der tatsächliche Vergütungsanspruch ergibt sich aus den Eurobeträgen nach Satz 1 unter Berücksichtigung der für das entsprechende Quartal gültigen Vorgaben der Kassenärztlichen Bundesvereinigung gemäß § 87b Abs. 4 SGB V zur Honorarverteilung durch die Kassenärztlichen Vereinigungen Teil A Nr. 8.

2. Die Gebührenordnungspositionen des Abschnitts 32.2 sind im Zyklusfall nicht neben den Gebührenordnungspositionen 08550, 08551, 08552, 08560 und 08561 berechnungsfähig.

3. Die Gebührenordnungspositionen des Abschnitts 32.2 sind am Behandlungstag nicht neben den Gebührenordnungspositionen des Abschnitts 31.1.2 und nicht neben der Gebührenordnungsposition 34291 berechnungsfähig.

Kommentar: Abschnitt 32.2: Höchstwerte

32118	Höchstwert zu den Nrn. 32110 bis 32116	1,55 Euro
32139	Höchstwert zu den Nrn. 32137 und 32140 bis 32148 in den beiden ersten Quartalen der Substitutionsbehandlung	125,00 Euro
32138	Höchstwert zu den Nrn. 32137 und 32140 bis 32148 ab dem dritten Quartal oder außerhalb der Substitutionsbehandlung	64,00 Euro

Der Arzt berechnet – im Regelfall über seine Laborgemeinschaft – die beim Patienten erbrachten Laboratoriumsleistungen –sofern es keine besonderen Angaben seiner KV gibt. Die Höchstwert-Umsetzung führt die KV durch.

Nach Kommentar von Wezel/Liebold gilt: ... „Diese Höchstwerte – wie auch die im Abschnitt 32.3 genannten – beziehen sich auf die aufgeführten Nummern und das Körpermaterial unabhängig davon, ob die Entnahme an einem oder zwei aufeinanderfolgenden Tagen und die Bestimmung an verschiedenen Tagen erfolgten.

Die Höchstwerte stellen keine eigenständigen Leistungen dar.

Leistungen des Abschnitts 32.2 können nicht neben den Präoperativen Gebührenordnungspositionen (Unterabschnitt 31.1.2) berechnet werden...“

Befundberichte

Für die Mitteilung von Befunden der Leistungen nach Abschnitts 32.2 können Befundberichte/Arztbriefe nicht berechnet werden.

Beziehen sich Befundbericht oder Arztbrief hauptsächlich auf Ergebnisse anderer ärztlicher Untersuchungen und Behandlungen, ist die Abrechnung möglich, auch wenn dabei einige Laborwerte mit aufgeführt werden. Dies gilt nicht für die Übermittlung der Ergebnisse abgerechneter Leistungen der

- Reproduktionsmedizin,
- Humangenetik,
- Nuklearmedizin,
- Histologie und Zytologie (Kapitel 19),
- diagnostischen Radiologie
- Strahlentherapie.

Meldepflichtige Krankheiten oder meldepflichtiger Erregernachweisen

Wichtige Informationen zu meldepflichtigen Krankheiten oder meldepflichtigen Erregernachweisen erhalten Sie über die Web-Seite des Robert Koch Institutes:
http://www.rki.de/DE/Content/Infekt/IfSG/Meldepflichtige_Krankheiten/Meldepflichtige_Krankheiten_node.html u.a.

- Meldebögen
- Falldefinitionen
- Belehrungsbögen
- Nosokomiale Infektionen

32.2.1 Basisuntersuchungen

1. Der Nachweis von Eiweiß und/oder Glukose im Harn (ggf. einschl. Kontrolle auf Ascorbinsäure) sowie die Bestimmung des spezifischen Gewichts und/oder des pH-Wertes im Harn ist nicht berechnungsfähig.

Quantitative Bestimmung gilt für die Gebührenordnungspositionen 32025 bis 32027

Anmerkung: Die Gebührenordnungspositionen 32025 bis 32027 sind nur berechnungsfähig bei Erbringung in der Arztpraxis des Vertragsarztes, der die Untersuchung veranlasst hat. Diese Erbringung ist anzunehmen, wenn das Untersuchungsergebnis innerhalb einer Stunde nach Materialentnahme vorliegt.
Die Gebührenordnungspositionen 32025 bis 32027 sind bei Erbringung in Laborgemeinschaften nicht berechnungsfähig.

32025   Glucose   1,60 €

Abrechnungsausschluss: in derselben Sitzung 01732, 32057, 32880, 32881, 32882 im Behandlungsfall 01812

GOÄ entsprechend oder ähnlich: Nrn. 3516*, 3560*

Kompendium KBV: Die GOP 32025 kann nach derzeitigem Kenntnisstand bei Durchführung der Analyse mittels folgender Verfahren berechnet werden:
Glukose-Oxidase-, Glukose-Hexokinase-, Glukose-6-Phosphat-Dehydrogenase-, Glukose-Hydrogenase-Methode, Glukose-Elektrode.[1]Die Erbringung der GOP 32025 ist auch mittels Teststreifen/Unit-use-Reagenzien möglich. Die GOP 32025 ist nicht neben GOP 01732, 32057 und 32880 bis 32882 berechnungsfähig, sowie am Behandlungstag neben der GOP 01812.
[1] nach Kölner Kommentar zum EBM, Stand 01.01.2012

Kommentar: GOP 32025 bis 32027 sind bei Erbringung in der Laborgemeinschaft nicht berechnungsfähig.
GOP 32025 bis 32027 sind nur berechnungsfähig bei Erbringung in der Arztpraxis des Vertragsarztes, der die Untersuchung veranlasst hat. Diese Erbringung ist anzunehmen, wenn das Untersuchungsergebnis innerhalb einer Stunde nach Materialentnahme vorliegt.

32026   TPZ (Thromboplastinzeit)   4,70 €

Abrechnungsausschluss: in derselben Sitzung 32113, 32114

GOÄ entsprechend oder ähnlich: Nrn. 3530*, 3607*

Kompendium KBV: Die GOP 32026 kann nach derzeitigem Kenntnisstand bei Durchführung der Analyse mittels folgender Verfahren berechnet werden:
koagulometrische Methode nach Quick, chromogene Methode.[1]Die Erbringung der GOP 32026 ist auch mittels Teststreifen/Unit-use-Reagenzien möglich.Die GOP 32026 ist nicht neben GOP 32113 und 32114 berechnungsfähig.
[1] nach Kölner Kommentar zum EBM, Stand 01.01.2012

Kommentar: GOP 32025 bis 32027 sind bei Erbringung in der Laborgemeinschaft nicht berechnungsfähig.
GOP 32025 bis 32027 sind nur berechnungsfähig bei Erbringung in der Arztpraxis des Vertragsarztes, der die Untersuchung veranlasst hat. Diese Erbringung ist anzunehmen, wenn das Untersuchungsergebnis innerhalb einer Stunde nach Materialentnahme vorliegt.

32027–32030

32 In-vitro-Diagnostik der Laboratoriumsmedizin, Mikrobiologie, Virologie
und Infektionsepidemiologie sowie Transfusionsmedizin

32027 D-Dimer (nicht mittels trägergebundener Reagenzien) 15,30 €

Anmerkung: Die Gebührenordnungspositionen 32025 bis 32027 sind nur berechnungsfähig bei Erbringung in der Arztpraxis des Vertragsarztes, der die Untersuchung veranlasst hat. Diese Erbringung ist anzunehmen, wenn das Untersuchungsergebnis innerhalb einer Stunde nach Materialentnahme vorliegt.

Die Gebührenordnungspositionen 32025 bis 32027 sind bei Erbringung in Laborgemeinschaften nicht berechnungsfähig. Die Gebührenordnungsposition 32025 ist nicht neben den Gebührenordnungspositionen 01732, 32057 und 32880 bis 32882 berechnungsfähig.

Die Gebührenordnungsposition 32026 ist nicht neben den Gebührenordnungspositionen 32113 und 32114 berechnungsfähig.

Die Gebührenordnungsposition 32027 ist nicht neben der Gebührenordnungsposition 32117 berechnungsfähig. Die Gebührenordnungsposition 32025 ist am Behandlungstag nichtneben der Gebührenordnungsposition 01812 berechnungsfähig.

Abrechnungsausschluss: in derselben Sitzung 32117

GOÄ entsprechend oder ähnlich: Nrn. 3935*, 3937*

Kompendium KBV: Die GOP 32027 kann nach derzeitigem Kenntnisstand bei Durchführung der Analyse mittels folgender Verfahren berechnet werden:
Latexagglutinintest, proteinchemischer, turbidimetrischer oder nephelometrischer Nachweis, Nachweis mittels Enzymimmunoassay (EIA).[1]Die Erbringung der GOP 32027 ist nicht mittels Teststreifen möglich. Semiquantitative oder qualitative D-Dimer-Bestimmungen sind nicht mit der GOP 32027 berechnungsfähig.Die GOP 32027 ist nicht neben der GOP 32117 berechnungsfähig.
[1] nach Kölner Kommentar zum EBM, Stand 01.01.2012

32030 Orientierende Untersuchung 0,50 €

Obligater Leistungsinhalt
- Orientierende Untersuchung mit visueller Auswertung mittels vorgefertigter
  - Reagenzträger

oder
  - Reagenzzubereitungen

Fakultativer Leistungsinhalt
- Apparative Auswertung,
- Verwendung von Mehrfachreagenzträgern

Anmerkung: Können mehrere Bestandteile eines Körpermaterials sowohl durch Verwendung eines Mehrfachreagenzträgers als auch durch Verwendung mehrerer Einfachreagenzträger erfasst werden, so ist in jedem Fall nur einmal die Gebührenordnungsposition 32030 berechnungsfähig.

Bei mehrfacher Berechnung der Gebührenordnungsposition 32030 ist die Art der Untersuchungen anzugeben.

Abrechnungsausschluss: in derselben Sitzung 01732, 32880, 32881, 32882

GOÄ entsprechend oder ähnlich: Nrn. 3511*, 3652* (Streifentest)

Kompendium KBV: Der Nachweis von Eiweiß und/oder Glukose im Harn, ggf. einschl. Kontrolle auf Ascorbinsäure, sowie die Bestimmung des spezifischen Gewichts und/oder des pH-

Wertes im Harn sind nicht berechnungsfähig. Die für diese Analysen benötigten Teststreifen können über den Sprechstundenbedarf bezogen werden. Sie sind nicht gesondert mit der GOP 32030 berechnungsfähig.[1]

Teststreifen, die neben der qualitativen Harnuntersuchung auf Eiweiß und/oder Glukose (ggf. einschl. Kontrolle auf Ascorbinsäure) sowie des pH-Wertes weitere Untersuchungsmöglichkeiten enthalten, können nicht über den Sprechstundenbedarf bezogen werden. Die Leistungserbringung ist dann mit der GOP 32030 berechnungsfähig.

Die GOP 32030 ist nicht neben GOP 01732 und 32880 bis 32882 berechnungsfähig.

[1] nach Kölner Kommentar zum EBM, Stand 01.01.2012

Kommentar: Unter diese Leistung fallen die qualitativen und semiquantitativen Untersuchungen mit sogenannten Teststäbchen/Testdtreifen. Weiterhin gehören zu dieser Nr. die LH--Ovulationsteste mit Teststreifen, die Nitritprobe außerhalb der Mutterschaftsvorsorge, der Onkoscreen-PSA-Test, Bestimmung der Osmolalität, der Flagyltest, der KOH--Test und die Untersuchungen auf Ketokörper und Katecholamine im Urin.

**32031   Mikroskopische Untersuchung des Harns auf morpholo-   0,25 €
          gische Bestandteile**

GOÄ entsprechend oder ähnlich: Nrn. 3531*, 3653*

Kompendium KBV: Nach dieser GOP sind Untersuchungen des Harnsediments auch bei Verwendung von konfektionierten Testmaterialien, berechnungsfähig.[1]

[1] nach Kölner Kommentar zum EBM, Stand 01.01.2012

Kommentar: Nach Nr. 32031 ist die Untersuchung des Harnsediments abrechenbar.

**32032   Bestimmung des pH-Wertes durch apparative Messung   0,25 €
          (außer im Harn)**

GOÄ entsprechend oder ähnlich: Analoger Ansatz der Nr. 3714*

Kompendium KBV: Die pH-Wert-Bestimmung im Urin ist nicht berechnungsfähig.

Bestimmungen in anderen Körpermaterialien, z.B. im Scheidensekret zur Risikoabschätzung einer Frühgeburt, sind nur dann mit der GOP 32032 berechnungsfähig, wenn sie mittels apparativer Messung durchgeführt werden.[1]

Bestimmungen des pH-Wertes mit Indikator-Papier bzw. Teststreifen sind mit der GOP 32030 zu berechnen.[1]

Die Bestimmung des pH-Wertes im Blut im Rahmen der Blutgasanalyse kann nicht separat mit der GOP 32032 berechnet werden.

[1] nach Kölner Kommentar zum EBM, Stand 01.01.2012

**32033   Harnstreifentest auf mindestens fünf der folgenden   0,50 €
          Parameter: Eiweiß, Glukose, Erythrozyten, Leukozyten,
          Nitrit, pH-Wert, spezifisches Gewicht, Ketonkörper ggf.
          einschließlich Kontrolle auf Ascorbinsäure einschließ-
          lich visueller oder apparativer Auswertung**

Abrechnungsausschlüsse: in derselben Sitzung 01732, 32880, 32881, 32882

Berichtspflicht: Nein

32035–32039

32 In-vitro-Diagnostik der Laboratoriumsmedizin, Mikrobiologie, Virologie
und Infektionsepidemiologie sowie Transfusionsmedizin

Quantitative Bestimmung mit physikalischer oder chemischer Messung oder Zellzählung, gilt für die Gebührenordnungspositionen 32035 bis 32039

Abrechnungsbestimmung: je Untersuchung

Anmerkung: Werden in Akut- bzw. Notfällen Leistungen entsprechend der Gebührenordnungspositionen 32035 bis 32039 als Einzelbestimmungen im Eigenlabor erbracht, sind die Gebührenordnungspositionen 32035 bis 32039 einzeln berechnungsfähig.

32035	Erythrozytenzählung	0,25 €

Abrechnungsausschluss: in derselben Sitzung 32120, 32122, 32125

GOÄ entsprechend oder ähnlich: Nr. 3504*

Kommentar: Nur in Akut- bzw. Notfällen können die Leistungen nach den Nrn. 32035 bis 35039 als Einzelbestimmungen im Eigenlabor nebeneinander berechnet werden. Werden von den Leistungen nach den EBM-Nrn. 32035 bis 32039 zwei oder mehr Parameter bestimmt, so ist die Nr. 32120 abzurechnen.

32036	Leukozytenzählung	0,25 €

Abrechnungsausschluss: in derselben Sitzung 32120, 32122, 32125

GOÄ entsprechend oder ähnlich: Nr. 3505*

Kommentar: Nur in Akut- bzw. Notfällen können die Leistungen nach den Nrn. 32035 bis 35039 als Einzelbestimmungen im Eigenlabor nebeneinander berechnet werden.

32037	Thrombozytenzählung	0,25 €

Abrechnungsausschluss: in derselben Sitzung 32120, 32122, 32125

GOÄ entsprechend oder ähnlich: Nr. 3506*

32038	Hämoglobin	0,25 €

Abrechnungsausschluss: in derselben Sitzung 32120, 32122, 32125

GOÄ entsprechend oder ähnlich: Nr. 3517*

32039	Hämatokrit	0,25 €

Anmerkung: Werden in Akut- bzw. Notfällen Leistungen entsprechend der Gebührenordnungspositionen 32035 bis 32039 als Einzelbestimmungen im Eigenlabor erbracht, sind die Gebührenordnungspositionen 32035 bis 32039 einzeln berechnungsfähig.
Die Gebührenordnungspositionen 32035 bis 32039 sind nicht neben den Gebührenordnungspositionen 32120, 32122 und 32125 berechnungsfähig.

Abrechnungsausschluss: in derselben Sitzung 32120, 32122, 32125

GOÄ entsprechend oder ähnlich: Nr. 3503*

32041 Qualitativer immunologischer Nachweis von Albumin im   1,65 €
Stuhl

Abrechnungsausschluss: im Behandlungsfall 40152

GOÄ entsprechend oder ähnlich: Nr. A 3734*

Kompendium KBV: Mit der GOP 32041 ist der immunologische Nachweis von Albumin im Stuhl berechnungsfähig.

Während für den Guajak-Test stets drei Testbriefchen auf einmal dem Patienten für die Probensammlung ausgehändigt und nach Rückgabe vom Arzt ausgewertet werden, genügt es im Allgemeinen, den Albumin-Test einzeln und höchstens zweimal durchzuführen, weil die Sensitivität des Tests bei Untersuchung von drei Stuhlproben nicht höher ist als bei zwei Proben.

Eine zweite Untersuchung ist bei positiver erster Probe überflüssig.[1]

Die Kosten für das überlassene Testmaterial sind in der Bewertung der GOP 32041 bereits enthalten. Kann eine Auswertung nicht erfolgen, weil z.B. der Patient das Testbriefchen nicht zurückgegeben hat, kann anstelle der GOP 32041 die Pauschale nach GOP 40152 berechnet werden.

[1] nach Kölner Kommentar zum EBM, Stand 01.01.2012

Tipp: Ggf. Kostenpauschale Nr. 40152 für ausgegebene Testbriefchen zum Nachweis Albumin im Stuhl, wenn die Leistungen nach nicht erbracht werden konnte (z.B. Testbriefe nicht an die Praxis zurück gebracht oder in einem Zustand, der eine Bestimmung nicht zulässt).

32042 Bestimmung der Blutkörperchensenkungsgeschwindig-   0,25 €
keit

GOÄ entsprechend oder ähnlich: Nrn. 3501*, 3711*

32.2.2 Mikroskopische Untersuchungen

32045 Mikroskopische Untersuchung eines Körpermaterials   0,25 €

Obligater Leistungsinhalt

- Nativpräparat (z.B. Kalilauge-Präparat auf Pilze, Untersuchung auf Trichomonaden und Treponemen)

und/oder

- Nach einfacher Färbung (z.B. mit Methylenblau, Fuchsin, Laktophenolblau, Lugolscher Lösung)

Fakultativer Leistungsinhalt

- Phasenkontrastdarstellung,
- Dunkelfeld

Abrechnungsausschluss: in derselben Sitzung 01827

GOÄ entsprechend oder ähnlich: Nrn. 3508*, 3509*

Kompendium KBV: Die GOP 32045 ist je Körpermaterial nur einmal berechnungsfähig, auch wenn z.B. ein einfach gefärbtes Präparat neben einem Nativpräparat untersucht wird.

Als Nativpräparat sind u.a. Untersuchungen auf Pilze im ungefärbten Präparat, Trichomonaden und der Postkoitaltest (Sims-Huhner-Test) oder andere Penetrationstests berechnungsfähig.[1]

32046–32050

32 In-vitro-Diagnostik der Laboratoriumsmedizin, Mikrobiologie, Virologie und Infektionsepidemiologie sowie Transfusionsmedizin

Auch die Suche nach Wurmeiern oder Skabiesmilben in einem Nativpräparat ohne Anreicherung oder in einem einfach gefärbten Präparat ist mit der GOP 32045 zu berechnen.

Die GOP 32171 wurde zum 01.07.2007 aus dem EBM gestrichen. Die Untersuchung auf Treponemen ist folglich nur noch nach GOP 32045 berechnungsfähig.

Die Untersuchung eines Körpermaterials mittels industriell vorgefärbter Objektträger kann mit der GOP 32045 berechnet werden, soweit die Untersuchung nicht durch eine andere GOP bereits erfasst ist (z.B. GOP 32047, 32051). Die mikroskopische Untersuchung von aus Körpermaterial angezüchteten Bakterien ist mit GOP 32720 bis 32727 und 32740 bis 32748 bereits abgegolten.

[1] nach Kölner Kommentar zum EBM, Stand 01.01.2012

Kommentar: Die Leistung ist je Körpermaterial nur einmal berechnungsfähig, auch wenn sowohl ein Nativpräparat als auch ein eingefärbtes Material untersucht werden. Diese Leistung kann auch zur Mikroskopie nach Dünndarmsaugbiopsie verwendet werden, bei der Suche nach Wurmeiern und auch bei einfachen Nativpräparaten.

Wird die Leistung im Rahmen der Empfängnisregelung durchgeführt, ist die EBM-Nr. 01827 abzurechnen.

Mikroskopische Untersuchung eines Körpermaterials nach differenzierender Färbung, ggf. einschl. Zellzählung, gilt für die Gebührenordnungspositionen 32046, 32047, 32050

Abrechnungsbestimmung: je Untersuchung

32046 Fetal-Hämoglobin in Erythrozyten	0,40 €

GOÄ entsprechend oder ähnlich: Nr. 3689*

32047 Retikulozytenzählung	0,40 €

Abrechnungsausschluss: in derselben Sitzung 32120, 32122, 32125

GOÄ entsprechend oder ähnlich: Nr. 3552*

Kommentar: Die Abrechnung der Nr. 32047 neben der Nr. 32051 ist nicht ausgeschlossen.

32050 Mikroskopische Untersuchung eines Körpermaterials nach Gram-Färbung	0,40 €

GOÄ entsprechend oder ähnlich: Nr. 3510*

Kompendium KBV: Die regelhafte Durchführung eines Grampräparates bei kombinierten Eintauchnährböden (z.B. Uricult), Stuhlkultur und Stuhluntersuchung auf Pilze ist nach derzeitigem Kenntnisstand fachlich nicht begründbar.

Die GOP 32050 ist lt. Leistungslegende für die mikroskopische Untersuchung eines Körpermaterials nach Gram-Färbung berechnungsfähig.(*)

Auch bei Durchführung mehrerer Gram-Präparate aus demselben Untersuchungsmaterial ist die GOP 32050 nur einmal berechnungsfähig.

(*) nach Kölner Kommentar zum EBM, Stand 01.01.2012

32051   Mikroskopische Differenzierung und Beurteilung aller   0,40 €
korpuskulären Bestandteile des gefärbten Blutausstriches

Abrechnungsausschluss: in derselben Sitzung 32121, 32122

GOÄ entsprechend oder ähnlich: Nr. 3502*

Kommentar: Die Abrechnung Nr. 32047 neben der Nr. 32051 ist nicht ausgeschlossen.

32052   Quantitative Bestimmung(en) der morphologischen   0,25 €
Bestandteile durch Kammerzählung der Zellen im
Sammelharn, auch in mehreren Fraktionen innerhalb
von 24 Stunden (Addis-Count)

GOÄ entsprechend oder ähnlich: Nr. 3654*

Kompendium KBV: Nach der GOP 32052 sind nur quantitative Zellzählungen im Sammelharn mittels Zählkammer (z.B. sog. Addis-Count) berechnungsfähig.(*) Neben der GOP 32052
sind die Leistungen nach GOP 32035 und 32036 für die Erythrozyten- und Leukozytenzählung im
Harn nicht berechnungsfähig.
Für die Kammerzählung im Spontanurin und die standardisierte quantitative Untersuchung des
Urinsediments mit vorgefertigten Systemen ist die GOP 32031 anzusetzen.
(*) nach Kölner Kommentar zum EBM, Stand 01.01.2012

32.2.3 Physikalische oder chemische Untersuchungen

32055   Quantitative Bestimmung eines Arzneimittels (z.B. Theo-   2,05 €
phyllin, Antikonvulsiva, Herzglykoside) in einem Körper-
material mittels trägergebundener (vorportionierter)
Reagenzien und apparativer Messung (z.B. Reflexions-
messung),

Abrechnungsbestimmung: je Untersuchung

GOÄ entsprechend oder ähnlich: Analoger Ansatz z.B. der Nr. A 3733* (Theophyllin)

Kommentar: Werden die Arzneimittel nicht trockenchemisch untersucht, sind z.B. bei chromatographischer Bestimmung die Nrn. 32305 ff. oder bei Immunassay die Nrn. 32330–32332,
32340 bis 32346 zu berechnen.

Quantitative Bestimmung von Substraten, Enzymaktivitäten oder Elektrolyten,
auch mittels trägergebundener (vorportionierter) Reagenzien, gilt für die
Gebührenordnungspositionen 32056 bis 32079 und 32081 bis 32087.

Abrechnungsbestimmung: je Untersuchung

32056   Gesamteiweiß   0,25 €

GOÄ entsprechend oder ähnlich: Nr. 3573.H1*

Kommentar: Bei Bestimmung mittels trägergebundener Reagenzien im Labor der eigenen
Praxis als Einzelbestimmung kann der Zuschlag nach Nr. 32089 berechnet werden.

32057–32062

32 In-vitro-Diagnostik der Laboratoriumsmedizin, Mikrobiologie, Virologie
und Infektionsepidemiologie sowie Transfusionsmedizin

32057   Glukose   0,25 €

Abrechnungsausschluss: am Behandlungstag 01812
in derselben Sitzung 01732, 32025, 32125, 32880, 32881, 32882

GOÄ entsprechend oder ähnlich: Nrn. 3514*, 3560*

Kompendium KBV: Blutzuckertagesprofile und Blutzuckerbelastungstests, z.B. oraler Gluko-setoleranz-Test, sind entsprechend der Anzahl durchgeführter Glukosebestimmungen mit Mehr-fachansatz der GOP 32057 zu berechnen.

Kommentar: Die Leistung nach Nr. 32057 kann 3x beim Oral-Glukosetoleranztest abgerechnet werden.
Eine Abrechnung der Glukosebestimmung im Harn beim Oral-Glukosetoleranztest oder in sonsti-gen Fällen ist nach der EBM-Nr. 32057 zusätzlich abrechenbar.
Wird die Leistung mit trägergebundenen Reagenzien innerhalb der Praxis als Einzelbestimmung durchgeführt, kann der Zuschlag nach Nr. 32089 berechnet werden.

32058   Bilirubin gesamt   0,25 €

GOÄ entsprechend oder ähnlich: Nr. 3581.H1*

Kommentar: Eine Bestimmung des Bilirubin direkt kann zusätzlich mit Nr. 32059 berechnet werden.

32059   Bilirubin direkt   0,40 €

GOÄ entsprechend oder ähnlich: Nr. 3582*

Kommentar: Eine Bestimmung des Bilirubin gesamt kann zusätzlich mit Nr. 32058 berechnet werden.

32060   Cholesterin gesamt   0,25 €

Abrechnungsausschluss: in derselben Sitzung 01732, 32880, 32881, 32882

GOÄ entsprechend oder ähnlich: Nr. 3562.H1*

32061   HDL-Cholesterin   0,25 €

GOÄ entsprechend oder ähnlich: Nr. 3563.H1*

32062   LDL-Cholesterin   0,25 €

GOÄ entsprechend oder ähnlich: Nr. 3564.H1*

Kompendium KBV: Die GOP 32062 ist nur berechnungsfähig, wenn LDLCholesterin auf ana-lytischem Wege bestimmt worden ist. Bei Ableitung des LDL-Cholesterins aus anderen Messgrö-ßen, z.B. durch die Friedewald-Formel, ist die GOP 32062 nicht berechnungsfähig.

Kommentar: Wird die LDL-Cholesterin-Konzentration rechnerisch bestimmt, so ist dies nicht berechnungsfähig.

32063   Triglyceride   0,25 €
GOÄ entsprechend oder ähnlich: Nr. 3565.H1*

32064   Harnsäure   0,25 €
GOÄ entsprechend oder ähnlich: Nrn. 3518*, 3583.H1*
Kommentar: Wird die Leistung mit trägergebundenen Reagenzien innerhalb der Praxis als Einzelbestimmung durchgeführt, kann der Zuschlag nach Nr. 32089 berechnet werden.

32065   Harnstoff   0,25 €
GOÄ entsprechend oder ähnlich: Nr. 3584.H1*
Kommentar: Siehe Kommentar Nr. 32064.

32066   Kreatinin (Jaffé-Methode)   0,25 €
Abrechnungsausschluss: in derselben Sitzung 32125
GOÄ entsprechend oder ähnlich: Nrn. 3520*, 3585.H1*
Kommentar: Siehe Kommentar Nr. 32064.

32067   Kreatinin, enzymatisch   0,40 €
Abrechnungsausschluss: in derselben Sitzung 32125
GOÄ entsprechend oder ähnlich: Nrn. 3520*, 3585.H1*
Kommentar: Siehe Kommentar Nr. 32064.

32068   Alkalische Phosphatase   0,25 €
GOÄ entsprechend oder ähnlich: Nr. 3587.H1*

32069   GOT   0,25 €
GOÄ entsprechend oder ähnlich: Nrn. 3515*, 3594.H1*
Kommentar: Siehe Kommentar Nr. 32064.

32070   GPT   0,25 €
GOÄ entsprechend oder ähnlich: Nrn. 3516*, 3595.H1*
Kommentar: Siehe Kommentar Nr. 32064.

32071   Gamma-GT   0,25 €
Abrechnungsausschluss: in derselben Sitzung 32125
GOÄ entsprechend oder ähnlich: Nrn. 3513*, 3592.H1*

32072–32081

32 In-vitro-Diagnostik der Laboratoriumsmedizin, Mikrobiologie, Virologie
und Infektionsepidemiologie sowie Transfusionsmedizin

32072   Alpha-Amylase   0,40 €

GOÄ entsprechend oder ähnlich: Nrn. 3512*, 3588.H1*

Kommentar: Werden zusätzlich organspezifische Isoenzyme bestimmt, ist ein mehrfacher Ansatz der EBM-Nr. 32072 möglich.
Wird die Amylase im Serum und im Sammelurin bestimmt, kann die Nr. 32072 entsprechend 2x berechnet werden. Die qualitative Bestimmung der Diastase im Urin ist nur nach Nr. 32030 abrechnungsfähig.
Siehe auch Kommentar Nr. 32064.

32073   Lipase   0,40 €

GOÄ entsprechend oder ähnlich: Nrn. 3521*, 3598.H1*

Kommentar: Siehe Kommentar Nr. 32064.

32074   Creatinkinase (CK)   0,25 €

Abrechnungsausschluss: in derselben Sitzung 32150

GOÄ entsprechend oder ähnlich: Nr. 3590.H1*

Kommentar: Für die Creatin-Kinase ist auch der Begriff CPK gebräuchlich.
Unter dieser Nr. sind auch Bestimmungen der CK-NAC abrechenbar. Wird die Leistung mit trägergebundenen Reagenzien innerhalb der Praxis als Einzelbestimmung durchgeführt, kann der Zuschlag nach Nr. 32089 berechnet werden. Die Abrechnung der CK-MB erfolgt nach Nr. 32092.
Siehe Kommentar Nr. 32064.

32075   LDH   0,25 €

GOÄ entsprechend oder ähnlich: Nr. 3597.H1*

32076   GLDH   0,40 €

GOÄ entsprechend oder ähnlich: Nrn. 3593.H1*, 3778*

32077   HBDH   0,40 €

GOÄ entsprechend oder ähnlich: Nr. 3596.H1*

32078   Cholinesterase   0,40 €

GOÄ entsprechend oder ähnlich: Nr. 3589.H1*

32079   Saure Phosphatase   0,25 €

GOÄ entsprechend oder ähnlich: Nr. 3599*

32081   Kalium   0,25 €

Abrechnungsausschluss: in derselben Sitzung 32125

GOÄ entsprechend oder ähnlich: Nr. 3519*, 3557*

Kommentar: Wird die Leistung mit trägergebundenen Reagenzien innerhalb der Praxis als Einzelbestimmung durchgeführt, kann der Zuschlag nach Nr. 32089 berechnet werden.

32082 Calcium	0,25 €

GOÄ entsprechend oder ähnlich: Nr. 3555*

Kommentar: Wird die Leistung mit trägergebundenen Reagenzien innerhalb der Praxis als Einzelbestimmung durchgeführt, kann der Zuschlag nach Nr. 32089 berechnet werden.

32083 Natrium	0,25 €

GOÄ entsprechend oder ähnlich: Nr. 3558*

Kommentar: Wird die Leistung mit trägergebundenen Reagenzien innerhalb der Praxis als Einzelbestimmung durchgeführt, kann der Zuschlag nach Nr. 32089 berechnet werden.

32084 Chlorid	0,25 €

GOÄ entsprechend oder ähnlich: Nr. 3556*

32085 Eisen	0,25 €

GOÄ entsprechend oder ähnlich: Nr. 3620*

Kommentar: Im Rahmen des Eisenbelastungstestes kann die Leistung nach Nr. 32085 insgesamt 3x abgerechnet werden.

32086 Phosphor anorganisch	0,40 €

GOÄ entsprechend oder ähnlich: Nr. 3580.H1*

32087 Lithium	0,60 €

Anmerkung: Die Gebührenordnungsposition 32057 ist nicht neben den Gebührenordnungspositionen 01732, 32025, 32125 und 32880 bis 32882 berechnungsfähig.
Die Gebührenordnungsposition 32060 ist nicht neben den Gebührenordnungspositionen 01732 und 32880 bis 32882 berechnungsfähig.
Die Gebührenordnungsposition 32074 ist nicht neben der Gebührenordnungsposition 32150 berechnungsfähig. Die Gebührenordnungspositionen 32066, 32067, 32071 und 32081 sind nicht neben der Gebührenordnungsposition 32125 berechnungsfähig. Die Gebührenordnungsposition 32057 ist am Behandlungstag nicht neben der Gebührenordnungsposition 01812 berechnungsfähig.

GOÄ entsprechend oder ähnlich: Nr. 4214*

32089–32094

32 In-vitro-Diagnostik der Laboratoriumsmedizin, Mikrobiologie, Virologie
und Infektionsepidemiologie sowie Transfusionsmedizin

32089 **Zuschlag zu den Gebührenordnungspositionen 32057,**   **0,80 €**
32064, 32065 oder 32066 oder 32067, 32069, 32070, 32072
oder 32073, 32074, 32081, 32082 und 32083 bei Erbrin-
gung mittels trägergebundener (vorportionierter)
Reagenzien im Labor innerhalb der eigenen Arztpraxis
als Einzelbestimmung(en),

Abrechnungsbestimmung: je Leistung

Anmerkung: Die Gebührenordnungsposition 32089 ist nicht berechnungsfähig bei Bezug der Analyse aus Laborgemeinschaften oder bei Erbringung mit Analysensystemen, die für Serien mit hoher Probenzahl bestimmt sind, z.B. Systeme mit mechanisierter Probenverteilung und/oder programmierten Analysen mehrerer Messgrößen in einem Untersuchungsablauf.

GOÄ entsprechend oder ähnlich: Leistungskomplex so nicht in der GOÄ vorhanden, ggf. Nr. 3511* Trockenchemie

Kommentar: Da in der Leistungslegende von einer Bestimmung innerhalb der eigenen Praxis gesprochen wird, sind Leistungen, die in Laborgemeinschaften durchgeführt werden, nicht abrechenbar.

Quantitative Bestimmung

32092 CK-MB   **1,15 €**

Abrechnungsausschluss: in derselben Sitzung 32150

GOÄ entsprechend oder ähnlich: Nrn. 3591.H1*, 3788*

Kommentar: Unter diese Leistung fällt auch die Bestimmung von
- CK-MB-NAC,
- CK-BB,
- CK-MM.

Die Bestimmung von Creatinkinase wird nach 32074 berechnet.

32094 Glykierte Hämoglobine (z.B. HbA1 und/oder HbA1c)   **4,00 €**

GOÄ entsprechend oder ähnlich: Nr. 3561*

Kompendium KBV: Glykierte Hämoglobine liegen in mehreren Fraktionen vor, die chromatographisch, photometrisch, elektrophoretisch oder immunologisch bestimmt werden können. Unabhängig von der angewandten Methode und der Art der Fraktion ist die Leistung nach GOP 32094 nur einmal berechnungsfähig, auch wenn mehrere Fraktionen gleichzeitig untersucht werden.Glykierte Hämoglobine sind unabhängig von der verwendeten Methode ausschließlich mit der GOP 32094 zu berechnen.

Kommentar: Werden Unterfraktionen des HbA bestimmt, so kann die Leistung nach Nr. 32094 trotzdem nur einmal abgerechnet werden.

Quantitative Bestimmung mittels Immunoassay,

Abrechnungsbestimmung: je Untersuchung

Anmerkung: Die Gebührenordnungsposition 32097 ist nur berechnungsfähig bei Erbringung und Qualitätssicherung in eigener Praxis oder bei Überweisung.

Die Gebührenordnungsposition 32097 ist nicht berechnungsfähig bei Bezug der Analyse aus Laborgemeinschaften.

32097	**Untersuchung des/der natriuretrischen Peptides/Peptide BNP und/oder NT-Pro-BNP und/oder MR-ANP je Untersuchung**	**19,40 €**

GOÄ entsprechend oder ähnlich: Nr. 4033*

Kompendium KBV: Die GOP 32097 ist nur berechnungsfähig bei Erbringung und Qualitätssicherung in eigener Praxis oder bei Überweisung. Die GOP 32097 ist nicht berechnungsfähig bei Bezug der Analyse aus Laborgemeinschaften.
Die Bestimmung kann mittels Enzymimmuno- (EIA), Fluoreszenzimmuno- (FIA), Lumineszenzimmuno- (LIA) oder Radioimmunoassay (RIA) erfolgen.(*)
(*) nach Kölner Kommentar zum EBM, Stand 01.01.2012

32101	**Thyrotropin (TSH)**	**3,00 €**

Anmerkung: Die Gebührenordnungsposition 32097 ist nur berechnungsfähig bei Erbringung und Qualitätssicherung in eigener Praxis oder bei Überweisung. Die Gebührenordnungsposition 32097 ist nicht berechnungsfähig bei Bezug der Analyse aus Laborgemeinschaften.

GOÄ entsprechend oder ähnlich: Nr. 4030.H4*

Kompendium KBV: TSH gilt als der wichtigste Laborwert bei der Diagnostik von Schilddrüsenerkrankungen und bei der Beurteilung der Schilddrüsenhormon-Stoffwechsellage unter Therapie sowie vor diagnostischen Eingriffen mit jodhaltigen Kontrastmitteln. Im Regelfall wird bei Patienten ohne schwere Allgemeinerkrankung bei Verdacht auf Schilddrüsenerkrankung primär das TSH bestimmt und abhängig vom Resultat der ggf. weitere diagnostische Ablauf bestimmt.
Die Bestimmung der Gesamthormone T3 und T4 wurde zum Quartal 3/2007 in den Anhang IV der nicht oder nicht mehr berechnungsfähigen Leistungen des EBM übernommen.

Kommentar: Die Leistung nach Nr. 32101 kann für den TSH-Stimulationstest 2x in Ansatz gebracht werden.

Quantitative immunochemische Bestimmung im Serum, gilt für die Gebührenordnungspositionen 32103 bis 32106

Abrechnungsbestimmung: je Untersuchung

32103	**Immunglobulin A (Gesamt-IgA)**	**0,60 €**

GOÄ entsprechend oder ähnlich: Nr. 3571*

Kompendium KBV: Als immunochemische Methoden gelten z.B. die radiale Immundiffusion (Mancini-Technik), die Immunnephelometrie oder die Immunturbidimetrie.(*)Die Bestimmung der Immunglobuline (IgA, IgG, IgM) im Serum ist nur nach GOP 32103, 32104 und 32105 berechnungsfähig und kann nicht der GOP 32455 „Ähnliche Untersuchung" zugeordnet werden.Die Bestimmung der Immunglobuline in anderen Körpermaterialien, z.B. im Liquor oder Harn, ist nach den dafür vorgesehenen GOP des Kapitels 32.3 berechnungsfähig (GOP 32448, 32449).(*)
(*) nach Kölner Kommentar zum EBM, Stand 01.01.2012

32104–32107

32 In-vitro-Diagnostik der Laboratoriumsmedizin, Mikrobiologie, Virologie
und Infektionsepidemiologie sowie Transfusionsmedizin

32104 Immunglobulin G (Gesamt-IgG) 0,60 €

GOÄ entsprechend oder ähnlich: Nr. 3571*
Kompendium KBV: Siehe Nr. 32103.

32105 Immunglobulin M (Gesamt-IgM) 0,60 €

GOÄ entsprechend oder ähnlich: Nr. 3571*
Kompendium KBV: Siehe Nr. 32103.

32106 Transferrin 0,60 €

GOÄ Nrn. 3575*

Kompendium KBV: Als immunochemische Methoden gelten z.B. die radiale Immundiffusion (Mancini-Technik), die Immunnephelometrie oder die Immunturbidimetrie.(*)
Die Bestimmung der Immunglobuline (IgA, IgG, IgM) im Serum ist nur nach GOP 32103, 32104 und 32105 berechnungsfähig und kann nicht der GOP 32455 „Ähnliche Untersuchung" zugeordnet werden.
Die Bestimmung der Immunglobuline in anderen Körpermaterialien, z.B. im Liquor oder Harn, ist nach den dafür vorgesehenen GOP des Kapitels 32.3 berechnungsfähig (GOP 32448, 32449).(*)
Die Bestimmung von Transferrin ist nicht nach GOP 32455 „Ähnliche Untersuchungen" berechnungsfähig, sondern nur nach GOP 32106.
(*) nach Kölner Kommentar zum EBM, Stand 01.01.2012

32107 Elektrophoretische Trennung von Proteinen oder Lipo- 0,75 € proteinen im Serum mit quantitativer Auswertung der Fraktionen und graphischer Darstellung

GOÄ entsprechend oder ähnlich: Nr. 3574.H1*

Kommentar: Für spezielle elektrophoretische Trennungen von humanen Proteinen ergeben sich folgende EBM-Nummern, z.B.
- 32465 Oligoklonale Banden im Liquor und im Serum
- 32466 Harnproteine
- 32467 Lipoproteine einschl. Polyanionenpräzititation
- 32468 Hämoglobine
- 32469 Isoenzyme der alkalischen Phosphatase
- 32470 Isoenzyme der Creatin-Kinase
- 32471 Isoenzyme der Laktatdehydrogenase
- 32472 Alpha-1-Antrypsin
- 32473 Acetylcholinesterase
- 32474 Proteine im Punktat
- 32476 Polyacrylamidgel-Elektrophorese oder ähnliche Verfahren
- 32477 Immunfixationselektrophorese
- 32478 Immunfixationselektrophorese

32.2.4 Gerinnungsuntersuchungen

Untersuchungen zur Abklärung einer plasmatischen Gerinnungsstörung oder zur Verlaufskontrolle bei Antikoagulantientherapie, gilt für die Gebührenordnungspositionen 32110 bis 32117

Abrechnungsbestimmung: je Untersuchung

Anmerkung: Der Höchstwert für die Untersuchungen entsprechend der Gebührenordnungspositionen 32110 bis 32116 beträgt 1,55 Euro.

32110   Blutungszeit (standardisiert)   0,75 €

Abrechnungsausschluss: am Behandlungstag 01741
GOÄ entsprechend oder ähnlich: Nr. 3932*

32111   Rekalzifizierungszeit   0,75 €

Abrechnungsausschluss: am Behandlungstag 01741
GOÄ entsprechend oder ähnlich: Analoger Ansatz Nr. 3946*

32112   Partielle Thromboplastinzeit (PTT)   0,60 €

Abrechnungsausschluss: am Behandlungstag 01741
GOÄ entsprechend oder ähnlich: Nrn. 3605*, 3946*

32113   Thromboplastinzeit (TPZ) aus Plasma   0,60 €

Abrechnungsausschluss: am Behandlungstag 01741; in derselben Sitzung 32026
GOÄ entsprechend oder ähnlich: Nrn. 3530*, 3607*
Kommentar: Die Untersuchung beschreibt den Quick-Wert. Wird die Bestimmung im Kapillarblut, durchgeführt ist die höherbewertete Nr. 32114 zu berechnen. Der Höchstwert der Nrn. 32110 bis 32116 beträgt 1,55 Euro.

32114   Thromboplastinzeit (TPZ) aus Kapillarblut   0,75 €

Abrechnungsausschluss: am Behandlungstag 01741
in derselben Sitzung 32026
GOÄ entsprechend oder ähnlich: Nrn. 3530*, 3607*

32115   Thrombingerinnungszeit (TZ)   0,75 €

Abrechnungsausschluss: am Behandlungstag 01741
GOÄ entsprechend oder ähnlich: Nr. 3606*

32116   Fibrinogenbestimmung   0,75 €

Abrechnungsausschluss: am Behandlungstag 01741
GOÄ entsprechend oder ähnlich: Nrn. 3933*, 3934*

32 In-vitro-Diagnostik der Laboratoriumsmedizin, Mikrobiologie, Virologie
32117–32122
und Infektionsepidemiologie sowie Transfusionsmedizin

**32117 Qualitativer Nachweis von Fibrinmonomeren, Fibrin-   4,60 €
und/oder Fibrinogen-Spaltprodukten (z.B. D-Dimere)**

Abrechnungsausschluss: am Behandlungstag 01741
in derselben Sitzung 32027

GOÄ entsprechend oder ähnlich: Nrn. 3935*, 3937*

Kompendium KBV: Leistungsinhalt der GOP 32117 sind qualitative oder semiquantitative
Schnelltests zum Nachweis von Spaltprodukten, die bei der plasmatischen Gerinnung der Fibrinolyse auftreten (z.B. D-Dimer-Bestimmung zum Ausschluss einer Lungenembolie oder einer
Beinvenenthrombose). Die quantitative Bestimmung, z.B. zur Verlaufskontrolle, ist entsprechend
der GOP 32212 berechnungsfähig.(*) Die GOP 32117 ist nicht neben der GOP 32027 berechnungsfähig sowie am Behandlungstag nicht neben der GOP 01741.
(*) nach Kölner Kommentar zum EBM, Stand 01.01.2012

Kommentar: Eine quantitative Bestimmung ist nach Nr. 32212 abrechenbar.

32.2.5 Funktions- und Komplexuntersuchungen

**32120 Bestimmung von mindestens zwei der folgenden Para-   0,50 €
meter: Erythrozytenzahl, Leukozytenzahl (ggf. einschl.
orientierender Differenzierung), Thrombozytenzahl,
Hämoglobin, Hämatokrit, mechanisierte Retikulozyten-
zählung, insgesamt**

Abrechnungsausschluss: am Behandlungstag 01741
in derselben Sitzung 32035, 32036, 32037, 32038, 32039, 32047, 32122, 32125

GOÄ entsprechend oder ähnlich: Nr. 3550*

Kommentar: Diese Leistung wird allgemein als „Kleines Blutbild" bezeichnet. Neben dieser
Leistung können die vollständigen mikroskopischen oder mechanisierten Differenzierungen nach
den Nrn. 32051 und 32121 abgerechnet werden.

**32121 Mechanisierte Zählung der Neutrophilen, Eosinophilen,   0,60 €
Basophilen, Lymphozyten und Monozyten, insgesamt**

Abrechnungsausschluss: in derselben Sitzung 32051, 32122

GOÄ entsprechend oder ähnlich: Nr. 3551*

Kommentar: Ggf. Zuschlag nach Nr. 32123 (für nachfolgende mikroskopische Differenzierung
und Beurteilung aller korpuskulären Bestandteile des gefärbten Blutausstriches) abrechnen.

**32122 Vollständiger Blutstatus mittels automatisierter   1,10 €
Verfahren**

Obligater Leistungsinhalt

* Hämoglobin,
* Hämatokrit,
* Erythrozytenzählung,
* Leukozytenzählung,

- Thrombozytenzählung,
- Mechanisierte Zählung der Neutrophilen, Eosinophilen, Basophilen, Lymphozyten und Monozyten

Fakultativer Leistungsinhalt
- Mechanisierte Zählung der Retikulozyten,
- Bestimmung weiterer hämatologischer Kenngrössen

Abrechnungsausschluss: in derselben Sitzung 32035, 32036, 32037, 32038, 32039, 32047, 32051, 32120, 32121, 32125

GOÄ entsprechend oder ähnlich: Nrn. 3550* + 3551*

Kommentar: In der Praxis wird diese Leistung allgemein als „Großes Blutbild" bezeichnet. Ggf. Zuschlag nach Nr. 32123 (für nachfolgende mikroskopische Differenzierung und Beurteilung aller korpuskulären Bestandteile des gefärbten Blutausstriches) abrechnen.

32123	**Zuschlag zu den Gebührenordnungspositionen 32121 oder 32122 bei nachfolgender mikroskopischer Differenzierung und Beurteilung aller korpuskulären Bestandteile des gefärbten Blutausstriches**	**0,40 €**

GOÄ entsprechend oder ähnlich: Nrn. 3502*, 3680*

32124	**Bestimmung der endogenen Kreatininclearance**	**0,80 €**

Abrechnungsausschluss: in derselben Sitzung 32197

GOÄ entsprechend oder ähnlich: Nr. 3615*

Kompendium KBV: Die GOP 32124 ist nicht neben der GOP 32197 berechnungsfähig, da die Bestimmung der Kreatininclearance fakultativer Leistungsinhalt der GOP 32197 ist.

32125	**Bestimmung von mindestens sechs der folgenden Parameter: Erythrozyten, Leukozyten, Thrombozyten, Hämoglobin, Hämatokrit, Kalium, Glukose im Blut, Kreatinin, Gamma-GT vor Eingriffen in Narkose oder in rückenmarksnaher Regionalanästhesie (spinal, peridural)**	**1,45 €**

Abrechnungsausschluss: in derselben Sitzung 32035, 32036, 32037, 32038, 32039, 32047, 32057, 32066, 32067, 32071, 32081, 32120, 32122

GOÄ entsprechend oder ähnlich: Einzelne Labor-Parameter abrechnen.

32.2.6 Immunologische Untersuchungen und Untersuchungen auf Drogen

Immunologischer oder gleichwertiger chemischer Nachweis, ggf. einschl. mehrerer Probenverdünnungen, gilt für die Gebührenordnungspositionen 32128 und 32130 bis 32136

Abrechnungsbestimmung: je Untersuchung

32128–32134

32 In-vitro-Diagnostik der Laboratoriumsmedizin, Mikrobiologie, Virologie
und Infektionsepidemiologie sowie Transfusionsmedizin

32128   C-reaktives Protein   1,15 €

GOÄ entsprechend oder ähnlich: Nr. 3524*

Kompendium KBV: Immunologische Nachweismethoden basieren auf einer spezifischen Antigen-Antikörper-Reaktion und sind in der Regel empfindlicher als quantitative chemische Nachweismethoden, die nur dann als gleichwertig in Bezug auf die Berechnungsfähigkeit dieser GOP angesehen werden können, wenn sie die gleiche untere Nachweisgrenze erreichen wie die korrespondierenden immunologischen Verfahren.(*)
GOP 32128 bis 32136 dürfen je GOP pro Körpermaterial nur einmal berechnet werden, auch wenn mehrere Probenverdünnungen durchgeführt werden müssen.
Mit der GOP 32128 ist die qualitative und semiquantitative Bestimmung von CRP berechnungsfähig (z.B. CRP-Bestimmung mittels Testkartensystemen).
Die Berechnungsfähigkeit der GOP 32460 setzt die quantitative Bestimmung von CRP mittels Immunnephelometrie, Immunturbidimetrie, Immunpräzipitation, Immunoassay oder anderer gleichwertiger Verfahren voraus.
(*) nach Kölner Kommentar zum EBM, Stand 01.01.2012

Kommentar: Semi-quantitative Tests sind nach Nr. 32128 zu berechnen. Für die quantitative Bestimmung des CRPs ist die Nr. 32460 abzurechnen.

32130   Streptolysin O-Antikörper (Antistreptolysin)   1,15 €

GOÄ entsprechend oder ähnlich: Nr. 3523*

Kommentar: Nicht für orale Hypo- bzw. Desensibilisierung (sublinguale Therapie)

32131   Gesamt-IgM beim Neugeborenen   2,15 €

GOÄ entsprechend oder ähnlich: Analoger Ansatz der Nr. 3884*

32132   Schwangerschaftsnachweis   1,30 €

GOÄ entsprechend oder ähnlich: Nrn. 3528*, 3529*

Kompendium KBV: Siehe auch Nr. 32128.

Kommentar: Die Nr. 32132 kann nur im Rahmen kurativer Behandlung berechnet werden. Im Rahmen eines Schwangerschaftsabbruchs ist der Test fakultativer Bestandteil der Leistung nach Nr. 01900.

32133   Mononucleose-Test   2,05 €

GOÄ entsprechend oder ähnlich: Nr. 3525*

Kommentar: Unter diese Leistung fallen auch die sogenannten Schnelltests.

32134   Myoglobin   3,00 €

Abrechnungsausschluss: in derselben Sitzung 32150

GOÄ entsprechend oder ähnlich: Nr. 3755*

Kommentar: Nach dieser Leistung kann der Schnelltest auf Latexbasis berechnet werden.

32135 Mikroalbuminurie-Nachweis   1,55 €

GOÄ entsprechend oder ähnlich: Nr. 3736*

Kompendium KBV: Der Nachweis einer geringgradigen erhöhten Albuminausscheidung im Urin erfordert Methoden, die eine Nachweisgrenze von Albumin im Konzentrationsbereich zwischen 20 bis 30 mg/l aufweisen. Übliche Teststreifen zum Nachweis von Eiweiß im Urin können aufgrund ihrer zu geringen Empfindlichkeit für diese Untersuchung nicht herangezogen werden.
Die Bestimmung an drei aufeinanderfolgenden Tagen kann aus Gründen von Schwankungen in der Proteinausscheidung als sachgerecht angesehen werden. Auf eine eindeutige Kennzeichnung der Proben durch den Einsender ist hierbei zu achten.
Die quantitative nephelometrische Bestimmung von Albumin im Urin ist mit der GOP 32435 berechnungsfähig.

Kommentar: Die quantitative Bestimmung ist nach Nr. 32435 zu berechnen.

32136 Alpha-1-Mikroglobulinurie-Nachweis   1,85 €

GOÄ entsprechend oder ähnlich: Analoger Ansatz der Nr. 3754*

Drogensuchtest unter Verwendung eines vorgefertigten Reagenzträgers, gilt für die Gebührenordnungspositionen 32137 und 32140 bis 32147

Abrechnungsbestimmung: je Substanz und/oder Substanzgruppe

Abrechnungsausschluss: in derselben Sitzung 32292

32137 Buprenorphinhydrochlorid   3,05 €

Abrechnungsbestimmung: je Substanz und/oder Substanzgruppe

Kompendium KBV: Unter einem „Suchtest" wird in diesem Zusammenhang nach derzeitigem Kenntnisstand eine qualitative Untersuchung verstanden. Mit den verfügbaren Testreagenzien können entweder Einzelsubstanzen oder die jeweilige Substanzgruppe nachgewiesen werden, der die Droge angehört (*). Der Höchstwert im Behandlungsfall für die Untersuchungen nach GOP 32137 und 32140 bis 32148 beträgt im ersten und zweiten Quartal der substitutionsgestützten Behandlung Opiatabhängiger gemäß den Richtlinien des Gemeinsamen Bundesausschusses 125,00 €.
Der Höchstwert im Behandlungsfall für die Untersuchungen nach GOP 32137 und 32140 bis 32148 beträgt ab dem dritten Quartal oder außerhalb der substitutionsgestützten Behandlung Opiatabhängiger gemäß den Richtlinien des Gemeinsamen Bundesausschusses 64,00 €.
(*) nach Kölner Kommentar zum EBM, Stand 01.01.2012

32140 Amphetamin/Metamphetamin   3,05 €

Kompendium KBV: Siehe Nr. 32137.

32141 Barbiturate   3,05 €

Kompendium KBV: Siehe Nr. 32137.

32142	Benzodiazepine	3,05 €

Kompendium KBV: Siehe Nr. 32137.

32143	Cannabinoide (THC)	3,05 €

Kompendium KBV: Siehe Nr. 32137.

32144	Kokain	3,05 €

32145	Methadon	3,05 €

32146	Opiate (Morphin)	3,05 €

32147	Phencyclidin (PCP)	3,05 €

Abrechnungsbestimmung 32137–32147 je Substanz und/oder Substanzgruppe
Abrechnungsausschluss 32137–32147 in derselben Sitzung 32292

GOÄ entsprechend oder ähnlich: Leistung so nicht in der GOÄ vorhanden, ggf. Nr. 3511*

32148	Quantitative Alkohol-Bestimmung in der Atemluft mit apparativer Messung, z.B. elektrochemisch, im Rahmen der substitutionsgestützten Behandlung Opiatabhängiger gemäß Nr. 2 Anlage I „Anerkannte Untersuchungs- oder Behandlungsmethoden" der Richtlinie Methoden vertragsärztliche Versorgung des Gemeinsamen Bundesausschusses	1,00 €

Anmerkung: Der Höchstwert im Behandlungsfall für die Untersuchungen entsprechend der Gebührenordnungspositionen 32137 und 32140 bis 32148 beträgt im ersten und zweiten Quartal der substitutionsgestützten Behandlung Opiatabhängiger gemäß den Richtlinien des Gemeinsamen Bundesausschusses 125,00 Euro.
Der Höchstwert im Behandlungsfall für die Untersuchungen entsprechend der Gebührenordnungspositionen 32137 und 32140 bis 32148 beträgt ab dem dritten Quartal oder außerhalb der substitutionsgestützten Behandlung Opiatabhängiger gemäß den Richtlinien des Gemeinsamen Bundesausschusses 64,00 Euro.

Abrechnungsausschluss: am Behandlungstag 01955

GOÄ entsprechend oder ähnlich: Leistung in der GOÄ nicht vorhanden.

32150	Immunologischer Nachweis von Troponin I und/oder Troponin T auf einem vorgefertigten Reagenzträger bei akutem koronaren Syndrom (ACS), ggf. einschl. apparativer quantitativer Auswertung	11,25 €

Anmerkung: Die Untersuchung entsprechend der Gebührenordnungsposition 32150 sollte bei Verdacht einer Myokardschädigung nur dann durchgeführt werden, wenn der Beginn der klinischen Symptomatik länger als 3 Stunden zurückliegt und die Entscheidung über das Vorgehen bei dem Patienten aufgrund der typischen Symptomatik und eines typischen EKG-Befundes nicht getroffen werden kann.

Abrechnungsausschluss: in derselben Sitzung 32074, 32092, 32134, 32450

GOÄ entsprechend oder ähnlich: Nr. A 3732*

Kompendium KBV: Die Untersuchung nach GOP 32150 sollte bei Verdacht einer Myokardschädigung nur dann durchgeführt werden, wenn der Beginn der klinischen Symptomatik länger als drei Stunden zurückliegt und die Entscheidung über das Vorgehen bei dem Patienten aufgrund der typischen Symptomatik und eines typischen EKG-Befundes nicht getroffen werden kann.

Unter einem akuten koronaren Syndrom werden instabile Angina pectoris und Myokardinfarkt zusammengefasst. Die Bestimmung der herzmuskelspezifischen Proteine Troponin I und/oder Troponin T kann nur bei diesen Indikationen oder bei einem entsprechenden Verdacht berechnet werden. (*)

Die potenzielle Auswertung mit einem Ablesegerät gehört zum Leistungsinhalt der GOP 32150.

(*) nach Kölner Kommentar zum EBM, Stand 01.01.2012

32.2.7 Mikrobiologische Untersuchungen

32151	Kulturelle bakteriologische und/oder mykologische Untersuchung	1,15 €

Obligater Leistungsinhalt
- Kulturelle bakteriologische Untersuchung

und/oder
- Kulturelle mykologische Untersuchung,
- Verwendung eines
  - Standardnährbodens

und/oder
  - Trägers mit einem oder mehreren vorgefertigten Nährböden (z.B. Eintauchnährböden)

Fakultativer Leistungsinhalt
- Nachweis antimikrobieller Wirkstoffe mittels Hemmstofftest,
- Nachfolgende Keimzahlschätzung(en),
- Nachfolgende mikroskopische Prüfung(en),
- Einfache Differenzierung(en) (z.B. Chlamydosporen-Nachweis, Nachweis von Pseudomycel)

Abrechnungsausschluss: am Behandlungstag 32720

GOÄ entsprechend oder ähnlich: Nr. 4605*

Kompendium KBV: Nach der GOP 32151 sind einfache mykologische und bakteriologisch kulturelle Untersuchungen berechnungsfähig, die nicht den Umfang der kulturellen Leistungen nach GOP 32687 (mykologische Untersuchungen) bzw. 32720 bis 32747 (bakteriologische Untersuchungen) erreichen. (*)

So gehören Untersuchungen mit nur einem festen oder flüssigen Nährboden oder mit einem Nährbodenträger zum Leistungsinhalt der GOP 32151. Aufgrund der jeweiligen „und/oder"-Verknüpfungen ist die Leistung nach GOP 32151 auch dann nur einmal berechnungsfähig, wenn auf

32152–32880

32 In-vitro-Diagnostik der Laboratoriumsmedizin, Mikrobiologie, Virologie
und Infektionsepidemiologie sowie Transfusionsmedizin

einem Eintauchnährboden mehrere Nährböden aufgebracht sind oder wenn neben einer einfachen bakteriologischen auch eine einfache mykologische Untersuchung durchgeführt wird.
Ein typisches Beispiel für die Leistung nach GOP 32151 ist die bakteriologische Urinuntersuchung mittels Eintauchnährboden sowie die Untersuchung eines Haut-, Schleimhaut-, Vaginalabstriches einschließlich von Vaginalsekret, einer Stuhl- oder Urinprobe auf (Hefe-)Pilze. Bei dieser Pilzinfektion ist die Verwendung eines einzigen Pilznährbodens in der Regel diagnostisch ausreichend und Anreicherungen oder Langzeitkultivierungen sind nicht erforderlich.(*)
Fakultativer Leistungsinhalt dieser GOP ist auch die nachfolgende mykologische grob-orientierende Differenzierung. (Nachweis von Pseudomycel und/oder Chlamydosporen auf Reisagar).(*)
Die Aufwendungen für Materialien sind mit der GOP 32151 abgegolten, können nicht gesondert in Rechnung gestellt und nicht als Sprechstundenbedarf bezogen werden.
Pilzuntersuchungen im Stuhl im Rahmen von z.B. Dysbakterieuntersuchung, Dysbiose, Kyberstatus oder intestinalem Ökogramm stellen nach derzeitigem Stand keine GKV-Leistungen dar. Auch in den „Qualitätsstandards in der mikrobiologisch-infektiologischen Diagnostik" der Deutschen Gesellschaft für Hygiene und Mikrobiologie, Nr. 9 „Infektionen des Darms", 2000, werden sog. „Dysbiose- oder Dysbakterie-Untersuchungen" als nicht ausreichend gesicherte und nicht indizierte Methoden bewertet.
(*) nach Kölner Kommentar zum EBM, Stand 01.01.2012

Kommentar: Die Leistung ist auch dann nur einmal abrechnungsfähig, wenn neben einer einfachen bakteriologischen auch eine einfache mykologische Untersuchung durchgeführt wird.

32152	**Orientierender Schnelltest auf A-Streptokokken-Gruppenantigen bei Patienten bis zum vollendeten 16. Lebensjahr**	**2,55 €**

GOÄ entsprechend oder ähnlich: Analoger Ansatz der Nr. 4500*

Kompendium KBV: Ein positives Ergebnis in dem Schnelltest kann den Verdacht auf eine A-Streptokokken-Infektion schnell klären. Bei bestehendem Infektionsverdacht kann ein negativer Schnelltest durch nachfolgende kulturelle Untersuchung abgesichert werden. Diese kulturelle Untersuchung ist dann nach GOP 32151 oder 32740 ggf. zusätzlich zu GOP 32152 berechnungsfähig.(*)
Wird der Schnelltest auf A-Streptokokken Gruppenantigene bei Patienten nach Vollendung des 16. Lebensjahres erbracht, so kann diese Leistung nur nach der GOP 32030 berechnet werden.
(*) nach Kölner Kommentar zum EBM, Stand 01.01.2012

32.2.8 Laborpauschalen im Zusammenhang mit präventiven Leistungen

32880	**Harnstreifentest gemäß Anlage 1 der Gesundheitsuntersuchungs-Richtlinie auf Eiweiß, Glukose, Erythrozyten, Leukozyten und Nitrit**	**0,50 €**

Obligater Leistungsinhalt
* Orientierende Untersuchung auf Eiweiß, Glukose, Erythrozyten, Leukozyten und Nitrit im Urin (Nr. 32030)

Anmerkung: Erfolgt die Untersuchung nicht unmittelbar nach Gewinnung des Urins ist durch geeignete Lagerungs- und ggf. Transportbedingungen sicherzustellen, dass keine Verfälschungen des Analyseergebnisses auftreten können.

Abrechnungsausschluss: in derselben Sitzung 32025, 32033, 32057, 32060, 32061, 32062, 32063

GOÄ entsprechend oder ähnlich: GOÄ: Nrn. 3511, 3652 Inhalt ähnlich.

Kommentar: Die EBM Nrn. 32880 bis 32882 sind zwingend den Laboruntersuchungen der Gesundheitsuntersuchung nach Nr. 01732 zugeordnet. Hier sind nicht die EBM Nrn. 32025, 32030, 32057 oder 32060 abrechenbar.

32881	**Bestimmung des Lipidprofils (Gesamtcholesterin, LDL-Cholesterin, HDL-Cholesterin und Triglyceride) gemäß Anlage 1 der Gesundheitsuntersuchungs-Richtlinie**	**0,25 €**

Abrechnungsausschluss: in derselben Sitzung 32025, 32030, 32057, 32060, 32061, 32062, 32063

GOÄ entsprechend oder ähnlich: GOÄ: Nrn. 3514, 3652 Inhalt ähnlich.

Kommentar: Siehe Kommentar zur EBM Nr. 32880.

32882	**Bestimmung des Lipidprofils (Gesamtcholesterin, LDL-Cholesterin, HDL-Cholesterin und Triglyceride) gemäß Anlage 1 der Gesundheitsuntersuchungs-Richtlinie**	**1,00 €**

Abrechnungsausschluss: in derselben Sitzung 32025, 32030, 32057, 32060, 32061, 32062, 32063

GOÄ entsprechend oder ähnlich: GOÄ: Nr. 3652 Inhalt ähnlich.

Kommentar: Siehe Kommentar zur EBM Nr. 32880.

32.3 Spezielle Laboratoriumsuntersuchungen, molekulargenetische und molekularpathologische Untersuchungen

1. Bei den im Abschnitt 32.3 aufgeführten Bewertungen handelt es sich um Eurobeträge gemäß § 87 Abs. 2 Satz 4 SGB V. Der tatsächliche Vergütungsanspruch ergibt sich aus den Eurobeträgen nach Satz 1 unter Berücksichtigung der für das entsprechende Quartal gültigen Vorgaben der Kassenärztlichen Bundesvereinigung gemäß § 87b Abs. 4 SGB V zur Honorarverteilung durch die Kassenärztlichen Vereinigungen Teil A Nr. 8.
2. Die Berechnung der Gebührenordnungspositionen des Abschnitts 32.3 setzt eine Genehmigung der Kassenärztlichen Vereinigung nach Qualitätssicherungsvereinbarung Spezial-Labor gemäß § 135 Abs. 2 SGB V voraus.
3. Die Gebührenordnungspositionen des Abschnitts 32.3 unterliegen einer Staffelung je Arztpraxis in Abhängigkeit von der im Quartal erbrachten Anzahl der Gebührenordnungspositionen nach dem Abschnitt 32.3. Rechnet die Arztpraxis mehr als 450.000 Gebührenordnungspositionen nach dem Abschnitt 32.3 im Quartal ab,

wird die Vergütung in EURO der darüber hinaus abgerechneten Kosten nach dem Abschnitt 32.3 um 20 % vermindert. Sofern ein Höchstwert zu berechnen ist, zählen die dem Höchstwert zugrunde liegenden Gebührenordnungspositionen hinsichtlich der Abstaffelung insgesamt als eine Gebührenordnungsposition.

4. Die Gebührenordnungspositionen des Abschnitts 32.3 sind im Zyklusfall nicht neben den Gebührenordnungspositionen 08550, 08551, 08552, 08560 und 08561 berechnungsfähig.

5. Die Gebührenordnungspositionen des Abschnitts 32.3 sind am Behandlungstag nicht neben den Gebührenordnungspositionen des Abschnitts 31.1.2 und nicht neben der Gebührenordnungsposition 34291 berechnungsfähig.

Kommentar: zu 1. und 2.
Die Erbringung und Abrechnung von Leistungen des Speziallabors (Abschnitt 32.3) ist nur mit einer vorherigen Genehmigung der Kassenärztlichen Vereinigung nach den Richtlinien der Kassenärztlichen Bundesvereinigung für die Durchführung von Laboratoriumsuntersuchungen in der kassenärztlichen/vertragsärztlichen Versorgung möglich.

zu 3.
Die Abstaffelungsregelung entspricht der des bisherigen EBM.

zu 4.
Im Rahmen der Reproduktionsmedizin sind Laborleistungen des Abschnitts 32.3 im Zyklusfall nicht neben den hier genannten IVF-Leistungen abrechnungsfähig.

zu 5.
Laborleistungen des Abschnitts 32.3 dürfen am Behandlungstag nicht neben einer Koronarangiographie (Nr. 34291) und nicht neben präoperativen Gebührenordnungspositionen des Abschnitts 31.1.2 abgerechnet werden.
Höchstwerte im Abschnitt 32.3:

32286	Höchstwert zu den Nrn. 32265 bis 32283	24,50 Euro
32339	Höchstwert zu den Nrn. 32330 bis 32337	24,10 Euro
32432	Höchstwert zur Nr. 32430	16,80 Euro
32433	Höchstwert zu den Nrn. 32426 und 32427	65,00 Euro
32434	Höchstwert zu den Nrn. 32426 und 32427 in begründeten Einzelfällen bei Säuglingen, Kleinkindern und Kindern bis zum vollendeten 6. Lebensjahr	111,00 Euro
32458	Höchstwert zu den Nrn. 32435 bis 32456	33,40 Euro
32511	Höchstwert zu den Nrn. 32489 bis 32505	42,60 Euro
32644	Höchstwert zu den Nrn. 32569 bis 32571, 32585 bis 32642 und 32660 bis 32664	66,30 Euro
32695	Höchstwert zur Nr. 32690	11,50 Euro
32751	Höchstwert zur Nr. 32750	39,00 Euro
32771	Höchstwert zur Nr. 32770, je Mykobakterienart	39,50 Euro
32797	Höchstwert zu den Nrn. 32792 bis 32794, je Körpermaterial	46,00 Euro
32950	Höchstwert zur Nr. 32949	114,80 Euro

32.3.1 Mikroskopische Untersuchungen

Mikroskopische Untersuchung von Blut- oder Knochenmarkzellen nach zyto-chemischer Färbung, gilt für die Gebührenordnungspositionen 32155 bis 32158 und 32159 bis 32161

Abrechnungsbestimmung: je Untersuchung

32155* Alkalische Leukozyten(Neutrophilen)phosphatase   14,30 €

GOÄ entsprechend oder ähnlich: Nr. 3683*

32156* Esterasereaktion   5,60 €

GOÄ entsprechend oder ähnlich: Nr. 3683*

32157* Peroxydasereaktion   5,60 €

GOÄ entsprechend oder ähnlich: Nr. 3683*

Kompendium KBV: Der Katalog 32155 ff. enthält abschließend die wesentlichen zytochemi-schen Reaktionen, die in der Knochenmarkdiagnostik bei hämatologischen Erkrankungen, z.B. Leu-kämien, durchgeführt werden. Untersuchungsmaterial kann neben Knochenmark auch anderes Material sein, in dem die diagnostisch interessierenden Zellen vorkommen, z.B. Blutausstriche.(*) Gemäß Leistungslegende ist mit der GOP 32157 die Peroxidasereaktion für Blut- oder Knochen-markzellen berechnungsfähig.
(*) nach Kölner Kommentar zum EBM, Stand 01.01.2012

32158* PAS-Reaktion   5,60 €

GOÄ entsprechend oder ähnlich: Nr. 3683*

32159* Eisenfärbung   8,40 €

Abrechnungsausschluss: in derselben Sitzung 32168
GOÄ entsprechend oder ähnlich: Nr. 3682*

32160* Saure Phosphatase   5,60 €

GOÄ entsprechend oder ähnlich: Nr. 3599*

32161* Terminale Desoxynukleotidyl-Transferase (TdT)   5,60 €

GOÄ entsprechend oder ähnlich: Leistung in der GOÄ nicht vorhanden.

Mikroskopische Differenzierung eines Materials als gefärbte(r) Ausstrich(e) oder als Tupfpräparat(e) eines Organpunktates, gilt für die Gebührenordnungs-positionen 32163 bis 32167

Abrechnungsbestimmung: je Untersuchung

32163*–32170*

32 In-vitro-Diagnostik der Laboratoriumsmedizin, Mikrobiologie, Virologie
und Infektionsepidemiologie sowie Transfusionsmedizin

32163* Knochenmark — 7,90 €

GOÄ entsprechend oder ähnlich: Nr. 3683*

32164* Lymphknoten — 9,20 €

GOÄ entsprechend oder ähnlich: Analog Nr. 3683*

32165* Milz — 12,00 €

GOÄ entsprechend oder ähnlich: Analoger Ansatz der Nr. 3683*

32166* Synovia — 5,80 €

GOÄ entsprechend oder ähnlich: Analoger Ansatz der Nr. 3683*

32167* Morphologische Differenzierung des Liquorzellausstrichs — 6,40 €

GOÄ entsprechend oder ähnlich: Nr. 3671*

32168* Mikroskopische Differenzierung eines Materials als gefärbte(r) Ausstrich(e) oder als Tupfpräparat(e) des Knochenmarks einschl. der Beurteilung des Eisenstatus auf Sideroblasten, Makrophageneisen und Therapieeisengranula — 15,30 €

Abrechnungsausschluss: in derselben Sitzung 32159

GOÄ entsprechend oder ähnlich: Analoger Ansatz der Nr. 3681*

32169* Vergleichende hämatologische Begutachtung von mikroskopisch differenzierten Ausstrichen des Knochenmarks und des Blutes, einschl. Dokumentation — 15,30 €

GOÄ entsprechend oder ähnlich: Nrn. 3683* + 3680*

32170* Mikroskopische Differenzierung von Haaren (Trichogramm) — 5,60 €

Obligater Leistungsinhalt
- Mikroskopische Differenzierung von Haaren einschl. deren Wurzeln (Trichogramm)

Fakultativer Leistungsinhalt
- Färbung, auch mehrere Präparate,
- Epilation

GOÄ entsprechend oder ähnlich: Nr. 4860*

32172* Mikroskopische Untersuchung des Blutes auf Parasiten, 8,40 €
z.B. Plasmodien, Mikrofilarien, im gefärbten Blutaus-
strich und/oder Dicken Tropfen

GOÄ entsprechend oder ähnlich: Nr. 4753*

Mikroskopische Untersuchung eines Körpermaterials auf Krankheitserreger
nach differenzierender Färbung, gilt für die Gebührenordnungspositionen
32175 bis 32182

Abrechnungsbestimmung: je Untersuchung

32175* Corynebakterienfärbung nach Neisser 6,20 €

GOÄ entsprechend oder ähnlich: Nr. 4513*

Kompendium KBV: GOP 32175 bis 32182 und 32185 bis 32187 sind nur berechnungsfähig,
wenn Körpermaterial, d.h. von einer untersuchten Person unmittelbar stammendes Originalmaterial, mikroskopisch untersucht wird. Mikroskopische Prüfungen von Kulturmaterial nach Anzüchtung eines Krankheitserregers sind Bestandteil der jeweiligen kulturellen Untersuchung und daher nicht gesondert berechnungsfähig.[1]
[1] nach Kölner Kommentar zum EBM, Stand 01.01.2012

32176* Ziehl-Neelsen-Färbung auf Mykobakterien 5,20 €

GOÄ entsprechend oder ähnlich: Nr. 4512*

Kompendium KBV: Siehe Nr. 32175.

32177* Färbung mit Fluorochromen (z.B. Auramin) auf Myko- 5,00 €
bakterien

GOÄ entsprechend oder ähnlich: Nr. 4515*

Kompendium KBV: Siehe Nr. 32175.

32178* Giemsa-Färbung auf Protozoen 6,30 €

GOÄ entsprechend oder ähnlich: Nr. 4510*

Kompendium KBV: Siehe Nr. 32175.

Kommentar: Die Trichomonadenuntersuchung im Nativpräparat kann nicht mit Nr. 32178 abgerechnet werden, sie entspricht der Nr. 32045 Mikroskopische Untersuchung eines Körpermaterials

32179* Karbolfuchsinfärbung auf Kryptosporidien 1,40 €

GOÄ entsprechend oder ähnlich: Analoger Ansatz der Nr. 4513*

Kompendium KBV: Siehe Nr. 32175.

32180*–32187*

32 In-vitro-Diagnostik der Laboratoriumsmedizin, Mikrobiologie, Virologie
und Infektionsepidemiologie sowie Transfusionsmedizin

32180* Tuschepräparat auf Kryptokokken 5,60 €

GOÄ entsprechend oder ähnlich: Nr. 4513*
Kompendium KBV: Siehe Nr. 32175.

32181* Färbung mit Fluorochromen (z.B. Acridinorange, Calcofluor 3,30 € weiß) auf Pilze

GOÄ entsprechend oder ähnlich: Nr. 4516*
Kompendium KBV: Siehe auch Nr. 32175.
Die mit dieser GOP zu berechnenden nicht-immunologischen Färbemethoden mit Fluorochromen
(z.B. auch Fungiqual A), bei der fluoreszierende Farbstoffe chemische Reaktionen mit Zellbe-
standteilen eingehen, sind zu unterscheiden von der auf Antigen-Antikörper-Reaktionen beruhen-
den Immunfluoreszenz, die nach eigenständigen GOP berechnungsfähig sind.(*)
(*) nach Kölner Kommentar zum EBM, Stand 01.01.2012

32182* Ähnliche Untersuchungen unter Angabe der Erregerart 6,30 € und Art der Färbung

GOÄ entsprechend oder ähnlich: Nr. 4513*
Kompendium KBV: Siehe auch Nr. 32175.
Die Angabe von Erregerart und Art der Färbung bei der Abrechnung ist obligat.
Die „Sporenfärbung auf Anaerobier" hat als eigenständige Leistung keine diagnostische Bedeutung mehr (als obsolete Leistung eingestuft). In der Regel genügt die Durchführung eines Grampräparates entsprechend der GOP 32050. Die Sporenfärbung auf Anaerobier ist nicht als „Ähnliche Untersuchung" nach GOP 32182 berechnungsfähig.

**Mikroskopische Untersuchung eines Körpermaterials auf Krankheitserreger
nach differenzierender Färbung, gilt für die Gebührenordnungspositionen
Nrn. 32185 bis 32187**

Abrechnungsbestimmung: je Untersuchung

32185* Heidenhain-Färbung auf Protozoen 9,80 €

GOÄ entsprechend oder ähnlich: Nr. 4516*
Kompendium KBV: Siehe auch Nr. 32175.

32186* Trichrom-Färbung auf Protozoen 7,90 €

GOÄ entsprechend oder ähnlich: Nr. 4516*
Kompendium KBV: Siehe auch Nr. 32175.

32187* Silberfärbung auf Pneumozysten 3,50 €

GOÄ entsprechend oder ähnlich: Nr. 4516*
Kompendium KBV: GOP 32185 bis 32187 sind nur berechnungsfähig, wenn Körpermaterial,
d.h. von einer untersuchten Person unmittelbar stammendes Originalmaterial, mikroskopisch un-

tersucht wird. Mikroskopische Prüfungen von Kulturmaterial nach Anzüchtung eines Krankheitserregers sind Bestandteil der jeweiligen kulturellen Untersuchung und daher nicht gesondert berechnungsfähig.[1]

[1] nach Kölner Kommentar zum EBM, Stand 01.01.2012

32.3.2 Funktionsuntersuchungen

32190* **Physikalisch-morphologische Untersuchung des**   **23,70 €**
Spermas [Menge, Viskosität, pH-Wert, Nativpräparat(e),
Differenzierung der Beweglichkeit, Bestimmung der
Spermienzahl, Vitalitätsprüfung, morphologische Diffe-
renzierung nach Ausstrichfärbung (z.B. Papanicolaou)]

Abrechnungsausschluss: im Behandlungsfall 08540

GOÄ entsprechend oder ähnlich: Nr. 3668*

Kompendium KBV: Die Leistung nach GOP 32190 ist nur berechnungsfähig, wenn sämtliche aufgeführten Einzelkomponenten untersucht worden sind.(*)
Die Leistung nach GOP 32190 ist eine Komplexuntersuchung, deshalb können im Rahmen des Spermiogramms nicht noch zusätzliche Färbungen mit dem gleichen Ziel, wie z.B. die Schiff'sche Färbung mit GOP 32045 abgerechnet werden. Bei Notwendigkeit weiterer chemischer Analysen, z.B. Fruktose-Bestimmung, können diese zusätzlich berechnet werden, z.B. nach GOP 32231.
Die Spermauntersuchung im Zusammenhang mit Maßnahmen zur künstlichen Befruchtung ist nach GOP 08540 berechnungsfähig.(*)
Bei der Kontrolle nach Vasektomie wird der Leistungsinhalt der GOP 32190 in der Regel nicht vollständig erbracht, sodass hierfür die GOP 32045 berechnungsfähig ist.
(*) nach Kölner Kommentar zum EBM, Stand 01.01.2012

Kommentar: Die Leistung ist nur berechnungsfähig, wenn alle in der Leistungslegende aufgeführten Einzelkomponenten untersucht wurden.
Diese Leistung ist nur dann eine Kassenleistung, wenn begründet vermutet werden kann, dass Sterilität besteht – s. SGB V § 27/§ 27a.
Die Spermauntersuchung im Zusammenhang mit Maßnahmen zur künstlichen Befruchtung (seit 2004 werden nur noch 50 % der Kosten von den Kassen übernommen) ist nach Nr. 08540 (Gewinnung und Untersuchung des Spermas) berechnungsfähig.

Funktionsprüfung mit Belastung, einschl. der erforderlichen quantitativen
Bestimmungen im Harn oder Blut, gilt für die Gebührenordnungspositionen
32192 bis 32195

Abrechnungsbestimmung: je Funktionsprüfung

32192* Laktosetoleranz-Test   **4,10 €**

GOÄ entsprechend oder ähnlich: Nr. 4108*

32193* D-Xylose-Test   **5,00 €**

GOÄ entsprechend oder ähnlich: Nr. 4095*

32194* Pancreolauryl-Test	9,00 €

GOÄ entsprechend oder ähnlich: Analog 4100*

32195* Ähnliche Untersuchungen (mit Ausnahme von Glukose-Toleranztests), unter Angabe der Art der Untersuchung	5,00 €

Anmerkung: Die Berechnung der Gebührenordnungsposition 32195 setzt die Begründung der medizinischen Notwendigkeit der jeweiligen Untersuchung im Einzelfall voraus. Abweichend davon kann die Begründung der medizinischen Notwendigkeit der jeweiligen Untersuchung im Einzelfall entfallen bei: Fructose-Toleranz-Test und säuresekretorische Kapazität des Magens.

Kompendium KBV: Die Angabe der Art der Untersuchung (Feldkennung 5002) ist obligat.
Die Berechnung der GOP 32195 setzt die Begründung der medizinischen Notwendigkeit der jeweiligen Untersuchung im Einzelfall voraus. Abweichend davon kann die Begründung der medizinischen Notwendigkeit der jeweiligen Untersuchung im Einzelfall entfallen bei: Fructose-Toleranz-Test und säuresekretorische Kapazität des Magens.
Auf die gesonderte Begründung zur betreffenden GOP in Feldkennung 5009 kann verzichtet werden, wenn ein von der Begründungspflicht ausgenommenes Untersuchungsverfahren angewandt wurde oder sich bereits aus der in der Abrechnung angegebenen Diagnose die Notwendigkeit der Untersuchung im Einzelfall ergibt. Der TRH-Test ist nicht mit der GOP 32195 berechnungsfähig.
Beim TRH-Test handelt es sich um zwei TSH-Bestimmungen, die jeweils nach GOP 32101 berechnungsfähig sind.
Blutzuckertagesprofile und Blutzuckerbelastungstests, z.B. oraler Glukosetoleranz-Test, sind entsprechend der Anzahl durchgeführter Glukosebestimmungen mit Mehrfachansatz der GOP 32057 zu berechnen.

Funktionsprüfung der Nieren durch Bestimmung der Clearance mit mindestens drei quantitativ-chemischen Blut- oder Harnanalysen, gilt für die Gebührenordnungspositionen 32196 bis 32198

Abrechnungsbestimmung: je Funktionsprüfung

32196* Inulin-Clearance	11,20 €

32197* Harnstoff-, Phosphat- und/oder Calcium-Clearance, ggf. inkl. Kreatinin-Clearance	10,00 €

Abrechnungsausschluss: in derselben Sitzung 32124

Kompendium KBV: Die GOP 32197 ist jetzt über die Bestimmung der Phosphat-Clearance hinaus auch für die Bestimmung der Harnstoff- und/oder Calcium-Clearance, ggf. einschl. der Kreatinin-Clearance, berechnungsfähig.(*)
Eine zusätzliche Berechnungsfähigkeit der GOP 32124, Bestimmung der endogenen Kreatinin-Clearance, ist nicht gegeben.
(*) nach Kölner Kommentar zum EBM, Stand 01.01.2012

**32198* Ähnliche Untersuchungen, unter Angabe der Art der   11,30 €
Untersuchung**

Anmerkung: Die Berechnung der Gebührenordnungsposition 32198 setzt die Begründung der medizinischen Notwendigkeit der jeweiligen Untersuchung im Einzelfall voraus.

Kompendium KBV: Die Angabe der Art der Untersuchung (Feldkennung 5002) ist obligat.
Die Bestimmung der endogenen Kreatinin-Clearance ist mit GOP 32124 berechnungsfähig.
Die Bestimmungen der Konzentrationen der Testsubstanzen im Blut oder Harn, wie z.B. der Para-Amino-Hippursäure (PAH), ist nicht gesondert berechnungsfähig.
Die Berechnung der GOP 32198 setzt die Begründung der medizinischen Notwendigkeit der jeweiligen Untersuchung im Einzelfall voraus.

32.3.3 Gerinnungsuntersuchungen

32203* Thrombelastogramm   16,60 €

GOÄ entsprechend oder ähnlich: Nr. 3957*

Untersuchung der Gerinnungsfunktion durch Globaltests, ggf. einschl. mehrfacher Bestimmung der Gerinnungszeit, gilt für die Gebührenordnungspositionen 32205 bis 32208

Abrechnungsbestimmung: je Untersuchung

32205* Batroxobin-(Reptilase-)zeit   16,80 €

GOÄ entsprechend oder ähnlich: Nr. 3955*

**32206* Aktiviertes Protein C-Resistenz (APC-Resistenz, APC-   15,60 €
Ratio)**

32207* Lupus Antikoagulans (Lupusinhibitoren)   13,90 €

**32208* Ähnliche Untersuchungen unter Angabe der Art der   19,20 €
Untersuchung**

Anmerkung: Die Berechnung der Gebührenordnungsposition 32208 setzt die Begründung der medizinischen Notwendigkeit der jeweiligen Untersuchung im Einzelfall voraus. Abweichend davon kann die Begründung der medizinischen Notwendigkeit der jeweiligen Untersuchung im Einzelfall entfallen bei: Ecarin-Clotting-Time, anti-Xa Aktivität.

Kompendium KBV: Die Angabe der Art der Untersuchung (Feldkennung 5002) ist obligat.
Die Berechnung der GOP 32208 setzt die Begründung der medizinischen Notwendigkeit der jeweiligen Untersuchung im Einzelfall voraus. Abweichend davon kann die Begründung der medizinischen Notwendigkeit der jeweiligen Untersuchung im Einzelfall entfallen bei: Ecarin-Clotting-Time, Anti-Faktor-Xa Aktivität.
Auf die gesonderte Begründung zur betreffenden GOP in Feldkennung 5009 kann verzichtet werden, wenn ein von der Begründungspflicht ausgenommenes Untersuchungsverfahren angewandt

32210*–32215*

32 In-vitro-Diagnostik der Laboratoriumsmedizin, Mikrobiologie, Virologie
und Infektionsepidemiologie sowie Transfusionsmedizin

wurde oder sich bereits aus der in der Abrechnung angegebenen Diagnose die Notwendigkeit der Untersuchung im Einzelfall ergibt.

Bei der Durchführung eines Globaltests können mehrere Bestimmungen der Gerinnungszeit erforderlich sein, die insgesamt nur einmal mit der GOP 32208 berechnungsfähig sind. Als „je Untersuchung" gemäß der Legendierung gilt der jeweilige Globaltest.(*)

Eine mehrfache Berechnungsfähigkeit der GOP 32208 ist bei Durchführung mehrerer Globaltests gegeben.

(*) nach Kölner Kommentar zum EBM, Stand 01.01.2012

Quantitative Bestimmung von Einzelfaktoren des Gerinnungssystems, gilt für die Gebührenordnungspositionen 32210 bis 32227

Abrechnungsbestimmung: je Faktor

32210* Antithrombin III	**11,40 €**

Abrechnungsbestimmung: je Faktor
GOÄ entsprechend oder ähnlich: Nrn. 3930*, 3931*

32211* Plasminogen	**18,30 €**

Abrechnungsbestimmung: je Faktor
GOÄ entsprechend oder ähnlich: Nr. 3948*

32212* Fibrinmonomere, Fibrin- und/oder Fibrinogenspaltprodukte, z.B. D-Dimere	**17,80 €**

Abrechnungsbestimmung: je Faktor
GOÄ entsprechend oder ähnlich: Nrn. 3935* bis 3938

Kompendium KBV: Leistungsinhalt der GOP 32212 ist die quantitative Bestimmung von Fibrin(ogen)-Spaltprodukten, z.B. zur Verlaufskontrolle. Qualitative oder semiquantitative Schnelltests zum Nachweis von Spaltprodukten, z.B. D-Dimer, sind nur nach GOP 32117 berechnungsfähig.(*)

(*) nach Kölner Kommentar zum EBM, Stand 01.01.2012

32213* Faktor II	**18,80 €**

GOÄ entsprechend oder ähnlich: Nr. 3939*

32214* Faktor V	**18,40 €**

GOÄ entsprechend oder ähnlich: Nr. 3939*

32215* Faktor VII	**34,60 €**

GOÄ entsprechend oder ähnlich: Nr. 3940*

32216* Faktor VIII   **24,30 €**

GOÄ entsprechend oder ähnlich: Nr. 3939*

32217* Faktor VIII-assoziiertes Protein   **30,20 €**

GOÄ entsprechend oder ähnlich: Nr. 3941*

32218* Faktor IX   **24,10 €**

GOÄ entsprechend oder ähnlich: Nr. 3939*

32219* Faktor X   **29,10 €**

GOÄ entsprechend oder ähnlich: Nr. 3939*

32220* Faktor XI   **27,60 €**

GOÄ entsprechend oder ähnlich: Nr. 3940*

32221* Faktor XII   **27,60 €**

GOÄ entsprechend oder ähnlich: Nr. 3940*

32222* Faktor XIII   **25,90 €**

GOÄ entsprechend oder ähnlich: Nr. 3942*

32223* Protein C   **31,30 €**

GOÄ entsprechend oder ähnlich: Nr. 3952*

32224* Protein S   **31,30 €**

GOÄ entsprechend oder ähnlich: Nr. 3953*

32225* Plättchenfaktor 4   **32,40 €**

GOÄ entsprechend oder ähnlich: Nr. 3950*

32226* C1-Esterase-Inhibitor (C1-INH)   **27,20 €**

GOÄ entsprechend oder ähnlich: Nrn. 3964*, 3965*

32227* Ähnliche Untersuchungen unter Angabe des Faktors   **20,70 €**

Anmerkung: Die Berechnung der Gebührenordnungsposition 32227 setzt die Begründung der medizinischen Notwendigkeit der jeweiligen Untersuchung im Einzelfall voraus. Abweichend davon kann die Begründung der medizinischen Notwendigkeit der jeweiligen Untersuchung im Einzelfall entfallen bei: Hemmkörperbestimmung (Bethesda-Assay), von Willebrand-Faktor/Ristocetin-Cofaktor-Aktivität.

32228*–32229*

32 In-vitro-Diagnostik der Laboratoriumsmedizin, Mikrobiologie, Virologie
und Infektionsepidemiologie sowie Transfusionsmedizin

Kompendium KBV: Die Angabe des Faktors (Feldkennung 5002) ist obligat.

Die Berechnung der GOP 32227 setzt die Begründung der medizinischen Notwendigkeit der jeweiligen Untersuchung im Einzelfall voraus. Abweichend davon kann die Begründung der medizinischen Notwendigkeit der jeweiligen Untersuchung im Einzelfall entfallen bei: Hemmkörperbestimmung (Bethesda-Assay), von Willebrand- Faktor/Ristocetin-Cofaktor-Aktivität.

Auf die gesonderte Begründung zur betreffenden GOP in Feldkennung 5009 kann verzichtet werden, wenn ein von der Begründungspflicht ausgenommenes Untersuchungsverfahren angewandt wurde oder sich bereits aus der in der Abrechnung angegebenen Diagnose die Notwendigkeit der Untersuchung im Einzelfall ergibt.

Mit der GOP 32227 ist z.B. die Faktor VIII-Hemmkörperbestimmung berechnungsfähig. Hierzu ist anzumerken, dass dabei aus einem Material eine Verdünnungsreihe angelegt werden kann und schließlich ein End-Titer in sog. Bethesda-Einheiten bestimmt wird. Nur dieser ist diagnostisch bzw. therapeutisch relevant und somit ist diese Leistung nach derzeitigem Kenntnisstand auch nur einmal berechnungsfähig.

32228*	**Untersuchungen der Thrombozytenfunktion mit mehreren Methoden, z.B. Thrombozytenausbreitung, -adhäsion, -aggregation, insgesamt**	**33,20 €**

GOÄ entsprechend oder ähnlich: Nr. 3957*

32229*	**Untersuchung der von -Willebrand-Faktor-Multimere**	**75,00 €**

Obligater Leistungsinhalt

- Darstellung der nieder-, mittel- und hochmolekularen Formen des von-Willebrand-Faktors einschließlich der Triplettstrukturen,
- Dokumentation (fotografisch und/oder densitometrisch),
- Klassifikation pathologischer Befunde gemäß VWD-Klassifikation

Anmerkung: Die Gebührenordnungsposition 32229 ist bei Patienten mit bekanntem oder mit Verdacht auf ein familiäres von-Willebrand-Syndrom sowie bei unklarer angeborener oder erworbener (z.B. lymphoproliferative, myeloproliferative Erkrankungen, Herzfehler, Herzleistungssysteme) Blutungsneigung berechnungsfähig und setzt den vorherigen Ausschluss eines Faktorenmangels, einer Thrombopenie oder einer Thrombozytenfunktionsstörung durch Aggregationshemmer als Ursache der Blutungsneigung voraus.

GOÄ entsprechend oder ähnlich: Nr. 3963*

32.3.4 Klinisch-chemische Untersuchungen

Quantitative chemische oder physikalische Bestimmung, gilt für die Gebührenordnungspositionen 32230 bis 32236, 32240 und 32242 bis 32246 und 32248

Abrechnungsbestimmung: je Untersuchung

Anmerkung: Die Berechnung der Gebührenordnungsposition 32246 setzt die Begründung der medizinischen Notwendigkeit der jeweiligen Untersuchung im Einzelfall voraus. Abweichend davon kann die Begründung der medizinischen Notwendigkeit der jeweiligen Untersuchung im Ein-

zelfall entfallen bei: Äthanol im Serum, beta-Hydroxybuttersäure, Fettsäuren (frei im Serum, unverestert), Kohlenmonoxid-Hämoglobin und Zinkprotoporphyrin.

Kommentar: Der Höchstwert für die Untersuchungen der Nrn. 32330 bis 32337 beträgt
26,50 Euro.

32230* Methämoglobin 8,90 €

GOÄ entsprechend oder ähnlich: Nr. 3692*

32231* Fruktose 11,10 €

GOÄ entsprechend oder ähnlich: Nr. 3723*

32232* Lactat 6,90 €

GOÄ entsprechend oder ähnlich: Nr. 3781*

32233* Ammoniak 10,80 €

GOÄ entsprechend oder ähnlich: Nr. 3774*

32234* Fluorid 13,80 €

GOÄ entsprechend oder ähnlich: Leistung in der GOÄ nicht vorhanden

32235* Phenylalanin 9,20 €

GOÄ entsprechend oder ähnlich: Analoger Ansatz der Nr. 3796*, Nr. 3758* Guthrie-Test

32236* Kreatin 15,80 €

GOÄ entsprechend oder ähnlich: Nr. 3780*

32237* Gesamteiweiß im Liquor oder Harn 6,30 €

GOÄ entsprechend oder ähnlich: Nr. A 3757* für Liquor als analoger Ansatz für Nr. 3760*, für
Urin Nr. 3760*

32238* Plasmaviskosität 6,20 €

GOÄ entsprechend oder ähnlich: Nr. 3712*

32240* Angiotensin-I-Converting Enzyme (ACE) 15,30 €

GOÄ entsprechend oder ähnlich: Nr. 3786*

32242* Knochen-AP (Isoenzym der Alkalischen Phosphatase) 18,50 €
nach Lektinfällung

GOÄ entsprechend oder ähnlich: Nrn. 3784*, 3785*

32243*–32247*

32 In-vitro-Diagnostik der Laboratoriumsmedizin, Mikrobiologie, Virologie
und Infektionsepidemiologie sowie Transfusionsmedizin

32243* Osmotische Erythrozyten-Resistenzbestimmung 11,80 €

GOÄ entsprechend oder ähnlich: Nr. 3688*

32244* Osmolalität (apparative Bestimmung) 8,10 €

GOÄ entsprechend oder ähnlich: Nr. 3716*

Kompendium KBV: Nach GOP 32244 kann nur die apparative Bestimmung (Osmometer) berechnet werden. Osmolalitätsuntersuchungen mit Teststreifen sind nach der GOP 32030 berechnungsfähig.

Kommentar: Nach dieser EBM Nr. kann nur die apparative Bestimmung (Osmometer) berechnet werden. Osmolalitätsuntersuchungen mit Teststreifen sind nach Nr. 32030 (Orientierende Untersuchung) berechnungsfähig.

32245* Gallensäuren 16,10 €

GOÄ entsprechend oder ähnlich: Nr. 3777*

32246* Ähnliche Untersuchungen unter Angabe der Art der 10,20 €
Untersuchung

Anmerkung: Die Berechnung der Gebührenordnungsposition 32246 setzt die Begründung der medizinischen Notwendigkeit der jeweiligen Untersuchung im Einzelfall voraus. Abweichend davon kann die Begründung der medizinischen Notwendigkeit der jeweiligen Untersuchung im Einzelfall entfallen bei: Äthanol im Serum, Beta-Hydroxybuttersäure, Fettsäuren (frei im Serum, unverestert), Kohlenmonoxid-Hämoglobin und Zinkprotoporphyrin.

GOÄ entsprechend oder ähnlich: Berechnung der untersuchten Labor-Parameter.

Kompendium KBV: Die Angabe der Art der Untersuchung (Feldkennung 5002) ist obligat.
Die Berechnung der GOP 32246 setzt die Begründung der medizinischen Notwendigkeit der jeweiligen Untersuchung im Einzelfall voraus. Abweichend davon kann die Begründung der medizinischen Notwendigkeit der jeweiligen Untersuchung im Einzelfall entfallen bei: Äthanol im Serum, Beta-Hydroxybuttersäure, Fettsäuren (frei im Serum, unverestert) und Zinkprotoporphyrin.
Auf die gesonderte Begründung zur betreffenden GOP in Feldkennung 5009 kann verzichtet werden, wenn ein von der Begründungspflicht ausgenommenes Untersuchungsverfahren angewandt wurde oder sich bereits aus der in der Abrechnung angegebenen Diagnose die Notwendigkeit der Untersuchung im Einzelfall ergibt

Kommentar: Magensaftanalyse und Phenylbrenztraubensäure-Bestimmung können nach Nr. 32246 abgerechnet werden.
Für die Diagnostik von Störungen des Kupferstoffwechsels können die Nrn. 32277 Kupfer im Harn oder Gewebe und 32440 Coeruloplasmin berechnet werden.

32247* Bestimmung der Blutgase und des Säure-Basen-Status 13,80 €

Obligater Leistungsinhalt
- Bestimmung der Wasserstoffionenkonzentration (pH) im Blut,
- Bestimmung des Kohlendioxidpartialdrucks (pCO2),
- Bestimmung des Sauerstoffpartialdrucks (pO2)

Fakultativer Leistungsinhalt
- Messung der prozentualen Sauerstoffsättigung (SpO2),
- Messung oder Berechnung weiterer Kenngrößen in demselben Untersuchungsgang (z.B. Hämoglobin, Bicarbonat, Basenabweichung)

Abrechnungsausschluss: im Behandlungsfall 04560, 04561, 04562, 04564, 04565, 04566, 04572, 04573, 13600, 13601, 13602, 13610, 13611, 13612, 13620, 13621, 13622 in derselben Sitzung 01510, 01511, 01512, 01520, 01521, 01530, 01531, 01857, 04536, 05350, 05372, 13250, 13256, 13661, 36884

GOÄ entsprechend oder ähnlich: Nr. 3710*

32248* Magnesium	**1,40 €**

GOÄ entsprechend oder ähnlich: Nr. 3621*

Kompendium KBV: Die GOP 32248 für quantitative chemische oder physikalische Magnesiumbestimmungen wurde zum 01.07.2007 neu in den EBM aufgenommen. Die Magnesium-Bestimmung mittels Atomabsorption wurde aus dem EBM gestrichen.

Quantitative chemische oder physikalische Bestimmung, gilt für die Gebührenordnungspositionen 32250 bis 32262

Abrechnungsbestimmung: je Untersuchung

32250* Spektralphotometrische Bilirubin-Bestimmung im Fruchtwasser oder im Blut des Neugeborenen	**11,10 €**

GOÄ entsprechend oder ähnlich: Nr. 3775*

32251* Carboxyhämoglobin	**27,60 €**

GOÄ entsprechend oder ähnlich: Nr. 3692*

32252* Carnitin	**26,90 €**

GOÄ entsprechend oder ähnlich: Leistung in der GOÄ nicht vorhanden

32253* Stuhlfett-Ausscheidung pro 24 Stunden	**14,20 €**

GOÄ entsprechend oder ähnlich: Nr. 3787*

32254* Fetales (HbF) oder freies Hämoglobin	**7,30 €**

GOÄ entsprechend oder ähnlich: Nrn. 3689*, 3690*

32257* Citronensäure/Citrat	**17,20 €**

GOÄ entsprechend oder ähnlich: Nr. 3776*

32258* Oxalsäure/Oxalat	**23,90 €**

GOÄ entsprechend oder ähnlich: Analoger Ansatz der Nr. 3776*

32259*–32262*
32 In-vitro-Diagnostik der Laboratoriumsmedizin, Mikrobiologie, Virologie
und Infektionsepidemiologie sowie Transfusionsmedizin

32259* Phosphohexose-Isomerase (PHI) 14,60 €

GOÄ entsprechend oder ähnlich: Leistung in der GOÄ nicht vorhanden, analoger Ansatz der Nr. 3786

32260* Glucose-6-Phosphat-Dehydrogenase (G6P-DH) 17,00 €

GOÄ entsprechend oder ähnlich: Nr. 3790*

32261* Pyruvatkinase 14,60 €

GOÄ entsprechend oder ähnlich: Nr. 3790*

32262* Ähnliche Untersuchungen unter Angabe der Art der 15,40 € Untersuchung

Anmerkung: Die Berechnung der Gebührenordnungsposition 32262 setzt die Begründung der medizinischen Notwendigkeit der jeweiligen Untersuchung im Einzelfall voraus. Abweichend davon kann die Begründung der medizinischen Notwendigkeit der jeweiligen Untersuchung im Einzelfall entfallen bei: Galaktose-1-Phosphat-Uridyltransferase, Alpha-Glucosidase, alpha-Galaktosidase, Beta-Galaktosidase, Phosphofruktokinase i. E., UDP-Galaktose-Epimerase, Biotinidase, Carnitin-Palmityl-Transferase-II Aktivität, Phosphoisomerase, Phosphomannomutase, Kryoglobuline.

GOÄ entsprechend oder ähnlich: Abrechnung der erbrachten Untersuchungen.

Kompendium KBV: Die Angabe der Art der Untersuchung (Feldkennung 5002) ist obligat.
Die Berechnung der GOP 32262 setzt die Begründung der medizinischen Notwendigkeit der jeweiligen Untersuchung im Einzelfall voraus. Abweichend davon kann die Begründung der medizinischen Notwendigkeit der jeweiligen Untersuchung im Einzelfall entfallen bei: Galak tose-1-Phosphat-Uridyltransferase, Alpha-Glucosidase, alpha-Galaktosidase, Beta-Galaktosidase, Phosphofruktokinase i. E., UDP-Galaktose-Epimerase, Biotinidase, Carnitin-Palmityl-Transferase-II Aktivität, Phosphoisomerase, Phosphomannomutase, Kryoglobuline.
Auf die gesonderte Begründung zur betreffenden GOP in Feldkennung 5009 kann verzichtet werden, wenn ein von der Begründungspflicht ausgenommenes Untersuchungsverfahren angewandt wurde oder sich bereits aus der in der Abrechnung angegebenen Diagnose die Notwendigkeit der Untersuchung im Einzelfall ergibt.

Kommentar: Wezel/Liebold führt in seiner Kommentierung Untersuchungen an, die nach dieser Nr. abgerechnet werden können: Adenosin Desaminase, Alkohol im Blut (ADH-Methode), Caroten, Jod im Urin, Oxytocinase.

Quantitative physikalische Bestimmung von Elementen mittels Atomabsorption, gilt für die Gebührenordnungspositionen 32265, 32267 bis 32274, 32277 bis 32281 und 32283.

Abrechnungsbestimmung: je Untersuchung

Anmerkung: Der Höchstwert für die Untersuchungen nach den Nrn. 32265, 32267 bis 32274, 32277 bis 32281 und 32283 beträgt 24,50 Euro.

32265* Calcium im Harn   3,10 €

GOÄ entsprechend oder ähnlich: Analoger Ansatz der Nr. 4130*

32267* Zink   12,30 €

GOÄ entsprechend oder ähnlich: Nr. 4135*

32268* Nickel   16,10 €

GOÄ entsprechend oder ähnlich: Nr. 4198*

32269* Arsen   16,10 €

GOÄ entsprechend oder ähnlich: Nr. 4191*

32270* Aluminium   12,30 €

GOÄ entsprechend oder ähnlich: Nr. 4190*

32271* Blei   13,80 €

GOÄ entsprechend oder ähnlich: Nr. 4192*

32272* Cadmium   9,90 €

GOÄ entsprechend oder ähnlich: Nr. 4193*

32273* Chrom   15,30 €

GOÄ entsprechend oder ähnlich: Nr. 4194*

32274* Eisen im Harn   19,20 €

GOÄ entsprechend oder ähnlich: Nr. 4130*

32277* Kupfer im Harn oder Gewebe   8,10 €

GOÄ entsprechend oder ähnlich: Nr. 4132*

32278* Mangan   12,30 €

GOÄ entsprechend oder ähnlich: Nr. 4133*

32279* Quecksilber   12,30 €

GOÄ entsprechend oder ähnlich: Nr. 4196*

32280* Selen   14,60 €

GOÄ entsprechend oder ähnlich: Nr. 4134*

32281*–32294*

32 In-vitro-Diagnostik der Laboratoriumsmedizin, Mikrobiologie, Virologie
und Infektionsepidemiologie sowie Transfusionsmedizin

32281* Thallium   13,70 €

GOÄ entsprechend oder ähnlich: Nr. 4197*

32283* Spurenelemente unter Angabe der Art der Untersuchung   9,70 €

GOÄ entsprechend oder ähnlich: Analog Nr. 4131*

Kompendium KBV: Die Angabe der Art der Untersuchung (Feldkennung 5002) ist obligat.
Voraussetzung für die Berechnung der GOP 32283 ist, dass die entsprechende Untersuchung
nicht im Anhang 4 des EBM aufgeführt ist.

**Qualitativer chromatographischer Nachweis einer oder mehrerer Substanz(en),
gilt für die Leistungen nach den Nrn. 32290 bis 32294**

Abrechnungsbestimmung: je Untersuchungsgang

32290* Aminosäuren   17,90 €

GOÄ entsprechend oder ähnlich: Nrn. 3737*, 3738*

32291* Porphyrine   29,60 €

GOÄ entsprechend oder ähnlich: Nr. 4122*

32292* Drogen   20,30 €

Unter Angabe der Substanz(en) oder Substanzgruppe(n)

Abrechnungsbestimmung: je Untersuchungsgang

Abrechnungsausschluss: in derselben Sitzung 32137, 32140, 32141, 32142, 32143,
32144, 32145, 32146, 32147

GOÄ entsprechend oder ähnlich: Nr. 4150* ff.

32293* Arzneimittel   10,40 €

Unter Angabe der Substanz(en) oder Substanzgruppe(n)

Abrechnungsbestimmung: je Untersuchungsgang

GOÄ entsprechend oder ähnlich: Nrn. 4199* ff., 4202*, 4203*, 4204*, 4214*

Kompendium KBV: Die GOP 32293 umfasst den qualitativen chromatographischen Nachweis einer oder mehrerer Substanz(en).
Bei Abrechnung der GOP 32293 ist die Angabe der Substanz(en) oder Substanzgruppe(n) (Feldkennung 5002) obligat.

32294* Ähnliche Untersuchungen unter Angabe der   19,70 €
Substanz(en) oder Substanzgruppe

Abrechnungsbestimmung: je Untersuchungsgang

Anmerkung: Die Berechnung der Gebührenordnungsposition 32294 setzt die Begründung der medizinischen Notwendigkeit der jeweiligen Untersuchung im Einzelfall voraus.

GOÄ entsprechend oder ähnlich: Nr. 4202*

Kompendium KBV: ie Angabe der Substanz(en) oder Substanzgruppe (Feldkennung 5002) ist obligat.

Die Berechnung der GOP 32294 setzt die Begründung der medizinischen Notwendigkeit der jeweiligen Untersuchung im Einzelfall voraus.

Siehe auch Nr. 32300.

Ein Untersuchungsgang beginnt mit der Probenvorbereitung (z.B. Extraktion oder Säulenvortrennung) und endet mit der Detektion und ggf. der quantitativen Auswertung der aufgetrennten Substanzen. Werden allerdings mehrere, voneinander unterscheidbare Untersuchungsgänge durchgeführt, z.B. Trennung auf unterschiedlichen Trägerplatten oder Säulen, um chemisch different reagierende Substanzen zu untersuchen, ist jeder Untersuchungsgang für sich berechnungsfähig.(*)

(*) nach Kölner Kommentar zum EBM, Stand 01.01.2012

Kommentar: Wezel/Liebold führt in seiner Kommentierung aus, dass nach den EBM Nrn. 32294 (qualitativer Nachweis) bzw. 32313 (quantitativer Nachweis, ggf. einschl. qualitativer Nachweis) die chromatographischen Nachweise und Bestimmungen der nachfolgenden Substanzen berechnungsfähig sind:

- Ätiocholanolon
- Androsterin
- Dehydroepiandrosteron
- Desoxycortisteron
- Histamin
- Hippursäure
- 17-Ketosteroid-Fraktionierung
- Lipide
- LS-Ratio-(Quotient)Test (Lecithin: Sphinomyelin)
- Mucoproteine
- Propylvaleriansäure
- auch Blutalkohol, sofern ein Nachweis im Rahmen der Behandlung einer Krankheit erforderlich wird.

Die Bestimmung des Blutalkohols für die Polizei ist nicht nach dieser Leistung, sondern nach Nrn. 32262 (ADH Methode) oder 32148 (in der Atemluft) abrechenbar.

Die Angabe der Substanz(en) oder Substanzgruppe ist zwingend.

Quantitative chromatographische Bestimmung(en) einer oder mehrerer Substanz(en), ggf. einschl. qualitativem chromatographischem Nachweis, gilt für die Gebührenoerdnungspositionen 32300 bis 32313

Abrechnungsbestimmung: je Untersuchungsgang

32300* Katecholamine und/oder Metabolite   **27,00 €**

GOÄ entsprechend oder ähnlich: Nr. 4072*

Kompendium KBV: Chromatographische Techniken ermöglichen die simultane Untersuchung von mehreren Substanzen in einer Probe. GOP 32300 bis 32313 beinhalten Leistungen zum Nachweis oder zur Bestimmung aller in einem Untersuchungsgang erfassbaren Substanzen. Eine mehrfache Abrechnung der zutreffenden GOP für die einzelnen Substanzen ist demnach nicht zulässig.[1]

Werden allerdings mehrere, voneinander unterscheidbare Untersuchungsgänge durchgeführt, ist jeder Untersuchungsgang für sich berechnungsfähig.[1]

Zu den Katecholaminen zählen Adrenalin, Noradrenalin und Dopamin, deren Ausscheidung im Urin in einem Untersuchungsgang gleichzeitig bestimmt werden kann. Daher ist die GOP 32300 für alle drei Parameter nur einmal berechnungsfähig.

Werden die Katecholamine und Metabolite in getrennten Untersuchungsgängen bestimmt, kann jeder Untersuchungsgang einzeln berechnet werden.

[1] nach Kölner Kommentar zum EBM, Stand 01.01.2012

Kommentar: Unter dieser Leistungsziffer sind nach Wezel/Liebold auch die Bestimmungen von z.B. Adrenalin, Dopamin, Homovanillinsäure (HVS), M und Vanillinmandelsäure (VMS) abrechenbar.

32301* Serotonin und/oder Metabolite 13,30 €

GOÄ entsprechend oder ähnlich: Nr. 4075*

Kompendium KBV: Siehe auch Nr. 32300.

Werden allerdings mehrere, voneinander unterscheidbare Untersuchungsgänge durchgeführt, ist jeder Untersuchungsgang für sich berechnungsfähig.[1]

Werden Serotonin und Metabolite, wie z.B. der Serotoninmetabolit 5-Hydroxy-Indolessigsäure (5-HIES), in getrennten Untersuchungsgängen bestimmt, können die einzelnen Untersuchungsgänge getrennt berechnet werden.

[1] nach Kölner Kommentar zum EBM, Stand 01.01.2012

Kommentar: Mit dieser Nr. kann auch die 5-Hydroxy-Indolessigsäure abgerechnet werden.

32302* Porphyrine 15,40 €

GOÄ entsprechend oder ähnlich: Nr. 4121*

Kompendium KBV: Siehe Nr. 32301.

32303* Porphobilinogen 23,40 €

GOÄ entsprechend oder ähnlich: Nrn. 4123, 4124*

Kompendium KBV: Siehe Nr. 32301.

32304* Delta-Amino-Lävulinsäure 24,50 €

GOÄ entsprechend oder ähnlich: Nr. 3789*

Kompendium KBV: Siehe Nr. 32301.

32305* Arzneimittel (chromatographisch oder mit sonstigen 17,30 € Verfahren)

Unter Angabe der Substanz(en) oder Substanzgruppe(n)

Abrechnungsbestimmung: je Untersuchungsgang

GOÄ entsprechend oder ähnlich: Nrn. 4153* ff., 4199* ff.

Kompendium KBV: Siehe Nr. 32301.

Kommentar: Werden quantitative Arzneimittel-Bestimmungen mittels Immunoassay durchgeführt, stehen hierzu die Nrn. 32340 – 32346 zur Verfügung.

32306* Vitamine	**22,30 €**

Unter Angabe der Substanz(en) oder Substanzgruppe(n)

Abrechnungsbestimmung: je Untersuchungsgang

GOÄ entsprechend oder ähnlich: Nrn. 4138* ff., 4141* – 4147*

Kompendium KBV: Siehe auch Nr. 32301.
Bei Abrechnung der GOP 32306 ist die Angabe der Substanz(en) oder Substanzgruppe(n) (Feldkennung 5002) obligat.
Vitaminbestimmungen im Rahmen von Untersuchungen auf oxidativen Stress bzw. Schadstoffbelastung sind nach derzeitigem Kenntnisstand keine GKV-Leistungen.
[1] nach Kölner Kommentar zum EBM, Stand 01.01.2012

32307* Drogen	**17,70 €**

Unter Angabe der Substanz(en) oder Substanzgruppe(n)

Abrechnungsbestimmung: je Untersuchungsgang

GOÄ entsprechend oder ähnlich: Nr. 4200* ff.

Kompendium KBV: Siehe auch Nr. 32301.
Bei Abrechnung der GOP 32307 ist die Angabe der Substanz(en) oder Substanzgruppe(n) (Feldkennung 5002) obligat.
[1] nach Kölner Kommentar zum EBM, Stand 01.01.2012

Kommentar: Werden quantitative Drogen-Bestimmungen mittels Immunoassay durchgeführt, stehen die Nrn. 32330 – 32337 zur Verfügung.

32308* Pyridinolin und/oder Desoxypyridinolin	**28,40 €**

GOÄ entsprechend oder ähnlich: Nr. 4202*

Kompendium KBV: Siehe auch Nr. 32301.

32309* Phenylalanin	**18,70 €**

GOÄ entsprechend oder ähnlich: Nrn. 3737*, 3738*

Kompendium KBV: Siehe auch Nr. 32301.

32310* Aminosäuren	**22,00 €**

GOÄ entsprechend oder ähnlich: Nrn. 3737*, 3738*

Kompendium KBV: Siehe auch Nr. 32301.

32311*–32313*

32 In-vitro-Diagnostik der Laboratoriumsmedizin, Mikrobiologie, Virologie
und Infektionsepidemiologie sowie Transfusionsmedizin

32311* Exogene Gifte   28,70 €

Unter Angabe der Substanz(en) oder Substanzgruppe(n)

Abrechnungsbestimmung: je Untersuchungsgang

GOÄ entsprechend oder ähnlich: Nrn. 4209* bis 4213*

Kompendium KBV: Siehe auch Nr. 32301.
Bei Abrechnung der GOP 32311 ist die Angabe der Substanz(en) oder Substanzgruppe(n) (Feldkennung 5002) obligat.
Umweltmedizinische Diagnostik ist nach derzeitiger Einschätzung nur dann zulasten der GKV berechnungsfähig, wenn ein dringender Verdacht auf eine Intoxikation vorliegt und eine Quelle für die Belastung bekannt ist, oder zumindest konkret in Verdacht steht, bzw. wenn bei exponierten Patienten Krankheitssymptome vorliegen. Ein ungezieltes „Screening" bei Befindlichkeitsstörungen gehört nicht zum Leistungsspektrum der GKV.
[1] nach Kölner Kommentar zum EBM, Stand 01.01.2012

32312* Hämoglobine (außer glykierte Hämoglobine nach   11,80 €
Nr. 32094)

Abrechnungsausschluss: in derselben Sitzung 32468

GOÄ entsprechend oder ähnlich: Nrn. 3689*, 3690*, 3691, 3692*

Kompendium KBV: Siehe auch Nr. 32301.
Die GOP 32312 steht für die Abrechnung der chromatographischen Methode. Die Wahl der Methode, chromatographisch oder die aufwendigere elektrophoretische Auftrennung nach GOP 32468 ist freigestellt. Es ist aber nur eine der beiden Leistungen berechnungsfähig.
Glykierte Hämoglobine (HbA1, HbA1c) sind unabhängig von der Methode ausschließlich mit der GOP 32094 berechnungsfähig.(*)
(*) nach Kölner Kommentar zum EBM, Stand 01.01.2012

32313* Ähnliche Untersuchungen unter Angabe der   20,90 €
Substanz(en) oder Substanzgruppe

Anmerkung: Die Berechnung der Gebührenordnungsposition 32313 setzt die Begründung der medizinischen Notwendigkeit der jeweiligen Untersuchung im Einzelfall voraus. Abweichend davon kann die Begründung der medizinischen Notwendigkeit der jeweiligen Untersuchung im Einzelfall entfallen bei: organische Säuren, Methanol.

GOÄ entsprechend oder ähnlich: Nrn. 4202*, 4208*

Kompendium KBV: Siehe auch Nr. 32301.
Die Angabe der Substanz(en) oder Substanzgruppe (Feldkennung 5002) ist obligat. Die Berechnung der GOP 32313 setzt die Begründung der medizinischen Notwendigkeit der jeweiligen Untersuchung im Einzelfall voraus. Abweichend davon kann die Begründung der medizinischen Notwendigkeit der jeweiligen Untersuchung im Einzelfall entfallen bei: organische Säuren, Methanol.
Auf die gesonderte Begründung zur betreffenden GOP in Feldkennung 5009 kann verzichtet werden, wenn ein von der Begründungspflicht ausgenommenes Untersuchungsverfahren angewandt wurde oder sich bereits aus der in der Abrechnung angegebenen Diagnose die Notwendigkeit der Untersuchung im Einzelfall ergibt.

Kommentar: Wezel/Liebold führt in seiner Kommentierung aus, dass nach den EBM Nrn. 32294 (qualitativer Nachweis) bzw. 32313 (quantitativer Nachweis, ggf. einschl. qualitativer Nachweis) die chromatographischen Nachweise und Bestimmungen der nachfolgenden Substanzen berechnungsfähig sind:

- Ätiocholanolon
- Androsterin
- Dehydroepiandrosteron
- Desoxycortisteron
- Histamin
- Hippursäure
- 17-Ketosteroid-Fraktionierung
- Lipide
- LS-Ratio-(Quotient)Test (Lecithin: Sphinomyelin)
- Mucoproteine
- Propylvaleriansäure
- auch Blutalkohol, sofern ein Nachweis im Rahmen der Behandlung einer Krankheit erforderlich wird.

Die Bestimmung des Blutalkohols für die Polizei ist nicht nach dieser Leistung sondern nach Nrn. 32262 (ADH Methode) oder 32148 (in der Atemluft) abrechenbar.
Die Angabe der Substanz(en) oder Substanzgruppe ist zwingend.

32314* Bestimmung von Substanzen mittels DC, GC und/oder   **51,90 €**
      HPLC und anschließender Massenspektrometrie und
      EDV-Auswertung,

Abrechnungsbestimmung: je Körpermaterial unter Angabe der Art der Untersuchung

GOÄ entsprechend oder ähnlich: Nrn. 4078* + Zuschlag Nr. 4079*, 4210*

Kompendium KBV: Die Verknüpfung „und/oder" bedeutet, dass die GOP 32314 nur einmal je Körpermaterial berechnungsfähig ist, unabhängig davon, wie viele der genannten chromatographischen Verfahren bei der betreffenden Untersuchung notwendig sind.(*)
Die Angabe der Art der Untersuchung ist obligat.
Diese Untersuchung ist nur berechnungsfähig, wenn eine Massenspektrometrie durchgeführt wird.
(*) nach Kölner Kommentar zum EBM, Stand 01.01.2012

Kommentar: Unabhängig davon, wie viele der genannten Verfahren bei der betreffenden Untersuchung notwendig sind, kann die Leistung nach Nr. 32314 je Körpermaterial nur einmal abgerechnet werden.

32315* Analytische Auswertung einer oder mehrerer Atem-   **12,00 €**
      proben eines 13C-Harnstoff-Atemtests nach der
      Nr. 02400, ggf. einschl. Probenvorbereitung (z.B. chro-
      matographisch), insgesamt

Abrechnungsausschluss: in derselben Sitzung 32706

GOÄ entsprechend oder ähnlich: Analoger Ansatz der Nr. 3783* analog

**32316* Vollständige chemische Analyse zur Differenzierung   10,30 €
eines Steins**

Abrechnungsausschluss: in derselben Sitzung 32317

GOÄ entsprechend oder ähnlich: Nr. 3672*

Kompendium KBV: Neben dieser Leistung ist die Untersuchung nach GOP 32317 nicht berechnungsfähig.

**32317* Analyse zur Differenzierung eines Steins in seinen   20,30 €
verschiedenen Schichtungen mittels Infrarot-Spektro-
graphie**

Abrechnungsausschluss: in derselben Sitzung 32316

GOÄ entsprechend oder ähnlich: Nr. 3672*

Kompendium KBV: Neben dieser Leistung ist die Untersuchung nach GOP 32316 nicht berechnungsfähig.

32318* Quantitative Bestimmung von Homocystein   15,00 €

GOÄ entsprechend oder ähnlich: Nr. 3737*

Kompendium KBV: Die Homocysteinbestimmung war in der Vergangenheit nur berechnungsfähig, wenn sie mittels Hochleistungsflüssigkeitschromatographie (HPLC) durchgeführt wurde. Dieser Methodenbezug wurde aufgehoben, sodass mit dieser GOP auch die Bestimmung von Homocystein mittels Immunoassay berechnungsfähig ist.

Quantitative Bestimmung der freien Schilddrüsenhormone, gilt für die Gebührenordnungspositionen 32320 bis 32321

Abrechnungsbestimmung: je Untersuchung

32320* Freies Thyroxin (fT4)   3,70 €

GOÄ entsprechend oder ähnlich: Nr. 4023.H4*

Kompendium KBV: Die Bestimmung der Gesamthormone T3 und T4 wurde zum Quartal 3/2007 in den Anhang IV der nicht oder nicht mehr berechnungsfähigen Leistungen des EBM übernommen.
TSH gilt als der wichtigste Laborwert bei der Diagnostik von Schilddrüsenerkrankungen und bei der Beurteilung der Schilddrüsenhormon-Stoffwechsellage unter Therapie sowie vor diagnostischen Eingriffen mit jodhaltigen Kontrastmitteln. Im Regelfall wird bei Patienten ohne schwere Allgemeinerkrankung bei Verdacht auf Schilddrüsenerkrankung primär das TSH bestimmt und abhängig vom Resultat der ggf. weitere diagnostische Ablauf bestimmt.

32321* Freies Trijodthyronin (fT3)   3,70 €

GOÄ entsprechend oder ähnlich: Nr. 4022.H4*

Kompendium KBV: Siehe Nr. 32320.

Quantitative Bestimmung, gilt für die Gebührenordnungspositionen 32323 bis 32325

Abrechnungsbestimmung: je Untersuchung

Anmerkung: Die Gebührenordnungspositionen 32324, 32350, 32351, 32352, 32390 bis 32398, 32400, 32405 und 32420 sind nebeneinander insgesamt bis zu zweimal berechnungsfähig.

32323* Digoxin   6,30 €
GOÄ entsprechend oder ähnlich: Nr. 4162*

32324* Carcinoembryonales Antigen (CEA)   3,80 €
GOÄ entsprechend oder ähnlich: Nr. 3905.H3*

32325* Ferritin   4,20 €
GOÄ entsprechend oder ähnlich: Nr. 3742*

Quantitative Bestimmung von Drogen mittels Immunoassay, gilt für die Gebührenordnungspositionen 32330 bis 32337

Abrechnungsbestimmung: je Untersuchung

Anmerkung: Der Höchstwert für die Untersuchungen der Gebührenordnungspositionen 32330 bis 32337 beträgt 24,10 Euro.

Kommentar: Die Angabe der Art der Untersuchung ist zwingend. Nach den Nrn. 32330 bis 32337 sind die quantitativen immunologischen Drogenbestimmungen abzurechnen. Das qualitative Drogenscreening ist methodenabhängig nach den Nrn. 32140 bis 32147 oder 32292 und die quantitative chromatographische Bestimmung nach Nr. 32307 berechnungsfähig.
Der Höchstwert der Nrn. 32330 bis 32337 beträgt 24,10 Euro.

32330* Amphetamine   7,70 €
GOÄ entsprechend oder ähnlich: Nr. 4151*

32331* Barbiturate   8,80 €
GOÄ entsprechend oder ähnlich: Nr. 4153*

32332* Benzodiazepine   7,10 €
GOÄ entsprechend oder ähnlich: Nr. 4154*

32333* Cannabinoide   7,50 €
GOÄ entsprechend oder ähnlich: Nr. 4155*

32334* Kokain   7,70 €
GOÄ entsprechend oder ähnlich: Nr. 4158*

32335*–32343*
32 In-vitro-Diagnostik der Laboratoriumsmedizin, Mikrobiologie, Virologie
und Infektionsepidemiologie sowie Transfusionsmedizin

32335* Methadon   **8,90 €**

GOÄ entsprechend oder ähnlich: Nr. 4168*

32336* Opiate   **7,50 €**

GOÄ entsprechend oder ähnlich: Nr. 4172*

32337* Ähnliche Untersuchungen unter Angabe der Art der   **9,50 €**
Untersuchung

Anmerkung: Der Höchstwert für die Untersuchungen der Gebührenordnungspositionen 32330 bis 32337 beträgt 24,10 Euro.
Die Berechnung der Gebührenordnungsposition 32337 setzt die Begründung der medizinischen Notwendigkeit der jeweiligen Untersuchung im Einzelfall voraus.

GOÄ entsprechend oder ähnlich: Leistung in der GOÄ nicht vorhanden

Kompendium KBV: Die Angabe der Art der Untersuchung (Feldkennung 5002) ist obligat.
Die Berechnung der GOP 32337 setzt die Begründung der medizinischen Notwendigkeit der jeweiligen Untersuchung im Einzelfall voraus.
Nach GOP 32330 bis 32337 sind die quantitativen immunologischen Drogenbestimmungen, ggf. begrenzt durch den Höchstwert, abzurechnen.
Die qualitative Bestimmung von Drogen ist methodenabhängig mit GOP 32140 bis 32147 oder 32292 und die quantitative chromatographische Bestimmung mit der GOP 32307 berechnungsfähig.(*)
(*) nach Kölner Kommentar zum EBM, Stand 01.01.2012

Kommentar: Die Angabe der Art der Untersuchung ist zwingend. Nach den Nrn. 32330 bis 32337 sind die quantitativen immunologischen Drogenbestimmungen abzurechnen. Der Höchstwert der Nrn. 32330 bis 32337 beträgt 24,10 Euro.

Quantitative Bestimmung von Arzneimitteln mittels Immunoassay, gilt für die Leistungen nach den Nrn. 32340 bis 32346
Abrechnungsbestimmung: je Untersuchung

32340* Antiarrhythmika   **14,90 €**

GOÄ entsprechend oder ähnlich: Nr. 4182*

32341* Antibiotika   **17,70 €**

GOÄ entsprechend oder ähnlich: Nrn. 4150*, 4166*, 4180*, 4203*

32342* Antiepileptika   **8,60 €**

GOÄ entsprechend oder ähnlich: Nrn. 4156*, 4164*, 4173*, 4175*, 4200*, 4206*

32343* Digitoxin   **7,20 €**

GOÄ entsprechend oder ähnlich: Nr. 4161*

32344* Zytostatika, z.B. Methotrexat   23,90 €
GOÄ entsprechend oder ähnlich: Nr. 4169*

32345* Theophyllin   10,70 €
GOÄ entsprechend oder ähnlich: Nr. 4179*

32346* Ähnliche Untersuchungen unter Angabe der Art der Untersuchung   14,60 €

Anmerkung: Die Berechnung der Gebührenordnungsposition 32346 setzt die Begründung der medizinischen Notwendigkeit der jeweiligen Untersuchung im Einzelfall voraus.

GOÄ entsprechend oder ähnlich: Nr. 4182*

Kompendium KBV: Die Angabe der Art der Untersuchung (Feldkennung 5002) ist obligat.
Die Berechnung der GOP 32346 setzt die Begründung der medizinischen Notwendigkeit der jeweiligen Untersuchung im Einzelfall voraus.
Bei quantitativer Bestimmung von Arzneimitteln mittels trägergebundener Reagenzien und apparativer Auswertung (z.B. Reflexionsmessung) sind nicht die GOP 32340 bis 32346 berechnungsfähig. In diesem Fall ist die GOP 32055 anzusetzen.(*)
(*) nach Kölner Kommentar zum EBM, Stand 01.01.2012

Kommentar: Die Angabe der Art der Untersuchung ist zwingend. Die quantitative Bestimmung von Arzneimitteln, z.B. Theophyllin, Antiepileptika oder Herzglykosiden mittels trägergebundener Reagenzien und apparativer Auswertung (Reflexionsmessung) ist nach Nr. 32140 ff. abzurechnen.

Quantitative Bestimmung mittels Immunoassay, gilt für die Gebührenordnungspositionen 32350 bis 32361

Abrechnungsbestimmung: je Untersuchung

Anmerkung: Die Gebührenordnungspositionen 32324, 32350, 32351, 32352, 32390 bis 32398, 32400, 32405 und 32420 sind nebeneinander insgesamt bis zu zweimal berechnungsfähig.
Die Gebührenordnungspositionen 32350 bis 32361 sind im Rahmen eines Stimulations- oder Suppressionstestes bis zu zweimal, im Rahmen eines Tagesprofils bis zu dreimal berechnungsfähig.

32350* Alpha-Fetoprotein (AFP)   6,40 €

Abrechnungsausschluss: in derselben Sitzung 01783

GOÄ entsprechend oder ähnlich: Nr. 3743*

Kompendium KBV: Die Berechnungsfähigkeit der Leistungen nach den GOP 32350 ff. ist nur dann gegeben, wenn Immunoassays (RIA, EIA, FIA oder LIA) mit kontinuierlicher quantitativer Skala (Gradual-Verfahren) angewendet werden. Latex-Tests, Agglutinations-, Hämagglutinations- und Hämagglutinationshemmungs-Methoden oder ähnliche Verfahren erfüllen diese Anforderungen nicht und sind nicht nach diesen GOP berechnungsfähig.[1]

Diese Methoden gelten als semiquantitativ und gehören damit zu den qualitativen Bestimmungen.

Die Bestimmung von Alpha 1-Feto-Protein im Fruchtwasser oder im Serum im Rahmen der Mutterschaftsvorsorge ist nach der GOP 01783 berechnungsfähig.

[1] nach Kölner Kommentar zum EBM, Stand 01.01.2012

32351* Prostataspezifisches Antigen (PSA) oder freies PSA   4,80 €

GOÄ entsprechend oder ähnlich: Nr. 3908.H3*

Kompendium KBV: Siehe auch Nr 32350.

Die Bestimmung des freien PSA neben dem Gesamt-PSA ist nur bei leicht erhöhten Werten des Gesamt-PSA indiziert (Graubereich zwischen 4 und 10 ng/ml).(*)

Die Bestimmung der prostataspezifischen Phosphatase (PAP) ist durch die Einführung der PSA-Bestimmung obsolet geworden und keine abrechnungsfähige Leistung mehr. Sie ist weder nach GOP 32361 noch nach einer anderen GOP für „Ähnliche Untersuchungen" berechnungsfähig.(*)

Im Rahmen der Früherkennung von Krebserkrankungen beim Mann nach GOP 01731 ist die PSA-Bestimmung nicht möglich, da sie nicht Bestandteil der Krebsfrüherkennungs-Richtlinien gemäß Abschnitt C § 25 ist.

(*) nach Kölner Kommentar zum EBM, Stand 01.01.2012

32352* Choriongonadotropin (HCG und/oder ß-HCG)   6,10 €

GOÄ entsprechend oder ähnlich: Nr. 4053*

Kompendium KBV: Siehe auch Nr. 32353.

Mit dieser GOP kann nur die quantitative Bestimmung von HCG oder von b-HCG berechnet werden. Hierunter fällt nicht der qualitative Nachweis oder die semiquantitative Bestimmung von HCG oder von b-HCG im Urin (Schwangerschaftsnachweis nach GOP 32132).

(*) nach Kölner Kommentar zum EBM, Stand 01.01.2012

32353* Follitropin (FSH)   4,50 €

GOÄ entsprechend oder ähnlich: Nr. 4021*

Kompendium KBV: Die Berechnungsfähigkeit der Leistungen nach den GOP 32350 ff. ist nur dann gegeben, wenn Immunoassays (RIA, EIA, FIA oder LIA) mit kontinuierlicher quantitativer Skala (Gradual-Verfahren) angewendet werden. Latex-Tests, Agglutinations-, Hämagglutinations- und Hämagglutinationshemmungs-Methoden oder ähnliche Verfahren erfüllen diese Anforderungen nicht und sind nicht nach diesen GOP berechnungsfähig.[1]

Diese Methoden gelten als semiquantitativ und gehören damit zu den qualitativen Bestimmungen.

(*) nach Kölner Kommentar zum EBM, Stand 01.01.2012

32354* Lutropin (LH)   4,90 €

GOÄ entsprechend oder ähnlich: Nr. 4026*

Kompendium KBV: Siehe auch Nr. 32353.

32355* Prolaktin 4,60 €

GOÄ entsprechend oder ähnlich: Nr. 4041*
Kompendium KBV: Siehe auch Nr. 32353.

32356* Östradiol 4,60 €

GOÄ entsprechend oder ähnlich: Nr. 4040*
Kompendium KBV: Siehe auch Nr. 32353.

32357* Progesteron 3,80 €

GOÄ entsprechend oder ähnlich: Nr. 4040*
Kompendium KBV: Siehe auch Nr. 32353.

32358* Testosteron und/oder freies Testosteron 5,00 €

GOÄ entsprechend oder ähnlich: Nr. 4042*
Kompendium KBV: Siehe auch Nr. 32353.
Die „und/oder"-Verknüpfung schreibt zwingend vor, dass gesamtes und freies Testosteron nur einmal berechnungsfähig ist.

32359* Insulin 6,40 €

GOÄ entsprechend oder ähnlich: Nr. 4025*
Kompendium KBV: Siehe auch Nr. 32353.

32360* Sexualhormonbindendes Globulin (SHBG) 11,90 €

GOÄ entsprechend oder ähnlich: Nr. 3765*
Kompendium KBV: Siehe auch Nr. 32353.

32361* Ähnliche Untersuchungen unter Angabe der Art der Untersuchung 8,10 €

Anmerkung: Die Berechnung der Gebührenordnungsposition 32361 setzt die Begründung der medizinischen Notwendigkeit der jeweiligen Untersuchung im Einzelfall voraus. Abweichend davon kann die Begründung der medizinischen Notwendigkeit der jeweiligen Untersuchung im Einzelfall entfallen bei: Anti-Müller-Hormon.

GOÄ entsprechend oder ähnlich: Nrn. 4033* (ggf. einschl. Doppelbestimmung u. aktuelle Bezugskurve), 4044* (einschl. Doppelbestimmung u. aktuelle Bezugskurve)

Kompendium KBV: Siehe auch Nr. 32353.
Die Angabe der Art der Untersuchung (Feldkennung 5002) ist obligat.Die Berechnung der GOP 32361 setzt die Begründung der medizinischen Notwendigkeit der jeweiligen Untersuchung im Einzelfall voraus. Abweichend davon kann die Begründung der medizinischen Notwendigkeit der jeweiligen Untersuchung im Einzelfall entfallen bei: Anti-Müller-Hormon.(*)

32362–32365*

32 In-vitro-Diagnostik der Laboratoriumsmedizin, Mikrobiologie, Virologie
und Infektionsepidemiologie sowie Transfusionsmedizin

Auf die gesonderte Begründung zur betreffenden GOP in Feldkennung 5009 kann verzichtet werden, wenn ein von der Begründungspflicht ausgenommenes Untersuchungsverfahren angewandt wurde oder sich bereits aus der in der Abrechnung angegebenen Diagnose die Notwendigkeit der Untersuchung im Einzelfall ergibt.
(*) nach Kölner Kommentar zum EBM, Stand 01.01.2012

Quantitative Bestimmung frühestens ab der 24. SSW + 0 Tage, gilt für die Gebührenordnungspositionen 32362 und 32363

Abrechnungsbestimmung: je Untersuchung

Anmerkung: Der Befundbericht muss innerhalb von 24 Stunden nach Materialeingang übermittelt sein.

Voraussetzung für die Berechnungsfähigkeit der Gebührenordnungspositionen 32362 und 32363 ist die Erfüllung eines der folgenden Kriterien der Präeklampsie:
- Neu auftretender oder bestehender Hypertonus
- Präeklampsie-assoziierter organischer oder labordiagnostischer Untersuchungsbefund, welcher keiner anderen Ursache zugeordnet werden kann
- Fetale Wachstumsstörung
- auffälliger dopplersonographischer Befund der Aa. uterinae in einer Untersuchung nach der Gebührenordnungsposition 01775

Die Gebührenordnungspositionen 32362 und 32363 sind jeweils höchstens dreimal im Behandlungsfall berechnungsfähig.

Die Gebührenordnungspositionen 32362 und 32363 sind am Behandlungstag nicht nebeneinander berechnungsfähig.

32362 PlGF	19,40 €

Abrechnungsbestimmung: je Untersuchung

Kommentar: Die Vergütung der Leistungen nach 32362 und 32363 erfolgt außerhalb der morbiditätsbedingten Gesamtvergütung und ist auf 2 Jahre vorerst befristet.

32363 sFlt-1/PlGF-Quotienten	19,40 €

Abrechnungsbestimmung: je Untersuchung

Kommentar: Die Vergütung der Leistungen nach 32362 und 32363 erfolgt außerhalb der morbiditätsbedingten Gesamtvergütung und ist auf 2 Jahre vorerst befristet.

Quantitative Bestimmung mittels Immunoassay, gilt für die Gebührenordnungspositionen 32365 bis 32381

Abrechnungsbestimmung: je Untersuchung

Anmerkung: Die Gebührenordnungspositionen 32365 bis 32380, 32385 bis 32398, 32400 bis 32404 und 32410 bis 32415 sind im Rahmen eines Stimulations- oder Suppressionstestes bis zu fünfmal, im Rahmen eines Tagesprofils bis zu dreimal berechnungsfähig.

32365* C-Peptid	14,70 €

GOÄ entsprechend oder ähnlich: Nr. 4046*

32366* Gastrin   **11,70 €**

GOÄ entsprechend oder ähnlich: Nr. 4051*

32367* Cortisol   **6,20 €**

GOÄ entsprechend oder ähnlich: Nr. 4020*

32368* 17-Hydroxy-Progesteron   **9,40 €**

GOÄ entsprechend oder ähnlich: Nr. 4035*

**32369* Dehydroepiandrosteron (DHEA) und/oder -sulfat (DHEA-   6,90 €
S)**

GOÄ entsprechend oder ähnlich: Nr. 4038*

Kompendium KBV: Die „und/oder"-Verknüpfung schreibt vor, dass DHEA und DHEA-S nur einmal berechnungsfähig sind.

32370* Wachstumshormon (HGH), Somatotropin (STH)   ·   10,20 €

GOÄ entsprechend oder ähnlich: Nr. 4043*

**32371* Insulin-like growth factor I (IGF-I) bzw. Somatomedin C   33,70 €
(SM-C) und/oder IGF-I bindendes Protein 3 (IGFBP-3)**

GOÄ entsprechend oder ähnlich: Nr. 4060*

Kompendium KBV: Die „und/oder"-Verknüpfung schreibt vor, dass IGF I und IGFBP 3 nur einmal berechnungsfähig sind.
Qualitative oder semiquantitative Einschritt-Immunoassay- Testverfahren, welche mit Hilfe von monoklonalen Antikörpern IGFBP-1 Proteine aus gynäkologischen Abstrichen oder aus Vaginalflüssigkeit mittels visuell abzulesender Farbreaktion nachweisen, sind nicht mit GOP 32371 berechnungsfähig.

32372* Folsäure   **5,40 €**

GOÄ entsprechend oder ähnlich: Nr. 4140*

32373* Vitamin B 12   **4,20 €**

GOÄ entsprechend oder ähnlich: Nr. 4140*

32374* Cyclosporin   **29,60 €**

GOÄ entsprechend oder ähnlich: Nr. 4185*

32375* Trypsin   **24,60 €**

GOÄ entsprechend oder ähnlich: Nr. 3796*

32376*–32381*

32 In-vitro-Diagnostik der Laboratoriumsmedizin, Mikrobiologie, Virologie
und Infektionsepidemiologie sowie Transfusionsmedizin

32376* ß2-Mikroglobulin   10,90 €

Abrechnungsausschluss: im Behandlungsfall 32824

GOÄ entsprechend oder ähnlich: Nr. 3754*

32377* Pankreas-Elastase   22,50 €

GOÄ entsprechend oder ähnlich: Nr. 4062*

Kompendium KBV: Nach GOP 32377 ist nur die Pankreas-Elastase, nicht aber die Granulo-zyten-(PMN-)Elastase (GOP 32453) berechnungsfähig.(*)
(*) nach Kölner Kommentar zum EBM, Stand 01.01.2012

32378* Neopterin   18,50 €

Abrechnungsausschluss: im Behandlungsfall 32824

GOÄ entsprechend oder ähnlich: Leistung in der GOÄ nicht vorhanden, ggf. analoger Ansatz der Nr. 3900

32379* Tacrolimus (FK 506)   31,90 €

GOÄ entsprechend oder ähnlich: Leistung in der GOÄ nicht vorhanden, ggf. analoger Ansatz der Nr. 4185*

32380* Eosinophiles kationisches Protein (ECP)   21,60 €

GOÄ entsprechend oder ähnlich: Analoger Ansatz der Nr. 3743*

32381* Ähnliche Untersuchungen unter Angabe der Art der Untersuchung   15,90 €

Abrechnungsbestimmung: je Untersuchung

Anmerkung: Die Berechnung der Gebührenordnungsposition 32381 setzt die Begründung der medizinischen Notwendigkeit der jeweiligen Untersuchung im Einzelfall voraus. Abweichend da-von kann die Begründung der medizinischen Notwendigkeit der jeweiligen Untersuchung im Ein-zelfall entfallen bei: Interleukin 2 Rezeptor, Calprotectin und/oder Lactoferrin im Stuhl, Everoli-mus, Sirolimus und Mycophenolat.

GOÄ entsprechend oder ähnlich: Leistung in der GOÄ nicht vorhanden

Kompendium KBV: Die Angabe der Art der Untersuchung (Feldkennung 5002) ist obligat.
Die Berechnung der GOP 32381 setzt die Begründung der medizinischen Notwendigkeit der je-weiligen Untersuchung im Einzelfall voraus. Abweichend davon kann die Begründung der medizi-nischen Notwendigkeit der jeweiligen Untersuchung im Einzelfall entfallen bei: Interleukin 2 Re-zeptor, Calprotectin und/oder Lactoferrin im Stuhl, Everolimus, Sirolimus und Mycophenolat.
Die „und/oder"-Verknüpfung bei „Calprotectin und/oder Lactoferrin im Stuhl" bedeutet, dass die Leistung nur einmal berechnungsfähig ist, unabhängig davon ob beide durch „und/oder" verbun-denen Leistungen erbracht wurden oder nur eine davon.

Quantitative Bestimmung mittels Immunoassay, gilt für die Leistungen nach den Nrn. 32385 bis 32405

Abrechnungsbestimmung: je Untersuchung

Anmerkung: Die Gebührenordnungspositionen 32324, 32350, 32351, 32352, 32390 bis 32398, 32400 und 32420 sind nebeneinander insgesamt bis zu zweimal berechnungsfähig. Davon abweichend sind die Gebührenordnungspositionen 32391 und 32398 nicht nebeneinander berechnungsfähig.

Die Gebührenordnungspositionen 32365 bis 32380, 32385 bis 32398, 32400 bis 32405 und 32410 bis 32415 sind im Rahmen eines Stimulations- oder Suppressionstestes bis zu fünfmal, im Rahmen eines Tagesprofils bis zu dreimal berechnungsfähig.

32385* Aldosteron	**11,70 €**

GOÄ entsprechend oder ähnlich: Nr. 4045*

32386* Renin	**31,30 €**

GOÄ entsprechend oder ähnlich: Nr. 4058*

32387* Androstendion	**12,80 €**

GOÄ entsprechend oder ähnlich: Nr. 4036*

32388* Corticosteron	**53,70 €**

GOÄ entsprechend oder ähnlich: Nrn. 4033*, 4044*

32389* 11-Desoxycortisol	**22,10 €**

GOÄ entsprechend oder ähnlich: Nr. 4062*

32390* CA 125 und/oder HE 4	**10,60 €**

GOÄ entsprechend oder ähnlich: Nr. 3900.H3*

32391* CA 15–3	**8,70 €**

GOÄ entsprechend oder ähnlich: Nr. 3901.H3*

32392* CA 19–9	**9,20 €**

GOÄ entsprechend oder ähnlich: Nr. 3902.H3*

32393* CA 50	**29,20 €**

GOÄ entsprechend oder ähnlich: Nr. 3903.H3*

32394* CA 72-4 (TAG 72)	**22,70 €**

GOÄ entsprechend oder ähnlich: Nr. 3904.H3*

32395*–32405*

32 In-vitro-Diagnostik der Laboratoriumsmedizin, Mikrobiologie, Virologie
und Infektionsepidemiologie sowie Transfusionsmedizin

32395* Neuronenspezifische Enolase (NSE)   15,50 €
GOÄ entsprechend oder ähnlich: Nr. 3907.H3*

32396* Squamous cell carcinoma Antigen (SCC)   15,90 €
GOÄ entsprechend oder ähnlich: Nr. 3909.H3*

32397* Tissue Polypeptide Antigen (TPA, TPS)   24,40 €
GOÄ entsprechend oder ähnlich: Nr. 3911.H3*

32398* Mucin-like cancer associated antigen (MCA)   33,20 €
GOÄ entsprechend oder ähnlich: Analog Nr. 3909.H3*

32400* Cytokeratin-19-Fragmente (CYFRA 21-1)   24,20 €
GOÄ entsprechend oder ähnlich: Nr. 3906.H3*

32401* Dihydrotestosteron   16,10 €
GOÄ entsprechend oder ähnlich: Nr. 4062*

32402* Erythropoetin   25,10 €
GOÄ entsprechend oder ähnlich: Nr. 4050*

32403* Pyridinolin, Desoxypyridinolin und/oder Typ I-Kollagen-Telopeptide   18,90 €
GOÄ entsprechend oder ähnlich: Nr. 4044*

32404* Knochen-AP (Isoenzym der Alkalischen Phosphatase) und/oder Typ I-Prokollagen-Propeptide   20,50 €
GOÄ entsprechend oder ähnlich: Nr. 3785*

32405* Ähnliche Untersuchungen unter Angabe der Art der Untersuchung   22,80 €

Anmerkung: Die Berechnung der Gebührenordnungsposition 32405 setzt die Begründung der medizinischen Notwendigkeit der jeweiligen Untersuchung im Einzelfall voraus.

Kompendium KBV: Die Angabe der Art der Untersuchung (Feldkennung 5002) ist obligat.
Die Berechnung der GOP 32405 setzt die Begründung der medizinischen Notwendigkeit der jeweiligen Untersuchung im Einzelfall voraus. Abweichend davon kann die Begründung der medizinischen Notwendigkeit der jeweiligen Untersuchung im Einzelfall entfallen bei: Chromogranin A, Tryptase, Thymidinkinase, S-100, 11-Desoxycorticosteron und Parathormon-related Peptide.

Bei der Anmerkung „nebeneinander bis zu zweimal" für die aufgeführten Tumormarker ist wegen der unterschiedlichen Euro-Bewertungen der einzelnen Parameter nicht die Höhe der Vergütung, sondern die berechnungsfähige Anzahl der Parameter begrenzt.(*)
Im Zusammenhang mit einer Screeninguntersuchung dürfen Tumormarker nicht verwendet werden, da gemäß Absatz 12 der Allgemeinen Bestimmungen des EBM-Abschnittes 32.2 die Bestimmung von Tumormarkern im Zusammenhang mit Früherkennungsuntersuchungen (Screening-Untersuchungen) im Rahmen der Sekundärprävention nicht Bestandteil des GKV-Leistungskataloges sind und aus diesem Grunde als vertragsärztliche Leistung gemäß GOP aus Kapitel 32 nicht berechnungsfähig. Sollte eine entsprechende Anforderung an ein Labor durch einen Vertragsarzt vorliegen, so ist unbedingt durch den Laborarzt Rücksprache mit dem anfordernden Vertragsarzt zu halten.
Funktionsprüfungen werden vor allem als Stimulations- und Suppressionstests durchgeführt. Sie dienen insbesondere zur Prüfung der Funktion hormonbildender Organe. Die im Rahmen von Funktionsprüfungen erfolgenden mehrfachen Blutentnahmen und i. v.-Applikationen von Testsubstanzen sind in den Ordinations- und Konsultationsgebühren enthalten und nicht gesondert berechnungsfähig.(*)
(*) nach Kölner Kommentar zum EBM, Stand 01.01.2012

Quantitative Bestimmung mittels Immunoassay, gilt für die Gebührenordnungspositionen 32410 bis 32416

Abrechnungsbestimmung: je Untersuchung

Anmerkung: Die Gebührenordnungspositionen 32365 bis 32380, 32385 bis 32398, 32400 bis 32404 und 32410 bis 32416 sind im Rahmen eines Stimulations- oder Suppressionstestes bis zu fünfmal, im Rahmen eines Tagesprofils bis zu dreimal berechnungsfähig.

32410* Calcitonin   14,90 €
GOÄ entsprechend oder ähnlich: Nr. 4047*

32411* Intaktes Parathormon   14,80 €
GOÄ entsprechend oder ähnlich: Nr. 4056*

32412* Corticotropin (ACTH)   14,50 €
GOÄ entsprechend oder ähnlich: Nr. 4049*

32413* 25-Hydroxy-Cholecalciferol (Vitamin D)   18,40 €
GOÄ entsprechend oder ähnlich: Nr. 4138*

32414* Osteocalcin   23,90 €
GOÄ entsprechend oder ähnlich: Nr. 4054*

32415* Antidiuretisches Hormon (ADH, Vasopressin)   24,00 €
GOÄ entsprechend oder ähnlich: Nr. 4061*

32416*–32421*

32 In-vitro-Diagnostik der Laboratoriumsmedizin, Mikrobiologie, Virologie und Infektionsepidemiologie sowie Transfusionsmedizin

32416* Ähnliche Untersuchungen unter Angabe der Art der Untersuchung   24,90 €

Anmerkung: Die Berechnung der Gebührenordnungsposition 32416 setzt die Begründung der medizinischen Notwendigkeit der jeweiligen Untersuchung im Einzelfall voraus. Abweichend davon kann die Begründung der medizinischen Notwendigkeit der jeweiligen Untersuchung im Einzelfall entfallen bei: Androstandiol-Glucuronid.

GOÄ entsprechend oder ähnlich: Nr. 4062*

Kompendium KBV: Die Angabe der Art der Untersuchung (Feldkennung 5002) ist obligat.

Die Berechnung der GOP 32416 setzt die Begründung der medizinischen Notwendigkeit der jeweiligen Untersuchung im Einzelfall voraus. Abweichend davon kann die Begründung der medizinischen Notwendigkeit der jeweiligen Untersuchung im Einzelfall entfallen bei: Androstandiol-Glucuronid.

Auf die gesonderte Begründung zur betreffenden GOP in Feldkennung 5009 kann verzichtet werden, wenn ein von der Begründungspflicht ausgenommenes Untersuchungsverfahren angewandt wurde oder sich bereits aus der in der Abrechnung angegebenen Diagnose die Notwendigkeit der Untersuchung im Einzelfall ergibt. Mit dieser GOP kann auch die quantitative Bestimmung von Troponin I oder Troponin T berechnet werden.

Kommentar: Ähnliche Untersuchungen, die nach Nr. 32416 Berechnung finden:

- cAMP
- Desoxycorticosteron (DOC)
- Glukagon
- Toponin quantitativ – für den Schnelltest Troponin I oder Troponin II EBM Nr. 32150 berechnen.

Die Angabe der Art der Untersuchung ist zwingend.

Quantitative Bestimmung mittels Immunoassay, gilt für die Gebührenordnungspositionen 32420 bis 32421

Abrechnungsbestimmung: je Untersuchung

32420* Thyreoglobulin, einschl. Bestätigungstest   17,40 €

GOÄ entsprechend oder ähnlich: Nrn. 3825.H2*, 3852*, 3885*

Kompendium KBV: Im Patientenserum vorkommende Thyreoglobulin-Autoantikörper können das Messergebnis verfälschen. Erforderliche zusätzliche Testschritte (Wiederfindungstests) sind aber obligatorischer Bestandteil der Untersuchung nach GOP 32420 und sind nicht gesondert berechnungsfähig.(*)

(*) nach Kölner Kommentar zum EBM, Stand 01.01.2012

Kommentar: Die Nrn. 32324, 32350, 32351, 32352, 32390 bis 32398, 32400, 32405 und 32420 sind nebeneinander insgesamt bis zu 2x berechnungsfähig. Da die Bewertung unterschiedlich ist, sollten, wenn mehr als 2 Parameter bestimmt werden, die mit der höheren Bewertung abgerechnet werden.

32421* 1,25 Dihydroxy-Cholecalciferol (Vitamin D3)   33,80 €

GOÄ entsprechend oder ähnlich: Nr. 4139*

32.3.5 Immunologische Untersuchungen

32426* Quantitative Bestimmung von Gesamt-IgE   4,60 €

Anmerkung: Der Höchstwert für die Untersuchungen der Gebührenordnungspositionen 32426 und 32427 beträgt im Behandlungsfall 65,00 Euro.

Der Höchstwert für die Untersuchungen der Gebührenordnungspositionen 32426 und 32427 beträgt in begründeten Einzelfällen bei Säuglingen, Kleinkindern und Kindern bis zum vollendeten 6. Lebensjahr im Behandlungsfall 111,00 Euro.

Abrechnungsausschluss: in derselben Sitzung 32429

GOÄ entsprechend oder ähnlich: Nr. 3572*

Kompendium KBV: Bei Säuglingen, Kleinkindern und Kindern bis zum vollendeten 6. Lebensjahr sind die immunologischen Untersuchungen nach GOP 32426 und 32427 in begründeten Einzelfällen im Behandlungsfall bis zu einem Höchstwert von 111,00 € berechnungsfähig.

Der Höchstwert von 65,00 € bleibt für die sonstigen Fälle.

Beide Höchstwerte für die Untersuchungen nach den GOP 32426 und 32427 gelten im Behandlungsfall.

Nach den Beschlüssen in der 88. Sitzung der Partner des Bundesmantelvertrages sowie in der 228. Sitzung der Arbeitsgemeinschaft Ärzte/Ersatzkassen (schriftliche Beschlussfassung) am 10. September 2007 setzt die Erbringung und/oder Auftragserteilung zur Durchführung von Laborleistungen nach GOP 32426 und 32427 grundsätzlich das Vorliegen der Ergebnisse voran gegangener Haut- und/oder Provokationstests voraus, ausgenommen bei Kindern bis zum vollendeten 6. Lebensjahr.

32427* Untersuchung auf allergenspezifische Immunglobuline   7,10 €
in Einzelansätzen (Allergene oder Allergengemische),

Abrechnungsbestimmung: je Ansatz

Anmerkung: Der Höchstwert für die Untersuchungen der Gebührenordnungspositionen 32426 und 32427 beträgt im Behandlungsfall 65,00 Euro.

Der Höchstwert für die Untersuchungen der Gebührenordnungspositionen 32426 und 32427 beträgt in begründeten Einzelfällen bei Säuglingen, Kleinkindern und Kindern bis zum vollendeten 6. Lebensjahr im Behandlungsfall 111,00 Euro.

Abrechnungsausschluss: in derselben Sitzung 32429

GOÄ entsprechend oder ähnlich: Nr. 3891*

Kompendium KBV: Nach GOP 32427 können nur Verfahren berechnet werden, bei denen jedes Allergen oder Allergengemisch für sich in einem separaten Untersuchungsgang zusammen mit dem Patientenserum getestet wird.

Bei Säuglingen, Kleinkindern und Kindern bis zum vollendeten 6. Lebensjahr sind die immunologischen Untersuchungen nach GOP 32426 und 32427 in begründeten Einzelfällen im Behandlungsfall bis zu einem Höchstwert von 111,00 € berechnungsfähig.

Der Höchstwert von 65,00 € bleibt für die sonstigen Fälle.

Beide Höchstwerte für die Untersuchungen nach den GOP 32426 und 32427 gelten im Behandlungsfall.

32430*–32440*

32 In-vitro-Diagnostik der Laboratoriumsmedizin, Mikrobiologie, Virologie und Infektionsepidemiologie sowie Transfusionsmedizin

Nach den Beschlüssen in der 88. Sitzung der Partner des Bundesmantelvertrages sowie in der 228. Sitzung der Arbeitsgemeinschaft Ärzte/Ersatzkassen (schriftliche Beschlussfassung) am 10. September 2007 setzt die Erbringung und/oder Auftragserteilung zur Durchführung von Laborleistungen nach den GOP 32426 und 32427 grundsätzlich das Vorliegen der Ergebnisse voran gegangener Haut- und/oder Provokationstests voraus, ausgenommen bei Kindern bis zum vollendeten 6. Lebensjahr.

32430* Qualitativer Nachweis von humanen Proteinen mittels Immunpräzipitation, 6,40 €

Abrechnungsbestimmung: je Nachweis unter Angabe der Art des Proteins

Anmerkung: Der Höchstwert für Untersuchungen nach der Nr. 32430 beträgt 16,80 Euro.

GOÄ entsprechend oder ähnlich: Analoger Ansatz der Nr. 3759*

Kompendium KBV: Die Angabe der Art des Proteins (Feldkennung 5002) ist obligat.

Quantitative Best. von humanen Proteinen oder anderen Substanzen mittels Immunnephelometrie, Immunturbidimetrie, Immunpräzipitation, Fluorometrie, Immunoassay oder anderer gleichwert. Verfahren, gilt für die Gebührenordnungspositionen 32435 bis 32455

Abrechnungsbestimmung: je Untersuchung

32435* Albumin 3,40 €

GOÄ entsprechend oder ähnlich: Nr. 3735*

Kompendium KBV: Mit GOP 32435 ist die quantitative Albumin-Bestimmung mittels Immunnephelometrie, Immunturbidimetrie, Immunpräzipitation, Fluorometrie, Immunoassay oder anderer gleichwertiger Verfahren berechnungsfähig.
Der Mikroalbuminurie-Nachweis mit Teststreifen auf der Basis einer immunologischen oder gleichwertigen chemischen Reaktion ist mit GOP 32135 berechnungsfähig.

32437* Alpha-1-Mikroglobulin 8,40 €

GOÄ entsprechend oder ähnlich: Nr. 3754*

32438* Alpha-1-Antitrypsin (Alpha-1-Proteinase-Inhibitor, Alpha-1-Pi) 10,70 €

GOÄ entsprechend oder ähnlich: Nr. 3739*

32439* Alpha-2-Makroglobulin 10,20 €

GOÄ entsprechend oder ähnlich: Nr. 3753*

32440* Coeruloplasmin 11,20 €

GOÄ entsprechend oder ähnlich: Nr. 3740*

Kommentar: Die Nr. 32440 ist nicht neben den EBM Nrn. berechenbar: 08550 bis 08552, 08560, 08561, 31010 bis 31013, 34291. Die EBM Nrn. 01600, 01601 sind nicht neben der Nr. 32440 berechnungsfähig.

32441* Haptoglobin 7,30 €

GOÄ entsprechend oder ähnlich: Nr. 3747*

32442* Hämopexin 11,50 €

GOÄ entsprechend oder ähnlich: Nr. 3746*

Kommentar: Die Nr. 32442 ist nicht neben den EBM Nrn. berechenbar: 08550 bis 08552, 08560, 08561, 31010 bis 31013, 34291. Die EBM Nrn. 01600, 01601 sind nicht neben der Nr. 32442 berechnungsfähig.

32443* Komplementfaktor C 3 7,80 €

GOÄ entsprechend oder ähnlich: Nrn. 3968* oder 3969*

Kommentar: Die Nr. 32443 ist nicht neben den EBM Nrn. berechenbar: 08550 bis 08552, 08560, 08561, 31010 bis 31013, 34291. Die EBM Nrn. 01600, 01601 sind nicht neben der Nr. 32443 berechnungsfähig.

32444* Komplementfaktor C 4 7,50 €

GOÄ entsprechend oder ähnlich: Nrn. 3970* oder 3971*

32445* Immunglobulin D (IgD) 11,60 €

GOÄ entsprechend oder ähnlich: Analoger Ansatz der Nr. 3571*

32446* Freie Kappa-Ketten 12,60 €

GOÄ entsprechend oder ähnlich: Analoger Ansatz der Nr. 3571*

32447* Freie Lambda-Ketten 12,50 €

GOÄ entsprechend oder ähnlich: Analoger Ansatz der Nr. 3571*

32448* Immunglobulin A, G oder M im Liquor 8,50 €

GOÄ entsprechend oder ähnlich: Analoger Ansatz der Nr. 3571*

Kommentar: Die Nr. 32448 ist nicht neben den EBM Nrn. berechenbar: 08550 bis 08552, 08560, 08561, 31010 bis 31013, 34291. Die EBM Nrn. 01600, 01601 sind nicht neben der Nr. 32448 berechnungsfähig.

32449* Immunglobulin G im Harn 5,50 €

GOÄ entsprechend oder ähnlich: Analoger Ansatz der Nr. 3571*

32450*–32455*

32 In-vitro-Diagnostik der Laboratoriumsmedizin, Mikrobiologie, Virologie
und Infektionsepidemiologie sowie Transfusionsmedizin

Kommentar: Die Nr. 32449 ist nicht neben den EBM Nrn. berechenbar: 08550 bis 08552, 08560, 08561, 31010 bis 31013, 34291. Die EBM Nrn. 01600, 01601 sind nicht neben der Nr. 32449 berechnungsfähig.

32450* Myoglobin — 10,80 €

Abrechnungsausschluss: in derselben Sitzung 32150

GOÄ entsprechend oder ähnlich: Nrn. 3755*, 3756*

Kompendium KBV: Semiquantitative immunologische oder chemische Nachweise von Myoglobin sind mit der GOP 32134 berechnungsfähig.
Die GOP 32450 ist nicht neben der GOP 32150 berechnungsfähig

32451* Apolipoprotein A-I — 9,50 €

GOÄ entsprechend oder ähnlich: Nr. 3725*

32452* Apolipoprotein B — 9,60 €

GOÄ entsprechend oder ähnlich: Nr. 3725*

32453* Granulozyten-(PMN-)Elastase — 14,40 €

GOÄ entsprechend oder ähnlich: Nrn. 3791*, 3792*

32454* Lysozym — 10,60 €

GOÄ entsprechend oder ähnlich: Nr. 3793*

32455* Ähnliche Untersuchungen unter Angabe der Art der Untersuchung — 8,90 €

Anmerkung: Die Berechnung der Gebührenordnungsposition 32455 setzt die Begründung der medizinischen Notwendigkeit der jeweiligen Untersuchung im Einzelfall voraus. Abweichend davon kann die Begründung der medizinischen Notwendigkeit der jeweiligen Untersuchung im Einzelfall entfallen bei: zirkulierende Immunkomplexe, Fibronectin im Punktat, Lösl. Transferrin-Rezeptor und Gesamthämolytische Aktivität.

GOÄ entsprechend oder ähnlich: Leistung in der GOÄ nicht vorhanden

Kompendium KBV: Die Angabe der Art der Untersuchung (Feldkennung 5002) ist obligat.
Die Berechnung der GOP 32455 setzt die Begründung der medizinischen Notwendigkeit der jeweiligen Untersuchung im Einzelfall voraus. Abweichend davon kann die Begründung der medizinischen Notwendigkeit der jeweiligen Untersuchung im Einzelfall entfallen bei: zirkulierende Immunkomplexe, Fibronectin im Punktat, löslicher Transferrin-Rezeptor und gesamt-hämolytische Aktivität.
Auf die gesonderte Begründung zur betreffenden GOP in Feldkennung 5009 kann verzichtet werden, wenn ein von der Begründungspflicht ausgenommenes Untersuchungsverfahren angewandt wurde oder sich bereits aus der in der Abrechnung angegebenen Diagnose die Notwendigkeit der Untersuchung im Einzelfall ergibt. Für die Bestimmung von Transferrin ist die GOP 32106 anzusetzen.

32456* Quantitative Bestimmung des Lipoproteins(a)   **11,90 €**

Anmerkung: Der Höchstwert für die Untersuchungen der Gebührenordnungspositionen 32435 und 32437 bis 32456 beträgt 33,40 Euro.

GOÄ entsprechend oder ähnlich: Nr. 3730*

32457* Quantitative immunologische Bestimmung von   **6,21 €** occultem Blut im Stuhl (iFOBT) einschließlich der Kosten für das Stuhlprobenentnahmesystem und das Probengefäß

Abrechnungsbestimmung: einmal im Behandlungsfall

Abrechnungsausschluss: im Behandlungsfall 01737, 01738

Berichtspflicht: Nein

Kommentar: Ausgedehnte Informationen finden Sie unter https://www.kvb.de/fileadmin/kvb/d okumente/Praxis/Serviceschreiben/2017/KVB-RS-170330-Aenderung-EBM-iFOBT-ab-Q2-2017. pdf von der KV Bayern.

GOÄ entsprechend oder ähnlich: GOÄ: Nrn. 3500 bzw. 3650

Quantitative Best. mittels Immunnephelometrie, Immunturbidimetrie, Immun- präzipitation, Immunoassay oder anderer gleichwertiger Verfahren, gilt für die Leistungen nach den Nrn. 32459 bis 32461

Abrechnungsbestimmung: je Untersuchung

32459* Procalcitonin (PCT)   **9,60 €**

Kommentar: Der Biomarker Procalcitonin verhilft zu einer Unterscheidung von bakteriellen oder viralen Infektionen und dadurch zur Reduktion der Antibiotikaverordnungen bei Infektionen der Atemwege.
Siehe auch: Anlage 22 Bundesmantelvertrag-Ärzte („Verfahrensordnung zur Beurteilung innovati- ver Laborleistungen im Hinblick auf Anpassungen des Kapitels 32 EBM"):
https://www.gkvspitzenverband.de/krankenversicherung/aerztliche_versorgung/bundesmantelv ertrag/anlagen_zum_bundesmantelvertrag/einzelne_anlagen_zum_bmv/bmv_anlage_22_innov ative_laborleistungen.jsp

32460* C-reaktives Protein (CRP)   **4,90 €**

Kommentar: Die EBM Nr. 32460 ist neben den folgenden EBM Nrn. nicht berechenbar: 08550 bis 08552, 08560, 08561, 31010 bis 31013, 34291.
Neben der EBM Nr. 32770 sind nicht abrechenbar: Nrn. 01600, 01601.
Mehrere Studien haben die unabhängige Zusatzbedeutung von CRP bei der Prognose eines kar- diovaskulären Ereignisses (Myocardinfarkt/Herztod/instabile Angina pectoris) belegt (siehe Saa- le-Med Medizintechnik GmbH Probstzella http://www.saale-med.de/smed200612/index.php?id= 212).

GOÄ entsprechend oder ähnlich: Nrn. 3524, 3741

32461*–32465*

32 In-vitro-Diagnostik der Laboratoriumsmedizin, Mikrobiologie, Virologie und Infektionsepidemiologie sowie Transfusionsmedizin

Kompendium KBV: Qualitative oder semiquantitative Testverfahren, die nicht der Leistungslegende nach GOP 32460 entsprechen, sind mit der GOP 32128 berechnungsfähig.

32461* Rheumafaktor (RF) 4,20 €

Kommentar: Die EBM Nr. 32461 ist neben den folgenden EBM Nrn. nicht berechenbar: 08550 bis 08552, 08560, 08561, 31010 bis 31013, 34291.

GOÄ entsprechend oder ähnlich: Nrn. 3526, 3886

Kompendium KBV: Beim Auftrag „Rheumafaktor quantitativ" ist eine in der Legende zur GOP 32461 aufgeführte Methode anzuwenden und nur diese ist berechnungsfähig.
Der Waaler-Rose-Test ist nicht mit der GOP 32461 berechnungsfähig. Beim Waaler-Rose-Test handelt es sich um ein kaum noch gebräuchliches Verfahren zum quantitativen Nachweis des Rheumafaktors vom IgMTyp durch indirekte Hämagglutination (Inkubation von mit Anti-Schaf-Hämagglutininen beladenen Schaferythrozyten mit Patientenserum in Verdünnungsreihen), das durch quantitative Rheumafaktor Bestimmungen mittels Immunnephelometrie oder ELISA mit klassenspezifischen IgM-, IgA-, IgG-Nachweisreagenzien ersetzt wurde.

32462* Quantitative Bestimmung einer Immunglobulinsubklasse 23,40 €

GOÄ entsprechend oder ähnlich: Analoger Ansatz der Nr. 3572*

32463* Quantitative Bestimmung von Cystatin C bei einer GFR von 40 bis 80 ml/(Minute/1,73 m²) (berechnet nach der MDRD-Formel), sowie in begründeten Einzelfällen bei Sammelschwierigkeiten 9,70 €

Kompendium KBV: Die im EBM aufgeführte Leistungsbeschreibung lautet: „Quantitative Bestimmung von Cystatin C bei einer GFR von 40 bis 80 ml/(Minute/1,73 m2) (berechnet nach der MDRD-Formel), sowie in begründeten Einzelfällen bei Sammelschwierigkeiten". Dies bedeutet, dass die GOP 32463 in Fällen berechnungsfähig ist, in denen mindestens einer der mit „sowie" verbundenen Gründe vorliegt.

Elektrophoretische Trennung von humanen Proteinen, gilt für die Gebührenordnungspositionen 32465 bis 32475

Obligater Leistungsinhalt
- Elektrophoretische Trennung von humanen Proteinen, z.B. Agarosegel-, Polyacrylamidgel-, Disk-Elektrophorese, isoelektrische Fokussierung,

Fakultativer Leistungsinhalt
- Färbereaktion,
- Quantitative Auswertung,

Abrechnungsbestimmung: je Untersuchungsgang

32465* Oligoklonale Banden im Liquor und im Serum 24,90 €

GOÄ entsprechend oder ähnlich: Analoger Ansatz der Nr. 3574.H1*

Kompendium KBV: Die „und"-Verknüpfung schreibt obligat vor, dass die Untersuchung in beiden Körpermaterialien durchgeführt werden muss. Die GOP 32465 ist dann nur einmal berechnungsfähig.

32466* Harnproteine	**18,00 €**

GOÄ entsprechend oder ähnlich: Nr. 3761*

32467* Lipoproteine, einschl. Polyanionenpräzipitation	**21,20 €**

GOÄ entsprechend oder ähnlich: Nrn. 3727*, 3728*, 3729

Kompendium KBV: Die Polyanionenpräzipitation ist obligater Bestandteil der GOP 32467. Eine elektrophoretische Trennung ohne diesen Teilschritt ist nur nach GOP 32107 berechnungsfähig.(*)
(*) nach Kölner Kommentar zum EBM, Stand 01.01.2012

32468* Hämoglobine (außer glykierte Hämoglobine nach der Nr. 32094)	**21,90 €**

Abrechnungsausschluss: in derselben Sitzung 32312

GOÄ entsprechend oder ähnlich: Analoger Ansatz der Nr. 3748*

Kompendium KBV: Die Bestimmung der glykierten Hämoglobine HbA1 und/oder HbA1c ist nach der GOP 32094 abzurechnen, auch wenn eine elektrophoretische Trennung erfolgte.(*)
Die GOP 32468 ist nicht neben der GOP 32312 berechnungsfähig.
(*) nach Kölner Kommentar zum EBM, Stand 01.01.2012

32469* Isoenzyme der Alkalischen Phosphatase (AP)	**21,40 €**

GOÄ entsprechend oder ähnlich: Nrn. 3784*, 3785*

Kompendium KBV: Die Bestimmung der Knochen-AP ist mit der GOP 32404 berechnungsfähig.

32470* Isoenzyme der Creatinkinase (CK)	**21,60 €**

GOÄ entsprechend oder ähnlich: Nr. 3785*

32471* Isoenzyme der Lactatdehydrogenase (LDH)	**20,90 €**

GOÄ entsprechend oder ähnlich: Nr. 3785*

32472* Alpha-1-Antitrypsin, Phänotypisierung	**33,00 €**

GOÄ entsprechend oder ähnlich: Nr. 3739*

32473* Acetylcholinesterase (AChE) im Fruchtwasser	**14,00 €**

GOÄ entsprechend oder ähnlich: Analoger Ansatz der Nr. 3785*

32474*–32478*

32 In-vitro-Diagnostik der Laboratoriumsmedizin, Mikrobiologie, Virologie
und Infektionsepidemiologie sowie Transfusionsmedizin

Kompendium KBV: Untersucht wird die hirnspezifische Acetylcholinesterase als Marker für Neuralrohrdefekte. Eingeschlossen in einem Untersuchungsgang sind ggf. Elektrophoreseabläufe mit Inhibitoren der Pseudocholinesteraseaktivität, die der Befundabsicherung dienen.(*)
Auch in diesen Fällen ist die Leistung nur einmal berechnungsfähig.(*)
Im Rahmen von Zwillingsschwangerschaften und Punktion beider Fruchtblasen erscheint die zweifache Abrechnung der GOP 32473 gerechtfertigt.
(*) nach Kölner Kommentar zum EBM, Stand 01.01.2012

32474* Proteine in Punktaten	**8,10 €**

GOÄ entsprechend oder ähnlich: Analoger Ansatz der Nr. 3761*

32475* Ähnliche Untersuchungen (mit Ausnahme der Gebührenordnungsposition 32107) unter Angabe der Art der Untersuchung	**7,20 €**

Anmerkung: Die Berechnung der Gebührenordnungsposition 32475 setzt die Begründung der medizinischen Notwendigkeit der jeweiligen Untersuchung im Einzelfall voraus.
GOÄ entsprechend oder ähnlich: Leistung in der GOÄ nicht vorhanden
Kompendium KBV: Die Angabe der Art der Untersuchung (Feldkennung 5002) ist obligat.
Die Berechnung der GOP 32475 setzt die Begründung der medizinischen Notwendigkeit der jeweiligen Untersuchung im Einzelfall voraus.

32476* Elektrophoretische Trennung von humanen Proteinen durch Polyacrylamidgel-Elektrophorese oder ähnliche Verfahren mit Antigentransfer und anschließender Immunreaktion (Immunoblot),	**25,00 €**

Abrechnungsbestimmung: je Untersuchungsgang unter Angabe der Art der Untersuchung
Anmerkung: Untersuchungen zum Nachweis von Antikörpern gegen körpereigene Antigene (Autoantikörper) sind nicht nach der Gebührenordnungsposition 32476 berechnungsfähig.
GOÄ entsprechend oder ähnlich: Nr. 3748*
Kompendium KBV: Die Angabe der Art der Untersuchung (Feldkennung 5002) ist obligat.
Untersuchungen zum Nachweis von Antikörpern gegen körpereigene Antigene (Autoantikörper) sind nicht nach GOP 32476 berechnungsfähig.

32478* Immunfixationselektrophorese oder Immunelektrophorese bei Dys- und Paraproteinämie	**20,00 €**

Obligater Leistungsinhalt
- Immunfixationselektrophorese mit mindestens vier Antiseren

und/oder
- Immunelektrophorese mit mindestens vier Antiseren,
- Bei Dys- und Paraproteinämie

Fakultativer Leistungsinhalt
- Isoelektrische Fokussierung oder ähnliche Verfahren,
- Serumeiweiß-Elektrophorese nach der Gebührenordnungsposition 32107

Abrechnungsausschluss: bei demselben Material 32477

GOÄ entsprechend oder ähnlich: Nr. 4455*

Kompendium KBV: Die Leistungslegende der GOP 32478 setzt die Untersuchung mit mindestens vier Antiseren voraus. Die Untersuchung mit nur bis zu drei Antiseren wurde in den Anhang IV der nicht mehr abrechnungsfähigen Leistungen verlagert.

Eine Immunfixation mit elektrophoretischer Auftrennung der Serumproteine unter Verwendung eines polyvalenten Antiserums erfüllt nicht die Leistungslegende der GOP 32478 (vier Antiseren erforderlich).

Die Serumeiweiß-Elektrophorese nach GOP 32107 ist nicht zusätzlich berechnungsfähig.

32479* **Qualitativer Nachweis und/oder quantitative Bestim**   **14,70 €**
mung von Gliadin-Antikörpern mittels indirekter Immun
fluoreszenz oder Immunoassay,

Abrechnungsbestimmung: je IgG und IgA

GOÄ entsprechend oder ähnlich: Nr. 3897*

Qualitativer Nachweis und/oder quantitative Bestimmung von Antikörpern gegen körpereigene Antigene (Autoantikörper) mittels indirekter Immunfluoreszenz, Immunoassay oder Immunoblot, gilt für die Gebührenordnungspositionen 32489 bis 32505

Anmerkung: Der Höchstwert für die Untersuchungen der Gebührenordnungspositionen 32489 bis 32505 beträgt 42,60 Euro.

32480* **Nachweis von Anti-Drug-Antikörpern gemäß Fachinfor**   **18,65 €**
mation eines Arzneimittels mit dem Wirkstoff Velmanase
alfa

Abrechnungsbestimmung: je Untersuchung

Berichtspflicht: Nein

Kommentar: Bei der Überwachung einer Immunersatztherapie mit Velmanase (Lamzede®) können sich Anti-Drug-Antikörper bilden und schwere Immunreaktionen auslösen. Für den Nachweis dieser Antikörper wird zum zweiten Quartal die GOP 32480 in den EBM-Abschnitt 32.3.5 (Immunologische Untersuchungen) aufgenommen.

Der Nachweis kann nicht arzneimittelunabhängig abgerechnet werden, obwohl die Bildung von Anti-Drug-Antikörpern auch für andere Wirkstoffe beschrieben ist.

Die Vergütung der Leistungen nach EBM Nrn. 32480 und 32557 erfolgt außerhalb der morbiditätsbedingten Gesamtvergütung.

Für die Durchführung dieser Leistung ist eine Genehmigung der KV erforderlich.

32489* **Antikörper gegen zyklisch citrulliniertes Peptid (Anti-**   **11,20 €**
CCP-AK),

Abrechnungsbestimmung: einmal im Krankheitsfall

GOÄ entsprechend oder ähnlich: Nr. 3827

32490*–32495*

32 In-vitro-Diagnostik der Laboratoriumsmedizin, Mikrobiologie, Virologie und Infektionsepidemiologie sowie Transfusionsmedizin

Kompendium KBV: Qualitative und quantitative Untersuchungen (Katalog GOP 32489 ff.) sind hier zu einem Leistungskomplex zusammengefasst, um ein wirtschaftliches Vorgehen sicherzustellen. Ergibt ein qualitativer Suchtest ein negatives Ergebnis, sind kostenaufwendige Testansätze zur Bestimmung von Titern nicht erforderlich.[1]
[1] nach Kölner Kommentar zum EBM, Stand 01.01.2012

32490* Antinukleäre Antikörper (ANA) als Suchtest   7,30 €

GOÄ entsprechend oder ähnlich: Nrn. 3813.H2*, 3840*

Kompendium KBV: Siehe auch Nr. 32489.
Die dreimalige Berechnung der GOP 32490 als klassenspezifischer Suchtest für IgG, IgA und IgM ist nach derzeitigem Kenntnisstand nicht zulässig.[1]
[1] nach Kölner Kommentar zum EBM, Stand 01.01.2012

32491* Antikörper gegen native Doppelstrang-DNS (anti-ds-DNS)   10,40 €

GOÄ entsprechend oder ähnlich: Nrn. 3819.H2*, 3846*

Kompendium KBV: Siehe auch Nr. 32489.

32492* Antikörper gegen Zellkern- oder zytoplasmatische Antigene, z.B. Sm-, U1-RNP-, SS-A-, SS-B-, Scl-70-, Jo-1-, Histon-Antikörper   9,50 €

GOÄ entsprechend oder ähnlich: Nrn. 3808.H2*, 3835*

Kompendium KBV: Siehe auch Nr. 32489.

32493* Antikörper gegen Zentromerantigene, z.B. CENP-B-Antikörper   9,00 €

GOÄ entsprechend oder ähnlich: Nrn. 3806.H2*, 3833*

Kompendium KBV: Siehe auch Nr. 32489.

32494* Antimitochondriale Antikörper (AMA), auch Subtypen, z.B. AMA-M2   6,00 €

GOÄ entsprechend oder ähnlich: Nrn. 3818.H2*, 3845*

Kompendium KBV: Siehe auch Nr. 32489.

32495* Leberspezifische Antikörper, z.B. gegen Leber-/Nieren-Mikrosomen (LKM-Antikörper), lösliches Leberantigen (SLA-Antikörper), Asialoglykoprotein Rezeptor (ASGPR-Antikörper)   12,30 €

GOÄ entsprechend oder ähnlich: Nrn. 3817.H2*, 3844*

Kompendium KBV: Siehe auch Nr. 32489.

32496* Antikörper gegen zytoplasmatische Antigene neutro-   10,10 €
philer Granulozyten (ANCA), z.B. c-ANCA (Proteinase 3-
Antikörper), p-ANCA (Myeloperoxidase-Antikörper)

GOÄ entsprechend oder ähnlich: Nrn. 3826.H2*, 3853*
Kompendium KBV: Siehe auch Nr. 32489.

32497* Antikörper gegen glatte Muskulatur   14,90 €

GOÄ entsprechend oder ähnlich: Nrn. 3809.H2*, 3836*
Kompendium KBV: Siehe auch Nr. 32489.

32498* Herzmuskel-Antikörper   14,80 €

GOÄ entsprechend oder ähnlich: Nrn. 3812.H2*, 3839*
Kompendium KBV: Siehe auch Nr. 32489.

32499* Antikörper gegen Skelettmuskulatur   9,10 €

GOÄ entsprechend oder ähnlich: Nrn. 3822.H2*, 3848*
Kompendium KBV: Siehe auch Nr. 32489.

32500* Antikörper gegen Inselzellen, z.B. ICA, Glutaminsäurede-   12,50 €
carboxylase-Antikörper (GADA)

GOÄ entsprechend oder ähnlich: Nrn. 3815.H2*, 3842*
Kompendium KBV: Siehe auch Nr. 32489.

32501* Insulin-Antikörper   12,40 €

GOÄ entsprechend oder ähnlich: Nr. 3898*
Kompendium KBV: Siehe auch Nr. 32489.

32502* Antikörper gegen Schilddrüsenperoxidase (-mikro-   7,50 €
somen) und/oder Thyreoglobulin,

Abrechnungsbestimmung: einmal im Behandlungsfall
GOÄ entsprechend oder ähnlich: Nrn. 3816.H2*, 3843*, 3871
Kompendium KBV: Siehe auch Nr. 32489.
Die gleichzeitige Bestimmung von Anti-TPO und Anti- TG ist nur in Ausnahmefällen erforderlich.
In der Regel genügt die Untersuchung auf TG-Antikörper. Die Leistung nach GOP 32502 ist ins-
gesamt nur einmal und auch nur einmal im Behandlungsquartal berechnungsfähig, weil Verlaufs-
kontrollen medizinisch nicht notwendig sind.(*)
(*) nach Kölner Kommentar zum EBM, Stand 01.01.2012

32 In-vitro-Diagnostik der Laboratoriumsmedizin, Mikrobiologie, Virologie
32503*–32506*
und Infektionsepidemiologie sowie Transfusionsmedizin

32503* Phospholipid-Antikörper, z.B. Cardiolipin-Antikörper 7,30 €

GOÄ entsprechend oder ähnlich: Nr. 3869*
Kompendium KBV: Siehe auch Nr. 32489.

32504* Thrombozyten-Antikörper 28,70 €

GOÄ entsprechend oder ähnlich: Nrn. 3827.H2* oder 3854*
Kompendium KBV: Siehe auch Nr. 32489.

32505* Ähnliche Untersuchungen unter Angabe des Antikörpers 9,50 €

Anmerkung: Die Berechnung der Gebührenordnungsposition 32505 setzt die Begründung der medizinischen Notwendigkeit der jeweiligen Untersuchung im Einzelfall voraus. Abweichend davon kann die Begründung der medizinischen Notwendigkeit der jeweiligen Untersuchung im Einzelfall entfallen bei: anti-Heparin/PF4 Autoantikörper.

GOÄ entsprechend oder ähnlich: Nrn. 3854* oder 3864* oder 3877*

Kompendium KBV: Qualitative und quantitative Untersuchungen (Katalog GOP 32489 ff.) sind hier zu einem Leistungskomplex zusammengefasst, um ein wirtschaftliches Vorgehen sicherzustellen. Ergibt ein qualitativer Suchtest ein negatives Ergebnis, sind kostenaufwendige Testansätze zur Bestimmung von Titern nicht erforderlich. (*)
Die Angabe des Antikörpers (Feldkennung 5002) ist obligat.
Die Berechnung der GOP 32505 setzt die Begründung der medizinischen Notwendigkeit der jeweiligen Untersuchung im Einzelfall voraus. Abweichend davon kann die Begründung der medizinischen Notwendigkeit der jeweiligen Untersuchung im Einzelfall entfallen bei: Anti-Heparin/PF4 Autoantikörper.
Auf die gesonderte Begründung zur betreffenden GOP in Feldkennung 5009 kann verzichtet werden, wenn ein von der Begründungspflicht ausgenommenes Untersuchungsverfahren angewandt wurde oder sich bereits aus der in der Abrechnung angegebenen Diagnose die Notwendigkeit der Untersuchung im Einzelfall.
Nach der GOP 32505 nicht berechnungsfähig sind Autoantikörper deren diagnostischer Stellenwert gering oder nicht ausreichend belegt ist. IgM- und/oder IgAAutoantikörper sind nur dann berechnungsfähig, wenn sie eine wesentlich ergänzende diagnostische Aussage ermöglichen.
Bei Anwendung von Blottingtechniken (Westernblot, Dotblot) ist die gleichzeitige Untersuchung auf mehrere Antikörperspezifitäten möglich, indem das Untersuchungsmaterial, meist Serum, auf eine Filtermembran aufgebracht wird, die eine Reihe von Testantigenen enthält. Eine Blotuntersuchung ist unabhängig von der Anzahl der Antigene nur einmal berechnungsfähig. Enthält der Blot Antigene unterschiedlich hoch bewerteter Katalogleistungen 32490 bis 32505, kann die jeweils höher bewertete Leistung abgerechnet werden.(*)
(*) nach Kölner Kommentar zum EBM, Stand 01.01.2012

32506* Mixed antiglobulin reaction (MAR-Test) zum Nachweis 7,40 €
von spermien-gebundenen Antikörpern

Abrechnungsausschluss: in derselben Sitzung 32507
GOÄ entsprechend oder ähnlich: Nr. 3889*
Kompendium KBV: Nicht neben GOP 32507 berechnungsfähig.

**32507* Nachweis von Antikörpern gegen Spermien, ggf. mit   17,10 €
mehreren Methoden, insgesamt**

Abrechnungsausschluss: in derselben Sitzung 32506

GOÄ entsprechend oder ähnlich: Nr. 3889*

Kompendium KBV: Die Leistungslegende der GOP 32507 beinhaltet ggf. die Anwendung mehrerer Methoden und ist nicht neben der GOP 32506 berechnungsfähig.

**32508* Quantitative Bestimmung von TSH-Rezeptor-Antikör-   10,30 €
pern,**

Abrechnungsbestimmung: einmal im Behandlungsfall

GOÄ entsprechend oder ähnlich: Nr. 3879*

Kompendium KBV: Die Leistung nach GOP 32508 ist im Behandlungsfall nur einmal berechnungsfähig.

**32509* Quantitative Bestimmung von Acetylcholin-Rezeptor-   41,80 €
Antikörpern**

GOÄ entsprechend oder ähnlich: Nr. 3868*

**32510* Dichtegradienten- oder immunomagnetische Isolierung   10,40 €
von Zellen als vorbereitende Untersuchung**

GOÄ entsprechend oder ähnlich: Nr. 4003*

Kompendium KBV: Die GOP 32510 gehört zu den wenigen Leistungen des Kapitels 32, mit der eine Vorbehandlung des Untersuchungsmaterials als eigenständige Leistung abgerechnet werden kann. Die Dichtegradientenisolierung von Immunzellen, z.B. Lymphozyten, geht in der Regel GOP 32528, 32529 und 32532 voraus, bei weiteren Untersuchungen, z.B. bei GOP 32520 bis 32527, kann sie in Abhängigkeit von der durchgeführten Methode erforderlich sein. Die Isolierung ist nur einmal je Untersuchungsmaterial berechnungsfähig, auch wenn die nachfolgende Hauptleistung ggf. mehrfach berechnet werden kann.(*)
Eine differentielle Zentrifugation ohne Einsatz von Trennmedien erfüllt nicht die Bedingungen der GOP 32510.
(*) nach Kölner Kommentar zum EBM, Stand 01.01.2012

Differenzierung und Quantifizierung von Zellen (Immunphänotypisierung) mittels Durchflußzytometrie und/oder mikroskopisch und mittels markierter monoklonaler Antikörper, gilt für die Gebührenordnungspositionen 32520 bis 32527

Abrechnungsbestimmung: je Untersuchung

32520* B-Lymphozyten   8,90 €

GOÄ entsprechend oder ähnlich: Je nach Bestimmungsart Nrn. 3696* – 3699

32521*–32532*

32 In-vitro-Diagnostik der Laboratoriumsmedizin, Mikrobiologie, Virologie
und Infektionsepidemiologie sowie Transfusionsmedizin

32521* T-Lymphozyten 7,40 €

GOÄ entsprechend oder ähnlich: Je nach Bestimmungsart Nrn. 3696* bis 3699

32522* CD4-T-Zellen 8,90 €

GOÄ entsprechend oder ähnlich: Je nach Bestimmungsart Nrn. 3696* bis 3699

32523* CD8-T-Zellen 8,90 €

GOÄ entsprechend oder ähnlich: Je nach Bestimmungsart Nrn. 3696* bis 3699

32524* Natürliche Killerzellen 8,90 €

GOÄ entsprechend oder ähnlich: Je nach Bestimmungsart Nrn. 3696* bis 3699

32525* Aktivierte T-Zellen 8,90 €

GOÄ entsprechend oder ähnlich: Je nach Bestimmungsart Nrn. 3696* bis 3699

32526* Zytotoxische T-Zellen 8,90 €

GOÄ entsprechend oder ähnlich: Je nach Bestimmungsart Nrn. 3696* bis 3699

32527* Ähnliche Untersuchungen unter Angabe der Art der 11,50 € Untersuchung

Abrechnungsbestimmung: je Untersuchung

Anmerkung: Die Berechnung der Gebührenordnungsposition 32527 setzt die Begründung der medizinischen Notwendigkeit der jeweiligen Untersuchung im Einzelfall voraus.

GOÄ entsprechend oder ähnlich: Je nach Bestimmungsart Nrn. 3696* bis 3699

Kompendium KBV: Die Angabe der Art der Untersuchung (Feldkennung 5002) ist obligat.
Die Berechnung der GOP 32527 setzt die Begründung der medizinischen Notwendigkeit der jeweiligen Untersuchung im Einzelfall voraus.
Die Berechnung des Verhältnisses zweier Zellarten zueinander („Ratio") ist nicht berechnungsfähig.

32532* Lymphozyten-Transformations-Test(s), einschl. Kontroll- 52,40 € kultur(en) ggf. mit mehreren Mitogenen und/oder Anti-genen (nicht zur Erregerdiagnostik),

Abrechnungsbestimmung: insgesamt

GOÄ entsprechend oder ähnlich: Nr. 3694*

Kompendium KBV: Die Durchführung des Lymphozyten-Transformations- Tests (LTT) ist laut Leistungslegende im Rahmen der
Erregerdiagnostik nicht abrechenbar.

32533* **Untersuchung der Leukozytenfunktion, auch unter**　25,60 €
Anwendung mehrerer Methoden, z.B. Chemotaxis,
Phagozytose, insgesamt

GOÄ entsprechend oder ähnlich: Nr. 3695*

32.3.6 Blutgruppenserologische Untersuchungen

32540* **Nachweis der Blutgruppenmerkmale A, B, 0 und Rh-**　9,60 €
Faktor D

Obligater Leistungsinhalt
• Nachweis der Blutgruppenmerkmale A, B, 0 und Rh-Faktor D

Fakultativer Leistungsinhalt
• A-Untergruppe,
• Serumeigenschaften

Abrechnungsausschluss: in derselben Sitzung 01804

GOÄ entsprechend oder ähnlich: Nr. 3982*

Kommentar: Wird die Untersuchung im Rahmen der Mutterschaftsvorsorge ausgeführt, ist
die Nr. 01804 zu berechnen.

32541* **Nachweis eines Blutgruppenmerkmals (Antigens) mit**　6,90 €
agglutinierenden oder konglutinierenden Testseren, z.B.
Rh-Merkmale, Lewis, M, N, P1,

Abrechnungsbestimmung: je Untersuchung unter Angabe der Art des Antigens

Abrechnungsausschluss: in derselben Sitzung 01806

GOÄ entsprechend oder ähnlich: Nr. 3984*

Kompendium KBV: Die Angabe der Art des Antigens (Feldkennung 5002) ist obligat.

32542* **Nachweis eines Blutgruppenmerkmals (Antigens)**　8,70 €
mittels Antiglobulintest (Coombs-Test), z.B. Dweak,
Duffy, Kell, Kidd,

Abrechnungsbestimmung: je Untersuchung unter Angabe der Art des Antigens

Abrechnungsausschluss: in derselben Sitzung 01805

GOÄ entsprechend oder ähnlich: Nrn. 3985*, 3986*

Kompendium KBV: Die Angabe der Art des Antigens (Feldkennung 5002) ist obligat.

32543* **Nachweis von Erythrozytenantikörpern im direkten Anti-**　8,70 €
globulintest mit zwei verschiedenen polyspezifischen
Antiglobulinseren

GOÄ entsprechend oder ähnlich: Nr. 3997*

32 In-vitro-Diagnostik der Laboratoriumsmedizin, Mikrobiologie, Virologie
32544*–32554*
und Infektionsepidemiologie sowie Transfusionsmedizin

32544* **Nachweis von Erythrozytenantikörpern ohne Antiglobu-** **6,40 €**
linphase, z.B. Kälteagglutinine
GOÄ entsprechend oder ähnlich: Nrn. 3990*, 3994*

32545* **Antikörpersuchtest in mehreren Techniken einschl. indi-** **7,30 €**
rekter Antiglobulintests mit mindestens zwei Testeryth-
rozyten-Präparationen
Abrechnungsausschluss: in derselben Sitzung 01807
GOÄ entsprechend oder ähnlich: Nrn. 3987* bis 3991*

32546* **Antikörperdifferenzierung in mehreren Techniken** **20,60 €**
einschl. indirekter Antiglobulintests gegen mindestens
acht Testerythrozyten-Präparationen
Abrechnungsausschluss: in derselben Sitzung 01808
GOÄ entsprechend oder ähnlich: Nrn. 3989*, 3992*

Nachweis oder quantitative Bestimmung von Blutgruppenantigenen oder -anti-
körpern mit aufwendigen Verfahren, gilt für die Gebührenordnungspositionen
32550 bis 32555
Abrechnungsbestimmung: je Antigen oder Antikörper
Kompendium KBV: Nrn. 32550 bis 32555 – entsprechend der Pluralbildung je Antigen oder
Antikörper nur einmal berechnungsfähig.

32550* **Antiglobulintest mit monospezifischem Antihumanglo-** **14,40 €**
bulin
GOÄ entsprechend oder ähnlich: Nr. 3998*

32551* **Chemische oder thermische Elution von Erythrozytenan-** **19,20 €**
tikörpern
GOÄ entsprechend oder ähnlich: Nr. 3999*

32552* **Absorption von Erythrozytenantikörpern an vorbehan-** **10,70 €**
delte Zellen
GOÄ entsprechend oder ähnlich: Nr. 3999*

32553* **Nachweis von Hämolysin(en) mit Komplementzusatz** **13,80 €**
GOÄ entsprechend oder ähnlich: Nr. 3994*

32554* **Quantitative Bestimmung eines Erythrozytenantikörpers** **8,00 €**
Abrechnungsausschluss: in derselben Sitzung 01809
GOÄ entsprechend oder ähnlich: Nrn. 3993*, 3994*

32555* Ähnliche Untersuchungen unter Angabe der Art der Untersuchung	**8,70 €**

Anmerkung: Die Berechnung der Gebührenordnungsposition 32555 setzt die Begründung der medizinischen Notwendigkeit der jeweiligen Untersuchung im Einzelfall voraus.

GOÄ entsprechend oder ähnlich: Auswahl aus Nrn. 3993* – 3999*

Kompendium KBV: Die Angabe der Art der Untersuchung (Feldkennung 5002) ist zwingend.Die Berechnung der GOP 32555 setzt die Begründung der medizinischen Notwendigkeit der jeweiligen Untersuchung im Einzelfall voraus.

32556* Serologische Verträglichkeitsprobe (Kreuzprobe) mit indirektem Antiglobulintest,	**12,70 €**

Abrechnungsbestimmung: je Konserve

GOÄ entsprechend oder ähnlich: Nrn. 4000*, 4001*, 4002*

Kompendium KBV: Ein ABO-Identitätstest (Bedside-Test) ist fakultativer Leistungsinhalt der GOP 02110 bzw. 02111 und nicht als Serologische Verträglichkeitsprobe mit der GOP 32556 berechnungsfähig.

32557 Zuschlag zu der Gebührenordnungsposition 32545 oder 32556 für eine Vorbehandlung mit Dithiothreitol (DTT) zur Vermeidung von Interferenzen durch Daratumumab	**19,20 €**

Abrechnungsbestimmungen: je Untersuchung
Anmerkungen: Die Gebührenordnungsposition 32557 ist am Behandlungstag höchstens viermal berechnungsfähig.

Kommentar: Vor der Behandlung von hämatoglischen Neoplasien ist eine Vorbehandlung der Erythrozyten notwendig, um bestimmten Interferenzen des eingesetzen monoklonalen Antikörpers Daratumumab (Darzalex®) vorzubeugen.
Ab dem 1. April ist dafür die neue EBM Nr. 32557aus dem Abschnitt 32.3.6. (Blutgruppenserologische Untersuchungen) abrechenbar.
Diese EBM Leistung kann als Zuschlag zu den EBM Nr. 32545 (Antikörpertest in mehreren Techniken) oder EBM Nr. 32556 (Kreuzprobe mit indirektem Antiglobulintest) bis zu 4x am Behandlungstag abgerechnet werden.
Die Vergütung der Leistungen nach EBM Nrn. 32480 und 32557 erfolgt außerhalb der morbiditätsbedingten Gesamtvergütung.
Für die Durchführung dieser Leistung ist eine Genehmigung der KV erforderlich.

32.3.7 Infektionsimmunologische Untersuchungen

Quantitative Bestimmung von Streptokokken-Antikörpern, gilt für die Gebührenordnungspositionen 32560 bis 32563

Abrechnungsbestimmung: je Untersuchung

Kompendium KBV: GOP 32560 bis 32670 sind nur bei infektionsimmunologischen Untersuchungen im Rahmen der kurativen Medizin berechnungsfähig. Bei Prävention o. Ä. sind die

32560*–32566*

32 In-vitro-Diagnostik der Laboratoriumsmedizin, Mikrobiologie, Virologie und Infektionsepidemiologie sowie Transfusionsmedizin

GOP des Abschnitts 1.7 EBM zu berechnen.(*)Qualitative oder semiquantitative Testverfahren, die nicht der Leistungslegende nach GOP 32560 entsprechen, sind mit der GOP 32130 berechnungsfähig.(*) nach Kölner Kommentar zum EBM, Stand 01.01.2012

32560* Antistreptolysin O-Reaktion   5,00 €

GOÄ entsprechend oder ähnlich: Nrn. 4293*, 4294*

32561* Anti-DNase-B-Reaktion (Antistreptodornase)   11,70 €

GOÄ entsprechend oder ähnlich: Nrn. 4295*, 4296*

32562* Antistreptokokken – Hyaluronidase   12,10 €

GOÄ entsprechend oder ähnlich: Nr. 4297*

32563* Antistreptokinase   11,60 €

GOÄ entsprechend oder ähnlich: Nr. 4295*

32564* Antistaphylolysinbestimmung   8,40 €

Obligater Leistungsinhalt
• Quantitative Antistaphylolysinbestimmung

Fakultativer Leistungsinhalt
• Qualitativer Suchtest

GOÄ entsprechend oder ähnlich: Nr. 4246*

Kompendium KBV: GOP 32560 bis 32670 sind nur bei infektionsimmunologischen Untersuchungen im Rahmen der kurativen Medizin berechnungsfähig. Bei Prävention o. Ä. sind die GOP des Abschnitts 1.7 EBM zu berechnen.(*)
(*) nach Kölner Kommentar zum EBM, Stand 01.01.2012

32565* Cardiolipin-Flockungstest, quantitativ nur bei nachgewiesener Infektion   4,70 €

GOÄ entsprechend oder ähnlich: Nrn. 4232*, 4283*

Kompendium KBV: Der Cardiolipin-Flockungstest ist nur als quantitativer Test und nur bei nachgewiesener Infektion berechnungsfähig.
(*) nach Kölner Kommentar zum EBM, Stand 01.01.2012

32566* Treponemenantikörper-Nachweis im TPHA/TPPA-Test (Lues-Suchreaktion) oder mittels Immunoassay   4,60 €

Abrechnungsausschluss: in derselben Sitzung 01800
GOÄ entsprechend oder ähnlich: Nrn. 4232*, 4258*, 4260*

Kompendium KBV: GOP 32560 bis 32670 sind nur bei infektionsimmunologischen Untersuchungen im Rahmen der kurativen Medizin berechnungsfähig. Bei Prävention o. Ä. sind die GOP des Abschnitts 1.7 EBM zu berechnen.(*) Die GOP 32566 ist jetzt auch für den Treponemenantikörper- Nachweis mittels TPPA (Lues-Suchreaktion) berechnungsfähig.Als Lues-Suchtest gilt der TPHA/TPPA-Test als ausreichend.

(*) nach Kölner Kommentar zum EBM, Stand 01.01.2012

Kommentar: Lues-Suchtest (TPHA-Test) im Rahmen der Mutterschaftsvorsorge nach Nr. 01800 berechnen.

32567* Treponemenantikörper-Bestimmung (nur bei positivem   14,10 €
Suchtest), quantitativ je Immunglobulin IgG oder IgM

GOÄ entsprechend oder ähnlich: Qualitativ Nrn. 4259, 4260*, quantitativ: Nrn. 4270*, 4271*, 4273*

Kompendium KBV: Die GOP 32567 ist nur für die quantitative Bestimmung von treponemenspezifischen IgG oder IgM-Antikörpern und nur bei Vorliegen eines positiven Suchtests berechnungsfähig.

32568* Treponema pallidum Bestätigungsteste (Immunoblot   21,90 €
oder FTA-ABS)

Abrechnungsbestimmung: einmal im Krankheitsfall

GOÄ entsprechend oder ähnlich: Nrn. 4270*, 4271*

Kompendium KBV: Die GOP 32568 ist jetzt auch für den Immunoblot als Bestätigungstest für eine Infektion mit Treponema pallidum berechnungsfähig. Die Leistung ist nur einmal im Krankheitsfall berechnungsfähig. Aufgrund der Pluralbildung ist die GOP 32568 auch bei Verwendung von zwei immunoglobulinspezifischen Immunoblots nur einmal berechnungsfähig.

32569* Toxoplasmaantikörper-Nachweis (qualitativer Suchtest)   6,90 €

GOÄ entsprechend oder ähnlich: Nr. 4261*

Kompendium KBV: Quantitative Toxoplasma-IgG-Tests, die der weiterführenden Untersuchung nach der GOP 32571 entsprechen, können methodisch auch primär als Suchtest eingesetzt werden, weil das quantitative Ergebnis eine qualitative Aussage über das Vorhandensein oder Fehlen von Toxoplasma-Antikörpern einschließt. Abgerechnet werden kann jedoch nur das Untersuchungsziel „Suchtest" entsprechend der GOP 32569. Sind der Suchtest und die IgM Bestimmung als nächster Test der Stufendiagnostik positiv, besteht die Indikation für die Untersuchung nach der GOP 32571. Das Ergebnis der quantitativen Untersuchung liegt unter den genannten Umständen bereits vor (weil als Suchtest durchgeführt). Da die Abrechnungsvoraussetzungen erfüllt sind, kann jetzt die GOP 32571 anstelle der GOP 32569 abgerechnet werden. Für das Labor besteht der Vorteil dieses Vorgehens darin, dass bei positiven Befunden, die vor Beginn einer Erstuntersuchung aber nicht vorhersehbar sind, eine Untersuchung eingespart werden kann.(*)

Die Bestimmung von IgM-AK nach GOP 32570 ist nur berechnungsfähig, wenn der Suchtest positiv ausgefallen ist.

Eine Verlaufskontrolle bei positivem Ergebnis ist nach GOP 32570 und/oder GOP 32571 ohne erneuten Suchtest berechnungsfähig.

(*) nach Kölner Kommentar zum EBM, Stand 01.01.2012

32570*–32574*

32 In-vitro-Diagnostik der Laboratoriumsmedizin, Mikrobiologie, Virologie
und Infektionsepidemiologie sowie Transfusionsmedizin

Kommentar: Als Eingangsuntersuchung ist ein Suchtest durchzuführen. Bei negativem Ergebnis in Fällen mit Krankheitsverdacht oder bei positivem Ergebnis einer präventiven Untersuchung vor Eintritt der Schwangerschaft ist die Untersuchung beendet. Die Bestimmung von IgM-AK nach Nr. 32570 ist nur berechnungsfähig, wenn der Suchtest positiv ausgefallen ist.

Eine Verlaufskontrolle bei positivem Ergebnis kann nach Nr. 32570 und/oder Nr. 32571 ohne erneuten Suchtest abgerechnet werden.

Der Höchstbetrag für die Nrn. 32569 bis 32571, 32585 bis 32641, 32642 und 32660 bis 32664 beträgt 72,90 Euro.

32570* **Quantitative Bestimmung von Toxoplasma-IgM-Antikörpern nach positivem Suchtest**   **10,60 €**

GOÄ entsprechend oder ähnlich: Nr. 4261*

Kompendium KBV: GOP 32560 bis 32670 sind nur bei infektionsimmunologischen Untersuchungen im Rahmen der kurativen Medizin berechnungsfähig. Bei Prävention o. Ä. sind die GOP des Abschnitts 1.7 EBM zu berechnen.(*)
Siehe GOP 32569

Kommentar: Die Bestimmung von IgM-AK nach Nr. 32570 ist nur berechnungsfähig, wenn der Suchtest positiv ausgefallen ist.

Eine Verlaufskontrolle bei positivem Ergebnis kann nach Nr. 32570 und/oder Nr. 32571 ohne erneuten Suchtest abgerechnet werden.

Der Höchstbetrag für die Nrn. 32569 bis 32571, 32585 bis 32641, 32642 und 32660 bis 32664 beträgt 72,90 Euro.

32571* **Quantitative Bestimmung von Toxoplasmaantikörpern nach positivem Suchtest, ggf. einschl. qualitativem Suchtest, unter Angabe der Art der Untersuchung**   **8,30 €**

Anmerkung: Die Bestimmung von Toxoplasma-IgA-Antikörpern nach der Gebührenordnungsposition 32571 ist nicht neben der Gebührenordnungsposition 32640 berechnungsfähig.

GOÄ entsprechend oder ähnlich: Nr. 4261*

Kompendium KBV: Siehe GOP 32569
Wird ein quantitativer Antikörpernachweis als Suchtest durchgeführt, sind die GOP 32569 und die GOP 32571 nicht nebeneinander berechnungsfähig. Bei negativem Ergebnis kann nur die GOP 32569 und bei positivem Ergebnis nur die GOP 32571 berechnet werden.
Die Bestimmung von Toxoplasma-IgA-Antikörpern nach GOP 32571 ist nicht neben der GOP 32640 (Avidität) berechnungsfähig.

Kommentar: Der Höchstbetrag für die Nrn. 32569 bis 32571, 32585 bis 32641, 32642 und 32660 bis 32664 beträgt 72,90 Euro.

32574* **Rötelnantikörper-Nachweis mittels Immunoassay**   **9,60 €**

Obligater Leistungsinhalt
- Untersuchung auf Antikörper der Klasse IgG,

oder
- Untersuchung auf Antikörper der Klasse IgM,

Abrechnungsbestimmung: je Klasse
Abrechnungsausschluss: in derselben Sitzung 01802, 01803
GOÄ entsprechend oder ähnlich: Nrn. 4387*, 4398*
Kompendium KBV: Der Röteln-HAH-Test nach GOP 32572 und der Röteln-Nachweis mittels HIG nach GOP 32573 wurden aus dem EBM gestrichen.
Die Untersuchung nach GOP 32574 ist durch die „oder"-Verknüpfung bis zu zweimal berechnungsfähig.
Die Leistung nach der GOP 32574 ist nicht neben den Leistungen nach GOP 01802 und 01803 berechnungsfähig, die für den Nachweis von Rötelnantikörpern mittels Immunoassay im Rahmen der Mutterschaftsvorsorge berechnet werden können.
(*) nach Kölner Kommentar zum EBM, Stand 01.01.2012
Kommentar: Wird die Untersuchung im Rahmen der Mutterschaftsvorsorge ausgeführt, ist die Nr. 01803 zu berechnen.

32575* Nachweis von HIV-1- und HIV-2-Antikörpern und von HIV- **4,45 €**
p24-Antigen

Abrechnungsausschluss: in derselben Sitzung 01931
Die Abrechnung der mit * gekennzeichneten Leistung, schließt den Ansatz der fachärztlichen Grundpauschale aus.

Berichtspflicht: Nein
GOÄ entsprechend oder ähnlich: Nr. 4395*

Kommentar: Wird die Untersuchung im Rahmen der Mutterschaftsvorsorge ausgeführt, ist die Nr. 01811 zu berechnen.
Zusätzlich Ausschlüsse finden sich noch im Kommentar von Wezel/Liebold u.a.: Die EBM Nr. 32575 kann nach auch neben den EBM Nrn. 08550 bis 08552, 08560, 08561, 31010 bis 31013, 34291 nicht abgerechnet werden und die Nrn. 01600 und 01601 nicht neben der Nr. 32575.
Kompendium KBV GOP 32560 bis 32670 sind nur bei infektionsimmunologischen Untersuchungen im Rahmen der kurativen Medizin berechnungsfähig. Bei Prävention o. Ä. sind die GOP des Abschnitts 1.7 EBM zu berechnen.
Mit dem Antikörper-Kombinationstest werden in einem Ansatz Antikörper gegen HIV1 und HIV-2 nachgewiesen. Mit dem HIV-Antigen-Antikörper-Kombinations- Test wird neben den genannten HIV-Antikörpern zusätzlich auch HIV-Antigen in einem Ansatz nachgewiesen.(*)
GOP 32575 und 32576 sind nicht nebeneinander berechnungsfähig, auch wenn die Untersuchungen auf Antikörper gegen HIV-1 und HIV-2 in einem Ansatz (Antikörper-Kombinations-Test) erfolgen.
(*) nach Kölner Kommentar zum EBM, Stand 01.01.2012

Qualitativer Nachweis und/oder quantitative Bestimmung von Antikörpern gegen Krankheitserreger mittels Immunoassay, indirekter Immunfluoreszenz, Komplementbindungsreaktion, Immunpräzipitation (z.B. Ouchterlony-Test), indirekter Hämagglutination, Hämagglutinationshemmung oder Bakterienagglutination (Widal-Reaktion), einschl. der Beurteilung des Infektions- oder Immunstatus, gilt für die Gebührenordnungspositionen 32585 bis 32641,

Abrechnungsbestimmung: je Krankheitserreger oder klinisch relevanter Immunglobulin-klasse, z.B. IgG-, IgM-Antikörper

Anmerkung: Neben der Gebührenordnungsposition 32640 ist die Bestimmung von Toxoplasma-IgA-Antikörpern nach Nr. 32571 nicht berechnungsfähig.
Antikörperuntersuchungen auf vorgefertigten Reagenzträgern (z.B. immunchromatographische Schnellteste) oder Schnellteste mit vorgefertigten Reagenzzubereitungen (z.B. Latexteste) sind nicht nach den Gebührenordnungspositionen 32585 bis 32641 berechnungsfähig.
Der Höchstwert für die Untersuchungen nach den Gebührenordnungspositionen 32569 bis 32571, 32585 bis 32641, 32642 und 32660 bis 32664 beträgt 66,30 Euro.

32585* Bordetella pertussis-Antikörper 10,60 €

GOÄ entsprechend oder ähnlich: Nrn. 4251*, 4263*, Qualit. Antikörper mittels Ligandenassay A Nr. 4463

Kompendium KBV: GOP 32560 bis 32670 sind nur bei infektionsimmunologischen Untersuchungen im Rahmen der kurativen Medizin berechnungsfähig. Bei Prävention o. Ä. sind die GOP des Abschnitts 1.7 EBM zu berechnen.(*)Zur Sicherstellung eines wirtschaftlichen Vorgehens sind qualitative und quantitative Untersuchungen eines Parameters zu einem Leistungskomplex zusammengefasst.Ergibt ein qualitativer Suchtest ein negatives Ergebnis, sind Testansätze zur Bestimmung von Antikörperkonzentrationen oder -titern nicht mehr erforderlich.Wird der Nachweis des gleichen Antikörpers sowohl qualitativ als auch quantitativ durchgeführt, ist gemäß der Legendierung die entsprechende GOP dennoch nur einmal berechnungsfähig.(*)Antikörperuntersuchungen auf vorgefertigten Testträgern (z.B. immunchromatographische Schnellteste) mit vorgefertigten Reagenzzubereitungen (z.B. Latexteste) sind nicht nach GOP 32585 bis 32641 berechnungs fähig.
(*) nach Kölner Kommentar zum EBM, Stand 01.01.2012

32586* Borrelia burgdorferi-Antikörper 7,10 €

GOÄ entsprechend oder ähnlich: Nrn. 4220*, 4236*, 4252*, 4264*

Kompendium KBV: GOP 32560 bis 32670 sind nur bei infektionsimmunologischen Untersuchungen im Rahmen der kurativen Medizin berechnungsfähig. Bei Prävention o. Ä. sind die GOP des Abschnitts 1.7 EBM zu berechnen.(*)
Zur Sicherstellung eines wirtschaftlichen Vorgehens sind qualitative und quantitative Untersuchungen eines Parameters zu einem Leistungskomplex zusammengefasst.Ergibt ein qualitativer Suchtest ein negatives Ergebnis, sind Testansätze zur Bestimmung von Antikörperkonzentrationen oder -titern nicht mehr erforderlich.Wird der Nachweis des gleichen Antikörpers sowohl qualitativ als auch quantitativ durchgeführt, ist gemäß der Legendierung die entsprechende GOP dennoch nur einmal berechnungsfähig.(*)Antikörperuntersuchungen auf vorgefertigten Testträgern (z.B. immunchromatographische Schnellteste) mit vorgefertigten Reagenzzubereitungen (z.B. Latexteste) sind nicht nach GOP 32585 bis 32641 berechnungsfähig.
Als Basisdiagnostik sollten Borrelien-Antikörper nach GOP 32586 als Eingangstest bestimmt werden.
Immunoblots entsprechend GOP 32662 können nicht als Eingangsuntersuchung durchgeführt werden, sondern nur als Bestätigungs- oder Abklärungstests bei positiven oder fraglich positiven Antikörperbefunden.

Nur die im Eingangstest positive oder fraglich positive Immunglobulinklasse ist als Bestätigungstest zulasten der GKV berechnungsfähig.
(*) nach Kölner Kommentar zum EBM, Stand 01.01.2012

32587* Brucella-Antikörper 7,80 €

GOÄ entsprechend oder ähnlich: Nrn. 4221*, 4237*
Kompendium KBV: Siehe auch Nr. 32586.

32588* Campylobacter-Antikörper 7,70 €

GOÄ entsprechend oder ähnlich: Nrn. 4222*, 4238*, 4275*, 4287*
Kompendium KBV: Siehe auch Nr. 32586.
Da sich die Bakteriengattungen Helicobacter und Campylobacter unterscheiden, ist die frühere Gleichsetzung seit Jahren überholt. Die Helicobacter pylori-Antikörper Untersuchung ist deshalb unter „ähnliche Untersuchungen" mit GOP 32641 berechnungsfähig.
Latexverfahren zum Nachweis von Antikörpern gegen Helicobacter pylori sind weder mit GOP 32588 noch mit GOP 32641 berechnungsfähig.
(*) nach Kölner Kommentar zum EBM, Stand 01.01.2012

32589* Chlamydien-Antikörper 10,10 €

GOÄ entsprechend oder ähnlich: Nrn. 4253*, 4265*, 4276*, 4277*
Kompendium KBV: Siehe auch Nr. 32586.

32590* Coxiella burnetii-Antikörper 13,80 €

GOÄ entsprechend oder ähnlich: Nrn. 4254*, 4266*, 4278*, 4288*
Kompendium KBV: Siehe auch Nr. 32586.

32591* Gonokokken-Antikörper 8,00 €

GOÄ entsprechend oder ähnlich: Nr. 4279*
Kompendium KBV: Siehe auch Nr. 32586.
Mit der GOP 32591 sind die Antikörperbestimmungen berechnungsfähig.
Der Nachweis von Bakterienantigenen ist mit der GOP 32703 und die kulturelle Untersuchung ist mit der GOP 32741 berechnungsfähig.
(*) nach Kölner Kommentar zum EBM, Stand 01.01.2012

32592* Legionellen-Antikörper 9,70 €

GOÄ entsprechend oder ähnlich: Nrn. 4224*, 4240*, 4255*, 4267*
Kompendium KBV: Siehe auch Nr. 32586.

32593* Leptospiren-Antikörper 11,60 €

GOÄ entsprechend oder ähnlich: Nrn. 4225*, 4241*, 4256*, 4280*
Kompendium KBV: Siehe auch Nr. 32586.

32594*–32602*

32 In-vitro-Diagnostik der Laboratoriumsmedizin, Mikrobiologie, Virologie und Infektionsepidemiologie sowie Transfusionsmedizin

32594* Listerien-Antikörper 4,90 €

GOÄ entsprechend oder ähnlich: Nrn. 4226*, 4242*, 4281*
Kompendium KBV: Siehe auch Nr. 32586.

32595* Mycoplasma pneumoniae-Antikörper 7,00 €

GOÄ entsprechend oder ähnlich: Nrn. 4257*, 4268*, 4290*
Kompendium KBV: Siehe auch Nr. 32586.

32596* S. typhi- oder S. paratyphi-Antikörper 5,40 €

GOÄ entsprechend oder ähnlich: Nrn. 4228*, 4229*, 4244*, 4245*
Kompendium KBV: Siehe auch Nr. 32586.

32597* Tetanus-Antitoxin 9,10 €

GOÄ entsprechend oder ähnlich: Nrn. 4234*, 4250*, 4261*, 4272*, 4285*, 4291*
Kompendium KBV: Siehe auch Nr. 32586.

32598* Yersinien-Antikörper 6,10 €

GOÄ entsprechend oder ähnlich: Nrn. 4233*, 4284*
Kompendium KBV: Siehe auch Nr. 32586.

32599* Leptospiren-Antikörper mittels Mikroagglutinationsreaktion mit Lebendkulturen 31,70 €

GOÄ entsprechend oder ähnlich: Nrn. 4241*, 4256*, 4280*
Kompendium KBV: Siehe auch Nr. 32586.

32600* Chlamydien-Antikörper (speziesspezifisch) mittels Mikroimmunfluoreszenztest (MIF) 15,70 €

GOÄ entsprechend oder ähnlich: Nrn. 4253*, 4265*
Kompendium KBV: Siehe auch Nr. 32586.

32601* Adenoviren-Antikörper 10,40 €

GOÄ entsprechend oder ähnlich: Nrn. 4310*, 4337*, 4365*
Kompendium KBV: Siehe auch Nr. 32586.

32602* Cytomegalievirus-Antikörper 9,80 €

Abrechnungsausschluss: in derselben Sitzung 32831
GOÄ entsprechend oder ähnlich: Nr. 4378*
Kompendium KBV: Siehe auch Nr. 32586.

32603* Cytomegalievirus-IgM-Antikörper   9,70 €

Abrechnungsausschluss: in derselben Sitzung 32831

GOÄ entsprechend oder ähnlich: Nr. 4378*

Kompendium KBV: Siehe auch Nr. 32586.

32604* Coxsackieviren-Antikörper   7,90 €

GOÄ entsprechend oder ähnlich: Nrn. 4307*, 4335*, 4363*, 4376*, 4389*

Kompendium KBV: Siehe auch Nr. 32586.

32605* EBV-EA-Antikörper   8,50 €

GOÄ entsprechend oder ähnlich: Nrn. 4314*, 4315*, 4341*, 4342*

Kompendium KBV: Siehe auch Nr. 32586.

32606* EBV-EBNA-Antikörper   8,40 €

GOÄ entsprechend oder ähnlich: Nrn. 4316*, 4343*

Kompendium KBV: Siehe auch Nr. 32586.

32607* EBV-VCA-Antikörper   9,10 €

GOÄ entsprechend oder ähnlich: Nrn. 4311*, 4312*, 4338*, 4339*

Kompendium KBV: Siehe auch Nr. 32586.

32608* EBV-VCA-IgM-Antikörper   9,80 €

GOÄ entsprechend oder ähnlich: Nrn. 4313*, 4340*

Kompendium KBV: Siehe auch Nr. 32586.

32609* Echoviren-Antikörper   8,20 €

GOÄ entsprechend oder ähnlich: Nr. 4374*

Kompendium KBV: Siehe auch Nr. 32586.

32610* Enteroviren-Antikörper   7,40 €

GOÄ entsprechend oder ähnlich: Je nach Aufwand Auswahl aus Nrn. 4335*, 4363*, 4376*, 4400*, 4404*

Kompendium KBV: Siehe auch Nr. 32586.

32611* FSME-Virus-Antikörper   11,10 €

GOÄ entsprechend oder ähnlich: Nrn. 4317*, 4344*

Kompendium KBV: Siehe auch Nr. 32586.

32612*–32620*

32 In-vitro-Diagnostik der Laboratoriumsmedizin, Mikrobiologie, Virologie
und Infektionsepidemiologie sowie Transfusionsmedizin

32612* HAV-Antikörper   5,80 €

GOÄ entsprechend oder ähnlich: Nr. 4382*
Kompendium KBV: Siehe auch Nr. 32586.

32613* HAV-IgM-Antikörper   6,70 €

GOÄ entsprechend oder ähnlich: Nr. 4383*
Kompendium KBV: Siehe auch Nr. 32586.
Kommentar: Die Bestimmung der HAV-IgM-AK ist nur sinnvoll bei positiven HAVAK nach Nr. 32612. Der Höchstbetrag für die Nrn. 32569 bis 32571, 32585 bis 32641, 32642 und 32660 bis 32664 beträgt 66,30 Euro.

32614* HBc-Antikörper   5,90 €

GOÄ entsprechend oder ähnlich: Nr. 4393*
Kompendium KBV: Siehe auch Nr. 32586.

32615* HBc-IgM-Antikörper   8,50 €

GOÄ entsprechend oder ähnlich: Nr. 4402*
Kompendium KBV: Siehe auch Nr. 32586.

32616* HBe-Antikörper   9,40 €

GOÄ entsprechend oder ähnlich: Nrn. 4380*, 4403*
Kompendium KBV: Siehe auch Nr. 32586.

32617* HBs-Antikörper   5,50 €

GOÄ entsprechend oder ähnlich: Nr. 4381*
Kompendium KBV: Siehe auch Nr. 32586.

32618* HCV-Antikörper   9,80 €

GOÄ entsprechend oder ähnlich: Nr. 4406*
Kompendium KBV: Siehe auch Nr. 32586.

32619* HDV-Antikörper bei nachgewiesener HBV-Infektion   26,70 €

GOÄ entsprechend oder ähnlich: Nr. 4405*
Kompendium KBV: Siehe auch Nr. 32586.

32620* HDV-IgM-Antikörper bei nachgewiesener HBV-Infektion   28,90 €

GOÄ entsprechend oder ähnlich: Nr. 4405*
Kompendium KBV: Siehe auch Nr. 32586.

32621* HSV-Antikörper   11,10 €
GOÄ entsprechend oder ähnlich: Nrn. 4318* bis 4321*, 4345* bis 4348*
Kompendium KBV: Siehe auch Nr. 32586.

32622* Influenzaviren-Antikörper   7,60 €
GOÄ entsprechend oder ähnlich: Nrn. 4324*, 4325*, 4351*, 4352*
Kompendium KBV: Siehe auch Nr. 32586.

32623* Masernvirus-Antikörper   11,10 €
GOÄ entsprechend oder ähnlich: Nr. 4385*
Kompendium KBV: Siehe auch Nr. 32586.

32624* Mumpsvirus-Antikörper   12,00 €
GOÄ entsprechend oder ähnlich: Nrn. 4328*, 4386*
Kompendium KBV: Siehe auch Nr. 32586.

32625* Parainfluenzaviren-Antikörper   10,30 €
GOÄ entsprechend oder ähnlich: Nrn. 4329* bis 4331*, 4356* bis 4358*, 4371*, 4372*
Kompendium KBV: Siehe auch Nr. 32586.

32626* Parvoviren-Antikörper   17,30 €
GOÄ entsprechend oder ähnlich: Nrn. 4307*, 4335*, 4363*, 4376*, 4389*, 4400*
Kompendium KBV: Siehe auch Nr. 32586.

32627* Polioviren-Antikörper   9,80 €
GOÄ entsprechend oder ähnlich: Nrn. 4307*, 4335*, 4363*, 4376*, 4389*, 4400*
Kompendium KBV: Siehe auch Nr. 32586.

32628* RSV-Antikörper   8,00 €
GOÄ entsprechend oder ähnlich: Nrn. 4359*, 4375*
Kompendium KBV: Siehe auch Nr. 32586.

32629* Varicella-Zoster-Virus-Antikörper   11,30 €
Abrechnungsausschluss: in derselben Sitzung 01833
GOÄ entsprechend oder ähnlich: Nrn. 4334*, 4362*, 4388*
Kompendium KBV: Siehe auch Nr. 32586.
Zur Überprüfung der Immunitätslage bei Anforderung auf Varizellen gilt die Bestimmung des IgG-
Antikörpers als ausreichend. VZV-IgA, VZV-IgM und VZV-IgG als zusätzliche Untersuchung ist

32630*–32637*

32 In-vitro-Diagnostik der Laboratoriumsmedizin, Mikrobiologie, Virologie
und Infektionsepidemiologie sowie Transfusionsmedizin

beim Zielauftrag „Verdacht auf VZV-Reaktivierung" oder „Verdacht auf Zoster" zu akzeptieren.
Die GOP 32629 ist nicht neben der GOP 01833 berechnungsfähig.
(*) nach Kölner Kommentar zum EBM, Stand 01.01.2012

32630* Varicella-Zoster-Virus-IgM-Antikörper   13,20 €

GOÄ entsprechend oder ähnlich: Nr. 4399*

Kompendium KBV: Siehe auch Nr. 32586.
Zur Überprüfung der Immunitätslage bei Anforderung auf Varizellen gilt die Bestimmung des IgG-
Antikörpers als ausreichend. VZV-IgA, VZV-IgM und VZV-IgG als zusätzliche Untersuchung ist
beim Zielauftrag „Verdacht auf VZV-Reaktivierung" oder „Verdacht auf Zoster" zu akzeptieren.
Die GOP 32629 ist nicht neben der GOP 01833 berechnungsfähig.
(*) nach Kölner Kommentar zum EBM, Stand 01.01.2012

32631* Aspergillus-Antikörper   9,80 €

GOÄ entsprechend oder ähnlich: Nrn. 4421*, 4425*

Kompendium KBV: Siehe auch Nr. 32586.

32632* Candida-Antikörper   9,80 €

GOÄ entsprechend oder ähnlich: Nrn. 4415*, 4418*, 4422*, 4426*

Kompendium KBV: Siehe auch Nr. 32586.

32633* Coccidioides-Antikörper   24,40 €

GOÄ entsprechend oder ähnlich: Nrn. 4416*, 4419*, 4455*, 4460*, 4462*, 4469*

Kompendium KBV: Siehe auch Nr. 32586.

32634* Histoplasma-Antikörper   18,40 €

GOÄ entsprechend oder ähnlich: Nrn. 4416*, 4419*, 4455*, 4460*, 4462*, 4469*

Kompendium KBV: Siehe auch Nr. 32586.

32635* Cysticercus-Antikörper   18,40 €

GOÄ entsprechend oder ähnlich: Auswahl aus Nrn. 4432*, 4447*, 4455*, 4460*, 4462*, 4469*

Kompendium KBV: Siehe auch Nr. 32586.

32636* Echinococcus-Antikörper   14,20 €

GOÄ entsprechend oder ähnlich: Nrn. 4430*, 4435*, 4456*

Kompendium KBV: Siehe auch Nr. 32586.

32637* Entamoeba histolytica-Antikörper   14,70 €

GOÄ entsprechend oder ähnlich: Nrn. 4440*, 4448*, 4457*, 4465*

Kompendium KBV: Siehe auch Nr. 32586.

32638* Leishmania-Antikörper 18,90 €

GOÄ entsprechend oder ähnlich: Nrn. 4441*, 4449*, 4458*, 4466*

Kompendium KBV: Siehe auch Nr. 32586.

32639* Plasmodien-Antikörper 15,40 €

GOÄ entsprechend oder ähnlich: Nrn. 4442*, 4451*

Kompendium KBV: Siehe auch Nr. 32586.

32640* Bestimmung der Avidität von Toxoplasma-IgG-Antikör- 25,90 € pern als Abklärungstest nach positiver IgM-Antikörper- bestimmung, in mehreren Ansätzen, insgesamt

GOÄ entsprechend oder ähnlich: Nr. 4469*

Kompendium KBV: Siehe auch Nr. 32586.

Wenn der Aviditätsgrad von Toxoplasma-IgG-Antikörpern bekannt ist, liefern IgA-Antikörper keine zusätzliche diagnostische Information, deshalb ist die Bestimmung von Toxoplasma-IgA-Antikörpern nach GOP 32571 nicht neben der Leistung nach GOP 32640 berechnungsfähig.

(*) nach Kölner Kommentar zum EBM, Stand 01.01.2012

32641* Ähnliche Untersuchungen unter Angabe der Antikörper- 11,10 € spezifität

Qualitativer Nachweis und/oder quantitative Bestimmung von **Antikörpern gegen Krankheitserreger** mittels Immunoassay, indirekter Immunfluoreszenz, Komplementbindungsreaktion, Immunpräzipitation (z.B. Ouchterlony-Test), indirekter Hämagglutination, Hämagglutinationshemmung oder Bakterienagglutination (Widal-Reaktion), einschl. der **Beurteilung des Infektions- oder Immunstatus**, gilt für die Gebührenordnungspositionen 32585 bis 32641

Ähnliche Untersuchungen unter Angabe der Antikörperspezifität

Abrechnungsbestimmung: je Krankheitserreger oder klinisch relevanter Immunglobulinklasse, z.B. IgG-, IgM-Antikörper

Anmerkung: Neben der Gebührenordnungsposition 32640 ist die Bestimmung von Toxoplasma-IgA-Antikörpern nach Nr. 32571 nicht berechnungsfähig.

Antikörperuntersuchungen auf vorgefertigten Reagenzträgern (z.B. immunchromatographische Schnellteste) oder Schnellteste mit vorgefertigten Reagenzzubereitungen (z.B. Latexteste) sind nicht nach den Gebührenordnungspositionen 32585 bis 32641 berechnungsfähig.

Der Höchstwert für die Untersuchungen nach den Gebührenordnungspositionen 32569 bis 32571, 32585 bis 32641, 32642 und 32660 bis 32664 beträgt 66,30 EURO.

Die Berechnung der Gebührenordnungsposition 32641 setzt die Begründung der medizinischen Notwendigkeit der jeweiligen Untersuchung im Einzelfall voraus.

GOÄ entsprechend oder ähnlich: Nrn. 4234*, 4250*, 4261*, 4285*, 4291*, 4302*, 4307*, 4335*, 4363*, 4376*, 4389*, 4400*, 4404*, abhängig von Methode

Kompendium KBV: Siehe auch Nr. 32586.

Die Angabe der Antikörperspezifität (Feldkennung 5002) ist zwingend.

32642*–32660*

32 In-vitro-Diagnostik der Laboratoriumsmedizin, Mikrobiologie, Virologie
und Infektionsepidemiologie sowie Transfusionsmedizin

Die Berechnung der GOP 32641 setzt die Begründung der medizinischen Notwendigkeit der jeweiligen Untersuchung im Einzelfall voraus.

Die Untersuchung auf Mykobakterien-Antikörper ist keine nach der GOP 32641 berechnungsfähige Leistung, weil sie wegen nicht ausreichender Sensitivität und Spezifität als diagnostisch wertlos und damit unwirtschaftlich gilt.(*)

(*) nach Kölner Kommentar zum EBM, Stand 01.01.2012

**32642* Nachweis neutralisierender Antikörper mittels Zellkul-   14,20 €
            tur(en), in vivo oder im Brutei,**

Abrechnungsbestimmung: je Untersuchung unter Angabe des Antikörpers

GOÄ entsprechend oder ähnlich: Nr. 4261*

Kompendium KBV: GOP 32560 bis 32670 sind nur bei infektionsimmunologischen Untersuchungen im Rahmen der kurativen Medizin berechnungsfähig. Bei Prävention o. Ä. sind die GOP des Abschnitts 1.7 EBM zu berechnen.(*)(*) nach Kölner Kommentar zum EBM, Stand 01.01.2012

Kommentar: Der Höchstbetrag für die Nrn. 32569 bis 32571, 32585 bis 32641, 32642 und 32660 bis 32664 beträgt 66,30 Euro.

Untersuchungen auf Antikörper gegen Krankheitserreger mittels Immunreaktion mit elektrophoretisch aufgetrennten und/oder diagnostisch gleichwertigen rekombinanten mikrobiellen/viralen Antigenen **(Immunoblot)** als **Bestätigungs- oder Abklärungstest** nach positivem oder fraglich positivem Antikörpernachweis, gilt für die Gebührenordnungspositionen 32660 bis 32664

Anmerkung: Die Gebührenordnungspositionen 32660 bis 32664 sind je Krankheitserreger bis zu zweimal berechnungsfähig.

Kommentar: Der Höchstbetrag für die Nrn. 32569 bis 32571, 32585 bis 32641, 32642 und 32660 bis 32664 beträgt 66,30 Euro.

32660* HIV-1- und/oder HIV-2-Antikörper (Westernblot)   53,60 €

GOÄ entsprechend oder ähnlich: Nr. 4409*

Kompendium KBV: GOP 32560 bis 32670 sind nur bei infektionsimmunologischen Untersuchungen im Rahmen der kurativen Medizin berechnungsfähig. Bei Prävention o. Ä. sind die GOP des Abschnitts 1.7 EBM zu berechnen.(*)

Die Leistungen nach GOP 32660 bis 32664 sind je Krankheitserreger bis zu zweimal berechnungsfähig.Der Höchstwert für GOP 32660 bis 32664 beträgt 66,30 €.Immunoblots können nicht als Eingangsuntersuchung durchgeführt werden, sondern nur als Bestätigungs- oder Abklärungstests bei positiven oder fraglich positiven Ergebnissen.Lediglich bei den Yersinien-Antikörpern ist der Immunoblot als Eingangsuntersuchung mit der GOP 32663 berechnungsfähig.Aufgrund der „und/oder"-Verknüpfung ist die GOP 32660 auch bei Untersuchung auf HIV-1- und HIV-2-Antikörper in zwei Immunoblots nur einmal berechnungsfähig.(*) nach Kölner Kommentar zum EBM, Stand 01.01.2012

32661* HCV-Antikörper 44,10 €

GOÄ entsprechend oder ähnlich: Nr. 4408*

Kompendium KBV: Siehe unter Nr. 32660.

32662* Borrelia-Antikörper 20,30 €

GOÄ entsprechend oder ähnlich: Analoger Ansatz der Nr. 4408*

Kompendium KBV: Siehe auch Nr. 32661.
Der Immunoblot ist eine sehr spezifische und sensitive Methode des Antikörpernachweises, aber auch arbeitsaufwendiger und teurer als andere Methoden. Aus Wirtschaftlichkeitsgründen ist deshalb die Eingangsdiagnostik mit geeigneten Standardmethoden, wie z.B. Immunoassay oder Immunfluoreszenz, durchzuführen.(*) Nur wenn aus medizinischen Gründen die Notwendigkeit besteht, die Spezifität eines positiven (reaktiven) Ergebnisses der Erstuntersuchung zu bestätigen oder nicht eindeutige Testergebnisse abzuklären, können Immunoblots nach GOP 32660 bis 32663 und Abschnitt 32.3 berechnet werden.(*)
(*) nach Kölner Kommentar zum EBM, Stand 01.01.2012

32663* Yersinien-Antikörper, auch als Eingangstest 20,10 €

GOÄ entsprechend oder ähnlich: Analoger Ansatz der Nr. 4408*

Kompendium KBV: Siehe auch Nr. 32661.
Als Sonderfall kann die Untersuchung auf Yersinien- Antikörper mittels Immunoblot auch als Eingangsuntersuchung berechnet werden.(*) nach Kölner Kommentar zum EBM, Stand 01.01.2012

32664* Ähnliche Untersuchungen unter Angabe des Krankheits- 19,20 € erregers

Anmerkung: Die Gebührenordnungspositionen 32660 bis 32664 sind je Krankheitserreger bis zu zweimal berechnungsfähig.
Die Berechnung der Gebührenordnungsposition 32664 setzt die Begründung der medizinischen Notwendigkeit der jeweiligen Untersuchung im Einzelfall voraus.

GOÄ entsprechend oder ähnlich: Analoger Ansatz der Nr. 4408*

Kompendium KBV: Siehe auch Nr. 32661.
Die Angabe des Krankheitserregers (Feldkennung 5002) ist obligat.
Auf die gesonderte Begründung zur betreffenden GOP in Feldkennung 5009 kann verzichtet werden, wenn ein von der Begründungspflicht ausgenommenes Untersuchungsverfahren angewandt wurde oder sich bereits aus der in der Abrechnung angegebenen Diagnose die Notwendigkeit der Untersuchung im Einzelfall ergibt.(*) nach Kölner Kommentar zum EBM, Stand 01.01.2012

32670* Quantitative Bestimmung einer in-vitro Interferon-gamma 58,00 € Freisetzung nach ex-vivo Stimulation mit Antigenen (mindestens ESAT-6 und CFP-10) spezifisch für Mycobacterium tuberculosis-complex (außer BCG) bei Patienten

- vor Einleitung einer Behandlung mit einem Arzneimittel, für das der Ausschluss einer latenten oder aktiven Tuberkulose in der Fachinformation (Zusammenfassung der Merkmale des Arz-

32680*–32681*

32 In-vitro-Diagnostik der Laboratoriumsmedizin, Mikrobiologie, Virologie
und Infektionsepidemiologie sowie Transfusionsmedizin

neimittels/Summary of Product Characteristics) des Herstellers gefordert wird Infektion mit
Mycobacterium-tuberculosis-complex (außer BCG)
- vor Einleitung einer Dialysebehandlung bei chronischer Niereninsuffizienz
- vor Durchführung einer Organtransplantation (Niere, Herz, Lunge, Leber, Pankreas *mit einer
HI-Virus Infektion nur vor einer Therapieentscheidung einer behandlungsbedürftigen*

Anmerkung: Die Gebührenordnungsposition 32670 ist auf die genannten Indikationen beschränkt und dient weder als Screeninguntersuchung noch zur Umgebungsuntersuchung von
Kontaktpersonen. Die Berechnung als „Ähnliche Untersuchung" für die genannten und andere Indikationen ist unzulässig.

GOÄ entsprechend oder ähnlich: Leistung so nicht in der GOÄ vorhanden, daher analoger Ansatz der Nr. 4273*.

Kompendium KBV: GOP 32560 bis 32670 sind nur bei infektionsimmunologischen Untersuchungen im Rahmen der kurativen Medizin berechnungsfähig. Bei Prävention o. Ä. sind die GOP
des Abschnitts 1.7 EBM zu berechnen.(*)
Die GOP 32670 ist auf die genannten Indikationen beschränkt und dient weder als Screeninguntersuchung noch zur Umgebungsuntersuchung von Kontaktpersonen. Die Berechnung als „Ähnliche Untersuchung" für die genannten und andere Indikationen ist unzulässig.(*) nach Kölner
Kommentar zum EBM, Stand 01.01.2012

32.3.8 Parasitologische Untersuchungen

**32680* Nachweis von Parasiten-Antigenen aus einem Körper-   9,00 €
material (Direktnachweis) mittels Immunfluoreszenz
und/oder Immunoassay mit photometrischer oder
gleichwertiger Messung,**

Abrechnungsbestimmung: je Untersuchung unter Angabe des Antigens

GOÄ entsprechend oder ähnlich: Nrn. 4759*, 4768*

Kompendium KBV: Die Angabe des Antigens (Feldkennung 5002) ist obligat.
Die GOP 32680 umfasst den Direktnachweis von Antigenen aus Körpermaterial. Mikrobiologische Antigennachweise nach Kultivierung oder als Differenzierung nach Anzüchtung sind nicht
mit dieser GOP berechnungsfähig.
Die Berechnungsfähigkeit von Immunoassays für den Antigennachweis (Direktnachweis) ist auf
eine standardisierte und qualitätskontrollierte Methodik beschränkt, die in der Leistungslegende
durch das Kriterium der photometrischen Messung beschrieben und z.B. nach DIN 58 967 Teil 30
genormt ist. Gleichwertige Verfahren sind Chemilumineszenz- oder Radioaktivitätsmessungen.
Durch diese höhere Methodenanforderung werden Schnelltests auf der Basis vorgefertigter Testträger mit vereinfachter Handhabung und visueller Ablesung abgegrenzt, die hinsichtlich Aufwand und
Befundqualität insgesamt nicht den Standardmethoden gleichgesetzt werden können.(*)
(*) nach Kölner Kommentar zum EBM, Stand 01.01.2012

32681* Kulturelle Untersuchung auf Protozoen   5,70 €

Obligater Leistungsinhalt
- Kulturelle Untersuchung auf Protozoen, z.B. auf Trichomonaden, Lamblien

Fakultativer Leistungsinhalt
* Nachfolgende mikroskopische Prüfung(en),

Abrechnungsbestimmung: je Untersuchung unter Angabe der Art der Untersuchung

GOÄ entsprechend oder ähnlich: Nrn. 4760* bis 4763*

Kompendium KBV: Die Angabe der Art der Untersuchung (Feldkennung 5002) ist zwingend.

| **32682*** Systematische parasitologische Untersuchung auf einheimische und/oder tropische Helminthen und/oder Helmintheneier nach Anreicherung, z.B. SAF-, Zink-Sulfat-Anreicherung, einschl. aller mikroskopischen Untersuchungen | **6,90 €** |

GOÄ entsprechend oder ähnlich: Nrn. 4744*, 4750*

Kompendium KBV: Die mikroskopische Suche nach Wurmeiern ohne Anreicherung oder in einem einfach gefärbten Präparat, auch in sog. Analabdruckpräparaten ist nur nach GOP 32045 berechnungsfähig. Die Routineuntersuchung auf Würmer bei der sogenannten Fokussuche gilt als nicht ausreichend gesicherte und nicht indizierte Methode.
Die GOP 32682 kann nur berechnet werden, wenn Untersuchungsmethoden gemäß GOP 32681 zur Diagnosesicherung nicht ausreichen, sondern gezielt spezielle parasitologische Aufbereitungsmethoden eingesetzt werden müssen und wenn besondere differentialdiagnostische Fachkenntnisse über alle ätiologisch zu berücksichtigenden Parasiten vorhanden sind.

Kommentar: Die Anreicherung ist bei der Suche nach Wurmeiern obligater Leistungsinhalt.
Die mikroskopische Suche nach Wurmeiern, z.B. in sogenannten Analabdruckpräpraten, kann nur nach Nr. 32045 berechnet werden.

32.3.9 Mykologische Untersuchungen

| **32685*** Nachweis von Pilz-Antigenen aus einem Körpermaterial (Direktnachweis) mittels Agglutination und/oder Immunpräzipitation, | **10,40 €** |

Abrechnungsbestimmung: je Untersuchung unter Angabe des Antigens

GOÄ entsprechend oder ähnlich: Nrn. 4705* bis 4708*

Kompendium KBV: Die Angabe des Antigens (Feldkennung 5002) ist zwingend.

| **32686*** Nachweis von Pilz-Antigenen aus einem Körpermaterial (Direktnachweis) mittels Immunfluoreszenz und/oder Immunoassay mit photometrischer oder gleichwertiger Messung, | **11,70 €** |

Abrechnungsbestimmung: je Untersuchung unter Angabe des Antigens

GOÄ entsprechend oder ähnlich: Nr. 4712*

Kompendium KBV: Die Angabe des Antigens (Feldkennung 5002) ist zwingend.

32687*–32688*

32 In-vitro-Diagnostik der Laboratoriumsmedizin, Mikrobiologie, Virologie und Infektionsepidemiologie sowie Transfusionsmedizin

32687* Kulturelle mykologische Untersuchung 4,60 €

Obligater Leistungsinhalt
- Kulturelle mykologische Untersuchung
  - nach Aufbereitung (z.B. Zentrifugation, Auswaschung)

und/oder
  - unter Verwendung von mindestens 2 Nährmedien

und/oder
  - als Langzeitkultivierung,

Fakultativer Leistungsinhalt
- Keimzahlbestimmung,
- nachfolgende mikroskopische Prüfung(en) und Kultur(en),

Abrechnungsbestimmung: unter Angabe der Art des Untersuchungsmaterials

Anmerkung: Die mykologische Untersuchung von Haut-, Schleimhaut- oder Vaginalabstrichen einschl. von Vaginalsekret ist nicht nach der Gebührenordnungsposition 32687, sondern nach der Gebührenordnungsposition 32151 berechnungsfähig.

GOÄ entsprechend oder ähnlich: Nrn. 4715* bis 4717*

Kompendium KBV: Die Angabe der Art des Untersuchungsmaterials (Feldkennung 5002) ist zwingend.

Voraussetzung für die Abrechnung der GOP 32687 ist die Durchführung mindestens einer der drei in der Leistungslegende genannten Maßnahmen (Aufbereitung, Langzeitkultivierung über mehrere Wochen, zwei verschiedene Pilznährmedien).

Die Notwendigkeit für eine oder mehrere dieser Maßnahmen muss sich aus der Art des Untersuchungsmaterials und der diagnostischen Fragestellung ergeben.

Die Notwendigkeit der Verwendung mehrerer Nährmedien richtet sich nach dem anerkannten Stand mykologischer Diagnostik. Wenn der Pilznachweis in der Regel auf einem einzelnen üblichen Pilznährboden gelingt, wie beispielsweise bei einer Soorkolpitis oder anderen Haut- und Schleimhautabstrichen mit im Krankheitsfall hohen Keimzahlen, sind mehrere Nährmedien nicht notwendig, und deshalb ist in diesen Fällen nicht die GOP 32687, sondern nur die GOP 32151 berechnungsfähig.(*)

Die Untersuchung von Pilzen im Stuhl bei Immungesunden gilt als nicht ausreichend gesicherte und nicht indizierte Methode.

Pilzuntersuchungen im Stuhl im Rahmen von, z.B. Dysbakterieuntersuchung, Dysbiose, Kyberstatus oder intestinalem Ökogramm stellen nach derzeitigem Kenntnisstand keine GKV-Leistungen dar. Auch in den „Qualitätsstandards in der mikrobiologisch-infektiologischen Diagnostik" der Deutschen Gesellschaft für Hygiene und Mikrobiologie, Nr. 9 „Infektionen des Darms", 2000, werden sog. „Dysbiose- oder Dysbakterie-Untersuchungen" als nicht ausreichend gesicherte und nicht indizierte Methoden bewertet.

(*) nach Kölner Kommentar zum EBM, Stand 01.01.2012

32688* Morphologische Differenzierung gezüchteter Pilze außer 2,70 € Hefen

Obligater Leistungsinhalt
- Morphologische Differenzierung gezüchteter Pilze außer Hefen mittels kultureller Verfahren und mikroskopischer Prüfung,

Fakultativer Leistungsinhalt
- Biochemische Differenzierung,

Abrechnungsbestimmung: je Pilzart

Anmerkung: Die Gebührenordnungsposition 32688 ist bei derselben Pilzart nicht neben der Gebührenordnungsposition 32692 berechnungsfähig.

GOÄ entsprechend oder ähnlich: Nrn. 4722*, 4723*

Kompendium KBV: Die Differenzierung von Hefen ist nicht mit GOP 32688 berechnungsfähig.

Kommentar: Die EBM Nr. 32688 ist neben den folgenden EBM Nrn. nicht berechenbar: 08550 bis 08552, 08560, 08561, 31010 bis 31013, 34291.
Neben der EBM Nr. 32688 sind nicht abrechenbar: 01600, 01601.

32689* Biochemische Differenzierung von Hefen   10,10 €

Obligater Leistungsinhalt
- Biochemische Differenzierung von Hefen in Reinkultur mit mindestens 8 Reaktionen,

Fakultativer Leistungsinhalt
- Kulturelle Verfahren,

Abrechnungsbestimmung: je Hefeart

Anmerkung: Die Gebührenordnungsposition 32689 ist bei derselben Hefeart nicht neben der Gebührenordnungsposition 32692 berechnungsfähig

GOÄ entsprechend oder ähnlich: Nr. 4721*

Kompendium KBV: Kulturelle Verfahren sind Bestandteil des fakultativen Leistungsinhaltes und daher nicht gesondert berechnungsfähig.

Kommentar: Die EBM Nr. 32689 ist neben den folgenden EBM Nrn. nicht berechenbar: 08550 bis 08552, 08560, 08561, 31010 bis 31013, 34291.
Neben der EBM Nr. 32689 sind nicht abrechenbar: 01600, 01601.

32690* Differenzierung gezüchteter Pilze mittels mono- oder   2,30 € polyvalenter Seren,

Abrechnungsbestimmung: je Antiserum

Anmerkung: Der Höchstwert für die Untersuchung nach der Nr. 32690 beträgt 11,50 Euro.

GOÄ entsprechend oder ähnlich: Nr. 4723*

Kommentar: Die EBM Nr. 32690 ist neben den folgenden EBM Nrn. nicht berechenbar: 08550 bis 08552, 08560, 08561, 31010 bis 31013, 34291.
Neben der EBM Nr. 32690 sind nicht abrechenbar: 01600, 01601.

32691* Orientierende Empfindlichkeitsprüfung(en) von Hefen in   5,60 € Reinkultur,

Abrechnungsbestimmung: insgesamt je Körpermaterial

GOÄ entsprechend oder ähnlich: Nrn. 4727*, 4728*

32692*–32703*

32 In-vitro-Diagnostik der Laboratoriumsmedizin, Mikrobiologie, Virologie
und Infektionsepidemiologie sowie Transfusionsmedizin

Kompendium KBV: Unabhängig von der Anzahl und Art der durchgeführten Empfindlich-keitsprüfungen kann die GOP 32691 nur einmal je Körpermaterial berechnet werden.

32692* Differenzierung gezüchteter Pilze mittels MALDI-TOF- **6,59 €**
Massenspektrometrie (Matrixunterstützte Laser-Desorp-
tions-IonisationsFlugzeit)

Abrechnungsbestimmung: je Art

Anmerkung: Die Gebührenordnungsposition 32692 ist bei derselben Art nicht neben den Ge-bührenordnungspositionen 32688 und 32689 berechnungsfähig.

Berichtspflicht: Nein

32.3.10 Bakteriologische Untersuchungen

32700* Nachweis von Bakterien-Antigenen aus einem Körper- **9,50 €**
material (Direktnachweis) mittels Agglutination und/oder
Immunpräzipitation,

Abrechnungsbestimmung: je Untersuchung unter Angabe des Antigens

GOÄ entsprechend oder ähnlich: Nrn. 4500* – 4504*

Kompendium KBV: Die Angabe des Antigens (Feldkennung 5002) ist obligat.
Die Leistungslegende nach GOP 32700 beinhaltet einen mikrobiologischen Antigennachweis aus einem Körpermaterial als Direktnachweis, also ohne zeitaufwendige kulturelle Untersuchung. An-tigennachweise im Rahmen von Kulturbestätigungstesten oder als Differenzierungsmethode nach Anzüchtung sind nicht nach diesen GOP berechnungsfähig.(*)
(*) nach Kölner Kommentar zum EBM, Stand 01.01.2012

Nachweis von Bakterien-Antigenen aus einem Körpermaterial (**Direktnachweis**)
mittels **Immunfluoreszenz** und/oder **Immunoassay** mit photometrischer oder
gleichwertiger Messung, gilt für die Gebührenordnungspositionen 32703 bis 32707,

Abrechnungsbestimmung: je Untersuchung

Anmerkung: Die Gebührenordnungsposition 32706 ist grundsätzlich nur berechnungsfähig zur Erfolgskontrolle nach Eradikationstherapie einer Helicobacter pylori-Infektion (frühestens 4 Wochen nach Ende der Therapie) oder zum Ausschluss einer Reinfektion bei einer gastroduo-denoskopisch gesicherten Ulcus-duodeni-Erkrankung oder bei Kindern mit begründetem Verdacht auf eine Ulkus-Erkrankung.

32703* Neisseria gonorrhoeae **7,20 €**

GOÄ entsprechend oder ähnlich: Nr. 4524*

Kompendium KBV: Mit GOP 32703 ist der Nachweis der Bakterien-Antigene berechnungsfä-hig.
Der Nachweis der Antikörper ist mit GOP 32591 und die kulturelle Untersuchung mit GOP 32741 berechnungsfähig

---

32704 **Mycoplasma pneumoniae**	**9,70 €**

GOÄ entsprechend oder ähnlich: Nr. 4525*

32705 **Shigatoxin (Verotoxin), ggf. einschl. kultureller Anreiche-**	**9,30 €**
rung	

GOÄ entsprechend oder ähnlich: Nr. 4594*

Kompendium KBV: Eine Toxinanreicherung durch kulturelle Verfahren nimmt der Untersuchung nicht die Eigenschaft des Direktnachweises. Das Untersuchungsziel besteht nicht primär in der Isolierung kulturell angezüchteter Bakterien, sondern im Schnellnachweis des pathogenetisch relevanten Toxins. Hinsichtlich der Nebeneinanderabrechnung von Antigennachweis und kultureller Untersuchung sind folgende diagnostische Abläufe zu unterscheiden:

- Nur Toxinnachweis mit kultureller Anreicherung: GOP 32705, die Anreicherungskultur ist in der Leistung eingeschlossen und nicht gesondert berechnungsfähig.
- Toxinnachweis mit kultureller Anreicherung, die gleichzeitig für die Erregerisolierung verwendet wird, z.B. ein EHEC-Spezialmedium: gleicher Aufwand wie vorher, deshalb nur die GOP 32705.
- Toxinnachweis und kulturelle Stuhluntersuchung auf weitere darmpathogene Bakterien: abhängig vom notwendigerweise erbrachten Untersuchungsaufwand GOP 32705 neben GOP 32722 oder 32723,

(die unterschiedlichen Abrechnungsvoraussetzungen gemäß der Leistungslegenden sind zu beachten).(*)

(*) nach Kölner Kommentar zum EBM, Stand 01.01.2012

32706 **Helicobacter pylori-Antigen im Stuhl**	**23,50 €**

Abrechnungsausschluss: in derselben Sitzung 02400, 32315

GOÄ entsprechend oder ähnlich: Nr. 4525*

Kompendium KBV: Die GOP 32706 ist nur berechnungsfähig zur Erfolgskontrolle nach Eradikationstherapie einer Helicobacter pylori-Infektion (frühestens 4 Wochen nach Ende der Therapie) oder zum Ausschluss einer Reinfektion bei einer gastroduodenoskopisch gesicherten Ulcus duodeni-Erkrankung oder bei Kindern mit begründetem Verdacht auf eine Ulkus-Erkrankung. Vereinfachte Schnelltests mit visueller Auswertung sind ebenfalls nicht nach GOP 32706 berechnungsfähig.(*)

Die Leistungen nach GOP 02400 und 32315 sind nicht neben GOP 32706 berechnungsfähig.

(*) nach Kölner Kommentar zum EBM, Stand 01.01.2012

32707 **Ähnliche Untersuchungen unter Angabe des Antigens**	**11,90 €**

Anmerkung: Die Berechnung der Gebührenordnungsposition 32707 setzt die Begründung der medizinischen Notwendigkeit der jeweiligen Untersuchung im Einzelfall voraus.

GOÄ entsprechend oder ähnlich: Nr. 4525*

Kompendium KBV: Die Angabe des Antigens (Feldkennung 5002) ist obligat.

Die Berechnung der GOP 32707 setzt die Begründung der medizinischen Notwendigkeit der jeweiligen Untersuchung im Einzelfall voraus.

32720

32 In-vitro-Diagnostik der Laboratoriumsmedizin, Mikrobiologie, Virologie
und Infektionsepidemiologie sowie Transfusionsmedizin

Schnelltests auf der Basis vorgefertigter Testträger können nicht mit GOP 32707 abgerechnet werden (z.B. Antigen-Schnelltests auf B-Streptokokken, können wie weitere Erregernachweise mangels eigenständiger Leistungsposition nur der GOP 32030 zugeordnet werden).(*)
(*) nach Kölner Kommentar zum EBM, Stand 01.01.2012

Kulturelle Untersuchung auf ätiologisch relevante Bakterien, gilt für 32720 bis 32727

Obligater Leistungsinhalt
• Kulturelle Untersuchung auf ätiologisch relevante Bakterien,

Fakultativer Leistungsinhalt
• Keimzahlbestimmung,
• Nachweis antimikrobieller Wirkstoffe mittels Hemmstofftest,
• Nachfolgende mikroskopische Prüfung(en) und Kultur(en),

Abrechnungsbestimmung: je Untersuchung

Anmerkung: Anstelle der Gebührenordnungspositionen 32720 bis 32724 sind die Gebührenordnungspositionen 32725 bis 32727 bei demselben Körpermaterial nicht berechnungsfähig.

32720	**Urinuntersuchung mit mindestens zwei Nährböden (ausgenommen Eintauchnährböden) und/oder mit apparativer Wachstumsmessung**	**5,50 €**

Abrechnungsausschluss: bei demselben Material 32725, 32726, 32727 am Behandlungstag 32151

GOÄ entsprechend oder ähnlich: Nr. 4530* ff.

Kompendium KBV: Gemäß der Legendierung sind bei bakteriologischen Untersuchungen diverse Ausschlüsse in der Berechnungsfähigkeit dieser GOP gegenüber weiteren GOP zu beachten.Anstelle der Leistungen nach GOP 32720 bis 32724 sind die Leistungen nach GOP 32725 bis 32727 bei demselben Körpermaterial nicht berechnungsfähig.Die Leistung nach GOP 32721 ist bei demselben Material nicht neben den Leistungen nach GOP 32725 bis 32727 und 32740 berechnungsfähig. Die Leistung nach GOP 32724 ist bei demselben Material nicht neben den Leistungen nach GOP 32725 bis 32727 und 32741 bis 32746 berechnungsfähig.Die Leistung nach GOP 32725 ist bei demselben Material nicht neben den Leistungen nach GOP 32720 bis 32724, 32726 und 32741 bis 32746 berechnungsfähig.Die Leistung nach GOP 32726 ist bei demselben Material nicht neben den Leistungen nach GOP 32720 bis 32725 und 32740 berechnungsfähig.Die Leistung nach GOP 32727 ist bei demselben Material nicht neben den Leistungen nach GOP 32720 bis 32724 und 32740 bis 32746 berechnungsfähig.Die Leistungen nach GOP 32720, 32722 und 32723 sind bei demselben Material nicht neben den Leistungen nach GOP 32725 bis 32727 berechnungsfähig.

Die Leistungslegende der GOP 32720 erfordert die Anzüchtung und Isolierung der Bakterien auf geeigneten Nährböden (Primärkulturen). Dies muss auf mindestens zwei verschiedenen Nährmedien erfolgen.

Eintauchnährböden sind nicht mit GOP 32720, sondern nur mit der GOP 32151 berechnungsfähig.

Falls der beimpfte Nährbodenträger Keimwachstum aufweist und damit mindestens zwei neue Nährböden angelegt werden, kann die GOP 32720 berechnet werden.

Bakteriologische Urinuntersuchungen sind nicht mit GOP 32726 oder 32727 berechnungsfähig.

| 32721 | Untersuchung von Sekreten des Respirationstrakts, z.B. Sputum, Bronchialsekret, mit mindestens drei Nährböden | 7,20 € |

Abrechnungsausschluss: bei demselben Material 32725, 32726, 32727, 32740

GOÄ entsprechend oder ähnlich: Nr. 4530* ff.

Kompendium KBV: Die Anzüchtung auf mindestens drei verschiedenen Nährböden ist erforderlich. Siehe auch unter Nr. 32720.

| 32722 | Stuhluntersuchung mit mindestens fünf Nährböden, ggf. einschl. anaerober Untersuchung, z.B. auf Clostridien | 8,00 € |

Abrechnungsausschluss: bei demselben Material 32725, 32726, 32727

GOÄ entsprechend oder ähnlich: Nr. 4539*

Kompendium KBV: Siehe auch unter EBM Nummer 32721.
Die kulturelle Stuhluntersuchung gemäß der GOP 32722 beinhaltet die Standarduntersuchung auf darmpathogene Bakterien, z.B. auf Salmonellen und Shigellen.
Die kulturelle Stuhluntersuchung nach der GOP 32722 beinhaltet die Standarduntersuchung auf darmpathogene Bakterien, z.B. auf Salmonellen und Shigellen. Wird die Untersuchung durch zusätzliche Spezialverfahren zum Nachweis von Yersinien und Campylobacter erweitert, ist die GOP 32723 mit der GOP 32722 als eingeschlossener Teilleistung berechnungsfähig.(*)
(*) nach Kölner Kommentar zum EBM, Stand 01.01.2012

| 32723 | Stuhluntersuchung mit mindestens fünf Nährböden, einschl. Untersuchung auf Yersinien, Campylobacter und ggf. weitere darmpathogene Bakterien, ggf. einschl. anaerober Untersuchung, z.B. auf Clostridien | 10,70 € |

Abrechnungsausschluss: bei demselben Material 32725, 32726, 32727

GOÄ entsprechend oder ähnlich: Nr. 4539*

Kompendium KBV: Siehe Erläuterungen zu EBM Nr. 32722.

| 32724 | Aerobe oder anaerobe Untersuchung von Blut | 11,70 € |

Abrechnungsausschluss: bei demselben Material 32725, 32726, 32727, 32741, 32742, 32743, 32744, 32745, 32746

GOÄ entsprechend oder ähnlich: Nr. 4531* ff.

Kompendium KBV: Siehe Erläuterungen zu EBM Nr. 32722.

32725–32727

32 In-vitro-Diagnostik der Laboratoriumsmedizin, Mikrobiologie, Virologie
und Infektionsepidemiologie sowie Transfusionsmedizin

32725	Untersuchung von Liquor, Punktat, Biopsie-, Bronchial-lavage- oder Operationsmaterial, ggf. einschl. anaerober Untersuchung, unter Angabe der Materialart	9,40 €

Abrechnungsausschluss: bei demselben Material 32720, 32721, 32722, 32723, 32724, 32726, 32741, 32742, 32743, 32744, 32745, 32746

GOÄ entsprechend oder ähnlich: Nr. 4530* ff.

Kompendium KBV: Siehe Erläuterungen zu EBM Nr. 32722

Kommentar: Nach Nr. 32720 ist Urin-Untersuchung nach Blasenpunktion zu berechnen.

32726	Untersuchung eines Abstrichs, Exsudats, Sekrets oder anderen Körpermaterials mit mindestens drei Nähr-böden unter Angabe der Materialart	6,40 €

Abrechnungsausschluss: bei demselben Material 32720, 32721, 32722, 32723, 32724, 32725, 32740

GOÄ entsprechend oder ähnlich: Nr. 4530* ff.

Kompendium KBV: Die Angabe der Materialart (Feldkennung 5002) ist zwingend.
Siehe Erläuterungen zu EBM Nr. 32722.

32727	Untersuchung eines Abstrichs, Exsudats, Sekrets oder anderen Körpermaterials mit mindestens fünf Nähr-böden, ggf. einschl. anaerober Untersuchung unter Angabe der Materialart	8,50 €

Abrechnungsausschluss: bei demselben Material 32720, 32721, 32722, 32723, 32724, 32740, 32741, 32742, 32743, 32744, 32745, 32746

GOÄ entsprechend oder ähnlich: Nrn. 4538* oder 4539*

Kompendium KBV: Die Angabe der Materialart (Feldkennung 5002) ist zwingend.
Es müssen für die bakteriologische Untersuchung mindestens fünf verschiedene bakteriologische Nährböden (keine Pilznährböden) verwendet werden.
Als ein „anderes Körpermaterial" gelten Materialien, die nicht in einer der Leistungslegenden der GOP 32720 bis 32727 namentlich aufgeführt sind. Urin kann folglich nicht als „anderes Körpermaterial" der Leistung nach GOP 32726 zugeordnet werden.
Die Untersuchung nach der GOP 32727 ist auf bestimmte Indikationen und Materialien beschränkt. Gemäß der Legendierung sind bei bakteriologischen Untersuchungen diverse Ausschlüsse in der Berechnungsfähigkeit dieser GOP gegenüber weiteren GOP zu beachten. Anstelle der Leistungen nach GOP 32720 bis 32724 sind die Leistungen nach GOP 32725 bis 32727 bei demselben Körpermaterial nicht berechnungsfähig. Die Leistung nach GOP 32721 ist bei demselben Material nicht neben den Leistungen nach GOP 32725 bis 32727 und 32740 berechnungsfähig. Die Leistung nach GOP 32724 ist bei demselben Material nicht neben den Leistungen nach GOP 32725 bis 32727 und 32741 bis 32746 berechnungsfähig. Die Leistung nach GOP 32725 ist bei demselben Material nicht neben den Leistungen nach GOP 32720 bis 32724, 32726 und 32741 bis 32746 berechnungsfähig. Die Leistung nach GOP 32726 ist bei demselben Material nicht neben den Leistungen nach GOP 32720 bis 32725 und 32740 berechnungsfähig. Die Leis-

tung nach GOP 32727 ist bei demselben Material nicht neben den Leistungen nach GOP 32720 bis 32724 und 32740 bis 32746 berechnungsfähig. Die Leistungen nach GOP 32720, 32722 und 32723 sind bei demselben Material nicht neben den Leistungen nach GOP 32725 bis 32727 berechnungsfähig.

Gezielte kulturelle Untersuchung auf bestimmte Krankheitserreger, gilt für 32740 bis 32747

Obligater Leistungsinhalt
- Gezielte kulturelle Untersuchung auf bestimmte Krankheitserreger unter Verwendung spezieller Nährböden und/oder Kulturverfahren,

Fakultativer Leistungsinhalt
- Keimzahlbestimmung,
- Nachweis antimikrobieller Wirkstoffe mittels Hemmstofftest,
- Nachfolgende mikroskopische Prüfung(en) und Kultur(en),

Abrechnungsbestimmung: je Untersuchung

Abrechnungsausschluss: bei demselben Material 32721, 32726, 32727

32740	**Untersuchung auf betahämolysierende Streptokokken, z.B. aus dem Rachen, mit mindestens zwei Nährböden**	**5,40 €**

GOÄ entsprechend oder ähnlich: Nr. 4530*

Kompendium KBV: Die Leistung nach GOP 32740 ist bei demselben Material nicht neben den Leistungen nach GOP 32721, 32726 und 32727 berechnungsfähig. Die Leistungen nach den GOP 32741 bis 32746 sind bei demselben Material nicht neben den Leistungen nach GOP 32724, 32725 und 32727 berechnungsfähig. Für den Nachweis von beta-hämolysierenden Streptokokken aus dem Rachen (Scharlachdiagnostik) sind ein Universal- und ein Selektivnährboden erforderlich.(*) Die Untersuchungen mit nur einem Nährboden erfüllen nicht die Leistungslegende der GOP 32740 und sind nur mit der GOP 32151 berechnungsfähig.
Andere kulturelle Untersuchungen aus Sekreten der Luftwege werden der GOP 32721 zugeordnet.
(*) nach Kölner Kommentar zum EBM, Stand 01.01.2012

32741	**Untersuchung auf Neisseria gonorrhoeae unter vermehrter CO2-Spannung, ggf. einschl. Oxidase- und/ oder ß-Lactamaseprüfung**	**5,20 €**

GOÄ entsprechend oder ähnlich: Nr. 4532*

Kompendium KBV: Die Leistung nach GOP 32740 ist bei demselben Material nicht neben den Leistungen nach GOP 32721, 32726 und 32727 berechnungsfähig. Die Leistungen nach den GOP 32741 bis 32746 sind bei demselben Material nicht neben den Leistungen nach GOP 32724, 32725 und 32727 berechnungsfähig.
Mit der GOP 32741 ist die kulturelle Untersuchung auf Gonokokken berechnungsfähig.
Der Nachweis von Bakterienantigenen ist mit der GOP 32703 und die Antikörperbestimmung ist mit der GOP 32591 berechnungsfähig.
(*) nach Kölner Kommentar zum EBM, Stand 01.01.2012

32742–32748

32 In-vitro-Diagnostik der Laboratoriumsmedizin, Mikrobiologie, Virologie
und Infektionsepidemiologie sowie Transfusionsmedizin

32742   Untersuchung auf Aktinomyzeten — 6,20 €

GOÄ entsprechend oder ähnlich: Nr. 4538*
Kompendium KBV: Siehe auch Nr. 32741.

32743   Untersuchung auf Borrelien — 6,60 €

GOÄ entsprechend oder ähnlich: Nr. 4538*
Kompendium KBV: Siehe auch Nr. 32741.

32744   Untersuchung auf Mykoplasmen, ggf. auch mehrere — 9,50 €
Gattungen (z.B. Mycoplasma, Ureaplasma)

GOÄ entsprechend oder ähnlich: Nr. 4539*
Kompendium KBV: Siehe auch Nr. 32741. Die Anzüchtung beider Gattungen (Mycoplasma hominis, Ureaplasma urealyticum) ist nur einmal berechnungsfähig.

32745   Untersuchung auf Legionellen — 6,60 €

GOÄ entsprechend oder ähnlich: Nr. 4539*
Kompendium KBV: Siehe auch Nr. 32741.

32746   Untersuchung auf Leptospiren — 6,60 €

GOÄ entsprechend oder ähnlich: Nr. 4538*
Kompendium KBV: Siehe auch Nr. 32741.

32747   Untersuchung auf Mykobakterien mit mindestens einem — 34,90 €
flüssigen und zwei festen Kulturmedien

GOÄ entsprechend oder ähnlich: Nr. 4540*
Kompendium KBV: Siehe auch Nr. 32741. Gemäß der Leistungslegende sind mindestens drei verschiedene Kulturmedien erforderlich. Die GOP 32747 ist nur einmal berechnungsfähig, auch wenn mehr als drei Kulturen angesetzt werden (Ausnahme: Unterschiedliche Materialien, z.B. zu verschiedenen Zeitpunkten entnommene Sputumproben).

32748   Bakteriologische Untersuchung in vivo — 13,80 €

Obligater Leistungsinhalt
* Bakteriologische Untersuchung in vivo, z.B. Toxinnachweis,

Fakultativer Leistungsinhalt
* Nachfolgende kulturelle und mikroskopische Untersuchungen,

Abrechnungsbestimmung: je Untersuchungsmaterial unter Angabe des Krankheitserregers

Anmerkung: Die Gebührenordnungsposition 32748 ist nicht für die Untersuchung auf Mykobakterien berechnungsfähig.

GOÄ entsprechend oder ähnlich: Nr. 4601*.

Kompendium KBV: Die Angabe des Krankheitserregers (Feldkennung 5002) ist zwingend.
Die Leistungslegende der GOP 32748 umfasst als obligaten Leistungsinhalt den in vivo-Nachweis
(Tierversuch etc.) von Bakterien. Rein kulturelle Nachweisverfahren sind nicht mit der GOP
32748 berechnungsfähig.
Die Kosten für das im Zusammenhang mit den Untersuchungen gemäß GOP 32748 verwendete
tierische Material sind mit der Vergütung abgegolten und nicht gesondert berechnungsfähig.(*)
Die Leistung nach GOP 32748 ist nicht für die Untersuchung auf Mykobakterien berechnungsfähig. Der Tuberkulose-Nachweis durch Tierversuche stellt keine vertragsärztliche Leistung mehr
dar.
(*) nach Kölner Kommentar zum EBM, Stand 01.01.2012

32749 **Nachweis bakterieller Toxine, z.B. Verotoxine, mittels Zellkultur(en),**	**12,80 €**

Abrechnungsbestimmung: je Untersuchungsmaterial unter Angabe des Toxins
GOÄ entsprechend oder ähnlich: Nrn. 4542* oder 4543*

32750 **Differenzierung gezüchteter Bakterien mittels mono- oder polyvalenter Seren,**	**3,90 €**

Abrechnungsbestimmung: je Antiserum
Anmerkung: Der Höchstwert für die Untersuchung nach der Nr. 32750 beträgt 39,00 Euro.
GOÄ entsprechend oder ähnlich: Auswahl aus Nrn. 4572* – 4576*

Kompendium KBV: Mit dieser GOP sind z.B. Identifizierung bzw. Typisierung von Bacillus
anthracis bzw. Salmonellen und Shigellen unter Verwendung von Antiseren berechnungsfähig.

Kommentar: Unter die Leistung fallen auch Identifizierungen bzw. Typisierungen von Salmonellen, Shigellen und Colibakterien.

32759* **Differenzierung von in Reinkultur gezüchteten Bakterien mittels MALDI- TOF-Massenspektrometrie (Matrix-unter- stützte Laser-Desorptions-Ionisations-Flugzeit)**	**6,59 €**

Abrechnungsbestimmung: je Bakterienart
Anmerkung: Die Gebührenordnungsposition 32759 ist bei derselben Bakterienart nicht neben
den Gebührenordnungspositionen 32760 bis 32765 berechnungsfähig.
Berichtspflicht: Nein

**Differenzierung von in Reinkultur gezüchteten Bakterien, gilt für 32760 bis
32765**

Obligater Leistungsinhalt
- Differenzierung von in Reinkultur gezüchteten Bakterien mittels
  - biochemischer und/oder kultureller Verfahren
  oder
  - Nukleinsäuresonden,

32760–32763

32 In-vitro-Diagnostik der Laboratoriumsmedizin, Mikrobiologie, Virologie und Infektionsepidemiologie sowie Transfusionsmedizin

Fakultativer Leistungsinhalt
• Subkultur(en),

Abrechnungsbestimmung: je Bakterienart und/oder -typ

32760	Verfahren mit bis zu drei Reaktionen	3,60 €

Abrechnungsausschluss: bei derselben Bakterienart 32761, 32762, 32763, 32764, 32765

GOÄ entsprechend oder ähnlich: Nr. 4546*

Kompendium KBV: GOP 32760 bis 32762 entsprechen einer Stufendiagnostik mit zunehmendem Untersuchungsaufwand, sie sind deshalb bei derselben Bakterienart nicht nebeneinander berechnungsfähig. Als Reaktion im Sinne der Leistungsbeschreibungen gilt jeweils eine kulturelle (z.B. Wachstumshemmung durch bestimmte Substanzen) oder biochemische (z.B. Koagulasenachweis) Differenzierungsmethode, die einzeln oder in bestimmten Kombinationen (sog. Bunte Reihe) durchgeführt wird. Die besonders aufwendige Differenzierung von strikten Anaerobiern oder Mykobakterien kann nach den erregerbezogenen Leistungskomplexen nach GOP 32763 bis 32765 abgerechnet werden. Die zuletzt genannten GOP schließen auch Nukleinsäuresonden (Gensonden) als Differenzierungsmethode ein (s. GOP 32820).1.(*)
(*) nach Kölner Kommentar zum EBM, Stand 01.01.2012

Anmerkung: Die Gebührenordnungsposition 32760 ist bei derselben Bakterienart nicht neben den Gebührenordnungspositionen 32759 und 32761 bis 32765 berechnungsfähig.

32761	Verfahren mit mindestens vier Reaktionen	5,30 €

Abrechnungsausschluss: bei derselben Bakterienart 32760, 32762, 32763, 32764, 32765

GOÄ entsprechend oder ähnlich: Nrn. 4545* oder 4546*

Kompendium KBV: Siehe Hinweise zu Nr. 32760.

Anmerkung: Die Gebührenordnungsposition 32761 ist bei derselben Bakterienart nicht neben den Gebührenordnungspositionen 32759, 32760 und 32762 bis 32765 berechnungsfähig.

32762	Verfahren mit mindestens zehn Reaktionen	8,80 €

Abrechnungsausschluss: bei derselben Bakterienart 32760, 32761, 32763, 32764, 32765

GOÄ entsprechend oder ähnlich: Nr. 4547*

Kompendium KBV: Siehe Hinweise zu Nr. 32760.

Anmerkung: Die Gebührenordnungsposition 32762 ist bei derselben Bakterienart nicht neben den Gebührenordnungspositionen 32759 bis 32761 und 32763 bis 32765 berechnungsfähig.

32763	Differenzierung von strikten Anaerobiern	13,30 €

Abrechnungsausschluss: bei derselben Bakterienart 32760, 32761, 32762, 32764, 32765

GOÄ entsprechend oder ähnlich: Nr. 4550*

Kompendium KBV: Siehe Hinweise zu Nr. 32760.

Anmerkung: Die Gebührenordnungsposition 32763 ist bei derselben Bakterienart nicht neben den Gebührenordnungspositionen 32759 bis 32762, 32764 und 32765 berechnungsfähig.

32764   **Differenzierung von Tuberkulosebakterien (M. tubercu-**   **28,40 €**
             losis, M. bovis, M. africanum, BCG-Stamm)

Abrechnungsausschluss: bei derselben Bakterienart 32760, 32761, 32762, 32763, 32765
GOÄ entsprechend oder ähnlich: Nrn. 4551*, 4585*
Kompendium KBV: Siehe Hinweise zu Nr. 32760.
Anmerkung: Die Gebührenordnungsposition 32764 ist bei derselben Bakterienart nicht neben
den Gebührenordnungspositionen 32759 bis 32763 und 32765 berechnungsfähig.

32765   **Differenzierung von Mykobakterien, die nicht Tuberkulo-**   **34,50 €**
             sebakterien sind (sog. ubiquitäre Mykobakterien), mit
             Verfahren mit mindestens zehn Reaktionen oder mittels
             Nukleinsäuresonden

Abrechnungsausschluss: bei derselben Bakterienart 32760, 32761, 32762, 32763, 32764
GOÄ entsprechend oder ähnlich: Nr. 4585*
Kompendium KBV: Siehe Hinweise zu Nr. 32760.
Anmerkung: Die Gebührenordnungsposition 32765 ist bei derselben Bakterienart nicht neben
den Gebührenordnungspositionen 32759 bis 32764 berechnungsfähig.

32768   **Bestimmung der minimalen Hemmkonzentration (MHK)**   **18,70 €**
             von in Reinkultur gezüchteten, ätiologisch relevanten
             Bakterien, außer aus Sputum, Urin, Stuhl und von Ober-
             flächenabstrichen von Haut und Schleimhäuten, in
             mindestens acht Verdünnungsstufen,

Abrechnungsbestimmung: je Untersuchungsprobe, insgesamt
GOÄ entsprechend oder ähnlich: Nr. 4612*
Kompendium KBV: MHK-Bestimmungen können bei Patienten mit systemischen Infektionen
erforderlich sein.
Die Leistungslegende schließt die Anwendung der GOP 32768 bei Bestimmung der minimalen
Hemmkonzentration aus Sputum, Urin, Stuhl und von Oberflächenabstrichen von Haut und
Schleimhäuten isolierten Bakterien aus.

32769   **Zuschlag zur Gebührenordnungsposition 32768 bei**   **9,20 €**
             Bestimmung der minimalen bakteriziden Konzentration
             (MBK) durch Subkulturen,

Abrechnungsbestimmung: je Untersuchungsprobe
GOÄ entsprechend oder ähnlich: Nr. 4613*

32770   **Empfindlichkeitsprüfungen von Mykobakterien in Rein-**   **7,90 €**
             kultur,

Abrechnungsbestimmung: je Bakterienstamm und je Chemotherapeutikum in mindestens
jeweils zwei Abstufungen

32772*–32773*

32 In-vitro-Diagnostik der Laboratoriumsmedizin, Mikrobiologie, Virologie
und Infektionsepidemiologie sowie Transfusionsmedizin

Anmerkung: Der Höchstwert für Untersuchungen nach der Nr. 32770 beträgt 39,50 Euro je Mykobakterienart.

GOÄ entsprechend oder ähnlich: Nrn. 4610* – 4614*
Höchstwerte

Höchstwert	GOP
39,50 Euro	32770

Kommentar: Die EBM Nr. 32770 ist neben den folgenden EBM Nrn. nicht berechenbar: 08550 bis 08552, 08560, 08561, 31010 bis 31013, 34291.
Neben der EBM Nr. 32770 sind nicht abrechenbar: 01600, 01601.

32772* **Semiquantitative nach EUCAST oder CLSI ausgewählte**   **6,93 €**
Empfindlichkeitsprüfungen von in Reinkultur gezüch-
teten klinisch relevanten gramnegativen Bakterien aus
einem Material gegen mindestens fünf Standardthera-
peutika sowie mindestens drei für den Nachweis von
Resistenzmechanismen relevanten Leitsubstanz-
gruppen

Fakultativer Leistungsinhalt
Bestimmung der minimalen Hemmkonzentration (MHK) mittels Gradienten-Diffusionstest,

Abrechnungsbestimmung: je Bakterienart, höchstens zwei Bakterienarten je Untersuchungsprobe

Anmerkung: Der Höchstwert für die Untersuchungen der Gebührenordnungspositionen 32772 und 32773 beträgt je Untersuchungsprobe 20,79 Euro.
Der Befundbericht soll die Ergebnisse zu den Leitsubstanzen der Multiresistenz nur aufführen, sofern der Keim auf mehrere Standardtherapeutika nicht oder nur intermediär sensibel ist.
Höchstwerte

Höchstwert	GOP
20,79 Euro	32773, 32772

Kommentar: Diese EBM Nr. ist neu aufgenommen und umfasst die gestrichenen Nrn. der Empfindlichkeitsprüfung nach 32766 und 32767, um die Resistenztestung klinisch relevanter gramnegativer Bakterien nach dem neuesten Stand der Wissenschaft durchzuführen.
Siehe unter EUCAST (European Committee on Antimicrobial Susceptibility Testing: www.eucast. org/) oder CLSI (Clinical and Laboratory Standards Institute: https://clsi.org/)

32773* **Semiquantitative nach EUCAST oder CLSI ausgewählte**   **6,93 €**
Empfindlichkeitsprüfungen von in Reinkultur gezüch-
teten klinisch relevanten grampositiven Bakterien aus
einem Material gegen mindestens fünf Standardthera-
peutika sowie der für den Nachweis von Resistenzme-
chanismen relevanten Leitsubstanzgruppen

Fakultativer Leistungsinhalt
Bestimmung der minimalen Hemmkonzentration (MHK) mittels Gradienten-Diffusionstest,

Abrechnungsbestimmung: je Bakterienart, höchstens zwei Bakterienarten je Untersuchungsprobe

Anmerkung: Der Höchstwert für die Untersuchungen der Gebührenordnungspositionen 32772 und 32773 beträgt je Untersuchungsprobe 20,79 Euro.

Der Befundbericht soll die Ergebnisse zu den Leitsubstanzen der Multiresistenz nur aufführen, sofern der Keim auf mehrere Standardtherapeutika nicht oder nur intermediär sensibel ist.

Höchstwerte

Höchstwert	GOP
20,79 Euro	32773, 32772

Kommentar: Neu gefasst auf der Basis des zur Zeit aktuellen wissenschaftlichen Standes der antimikrobiellen Resistenztestung und nach den Vorgaben von EUCAST (http://www.eucast.org/) und dem deutschen Nationalen Antibiotika-Sensitivitätstest-Komitee (NAK = Das NAK ist das nationale Antibiotika-Sensitivitätstest-Komitee des EUCAST in Deutschland) (http://www.nak-deutschland.org/nak-deutschland/EUCAST-Dokumente.html) wurde die EBM Nr. 32773 aufgenommen und die bisherigen EBM Nrn. 32766 und 32767 wurden gestrichen.

GOÄ entsprechend oder ähnlich: GOÄ Nrn. 4610, 4612, 4614 abhängig von Methode.

32774* Zuschlag zu der Gebührenordnungsposition 32772 bei   **8,50 €**
gramnegativen Bakterien für die Durchführung von phänotypischen Bestätigungstesten bei Multiresistenz gegen die
für die Bakterienart relevante(n) Leitsubstanz(en),

Abrechnungsbestimmung: je Bakterienart und Resistenzmechanismus

Berichtspflicht: Nein

Kommentar: Der Bewertungsausschuss übernahm die Vorgaben von EUCAST (siehe Kommentar zu Nr. 32773 mit entsprechenden Links) zur Ausführung der Teste zur Bestätigung bei Verdacht auf Multiresistenz für gramnegative Bakterien.

Durch die differenziert Abbildung der Tests wird in der Zukunft durch die Abrechnungsdaten der Vertragsärzte eine Aussage über die Häufigkeit von Multiresistenzen im ambulanten Bereich möglich.

GOÄ entsprechend oder ähnlich GOÄ Nrn. 4610, 4612, 4614 abhängig von Methode.

32775* Zuschlag zu der Gebührenordnungsposition 32773 bei   **8,50 €**
grampositiven Bakterien für die Durchführung von phänotypischen Bestätigungstesten bei Multiresistenz gegen die
für die Bakterienart relevante(n) Leitsubstanz(en),

Abrechnungsbestimmung: je Bakterienart und Resistenzmechanismus

Berichtspflicht: Nein

Kommentar: Die Durchführung dieser Teste bei Multiresistenz -Verdacht bei grampositiven Bakterien entspricht: EUCAST (European Committee on Antimicrobial Susceptibility Testing: www.eucast.org/) und CLSI (Clinical and Laboratory Standards Institute: https://clsi.org/)

Siehe Kommentar zu Nr. 32773

GOÄ entsprechend oder ähnlich: GOÄ Nrn. 4610, 4612, 4614 abhängig von Methode.

32780–32785

32 In-vitro-Diagnostik der Laboratoriumsmedizin, Mikrobiologie, Virologie
und Infektionsepidemiologie sowie Transfusionsmedizin

32.3.11 Virologische Untersuchungen

Nachweis von Virus-Antigenen aus einem Körpermaterial (Direktnachweis) mittels Immunfluoreszenz und/oder mittels Immunoassay mit photometrischer oder gleichwertiger Messung, gilt für 32780 bis 32791

Abrechnungsbestimmung: je Untersuchung

Anmerkung: Die Berechnung der Gebührenordnungsposition 32791 setzt die Begründung der medizinischen Notwendigkeit der jeweiligen Untersuchung im Einzelfall voraus

32780 Hepatitis A-Virus (HAV)	7,70 €

GOÄ entsprechend oder ähnlich: Nr. 4641*

Kompendium KBV: Die Leistungslegende nach GOP 32780 bis 32791 beinhaltet einen virologischen Antigennachweis aus einem Körpermaterial als Direktnachweis, also ohne zeitaufwendige kulturelle Untersuchung.Die Berechnungsfähigkeit von Immunoassays für den Antigennachweis (Direktnachweis) ist auf eine standardisierte und qualitätskontrollierte Methodik beschränkt, die in der Leistungslegende durch das Kriterium der hotometrischen Messung beschrieben und z.B. nach DIN 58 967 Teil 30 genormt ist. Gleichwertige Verfahren sind Chemilumineszenz- oder Radioaktivitätsmessungen. Durch diese höhere Methodenanforderung werden Schnelltests auf der Basis vorgefertigter Testträger mit vereinfachter Handhabung und visueller Ablesung abgegrenzt, die hinsichtlich Aufwand und Befundqualität insgesamt nicht den Standardmethoden gleichgesetzt werden können. Beispiele für nicht mit GOP 32702 bis 32707 berechnungsfähige Antigennachweise sind Schnelltests auf Chlamydien (GOP 01812, 32153), A-Streptokokken (GOP 32152) oder B-Streptokokken, die wie weitere Erregernachweise mangels eigenständiger Leistungspositionen lediglich als orientierende Untersuchungen der GOP 32030 zugeordnet werden können.(*)
(*) nach Kölner Kommentar zum EBM, Stand 01.01.2012

32781 Hepatitis B-Oberflächenantigen (HBsAg)	5,50 €

Abrechnungsausschluss: in derselben Sitzung 01810
GOÄ entsprechend oder ähnlich: Nr. 4643*
Kompendium KBV: Siehe Hinweise bei Nr. 32780.

32782 Hepatitis B-e-Antigen (HBeAg)	10,90 €

GOÄ entsprechend oder ähnlich: Nr. 4642*
Kompendium KBV: Siehe Hinweise bei Nr. 32780.

32784 Cytomegalievirus (CMV)	18,50 €

GOÄ entsprechend oder ähnlich: Nrn. 4648*, 4680*
Kompendium KBV: Siehe Hinweise bei Nr. 32780.

32785 Herpes simplex-Viren	17,30 €

GOÄ entsprechend oder ähnlich: Nrn. 4648*, 4680*
Kompendium KBV: Siehe Hinweise bei Nr. 32780.

32786   Influenzaviren   9,20 €

GOÄ entsprechend oder ähnlich: Nrn. 4644*, 4676*
Kompendium KBV: Siehe Hinweise bei Nr. 32780.

32787   Parainfluenzaviren   6,10 €

GOÄ entsprechend oder ähnlich: Nrn. 4645*, 4677*
Kompendium KBV: Siehe Hinweise bei Nr. 32780.

32788   Respiratory-Syncytial-Virus (RSV)   18,50 €

GOÄ entsprechend oder ähnlich: Nrn. 4647*, 4679*
Kompendium KBV: Siehe Hinweise bei Nr. 32780.

32789   Adenoviren   8,70 €

GOÄ entsprechend oder ähnlich: Nrn. 4640*, 4675*
Kompendium KBV: Siehe Hinweise bei Nr. 32780.

32790   Rotaviren   7,40 €

GOÄ entsprechend oder ähnlich: Nrn. 4646*, 4678*
Kompendium KBV: Siehe Hinweise bei Nr. 32780.

32791   Ähnliche Untersuchungen unter Angabe des Antigens   13,20 €

Anmerkung: Die Berechnung der Gebührenordnungsposition 32791 setzt die Begründung der medizinischen Notwendigkeit der jeweiligen Untersuchung im Einzelfall voraus.
GOÄ entsprechend oder ähnlich: Nr. 4648* (Nativmaterial), Nr. 4680* (angezüchtete Viren)
Kompendium KBV: Siehe Hinweise bei Nr. 32780.
Die Angabe des Antigens (Feldkennung 5002) ist zwingend.
Die Berechnung der GOP 32791 setzt die Begründung der medizinischen Notwendigkeit der jeweiligen Untersuchung im Einzelfall voraus.

32792   Elektronenmikroskopischer Nachweis von Viren   46,00 €

Obligater Leistungsinhalt
• Elektronenmikroskopischer Nachweis von Viren
Fakultativer Leistungsinhalt
• . Verwendung spezifischer Antiseren (Immunelektronenmikroskopie)
GOÄ entsprechend oder ähnlich: Nr. 4671*

32793   Anzüchtung von Viren, Rickettsien in Zellkulturen oder   10,30 €
in vivo

Obligater Leistungsinhalt
• Anzüchtung von Viren, Rickettsien in Zellkulturen oder in vivo

Fakultativer Leistungsinhalt
- Folgekulturen (Passagen)

GOÄ entsprechend oder ähnlich: Nr. 4655*

Kompendium KBV: Die GOP 32793 ist nicht für die Anzüchtung von Chlamydien berechnungsfähig.

GOP 32792 bis 32794 unterliegen einem Höchstwert (46,00 €), der sich auf die Gesamtheit der Untersuchungen gemäß GOP 32792 bis 32794 für ein Material bezieht. Wird mehr als ein Material untersucht, so ist in den Abrechnungsunterlagen darauf hinzuweisen.

32794 Anzüchtung von Viren oder Rickettsien in einem Brutei	**10,20 €**

Anmerkung: Der Höchstwert für die Untersuchungen nach den Nrn. 32792 bis 32794 beträgt 46,00 Euro je Körpermaterial.

GOÄ entsprechend oder ähnlich: Analog Nr. 4655*

32795 Typisierung von Viren in Zellkulturen, in vivo oder im Brutei,	**9,20 €**

Abrechnungsbestimmung: je Antiserum

GOÄ entsprechend oder ähnlich: Analog Nr. 4655*

32.3.12 Molekularbiologische Untersuchungen

32811 Nukleinsäurenachweis des beta-Coronavirus SARS-CoV-2 aufgrund einer Warnung durch die Corona-Warn-App	**39,40 €**

Obligater Leistungsinhalt
- Untersuchung von Material der oberen Atemwege (Oropharynx-Abstrich und/oder Nasopharynx-Abstrich [-Spülung oder -Aspirat]),

Abrechnungsbestimmung: einmal am Behandlungstag

Anmerkung: Die Befundmitteilung sollte im Regelfall innerhalb von 24 Stunden nach Materialeinsendung erfolgen.

Die Gebührenordnungsposition 32 811 ist nur von Fachärzten für Laboratoriumsmedizin oder für Mikrobiologie, Virologie und Infektionsepidemiologie berechnungsfähig.

Die Gebührenordnungsposition 32 811 ist am Behandlungstag nicht neben den Gebührenordnungspositionen 32 816, 40 100, 40 120 und 40 126 berechnungsfähig.

32816* Nukleinsäurenachweis des beta-Coronavirus SARS-CoV-2	**39,40 €**

Obligater Leistungsinhalt
- Untersuchung von Material der oberen Atemwege (Nasopharynx-Abstrich(-Spülung oder -Aspirat) und/oder Oropharynx-Abstrich)

oder

- Untersuchung von Material der tiefen Atemwege (Bronchoalveoläre Lavage, Sputum (nach Anweisung produziert bzw. induziert) und/oder Trachealsekret),

443

Abrechnungsbestimmung: je Material, bis zu zweimal am Behandlungstag

Anmerkung: Die Gebührenordnungsposition 32816 ist im Behandlungsfall höchstens fünfmal berechnungsfähig.

Die Untersuchung nach der Gebührenordnungsposition 32816 ist nur bei Patienten mit einer akuten COVID-19 assoziierten Symptomatik und/oder bei klinischen und radiologischen Hinweisen auf eine virale Pneumonie unter Angabe einer medizinischen Begründung berechnungsfähig

Die Befundmitteilung sollte im Regelfall innerhalb von 24 Stunden nach Materialeinsendung erfolgen.

Die Gebührenordnungsposition 32816 ist nur von Fachärzten für Laboratoriumsmedizin oder für Mikrobiologie, Virologie und Infektionsepidemiologie berechnungsfähig.

Die Untersuchungsindikation sollte unter Berücksichtigung der Kriterien des RKI nach ärztlichem Ermessen gestellt werden.

Die Berechnung der Gebührenordnungsposition 32816 setzt die Teilnahme an Maßnahmen der externen Qualitätssicherung voraus.

Die Abrechnung der mit * gekennzeichneten Leistung, schließt den Ansatz der fachärztlichen Grundpauschale aus.

Berichtspflicht: Nein

Kommentar: Nur von Fachärzten für Laboratoriumsmedizin oder für Mikrobiologie und Infektionsepidemiologie ist die Leistung berechnungsfähig.

Hinweise zur Testung finden sich im Internet des RKI:

- Hinweise zur Testung von Patienten auf Infektion mit dem neuartigen Coronavirus SARS-CoV-2:https://www.rki.de/DE/Content/InfAZ/N/Neuartiges_Coronavirus/Vorl_Testung_nCoV.html
- **COVID-19 Verdacht:** Testkriterien und Maßnahmen in einer ausführlichen 2seitigen Übersicht: **Orientierungshilfe für Ärztinnen und Ärzte nach RKI**:

https://www.rki.de/DE/Content/InfAZ/N/Neuartiges_Coronavirus/Massnahmen_Verdachtsfall_I nfografik_DINA3.pdf?__blob=publicationFile

Wirtschaftlichkeitsbonus erhalten

Damit die Veranlassung der neuen Laborleistung das Laborbudget nicht belastet, kann auf dem Abrechnungsschein des Patienten vom veranlassenden Arzt die Kennnummer EBM 32006 angegeben werden. Dies führt dazu, dass die Laborkosten bei der Berechnung des Wirtschaftlichkeitsbonus nicht herangezogen werden.

32819 **DNA- und/oder mRNA-Nachweis ausschließlich von High-Risk-HPV-Typen sowie Genotypisierung auf HPV-Typ 16 und HPV-Typ 18, sofern High-Risk-HPV-Typen nachweisbar sind bei**	**18,80 €**

- Zustand nach operativem (operativen) Eingriff(en) an der Cervix uteri wegen einer zervikalen intraepithelialen Neoplasie

und/oder

- einem Zervixzytologiebefund ab Gruppe II-p, II-g oder IIID1 nach Münchner Nomenklatur III

und/oder

- positivem HPV-Nachweis frühestens nach 6 Monaten zur Kontrolle,

Abrechnungsausschluss: Am Behandlungstag 01763,01767

32821

32 In-vitro-Diagnostik der Laboratoriumsmedizin, Mikrobiologie, Virologie
und Infektionsepidemiologie sowie Transfusionsmedizin

Anmerkung: Neben der Gebührenordnungsposition 32819 sind kulturelle Untersuchungen und/oder Antigennachweise zum Nachweis desselben Erregers nicht berechnungsfähig.

Kommentar: Bisher war für EBM-Nr. 32819 nur ein DNA-basierter Nachweis zulässig und für die Nr. 32 820 DNA- und mRNA-basierte Nachweise.

Mit der Zusammenführung vom 1. Januar 2020 sind DNA- und mRNA-basierte Nachweise für alle im EBM abgebildeten Anwendungsbereiche mit Nr. 32819 berechnungsfähig. EBM-Nr. 32 820 ist seit 1. Januar 2020 gestrichen.

Das **Labor allgäuLab (https://www.allgaeulab.de/index.php?id=71)** informiert u.a.:

... „Nach einem auffälligen zytologischen Befund des Gebärmutterhalsabstrichs ist ab April 2015 jetzt auch ein mRNA- basierter Nachweis auf humane Papillomaviren zu Lasten der GKV durchführbar.

.... Für die Diagnostik nach einem operativen Eingriff an der Cervix uteri ist wie bisher ausschließ-lich der DNA-Test berechnungsfähig. Diese Indikation ist nunmehr als GOP 32819 im EBM enthalten.

... HPV Tests, die auf dem Nachweis der viralen DNA beruhen, wie z.B. der konventionelle Hybridisierungstest (HC2- Test), können nicht zwischen dem Vorhandensein von bloßen Viruspartikeln im zellulären Abstrich oder einer aktiven Infektion von Zellen mit Papillomaviren unterscheiden.

Nur die persistierende aktive Infektion ist jedoch mit dem erhöhten Risiko von Neoplasien und schließlich Karzinombildung am Gebärmutterhals verbunden. Eindeutiger Indikator der aktiven Virusreplikation und Onkogensynthese ist der Nachweis der virusspezifischen Messenger-RNA. Ein evaluiertes Testverfahren ist z.B. der Aptima®-Test.

Dieser Test detektiert spezifische Messenger-RNA der viralen Onkogene E6/E7 der Hochrisikovirustypen, die an der Entwicklung von Krebsvorstufen und Karzinomen des Gebärmutterhalses beteiligt sind. Da der APTIMA HPV-Test primär auf die Überexpression dieser Onkogene abzielt, erhofft man beim Nachweis fortgeschrittener Veränderungen des Gebärmutterhalses eine ebenso hohe Sensitivität wie bei den DNA-basierten Tests, aber eine höhere Spezifität..."

In der Regel stellen die untersuchenden Labore für den mRNA-Nachweis der hr-HPV-Typen mittels APTIMA-Test ein spezielles Abstrichbesteck zur Verfügung. , das auch für die DNA-Teste verwendet werden.

Der Leistungsumfang schließt entsprechend den Anforderungen an den HPV-Nachweis der oKFE-RL die Genotypisierung auf die High-Risk-HPV-Typen 16 und 18 mit ein.

GOÄ entsprechend oder ähnlich: GOÄ-Nr. 4785

32821	**Genotypische HIV-Resistenztestung bei HIV-Infizierten vor spezifischer antiretroviraler Therapie oder bei Verdacht auf Therapieversagen mit folgenden Substanzklassen gemäß Zusammenfassung der Merkmale eines Arzneimittels (Fachinformation)**	**260 Pkt. 28,57 €**

- Integrase-Inhibitoren

oder

- Corezeptor-Antagonisten

oder

- Fusionsinhibitoren

Obligater Leistungsinhalt

- Vollständige Untersuchung auf pharmakologisch relevante Eigenschaften des HI-Virus im Bereich des HIV-env-gp120 Gens,
- Isolierung und Amplifikation von HI-Virusnukleinsäuren, ggf. auch mehrfach,
- Sequenzierung,

Fakultativer Leistungsinhalt

- Reverse Transkription,
- Amplifikationskontrolle (z.B. mittels Gelelektrophorese),

Abrechnungsbestimmung: je Substanzklasse

Anmerkung: Darüber hinausgehende Untersuchungen sind nur mit ausführlicher medizinischer Begründung berechnungsfähig.
Für die Beurteilung eines Therapieversagens sind die aktuellen Leitlinien des AWMF-Registers zugrunde zu legen.
Die Gebührenordnungsposition 32821 setzt die Angabe der Substanzklasse als Art der Untersuchung voraus.
Für die Beurteilung eines Therapieversagens sind die aktuellen Leitlinien des AWMF-Registers zugrunde zu legen.

Berichtspflicht: Nein

Kompendium KBV: Die Untersuchung nach GOP 32821 ist höchstens zweimal im Krankheitsfall berechnungsfähig.
Darüber hinausgehende Untersuchungen sind nur mit ausführlicher medizinischer Begründung berechnungsfähig.
Für die Beurteilung eines Therapieversagens sind die aktuellen Leitlinien des AWMF-Registers zugrunde zu legen.

Nachweis mikrobieller/viraler Nukleinsäure aus einem Körpermaterial (Direktnachweis) mittels einer Amplifikationsmethode (z.B. Polymerase-Kettenreaktion), einschl. Aufbereitung (z.B. Zellisolierung, Nukleinsäureisolierung, -denaturierung) und Spezifitätskontrolle des Amplifikats (z.B. mittels Elektrophorese und markierter Sonden), ggf. einschl. reverser Transkription und mehreren aufeinanderfolgenden Amplifikationen, je Erregerart und/oder -typ, gilt für die Gebührenordnungspositionen 32823 bis 32827,

Abrechnungsbestimmung: einmal im Behandlungsfall

Anmerkung: Die Gebührenordnungsposition 32823 ist im Behandlungsfall höchstens dreimal berechnungsfähig.
Die Gebührenordnungsposition 32824 ist im Behandlungsfall nur einmal berechnungsfähig.
Davon abweichend sind Bestimmungen der Virusmenge zu Beginn oder bei einer Umstellung der medikamentösen antiretroviralen Therapie bis zu dreimal im Behandlungsfall berechnungsfähig.
Neben der Gebührenordnungsposition 32826 sind kulturelle Untersuchungen und/oder Antigennachweise zum Nachweis von C. trachomatis nicht berechnungsfähig.
Bei der quantitativen Bestimmung von HCV-RNA ist die Gebührenordnungsposition 32823 bis zu dreimal im Behandlungsfall berechnungsfähig.

32823–32825

32 In-vitro-Diagnostik der Laboratoriumsmedizin, Mikrobiologie, Virologie
und Infektionsepidemiologie sowie Transfusionsmedizin

32823 **Quantitative Bestimmung der Hepatitis B-Virus-DNA**   **89,50 €**
          oder Hepatitis C-Virus-RNA vor oder während der antivi-
          ralen Therapie mit Interferon und/oder Nukleosidanaloga

GOÄ entsprechend oder ähnlich: Nrn. 4783* – 4787*

Kompendium KBV: Die Berechnungsfähigkeit der quantitativen Bestimmung der HBV-DNA
oder HCV-RNA nach GOP 32823 vor oder während der antiviralen Therapie mit Interferon und/
oder Nukleosidanaloga ist entsprechend der aktuellen Erkenntnisse zur medizinischen Notwendigkeit auf maximal dreimal im Behandlungsfall eingeschränkt worden.
Die Quantifizierung ist obligater Bestandteil der GOP 32823. Die qualitative Bestimmung der HBV-
DANN ist nicht berechnungsfähig, die qualitative Bestimmung von HCV RNA ist mit der GOP
32835 berechnungsfähig.

32824 **HIV (Humanes Immunschwäche-Virus)-RNA zur Bestim-**   **112,50 €**
          mung der Virusmenge für die Entscheidung über den
          Beginn einer medikamentösen antiretroviralen Therapie
          bei HIV-Infizierten nach positivem Antikörpernachweis
          und zur Überwachung und ggf. Umstellung der antiretro-
          viralen Therapie oder zum Nachweis einer HIV-Infektion
          des Neugeborenen einer HIV-antikörperpositiven Mutter

Abrechnungsausschluss: im Behandlungsfall 32376, 32378, 32783
GOÄ entsprechend oder ähnlich: Nrn. 4783* – 4787*

Kompendium KBV: Die Leistung nach GOP 32824 ist im Behandlungsfall nur einmal berechnungsfähig.
Davon abweichend sind Bestimmungen der Virusmenge zu Beginn oder bei einer Umstellung der
medikamentösen antiretroviralen Therapie bis zu dreimal im Behandlungsfall berechnungsfähig.
Neben der Leistung nach GOP 32824 sind die Leistungen nach GOP 32376, 32378 und 32783 in
demselben Behandlungsfall nicht berechnungsfähig.

32825 **DNA und/oder RNA des Mycobacterium tuberculosis**   **61,40 €**
          Complex (MTC) aus respiratorischen Sekreten von Pati-
          enten mit begründetem Verdacht auf eine Lungentuber-
          kulose, wenn mikroskopisch keine säurefesten Stäb-
          chen nachweisbar sind, aus respiratorischen Sekreten
          von AIDS-Patienten auch bei mikroskopisch positivem
          Befund, oder aus Liquor cerebrospinalis bei Verdacht
          auf Meningitis tuberculosa

Abrechnungsausschluss: im Behandlungsfall 32830
GOÄ entsprechend oder ähnlich: Nrn. 4780* – 4787*

Kompendium KBV: Die GOP 32825 ist einmal im Behandlungsfall berechnungsfähig.
Der Nukleinsäurenachweis von Mycobacterium tuberculosis nach GOP 32830 und der Direktnachweis von DNA und/oder RNA des Mycobacterium tuberculosis Complex (MTC) mittels einer
Amplifikationsmethode nach GOP 32825 sind im Behandlungsfall nicht nebeneinander berechnungsfähig.

32826	**Chlamydia trachomatis-DNA und/oder -RNA**	**20,50 €**

GOÄ entsprechend oder ähnlich: Nrn. 4780* – 4787*

Kompendium KBV: Die GOP 32826 ist einmal im Behandlungsfall berechnungsfähig.
Neben der Leistung nach GOP 32826 sind kulturelle Untersuchungen und/oder Antigennachweise zum Nachweis von C. trachomatis nicht berechnungsfähig.

32827	**Bestimmung des Hepatitis C-Virus-Genotyps vor antiviraler Therapie mit Interferon und/oder Nukleosidanaloga**	**85,00 €**

GOÄ entsprechend oder ähnlich: Nrn. 4780* – 4787*

Kompendium KBV: Die GOP 32827 ist einmal im Behandlungsfall berechnungsfähig.

32828*	**Genotypische HIV-Resistenztestung bei HIV-Infizierten vor spezifischer antiretroviraler Therapie oder bei Verdacht auf Therapieversagen mit folgenden Substanzklassen**	**260,00 €**

• Protease-Inhibitoren
und/oder
• Reverse Transkriptase-Inhibitoren

Berichtspflicht: Nein

GOÄ entsprechend oder ähnlich: Analoger Ansatz der Nr. 4873*

Anmerkung: Für die Beurteilung eines Therapieversagens sind die aktuellen Leitlinien des AWMF-Registers zugrunde zu legen.
Die Gebührenordnungsposition 32828 umfasst auch die gemäß Anlage I der Richtlinie des Gemeinsamen Bundesausschusses zu Untersuchungen und Behandlungsmethoden der vertragsärztlichen Versorgung festgelegten Indikationen.

Kommentar: Siehe: Richtlinie Methoden vertragsärztliche Versorgung (früher BUB-Richtlinie)
https://www.g-ba.de/downloads/62-492-1842/MVV-RL_2019-02-21-iK_2019-04-01.pdf

32829	**Bordetella pertussis und B. parapertussis aus nasal-/bronchial-Material (Befundmitteilung am Tag der Materialeinsendung)**	**16,50 €**

GOÄ entsprechend oder ähnlich: Nr. 4785*

Kompendium KBV: Der Nukleinsäurenachweis von Bordetella-pertussis und Bordetella parapertussis aus nasal/bronchial-Material ist gemäß der Legendierung der GOP 32829 nur berechnungsfähig, wenn die Befundmitteilung am Tag der Materialeinsendung erfolgt.
Die Verbindung „und" bedeutet, dass beide Leistungsteile erbracht werden müssen und dass die GOP bei Erbringung beider Leistungsteile nur einmal berechnungsfähig ist.
Bei Nachweis mittels Nukleinsäureamplifikationstechniken (NAT) ist die GOP 32859 zusätzlich berechnungsfähig.

32830–32833
32 In-vitro-Diagnostik der Laboratoriumsmedizin, Mikrobiologie, Virologie
und Infektionsepidemiologie sowie Transfusionsmedizin

32830   Mycobacterium tuberculosis   16,50 €

Abrechnungsausschluss: im Behandlungsfall 32825

GOÄ entsprechend oder ähnlich: Nr. 4785*

Kompendium KBV: Der Nukleinsäurenachweis von Mycobacterium tuberculosis nach GOP
32830 und der Direktnachweis von DNA und/oder RNA des Mycobacterium tuberculosis Complex (MTC) mittels einer Amplifikationsmethode nach GOP 32825 sind im Behandlungsfall nicht
nebeneinander berechnungsfähig.
Die GOP 32830 für den Nukleinsäurenachweis von Myco bacterium tuberculosis ist einmal im
Behandlungsfall berechnungsfähig.
Bei Nachweis mittels Nukleinsäureamplifikationstechniken (NAT) ist die GOP 32859 zusätzlich
berechnungsfähig.

32831   CMV bei organtransplantierten Patienten sowie nur bei   16,50 €
konkreter therapeutischer Konsequenz in begründeten
Einzelfällen bei immunsupprimierten Patienten

Anmerkung: Die Gebührenordnungspositionen 32831 und 32836 sind nur in begründeten
Einzelfällen neben kulturellen Untersuchungen und/oder Antigennachweisen zum Nachweis von
CMV oder Neisseria gonorrhoeae berechnungsfähig.
Neben der Gebührenordnungsposition 32842 sind kulturelle Untersuchungen und/oder Antigennachweise zum Nachweis von Mykoplasmen nicht berechnungsfähig.

Abrechnungsausschluss: in derselben Sitzung 32602, 32603

GOÄ entsprechend oder ähnlich: Nr. 4785*

Kompendium KBV: Die GOP 32831 ist nur bei organtransplantierten Patienten sowie bei
konkreter therapeutischer Konsequenz in begründeten Einzelfällen bei immunsupprimierten Patienten zum Nachweis von CMV berechnungsfähig.
Bei Nachweis mittels Nukleinsäureamplifikationstechniken (NAT) ist die GOP 32859 zusätzlich
berechnungsfähig.

32832   Parvovirus aus Fruchtwasser und/oder Fetalblut zum   16,50 €
Nachweis einer vorgeburtlichen fetalen Infektion oder in
besonders zu begründenden Einzelfällen

GOÄ entsprechend oder ähnlich: Nr. 4785*

Kompendium KBV: Bei Nachweis mittels Nukleinsäureamplifikationstechniken (NAT) ist die
GOP 32859 zusätzlich berechnungsfähig.

32833   Toxoplasma aus Fruchtwasser und/oder Fetalblut   16,50 €

GOÄ entsprechend oder ähnlich: Nr. 4785*

Kompendium KBV: Bei Nachweis mittels Nukleinsäureamplifikationstechniken (NAT) ist die
GOP 32859 zusätzlich berechnungsfähig.

32834   Erreger aus Liquor   16,50 €

GOÄ entsprechend oder ähnlich: Nr. 4785*

Kompendium KBV: Bei Nachweis mittels Nukleinsäureamplifikationstechniken (NAT) ist die GOP 32859 zusätzlich berechnungsfähig.

32835   HCV   40,00 €

GOÄ entsprechend oder ähnlich: Nr. 4785*

Kompendium KBV: Die GOP 32835 ist im Behandlungsfall nur einmal berechnungsfähig.
Bei Nachweis mittels Nukleinsäureamplifikationstechniken (NAT) ist die GOP 32859 zusätzlich berechnungsfähig.

32836   Neisseria gonorrhoeae   16,50 €

Anmerkung: Die Gebührenordnungspositionen 32831 und 32836 sind nur in begründeten Einzelfällen neben kulturellen Untersuchungen und/oder Antigennachweisen zum Nachweis von CMV oder Neisseria gonorrhoeae berechnungsfähig.
Neben der Gebührenordnungsposition 32842 sind kulturelle Untersuchungen und/oder Antigennachweise zum Nachweis von Mykoplasmen nicht berechnungsfähig.

GOÄ entsprechend oder ähnlich Nr. 4785*

Kompendium KBV: Die GOP 32836 ist nur in begründeten Einzelfällen neben kulturellen Untersuchungen und/oder Antigennachweisen zum Nachweis von Neisseria gonorrhoeae berechnungsfähig.
Bei Nachweis mittels Nukleinsäureamplifikationstechniken (NAT) ist die GOP 32859 zusätzlich berechnungsfähig

32837* MRSA (nicht für das Sanierungsmonitoring)   16,50 €

GOÄ entsprechend oder ähnlich: Nr. 4785*

Kompendium KBV: Mit dem Zusatz „nicht für das Sanierungsmonitoring" wird klargestellt, dass der Nukleinsäurenachweis von MRSA für das Sanierungsmonitoring nicht berechnet werden kann. Der Nachweis ist nur zur Untersuchung von unbehandelten Patienten geeignet. Für ein Sanierungsmonitoring muss weiterhin die kulturelle Anzüchtung erfolgen.Bei Nachweis mittels Nukleinsäureamplifikationstechniken (NAT) ist die GOP 32859 zusätzlich berechnungsfähig.Die Kassenärztlichen Vereinigungen und die Kassenärztliche Bundesvereinigung sowie die Krankenkassen unterstützen den Kampf gegen MRSA durch ein strukturiertes Behandlungskonzept mit einer gesonderten Vergütung für die Behandlung von Patienten mit MRSA im ambulanten Bereich.Hierfür finden Sie unterhttp://www.kbv.de/html/mrsa.php Merkblätter zum Umgang mit MRSA sowie Details der neuen Vergütungsregelung für Vertragsärzte mit der Möglichkeit zur Online-Zertifizierung.

32838   Norovirus im Stuhl bei Endemieverdacht oder in beson-   16,50 €
          ders begründeten Dringlichkeitsfällen

GOÄ entsprechend oder ähnlich: Nr. 4785*

32839–32843

32 In-vitro-Diagnostik der Laboratoriumsmedizin, Mikrobiologie, Virologie
und Infektionsepidemiologie sowie Transfusionsmedizin

Kompendium KBV: Bei Nachweis mittels Nukleinsäureamplifikationstechniken (NAT) ist die GOP 32859 zusätzlich berechnungsfähig.

Der Zusatz „bei sonst negativem Nachweis" wurde fallen gelassen, damit der Test auch in besonderen Dringlichkeitsfällen ohne vorheriges alternatives Ausschlussverfahren unter Angabe der Begründung berechnet werden kann.

32839   Chlamydien   16,50 €

Durchführung ausschließlich mittels Nukleinsäureamplifikationsverfahren (NAT)

GOÄ entsprechend oder ähnlich: Nr. 4785*

Kompendium KBV: Die Untersuchung nach GOP 32839 muss ausschließlich mittels Nukleinsäureamplifikationsverfahren (NAT) durchgeführt werden. Die GOP 32859 ist zusätzlich dazu berechnungsfähig.

Kommentar: Bestimmung der Clamydien speziell abrechenbar:
- im Rahmen der Mutterschaftsvorsorge nach Nr. 01816
- im Rahmen der Empfängnisregelung nach Nr. 01840
- im Rahmen eines Schwangerschaftsabbruchs nach Nr. 01915

32841   Influenza A und B (nicht bei Verdacht auf Vogelgrippe)   16,50 €

GOÄ entsprechend oder ähnlich: Nr. 4785*

Kompendium KBV: Die Verbindung „und" bedeutet, dass beide Leistungteile erbracht werden müssen und dass die GOP bei Erbringung beider Leistungteile nur einmal berechnungsfähig ist.Abrechnung für die isolierte Bestimmung des SubtypsInfluenza A/H1N1 („Schweinegrippe") ist nicht möglich.Bei Nachweis mittels Nukleinsäureamplifikationstechniken (NAT) ist die GOP 32859 zusätzlich berechnungsfähig.Für eine therapeutische Entscheidung gilt eine Diagnostik mit der Influenza-PCR nur dann als relevant, wenn das Ergebnis innerhalb kurzer Zeit zur Verfügung steht. Ziel einer raschen Diagnosestellung ist die Einleitung einer antiviralen Therapie durch Neuraminidase-Inhibitoren, die innerhalb von 48 Stunden nach Erkrankungsbeginn begonnen werden sollte.

32842   Mycoplasmen   16,50 €

GOÄ entsprechend oder ähnlich: Nr. 4785*

Kompendium KBV: Neben der GOP 32842 sind kulturelle Untersuchungen und/oder Antigennachweise zum Nachweis von Mykoplasmen nicht berechnungsfähig.
Bei Nachweis mittels Nukleinsäureamplifikationstechniken (NAT) ist die GOP 32859 zusätzlich berechnungsfähig.

Kommentar: Neben der Gebührenordnungsposition 32842 sind kulturelle Untersuchungen und/oder Antigennachweise zum Nachweis von Mykoplasmen nicht berechnungsfähig.

32843   Polyoma-Virus bei organtransplantierten Patienten   16,50 €

GOÄ entsprechend oder ähnlich: Nr. 4785*

Kompendium KBV: Bei Nachweis mittels Nukleinsäureamplifikationstechniken (NAT) ist die GOP 32859 zusätzlich berechnungsfähig.

32844 EBV bei organtransplantierten Patienten   16,50 €

Anmerkung: Die Gebührenordnungspositionen 32831 und 32836 sind nur in begründeten Einzelfällen neben kulturellen Untersuchungen und/oder Antigennachweisen zum Nachweis von CMV oder Neisseria gonorrhoeae berechnungsfähig.

Kommentar: Neben der Gebührenordnungsposition 32842 sind kulturelle Untersuchungen und/oder Antigennachweise zum Nachweis von Mykoplasmen nicht berechnungsfähig.

GOÄ entsprechend oder ähnlich: Nr. 4785*

Kompendium KBV: Bei Nachweis mittels Nukleinsäureamplifikationstechniken (NAT) ist die GOP 32859 zusätzlich berechnungsfähig.

32850 Nukleinsäurenachweis von HIV-RNA   43,40 €

Abrechnungsbestimmung: einmal im Behandlungsfall

Abrechnungsausschluss: in derselben Sitzung 32660, 32824

32859 Zuschlag zu den Gebührenordnungspositionen 32820,   4,00 €
        32829 bis 32839 und 32841 bis 32844 bei Nachweis
        mittels Nucleinsäureamplifikationstechniken (NAT)

GOÄ entsprechend oder ähnlich: Nr. 4783*

Kompendium KBV: Zuschlag bei Nachweis mittels Nukleinsäureamplifikationsverfahren (NAT) zu 32829 bis 32839 und 32841 bis 32844. Der Zuschlag nach GOP 32589 ist ausschließlich für den Nachweis mittels Nukleinsäureamplifikationstechniken (NAT) berechnungsfähig.

32.3.14 Molekulargenetische Untersuchungen

32860 Faktor-V-Leiden-Mutation   30,00 €

Abrechnungsbestimmung: insgesamt

GOÄ entsprechend oder ähnlich: Nr. 4872*

32861 Prothrombin G20210A-Mutation   30,00 €

Abrechnungsbestimmung: insgesamt

GOÄ entsprechend oder ähnlich: Nr. 4872*

32863 Nachweis einer MTHFR-Mutation (Homocystein Konzen-   30,00 €
        tration im Plasma > 50 µmol pro Liter)

GOÄ entsprechend oder ähnlich: Nr. 4872*

32864 Hämochromatose   50,00 €

Obligater Leistungsinhalt
• Untersuchung auf die C282Y- und die H63D-Mutation des HFE (Hämochromatose)-Gens,

Abrechnungsbestimmung: einmal im Krankheitsfall

32865* Genotypisierung zur Bestimmung des CYP2D6-Metaboli-   308,50 €
sierungsstatus vor Gabe von Inhibitoren der Glukozere-
brosid-Synthase bei Morbus Gaucher Typ 1 gemäß der
Zusammenfassung der Merkmale eines Arzneimittels
(Fachinformation)

Obligater Leistungsinhalt
- Untersuchung des CYP2D6-Gens mittels Sequenzanalyse,

Fakultativer Leistungsinhalt
- Untersuchung auf eine Deletion und/oder Duplikation,

Abrechnungsbestimmung: einmal im Krankheitsfall

32866* Genotypisierung zur Bestimmung des CYP2C9-Metaboli-   82,00 €
sierungsstatus vor der Gabe von Siponimod bei sekundär
progredienter Multipler Sklerose gemäß der Zusammen-
fassung der Merkmale des Arzneimittels (Fachinforma-
tion)

Obligater Leistungsinhalt
- Untersuchung auf das Vorliegen der Allele CYP2C9*1, CYP2C9*2 und CYP2C9*3,

Abrechnungsbestimmung: einmal im Krankheitsfall

Die Abrechnung der mit * gekennzeichneten Leistung, schließt den Ansatz der fachärztlichen
Grundpauschale aus.

Berichtspflicht: Nein

32.3.15 Immungenetische Untersuchungen

32.3.15.1 Transplantationsvorbereitende immungenetische Untersuchungen

1. Die Gebührenordnungspositionen des Abschnitts 32.3.15.1 sind nur vor einer Or-
   gan-, Gewebe- oder hämatopoetischen Stammzelltransplantation berechnungsfähig.
2. Die Einhaltung der Richtlinie der Bundesärztekammer zu Anforderungen an die
   Histokompatibilitätsdiagnostik gemäß § 16 Abs. 1 S. 1 Nr. 4a) und 4b) Transplantationsgesetz ist gegenüber der zuständigen Kassenärztlichen Vereinigung nachzuweisen.
3. Die Berechnung der Gebührenordnungspositionen des Abschnitts 32.3.15.1 setzt
   die endständige Angabe eines der folgenden Kodes gemäß ICD-10-GM voraus,
   der die Indikation dokumentiert: U55.-, Z00.5, Z52.-, Z75.6- oder Z75.7-. Für Empfänger einer Knochenmarkspende ist der entsprechende Kode aus C00 – D90
   ICD-10-GM endständig anzugeben.

Kommentar: Für die Abrechenbarkeit sind:
- Einhaltung der Richtlinie der Bundesärztekammer zur Histokompatibilitätsdiagnostik gemäß
  § 16 Abs. 1 Satz 1 Nr. 4a) und 4b) Transplantationsgesetz
- und nach Richtlinie der Bundesärztekammer ist für diese Untersuchungen eine Akkreditierung
  erforderlich.

Die molekulargenetische Gewebetypisierung (HLA-Antigendiagnostik) wird seit 1. Juli 2016 mit den Nrn. 32902, 32904, 32906 und 32 908 als z.Zt. gültiger Standard abgebildet.
Zum 1.1.2018 wurde die HLA-Antikörperdiagnostik als Untersuchung vor Transplantation im Abschnitt 32.3.15.1 EBM aufgenommen und ferner neue Leistungen zur weiteren Spezifizierung von Antikörpern gegen HLA-Antigene der Klassen I und II.
Siehe Richtlinien der Transplantationsmedizin: http://www.bundesaerztekammer.de/richtlinien/richtlinien/transplantationsmedizin/

32901* Ausschluss einer Expressionsvariante   21,10 €

Abrechnungsbestimmung: je Genort
Anmerkung: Die Gebührenordnungsposition 32901 ist im Krankheitsfall je untersuchte Person höchstens zweimal berechnungsfähig.
Berichtspflicht: Nein

32902* Typisierung eines HLA Klasse I Genortes HLA-A, -B oder   115,00 € -C in Einfeldauflösung mit Split-äquivalenter Zweifeldauflösung

Obligater Leistungsinhalt
- DNA-Präparation,

Abrechnungsbestimmung: je Genort
Anmerkung: Die Gebührenordnungsposition 32902 ist im Krankheitsfall nicht neben den Gebührenordnungspositionen 32935 und 32937 berechnungsfähig.
Die Gebührenordnungsposition 32902 ist im Krankheitsfall je Genort und je untersuchte Person höchstens zweimal berechnungsfähig.
Abrechnungsausschluss: Im Krankenfall 32935, 32937
Berichtspflicht: Nein

32904* Typisierung eines HLA Klasse I Genortes HLA-A, -B oder   150,00 € -C in Zweifeldauflösung bei bekannter Einfeldauflösung

Obligater Leistungsinhalt
- DNA-Präparation,

Abrechnungsbestimmung: je Genort
Anmerkung: Die Gebührenordnungsposition 32904 ist im Krankheitsfall je Genort und je untersuchte Person höchstens zweimal berechnungsfähig.
Berichtspflicht: Nein

32906* Typisierung eines HLA Klasse II Genortes HLA-DR, -DQ   72,00 € oder -DP in Einfeldauflösung mit Split-äquivalenter Zweifeldauflösung

Obligater Leistungsinhalt
- DNA-Präparation,

Abrechnungsbestimmung: je Genort

32908*–32915*

32 In-vitro-Diagnostik der Laboratoriumsmedizin, Mikrobiologie, Virologie
und Infektionsepidemiologie sowie Transfusionsmedizin

Anmerkung: Die Gebührenordnungsposition 32906 ist im Krankheitsfall je Genort und je untersuchte Person höchstens zweimal berechnungsfähig.

Berichtspflicht: Nein

32908* Typisierung eines HLA Klasse II Genortes HLA-DR, -DQ   **115,00 €**
       oder -DP in Zweifeldauflösung bei bekannter Einfeldauflösung

Obligater Leistungsinhalt
• DNA-Präparation,

Abrechnungsbestimmung: je Genort

Anmerkung: Die Gebührenordnungsposition 32908 ist im Krankheitsfall je Genort und je untersuchte Person höchstens zweimal berechnungsfähig.

Berichtspflicht: Nein

32910* Transplantations-Cross-Match mittels Lymphozytotoxizi-   **42,90 €**
       täts-Test (LCT)

Abrechnungsbestimmung: je Spender

Anmerkung: Die Abrechnung der mit * gekennzeichneten Leistung, schließt den Ansatz der fachärztlichen Grundpauschale aus.

Berichtspflicht: Nein

32911* Erweitertes Transplantations-Cross-Match   **78,30 €**

Obligater Leistungsinhalt
• Isolierung von B- und/oder T-Zellen als vorbereitende Untersuchung,
• B-Zell- und/oder T-Zell-Cross-Match ggf. einschließlich DTT-Cross-Match,

Abrechnungsbestimmung: je Spender

Anmerkung: Die Gebührenordnungsposition 32911 ist nur berechnungsfähig, wenn die diagnostische Fragestellung aufgrund der Analyse-Ergebnisse entsprechend der Gebührenordnungsposition 32910 nicht vollständig beantwortet werden konnte.
Die Abrechnung der mit * gekennzeichneten Leistung, schließt den Ansatz der fachärztlichen Grundpauschale aus.

Berichtspflicht: Nein

32915* Nachweis von Antikörpern gegen HLAKlasse I oder II   **29,50 €**
       Antigene mittels Lymphozytotoxizitäts-Test (LCT), ggf.
       einschließlich Vorbehandlung mit Dithiothreitol (DTT)

Abrechnungsbestimmung: je HLA-Klasse

Anmerkung: Die Gebührenordnungsposition 32915 ist im Behandlungsfall höchstens zweimal berechnungsfähig

Abrechnungsausschluss: im Behandlungsfall 32939

Berichtspflicht: Nein

GOÄ entsprechend oder ähnlich: GOÄ: Nr. 4010

Kommentar: Zum Nachweis von zytotoxischen Alloantikörpern wird als Leistung im Abschnitt 32.3.15.1 die EBM Nr. 32915 EBM als transplantations-vorbereitende Untersuchung und nach der EBM Nr. 32939 im Abschnitt 32.3.15.2 des EBM als allgemeine immungenetische Untersuchung geführt und die bisherige Leistung nach Nr. 32530 wurde zum 1. Januar 2018 gestrichen.

32916* **Nachweis von Antikörpern gegen HLAKlasse I oder II** **Antigene mittels Festphasenmethoden**	**47,30 €**

Abrechnungsbestimmung: je HLA-Klasse und je Immunglobulinklasse

Anmerkung: Die Gebührenordnungsposition 32916 ist im Behandlungsfall höchstens viermal berechnungsfähig. Die Gebührenordnungsposition 32916 ist bei vorbekanntem Antikörpernachweis für die entsprechende HLA- und Immunglobulinklasse nicht berechnungsfähig.

Abrechnungsausschluss: im Behandlungsfall 32940

Berichtspflicht: Nein

GOÄ entsprechend oder ähnlich: GOÄ: Nr. 4010

32917* **Spezifizierung der Antikörper gegen HLAKlasse I oder II** **Antigene unter Anwendung spezifisch charakterisierter** **HLAAntigenpanel auf unterscheidbaren Festphasen und** **Berechnung des virtuellen Panelreaktivitätswertes,**	**79,00 €**

Abrechnungsbestimmung: je HLA-Klasse

Abrechnungsausschluss: im Behandlungsfall 32918, 32941, 32942

Berichtspflicht: Nein

GOÄ entsprechend oder ähnlich: GOÄ: Nr. 4011

32918* **Spezifizierung der Antikörper gegen HLAKlasse I oder II** **Antigene mittels SingleAntigen-Festphasentest**	**150,00 €**

Abrechnungsbestimmung: je HLA-Klasse

Abrechnungsausschluss: im Behandlungsfall 32917, 32941, 32942

Berichtspflicht: Nein

GOÄ entsprechend oder ähnlich: GOÄ: Nr. 4011

32.3.15.2 Allgemeine immungenetische Untersuchungen

Kommentar: Der im Juli 2016 eingeführte Abschnitt 32.3.15.2 EBM (Allgemeine immungenetische Untersuchungen zur HLA-Antigendiagnostik) wurde geändert und neu gefasst. Gestrichen wurden die bisherigen Leistungen nach den EBM Nrn. 32528, 32529 und 32531.Seit 1. Januar 2018 wurden dafür neue Leistungen zu Diagnostik und Spezifizierung von Antikörpern gegen HLA-Antigene der Klassen I und II aufgenommen.

Berücksichtig wurden damit die Anforderungen onkologischer Patienten an die Versorgung mit kompatiblen Blutprodukten in der Praxis des Vertragsarztes.

32 In-vitro-Diagnostik der Laboratoriumsmedizin, Mikrobiologie, Virologie
32931*–32939*
und Infektionsepidemiologie sowie Transfusionsmedizin

32931* Molekulargenetischer Nachweis HLA-B27   30,00 €

Obligater Leistungsinhalt
- DNA-Präparation,

Abrechnungsbestimmung: einmal im Krankheitsfall

Anmerkung: Die Gebührenordnungsposition 32931 ist bis 30. Juni 2017 auch für den immunologischen Nachweis von HLA-B 27 und unabhängig von der Erfüllung der Qualifikationsanforderungen für den fakultativen Leistungsinhalt berechnungsfähig.

Berichtspflicht: Nein

32932* Molekulargenetischer Nachweis eines krankheitsrele-   33,00 € vanten HLA-Merkmals in Einfeldauflösung

Obligater Leistungsinhalt
- DNA-Präparation,
- Nachweis in Zweifeldauflösung, sofern die Relevanz oder Assoziation auf Zweifeldniveau definiert ist,

Abrechnungsbestimmung: je Merkmal

Anmerkung: Die Gebührenordnungsposition 32932 ist nicht für den Nachweis des HLA-B27 berechnungsfähig. Der Höchstwert im Krankheitsfall für die Untersuchungen nach den Gebührenordnungspositionen 32931 und 32932 beträgt 80,00 Euro.

Berichtspflicht: Nein

32935* Serologische HLA-Typisierung der Klasse I Antigene   76,70 € HLA-A, -B und -C

Abrechnungsbestimmung: je Krankheitsfall

Abrechnungsausschluss: Leistung(en) im Krankheitsfall 32902, 32937

Berichtspflicht: Nein

32937* Typisierung eines HLA Klasse I Genortes HLA-A, -B oder   115,00 € -C in Einfeldauflösung mit Split-äquivalenter Zweifeldauflösung

Obligater Leistungsinhalt
- DNA-Präparation,

Abrechnungsbestimmung: je Genort

Anmerkung: Die Gebührenordnungsposition 32937 ist nur im Zusammenhang mit der Verordnung eines HLA-kompatiblen Thrombozytenpräparates berechnungsfähig.

Berichtspflicht: Nein

32939* Nachweis von Antikörpern gegen HLAKlasse I oder II   29,50 € Antigene mittels Lymphozytotoxizitäts-Test (LCT), ggf. einschließlich Vorbehandlung mit Dithiothreitol (DTT)

Abrechnungsbestimmung: je HLA-Klasse

Anmerkung: Die Gebührenordnungsposition 32939 ist im Behandlungsfall höchstens zweimal berechnungsfähig.

Abrechnungsausschluss: im Behandlungsfall 32915

Berichtspflicht: Nein

Kommentar: Die bisherige EBM Nr. Nr. 32530 wurde zum 1.1.2018 (Nachweis von zytotoxischen Alloantikörpern, ggf. einschl. HLA-Spezifizierung) gestrichen: Aufgenommen wird im Abschnitt 32.3.15.1 die EBM Nr. 32915 EBM als transplantationsvorbereitende Untersuchung und im Abschnitt 32.3.15.2 die EBM Nr. 32939 EBM als allgemeine immungenetische Untersuchung.

GOÄ entsprechend oder ähnlich: GOÄ: Nr. 4010

32940* Nachweis von Antikörpern gegen HLAKlasse I oder II Antigene mittels Festphasenmethoden	**47,30 €**

Abrechnungsbestimmung: je HLA-Klasse und je Immunglobulinklasse

Anmerkung: Die Gebührenordnungsposition 32940 ist im Behandlungsfall höchstens viermal berechnungsfähig. Die Gebührenordnungsposition 32940 ist bei vorbekanntem Antikörpernachweis für die entsprechende HLA- und Immunglobulinklasse nicht berechnungsfähig.

Abrechnungsausschluss: im Behandlungsfall 32916

Berichtspflicht: Nein

GOÄ entsprechend oder ähnlich: GOÄ: Nr. 4010

32941* Spezifizierung der Antikörper gegen HLAKlasse I oder II Antigene unter Anwendung spezifisch charakterisierter HLAAntigenpanel auf unterscheidbaren Festphasen	**79,00 €**

Abrechnungsbestimmung: je HLA-Klasse

Anmerkung: Die Gebührenordnungsposition 32941 ist nur bei bekannter Reaktivität gegen HLAKlasse I oder II Antigene berechnungsfähig.

Abrechnungsausschluss: im Behandlungsfall 32917, 32918, 32942

Berichtspflicht: Nein

GOÄ entsprechend oder ähnlich: GOÄ: Nr. 4011

32942* Spezifizierung der Antikörper gegen HLAKlasse I oder II Antigene mittels SingleAntigen-Festphasentest	**150,00 €**

Abrechnungsbestimmung: je HLA-Klasse

Abrechnungsausschluss: im Behandlungsfall 32917, 32918, 32941

Berichtspflicht: Nein

GOÄ entsprechend oder ähnlich: GOÄ: Nr. 4011

32943*–32947*

32 In-vitro-Diagnostik der Laboratoriumsmedizin, Mikrobiologie, Virologie
und Infektionsepidemiologie sowie Transfusionsmedizin

32943* **Zuschlag für die Spezifizierung der Antikörper gegen**   **150,00 €**
HLA-Klasse I oder II Antigene mittels Komplement-
abhängigem und/oder IgG-Subklassen-spezifischem
Single-Antigen-Festphasentest zu den Gebührenord-
nungspositionen 32917 32918, 32941 oder 32942

Abrechnungsbestimmung: je HLA-Klasse

Anmerkung: Die Gebührenordnungsposition 32943 ist nur bei bekannter Reaktivität gemäß den Gebührenordnungspositionen 32917, 32918, 32941 oder 32942 berechnungsfähig. Die Gebührenordnungsposition 32943 ist nur im Zusammenhang mit einer Organ-, Gewebe- oder hämatopoetischen Stammzelltransplantation berechnungsfähig.

Berichtspflicht: Nein

GOÄ entsprechend oder ähnlich: GOÄ: Nr. 4011

32945* **Typisierung des HPA-1- und HPA-5-Merkmals auf die**   **60,00 €**
Allele a und b

Obligater Leistungsinhalt
• DNA-Präparation,

Abrechnungsbestimmung: einmal im Krankheitsfall

Berichtspflicht: Nein

32946* **Typisierung weiterer HPA-Merkmale auf die Allele a und b**   **90,00 €**

Obligater Leistungsinhalt
• Typisierung HPA-2, 3, 4, 6 und 15,

Fakultativer Leistungsinhalt
• DNA-Präparation,

Abrechnungsbestimmung: einmal im Krankheitsfall

Anmerkung: Die Gebührenordnungsposition 32946 ist nur im Zusammenhang mit der Verordnung eines HPA-kompatiblen Thrombozytenpräparates, zur Abklärung eines Transfusionszwischenfalls oder eines Refraktärzustandes nach einer Thrombozytentransfusion berechnungsfähig.

Berichtspflicht: Nein

32947* **Serologische Verträglichkeitsprobe (Kreuzprobe) von**   **42,90 €**
Thrombozyten in einem komplementunabhängigen Test-
system unter Verwendung von immobilisierten HLA-
Antigenen und Thrombozytenantigenen

Obligater Leistungsinhalt
• Thrombozytenkreuzprobe vor Transfusion eines HLA- und/oder HPA-ausgewählten Thrombozytenpräparates,

Abrechnungsbestimmung: je Spender

Anmerkung: Die Gebührenordnungsposition 32947 ist nur im Zusammenhang mit der Verordnung eines HLA- und/oder HPA-kompatiblen Thrombozytenpräparates oder zur Abklärung eines Transfusionszwischenfalls berechnungsfähig.

Die Abrechnung der mit * gekennzeichneten Leistung, schließt den Ansatz der fachärztlichen Grundpauschale aus.

Berichtspflicht: Nein

32948* Nachweis von Allo-Antikörpern gegen Antigene des HPA-Systems	**28,70 €**

Berichtspflicht: Nein

Kommentar: Im Abschnitt 32.3.15.2 des EBM wurden die immungenetischen Untersuchungen für die Versorgung von Transplantatträgern und onkologischen Patienten durch die Untersuchungen zum Nachweis und zur Spezifizierung von Alloantikörpern gegen HPA-Antigene ergänzt.

GOÄ entsprechend oder ähnlich: GOÄ: Nr. 4010

32949* Spezifizierung von HPA-Antikörpern gegen Thrombozyten mittels Glykoproteinspezifischer Festphasenmethoden	**28,70 €**

Abrechnungsbestimmung: je Glykoproteinkomplex

Anmerkung: Der Höchstwert für die Untersuchungen nach der Gebührenordnungsposition 32949 beträgt 114,80 Euro im Behandlungsfall.

Die Gebührenordnungsposition 32949 ist nur bei bekannter Reaktivität gemäß der Gebührenordnungsposition 32948 berechnungsfähig.

Berichtspflicht: Nein

GOÄ entsprechend oder ähnlich: GOÄ: Nr. 4011

33 Ultraschalldiagnostik

1. Die Berechnung der Gebührenordnungspositionen dieses Kapitels setzt eine Genehmigung der Kassenärztlichen Vereinigung nach der Ultraschall-Vereinbarung gemäß § 135 Abs. 2 SGB V voraus.
2. Die Dokumentation der untersuchten Organe mittels bildgebenden Verfahrens, ggf. als Darstellung mehrerer Organe oder Organregionen in einem Bild, ist – mit Ausnahme nicht gestauter Gallenwege und der leeren Harnblase bei Restharnbestimmung – obligater Bestandteil der Leistungen.
3. Die Aufnahme und/oder der Eindruck einer eindeutigen Patientenidentifikation in die Bilddokumentation ist obligater Bestandteil der Leistungen.
4. Optische Führungshilfen mittels Ultraschall sind ausschließlich nach den Gebührenordnungspositionen 33091 und 33092 zu berechnen.
5. Kontrastmitteleinbringungen sind Bestandteil der Gebührenordnungsposition, sofern in den Präambeln und Gebührenordnungspositionen des EBM nichts anderes bestimmt ist.
6. Die Gebührenordnungsposition 33100 kann ausschließlich von:
   - Fachärzten für Neurologie,
   - Fachärzten für Nervenheilkunde,
   - Fachärzten für Neurologie und Psychiatrie,
   - Fachärzten für Neurochirurgie,
   - Fachärzten für Kinder- und Jugendmedizin mit Schwerpunkt Neuropädiatrie
   berechnet werden.

Kommentar: Die Erbringung und Abrechnung von Leistungen der Ultraschalldiagnostik (Abschnitt 33) ist nur mit einer vorherigen Genehmigung der Kassenärztlichen Vereinigung nach der Vereinbarung von Qualifikationsvoraussetzungen gemäß § 135 Abs. 2 SGB V zur Durchführung von Untersuchungen in der Ultraschalldiagnostik (Anlagen 3 zum Bundesmantelvertrag Ärzte) möglich.

Bestandteil der Leistungen sind
- die Bild-Dokumentation der untersuchten Organe, mit Ausnahme nicht gestauter Gallenwege und leerer Harnblase bei Restharnbestimmung, mit obligater Patientenidentifikation und
- die Kontrastmitteleinbringung.

Für die Versendung von Bildern des Ultraschalls kann eine Versandpauschale nach EBM Nrn. 40120 bis 40126 angesetzt werden, wenn mit den Bildern auch der schriftliche Befund geschickt wird.

Eine Berichtspflicht – als Grundlage der Abrechenbarkeit einer EBM Leistung aus Kapitel 33- nach den Allgemeinen Bestimmungen **I 2.1.4 Berichtspflicht** besteht für alle Leistungen im Kapitel 33.

33000 **Ultraschalluntersuchung des Auges**	**95 Pkt.**
	10,44 €

Obligater Leistungsinhalt
- Ultraschalluntersuchung des Auges,
- Ultraschalluntersuchung der Augenhöhle,

Fakultativer Leistungsinhalt
- Ultraschalluntersuchung der umgebenden Strukturen,
- Ultraschalluntersuchung des zweiten Auges,
- Ultraschalluntersuchung der Augenhöhle des zweiten Auges,

Abrechnungsbestimmung: je Sitzung

Abrechnungsausschluss: am Behandlungstag 31630, 31631, 31632, 31633, 31634, 31635, 31636, 31637, 31682, 31683, 31684, 31685, 31686, 31687, 31688, 31689, 31695, 31696, 31697, 31698, 31699, 31700, 31701, 31702
im Behandlungsfall 26330

Bericht: mind. Befundkopie (Nr. 01602) an Hausarzt

Aufwand in Minuten:
Kalkulationszeit: 6   **Prüfzeit:** 5   **Eignung d. Prüfzeit:** Tages- und Quartalsprofil

GOÄ entsprechend oder ähnlich: Analoger Ansatz der Nrn. A 409 oder Nr. 410

Kommentar: Werden Untersuchungen im A- und B-Bildverfahren in einer Sitzung durchgeführt, ist die Leistung trotzdem nur 1x berechnungsfähig. Die Leistung kann auch bei Untersuchungen beider Augen nur 1x abgerechnet werden.

33001 Ultraschall-Biometrie des Auges	49 Pkt. 5,38 €

Obligater Leistungsinhalt
- Ultraschall-Biometrie der Achsenlänge eines Auges,
- Berechnung einer intraokularen Linse eines Auges,
- Graphische Dokumentation,

Fakultativer Leistungsinhalt
- Ultraschalluntersuchung des zweiten Auges,
- Messung von Teilabschnitten der Achsenlänge,

Abrechnungsbestimmung: je Sitzung

Abrechnungsausschluss: im Behandlungsfall 26330
am Behandlungstag 31630, 31631, 31632, 31633, 31634, 31635, 31636, 31637, 31682, 31683, 31684, 31685, 31686, 31687, 31688, 31689, 31695, 31696, 31697, 31698, 31699, 31700, 31701, 31702

Bericht: mind. Befundkopie (Nr. 01602) an Hausarzt

Aufwand in Minuten:
Kalkulationszeit: 3   **Prüfzeit:** 3   **Eignung d. Prüfzeit:** Tages- und Quartalsprofil

GOÄ entsprechend oder ähnlich: Nrn. A 7014, A 7015, A 7016

Kommentar: Die biometrische Untersuchung kann nur dann für jedes Auge getrennt abgerechnet werden, wenn es sich bei der zweiten Untersuchung nicht um eine Vergleichsuntersuchung sondern um eine Untersuchung handelt mit entsprechender Indikation.

33002	Messung der Hornhautdicke des Auges mittels Ultraschall-Pachymetrie	53 Pkt.
		5,82 €

Obligater Leistungsinhalt
* Messung der Hornhautdicke des Auges mittels Ultraschall-Pachymetrie,

Fakultativer Leistungsinhalt
* Messung der Hornhautdicke des zweiten Auges mittels Ultraschall-Pachymetrie,

Abrechnungsbestimmung: je Sitzung

Abrechnungsausschluss: am Behandlungstag 31630, 31631, 31632, 31633, 31634, 31635, 31636, 31637, 31682, 31683, 31684, 31685, 31686, 31687, 31688, 31689, 31695, 31696, 31697, 31698, 31699, 31700, 31701, 31702
im Behandlungsfall 26330

Bericht: mind. Befundkopie (Nr. 01602) an Hausarzt

Aufwand in Minuten:
Kalkulationszeit: 4   **Prüfzeit:** 3   **Eignung d. Prüfzeit:** Tages- und Quartalsprofil
GOÄ entsprechend oder ähnlich: Nr. A 7015

Kommentar: Auch bei Untersuchung beider Augen, kann die Leistung je Sitzung nur 1x abgerechnet werden.

33010	Sonographische Untersuchung der Nasennebenhöhlen mittels A-Mode- und/oder B-Mode-Verfahrens,	53 Pkt.
		5,82 €

Abrechnungsbestimmung: je Sitzung

Abrechnungsausschluss: am Behandlungstag 31630, 31631, 31632, 31633, 31634, 31635, 31636, 31637, 31682, 31683, 31684, 31685, 31686, 31687, 31688, 31689, 31695, 31696, 31697, 31698, 31699, 31700, 31701, 31702
im Behandlungsfall 26330

Bericht: mind. Befundkopie (Nr. 01602) an Hausarzt

Aufwand in Minuten:
Kalkulationszeit: 4   **Prüfzeit:** 3   **Eignung d. Prüfzeit:** Tages- und Quartalsprofil
GOÄ entsprechend oder ähnlich: Nr. 410

33011	Sonographie der Gesichtsweichteile und/oder Halsweichteile und/oder Speicheldrüsen (mit Ausnahme der Schilddrüse)	79 Pkt.
		8,68 €

Obligater Leistungsinhalt
* Sonographische Untersuchung der Gesichtsweichteile und/oder Weichteile des Halses und/oder der Speicheldrüse(n) (mit Ausnahme der Schilddrüse) mittels B-Mode-Verfahrens,

Abrechnungsbestimmung: je Sitzung

Abrechnungsausschluss: im Behandlungsfall 26330
nicht neben 01205 und 01207
am Behandlungstag 31630 bis 31637, 31682 bis 31689, 31695 bis 31702

Bericht: mind. Befundkopie (Nr. 01602) an Hausarzt

Aufwand in Minuten:
Kalkulationszeit: 5   **Prüfzeit:** 4   **Eignung d. Prüfzeit:** Tages- und Quartalsprofil
GOÄ entsprechend oder ähnlich: Nr. 410

Kommentar: Die Darstellung/Untersuchung von subclavicuären oder axillären Lymphknoten ist nach Nr. 33081 zu berechnen.

33012	Sonographische Untersuchung der Schilddrüse mittels B-Mode-Verfahren,	77 Pkt. 8,46 €

Abrechnungsbestimmung: je Sitzung

Abrechnungsausschluss: am Behandlungstag 31630 bis 31637, 31682 bis 31689, 31695 bis 31702
im Behandlungsfall 26330
nicht neben 01205 und 01207

Bericht: mind. Befundkopie (Nr. 01602) an Hausarzt

Aufwand in Minuten:
Kalkulationszeit: 5   **Prüfzeit:** 4   **Eignung d. Prüfzeit:** Tages- und Quartalsprofil
GOÄ entsprechend oder ähnlich: Nr. 417

Kommentar: Für eine optische Führungshilfe kann der Zuschlag nach Nr. 33092 berechnet werden.

33020*	Echokardiographische Untersuchung mittels M-Mode- und B-Mode-Verfahren,	245 Pkt. 26,92 €

Abrechnungsbestimmung: je Sitzung

Abrechnungsausschluss: in derselben Sitzung 33021, 33022, 33030, 33031
am Behandlungstag 31630, 31631, 31632, 31633, 31634, 31635, 31636, 31637, 31682, 31683, 31684, 31685, 31686, 31687, 31688, 31689, 31695, 31696, 31697, 31698, 31699, 31700, 31701, 31702
im Behandlungsfall 04410, 13545, 13550, 26330

Bericht: mind. Befundkopie (Nr. 01602) an Hausarzt

Aufwand in Minuten:
Kalkulationszeit: 10   **Prüfzeit:** 9   **Eignung d. Prüfzeit:** Tages- und Quartalsprofil
GOÄ entsprechend oder ähnlich: Nr. 423

Kommentar: Ein mitlaufendes EKG kann nicht extra berechnet werden.

33021*	Doppler-Echokardiographie mittels PW- und/oder CW-Doppler,	270 Pkt. 29,67 €

Abrechnungsbestimmung: je Sitzung

Abrechnungsausschluss: am Behandlungstag 31630, 31631, 31632, 31633, 31634, 31635, 31636, 31637, 31682, 31683, 31684, 31685, 31686, 31687, 31688, 31689, 31695, 31696, 31697, 31698, 31699, 31700, 31701, 31702

im Behandlungsfall 01774, 01775, 04410, 13545, 13550, 26330
in derselben Sitzung 33020, 33022, 33030, 33031

Bericht: mind. Befundkopie (Nr. 01602) an Hausarzt

Aufwand in Minuten:

Kalkulationszeit: 11   **Prüfzeit:** 10   **Eignung d. Prüfzeit:** Tages- und Quartalsprofil

GOÄ entsprechend oder ähnlich: Nrn. 422, 423 + Zuschlag Nr. 405 (cw-Doppler)

33022* **Doppler-Echokardiographie mittels Duplex-Verfahren**	**307 Pkt.**	
mit Farbcodierung,	**33,73 €**	

Abrechnungsbestimmung: je Sitzung

Abrechnungsausschluss: am Behandlungstag 31630, 31631, 31632, 31633, 31634, 31635, 31636, 31637, 31682, 31683, 31684, 31685, 31686, 31687, 31688, 31689, 31695, 31696, 31697, 31698, 31699, 31700, 31701, 31702
im Behandlungsfall 01774, 01775, 04410, 13545, 13550, 26330
in derselben Sitzung 33020, 33021, 33030, 33031

Bericht: mind. Befundkopie (Nr. 01602) an Hausarzt

Aufwand in Minuten:

Kalkulationszeit: 13   **Prüfzeit:** 10   **Eignung d. Prüfzeit:** Tages- und Quartalsprofil

GOÄ entsprechend oder ähnlich: Nr. 424 + Zuschlag Nr. 406 (Farbcodierung)

33023* **Zuschlag zu den Gebührenordnungspositionen 04410,**	**378 Pkt.**	
13545, 13550 sowie 33020 bis 33022 bei transösopha-	**41,53 €**	
gealer Durchführung		

Abrechnungsausschluss: am Behandlungstag 31630, 31631, 31632, 31633, 31634, 31635, 31636, 31637, 31682, 31683, 31684, 31685, 31686, 31687, 31688, 31689, 31695, 31696, 31697, 31698, 31699, 31700, 31701, 31702
im Behandlungsfall 26330

Bericht: mind. Befundkopie (Nr. 01602) an Hausarzt

Aufwand in Minuten:

Kalkulationszeit: 10   **Prüfzeit:** 9   **Eignung d. Prüfzeit:** Tages- und Quartalsprofil

GOÄ entsprechend oder ähnlich: Nr. 402*

33030* **Zweidimensionale echokardiographische Untersuchung**	**721 Pkt.**	
in Ruhe und unter physikalisch definierter und reprodu-	**79,22 €**	
zierbarer Stufenbelastung,		

Abrechnungsbestimmung: je Sitzung

Anmerkung: Die Gebührenordnungsposition 33030 kann nur berechnet werden, wenn die Arztpraxis über die Möglichkeit zur Erbringung der Stressechokardiographie bei physikalischer Stufenbelastung (Vorhalten eines Kippliege-Ergometers) verfügt.

Abrechnungsausschluss: am Behandlungstag 31630, 31631, 31632, 31633, 31634, 31635, 31636, 31637, 31682, 31683, 31684, 31685, 31686, 31687, 31688, 31689, 31695, 31696, 31697, 31698, 31699, 31700, 31701, 31702

im Behandlungsfall 13545, 13550, 26330
in derselben Sitzung 33020, 33021, 33022, 33031
Bericht: mind. Befundkopie (Nr. 01602) an Hausarzt
Aufwand in Minuten:
Kalkulationszeit: 29   **Prüfzeit:** 26   **Eignung d. Prüfzeit:** Tages- und Quartalsprofil
GOÄ entsprechend oder ähnlich: Nr. 423 (2x; in Ruhe und unter Stufenbelastung) + analoger
Ansatz der Nr. 652 (EKG)

33031*	**Zweidimensionale echokardiographische Untersuchung in Ruhe und unter standardisierter pharmakodynamischer Stufenbelastung,**	**807 Pkt.** **88,67 €**

Abrechnungsbestimmung: je Sitzung
Abrechnungsausschluss: am Behandlungstag 31630, 31631, 31632, 31633, 31634, 31635, 31636, 31637, 31682, 31683, 31684, 31685, 31686, 31687, 31688, 31689, 31695, 31696, 31697, 31698, 31699, 31700, 31701, 31702
im Behandlungsfall 13545, 13550, 26330
in derselben Sitzung 33020, 33021, 33022, 33030
Bericht: mind. Befundkopie (Nr. 01602) an Hausarzt
Aufwand in Minuten:
Kalkulationszeit: 33   **Prüfzeit:** 29   **Eignung d. Prüfzeit:** Tages- und Quartalsprofil
GOÄ entsprechend oder ähnlich: Nr. 423 (2x; in Ruhe und unter pharmakodynamischer Stufenbelastung) + Nr. 652 (EKG)

33040	**Sonographische Untersuchung der Thoraxorgane mittels B-Mode-Verfahren,**	**110 Pkt.** **12,09 €**

Abrechnungsbestimmung: je Sitzung
Abrechnungsausschluss: am Behandlungstag 31630, 31631, 31632, 31633, 31634, 31635, 31636, 31637, 31682, 31683, 31684, 31685, 31686, 31687, 31688, 31689, 31695, 31696, 31697, 31698, 31699, 31700, 31701, 31702
im Behandlungsfall 01772, 01773, 26330
in derselben Sitzung 33081
Bericht: mind. Befundkopie (Nr. 01602) an Hausarzt
Aufwand in Minuten:
Kalkulationszeit: 7   **Prüfzeit:** 6   **Eignung d. Prüfzeit:** Tages- und Quartalsprofil
GOÄ entsprechend oder ähnlich: Nrn. 410 + ggf. 420
Kommentar: Für eine optische Führungshilfe kann der Zuschlag nach Nr. 33092 berechnet werden.

33041	**Sonographische Untersuchung einer oder beider Brustdrüsen mittels B-Mode-Verfahren, ggf. einschl. der regionalen Lymphknoten,**	**150 Pkt.** **16,48 €**

Abrechnungsbestimmung: je Sitzung

Abrechnungsausschluss: in derselben Sitzung 08320
im Behandlungsfall 26330
am Behandlungstag 31630, 31631, 31632, 31633, 31634, 31635, 31636, 31637, 31682, 31683, 31684, 31685, 31686, 31687, 31688, 31689, 31695, 31696, 31697, 31698, 31699, 31700, 31701, 31702

Bericht: mind. Befundkopie (Nr. 01602) an Hausarzt

Aufwand in Minuten:
Kalkulationszeit: 7   **Prüfzeit:** 6   **Eignung d. Prüfzeit:** Tages- und Quartalsprofil

GOÄ entsprechend oder ähnlich: Nrn. 418, beide Brustdrüsen: 418 + 420

Kommentar: Für eine optische Führungshilfe kann der Zuschlag nach Nr. 33092 berechnet werden.
Für die Stanzbiopsie unter Ultraschallschallkontrolle im Rahmen der Früherkennung von Brustkrebs sind die Nrn. 01753 oder 01754 zu berechnen.

33042	**Sonographische Untersuchung des Abdomens oder dessen Organe und/oder des Retroperitoneums oder dessen Organe einschl. der Nieren mittels B-Mode-Verfahren,**	**143 Pkt.** **15,71 €**

Abrechnungsbestimmung: je Sitzung

Anmerkung: Die Gebührenordnungsposition 33042 ist im Behandlungsfall höchstens zweimal berechnungsfähig.
Sofern die GOP 01748 neben der 33042 berechnet wird, ist ein Abschlag von 70 Punkten auf die GOP 33042 vorzunehmen.

Abrechnungsausschluss: im Behandlungsfall 01772, 01773, 01780, 26330
am Behandlungstag 31630 bis 31637, 31682 bis 31689, 31695 bis 31702
im Zyklusfall 08541, 08550, 08551, 08552, 08560, 08561
nicht neben 01205, 01207, 01773, 01781, 01782, 01787, 01831, 01902, 01904, 01906, 08341, 33043

Bericht: mind. Befundkopie (Nr. 01602) an Hausarzt

Aufwand in Minuten:
Kalkulationszeit: 9   **Prüfzeit:** 7   **Eignung d. Prüfzeit:** Tages- und Quartalsprofil

GOÄ entsprechend oder ähnlich: Nrn. 410 + 420 bis zu 3x

Kommentar: Bereits die Darstellung nur eines Organs des Abdomens oder Retroperitoneums kann nach der EBM-Ziffer 33042 abgerechnet werden. Im Widerspruch hierzu verweisen viele Kassenärztliche Vereinigungen, für die alleinige Untersuchung der Nieren, verpflichtend auf die EBM-Ziffer 33043 (Sonographische Untersuchung mehrerer Uro-Genitalorgane). Der Wortlaut der EBM-Ziffer 33042 lässt, aufgrund der semantischen „oder"-Verknüpfungen „Sonographische Untersuchung des Abdomens oder dessen Organe und/oder des Retroperitoneums oder dessen Organe einschl. der Nieren" nach Meinung der Autoren, auch die Interpretation zur Nutzung für die alleinige Untersuchung der Uro-Genitalorgane zu.
Die Sonographie des Abdomens ist nur zweimal im Quartal gestattet. Bei häufigerer Notwendigkeit einer Abdominalsonographie bleibt, unter Honorarverzicht, nur das Ausweichen auf die schlechter vergütete EBM-Ziffer 33043 (Sonographische Untersuchung mehrerer Uro-Genitalorgane).

Bei einer neuen akuten Diagnose z.B VD Gallensteine, VD Nephrolithiasis oder Zustand nach stumpfen Bauchtrauma innerhalb des Quartals kann nach Meinung der Autoren der Ultraschall (mit genauer Angabe der Diagnose) öfter wiederholt werden.

33043	**Sonographische Untersuchung eines oder mehrerer**	**82 Pkt.**
	Uro-Genital-Organe mittels B-Mode-Verfahren	**9,01 €**

Abrechnungsbestimmung: je Sitzung

Abrechnungsausschluss: am Behandlungstag 31630, 31631, 31632, 31633, 31634, 31635, 31636, 31637, 31682, 31683, 31684, 31685, 31686, 31687, 31688, 31689, 31695, 31696, 31697, 31698, 31699, 31700, 31701, 31702
im Behandlungsfall 01770, 01772, 01773, 01774, 01775, 01780, 26330
im Zejtraum von 21 Tagen nach Erbringung einer Leistung des Abschnitts 31.2 31695, 31696, 31697, 31698, 31699, 31700, 31701, 31702
im Zyklusfall 08541, 08550, 08551, 08552, 08560, 08561
in derselben Sitzung 01781, 01782, 01787, 01902, 01904, 01906, 08341, 33042, 33044, 33081

Bericht: mind. Befundkopie (Nr. 01602) an Hausarzt

Aufwand in Minuten:
Kalkulationszeit: 5   **Prüfzeit:** 4   **Eignung d. Prüfzeit:** Tages- und Quartalsprofil

GOÄ entsprechend oder ähnlich: Nrn. 410 + ggf. 420 bis zu 3x

Kommentar: Wird eine transkavitäre Untersuchung durchgeführt, kann der Zuschlag nach Nr. 33090 zusätzlich abgerechnet werden. Für eine optische Führungshilfe kann der Zuschlag nach Nr. 33092 berechnet werden.

33044	**Sonographische Untersuchung eines oder**	**130 Pkt.**
	mehrerer weiblicher Genitalorgane, ggf. einschließlich	**14,28 €**
	Harnblase, mittels B-Mode-Verfahren	

Obligater Leistungsinhalt
- Sonographische Untersuchung eines oder mehrerer weiblicher Genitalorgane, ggf. einschließlich Harnblase, mittels B-Mode-Verfahren,

Fakultativer Leistungsinhalt
- Transkavitäre Untersuchung

Abrechnungsausschluss: im Behandlungsfall 01770, 01772, 01773, 01780, 26330
im Zeitraum von 21 Tagen nach Erbringung einer Leistung des Abschnitts 31.2 31695, 31696, 31697, 31698, 31699, 31700, 31701, 31702
im Zyklusfall 08541, 08550, 08551, 08552, 08560, 08561
am Behandlungstag 31630, 31631, 31632, 31633, 31634, 31635, 31636, 31637, 31682, 31683, 31684, 31685, 31686, 31687, 31688, 31689, 31695, 31696, 31697, 31698, 31699, 31700, 31701, 31702
in derselben Sitzung 01781, 01782, 01787, 01830, 01831, 01902, 01904, 01905, 01906, 01912, 08341, 33043, 33081, 33090

Bericht: mind. Befundkopie (Nr. 01602) an Hausarzt

Aufwand in Minuten:
Kalkulationszeit: 5   **Prüfzeit:** 4   **Eignung d. Prüfzeit:** Tages- und Quartalsprofil
GOÄ entsprechend oder ähnlich: Nrn. 410 + ggf. 420 bis zu 3x
Kommentar: Die Leistung kann nur abgerechnet werden wenn aber apparativ in der Praxis oder Apparategemeinschaft die Möglichkeit zu einer transkavitären Untersuchung besteht, da sie ein fakultiver Leistungsbestandteil ist.
Für eine optische Führungshilfe kann der Zuschlag nach Nr. 33092 berechnet werden.

33046	**Zuschlag zu den Gebührenordnungspositionen 33020 bis 33022, 33030, 33031 und 33042 bei Durchführung der Echokardiographie/Sonographie des Abdomens mit Kontrastmitteleinbringung**	**76 Pkt.** **8,35 €**

Abrechnungsbestimmung: Kontrasmitteleinbringung(-en)
Anmerkung: Die Gebührenordnungsposition 33046 ist entgegen der Leistungslegende auch dann als Zuschlag zu anderen Gebührenordnungspositionen berechnungsfähig, sofern mindestens eine der in der Leistungslegende der Gebührenordnungsposition 33046 genannten Leistungen nach den Gebührenordnungspositionen 33020 bis 33022, 33030, 33031 und 33042 obligater oder fakultativer Leistungsinhalt dieser Gebührenordnungspositionen ist und deren Durchführung mit Kontrastmitteleinbringung(en) erfolgt.

Berichtspflicht: Nein

Aufwand in Minuten:
Kalkulationszeit: 5   **Prüfzeit:** 4   **Eignung d. Prüfzeit:** Tages- und Quartalsprofil

33050	**Sonographische Untersuchung von Gelenken und/oder umschriebenen Strukturen des Bewegungsapparates (Sehne, Muskel, Bursa) mittels B-Mode-Verfahren,**	**68 Pkt.** **7,47 €**

Abrechnungsbestimmung: je Sitzung
Anmerkung: Sonographische Untersuchungen der Säuglingshüften können nicht mit der Gebührenordnungsposition 33050 abgerechnet werden.
Abrechnungsausschluss: am Behandlungstag 31630, 31631, 31632, 31633, 31634, 31635, 31636, 31637, 31682, 31683, 31684, 31685, 31686, 31687, 31688, 31689, 31695, 31696, 31697, 31698, 31699, 31700, 31701, 31702
im Behandlungsfall 01772, 01773, 26330
in derselben Sitzung 01722, 33051, 33081

Bericht: mind. Befundkopie (Nr. 01602) an Hausarzt

Aufwand in Minuten:
Kalkulationszeit: 4   **Prüfzeit:** 4   **Eignung d. Prüfzeit:** Tages- und Quartalsprofil
GOÄ entsprechend oder ähnlich: Nrn. 410, ggf. 410 + 420 bis zu 3x
Kommentar: Die Untersuchung auf Bakerzyste des Kniegelenks, Untersuchungen von intramuskulären Tumoren des Bewegungsapparates und von Hämatomen sind nach Nr. 33050 abzurechnen.

33051   **Sonographische Untersuchung der Säuglingshüften**   **103 Pkt.**
        mittels B-Mode-Verfahren,   **11,32 €**

Abrechnungsbestimmung: je Sitzung

Abrechnungsausschluss: im Behandlungsfall 26330
in derselben Sitzung 01722, 33050
am Behandlungstag 31630, 31631, 31632, 31633, 31634, 31635, 31636, 31637, 31682, 31683, 31684, 31685, 31686, 31687, 31688, 31689, 31695, 31696, 31697, 31698, 31699, 31700, 31701, 31702

Bericht: mind. Befundkopie (Nr. 01602) an Hausarzt

Aufwand in Minuten:
Kalkulationszeit: 7   **Prüfzeit:** 6   **Eignung d. Prüfzeit:** Tages- und Quartalsprofil
GOÄ entsprechend oder ähnlich: Nr. 413

Kommentar: Wird die Säuglingshüfte innerhalb einer Früherkennungsuntersuchung nach den Kinder-Richtlinien durchgeführt, so ist dafür die EBM-Nr. 01722 zu berechnen.

33052   **Sonographische Untersuchung des Schädels durch die**   **110 Pkt.**
        offene Fontanelle beim Neugeborenen, Säugling oder   **12,09 €**
        Kleinkind,

Abrechnungsbestimmung: je Sitzung

Abrechnungsausschluss: am Behandlungstag 31630, 31631, 31632, 31633, 31634, 31635, 31636, 31637, 31682, 31683, 31684, 31685, 31686, 31687, 31688, 31689, 31695, 31696, 31697, 31698, 31699, 31700, 31701, 31702
im Behandlungsfall 26330

Bericht: mind. Befundkopie (Nr. 01602) an Hausarzt

Aufwand in Minuten:
Kalkulationszeit: 6   **Prüfzeit:** 5   **Eignung d. Prüfzeit:** Tages- und Quartalsprofil
GOÄ entsprechend oder ähnlich: Nr. 412

33060* **Sonographische Untersuchung extrakranieller hirnver-**   **267 Pkt.**
        sorgender Gefäße, der Periorbitalarterien, Aa. subclaviae   **29,34 €**
        und Aa. vertebrales mittels CW-Doppler-Verfahren an
        mindestens 14 Ableitungsstellen

Obligater Leistungsinhalt
• Sonographische Untersuchung extrakranieller hirnversorgender Gefäße, der Periorbitalarterien, Aa. subclaviae und Aa. vertebrales,
• Mittels CW-Doppler-Verfahren,
• An mindestens 14 Ableitungsstellen,

Fakultativer Leistungsinhalt
• Frequenzspektrumanalyse,

Abrechnungsbestimmung: je Sitzung

Anmerkung: Die Gebührenordnungsposition 33060 ist im Behandlungsfall höchstens zweimal berechnungsfähig.

Entgegen Nr. I-4.3.2 der Allgemeinen Bestimmungen kann die Gebührenordnungsposition 33060 auch dann berechnet werden, wenn die Arztpraxis nicht über die Möglichkeit zur Durchführung einer Frequenzspektrumanalyse verfügt.

Abrechnungsausschluss: im Behandlungsfall 13300, 26330, 33070
am Behandlungstag 31630 bis 31637, 31682 bis 31689, 31695 bis 31702
nicht neben 01205, 01207

Bericht: mind. Befundkopie (Nr. 01602) an Hausarzt

Aufwand in Minuten:

Kalkulationszeit: 11   **Prüfzeit:** 10   **Eignung d. Prüfzeit:** Tages- und Quartalsprofil

GOÄ entsprechend oder ähnlich: Nr. 645*

Kommentar: Im Kölner Kommentar werden Lokalisationen für die mind. 14 Ableitungsstellen genannt:

- Art. supraorbitalis beidseits mit Bestimmung der Strömungsrichtung vor und nach Art. s. externa Kompressionsversuch
- Art. carotis communis beidseits
- Art. carotis interna beidseits
- Art. carotis externa beidseits
- Carotisbulbus beidseits
- Art. temporalis superficialis beidseits
- Art. vertebralis (Truncus brachiocephalicus) beidseits

33061* Sonographische Untersuchung der extremitätenver- und/oder entsorgenden Gefäße mittels CW-Doppler-Verfahren an mindestens 3 Ableitungsstellen je Extremität,	**90 Pkt.** **9,89 €**

Abrechnungsbestimmung: je Sitzung

Abrechnungsausschluss: in derselben Sitzung 01205, 01207
am Behandlungstag 31630, 31631, 31632, 31633, 31634, 31635, 31636, 31637, 31682, 31683, 31684, 31685, 31686, 31687, 31688, 31689, 31695, 31696, 31697, 31698, 31699, 31700, 31701, 31702
im Behandlungsfall 13300, 26330, 30500
im Zeitraum von 21 Tagen nach Erbringung einer Leistung des Abschnitts 31.2 31630, 31631, 31632, 31633, 31634, 31635, 31636, 31637

Bericht: mind. Befundkopie (Nr. 01602) an Hausarzt

Aufwand in Minuten:

Kalkulationszeit: 9   **Prüfzeit:** 5   **Eignung d. Prüfzeit:** Tages- und Quartalsprofil

GOÄ entsprechend oder ähnlich: Nr. 644*

Kommentar: Es sind mind. 3 Ableitungsstellen gefordert. Wird die Untersuchung an beiden Armen oder beiden Beinen durchgeführt, so kann die Leistung trotzdem nur einmal abgerechnet werden.

33062* **Sonographische Untersuchung der Gefäße des männ-** **71 Pkt.**
lichen Genitalsystems mittels CW-Doppler-Verfahren, **7,80 €**
einschließlich Tumeszenzmessung,

Abrechnungsbestimmung: je Sitzung

Abrechnungsausschluss: im Behandlungsfall 26330
nicht neben 01205, 01207, 33064
am Behandlungstag 31630 bis 31637, 31682 bis 31689, 31695 bis 31702

Bericht: mind. Befundkopie (Nr. 01602) an Hausarzt

Aufwand in Minuten:
Kalkulationszeit: 4 **Prüfzeit:** 4 **Eignung d. Prüfzeit:** Tages- und Quartalsprofil

GOÄ entsprechend oder ähnlich: Nr. 1754

33063* **Sonographische Untersuchung der intrakraniellen** **231 Pkt.**
Gefäße mittels PW-Doppler-Verfahren an mindestens 7 **25,38 €**
Ableitungsstellen

Obligater Leistungsinhalt
* Sonographische Untersuchung der intrakraniellen Gefäße mittels PW-Doppler-Verfahren an mindestens 7 Ableitungsstellen,

Fakultativer Leistungsinhalt
* Frequenzspektrumanalyse,

Abrechnungsbestimmung: je Sitzung

Anmerkung: Entgegen Nr. I-4.3.2 der Allgemeinen Bestimmungen kann die Gebührenordnungsposition 33063 auch dann berechnet werden, wenn die Arztpraxis nicht über die Möglichkeit zur Durchführung einer Frequenzspektrumanalyse verfügt.

Abrechnungsausschluss: im Behandlungsfall 01774, 01775, 13300, 26330
am Behandlungstag 31630, 31631, 31632, 31633, 31634, 31635, 31636, 31637, 31682, 31683, 31684, 31685, 31686, 31687, 31688, 31689, 31695, 31696, 31697, 31698, 31699, 31700, 31701, 31702

Bericht: mind. Befundkopie (Nr. 01602) an Hausarzt

Aufwand in Minuten:
Kalkulationszeit: 10 **Prüfzeit:** 9 **Eignung d. Prüfzeit:** Tages- und Quartalsprofil

GOÄ entsprechend oder ähnlich: Leistung so in der GOÄ nicht vorhanden. Berechnung der erbrachten Leistungen

33064* **Sonographische Untersuchung der Gefäße des männ-** **91 Pkt.**
lichen Genitalsystems mittels PW-Doppler-Verfahren, **10,00 €**
einschließlich Tumeszenzmessung,

Abrechnungsbestimmung: je Sitzung

Abrechnungsausschluss: am Behandlungstag 31630, 31631, 31632, 31633, 31634, 31635, 31636, 31637, 31682, 31683, 31684, 31685, 31686, 31687, 31688, 31689, 31695, 31696, 31697, 31698, 31699, 31700, 31701, 31702

im Behandlungsfall 26330
in derselben Sitzung 33062

Bericht: mind. Befundkopie (Nr. 01602) an Hausarzt

Aufwand in Minuten:
Kalkulationszeit: KA   **Prüfzeit:** 4   **Eignung d. Prüfzeit:** Tages- und Quartalsprofil

GOÄ entsprechend oder ähnlich: Leistung so in der GOÄ nicht vorhanden. Berechnung der erbrachten Leistungen.

33070* Sonographische Untersuchung der extrakraniellen hirn-   381 Pkt.
versorgenden Gefäße mittels Duplex-Verfahren von   41,86 €
mindestens 6 Gefäßabschnitten

Obligater Leistungsinhalt
- Sonographische Untersuchung der extrakraniellen hirnversorgenden Gefäße mittels Duplex-Verfahren von mindestens 6 Gefäßabschnitten,

Fakultativer Leistungsinhalt
- CW-Doppler-Sonographie (Nr. 33060),

Abrechnungsbestimmung: je Sitzung

Abrechnungsausschluss: am Behandlungstag 31630, 31631, 31632, 31633, 31634, 31635, 31636, 31637, 31682, 31683, 31684, 31685, 31686, 31687, 31688, 31689, 31695, 31696, 31697, 31698, 31699, 31700, 31701, 31702
im Behandlungsfall 01774, 01775, 13300, 26330, 33060

Bericht: mind. Befundkopie (Nr. 01602) an Hausarzt

Aufwand in Minuten:
Kalkulationszeit: 16   **Prüfzeit:** 14   **Eignung d. Prüfzeit:** Tages- und Quartalsprofil

GOÄ entsprechend oder ähnlich: Nrn. 410 + 420 (bis zu 3x) ggf. höherer Steigerungsfaktor + 401

Kommentar: Wird die Untersuchung als farbcodierte Untersuchung durchgeführt, so kann der Zuschlag nach Nr. 33075 zusätzlich abgerechnet werden.

33071* Sonographische Untersuchung der intrakraniellen hirn-   214 Pkt.
versorgenden Gefäße mittels Duplex-Verfahren,   23,51 €

Abrechnungsbestimmung: je Sitzung

Abrechnungsausschluss: am Behandlungstag 31630, 31631, 31632, 31633, 31634, 31635, 31636, 31637, 31682, 31683, 31684, 31685, 31686, 31687, 31688, 31689, 31695, 31696, 31697, 31698, 31699, 31700, 31701, 31702
im Behandlungsfall 01774, 01775, 13300, 26330

Bericht: mind. Befundkopie (Nr. 01602) an Hausarzt

Aufwand in Minuten:
Kalkulationszeit: 13   **Prüfzeit:** 12   **Eignung d. Prüfzeit:** Tages- und Quartalsprofil

GOÄ entsprechend oder ähnlich: Nrn. 410 + 420 (bis zu 3x) ggf. höherer Steigerungsfaktor + 401

Kommentar: Wird die Untersuchung als farbcodierte Untersuchung durchgeführt, so kann der Zuschlag nach Nr. 33075 zusätzlich abgerechnet werden.

33072* Sonographische Untersuchung der extremitätenver- und/oder entsorgenden Gefäße mittels Duplex-Verfahren,	**224 Pkt.** **24,61 €**

Abrechnungsbestimmung: je Sitzung

Anmerkung: Die Gebührenordnungsposition 33072 ist im Behandlungsfall höchstens zweimal berechnungsfähig.

Abrechnungsausschluss: am Behandlungstag 31630, 31631, 31632, 31633, 31634, 31635, 31636, 31637, 31682, 31683, 31684, 31685, 31686, 31687, 31688, 31689, 31695, 31696, 31697, 31698, 31699, 31700, 31701, 31702
im Behandlungsfall 01774, 01775, 13300, 26330
im Zeitraum von 21 Tagen nach Erbringung einer Leistung des Abschnitts 31.2 31630, 31631, 31632, 31633, 31634, 31635, 31636, 31637

Bericht: mind. Befundkopie (Nr. 01602) an Hausarzt

Aufwand in Minuten:
Kalkulationszeit: 13   **Prüfzeit:** 11   **Eignung d. Prüfzeit:** Tages- und Quartalsprofil

GOÄ entsprechend oder ähnlich: Nrn. 410 + 420 (bis zu 3x) + 401

Kommentar: Wird die Untersuchung als farbcodierte Untersuchung durchgeführt, so kann der Zuschlag nach Nr. 33075 zusätzlich abgerechnet werden. Werden Untersuchungen an mehreren Extremitäten sowohl an den Arterien als auch an den Venen durchgeführt, so kann je Sitzung die Leistung nur 1x abgerechnet werden.

33073* Sonographische Untersuchung der abdominellen und/ oder retroperitonealen Gefäße oder des Mediastinums mittels Duplex-Verfahren,	**224 Pkt.** **24,61 €**

Abrechnungsbestimmung: je Sitzung

Anmerkung: Die Gebührenordnungsposition 33073 ist im Behandlungsfall höchstens zweimal berechnungsfähig.

Abrechnungsausschluss: im Behandlungsfall 01774, 01775, 13300, 26330
am Behandlungstag 31630, 31631, 31632, 31633, 31634, 31635, 31636, 31637, 31682, 31683, 31684, 31685, 31686, 31687, 31688, 31689, 31695, 31696, 31697, 31698, 31699, 31700, 31701, 31702

Bericht: mind. Befundkopie (Nr. 01602) an Hausarzt

Aufwand in Minuten:
Kalkulationszeit: 13   **Prüfzeit:** 12   **Eignung d. Prüfzeit:** Tages- und Quartalsprofil

GOÄ entsprechend oder ähnlich: Nrn. 410 + 420 (bis zu 3x) + 401

Kommentar: Wird die Untersuchung als farbcodierte Untersuchung durchgeführt, so kann der Zuschlag nach Nr. 33075 zusätzlich abgerechnet werden.

33074* Sonographische Untersuchung der Gefäße des weib-   188 Pkt.
**   lichen Genitalsystems mittels Duplex-Verfahren,   20,66 €**

Abrechnungsbestimmung: je Sitzung

Abrechnungsausschluss: im Behandlungsfall 01774, 01775, 26330
am Behandlungstag 31630, 31631, 31632, 31633, 31634, 31635, 31636, 31637, 31682, 31683,
31684, 31685, 31686, 31687, 31688, 31689, 31695, 31696, 31697, 31698, 31699, 31700,
31701, 31702

Bericht: mind. Befundkopie (Nr. 01602) an Hausarzt

Aufwand in Minuten:
Kalkulationszeit: 12   **Prüfzeit:** 10   **Eignung d. Prüfzeit:** Tages- und Quartalsprofil

GOÄ entsprechend oder ähnlich: Nrn. 410 + 420 (bis zu 3x) + 401

Kommentar: Wird die Untersuchung als farbcodierte Untersuchung durchgeführt, so kann der
Zuschlag nach Nr. 33075 zusätzlich abgerechnet werden.

33075* Zuschlag zu den Gebührenordnungspositionen 33070   37 Pkt.
**   bis 33074 für die Durchführung der Untersuchung als   4,07 €**
**   farbcodierte Untersuchung**

Abrechnungsausschluss: am Behandlungstag 31630, 31631, 31632, 31633, 31634,
31635, 31636, 31637, 31682, 31683, 31684, 31685, 31686, 31687, 31688, 31689, 31695,
31696, 31697, 31698, 31699, 31700, 31701, 31702
im Behandlungsfall 01774, 01775, 13300, 26330

Bericht: mind. Befundkopie (Nr. 01602) an Hausarzt

Aufwand in Minuten:
Kalkulationszeit: KA   **Prüfzeit:** ./.   **Eignung d. Prüfzeit:** Keine Eignung

GOÄ entsprechend oder ähnlich: Zuschlag Nr. 401 zu entsprechenden GOÄ-Ultraschall-Leistun-
gen

Kommentar: Werden mehrere Untersuchungen nach den EBM Nrn. 33070 bis 33074 erbracht, ist der Zuschlag auch mehrfach abrechenbar.

33076 Sonographische Untersuchung der Venen einer Extremität   73 Pkt.
**   mittels B-Mode-Verfahren von mindestens 8 Beschallungs-   8,02 €**
**   stellen,**

Abrechnungsbestimmung: je Sitzung

Abrechnungsausschluss: im Behandlungsfall 13300, 26330
am Behandlungstag 31630 bis 31637, 31682 bis 31689, 31695 bis 31702
im Zeitraum von 21 Tagen nach Erbringung einer Leistung des Abschnitts 31.2 31630 bis 31637

Bericht: mind. Befundkopie (Nr. 01602) an Hausarzt

Aufwand in Minuten:
Kalkulationszeit: 5   **Prüfzeit:** 4   **Eignung d. Prüfzeit:** Tages- und Quartalsprofil

GOÄ entsprechend oder ähnlich: Nr. 410 ggf. mit höherem Steigerungsfaktor

Kommentar: Wenn zwei Extremitäten zu untersuchen sind, kann die Leistung 2x berechnet werden.

33080	**Sonographische Untersuchung der Haut und Subkutis**	**63 Pkt.**
	mittels B-Mode-Verfahren	**6,92 €**

Obligater Leistungsinhalt
- Sonographische Untersuchung der Haut und Subkutis mittels B-Mode-Verfahren,

Fakultativer Leistungsinhalt
- Sonographische Untersuchung der subkutanen Lymphknoten,

Abrechnungsbestimmung: je Sitzung

Anmerkung: Alleinige Messungen der Hautdicke mittels Ultraschall, z.B. zur Osteoporose-Diagnostik, sind nicht Gegenstand der vertragsärztlichen Versorgung und daher nicht berechnungsfähig.

Abrechnungsausschluss: im Behandlungsfall 26330
am Behandlungstag 31630 bis 31637, 31682 bis 31689, 31695 bis 31702

Bericht: mind. Befundkopie (Nr. 01602) an Hausarzt

Aufwand in Minuten:
Kalkulationszeit: 4   **Prüfzeit:** 4   **Eignung d. Prüfzeit:** Tages- und Quartalsprofil
GOÄ entsprechend oder ähnlich: Nr. 410

33081	**Sonographische Untersuchung von Organen oder**	**56 Pkt.**
	Organteilen bzw. Organstrukturen, die nicht Bestandteil	**6,15 €**
	der Gebührenordnungspositionen 33000 bis 33002,	
	33010 bis 33012, 33020 bis 33023, 33030, 33031, 33040	
	bis 33044, 33050 bis 33052, 33060 bis 33064, 33070 bis	
	33076 und 33080 sind, mittels B-Mode-Verfahren,	

Abrechnungsbestimmung: je Sitzung

Abrechnungsausschluss: am Behandlungstag 31630 bis 31637, 31682 bis 31689, 31695 bis 31702
im Behandlungsfall 01772, 01773, 26330
im Zyklusfall 08541, 08550, 08551, 08552, 08560, 08561
nicht neben 01205, 01207, 01902, 01904, 01906, 33043, 33044, 33050

Bericht: mind. Befundkopie (Nr. 01602) an Hausarzt

Aufwand in Minuten:
Kalkulationszeit: 4   **Prüfzeit:** 4   **Eignung d. Prüfzeit:** Tages- und Quartalsprofil
GOÄ entsprechend oder ähnlich: Nrn. 410 und 420 bis zu 3x

Kommentar: Wird eine transkavitäre Untersuchung durchgeführt, kann der Zuschlag nach Nr. 33090 zusätzlich abgerechnet werden. Für eine optische Führungshilfe kann der Zuschlag nach Nr. 33091 berechnet werden.

33090	Zuschlag zu den Gebührenordnungspositionen 33040,	**57 Pkt.**
	33042, 33043 und 33081 bei transkavitärer Untersuchung	**6,26 €**

Anmerkung: Die Gebührenordnungsposition 33090 ist bei transoesophagealer Durchführung zweimal je Sitzung berechnungsfähig, sofern mindestens eine der folgenden Diagnosen (C15.- Bösartige Neubildung des Ösophagus, C16.- Bösartige Neubildung des Magens, C17.0 Bösartige Neubildung des Duodenums, C17.1 Bösartige Neubildung des Jejunums, C22.- Bösartige Neubildung der Leber und der intrahepatischen Gallengänge, C23 Bösartige Neubildung der Gallenblase, C24.- Bösartige Neubildung sonstiger und nicht näher bezeichneter Teile der Gallenwege, C25.- Bösartige Neubildung des Pankreas) oder eine der folgenden gesicherten Diagnosen (K80.- Cholelithiasis, K83.- sonstige Krankheiten der Gallenwege, K85.- Akute Pankreatitis, K86.- Sonstige Krankheiten des Pankreas) vorliegt. Die zweimalige Berechnung setzt die Kodierung nach ICD-10-GM unter Angabe des Zusatzkennzeichens für die Diagnosensicherheit voraus.

Abrechnungsausschluss: am Behandlungstag 31630, 31631, 31632, 31633, 31634, 31635, 31636, 31637, 31682, 31683, 31684, 31685, 31686, 31687, 31688, 31689, 31695, 31696, 31697, 31698, 31699, 31700, 31701, 31702
im Behandlungsfall 26330
im Zeitraum von 21 Tagen nach Erbringung einer Leistung des Abschnitts 31.2 31695, 31696, 31697, 31698, 31699, 31700, 31701, 31702
im Zyklusfall 08541, 08550, 08551, 08552, 08560, 08561
in derselben Sitzung 01781, 01782, 01787, 01830, 01831, 08341, 33044

Bericht: mind. Befundkopie (Nr. 01602) an Hausarzt

Aufwand in Minuten:
Kalkulationszeit: KA   **Prüfzeit:** 2   **Eignung d. Prüfzeit:** Tages- und Quartalsprofil
GOÄ entsprechend oder ähnlich: Zuschlag Nr. 403*

33091	Zuschlag zu den Gebührenordnungspositionen 33012,	**87 Pkt.**
	33040, 33041und 33081 für optische Führungshilfe	**9,56 €**

Abrechnungsausschluss: im Behandlungsfall 26330
im Zyklusfall 08341, 08541, 08550, 08551, 08552, 08560, 08561
in derselben Sitzung 01781, 01782, 01787, 01831, 08320
am Behandlungstag 31630, 31631, 31632, 31633, 31634, 31635, 31636, 31637, 31682, 31683, 31684, 31685, 31686, 31687, 31688, 31689, 31695, 31696, 31697, 31698, 31699, 31700, 31701, 31702

Bericht: mind. Befundkopie (Nr. 01602) an Hausarzt

Aufwand in Minuten:
Kalkulationszeit: 6   **Prüfzeit:** 4   **Eignung d. Prüfzeit:** Tages- und Quartalsprofil

GOÄ entsprechend oder ähnlich: Leistung in der GOÄ nicht vorhanden. Ggf. höherer Steigerungsfaktor zu Nrn. 410 + 420 bis zu 3x

33092 **Zuschlag zu den Gebührenordnungspositionen 33042,** **118 Pkt.**
33043 und 33044 für optische Führungshilfe **12,96 €**

Abrechnungsausschluss: am Behandlungstag 31630, 31631, 31632, 31633, 31634, 31635, 31636, 31637, 31682, 31683, 31684, 31685, 31686, 31687, 31688, 31689, 31695, 31696, 31697, 31698, 31699, 31700, 31701, 31702
im Behandlungsfall 26330
im Zyklusfall 08341, 08541, 08550, 08551, 08552, 08560, 08561
in derselben Sitzung 01781, 01782, 01787, 01831, 08320

Bericht: mind. Befundkopie (Nr. 01602) an Hausarzt

Aufwand in Minuten:
Kalkulationszeit: 8 **Prüfzeit:** 6 **Eignung d. Prüfzeit:** Tages- und Quartalsprofil

GOÄ entsprechend oder ähnlich: Leistung in der GOÄ nicht vorhanden. Ggf. höherer Steigerungsfaktor zu Nrn. 410 + 420 bis zu 3x

33100 **Muskel- und/oder Nervensonographie zur weiteren** **72 Pkt.**
Klärung einer peripheren neuromuskulären Erkrankung, **7,91 €**
inkl. Nervenkompressionssyndrom mittels B-Mode-
Verfahren

Fakultativer Leistungsinhalt
• Duplex-Verfahren,

Abrechnungsbestimmung: je Sitzung

Anmerkung: Die Gebührenordnungsposition 33100 ist im Behandlungsfall höchstens viermal berechnungsfähig.
Die Gebührenordnungsposition 33100 ist ausschließlich als Zusatzdiagnostik nach erfolgter elektroneurographischer und/oder elektromyographischer Untersuchung berechnungsfähig und setzt das Vorliegen der Ergebnisse einer Untersuchung nach der Gebührenordnungsposition 04437 oder 16322 in dem laufenden oder im vorausgegangenen Quartal voraus.
Die Gebührenordnungsposition 33100 ist nicht neben den Gebührenordnungspositionen 01205, 01207 und 33050 berechnungsfähig.
Die Gebührenordnungsposition 33100 ist am Behandlungstag nicht neben den Gebührenordnungspositionen 31630 bis 31637, 31682 bis 31689 und 31695 bis 31702 berechnungsfähig.
Die Gebührenordnungsposition 33100 ist im Behandlungsfall nicht neben der Gebührenordnungsposition 26330 berechnungsfähig.

Aufwand in Minuten:
Kalkulationszeit: 5 **Prüfzeit:** 4 **Eignung d. Prüfzeit:** Tages- u. Quartalsprofil

Kommentar: Nur von Fachärzten für Kinder- und Jugendmedizin mit Schwerpunkt Neuropädiatrie berechenbar.

34 Diagnostische und interventionelle Radiologie, Computertomographie, Magnetfeld-Resonanz-Tomographie und Positronenemissionstomographie bzw. Positronenemissionstomographie mit Computertomographie

Kommentar: Hinweis: § 28 Aufzeichnungspflichten, Röntgenpass Pkt. 8

Aus Verordnung über den Schutz vor Schäden durch Röntgenstrahlen (Röntgenverordnung – RöV)

8) Wer eine Person mit Röntgenstrahlung untersucht oder behandelt, hat einem diese Person später untersuchenden oder behandelnden Arzt oder Zahnarzt auf dessen Verlangen Auskünfte über die Aufzeichnungen nach Absatz 1 Satz 2 zu erteilen und ihm die Aufzeichnungen und Röntgenbilder vorübergehend zu überlassen. Auch ohne dieses Verlangen sind die Aufzeichnungen und Röntgenbilder der untersuchten oder behandelten Person zur Weiterleitung an einen später untersuchenden oder behandelnden Arzt oder Zahnarzt vorübergehend zu überlassen, wenn zu erwarten ist, dass dadurch eine weitere Untersuchung mit Röntgenstrahlung vermieden werden kann. Sofern die Aufzeichnungen und Röntgenbilder einem beauftragten Dritten zur Weiterleitung an einen später untersuchenden oder behandelnden Arzt oder Zahnarzt überlassen werden, sind geeignete Maßnahmen zur Wahrung der ärztlichen Schweigepflicht zu treffen. Auf die Pflicht zur Rückgabe der Aufzeichnungen und Röntgenbilder an den Aufbewahrungspflichtigen ist in geeigneter Weise hinzuweisen.

Der Privatärztliche Bundesverband informiert dazu:

Schon hieraus folgt, dass Röntgenbilder -aber auch ähnliche, technische Befunde nicht denselben Regularien unterliegen, wie die Patientenakte selbst. Speziell Röntgenbilder sind als zwingend im Original aufzubewahren.

Arztbriefe sollten vor diesem Hintergrund problemlos auch in elektronischer Form archiviert werden können.

Grundsätzlich sollte die 10jährige Aufbewahrungsfrist als Mindestfrist betrachtet werden, zumal eventuelle Haftungsansprüche durch das Regulativ der Kenntnis des Patienten erheblich später verjähren können.

Wichtig ist, dass nunmehr explizit geregelt ist, dass nachträgliche Änderungen der Patientenkartei erkennbar und nachvollziehbar sein müssen. Manuelle Streichungen in der Papierakte müssen das Gestrichene erkennen lassen, bei elektronischer Akte muss die Software die Integrität der Akte gewährleisten. Löschungen sind unzulässig.

Soweit beispielsweise Aufklärungsbögen vom Patienten unterschrieben wurden empfiehlt sich ebenfalls die Aufbewahrung im Original, da nicht selten die Echtheit einer Unterschrift in Abrede gestellt wird.

34.1 Präambel

1. Die Gebührenordnungspositionen dieses Kapitels sind nur dann berechnungsfähig, wenn ihre Durchführung nach Maßgabe der Strahlenschutzverordnung, Röntgenverordnung und des Medizinproduktegesetzes sowie der jeweiligen Qualitäts-

beurteilungsrichtlinien für die Kernspintomographie bzw. für die radiologische Diagnostik gemäß § 136 SGB V i.V.m. § 92 Abs. 1 SGB V erfolgt.

Kommentar: Voraussetzung für die Abrechnung aller Leistungen des Kapitels 34 – also die Leistungen nach den Nrn. 34210 bis 34600 – ist die Beachtung

- der Strahlenschutzverordnung,
- der Röntgenverordnung,
- des Medizinproduktegesetzes sowie
- der Richtlinien des Gemeinsamen Bundesausschusses über Kriterien zur Qualitätsbeurteilung in der Kernspintomographie gemäß § 136 SGB V i.V.m. § 92 Abs. 1 SGB V (Qualitätsbeurteilungs-Richtlinien für die Kernspintomographie) bzw.
- der Richtlinien des Gemeinsamen Bundesausschusses über Kriterien zur Qualitätsbeurteilung in der radiologischen Diagnostik gemäß § 136 SGB.

2. Die Berechnung der Gebührenordnungspositionen dieses Kapitels setzt jeweils eine Genehmigung der Kassenärztlichen Vereinigung entweder nach der Vereinbarung zur Strahlendiagnostik und -therapie oder zur Kernspintomographie-Vereinbarung oder zur Vereinbarung zur invasiven Kardiologie oder zur Vereinbarung zur interventionellen Radiologie oder zur Mammographie-Vereinbarung gemäß § 135 Abs. 2 SGB V voraus. Die Berechnung der Gebührenordnungsposition 34274 setzt eine Genehmigung der Kassenärztlichen Vereinigung nach der Qualitätssicherungsvereinbarung zur Vakuumbiopsie der Brust gemäß § 135 Abs. 2 SGB V voraus.

Kommentar: Die Erbringung und Abrechnung von Leistungen des Kapitels 34 ist nur möglich mit einer vorherigen Genehmigung der Kassenärztlichen Vereinigung entweder nach

- der Vereinbarung von Qualifikationsvoraussetzungen gemäß § 135 Abs. 2 SGB V zur Durchführung von Untersuchungen in der diagnostischen Radiologie und Nuklearmedizin und von Strahlentherapie (Vereinbarung zur Strahlendiagnostik und -therapie) (Anlage 3 zum Bundesmantelvertrag – Ärzte),),
- der Vereinbarung von Qualifikationsvoraussetzungen gemäß § 135 Abs. 2 SGB V zur Durchführung von Untersuchungen in der Kernspintomographie (Kernspintomographie-Vereinbarung) (Anlage 3 zum Bundesmantelvertrag – Ärzte),
- den Voraussetzungen gemäß § 135 Abs. 2 SGB V zur Ausführung und Abrechnung invasiver kardiologischer Leistungen (Vereinbarung zur invasiven Kardiologie) oder
- der Vereinbarung zur interventionellen Radiologie oder
- der Mammographie-Vereinbarung oder
- der Qualitätssicherungsvereinbarung zur Vakuumbiopsie der Brust gemäß § 135 Abs. 2 SGB V.

3. Bei Aufträgen zur Durchführung von radiologischen, kernspintomographischen und nuklearmedizinischen Leistungen hat der überweisende Vertragsarzt Diagnose, Verdachtsdiagnose oder Befunde mitzuteilen und Art und Umfang der Leistungen durch Angabe der Gebührenordnungsposition(en) bzw. der Legende der Gebührenordnungsposition(en) zu definieren (Definitionsauftrag) oder durch Angabe des konkreten Untersuchungsziels einzugrenzen. Der ausführende Arzt darf nur diese Gebührenordnungspositionen unter Berücksichtigung der rechtfertigenden Indikation berechnen. Eine Erweiterung des Auftrages – auch im Sinne einer Bera-

tung des Patienten, die eine Auftragserweiterung zur Folge haben könnte – bedarf der Zustimmung des Vertragsarztes, der den Auftrag erteilt hat.

Kommentar: Bei Auftragsüberweisungen zu radiologischen, kernspintomographischen und nuklearmedizinischen Leistungen sind Diagnosen, Verdachtsdiagnosen und Befunde mitzuteilen sowie

- bei Definitionsaufträgen die Gebührenordnungsposition(en) bzw. die Legende der Gebührenordnungsposition(en),
- bei Indikationsaufträgen das konkrete Untersuchungsziel.

Bei Durchführung der Leistung ist die rechtfertigende Indikation zu beachten. Eine Auftragserweiterung – und schon bereits eine Beratung des Patienten, die in einer Auftragserweiterung münden könnte – ist nur mit Zustimmung des auftraggebenden Arztes zulässig.

4. In den Gebührenordnungspositionen dieses Kapitels sind die Beurteilung, obligatorische schriftliche Befunddokumentation, Befunde nach der Gebührenordnungsposition 01600 sowie Briefe nach der Gebührenordnungsposition 01601 an den auftraggebenden Arzt sowie ggf. Eintragung in ein Röntgennachweisheft enthalten.

Kommentar: Berichte und Arztbriefe nach den Nrn. 01600 und 01601, Beurteilungen, obligatorische Befunddokumentationen und ggf. Eintragungen in ein Röntgennachweisheft sind neben den Leistungen des Kapitels 34 nicht abrechnungsfähig.

5. Einstellungsdurchleuchtungen und ggf. notwendige Durchleuchtungen zur Kontrolle z.B. der Lage eines Katheters oder einer Punktionsnadel sind Bestandteil der entsprechenden Gebührenordnungspositionen dieses Kapitels.
6. In den Gebührenordnungspositionen dieses Kapitels sind, soweit erforderlich, die Kosten für Zusatzmittel für die Doppelkontrastuntersuchungen enthalten.

34.2 Diagnostische Radiologie

34.2.1 Schädel, Halsweichteile

34210 Röntgenübersichtsaufnahmen des Schädels	103 Pkt. 11,32 €

Obligater Leistungsinhalt
- Aufnahmen in mindestens 2 Ebenen

Abrechnungsausschluss: in derselben Sitzung 02100, 02101, 34503

Bericht: mind. Befundkopie (Nr. 01602) an Hausarzt

Aufwand in Minuten:
Kalkulationszeit: 1   **Prüfzeit:** 1   **Eignung d. Prüfzeit:** Tages- und Quartalsprofil
GOÄ entsprechend oder ähnlich: Nr. 5090*

Kommentar: Werden nur Teile des Kopfes geröntgt, so ist dafür die EBM-Nr. 34230 anzusetzen.

| 34211 | Panoramaschichtaufnahme(n) des Ober- und/oder Unterkiefers | 71 Pkt. 7,80 € |

Obligater Leistungsinhalt
- Panoramaschichtaufnahme(n) des Ober- und/oder Unterkiefers

Abrechnungsausschluss: in derselben Sitzung 02100, 02101, 34282, 34503

Bericht: mind. Befundkopie (Nr. 01602) an Hausarzt

Aufwand in Minuten:
Kalkulationszeit: 1   **Prüfzeit:** 1   **Eignung d. Prüfzeit:** Tages- und Quartalsprofil

GOÄ entsprechend oder ähnlich: Nrn. 5002* (ein Kiefer), 5004* (Ober- + Unterkiefer)

| 34212 | Röntgenaufnahme(n) der Halsorgane und/oder des Mundbodens | 102 Pkt. 11,21 € |

Obligater Leistungsinhalt
- Aufnahme(n)
  - der Halsorgane
- und/oder
  - des Mundbodens

Fakultativer Leistungsinhalt
- Breischluck

Abrechnungsausschluss: in derselben Sitzung 02100, 02101, 34503

Bericht: mind. Befundkopie (Nr. 01602) an Hausarzt

Aufwand in Minuten:
Kalkulationszeit: 1   **Prüfzeit:** 1   **Eignung d. Prüfzeit:** Tages- und Quartalsprofil

GOÄ entsprechend oder ähnlich: Nr. 5130*

Kommentar: Ist eine zusätzliche Durchleuchtung erforderlich, so kann diese nach Nr. 34280 auch zusätzlich abgerechnet werden.
Untersuchungen der Speiseröhre mit Kontrastmittel sind nach Nr. 34246 abzurechnen.

34.2.2 Thorax, Wirbelsäule, Myelographie

| 34220 | Röntgenaufnahmen des knöchernen Thorax und/oder seiner Teile | 91 Pkt. 10,00 € |

Obligater Leistungsinhalt
- Aufnahmen des knöchernen Thorax in mindestens 2 Ebenen
und/oder
- Aufnahmen seiner Teile in mindestens zwei Ebenen,

Abrechnungsbestimmung: je Körperseite

Abrechnungsausschluss: in derselben Sitzung 02100, 02101, 34503

Bericht: mind. Befundkopie (Nr. 01602) an Hausarzt

Aufwand in Minuten:

Kalkulationszeit: 1   Prüfzeit: 1   **Eignung d. Prüfzeit:** Tages- und Quartalsprofil

GOÄ entsprechend oder ähnlich: Nrn. 5120*, 5121*

Kommentar: Auch wenn getrennte Aufnahmen von rechter und linker Thoraxhälfte gemacht werden, können diese einzeln und damit zusätzlich abgerechnet werden. Ist eine Durchleuchtung erforderlich, so ist der zusätzliche Ansatz der Nr. 34280 oder 34281 zur weiteren diagn. Abklärung) möglich.

34221	Röntgenaufnahmen von Teilen der Wirbelsäule	140 Pkt.
		15,38 €

Obligater Leistungsinhalt

* Aufnahmen in mindestens 2 Ebenen,
* Vollständige Darstellung mindestens eines Wirbelsäulenabschnittes,

Abrechnungsbestimmung: je Wirbelsäulenabschnitt

Abrechnungsausschluss: in derselben Sitzung 02100, 02101, 34222, 34503

Bericht: mind. Befundkopie (Nr. 01602) an Hausarzt

Aufwand in Minuten:

Kalkulationszeit: 3   Prüfzeit: 2   **Eignung d. Prüfzeit:** Tages- und Quartalsprofil

GOÄ entsprechend oder ähnlich: Nrn. 5100* ggf. + 5101*, 5105* ggf. + 5106*

Kommentar: Zu den Wirbelsäulen-Abschnitten werden gezählt: Hals-, Brust- und Lendenwirbelsäule sowie Kreuzbein und Steißbein.

Müssen mehrere Abschnitte dargestellt werden, z.B. Lendenwirbelsäule und Kreuzbein, und ist dies mit einer Aufnahme nicht möglich, so ist in diesem Falle die Leistung 2x abrechenbar. Sind allerdings auf einer Aufnahme mehrere unterschiedliche Abschnitte vollständig dargestellt, so kann die Leistung nur 1x abgerechnet werden und nicht für jeden Abschnitt getrennt. Die Diskographie wird auch nach Nr. 34221 abgerechnet.

34222	Röntgenaufnahme(n) der gesamten Wirbelsäule	164 Pkt.
		18,02 €

Obligater Leistungsinhalt

* Aufnahme(n) im Stehen,
* Anterior-posteriorer Strahlengang

und/oder

* Seitlicher Strahlengang

Abrechnungsausschluss: in derselben Sitzung 02100, 02101, 34221, 34503

Bericht: mind. Befundkopie (Nr. 01602) an Hausarzt

Aufwand in Minuten:

Kalkulationszeit: 5   Prüfzeit: 3   **Eignung d. Prüfzeit:** Tages- und Quartalsprofil

GOÄ entsprechend oder ähnlich: Nrn. 5110* ggf. + 5111*

Kommentar: Auch, wenn mehrere Aufnahmen zur Darstellung der gesamten Wirbelsäule erforderlich sind, ist die Leistung nur einmal abrechenbar.

Ausschnittsaufnahmen von Wirbelsäulenanteilen können nicht neben der Ganzaufnahme nach Nr. 34222 abgerechnet werden.

34223* Myelographie(n)	**702 Pkt.**
	77,13 €

Obligater Leistungsinhalt
- Aufnahmen in mindestens 2 Ebenen,
- Einbringung des Kontrastmittels,
- Vollständige Darstellung mindestens eines Wirbelkanal-Abschnittes,
- Mindestens zweistündige Nachbetreuung mit ärztlicher Abschlussuntersuchung

Fakultativer Leistungsinhalt
- Lumbalpunktion(en)

Abrechnungsausschluss: in derselben Sitzung 02100, 02101, 02342, 34503

Bericht: mind. Befundkopie (Nr. 01602) an Hausarzt

Aufwand in Minuten:
Kalkulationszeit: 20   **Prüfzeit:** 18   **Eignung d. Prüfzeit:** Tages- und Quartalsprofil
GOÄ entsprechend oder ähnlich: Nr. 5280*

34.2.3 Röntgenaufnahmen von Teilen von Skelett, Kopf, Schultergürtel, Extremitäten, Becken, Weichteile; Arthrographien

34230 Röntgenaufnahme von Teilen des Skeletts oder des	**74 Pkt.**
Kopfes	**8,13 €**

Obligater Leistungsinhalt
- Aufnahme eines Skelettteiles oder Kopfteiles,
- Aufnahme(n) in einer Ebene,

Abrechnungsbestimmung: je Teil

Abrechnungsausschluss: in derselben Sitzung 02100, 02101, 34503

Bericht: mind. Befundkopie (Nr. 01602) an Hausarzt

Aufwand in Minuten:
Kalkulationszeit: 1   **Prüfzeit:** 1   **Eignung d. Prüfzeit:** Tages- und Quartalsprofil
GOÄ entsprechend oder ähnlich: Leistungskomplex in der GOÄ nicht vorhanden. Einzelleistungen von Schädel- oder Skelett-Röntgen berechnen.

Kommentar: Zu den typischen Aufnahmen von Schädelteilen zählen
- Zähne
- Unterkiefer und Oberkiefer getrennt nach der Lokalisation rechts oder links
- Oberkiefer und Unterkiefer-Panoramaaufnahmen
und
- Nasennebenhöhlen
- Spezialaufnahmen des Felsenbeines nach Stenvers, wobei die Darstellung beider Seiten zweimal abrechenbar ist

- Spezialaufnahmen des Warzenfortsatzes nach Stüller, wobei die Darstellung beider Seiten zweimal abrechenbar ist
- Nasenbein seitlich
- Hinterhauptschuppe
- Spezialaufnahmen der Schädelbasis

Werden Aufnahmen in mehreren Ebenen durchgeführt, so kann die Leistung nach Nr. 34230 entsprechend der Aufnahmen mehrmals abgerechnet werden.

Meßaufnahmen der Beine zur Darstellung von Verkürzungen oder zur Operationsplanung sind auch nach Nr. 34230 zu berechnen.

Zur Darstellung von Veränderungen im femoropatellaren Gleitlager durchgeführte Patella-Defilee-Aufnahmen können unabhängig von der Anzahl der Aufnahmen nur einmal nach Nr. 34230 berechnet werden.

Weichteilaufnahmen sind nicht Nr. 34230 abrechenbar.

Gehaltene Aufnahmen nach EBM Nr. 34238 berechnen.

34231	Röntgenaufnahmen und/oder Teilaufnahmen der Schulter und/oder des Schultergürtels	137 Pkt. 15,05 €

Obligater Leistungsinhalt
- Aufnahmen in mindestens 2 Ebenen,
- Aufnahmen und/oder Teilaufnahmen
  - der Schulter
  und/oder
  - des Schultergürtels,

Abrechnungsbestimmung: je Teil

Abrechnungsausschluss: in derselben Sitzung 02100, 02101, 34503

Bericht: mind. Befundkopie (Nr. 01602) an Hausarzt

Aufwand in Minuten:

Kalkulationszeit: 2   **Prüfzeit:** 1   **Eignung d. Prüfzeit:** Tages- und Quartalsprofil

GOÄ entsprechend oder ähnlich: Nrn. 5030*, 5031*

Kommentar: Der Ausschluss der Leistung nach Nr. 34231 neben der Leistung nach Nr. 34320 bezieht sich nur auf dasselbe Körperteil.

Sind Aufnahmen mit Kontrastmittelgabe erforderlich ist Nr. 35235 zu berechnen.

Gehaltene Aufnahmen nach EBM Nr. 34238 berechnen.

34232	Röntgenaufnahmen der Hand, des Fußes oder deren Teile	99 Pkt. 10,88 €

Obligater Leistungsinhalt
- Aufnahmen in mindestens 2 Ebenen,
- Aufnahmen
  - der Hand
  oder
  - des Fußes
  und/oder
  - deren Teile,

Abrechnungsbestimmung: je Teil

Abrechnungsausschluss: in derselben Sitzung 02100, 02101, 34503

Bericht: mind. Befundkopie (Nr. 01602) an Hausarzt

Aufwand in Minuten:

Kalkulationszeit: 1   **Prüfzeit:** 1   **Eignung d. Prüfzeit:** Tages- und Quartalsprofil

GOÄ entsprechend oder ähnlich: Nrn. 5010* ggf. + 5011* oder 5020* ggf. + 5021* oder 5030* ggf. + 5031*

Kommentar: Als Teile der Hand gelten Finger, Mittelhand, Darstellung der ganzen Hand, Handgelenk. Als Teile des Fusses gelten Zehen, Mittelfuß, ganzer Fuß und Sprunggelenk. Die Darstellung einer zweiten Ebene ist obligater Bestandteil der Leistung. Spezialaufnahmen z.B. des Os naviculare können entsprechend als a.p.-Aufnahme (Nr. 34230) oder in zwei Ebenen nach Nr. 34232 berechnet werden.

Gehaltene Aufnahmen nach EBM Nr. 34238 berechnen.

34233	Röntgenaufnahmen der Extremitäten oder deren Teile mit Ausnahme der in der Gebühenordnungsposition 34232 genannten Extremitätenteile	99 Pkt. 10,88 €

Obligater Leistungsinhalt
- Aufnahmen in mindestens 2 Ebenen,
- Aufnahmen
  - der Extremitäten
- und/oder
  - deren Teile,

Fakultativer Leistungsinhalt
- Aufnahmen des distalen Unterarms,
- Aufnahmen des distalen Unterschenkels,

Abrechnungsbestimmung: je Teil

Abrechnungsausschluss: in derselben Sitzung 02100, 02101, 34503

Bericht: mind. Befundkopie (Nr. 01602) an Hausarzt

Aufwand in Minuten:

Kalkulationszeit: 1   **Prüfzeit:** 1   **Eignung d. Prüfzeit:** Tages- und Quartalsprofil

GOÄ entsprechend oder ähnlich: Nrn. 5020* bis 5037*

Kommentar: Erforderliche Spezialaufnahmen z.B. von der Patella oder des Kahnbeins können nach Nr. 34230 zusätzlich berechnet werden.

34234	Röntgenaufnahme(n) des Beckens und/oder dessen Weichteile	71 Pkt. 7,80 €

Obligater Leistungsinhalt
- Aufnahme(n)
  - des Beckens
- und/oder
  - dessen Weichteile,
- Aufnahme(n) in einer Ebene

Abrechnungsausschluss: in derselben Sitzung 02100, 02101, 34260, 34503

Bericht: mind. Befundkopie (Nr. 01602) an Hausarzt

Aufwand in Minuten:

Kalkulationszeit: 1   **Prüfzeit:** 1   **Eignung d. Prüfzeit:** Tages- und Quartalsprofil

GOÄ entsprechend oder ähnlich: Nrn. 5040*, 5041* (Kind bis vollendetes 14. Lebensjahr)

Kommentar: Erforderliche Durchleuchtungen sind nach Nr. 34280 zusätzlich abzurechnen. Ebenfalls zusätzlich können Spezialaufnahmen des oder der Hüftgelenke nach Nr. 34230 berechnet werden.

Nach **Wezel/Liebold** ist eine Spezialaufnahme z.B. nach Lauenstein oder Rippstein, die nach einer Übersichtsaufnahme noch erforderlich wurde, zusätzlich nach Nr. 34234 abrechnungsfähig.

34235* Röntgenkontrastuntersuchung eines Schulter-, Ellbogen-, Hüft- oder Kniegelenks	**611 Pkt.** **67,13 €**

Obligater Leistungsinhalt

* Aufnahmen in mindestens 2 Ebenen,
* Kontrastmitteleinbringung(en),
* Röntgenkontrastuntersuchung
  – der Schulter
* oder
  – des Ellbogens
* oder
  – des Hüftgelenks
* oder
  – des Kniegelenks,

Fakultativer Leistungsinhalt

* Gelenkpunktion(en),

Abrechnungsbestimmung: je Gelenk

Abrechnungsausschluss: in derselben Sitzung 02100, 02101, 02340, 02341, 17371, 17373, 34260, 34503

Bericht: mind. Befundkopie (Nr. 01602) an Hausarzt

Aufwand in Minuten:

Kalkulationszeit: 15   **Prüfzeit:** 10   **Eignung d. Prüfzeit:** Tages- und Quartalsprofil

GOÄ entsprechend oder ähnlich: Nrn. 5050*, 5070*

34236* Röntgenkontrastuntersuchung eines Gelenkes mit Ausnahme der in der Gebührenordnungsposition 34235 genannten Gelenke	**514 Pkt.** **56,47 €**

Obligater Leistungsinhalt

* Aufnahmen in mindestens 2 Ebenen,
* Kontrastmitteleinbringung(en),

Fakultativer Leistungsinhalt
- Gelenkpunktion(en),

Abrechnungsbestimmung: je Seite, höchstens fünfmal am Behandlungstag

Abrechnungsausschluss: in derselben Sitzung 02100, 02101, 02340, 02341, 17371, 17373, 34260, 34503

Bericht: mind. Befundkopie (Nr. 01602) an Hausarzt

Aufwand in Minuten:
Kalkulationszeit: 15   **Prüfzeit:** 10   **Eignung d. Prüfzeit:** Tages- und Quartalsprofil

GOÄ entsprechend oder ähnlich: Nrn. 5060*, 5070*

34237	**Röntgenteilaufnahmen des Beckens in mindestens zwei Ebenen**	**154 Pkt.** **16,92 €**

Obligater Leistungsinhalt
- Röntgenteilaufnahmen des Beckens,
- Aufnahmen in mindestens zwei Ebenen

Abrechnungsausschluss: in derselben Sitzung 02100, 02101, 34503

Bericht: mind. Befundkopie (Nr. 01602) an Hausarzt

Aufwand in Minuten:
Kalkulationszeit: 3   **Prüfzeit:** 2   **Eignung d. Prüfzeit:** Tages- und Quartalsprofil

GOÄ entsprechend oder ähnlich: Nr. 5030*

34238	**Zuschlag zu den Gebührenordnungspositionen 34230 bis 34233 bei Durchführung gehaltener Aufnahmen bzw. (standardisierter) gehaltener Stressaufnahmen zur Stabilitätsprüfung von Gelenk- und Bandapparatstrukturen,**	**99 Pkt.** **10,88 €**

Obligater Leistungsinhalt
- Aufnahme(n) in einer Ebene,

Fakultativer Leistungsinhalt
- Lokalanästhesien,
- Leitungsanästhesien,

Abrechnungsbestimmung: je Teil

Abrechnungsausschluss: in derselben Sitzung 02100, 02101, 34503

Bericht: mind. Befundkopie (Nr. 01602) an Hausarzt

Aufwand in Minuten:
Kalkulationszeit: 1   **Prüfzeit:** 1   **Eignung d. Prüfzeit:** Tages- und Quartalsprofil

GOÄ entsprechend oder ähnlich: Nr. 5031*

34.2.4 Röntgenuntersuchung des Thorax und Abdomens

34240 Röntgenübersichtsaufnahme(n) der Brustorgane	82 Pkt.
	9,01 €

Obligater Leistungsinhalt
- Aufnahme(n) der Brustorgane in einer Ebene

Fakultativer Leistungsinhalt
- Breischluck

Anmerkung: Die Gebührenordnungsposition 34240 ist bei Erwachsenen in Hartstrahltechnik durchzuführen.

Abrechnungsausschluss: in derselben Sitzung 02100, 02101, 09316, 13663, 34241, 34242, 34503

Bericht: mind. Befundkopie (Nr. 01602) an Hausarzt

Aufwand in Minuten:
Kalkulationszeit: 1 **Prüfzeit:** 1 **Eignung d. Prüfzeit:** Tages- und Quartalsprofil
GOÄ entsprechend oder ähnlich: Nrn. 5135*, 5140*, ggf. 5137*
Kommentar: Als Erwachsene gelten Personen nach dem 18. Geburtstag – also mit Anfang des 19. Lebensjahres. Siehe auch Allgemeine Bestimmungen I 4.4.5.
Erforderliche Durchleuchtungen können mit Nr. 34240 zusätzlich berechnet werden.

34241 Röntgenübersichtsaufnahmen der Brustorgane	146 Pkt.
	16,04 €

Obligater Leistungsinhalt
- Aufnahmen der Brustorgane in mindestens 2 Ebenen

Fakultativer Leistungsinhalt
- Breischluck

Anmerkung: Die Gebührenordnungsposition 34241 ist bei Erwachsenen in Hartstrahltechnik durchzuführen.

Abrechnungsausschluss: in derselben Sitzung 02100, 02101, 09316, 13663, 34240, 34242, 34280, 34503

Bericht: mind. Befundkopie (Nr. 01602) an Hausarzt

Aufwand in Minuten:
Kalkulationszeit: 2 **Prüfzeit:** 2 **Eignung d. Prüfzeit:** Tages- und Quartalsprofil
GOÄ entsprechend oder ähnlich: Nr. 5137*
Kommentar: Ist zusätzlich eine Durchleuchtung erforderlich, kann nur EBM-Nr. 34242 berechnet werden.

34242* Röntgenübersichtsaufnahme(n) der Brustorgane	266 Pkt.
einschließlich Durchleuchtung	29,23 €

Obligater Leistungsinhalt
- Aufnahmen der Brustorgane in mindestens 2 Ebenen,
- Durchleuchtung(en) (BV/TV)

Fakultativer Leistungsinhalt
* Breischluck

Anmerkung: Die Gebührenordnungsposition 34242 ist bei Erwachsenen in Hartstrahltechnik durchzuführen.

Abrechnungsausschluss: in derselben Sitzung 02100, 02101, 34240, 34241, 34246, 34280, 34281, 34503

Bericht: mind. Befundkopie (Nr. 01602) an Hausarzt

Aufwand in Minuten:
Kalkulationszeit: 4   **Prüfzeit:** 3   **Eignung d. Prüfzeit:** Tages- und Quartalsprofil
GOÄ entsprechend oder ähnlich: Nr. 5137*

34243 Röntgenübersichtsaufnahme(n) des Abdomens	93 Pkt. 10,22 €

Obligater Leistungsinhalt
* Aufnahme(n) des Abdomens in einer Ebene

Abrechnungsausschluss: im Behandlungsfall 26330
in derselben Sitzung 02100, 02101, 34244, 34247, 34248, 34250, 34251, 34252, 34255, 34256, 34257, 34260, 34503

Bericht: mind. Befundkopie (Nr. 01602) an Hausarzt

Aufwand in Minuten:
Kalkulationszeit: 1   **Prüfzeit:** 1   **Eignung d. Prüfzeit:** Tages- und Quartalsprofil
GOÄ entsprechend oder ähnlich: Nr. 5190*

Kommentar: Abdomen-leer-Aufnahmen sind vor Röntgenuntersuchungen mit Kontrastmittel nicht abrechenbar.
Erforderliche native Teilaufnahmen sind nach Nr. 34245 zusätzlich berechnungsfähig; eine Durchleuchtung zusätzlich nach Nr. 34280.

34244 Röntgenübersichtsaufnahmen des Abdomens	141 Pkt. 15,49 €

Obligater Leistungsinhalt
* Aufnahmen des Abdomens in mindestens zwei Ebenen

Abrechnungsausschluss: im Behandlungsfall 26330
in derselben Sitzung 02100, 02101, 34243, 34247, 34248, 34250, 34251, 34252, 34255, 34256, 34257, 34260, 34503

Bericht: mind. Befundkopie (Nr. 01602) an Hausarzt

Aufwand in Minuten:
Kalkulationszeit: 2   **Prüfzeit:** 1   **Eignung d. Prüfzeit:** Tages- und Quartalsprofil
GOÄ entsprechend oder ähnlich: Nr. 5191*

34245 Röntgenaufnahme(n) von Teilen des Abdomens — 106 Pkt. / 11,65 €

Obligater Leistungsinhalt
- Aufnahme(n) von Teilen des Abdomens in einer Ebene

Abrechnungsausschluss: im Behandlungsfall 26330
in derselben Sitzung 02100, 02101, 34247, 34248, 34250, 34251, 34252, 34255, 34256, 34257, 34260, 34503

Bericht: mind. Befundkopie (Nr. 01602) an Hausarzt

Aufwand in Minuten:
Kalkulationszeit: 1 **Prüfzeit:** 1 **Eignung d. Prüfzeit:** Tages- und Quartalsprofil
GOÄ entsprechend oder ähnlich: Nr. 5192*

Kommentar: Aufnahmen z.B. nur der Appendix werden nach 34245 berechnet. Teilaufnahmen mit Kontrastmittel sind nach Nr. 34250 berechenbar.
Die Dokumentation von Fremdkörpern im Abdomen kann nach Nr. 34245 abgerechnet werden.

34246* Röntgenuntersuchung der Speiseröhre — 289 Pkt. / 31,75 €

Obligater Leistungsinhalt
- Kontrastmitteleinbringung(en),
- Durchleuchtung(en) (BV/TV)

Abrechnungsausschluss: in derselben Sitzung 02100, 02101, 34242, 34247, 34260, 34280, 34281, 34503

Bericht: mind. Befundkopie (Nr. 01602) an Hausarzt

Aufwand in Minuten:
Kalkulationszeit: 6 **Prüfzeit:** 5 **Eignung d. Prüfzeit:** Tages- und Quartalsprofil
GOÄ entsprechend oder ähnlich: Nr. 5150*

34247* Röntgenuntersuchung des Magens und/oder des Zwölffingerdarms — 448 Pkt. / 49,22 €

Obligater Leistungsinhalt
- Kontrastmitteleinbringung(en),
- Durchleuchtung(en) (BV/TV),
- Doppelkontrasttechnik,
- Darstellung
  - des Magens
- und/oder
  - des Zwölffingerdarms

Fakultativer Leistungsinhalt
- Darstellung der Speiseröhre

Abrechnungsausschluss: in derselben Sitzung 02100, 02101, 34243, 34244, 34245, 34246, 34280, 34281, 34503

Bericht: mind. Befundkopie (Nr. 01602) an Hausarzt

Aufwand in Minuten:
Kalkulationszeit: 12 **Prüfzeit:** 8 **Eignung d. Prüfzeit:** Tages- und Quartalsprofil
GOÄ entsprechend oder ähnlich: Nr. 5158*

Kommentar: Röntgenuntersuchungen des Gastrointestinaltraktes sind nur als Doppelkontrastuntersuchungen abrechenbar.

34248* Röntgenuntersuchung des Dünndarms	1037 Pkt.
	113,94 €

Obligater Leistungsinhalt
- Darstellung des ganzen Dünndarms in Doppelkontrasttechnik,
- Einbringung des Kontrastmittels mittels einer Sonde (Sellink-Technik)

Abrechnungsausschluss: in derselben Sitzung 02100, 02101, 34243, 34244, 34245, 34503

Bericht: mind. Befundkopie (Nr. 01602) an Hausarzt

Aufwand in Minuten:
Kalkulationszeit: 12 **Prüfzeit:** 16 **Eignung d. Prüfzeit:** Tages- und Quartalsprofil
GOÄ entsprechend oder ähnlich: Nr. 5163*

34250* Röntgenuntersuchung der Gallenblase und/oder Gallen-	398 Pkt.
gänge	43,73 €

Obligater Leistungsinhalt
- Kontrastmitteleinbringung(en),
- Darstellung der
  - Gallenblase
- und/oder
  - Gallengänge

Abrechnungsausschluss: in derselben Sitzung 02100, 02101, 13430, 13431, 34243, 34244, 34245, 34260, 34503

Bericht: mind. Befundkopie (Nr. 01602) an Hausarzt

Aufwand in Minuten:
Kalkulationszeit: 7 **Prüfzeit:** 5 **Eignung d. Prüfzeit:** Tages- und Quartalsprofil
GOÄ entsprechend oder ähnlich: Nr. 5170*

Kommentar: Unter diese Leistungsziffer fällt die ERCP. Der diagnostische (EBM Nr. 13430) und therapeutische (EBM-Nr. 13431) bilio-pankretische Komplex können nicht neben 34250 berechnet werden.

34251* Röntgenkontrastuntersuchung des Dickdarms	879 Pkt.
	96,58 €

Obligater Leistungsinhalt
- Darstellung des Dickdarmes retrograd bis zur Ileocoecalklappe in Doppelkontrasttechnik und/oder

- Stopplokalisation bei Tumor und/oder Ileus
und/oder
- Darstellung des Restcolons über Stoma,
- Kontrastmitteleinbringung(en),
- Durchleuchtung (BV/TV)

Abrechnungsausschluss: in derselben Sitzung 02100, 02101, 34243, 34244, 34245, 34280, 34281, 34503

Bericht: mind. Befundkopie (Nr. 01602) an Hausarzt

Aufwand in Minuten:
Kalkulationszeit: 23 **Prüfzeit:** 16 **Eignung d. Prüfzeit:** Tages- und Quartalsprofil
GOÄ entsprechend oder ähnlich: Nr. 5166*

34252*	Röntgenkontrastuntersuchung des Dickdarms beim Neugeborenen, Säugling, Kleinkind oder Kind bis zum vollendeten 12. Lebensjahr	740 Pkt. 81,30 €

Obligater Leistungsinhalt
- Darstellung des Dickdarms bei einem Neugeborenen, Säugling, Kleinkind oder Kind bis zum vollendeten 12. Lebensjahr,
- Kontrastmitteleinbringung(en),
- Durchleuchtung (BV/TV)

Fakultativer Leistungsinhalt
- Reposition bei Invagination

Abrechnungsausschluss: in derselben Sitzung 02100, 02101, 34243, 34244, 34245, 34280, 34281, 34503

Bericht: mind. Befundkopie (Nr. 01602) an Hausarzt

Aufwand in Minuten:
Kalkulationszeit: 21 **Prüfzeit:** 15 **Eignung d. Prüfzeit:** Tages- und Quartalsprofil
GOÄ entsprechend oder ähnlich: Nr. 5166* ggf. mit erhöhtem Steigerungsfaktor

34.2.5 Urogenitalorgane

34255	Ausscheidungsurographie	437 Pkt. 48,01 €

Obligater Leistungsinhalt
- Leeraufnahme(n) vor Kontrastmitteleinbringung,
- Kontrastmitteleinbringung(en),
- Röntgenaufnahme(n) nach Kontrastmittelgabe

Fakultativer Leistungsinhalt
- Spätaufnahme(n)

Abrechnungsausschluss: im Behandlungsfall 26330
in derselben Sitzung 02100, 02101, 34243, 34244, 34245, 34257, 34260, 34503

Bericht: mind. Befundkopie (Nr. 01602) an Hausarzt

Aufwand in Minuten:
Kalkulationszeit: 7   **Prüfzeit:** 5   **Eignung d. Prüfzeit:** Tages- und Quartalsprofil
GOÄ entsprechend oder ähnlich: Nrn. 5200*, 5201*

Kommentar: Die Leistung nach 34255 umfasst auch Blasenaufnahmen und auch Spätaufnahmen; eine gesonderte Abrechnung für solche Aufnahmen nach den Nrn. 34243, 34245 ist nicht möglich.
Eine kontrastmittellose Harntrakt-Übersichtsaufnahme wird nach 34243 berechnet.

34256* Urethrozystographie oder Refluxzystogramm	**549 Pkt.** **60,32 €**

Obligater Leistungsinhalt
• Aufnahme(n) nach Kontrastmittelapplikation,
• Kontrastmitteleinbringung(en)

Fakultativer Leistungsinhalt
• Miktionsaufnahme(n),
• Leeraufnahme(n) vor Kontrastmitteleinbringung

Abrechnungsausschluss: im Behandlungsfall 26330
in derselben Sitzung 02100, 02101, 34243, 34244, 34245, 34257, 34260, 34503

Bericht: mind. Befundkopie (Nr. 01602) an Hausarzt

Aufwand in Minuten:
Kalkulationszeit: 15   **Prüfzeit:** 11   **Eignung d. Prüfzeit:** Tages- und Quartalsprofil
GOÄ entsprechend oder ähnlich: Nrn. 5230*, 5235*

34257* Retrograde Pyelographie einer Seite	**845 Pkt.** **92,84 €**

Obligater Leistungsinhalt
• Leeraufnahme(n),
• Kontrastmitteleinbringung(en),
• Aufnahme(n) nach Kontrastmittelapplikation,
• Zystoskopie

Abrechnungsausschluss: im Behandlungsfall 26330
in derselben Sitzung 02100, 02101, 08311, 26310, 26311, 34243, 34244, 34245, 34255, 34256, 34260, 34503

Bericht: mind. Befundkopie (Nr. 01602) an Hausarzt

Aufwand in Minuten:
Kalkulationszeit: 24   **Prüfzeit:** 17   **Eignung d. Prüfzeit:** Tages- und Quartalsprofil
GOÄ entsprechend oder ähnlich: Nr. 5220*

34.2.6 Gangsysteme

| 34260* Röntgenuntersuchung natürlicher oder krankhaft | 363 Pkt. |
| entstandener Gangsysteme, Höhlen oder Fisteln | 39,88 € |

Obligater Leistungsinhalt
- Kontrastmitteleinbringung(en),
- Darstellung von
  - natürlichen Gangsystemen
- und/oder
  - krankhaft entstandenen Gangsystemen
- und/oder
  - Höhlen
- und/oder
  - Fisteln

Fakultativer Leistungsinhalt
- Leeraufnahme(n) vor Kontrastmitteleinbringung

Abrechnungsausschluss: im Zyklusfall 08560
in derselben Sitzung 02100, 02101, 34234, 34235, 34236, 34243, 34244, 34245, 34246, 34250, 34255, 34256, 34257, 34503

Bericht: mind. Befundkopie (Nr. 01602) an Hausarzt

Aufwand in Minuten:
Kalkulationszeit: 9   **Prüfzeit:** 7   **Eignung d. Prüfzeit:** Tages- und Quartalsprofil

GOÄ entsprechend oder ähnlich: Nr. 5260*

Kommentar: Eine Zystographie/Galaktographie der Mamma ist nach Nr. 34260 zu berechnen – auch zusätzlich zu den Nrn. 34270 oder 34272. Wird die Untersuchung an beiden Mammae erforderlich, kann die Leistung nach Nr. 34260 auch 2x berechnet werden.

34.2.7 Mammographie

| 34270 Mammographie | 274 Pkt. |
| | 30,10 € |

Obligater Leistungsinhalt
- Aufnahmen der Mamma mit axillärem Fortsatz,
- Aufnahmen in mindestens 2 Ebenen,

Abrechnungsbestimmung: je Seite

Abrechnungsausschluss: im Zyklusfall 08560
in derselben Sitzung 01750, 01752, 01753, 01754, 01755, 01759, 02100, 02101, 34503

Bericht: mind. Befundkopie (Nr. 01602) an Hausarzt

Aufwand in Minuten:
Kalkulationszeit: 3   **Prüfzeit:** 2   **Eignung d. Prüfzeit:** Tages- und Quartalsprofil

GOÄ entsprechend oder ähnlich: Nr. 5266*

Kommentar: Eine Zystographie der Mamma nach Nr. 34260 kann neben den Nrn. der Mammographie (Nr. 33270 und Teilaufn. der Mamma 34272) berechnet werden.

Auf den Seiten der KBV (http://www.kbv.de/html/themen_2843.php) findet sich die die

---

Vereinbarung von Qualitätssicherungsmaßnahmen nach § 135 Abs. 2 SGB V zur kurativen Mammographie (Mammographie-Vereinbarung)

Diese Vereinbarung ist eine Maßnahme zur Qualitätssicherung, mit welcher die Qualität bei der Erbringung von Leistungen der kurativen Mammographie gesichert werden soll. Die Vereinbarung regelt die Anforderungen an die fachliche Befähigung, die apparative Ausstattung und die Dokumentation als Voraussetzung für die Ausführung und Abrechnung der Leistungen nach den Nummern 34270 und 34272 des Einheitlichen Bewertungsmaßstabes (EBM). Daneben sind die einschlägigen gesetzlichen Bestimmungen, insbesondere die Anforderungen des Medizinproduktegesetzes sowie der Röntgenverordnung (RöV) zu beachten. Voraussetzungen für die Ausführung und Abrechnung von Leistungen der Mammographie im Rahmen des Programms zur Früherkennung von Brustkrebs durch Mammographie-Screening sind in den Krebsfrüherkennungs-Richtlinien und Anlage 9.2 BMV-Ä/EKV geregelt.

34271	**Zuschlag zu der Gebührenordnungsposition 34270 für die präoperative Markierung unter radiologischer Kontrolle bei nicht tastbarem Befund und/oder Mammastanzbiopsie unter radiologischer Kontrolle bei nicht tastbarem Befund**	**869 Pkt.** **95,48 €**

Obligater Leistungsinhalt
- Biopsie(n) bei nicht tastbarem Befund

und/oder
- Präoperative Markierung unter radiologischer Kontrolle bei nicht tastbarem Befund

und/oder
- Mammastanzbiopsie(n) unter radiologischer Kontrolle bei nicht tastbarem Befund,
- Mittels definierter Zielgeräte,

Abrechnungsbestimmung: je Seite

Abrechnungsausschluss: in derselben Sitzung 01750, 01752, 01753, 01754, 01755, 01759, 02100, 02101, 34503

Bericht: mind. Befundkopie (Nr. 01602) an Hausarzt

Aufwand in Minuten:

Kalkulationszeit: 14   **Prüfzeit:** 12   **Eignung d. Prüfzeit:** Tages- und Quartalsprofil

GOÄ entsprechend oder ähnlich: Leistungskomplex so in der GOÄ nicht vorhanden. Dafür z.B. Nr. 5266* mit erhöhtem Steigerungsfaktor

---

34272	**Mammateilaufnahme(n)**	**267 Pkt.** **29,34 €**

Obligater Leistungsinhalt
- Aufnahme(n) in mindestens einer Ebene,
- Vergrößerungstechnik,

Abrechnungsbestimmung: je Seite

Abrechnungsausschluss: in derselben Sitzung 01750, 01752, 01753, 01754, 01755, 02100, 02101, 34503

Bericht: mind. Befundkopie (Nr. 01602) an Hausarzt

Aufwand in Minuten:

Kalkulationszeit: 4   **Prüfzeit:** 4   **Eignung d. Prüfzeit:** Tages- und Quartalsprofil

GOÄ entsprechend oder ähnlich: Nrn. 5266* + 5267*

34273	**Röntgenuntersuchung eines Mammapräparates**	**98 Pkt.** **10,77 €**

Obligater Leistungsinhalt
- Aufnahme(n) in einer Ebene

Fakultativer Leistungsinhalt
- Vergrößerungstechnik

Abrechnungsausschluss: in derselben Sitzung 01750, 01752, 01753, 01754, 01755, 01759, 02100, 02101, 34503

Bericht: mind. Befundkopie (Nr. 01602) an Hausarzt

Aufwand in Minuten:

Kalkulationszeit: 3   **Prüfzeit:** 3   **Eignung d. Prüfzeit:** Tages- und Quartalsprofil

GOÄ entsprechend oder ähnlich: Leistung in der GOÄ nicht vorhanden; dafür z.B. Nrn. 5266* + 5267*

34274*	**Vakuumbiopsie(n) der Mamma im Zusammenhang mit der Erbringung der Gebührenordnungsposition 34270 nach der Qualitätssicherungsvereinbarung zur Vakuumbiopsie der Brust gemäß § 135 Abs. 2 SGB V**	**272 Pkt.** **29,88 €**

Obligater Leistungsinhalt
- Vakuumbiopsie(n) unter Röntgenkontrolle mittels geeignetem Zielgerät,

Abrechnungsbestimmung: je Seite

Abrechnungsausschluss: in derselben Sitzung 01750, 01752, 01753, 01754, 01755, 02100, 02101, 34503

Bericht: mind. Befundkopie (Nr. 01602) an Hausarzt

Aufwand in Minuten:

Kalkulationszeit: KA   **Prüfzeit:** 3   **Eignung d. Prüfzeit:** Tages- und Quartalsprofil

GOÄ entsprechend oder ähnlich: Leistung in der GOÄ nicht vorhanden, ggf. zusätzlich zur Mammographie die Nr. 314 mit erhöhtem Steigerungsfaktor.

Tipp: Kostenpauschale Nr. 40454 für sämtliche Sachkosten im Zusammenhang mit der Erbringung der Nr. 34274 mit Ausnahme der im Zuschlag nach der Nr. 40455 enthaltenen Markierungsclips, je Seite. Ggf. zusätzlich Zuschlag zu der Kostenpauschale nach der Nr. 40454 für die Verwendung von Markierungsclips,

34275	Durchführung einer Mammographie in einer Ebene gemäß der Qualitätssicherungsvereinbarung nach § 135 Abs. 2 SGB V zur Vakuumbiopsie der Brust im Zusammenhang mit der Gebührenordnungsposition 34274	**213 Pkt.** **23,40 €**

Obligater Leistungsinhalt
- Aufnahme der Mamma medio-lateral oder latero-medial,

Abrechnungsbestimmung: je Seite

Abrechnungsausschluss: in derselben Sitzung 01750, 01752, 01753, 01754, 01755, 01759, 02100, 02101, 34270, 34272, 34503

Bericht: mind. Befundkopie (Nr. 01602) an Hausarzt

Aufwand in Minuten:
Kalkulationszeit: 3   **Prüfzeit:** 2   **Eignung d. Prüfzeit:** Tages- und Quartalsprofil

34.2.8 Durchleuchtungen/Schichtaufnahmen

34280	Durchleuchtung(en)	**95 Pkt.** **10,44 €**

Obligater Leistungsinhalt
- Durchleuchtung(en) unter Anwendung von BV/TV

Anmerkung: Die Gebührenordnungsposition 34280 kann nur berechnet werden, wenn weiter keine Gebührenordnungspositionen abgerechnet werden, die bereits Durchleuchtungs- und/oder Schichtaufnahmen beinhalten.

Abrechnungsausschluss: im Behandlungsfall 26330
in derselben Sitzung 02100, 02101, 34241, 34242, 34246, 34247, 34251, 34252, 34281, 34283, 34284, 34286, 34287, 34290, 34292, 34293, 34294, 34296, 34500, 34503

Bericht: mind. Befundkopie (Nr. 01602) an Hausarzt

Aufwand in Minuten:
Kalkulationszeit: 3   **Prüfzeit:** 3   **Eignung d. Prüfzeit:** Tages- und Quartalsprofil

GOÄ entsprechend oder ähnlich: Nr. 5295*

Kommentar: Auch Kontrollen unter Bildwandler können nach dieser Nr. berechnet werden. Werden in einer Sitzung an verschiedenen Stellen Durchleuchtungen durchgeführt, so kann die Nr. 34280 trotzdem nur 1x berechnet werden.

34281	Durchleuchtungen zur weiteren diagnostischen Abklärung	**62 Pkt.** **6,81 €**

Obligater Leistungsinhalt
- Durchleuchtung(en) bei Fraktur(en), Luxation(en) oder eingedrungenden Fremdkörpern zur weiteren diagnostischen Abklärung nach Durchführung von konventionell radiologischen Aufnahme(n),
- Vorlage von Aufnahmen in mindestens 2 Ebenen

Anmerkung: Die Gebührenordnungsposition 34281 kann nur berechnet werden, wenn die zuvor angefertigten Aufnahmen keine ausreichende diagnostische Abklärung ermöglichen. Die Begründung ist auf dem Behandlungsausweis zu dokumentieren.

Die Gebührenordnungsposition 34281 kann nur berechnet werden, wenn weiter keine Gebührenordnungspositionen abgerechnet werden, die bereits Durchleuchtungen beinhalten.

Abrechnungsausschluss: im Behandlungsfall 26330
in derselben Sitzung 02100, 02101, 34242, 34246, 34247, 34251, 34252, 34280, 34283, 34284, 34286, 34287, 34290, 34292, 34293, 34294, 34296, 34500, 34503

Bericht: mind. Befundkopie (Nr. 01602) an Hausarzt

Aufwand in Minuten:
Kalkulationszeit: 3   **Prüfzeit:** 3   **Eignung d. Prüfzeit:** Tages- und Quartalsprofil

GOÄ entsprechend oder ähnlich: Nr. 5295*

Kommentar: Die Dokumentation von Fremdkörpern im Abdomen kann nach Nr. 34245 abgerechnet werden. Ein 2x Ansatz der Leistung nach Nr. 34245 (Abdomen mit Fremdkörper und Abdomen nach Fremdkörperentfernung) ist schon aus forensischen Gründen zu raten.

34282 Schichtaufnahmen,	372 Pkt.
	40,87 €

Abrechnungsbestimmung: je Strahlengang und Projektionsrichtung

Abrechnungsausschluss: im Behandlungsfall 26330
in derselben Sitzung 02100, 02101, 34211, 34503

Bericht: mind. Befundkopie (Nr. 01602) an Hausarzt

Aufwand in Minuten:
Kalkulationszeit: 8   **Prüfzeit:** 5   **Eignung d. Prüfzeit:** Tages- und Quartalsprofil

GOÄ entsprechend oder ähnlich: Nr. 5290*

34.2.9 Gefäße

1. Die Gebührenordnungspositionen 34290 bis 34292 und 34298 sind nur einmal im Behandlungsfall (kurativ-ambulant und/oder belegärztlich) berechnungsfähig.

Kommentar: Die Beschränkung der Abrechnung der genannten Leistungen 34290 (Angiokardiographie bei Patienten bis zum vollendeten 18. Lebensjahr), 34291 (Herzkatheteruntersuchung mit Koronarangiographie) und 34292(Zuschlag zu der Leistung nach der Nr. 34291 bei Durchführung einer interventionellen Maßnahme (PTCA, Stent)) auf die einmalige Abrechnung im Behandlungsfall gilt auch, wenn sowohl kurativ-ambulant als auch belegärztlich behandelt wird.

2. Ambulant ausgeführte vertragsärztliche Leistungen werden gemäß § 41 Abs. 1 Bundesmantelvertrag-Ärzte (BMV-Ä) nach den Grundsätzen der Vergütung für stationäre (belegärztliche) Behandlung honoriert, wenn der Kranke an demselben Tag in die stationäre Behandlung dieses Vertragsarztes (Belegarztes) genommen wird.

Kommentar: Die Grundsätze der Abrechnung belegärztlicher Behandlung gelten, wenn der Patient noch am Tage der Behandlung in die stationäre belegärztliche Behandlung aufgenommen wird.

3. Die Berechnung der Gebührenordnungspositionen 34283 und 34286 setzt eine Genehmigung nach der Vereinbarung zur interventionellen Radiologie gemäß § 135 Abs. 2 SGB V voraus.

Kommentar: Die Erbringung und Abrechnung von Leistungen nach Nrn. 3428 (Serienangiographie) und 34286 (Zuschlag zu der Leistung nach der Nr. 34283 bei Durchführung einer interventionellen Maßnahme (PTA, Stent, Embolisation, Atherektomie, Rotationsablatio, Lyse)) ist nur mit einer vorherigen Genehmigung der Kassenärztlichen Vereinigung nach der Vereinbarung zur interventionellen Radiologie möglich.

4. Die Berechnung der Gebührenordnungspositionen 34291, 34292 und 34298 setzt eine Genehmigung der Kassenärztlichen Vereinigung nach der Vereinbarung zur invasiven Kardiologie gemäß § 135 Abs. 2 SGB V voraus.
Die Erbringung und Abrechnung einer Leistung nach Nr. 3429 (Herzkatheteruntersuchung mit Koronarangiographie) ist nur mit einer vorherigen Genehmigung der Kassenärztlichen Vereinigung nach den Voraussetzungen gemäß § 135 Abs. 2 SGB V zur Ausführung und Abrechnung invasiver kardiologischer Leistungen (Vereinbarung zur invasiven Kardiologie) möglich.

34283* Serienangiographie	**1552 Pkt.**
	170,52 €

Obligater Leistungsinhalt
- Serienangiographie der arteriellen Strombahn,
- Kontrastmitteleinbringung(en),
- Dokumentation,

Abrechnungsbestimmung: je Sitzung

Anmerkung: Die Gebührenordnungsposition 34283 ist im Behandlungsfall höchstens zweimal berechnungsfähig.
Neben der Gebührenordnungsposition 34283 sind in demselben Behandlungsfall nur die Gebührenordnungspositionen 01100, 01101, 01220 bis 01222, 01530, 01620 bis 01622, 34489, die Gebührenordnungspositionen der Kapitel III.b-13, III.b-24 und IV-32 sowie der Abschnitte IV-34.2, IV-34.3 berechnungsfähig.

Abrechnungsausschluss: am Behandlungstag 34290, 34292
im Behandlungsfall 04410, 34291
in derselben Sitzung 02100, 02101, 02330, 02331, 34280, 34281, 34470, 34475, 34480, 34485, 34486, 34489, 34490, 34492, 34503

Bericht: mind. Befundkopie (Nr. 01602) an Hausarzt

Aufwand in Minuten:
Kalkulationszeit: 25   **Prüfzeit:** 22   **Eignung d. Prüfzeit:** Tages- und Quartalsprofil
GOÄ entsprechend oder ähnlich: Auswahl aus Leistungen nach Nrn. 5300* bis 5339* ff.
Kommentar: Die Darstellung eines Dialyse-Shunt ist nach Nr. 34283 zu berechnen.

34284* **Zuschlag zu der Gebührenordnungsposition 34283 bei**   **982 Pkt.**
        selektiver Darstellung hirnversorgender Gefäße   **107,89 €**

Obligater Leistungsinhalt
* Selektive Darstellung hirnversorgender Gefäße,
* Kontrastmitteleinbringung(en)

Anmerkung: Neben der Gebührenordnungsposition 34284 ist in demselben Behandlungsfall zusätzlich zu den neben der Gebührenordnungsposition 34283 berechnungsfähigen Gebührenordnungspositionen die Gebührenordnungsposition 01531 berechnungsfähig.

Abrechnungsausschluss: am Behandlungstag 34290, 34292
im Behandlungsfall 34291
in derselben Sitzung 02100, 02101, 02330, 02331, 34280, 34281, 34285, 34503

Bericht: mind. Befundkopie (Nr. 01602) an Hausarzt

Aufwand in Minuten:
Kalkulationszeit: 18   **Prüfzeit:** 16   **Eignung d. Prüfzeit:** Tages- und Quartalsprofil
GOÄ entsprechend oder ähnlich: Auswahl aus Leistungen nach Nrn. 5300* bis 5339* ff.

34285* **Zuschlag zu der Gebührenordnungsposition 34283 bei**   **477 Pkt.**
        selektiver Darstellung anderer als in der Gebührenord-   **52,41 €**
        nungsposition 34284 genannter Gefäße

Obligater Leistungsinhalt
* Selektive Darstellung anderer als in der Gebührenordnungsposition 34284 genannter Gefäße,
* Kontrastmitteleinbringung(en)

Anmerkung: Neben der Gebührenordnungsposition 34285 ist in demselben Behandlungsfall zusätzlich zu den neben der Gebührenordnungsposition 34283 berechnungsfähigen Gebührenordnungspositionen die Gebührenordnungsposition 01531 berechnungsfähig.

Abrechnungsausschluss: am Behandlungstag 34290, 34292
im Behandlungsfall 34291
in derselben Sitzung 02100, 02101, 02330, 02331, 34284, 34503

Bericht: mind. Befundkopie (Nr. 01602) an Hausarzt

Aufwand in Minuten:
Kalkulationszeit: 9   **Prüfzeit:** 8   **Eignung d. Prüfzeit:** Tages- und Quartalsprofil
GOÄ entsprechend oder ähnlich: Auswahl aus Leistungen nach Nrn. 5300* bis 5339* ff.

34286* **Zuschlag zu der Gebührenordnungsposition 34283 bei**   **2221 Pkt.**
        Durchführung einer interventionellen Maßnahme (PTA,   **244,02 €**
        Stent, Embolisation, Atherektomie, Rotationsablatio,
        Lyse)

Obligater Leistungsinhalt
* Durchführung einer interventionellen Maßnahme (PTA, Stent, Embolisation, Atherektomie, Rotationsablatio, Lyse),
* Kontrastmitteleinbringung(en)

Anmerkung: Neben der Gebührenordnungsposition 34286 ist in demselben Behandlungsfall zusätzlich zu den nében der Gebührenordnungsposition 34283 berechnungsfähigen Gebührenordnungspositionen die Gebührenordnungsposition 01531 berechnungsfähig.

Abrechnungsausschluss: am Behandlungstag 34292
im Behandlungsfall 34291
in derselben Sitzung 02100, 02101, 02330, 02331, 34280, 34281, 34503

Bericht: mind. Befundkopie (Nr. 01602) an Hausarzt

Aufwand in Minuten:
Kalkulationszeit: 40   **Prüfzeit:** 36   **Eignung d. Prüfzeit:** Tages- und Quartalsprofil

GOÄ entsprechend oder ähnlich: Auswahl aus Leistungen nach Nrn. 5300* bis 5339* ff.

Kommentar: Sind interventionelle Massnahmen an mehreren verschiedenen Gefässen erforderlich, kann die Leistung entsprechend oft abgerechnet werden.

34287* Zuschlag zu der Gebührenordnungsposition 34283 bei Verwendung eines C-Bogens	**125 Pkt.** **13,73 €**

Obligater Leistungsinhalt
- Verwendung eines C-Bogens,
- Anwendung eines mindestens 36 cm-Bildverstärkers

Anmerkung: Neben der Gebührenordnungsposition 34287 ist in demselben Behandlungsfall zusätzlich zu den neben der Gebührenordnungsposition 34283 berechnungsfähigen Gebührenordnungsposition die Gebührenordnungsposition 01531 berechnungsfähig.

Abrechnungsausschluss: am Behandlungstag 34292
im Behandlungsfall 34291
in derselben Sitzung 02100, 02101, 02330, 02331, 34280, 34281, 34503

Bericht: mind. Befundkopie (Nr. 01602) an Hausarzt

Aufwand in Minuten:
Kalkulationszeit: 4   **Prüfzeit:** 3   **Eignung d. Prüfzeit:** Tages- und Quartalsprofil

GOÄ entsprechend oder ähnlich: Auswahl aus Leistungen nach Nrn. 5300* bis 5354* ff.

34290* Angiokardiographie bei Patienten bis zum vollendeten 18. Lebensjahr	**1404 Pkt.** **154,26 €**

Obligater Leistungsinhalt
- Angiokardiographie bei Patienten bis zum vollendeten 18. Lebensjahr,
- Kontrastmitteleinbringung(en),
- Dokumentation

Abrechnungsbestimmung: einmal im Behandlungsfall

Abrechnungsausschluss: am Behandlungstag 34283, 34284, 34285, 34292
im Behandlungsfall 34291
in derselben Sitzung 02100, 02101, 02330, 02331, 34280, 34281, 34503

Bericht: mind. Befundkopie (Nr. 01602) an Hausarzt

Aufwand in Minuten:

Kalkulationszeit: 5   **Prüfzeit:** 5   **Eignung d. Prüfzeit:** Tages- und Quartalsprofil

GOÄ entsprechend oder ähnlich: Auswahl aus Leistungen nach Nrn. 5300* bis 5354* ff.

34291* Herzkatheteruntersuchung mit Koronarangiographie	**3175 Pkt.** **348,84 €**

Obligater Leistungsinhalt

* Herzkatheteruntersuchung mit Koronarangiographie,
* Begleitleistungen, die im unmittelbaren Zusammenhang mit der Leistungserbringung stehen,
* Kontrastmitteleinbringung(en),

Fakultativer Leistungsinhalt

* Selektive Darstellung auch bei Patienten mit einem oder mehreren Bypässen und/oder bei Patienten mit Herzvitium,
* Angiokardiographie (Nr. 34290),
* Gerinnungsuntersuchung(en) (z.B. aktivierte Gerinnungszeit),
* Qualitätssicherung gemäß der Richtlinie des Gemeinsamen Bundesausschusses nach § 92 Abs. 1 Satz 2 Nr. 13 i.V.m. § 136 Abs. 1 Nr. 1 SGB V über die einrichtungs- und sektorenübergreifenden Maßnahmen der Qualitätssicherung (Qesü-RL) für das Verfahren 1: Perkutane Koronarintervention (PCI) und Koronarangiographie,
* Aufklärungsgespräch gemäß Qesü-RL,

Abrechnungsbestimmung: einmal im Behandlungsfall

Abrechnungsausschluss: in derselben Sitzung 02100, 02101, 02330, 02331, 34503 und Kapitel 32
im Behandlungsfall 01530, 01531, 02300, 02301, 02302, 02310, 02320, 02321, 02322, 02323, 02330, 02331, 02340, 02341, 02342, 02343, 02350, 02360, 34283, 34284, 34285, 34286, 34287, 34290 und Kapitel 2.1, 34.3, 34.4

Bericht: mind. Befundkopie (Nr. 01602) an Hausarzt

Aufwand in Minuten:

Kalkulationszeit: 46   **Prüfzeit:** 40   **Eignung d. Prüfzeit:** Nur Quartalsprofil

GOÄ entsprechend oder ähnlich: Auswahl aus Leistungen 5315* ff.

Tipp: Kostenpauschale Nr. 40300 für die Durchführung der Leistung entsprechend der Nr. 34291. Während die Leistung nach Nr. 34291 nur 1x im Quartal berechnet werden kann, sind die Sachkostenpauschalen nach Nrn. 40300 bis 40304 für jede einzelne (zu unterschiedlichen Zeiten durchgeführte) Untersuchung berechenbar.

34292* Zuschlag zu der Gebührenordnungsposition 34291 bei **Durchführung einer interventionellen Maßnahme (z.B.** **PTCA, Stent)**	**3799 Pkt.** **417,40 €**

Abrechnungsbestimmung: einmal im Behandlungsfall

Abrechnungsausschluss: in derselben Sitzung 02100, 02101, 02330, 02331, 34280, 34281, 34503
am Behandlungstag 34283, 34284, 34285, 34286, 34287, 34290

Bericht: mind. Befundkopie (Nr. 01602) an Hausarzt

Aufwand in Minuten:

Kalkulationszeit: 58   **Prüfzeit:** 51   **Eignung d. Prüfzeit:** Nur Quartalsprofil

GOÄ entsprechend oder ähnlich: Leistungen in der GOÄ völlig anders strukturiert, Auswahl aus 5315* – 5328*

Tipp: Kostenpauschale Nr. 40302 für die Durchführung einer PTCA an einem Gefäß, ggf. einschl. Stent entsprechend der Gebührenordnungsposition 34292 und ggf.. Kostenpauschale Nr. 40304 für die Durchführung einer PTCA an mehreren Gefäßen, ggf. einschl. Stents entsprechend der Gebührenordnungsposition Nr. 34292, zusätzlich zur Pauschale nach Nr. 40302. Während der Zuschlag Nr. 34292 zur Nr. 34291 nur 1x im Quartal berechnet werden kann, sind die Sachkostenpauschalen nach Nrn. 40300 bis 40304 für jede einzelne (zu unterschiedlichen Zeiten durchgeführte) Untersuchung berechenbar.

34293* Lymphographie	**680 Pkt.**
	74,71 €

Obligater Leistungsinhalt
- Kontrastmitteleinbringung(en),
- Darstellung regionaler Abflussgebiete nach Kontrastmittelapplikation,

Abrechnungsbestimmung: je Sitzung

Abrechnungsausschluss: in derselben Sitzung 02100, 02101, 34280, 34281, 34297, 34503

Bericht: mind. Befundkopie (Nr. 01602) an Hausarzt

Aufwand in Minuten:

Kalkulationszeit: 24   **Prüfzeit:** 21   **Eignung d. Prüfzeit:** Tages- und Quartalsprofil

GOÄ entsprechend oder ähnlich: Nrn. 5338*, 5339*

34294* Phlebographie	**353 Pkt.**
	38,78 €

Obligater Leistungsinhalt
- Kontrastmitteleinbringung(en),
- Darstellung regionaler Abflussgebiete nach Kontrastmittelapplikation,

Abrechnungsbestimmung: je Extremität

Abrechnungsausschluss: in derselben Sitzung 02100, 02101, 34280, 34281, 34296, 34297, 34503

Bericht: mind. Befundkopie (Nr. 01602) an Hausarzt

Aufwand in Minuten:

Kalkulationszeit: 13   **Prüfzeit:** 11   **Eignung d. Prüfzeit:** Tages- und Quartalsprofil

GOÄ entsprechend oder ähnlich: Nrn. 5330*, 5331*

Kommentar: Unabhängig davon, wie viele Kontrastmitteleinbringungen in einer Untersuchung erforderlich sind, kann die Leistung nach 34294 nur 1x je Sitzung berechnet werden.

34295* Zuschlag zu der Gebührenordnungsposition 34294 für die computergestützte Analyse	95 Pkt. 10,44 €

Abrechnungsausschluss: in derselben Sitzung 02100, 02101, 34503

Bericht: mind. Befundkopie (Nr. 01602) an Hausarzt

Aufwand in Minuten:

Kalkulationszeit: 1   **Prüfzeit:** 0   **Eignung d. Prüfzeit:** Tages- und Quartalsprofil

GOÄ entsprechend oder ähnlich: Nrn. 5335* ggf. mit höherem Steigerungsfaktor.

Kommentar: Bei mehrfacher Berechnung der Nr. 34294 kann auch der Zuschlag nach 34295 mehrfach berechnet werden.

34296* Phlebographie des Brust- und/oder Bauchraumes	780 Pkt. 85,70 €

Obligater Leistungsinhalt

- Phlebographie(n) des Brust- und/oder Bauchraumes,
- Kontrastmitteleinbringung(en),
- Computergestützte Analyse,

Abrechnungsbestimmung: je Sitzung

Abrechnungsausschluss: in derselben Sitzung 02100, 02101, 34280, 34281, 34294, 34297, 34503

Bericht: mind. Befundkopie (Nr. 01602) an Hausarzt

Aufwand in Minuten:

Kalkulationszeit: 22   **Prüfzeit:** 20   **Eignung d. Prüfzeit:** Tages- und Quartalsprofil

GOÄ entsprechend oder ähnlich: Nr. 5329*

34297* Embolisations- und/oder Sklerosierungsbehandlung von Varikozelen	903 Pkt. 99,21 €

Obligater Leistungsinhalt

- Embolisations- und/oder Sklerosierungsbehandlung(en) von Varikozelen,
- Kontrastmitteldarstellung(en)

Abrechnungsausschluss: in derselben Sitzung 02100, 02101, 34293, 34294, 34296, 34503

Bericht: mind. Befundkopie (Nr. 01602) an Hausarzt

Aufwand in Minuten:

Kalkulationszeit: 20   **Prüfzeit:** 18   **Eignung d. Prüfzeit:** Tages- und Quartalsprofil

GOÄ entsprechend oder ähnlich: Nr. 5359*

Kommentar: Die vor einer Verödung durchgeführte Darstellung mit Kontrastmittel ist nicht gesondert abrechenbar. Ist aus diagnostischen Gründen vor der Verödung nach Nr. 34297 allerdings eine Serienangiographie notwendig, ist diese nach EBM Nr. 34283 f. berechenbar.

34298* **Zuschlag zu der Gebührenordnungsposition 34291 für** **980 Pkt.**
die Messung der myokardialen fraktionellen Flussre- **107,67 €**
serve gemäß Nr. 23 der Anlage I „Anerkannte Untersu-
chungs- oder Behandlungsmethoden" der Richtlinie
Methoden vertragsärztliche Versorgung des Gemein-
samen Bundesausschusses

Obligater Leistungsinhalt
- Messung der myokardialen fraktionellen Flussreserve,

Fakultativer Leistungsinhalt
- Medikamentöse Vasodilatation,
- Weitere Messungen,

Abrechnungsbestimmung: einmal im Behandlungsfall

Abrechnungsausschluss: in derselben Sitzung 01205, 01207, 02100, 02101, 02330, 02331, 34280, 34281, 34503
am Behandlungstag 34283, 34284, 34285, 34286, 34287, 34290

Aufwand in Minuten:
Kalkulationszeit: 10   **Prüfzeit:** 8   **Eignung d. Prüfzeit:** Nur Quartalsprofil

Bericht: mind. Befundkopie (Nr. 01602) an Hausarzt

34.3 Computertomographie

1. Digitale Radiogramme zur Einstellung sind Bestandteil der computertomographischen Leistungen.
2. Bei Benennung von Begrenzungen anatomischer Strukturen und/oder der Anfertigung von Dünnschichten müssen die Schichten aneinandergrenzen.

34.3.1 Neurocranium und Wirbelsäule

34310* **CT-Untersuchung des Neurocraniums** **534 Pkt.**
58,67 €

Obligater Leistungsinhalt
- Darstellung des Neurocraniums,
- Anfertigung von Dünnschichten (<= 5mm) der hinteren Schädelgrube

Fakultativer Leistungsinhalt
- Anfertigung weiterer Dünnschichten

Abrechnungsausschluss: in derselben Sitzung 02100, 02101, 34360, 34502
im Behandlungsfall 34291

Bericht: mind. Befundkopie (Nr. 01602) an Hausarzt

Aufwand in Minuten:
Kalkulationszeit: 9   **Prüfzeit:** 6   **Eignung d. Prüfzeit:** Tages- und Quartalsprofil

GOÄ entsprechend oder ähnlich: Nr. 5370*

Kommentar: Bei Kontrastmitteluntersuchung kann der Zuschlag nach Nr. 34345 berechnet werden.

34311* CT-Untersuchung von Teilen der Wirbelsäule	662 Pkt.
	72,73 €

Obligater Leistungsinhalt
- Darstellung von mindestens 2 Segmenten,

Fakultativer Leistungsinhalt
- Darstellung weiterer Segmente,

Abrechnungsbestimmung: je Wirbelsäulenabschnitt

Abrechnungsausschluss: im Behandlungsfall 34291
in derselben Sitzung 02100, 02101, 34360, 34502

Bericht: mind. Befundkopie (Nr. 01602) an Hausarzt

Aufwand in Minuten:
Kalkulationszeit: 10   Prüfzeit: 7   **Eignung d. Prüfzeit:** Tages- und Quartalsprofil
GOÄ entsprechend oder ähnlich: Nr. 5373*

Kommentar: Bei Kontrastmitteluntersuchung kann der Zuschlag nach Nr. 34345 berechnet werden.

34312* Zuschlag zu den Gebührenordnungsposition 34310 und 34311 für die Durchführung von Serien nach intrathekaler Kontrastmittelgabe	394 Pkt.
	43,29 €

Obligater Leistungsinhalt
- Kontrastmitteleinbringung(en)

Abrechnungsausschluss: im Behandlungsfall 34291
in derselben Sitzung 02100, 02101, 34360, 34502

Bericht: mind. Befundkopie (Nr. 01602) an Hausarzt

Aufwand in Minuten:
Kalkulationszeit: 11   Prüfzeit: 7   **Eignung d. Prüfzeit:** Tages- und Quartalsprofil
GOÄ entsprechend oder ähnlich: Nr. 5376*

Kommentar: Der Zuschlag nach 34312 kann nur einmal zur Leistung nach Nr. 34310 oder Nr. 34311 berechnet werden.

34.3.2 Gesichtsschädel, Schädelbasis, Halsweichteile

34320* CT-Untersuchung des Gesichtsschädels	650 Pkt.
	71,42 €

Obligater Leistungsinhalt
- Anfertigung von Dünnschichten (<= 4mm)

Abrechnungsausschluss: im Behandlungsfall 34291
in derselben Sitzung 02100, 02101, 34360, 34502

Bericht: mind. Befundkopie (Nr. 01602) an Hausarzt

Aufwand in Minuten:

Kalkulationszeit: 11   **Prüfzeit:** 8   **Eignung d. Prüfzeit:** Tages- und Quartalsprofil

GOÄ entsprechend oder ähnlich: Nr. 5370*

Kommentar: Bei Kontrastmitteluntersuchung kann der Zuschlag nach Nr. 34345 berechnet werden.

34321* CT-Untersuchung der Schädelbasis	**561 Pkt.** **61,64 €**

Obligater Leistungsinhalt
- Anfertigung von Dünnschichten (<= 2mm)

Abrechnungsausschluss: im Behandlungsfall 34291
in derselben Sitzung 02100, 02101, 34360, 34502

Bericht: mind. Befundkopie (Nr. 01602) an Hausarzt

Aufwand in Minuten:

Kalkulationszeit: 11   **Prüfzeit:** 7   **Eignung d. Prüfzeit:** Tages- und Quartalsprofil

GOÄ entsprechend oder ähnlich: Nr. 5370*

Kommentar: Bei Kontrastmitteluntersuchung kann der Zuschlag nach Nr. 34345 berechnet werden.

34322* CT-Untersuchung der Halsweichteile	**677 Pkt.** **74,38 €**

Obligater Leistungsinhalt
- Darstellung von HWK 1 bis HWK 7,
- Anfertigung von Dünnschichten (<= 5 mm)

Abrechnungsausschluss: in derselben Sitzung 02100, 02101, 34360, 34422, 34502
im Behandlungsfall 34291

Bericht: mind. Befundkopie (Nr. 01602) an Hausarzt

Aufwand in Minuten:

Kalkulationszeit: 12   **Prüfzeit:** 8   **Eignung d. Prüfzeit:** Tages- und Quartalsprofil

GOÄ entsprechend oder ähnlich: Nr. 5371*

Kommentar: Bei Kontrastmitteluntersuchung kann der Zuschlag nach Nr. 34345 berechnet werden.

34.3.3 Thorax

34330* CT-Untersuchung des Thorax	**586 Pkt.** **64,38 €**

Obligater Leistungsinhalt
- Darstellung des Mediastinums,
- Darstellung der Lungen,
- Darstellung der Pleura

Fakultativer Leistungsinhalt
* Darstellung knöcherner Strukturen des Thorax

Abrechnungsausschluss: im Behandlungsfall 34291
in derselben Sitzung 02100, 02101, 34360, 34502

Bericht: mind. Befundkopie (Nr. 01602) an Hausarzt

Aufwand in Minuten:
Kalkulationszeit: 12   **Prüfzeit:** 8   **Eignung d. Prüfzeit:** Tages- und Quartalsprofil

GOÄ entsprechend oder ähnlich: Nr. 5371*

Kommentar: Bei Kontrastmitteluntersuchung kann der Zuschlag nach Nr. 34345 berechnet werden.

34.3.4 Abdomen, Retroperitoneum, Becken

34340* CT-Untersuchung des Oberbauches	581 Pkt. 63,84 €

Obligater Leistungsinhalt
* Darstellung vom Zwerchfell bis einschließlich Nieren

Abrechnungsausschluss: in derselben Sitzung 02100, 02101, 34341, 34342, 34360, 34502
im Behandlungsfall 34291

Bericht: mind. Befundkopie (Nr. 01602) an Hausarzt

Aufwand in Minuten:
Kalkulationszeit: 13   **Prüfzeit:** 8   **Eignung d. Prüfzeit:** Tages- und Quartalsprofil

GOÄ entsprechend oder ähnlich: Nr. 5372*

Kommentar: Bei Kontrastmitteluntersuchung kann der Zuschlag nach Nr. 34345 berechnet werden.

34341* CT-Untersuchung des gesamten Abdomens	724 Pkt. 79,55 €

Obligater Leistungsinhalt
* Darstellung vom Zwerchfell bis zum Beckenboden

Abrechnungsausschluss: im Behandlungsfall 34291
in derselben Sitzung 02100, 02101, 34340, 34342, 34360, 34502

Bericht: mind. Befundkopie (Nr. 01602) an Hausarzt

Aufwand in Minuten:
Kalkulationszeit: 15   **Prüfzeit:** 10   **Eignung d. Prüfzeit:** Tages- und Quartalsprofil

GOÄ entsprechend oder ähnlich: Nr. 5372*

Kommentar: Bei Kontrastmitteluntersuchung kann der Zuschlag nach Nr. 34345 berechnet werden.

34342* CT-Untersuchung des Beckens

581 Pkt.
63,84 €

Obligater Leistungsinhalt
- Darstellung vom Beckenkamm bis zum Beckenboden

Abrechnungsausschluss: in derselben Sitzung 02100, 02101, 34340, 34341, 34360, 34502
im Behandlungsfall 34291

Bericht: mind. Befundkopie (Nr. 01602) an Hausarzt

Aufwand in Minuten:
Kalkulationszeit: 13   **Prüfzeit:** 9   **Eignung d. Prüfzeit:** Tages- und Quartalsprofil

GOÄ entsprechend oder ähnlich: Nr. 5372*

Kommentar: Der Zuschlag nach Nr. 34345 kann bei Untersuchung mit Kontrastmittel zusätzlich berechnet werden. Wird eine Serie ohne Kontrastmittel und eine zweite Serie mit Kontrastmitte durchgeführt, können einmal die Nr. 34342 und zusätzlich die Nr. 34343 (Zuschlag) abgerechnet werden.

34343* Zuschlag zu den Gebührenordnungspositionen 34310, 34311, 34320 bis 34322, 34330, 34340 bis 34342, 34350 und 34351 für ergänzende zweite Serie mit Kontrastmitteln

431 Pkt.
47,35 €

Obligater Leistungsinhalt
- Kontrastmitteleinbringung(en),

Abrechnungsbestimmung: je Sitzung

Abrechnungsausschluss: im Behandlungsfall 34291
in derselben Sitzung 02100, 02101, 34344, 34345, 34360, 34502

Bericht: mind. Befundkopie (Nr. 01602) an Hausarzt

Aufwand in Minuten:
Kalkulationszeit: 9   **Prüfzeit:** 6   **Eignung d. Prüfzeit:** Tages- und Quartalsprofil

GOÄ entsprechend oder ähnlich: Nr. 5376*

Kommentar: Die EBM Nr. 34343 ist für jede in der Legende aufgeführte Leistung – auch mehrfach pro Sitzung – ansetzbar.

34344* Zuschlag zu den Gebührenordnungspositionen 34310, 34311, 34320 bis 34322, 34330, 34340 bis 34342, 34350 und 34351 für die Anfertigung von dynamischen Serien

466 Pkt.
51,20 €

Obligater Leistungsinhalt
- Kontrastmitteleinbringung(en),
- Anfertigung von mindestens 2 vollständigen Kontrastmittel-Phasen

Abrechnungsausschluss: im Behandlungsfall 34291
in derselben Sitzung 02100, 02101, 34343, 34345, 34360, 34502

Bericht: mind. Befundkopie (Nr. 01602) an Hausarzt

Aufwand in Minuten:

Kalkulationszeit: 10   **Prüfzeit:** 7   **Eignung d. Prüfzeit:** Tages- und Quartalsprofil

GOÄ entsprechend oder ähnlich: Nr. 5376*

Kommentar: Die EBM Nr. 34344 ist für jede in der Legende aufgeführte Leistung – auch mehrfach pro Sitzung – ansetzbar.

34345*	**Zuschlag zu den Gebührenordnungspositionen 34310 und 34311, 34320 bis 34322, 34330 und 34340 bis 34342, 34350 und 34351 bei primärer Untersuchung mit Kontrastmittel**	**216 Pkt.** **23,73 €**

Obligater Leistungsinhalt

• Kontrastmitteleinbringung(en)

Abrechnungsausschluss: in derselben Sitzung 02100, 02101, 34343, 34344, 34502
im Behandlungsfall 34291

Bericht: mind. Befundkopie (Nr. 01602) an Hausarzt

Aufwand in Minuten:

Kalkulationszeit: 7   **Prüfzeit:** 4   **Eignung d. Prüfzeit:** Tages- und Quartalsprofil

GOÄ entsprechend oder ähnlich: Nr. 5376*

Kommentar: Die EBM Nr. 34345 ist für jede in der Legende aufgeführte Leistung – auch mehrfach pro Sitzung – ansetzbar.

34.3.5 Extremitäten, angrenzende Gelenke

34350*	**CT-Untersuchung der Extremitäten und/oder deren Teile, mit Ausnahme der in der Gebührenordnungsposition 34351 genannten Extremitätenteile**	**500 Pkt.** **54,94 €**

Obligater Leistungsinhalt

• Darstellung
  – der Extremitäten
• und/oder
  – der Teile der Extremitäten mit Ausnahme der in der Gebührenordnungsposition 34351 genannten
• und/oder
  – von Teilen des Schultergürtels
• und/oder
  – des Beckens

Fakultativer Leistungsinhalt

• Anfertigung von Dünnschichten

Abrechnungsausschluss: im Behandlungsfall 34291
in derselben Sitzung 02100, 02101, 34360, 34502

Bericht: mind. Befundkopie (Nr. 01602) an Hausarzt

Aufwand in Minuten:
Kalkulationszeit: 9   **Prüfzeit:** 6   **Eignung d. Prüfzeit:** Tages- und Quartalsprofil
GOÄ entsprechend oder ähnlich: Nr. 5373*

34351* CT-Untersuchung der Hand, des Fußes und/oder deren Teile	**500 Pkt.** **54,94 €**

Obligater Leistungsinhalt
• Darstellung der Hand oder des Fußes
und/oder
• Darstellung der Teile der Hand oder des Fußes

Fakultativer Leistungsinhalt
• Darstellung des distalen Unterarms,
• Darstellung des distalen Unterschenkels,
• Darstellung angrenzender Gelenke,
• Beidseitige Untersuchung

Abrechnungsausschluss: im Behandlungsfall 34291
in derselben Sitzung 02100, 02101, 34360, 34502

Bericht: mind. Befundkopie (Nr. 01602) an Hausarzt

Aufwand in Minuten:
Kalkulationszeit: 9   **Prüfzeit:** 6   **Eignung d. Prüfzeit:** Tages- und Quartalsprofil
GOÄ entsprechend oder ähnlich: Nr. 5373*

Kommentar: Werden eine Hand und ein Fuß untersucht, kann die Nr. 34351 entsprechend 2x abgerechnet werden. Bei einer Untersuchung von Oberarm, Unterarm einschl. Hand können die Nrn. 34350 und 34351 berechnet werden.

34.3.6 Bestrahlungsplanung CT

34360* CT-gesteuerte Untersuchung von Organabschnitten für die Bestrahlungsplanung bei Tele- oder Brachytherapie	**354 Pkt.** **38,89 €**

Obligater Leistungsinhalt
• Durchführung als Bestrahlungsplanung

Anmerkung: Die Gebührenordnungsposition 34360 darf nur in unmittelbarem Zusammenhang mit und für den Zweck der Bestrahlungsplanung berechnet werden.

Abrechnungsausschluss: in derselben Sitzung 02100, 02101, 34310, 34311, 34312, 34320, 34321, 34322, 34330, 34340, 34341, 34342, 34343, 34344, 34350, 34351, 34460
im Behandlungsfall 34291

Bericht: mind. Befundkopie (Nr. 01602) an Hausarzt

Aufwand in Minuten:
Kalkulationszeit: 5   **Prüfzeit:** 5   **Eignung d. Prüfzeit:** Tages- und Quartalsprofil
GOÄ entsprechend oder ähnlich: Nr. 5378*

34.4 Magnet-Resonanz-Tomographie

1. Die MRT-Untersuchung beinhaltet die Durchführung von mindestens 4 Sequenzen. Dies gilt nicht für MRT-Angiographien des Abschnitts 34.4.7.
2. Topogramm und/oder mehrere Echos stellen keine gesonderten Sequenzen dar.
3. Die Berechnung der Gebührenordnungspositionen dieses Abschnitts setzt eine Genehmigung der Kassenärztlichen Vereinigung nach der Kernspintomographie-Vereinbarung gemäß § 135 Abs. 2 SGB V voraus.

Kommentar: Die Erbringung und Abrechnung von Leistungen des Kapitels 34.4 – also die Leistungen nach den Nrn. 34410 bis 34492 – ist nur mit einer vorherigen Genehmigung der Kassenärztlichen Vereinigung nach der Vereinbarung von Qualifikationsvoraussetzungen gemäß § 135 Abs. 2 SGB V zur Durchführung von Untersuchungen in der Kernspintomographie (Kernspintomographie-Vereinbarung) (Anlage 3 zum Bundesmantelvertrag – Ärzte) möglich.

4. MRT-Untersuchungen der Mamma außerhalb der Indikation nach der Nr. 34431, MRT-Untersuchungen der Herzkranzgefäße sowie MR-Spektoskopien sind kein Leistungsbestandteil der Gebührenordnungspositionen 34410, 34411, 34420 bis 34422, 34430, 34431, 34440 bis 34442, 34450 bis 34452 und 34460.

Kommentar: Kernspintomographien der Mamma außerhalb der Indikation der Nr. 34431 (MRT-Untersuchung(en) der weiblichen Brustdrüse gemäß der Kernspintomographie- Vereinbarung nach § 135 Abs. 2 SGB V), sowie Kernspintomographien der Herzkranzgefäße und MR-Spektoskopien dürfen zu Lasten der gesetzlichen Krankenkassen nicht erbracht werden. Auch eine Erbringung außerhalb des GKV-Systems mit einer privaten Vergütung der Leistung begegnet massiven rechtlichen Bedenken. Hier ist auf jeden Fall vorherig eine Stellungnahme der Ärztekammer zu empfehlen.

5. Einstellungs- und Lokalisationssequenzen sind in den Gebührenordnungspositionen enthalten.
6. MRT-Untersuchungen und MRT-Angiographien der Herzkranzgefäße können nicht mit den Gebührenordnungspositionen des Abschnitts 34.4 berechnet werden.
   Werden bei Herzkranzgefäßen MRT-Untersuchungen bzw. MRT-Angiographien durchgeführt, sind die Leistungen nicht nach dem Abschnitt 34.4 abrechnungsfähig.
7. Gebührenordnungspositionen des Abschnitts 34.4.7 sind neben Gebührenordnungspositionen der Abschnitte 34.4.1 bis 34.4.6 nur mit besonderer Begründung berechnungsfähig.

Kommentar: Neben MRT-Untersuchungen des Neurocraniums und der Wirbelsäule, des Gesichtsschädels, der Schädelbasis und der Halsweichteile, des Thorax, des Abdomens, des Retroperitoneums und des Beckens, der Extremitäten und angrenzender Gelenke sowie dem Bestrahlungs-MRT können MRT-Angiographien nicht abgerechnet werden.

8. Voraussetzung für die Berechnung der Gebührenordnungspositionen des Abschnitts 34.4.7 ist eine Genehmigung der zuständigen Kassenärztlichen Vereinigung gemäß § 135 Abs. 2 SGB V.

Kommentar: Auch die Erbringung und Abrechnung von MRT-Angiographien ist nur mit einer vorherigen Genehmigung der Kassenärztlichen Vereinigung nach der Vereinbarung gemäß § 135 Abs. 2 SGB V (Qualitätssicherungsvereinbarung zur MR-Angiographie) möglich.

9. Gebührenordnungspositionen des Abschnitts 34.4.7 können nur bei Nachweis einer klinischen Fragestellung gemäß § 7 Abs. 5 und 6 der Qualitätssicherungsvereinbarung zur MR-Angiographie gemäß § 135 Abs. 2 SGB V erbracht werden.

Kommentar: Die Bestimmungen haben folgenden Wortlaut:

§ 7 Abs. 5 und 6 der Qualitätssicherungsvereinbarung zur MR-Angiographie: (5) Klinische Fragestellungen, die eine Indikation zur MR-Angiografie begründen, sind in Anlage 2, gegliedert nach Gefäßart und -region, aufgeführt. Weitere Indikationsstellungen zur MR-Angiografie sind besonders zu begründen.(6) Der Entscheidungsgang zur Indikationsstellung ist für jeden Patienten individuell nachzuvollziehen. Unter Berücksichtigung der Indikationen nach Absatz 5 müssen für die sachgerechte Indikationsstellung folgende allgemeine Anforderungen an eine MR-Angiografie erfüllt sein:

- Die individuelle medizinische Fragestellung ist aus den Beschwerden des Patienten und den klinischen Befunden zutreffend abgeleitet und für die Lösung des Patientenproblems relevant.
- Eine weiterführende Aussage kann zur Diagnose und/oder Therapieentscheidung durch die MR-Angiografie erwartet werden.
- Die Durchführung konkurrierender Methoden, mit welchen die medizinische Fragestellung gleichwertig beantwortet werden kann, würde zu höheren Kosten führen und/oder wäre für die Patienten mit einem höheren Risiko verbunden.

34.4.1 Neurocranium und Wirbelsäule

34410* MRT-Untersuchung des Neurocraniums	**1053 Pkt.**
	115,69 €

Obligater Leistungsinhalt
- Darstellung des Neurocraniums

Fakultativer Leistungsinhalt
- Kontrastmitteleinbringung(en)

Abrechnungsausschluss: im Behandlungsfall 34291
in derselben Sitzung 02100, 02101, 34460

Bericht: mind. Befundkopie (Nr. 01602) an Hausarzt

Aufwand in Minuten:
Kalkulationszeit: 14   **Prüfzeit:** 9   **Eignung d. Prüfzeit:** Tages- und Quartalsprofil

GOÄ entsprechend oder ähnlich: Nr. 5700*

34411* MRT-Untersuchung von Teilen der Wirbelsäule	**1053 Pkt.**
	115,69 €

Obligater Leistungsinhalt
- Darstellung mindestens des gesamten Wirbelsäulenabschnittes der HWS (HWK1 bis HWK7/ BWK1)

oder

- Darstellung des gesamten Wirbelsäulenabschnittes der BWS (BWK1 bis LWK1)
oder
- Darstellung des gesamten Wirbelsäulenabschnittes der LWS (LWK1 bis SWK1)
und/oder
- Darstellung in 2 Ebenen,

Fakultativer Leistungsinhalt
- Darstellung des Kreuzbeines,
- Kontrastmitteleinbringung(en),

Abrechnungsbestimmung: je Wirbelsäulenabschnitt

Abrechnungsausschluss: in derselben Sitzung 02100, 02101, 34460
im Behandlungsfall 34291

Bericht: mind. Befundkopie (Nr. 01602) an Hausarzt

Aufwand in Minuten:
Kalkulationszeit: 14   **Prüfzeit:** 9   **Eignung d. Prüfzeit:** Tages- und Quartalsprofil
GOÄ entsprechend oder ähnlich: Nr. 5705*

Kommentar: Wenn die gesamte Wirbelsäule dargestellt werden muss, kann die Nr. höchstens
3x berechnet werden .

34.4.2 Gesichtsschädel, Schädelbasis, Halsweichteile

34420* MRT-Untersuchung des Gesichtsschädels	**1053 Pkt.**
	115,69 €

Obligater Leistungsinhalt
- Darstellung in 2 Ebenen

Fakultativer Leistungsinhalt
- Kontrastmitteleinbringung(en)

Abrechnungsausschluss: im Behandlungsfall 34291
in derselben Sitzung 02100, 02101, 34460

Bericht: mind. Befundkopie (Nr. 01602) an Hausarzt

Aufwand in Minuten:
Kalkulationszeit: 14   **Prüfzeit:** 9   **Eignung d. Prüfzeit:** Tages- und Quartalsprofil
GOÄ entsprechend oder ähnlich: Nr. 5700*

Kommentar: Sowohl ein MRT des Auges als auch der Dentalregion sind nach dieser Nr. berechnungsfähig.

34421* MRT-Untersuchung der Schädelbasis	**1053 Pkt.**
	115,69 €

Obligater Leistungsinhalt
- Darstellung in 2 Ebenen

Fakultativer Leistungsinhalt
- Kontrastmitteleinbringung(en)

Abrechnungsausschluss: im Behandlungsfall 34291
in derselben Sitzung 02100, 02101, 34460

Bericht: mind. Befundkopie (Nr. 01602) an Hausarzt

Aufwand in Minuten:
Kalkulationszeit: 14   **Prüfzeit:** 9   **Eignung d. Prüfzeit:** Tages- und Quartalsprofil
GOÄ entsprechend oder ähnlich: Nr. 5700*

34422* MRT-Untersuchung der Halsweichteile, HWK 1 bis HWK 7   1053 Pkt.
115,69 €

Obligater Leistungsinhalt
• Darstellung in 2 Ebenen

Fakultativer Leistungsinhalt
• Kontrastmitteleinbringung(en)

Abrechnungsausschluss: im Behandlungsfall 34291
in derselben Sitzung 02100, 02101, 34322, 34460

Bericht: mind. Befundkopie (Nr. 01602) an Hausarzt

Aufwand in Minuten:
Kalkulationszeit: 14   **Prüfzeit:** 9   **Eignung d. Prüfzeit:** Tages- und Quartalsprofil
GOÄ entsprechend oder ähnlich: Nr. 5715*

34.4.3 Thorax

34430* MRT-Untersuchung des Thorax   1053 Pkt.
115,69 €

Obligater Leistungsinhalt
• Darstellung in 2 Ebenen,
• Darstellung
  – des Mediastinums
  und/oder
  – der Lunge

Fakultativer Leistungsinhalt
• Kontrastmitteleinbringung(en)

Abrechnungsausschluss: im Behandlungsfall 34291
in derselben Sitzung 02100, 02101, 34460

Bericht: mind. Befundkopie (Nr. 01602) an Hausarzt

Aufwand in Minuten:
Kalkulationszeit: 14   **Prüfzeit:** 9   **Eignung d. Prüfzeit:** Tages- und Quartalsprofil
GOÄ entsprechend oder ähnlich: Nr. 5715*

34431*	MRT-Untersuchung(en) der weiblichen Brustdrüse gemäß der Kernspintomographie-Vereinbarung nach § 135 Abs. 2 SGB V	2007 Pkt. 220,51 €

Obligater Leistungsinhalt

- MRT-Untersuchung(en) der weiblichen Brustdrüse zum Rezidivausschluss (frühestens 6 Monate nach der Operation oder 12 Monate nach Beendigung der Bestrahlungstherapie) eines histologisch gesicherten Mamma-Karzinoms nach brusterhaltender Therapie, auch nach Wiederaufbauplastik, für den Fall, dass eine vorausgegangene mammographische und sonographische Untersuchung die Dignität des Rezidivverdachtes nicht klären konnte

oder

- MRT-Untersuchung(en) der weiblichen Brustdrüse zur Primärtumorsuche bei axillärer(n) Lymphknotenmetastase(n), deren histologische Morphologie ein Mamma-Karzinom nicht ausschließt, wenn ein Primärtumor weder klinisch noch mittels mammographischer und sonographischer Untersuchung dargestellt werden konnte,
- Native Darstellung,
- Gabe eines paramagnetischen Kontrastmittels,
- Mindestens 4 Untersuchungssequenzen,
- Dynamische Messungen,
- Kontrastmitteleinbringung(en)

Abrechnungsausschluss: im Behandlungsfall 34291
in derselben Sitzung 02100, 02101, 34452, 34460

Bericht: mind. Befundkopie (Nr. 01602) an Hausarzt

Aufwand in Minuten:
Kalkulationszeit: KA   **Prüfzeit:** 10   **Eignung d. Prüfzeit:** Tages- und Quartalsprofil
GOÄ entsprechend oder ähnlich: Nr. 5721*

Kommentar: Voraussetzung für die Durchführung eines Mamma-MRT zu Lasten der Gesetzlichen Krankenversicherung ist – so informiert das BDT-MVZ-Träger GmbH Institut für bildgebende Diagnostik und Therapie: http://www.bdt-erlangen.de/index.php?id=213 –, **dass u.a. alle folgenden Bedingungen erfüllt sein müssen:**

- Das ein histologisch gesichertes Mamma-Karzinom eine brusterhaltende Therapie mit oder ohne Wiederaufbauplastik erforderlich werden ließ.
- Das seit der Operation mindestens 6 Monate oder seit Abschluss der Strahlentherapie mindestens 12 Monate vergangen sind.
- Mit einer zunächst durchgeführten Mammographie und Mammasonographie ein möglicher erneuter Verdacht nicht sicher ausgeschlossen werden konnte.

Weitere Informationen finden Sie unter:
Magnetresonanz-Tomographie der weiblichen Brust (MRM) – Zusammenfassender Bericht des Arbeitsausschusses „Ärztliche Behandlung" des Bundesausschusses der Ärzte und Krankenkassen über die Beratungen gemäß § 135 Abs.1 SGB V
(https://www.g-ba.de/downloads/40-268-257/HTA-MRM.pdf)

34.4.4 Abdomen, Retroperitoneum, Becken

34440* MRT-Untersuchung des Oberbauches	**1053 Pkt.**
	115,69 €

Obligater Leistungsinhalt
• Darstellung des Zwerchfells bis einschließlich Nieren

Fakultativer Leistungsinhalt
• Kontrastmitteleinbringung(en)

Abrechnungsausschluss: im Behandlungsfall 34291
in derselben Sitzung 02100, 02101, 34441, 34442, 34460

Bericht: mind. Befundkopie (Nr. 01602) an Hausarzt

Aufwand in Minuten:
Kalkulationszeit: 14   **Prüfzeit:** 9   **Eignung d. Prüfzeit:** Tages- und Quartalsprofil
GOÄ entsprechend oder ähnlich: Nr. 5720*

34441* MRT-Untersuchung des Abdomens	**1053 Pkt.**
	115,69 €

Obligater Leistungsinhalt
• Darstellung des Zwerchfells bis zum Beckenboden

Fakultativer Leistungsinhalt
• Kontrastmitteleinbringung(en)

Abrechnungsausschluss: in derselben Sitzung 02100, 02101, 34440, 34442, 34460
im Behandlungsfall 34291

Bericht: mind. Befundkopie (Nr. 01602) an Hausarzt

Aufwand in Minuten:
Kalkulationszeit: 14   **Prüfzeit:** 9   **Eignung d. Prüfzeit:** Tages- und Quartalsprofil
GOÄ entsprechend oder ähnlich: Nr. 5720*

34442* MRT-Untersuchung des Beckens	**1053 Pkt.**
	115,69 €

Obligater Leistungsinhalt
• Darstellung des gesamten Beckens

Fakultativer Leistungsinhalt
• Kontrastmitteleinbringung(en)

Abrechnungsausschluss: im Behandlungsfall 34291
in derselben Sitzung 02100, 02101, 34440, 34441, 34460

Bericht: mind. Befundkopie (Nr. 01602) an Hausarzt

Aufwand in Minuten:
Kalkulationszeit: 14   **Prüfzeit:** 9   **Eignung d. Prüfzeit:** Tages- und Quartalsprofil
GOÄ entsprechend oder ähnlich: Nr. 5720*

34.4.5 Extremitäten, angrenzende Gelenke

34450* **MRT-Untersuchung der Extremitäten und/oder deren**   **1053 Pkt.**
Teile, mit Ausnahme der nach der Gebührenordnungs-   **115,69 €**
position 34451 abzurechnenden Extremitätenteile

Obligater Leistungsinhalt
* Darstellung
  - der Extremitäten
  und/oder
  - der Teile der Extremitäten mit Ausnahme der nach Gebührenordnungsposition 34451 ge-
    nannten
  und/oder
  - von Teilen des Schultergürtels
  und/oder
  - des Beckens

Fakultativer Leistungsinhalt
* Kontrastmitteleinbringung(en)

Abrechnungsausschluss: im Behandlungsfall 34291
in derselben Sitzung 02100, 02101, 34460

Bericht: mind. Befundkopie (Nr. 01602) an Hausarzt

Aufwand in Minuten:
Kalkulationszeit: 14   **Prüfzeit:** 9   **Eignung d. Prüfzeit:** Tages- und Quartalsprofil

GOÄ entsprechend oder ähnlich: Nrn. 5729*, 5730*

Kommentar: Auch wenn die Untersuchung mehrerer Extremitäten med. erforderlich ist, kann
die Nr. 34450 nur 1x abgerechnet werden. Nach Nr. 34450 kann auch die Untersuchung der Axilla
abgerechnet werden.

34451* **MRT-Untersuchung der Hand, des Fußes und/oder deren**   **1053 Pkt.**
Teile   **115,69 €**

Obligater Leistungsinhalt
* Darstellung der Hand oder des Fußes
und/oder
* Darstellung der Teile der Hand oder des Fußes

Fakultativer Leistungsinhalt
* Darstellung des distalen Unterarms,
* Darstellung des distalen Unterschenkels,
* Darstellung angrenzende Gelenke,
* Kontrastmitteleinbringung(en)

Abrechnungsausschluss: im Behandlungsfall 34291
in derselben Sitzung 02100, 02101, 34460

Bericht: mind. Befundkopie (Nr. 01602) an Hausarzt

Aufwand in Minuten:
Kalkulationszeit: 14   **Prüfzeit:** 9   **Eignung d. Prüfzeit:** Tages- und Quartalsprofil
GOÄ entsprechend oder ähnlich: Nr. 5729*

Kommentar: Werden beide Hände/Füße untersucht oder ein Fuß und eine Hand kann die Leistung 2x berechnet werden. Bei Darstellung von Oberarm und Unterarm einschl. Hand sind die EBM Nrn. 34450 und 34451 abrechenbar.

34452*	**Zuschlag zu den Gebührenordnungspositionen 34410, 34411, 34420 bis 34422, 34430, 34440 bis 34442, 34450 und 34451 für mindestens 2 weitere Sequenzen nach Kontrastmitteleinbringung(en)**	**380 Pkt.** **41,75 €**

Obligater Leistungsinhalt
* Durchführung der jeweils zuschlagsberechtigten Leistung erfolgte mit Kontrastmitteleinbringung(en)

Abrechnungsausschluss: im Behandlungsfall 34291
in derselben Sitzung 02100, 02101, 34431, 34460

Bericht: mind. Befundkopie (Nr. 01602) an Hausarzt

Aufwand in Minuten:
Kalkulationszeit: 10   **Prüfzeit:** 7   **Eignung d. Prüfzeit:** Tages- und Quartalsprofil
GOÄ entsprechend oder ähnlich: Nr. 5731*

34.4.6 Bestrahlungsplanung MRT

34460*	**MRT-gesteuerte Untersuchung von Organabschnitten für die Bestrahlungsplanung bei Tele- oder Brachytherapie**	**677 Pkt.** **74,38 €**

Obligater Leistungsinhalt
* Durchführung als Bestrahlungsplanung

Fakultativer Leistungsinhalt
* Kontrastmitteleinbringung(en)

Anmerkung: Die Gebührenordnungsposition 34460 darf nur in unmittelbarem Zusammenhang mit und für den Zweck der Bestrahlungsplanung berechnet werden.

Abrechnungsausschluss: im Behandlungsfall 34291
in derselben Sitzung 02100, 02101, 34360 und Kapitel 34.4.1, 34.4.2, 34.4.3, 34.4.4, 34.4.5

Bericht: mind. Befundkopie (Nr. 01602) an Hausarzt

Aufwand in Minuten:
Kalkulationszeit: 5   **Prüfzeit:** 5   **Eignung d. Prüfzeit:** Tages- und Quartalsprofil
GOÄ entsprechend oder ähnlich: Leistungskomplex in der GOÄ nicht vorhanden; dafür z.B. die untersuchten Organe abrechnen.

34.4.7 MRT-Angiographien

**34470* MRT-Angiographie der Hirngefäße gemäß den Qualitäts-   692 Pkt.
sicherungsvereinbarungen nach § 135 Abs. 2 SGB V   76,03 €**

Obligater Leistungsinhalt
* Darstellung der Hirngefäße

Fakultativer Leistungsinhalt
* Kontrastmitteleinbringung(en)
* Darstellung der venösen Phase

Anmerkung: Eine Nebeneinanderberechnung von zwei oder mehr Gebührenordnungspositionen 34470, 34475, 34480, 34485, 34486, 34489 und 34490 in derselben Sitzung ist nur mit Begründung möglich.
Neben der Gebührenordnungsposition 34470 können die Gebührenordnungspositionen 34410, 34411, 34420 bis 34422, 34430, 34431, 34440 bis 34442, 34450 bis 34452 und 34460 und 34492 nur mit Begründung berechnet werden.

Abrechnungsausschluss: im Behandlungsfall 34291
in derselben Sitzung 02100, 02101, 34283

Bericht: mind. Befundkopie (Nr. 01602) an Hausarzt

Aufwand in Minuten:
Kalkulationszeit: KA   **Prüfzeit:** ./.   **Eignung d. Prüfzeit:** Keine Eignung
GOÄ entsprechend oder ähnlich: Nrn. 5700*, ggf. 5731*

**34475* MRT-Angiographie der Halsgefäße gemäß den Qualitäts-   919 Pkt.
sicherungsvereinbarungen nach § 135 Abs. 2 SGB V   100,97 €**

Obligater Leistungsinhalt
* Darstellung der Halsgefäße

Fakultativer Leistungsinhalt
* Kontrastmitteleinbringung(en)
* Darstellung der venösen Phase

Anmerkung: Eine Nebeneinanderberechnung von zwei oder mehr Gebührenordnungspositionen 34470, 34475, 34480, 34485, 34486, 34489 und 34490 in derselben Sitzung ist nur mit Begründung möglich.
Neben der Gebührenordnungsposition nach der Nr. 34475 können die Gebührenordnungspositionen 34410, 34411, 34420 bis 34422, 34430, 34431, 34440 bis 34442, 34450 bis 34452 und 34460 nur mit Begründung berechnet werden.

Abrechnungsausschluss: in derselben Sitzung 02100, 02101, 34283
im Behandlungsfall 34291

Bericht: mind. Befundkopie (Nr. 01602) an Hausarzt

Aufwand in Minuten:
Kalkulationszeit: KA   **Prüfzeit:** ./.   **Eignung d. Prüfzeit:** Keine Eignung
GOÄ entsprechend oder ähnlich: Nrn. 5700*, ggf. 5731*

34480* MRT-Angiographie der thorakalen Aorta und ihrer   **919 Pkt.**
Abgänge und/oder ihrer Äste (Truncus brachiocepha-   **100,97 €**
licus, A. subclavia, A. carotis communis, A. vertebralis)
gemäß den Qualitätssicherungsvereinbarungen nach
§ 135 Abs. 2 SGB V

Obligater Leistungsinhalt
• Darstellung der thorakalen Aorta

Fakultativer Leistungsinhalt
• Kontrastmitteleinbringung(en)

Anmerkung: Eine Nebeneinanderberechnung von zwei oder mehr Gebührenordnungspositionen 34470, 34475, 34480, 34485, 34486, 34489 und 34490 in derselben Sitzung ist nur mit Begründung möglich.
Neben der Gebührenordnungsposition 34480 können die Gebührenordnungspositionen 34410,
34411, 34420 bis 34422, 34430, 34431, 34440 bis 34442, 34450 bis 34452 und 34460 nur mit
Begründung berechnet werden.

Abrechnungsausschluss: im Behandlungsfall 34291
in derselben Sitzung 02100, 02101, 34283

Bericht: mind. Befundkopie (Nr. 01602) an Hausarzt

Aufwand in Minuten:
Kalkulationszeit: KA   **Prüfzeit:** ./.   **Eignung d. Prüfzeit:** Keine Eignung
GOÄ entsprechend oder ähnlich: Nrn. 5715*, ggf. 5731*

34485* MRT-Angiographie der abdominalen Aorta und ihrer   **919 Pkt.**
Äste 1. Ordnung gemäß den Qualitätssicherungsverein-   **100,97 €**
barungen nach § 135 Abs. 2 SGB V

Obligater Leistungsinhalt
• Darstellung der abdominalen Aorta

Fakultativer Leistungsinhalt
• Kontrastmitteleinbringung(en)

Anmerkung: Eine Nebeneinanderberechnung von zwei oder mehr Gebührenordnungspositionen 34470, 34475, 34480, 34485, 34486, 34489 und 34490 in derselben Sitzung ist nur mit Begründung möglich.
Neben der Gebührenordnungsposition 34485 können die Gebührenordnungspositionen 34410,
34411, 34420 bis 34422, 34430, 34431, 34440 bis 34442, 34450 bis 34452 und 34460 nur mit
Begründung berechnet werden.

Abrechnungsausschluss: in derselben Sitzung 02100, 02101, 34283
im Behandlungsfall 34291

Bericht: mind. Befundkopie (Nr. 01602) an Hausarzt

Aufwand in Minuten:
Kalkulationszeit: KA   **Prüfzeit:** ./.   **Eignung d. Prüfzeit:** Keine Eignung
GOÄ entsprechend oder ähnlich: Nrn. 5720*, ggf. 5731*

| 34486* | MRT-Angiographie von Venen gemäß den Qualitätssi-cherungsvereinbarungen nach § 135 Abs. 2 SGB V | 919 Pkt.
100,97 € |

Obligater Leistungsinhalt

- Darstellung der Venen von:
  - Kopf/Hals
  und/oder
  - des Thorax einschließlich der venae subclaviae
  und/oder
  - des Abdomens
  und/oder
  - des Beckens

Fakultativer Leistungsinhalt

- Kontrastmitteleinbringung(en)

Anmerkung: Eine Nebeneinanderberechnung von zwei oder mehr Gebührenordnungspositionen 34470, 34475, 34480, 34485, 34486, 34489 und 34490 in derselben Sitzung ist nur mit Begründung möglich.
Neben der Gebührenordnungsposition 34486 können die Gebührenordnungspositionen 34410, 34411, 34420 bis 34422, 34430, 34431, 34440 bis 34442, 34450 bis 34452 und 34460 nur mit Begründung berechnet werden.

Abrechnungsausschluss: im Behandlungsfall 34291
in derselben Sitzung 02100, 02101, 34283

Bericht: mind. Befundkopie (Nr. 01602) an Hausarzt

Aufwand in Minuten:
Kalkulationszeit: KA   **Prüfzeit:** ./.   **Eignung d. Prüfzeit:** Keine Eignung
GOÄ entsprechend oder ähnlich: Nrn. 5715* (Thorax) oder 5720* (Abdomen) ggf. 5731*

| 34489* | MRT-Angiographie der Becken- und Beinarterien (ohne Fußgefäße) gemäß den Qualitätssicherungsvereinbarungen nach § 135 Abs. 2 SGB V | 1842 Pkt.
202,38 € |

Obligater Leistungsinhalt

- Darstellung der Becken- und Beinarterien (ohne Fußgefäße)

Fakultativer Leistungsinhalt

- Kontrastmitteleinbringung(en)

Anmerkung: Eine Nebeneinanderberechnung von zwei oder mehr Gebührenordnungspositionen 34470, 34475, 34480, 34485, 34486, 34489 und 34490 in derselben Sitzung ist nur mit Begründung möglich.
Neben der Gebührenordnungsposition 34489 können die Gebührenordnungspositionen 34410, 34411, 34420 bis 34422, 34430, 34431, 34440 bis 34442, 34450 bis 34452 und 34460 nur mit Begründung berechnet werden.

Abrechnungsausschluss: im Behandlungsfall 34291
in derselben Sitzung 02100, 02101, 34283

Bericht: mind. Befundkopie (Nr. 01602) an Hausarzt

Aufwand in Minuten:
Kalkulationszeit: KA   **Prüfzeit:** ./.   **Eignung d. Prüfzeit:** Keine Eignung
GOÄ entsprechend oder ähnlich: Nrn. 5730*, ggf. 5731*

34490* MRT-Angiographie der Armarterien und armversor-	**919 Pkt.**
genden Arterien und einschließlich/oder Cimino-Shunt	**100,97 €**
(ohne Handgefäße) gemäß den Qualitätssicherungsver-	
einbarungen nach § 135 Abs. 2 SGB V	

Obligater Leistungsinhalt
• Darstellung der Arterien einer oberen Extremität und/oder Cimino-Shunt

Fakultativer Leistungsinhalt
• Kontrastmitteleinbringung(en)

Anmerkung: Eine Nebeneinanderberechnung von zwei oder mehr Gebührenordnungspositionen 34470, 34475, 34480, 34485, 34486, 34489 und 34490 in derselben Sitzung ist nur mit Begründung möglich.
Neben der Gebührenordnungsposition 34490 können die Gebührenordnungspositionen 34410,
34411, 34420 bis 34422, 34430, 34431, 34440 bis 34442, 34450 bis 34452 und 34460 und
34492 nur mit Begründung berechnet werden.

Abrechnungsausschluss: in derselben Sitzung 02100, 02101, 34283
im Behandlungsfall 34291

Bericht: mind. Befundkopie (Nr. 01602) an Hausarzt

Aufwand in Minuten:
Kalkulationszeit: KA   **Prüfzeit:** ./.   **Eignung d. Prüfzeit:** Keine Eignung
GOÄ entsprechend oder ähnlich: Nrn. 5730*, ggf. 5731*

34492* Zuschlag zu der Gebührenordnungsposition 34470 für	**416 Pkt.**
weitere Sequenzen nach Kontrastmitteleinbringung(en)	**45,71 €**

Anmerkung: Die Gebührenordnungsposition 34492 kannIV-34.4.7 nur mit Begründung berechnet werden.

Bericht: mind. Befundkopie (Nr. 01602) an Hausarzt

Aufwand in Minuten:
Kalkulationszeit: KA   **Prüfzeit:** ./.   **Eignung d. Prüfzeit:** Keine Eignung
GOÄ entsprechend oder ähnlich: Nr. 5731*

34.5 Nicht vaskuläre interventionelle Maßnahmen

1. Die Leistung nach der Gebührenordnungsposition 34504 ist nur berechnungsfähig, wenn sie von Ärzten erbracht wird, welche die Voraussetzungen gemäß Qualitätssicherungsvereinbarung zur schmerztherapeutischen Versorgung chronisch
schmerzkranker Patienten nach § 135 Abs. 2 SGB V erfüllen, oder die Behandlung auf Überweisung eines Arztes erfolgt, der die Voraussetzungen gemäß Qualitätssicherungsvereinbarung zur schmerztherapeutischen Versorgung chronisch

schmerzkranker Patienten nach § 135 Abs. 2 SGB V erfüllt oder die Zusatzweiterbildung Schmerztherapie gemäß der Weiterbildungsordnung besitzt.

2. Eine Überweisung nach Satz 1 kann nur für Patienten mit einer gesicherten Diagnose (Zusatzkennzeichen „G" nach ICD-10-GM) erfolgen.

3. Die Leistung nach der Gebührenordnungsposition 34504 darf nicht solitär erbracht werden, sondern ausschließlich im Rahmen eines multimodalen Schmerztherapiekonzeptes. Bei funktionellen Störungen und chronischen Schmerzsyndromen mit überwiegend funktionellem Störungsanteil ist die Leistung nach der Gebührenordnungsposition 34504 nicht berechnungsfähig.

4. Die Gebührenordnungspositionen dieses Abschnitts sind nicht für Interventionen in bzw. an (einer) Bandscheibe(n) (z.B. Volumenreduktion durch Chemonukleolyse und/oder Coblation) berechnungsfähig. Diese Eingriffe sind über die Gebührenordnungspositionen der Abschnitte IV-31.2 bzw. IV-36.2 zu berechnen.

Kommentar: Diese ab dem 1.4.2013 geltende Neuregelung ist auf die Änderung der Richtlinie über die ambulante Behandlung im Krankenhaus nach § 116b SGB V zum Thema „CT/MRT-gestützte interventionelle schmerztherapeutische Leistungen" des Gemeinsamen Bundesausschusses zurückzuführen.Die gebührenrechtlichen Regelungen wurden sowohl inhaltlich als auch in Bezug auf die von den Ärzten dort geforderten Qualifikationen angepasst.

34500* Durchleuchtungsgestützte Intervention bei PTC	**672 Pkt.**
	73,83 €

Obligater Leistungsinhalt

• Durchleuchtungsgestützte Intervention gemäß der Vereinbarung zur Strahlendiagnostik und -therapie gemäß § 135 Abs. 2 SGB V,

Abrechnungsbestimmung: einmal im Behandlungsfall

Abrechnungsausschluss: in derselben Sitzung 02100, 02101, 02300, 02301, 02302, 02340, 02341, 34280, 34281

Bericht: mind. Befundkopie (Nr. 01602) an Hausarzt

Aufwand in Minuten:

Kalkulationszeit: KA   **Prüfzeit:** 18   **Eignung d. Prüfzeit:** Nur Quartalsprofil

GOÄ entsprechend oder ähnlich: Leistung in der GOÄ nicht vorhanden, analoger Ansatz der Nr. 5358*.

34501* Durchleuchtungsgestützte Intervention bei Anlage eines Ösophagus-Stent	**895 Pkt.**
	98,33 €

Obligater Leistungsinhalt

• Durchleuchtungsgestützte Intervention gemäß der Vereinbarung zur Strahlendiagnostik und -therapie gemäß § 135 Abs. 2 SGB V,

Abrechnungsbestimmung: einmal im Behandlungsfall

Abrechnungsausschluss: in derselben Sitzung 02100, 02101, 02300, 02301, 02302, 02340, 02341

Bericht: mind. Befundkopie (Nr. 01602) an Hausarzt

Aufwand in Minuten:
Kalkulationszeit: KA   **Prüfzeit:** 24   **Eignung d. Prüfzeit:** Nur Quartalsprofil

GOÄ entsprechend oder ähnlich: Leistung in der GOÄ nicht vorhanden, analoger Ansatz der Nr. 5358*.

34503*	Bildwandlergestützte Intervention(en) an der Wirbel-säule	667 Pkt. 73,28 €

Obligater Leistungsinhalt
- Bildwandlergestützte Intervention in bzw. an Nerven, Ganglien, Gelenkkörper(n) und/oder Gelenkfacette(n) der Wirbelsäule,
- Überwachung über mindestens 30 Minuten,
- Dokumentation,

Fakultativer Leistungsinhalt
- Kontrolle mittels Bildwandler,
- Infusion(en) (Nr. 02100),
- Punktion(en) I (Nr. 02340),
- Punktion(en) II (Nr. 02341),

Abrechnungsbestimmung: einmal am Behandlungstag

Abrechnungsausschluss: in derselben Sitzung 01510, 01512, 01520, 01521, 01530, 01531, 02100, 02101, 02300, 02302, 02340, 02343, 02360, 30710, 30712, 30720, 30724, 30730, 30731, 30740, 30751, 30760, 34504, 34505 und Kapitel 34.2

Bericht: mind. Befundkopie (Nr. 01602) an Hausarzt

Aufwand in Minuten:
Kalkulationszeit: 22   **Prüfzeit:** 20   **Eignung d. Prüfzeit:** Tages- und Quartalsprofil

GOÄ entsprechend oder ähnlich: Leistungskomplex so in der GOÄ nicht vorhanden. Dafür z.B. CT der untersuchten Organe abrechnen + Interventionsmaßnahmen.

34504*	CT-gesteuerte schmerztherapeutische Intervention(en) bei akutem und/oder chronischem Schmerz nach vorausgegangener interdisziplinärer Diagnostik	968 Pkt. 106,36 €

Obligater Leistungsinhalt
- CT-gesteuerte Intervention bei Punktionen und/oder pharmakotherapeutischen Applikationen,
- Intervention in bzw. an Nerven, Ganglien, Malignomen, Gelenkkörper(n) und/oder Gelenkfacette(n),
- Überwachung über mindestens 30 Minuten,
- Dokumentation,

Fakultativer Leistungsinhalt
- Kontrolle mittels CT-Untersuchung,
- Infusion(en) (Nr. 02100),
- Intraarterielle Injektion(en) (Nr. 02331),
- Punktion(en) I (Nr. 02340),
- Punktion(en) II (Nr. 02341)

Abrechnungsbestimmung: einmal am Behandlungstag

Abrechnungsausschluss: in derselben Sitzung 01510, 01512, 01520, 01521, 01530, 01531, 02100, 02101, 02300, 02302, 02331, 02340, 02343, 30710, 30712, 30720, 30724, 30730, 30731, 30740, 30751, 30760, 34503, 34505 und Kapitel 34.3.1, 34.3.2, 34.3.3, 34.3.4, 34.3.5

Bericht: mind. Befundkopie (Nr. 01602) an Hausarzt

Aufwand in Minuten:

Kalkulationszeit: 20   **Prüfzeit:** 20   **Eignung d. Prüfzeit:** Tages- und Quartalsprofil

34505* CT-gesteuerte Intervention(en)	**968 Pkt.**
	106,36 €

Obligater Leistungsinhalt

- CT-gesteuerte Intervention bei Punktionen und/oder pharmakotherapeutischen Applikationen,
- Intervention in bzw. an Nerven, Ganglien, Malignomen, Gelenkkörper(n) und/oder Gelenkfacette(n),
- Überwachung über mindestens 30 Minuten,
- Dokumentation,

Fakultativer Leistungsinhalt

- Kontrolle mittel CT-Untersuchung,
- Infusion(en) (Nr. 02100),
- Intraarterielle Injektion(en) (Nr. 02331),
- Punktion(en) I (Nr. 02340),
- Punktion(en) II (Nr. 02341),

Abrechnungsbestimmung: einmal am Behandlungstag

Anmerkung: Die Gebührenordnungsposition 34505 ist nur berechnungsfähig bei Diagnostik/Behandlung einer im Folgenden genannten Erkrankung nach den ICD-10-GM Kodes: Neubildungen C00-D48 sowie Krankheiten des Blutes und der blutbildenden Organe sowie bestimmte Störungen mit Beteiligung des Immunsystems D50-D90.
Die Berechnung der Gebührenordnungsposition 34505 bei anderen als den genannten Erkrankungen setzt eine ausführliche Begründung der medizinischen Notwendigkeit im Einzelfall voraus. Die Begründung ist einschließlich des ICD-10-GM Kodes für die betreffende Erkrankung bei der Abrechnung anzugeben.

Abrechnungsausschluss: in derselben Sitzung 01510, 01512, 01520, 01521, 01530, 01531, 02100, 02101, 02300, 02302, 02340, 02343, 02360, 30710, 30712, 30720, 30724, 30730, 30731, 30740, 30751, 30760, 34503, 34504 und Kapitel 34.3.1, 34.3.2, 34.3.3, 34.3.4, 34.3.5

Bericht: mind. Befundkopie (Nr. 01602) an Hausarzt

Aufwand in Minuten:

Kalkulationszeit: 20   **Prüfzeit:** 20   **Eignung d. Prüfzeit:** Tages- und Quartalsprofil

34.6 Osteodensitometrie

34600 Osteodensitometrische Untersuchung I	268 Pkt.
	29,45 €

Obligater Leistungsinhalt
- Osteodensitometrische Untersuchung(en) nach den Richtlinien des Gemeinsamen Bundesausschusses (Nr. 7 in der Anlage I „Anerkannte Untersuchungs- oder Behandlungsmethoden"
  der Richtlinie Methoden vertragsärztliche Versorgung, (Photonenabsorptions-Technik) mittels
  einer zentralen DXA; [Dual-Energy X-ray Absorptiometrie]) bei Patienten, die eine Fraktur ohne nachweisbares adäquates Trauma erlitten haben und bei denen gleichzeitig aufgrund anderer anamnestischer und klinischer Befunde ein begründeter Verdacht auf Osteoporose besteht
  – am Schenkelhals an einem oder mehreren Teil(en) des Skeletts
  – und/oder
  – an der LWS am Achsenskelett

Abrechnungsausschluss: in derselben Sitzung 02100, 02101, 34601

Bericht: mind. Befundkopie (Nr. 01602) an Hausarzt

Aufwand in Minuten:
Kalkulationszeit: KA   **Prüfzeit:** 2   **Eignung d. Prüfzeit:** Tages- und Quartalsprofil

GOÄ entsprechend oder ähnlich: Ansatz abhängig von der Art der Untersuchung; Nrn. 5380*
oder 5475*

34601 Osteodensitometrische Untersuchung II	268 Pkt.
	29,45 €

Obligater Leistungsinhalt
- Osteodensitometrische Untersuchung(en) nach den Richtlinien des Gemeinsamen Bundesausschusses (Nr. 7 in der Anlage I „Anerkannte Untersuchungs- oder Behandlungsmethoden"
  der Richtlinie Methoden vertragsärztliche Versorgung, mittels einer zentralen DXA [Dual-Ener-
  gy X-ray Absorptiometrie]) zum Zweck der Optimierung der Therapieentscheidung, wenn aufgrund konkreter anamnestischer und klinischer Befunde eine Absicht für eine spezifische medikamentöse Therapie einer Osteoporose besteht
  – am Schenkelhals
  – und/oder
  – an der LWS

Abrechnungsbestimmung: Die Gebührenordnungsposition 34601 ist nicht neben den Gebührenordnungspositionen 02100, 02101 und 34600 berechnungsfähig.

Abrechnungsausschluss: in derselben Sitzung 02100, 02101, 34600

Bericht: mind. Befundkopie (Nr. 01602) an Hausarzt

Aufwand in Minuten:
Kalkulationszeit: KA   **Prüfzeit:** 2   **Eignung d. Prüfzeit:** Tages- und Quartalsprofil

GOÄ entsprechend oder ähnlich: **GOÄ Nr. 5380***

Kommentar: Nach dieser Leistungsposition sind nach Kommentar von **Wezel/Liebold** ...
„Untersuchungen abzurechnen, welche zum Zweck der Optimierung der Therapieentscheidung

über eine spezifische medikamentöse Therapie auch ohne Fraktur notwendig sein können..."
Ferner sind nach Wezel/Liebold auch gemeint, die osteodensitometrischen Untersuchungen,...
„zum Zwecke der Optimierung der Weiterführung oder erstmaligen Therapieentscheidungen
frühestens nach 5 Jahren..."
Die Leistung mittels CT durchzuführen ist wegen der eindeutigen Beschränkung auf die in der
Legende der Leistungsposition genannten DXA-Technik nicht gestattet.

34.7 Diagnostische Positronenemissionstomographie (PET), Diagnostische Positronenemissionstomographie mit Computertomographie (PET/CT)

1. Die Gebührenordnungspositionen dieses Abschnitts können ausschließlich von Fachärzten für Nuklearmedizin und Fachärzten für Radiologie abgerechnet werden, die über eine Genehmigung der Kassenärztlichen Vereinigung gemäß der Qualitätssicherungsvereinbarung PET, PET/CT gemäß § 135 Abs. 2 SGB V verfügen.
2. Haben an der Erbringung einer Leistung entsprechend einer Gebührenordnungsposition des Abschnittes 34.7 mehrere Ärzte mitgewirkt, so hat der die Gebührenordnungsposition des Abschnittes 34.7 abrechnende Arzt in seiner Quartalsabrechnung zu bestätigen, dass er mit den anderen Ärzten eine Vereinbarung darüber getroffen hat, wonach nur er allein in den jeweiligen Fällen diese Leistung abrechnet.
3. Die Gebührenordnungspositionen dieses Abschnitts sind abweichend von Nr. 1 und Nr. 2 der Präambel 34.1 nur dann berechnungsfähig, wenn ihre Durchführung gemäß Nr. 14 der Anlage 1 „Anerkannte Untersuchungs- oder Behandlungsmethoden" der Richtlinie Methoden vertragsärztliche Versorgung des Gemeinsamen Bundesausschusses, nach Maßgabe der Strahlenschutzverordnung, der Richtlinie nach der Strahlenschutzverordnung, der Röntgenverordnung, des Medizinproduktegesetzes und der Medizinprodukte-Betreiberverordnung erfolgt.
4. Die Gebührenordnungspositionen dieses Abschnitts sind nur berechnungsfähig bei Vorliegen mindestens einer der in § 1 Nr. 14 der Anlage 1 „Anerkannte Untersuchungs- oder Behandlungsmethoden" der Richtlinie Methoden vertragsärztliche Versorgung des Gemeinsamen Bundesausschusses genannten Indikationen.
5. Kontrastmitteleinbringungen sind Bestandteil der Gebührenordnungspositionen.

Kommentar: Nachdem der Gemeinsame Bundesausschuss im Januar 2007 die PET in die Anlage 1 „Anerkannte Untersuchungs- und Behandlungsmethoden" der Richtlinie Methoden vertragsärztlicher Versorgung beschlossen und das Indikationsspektrum kontinuierlich fortentwickelt hatte, wurde der EBM mit Wirkung zum 1.1.2016 um den Abschnitt 34.7 (PET und PET/CT) erweitert (siehe: https://www.kvberlin.de/20praxis/20qualitaet/10qsleistung/leistungen_ueberbli ck/qs_pet_ct/ebm_auszug_pet_ct.pdf).

zu Pkt. 1
Die Erbringung und Abrechnung von Leistungen des Abschnitts 34.7 ist nur möglich durch Fachärzte für Nuklearmedizin und Fachärzte für Radiologie mit einer vorherigen Genehmigung der Kassenärztlichen Vereinigung nach der Qualitätssicherungsvereinbarung PET, PET/CT gemäß § 135 Abs. 2 SGB.

zu Pkt. 2

Bei Mitwirkung mehrerer Ärzte an einer Leistung des Abschnittes 34.7 hat der abrechnende Arzt gegenüber der Kassenärztlichen Vereinigung zu bestätigen, dass aufgrund einer Vereinbarung er alleine diese Leistung abrechnet.

zu Pkt. 3

Ferner setzt die Abrechnung der Leistungen dieses Abschnittes eine Beachtung der Nr. 14 der Anlage 1 „Anerkannte Untersuchungs- oder Behandlungsmethoden" der Richtlinie Methoden vertragsärztlicher Versorgung des gemeinsamen Bundesausschusses, nach Maßgabe der Strahlenschutzverordnung, der Richtlinie nach der Strahlenschutzverordnung, der Röntgenverordnung, des Medizinproduktegesetzes und der Medizinprodukte-Betreiberverordnung voraus.

zu Pkt. 4

Schließlich muss mindestens eine der in in § 1 Nr. 14 der Anlage 1 „Anerkannte Untersuchungs- oder Behandlungsmethoden" der Richtlinie Methoden vertragsärztlicher Versorgung des Gemeinsamen Bundesausschusses genannten Indikationen vorliegen.

Der G-BA legt in der Richtlinie „Methoden vertragsärztliche Versorgung" fest: 14. Positronenemissionstomographie (PET)

§ 1 Zugelassene Indikationen

Die PET darf für die folgenden Indikationen bei Vorliegen der Voraussetzungen nach §§ 2, 3 zu Lasten der gesetzlichen Krankenversicherung als vertragsärztliche Leistung erbracht werden:

1. Bestimmung des Tumorstadiums von primären nichtkleinzelligen Lungenkarzinomen einschließlich der Detektion von Fernmetastasen.

2. Nachweis von Rezidiven (bei begründetem Verdacht) bei primären nichtkleinzelligen Lungenkarzinomen.

3. Charakterisierung von Lungenrundherden, insbesondere Beurteilung der Dignität peripherer Lungenrundherde bei Patienten mit erhöhtem Operationsrisiko und wenn eine Diagnosestellung mittels einer invasiven Methodik nicht möglich ist.

4. Bestimmung des Tumorstadiums von kleinzelligen Lungenkarzinomen einschließlich der Detektion von Fernmetastasen, es sei denn, dass vor der PET-Diagnostik ein kurativer Therapieansatz nicht mehr möglich erscheint.

5. Nachweis eines Rezidivs (bei begründetem Verdacht) bei kleinzelligen Lungenkarzinomen, wenn die Patienten primär kurativ behandelt wurden und wenn durch andere bildgebende Verfahren ein lokales oder systemisches Rezidiv nicht gesichert oder nicht ausgeschlossen werden konnte.

6. Entscheidung über die Bestrahlung von mittels CT dargestellten Resttumoren eines Hodgkin-Lymphoms mit einem Durchmesser von > 2,5 cm nach bereits erfolgter Chemotherapie.

Wichtiger Hinweis: Mit Einfügung der oben aufgeführten neuen Leistungen wurde auch die Kostenpauschale nach Gebührenordnungsposition EBM Nr. 40 584 im Abschnitt 40.10 aufgenommen.

40584 Kostenpauschale für die Sachkosten im Zusammenhang mit der Erbrin-   250,–
**   gung der Leistungen entsprechend der Gebührenordnungspositionen**
**   34700 bis 34703 bei Verwendung von 18F-Fluordesoxyglukose**

In der Kostenpauschale 40584 sind alle Kosten, einschließlich der Transportkosten, enthalten.

G-BA Richtlinien: Methoden vertragsärztlicher Versorgung

(https://www.g-ba.de/downloads/62-492-1151/MVV-RL_2015-11-27_iK-2016-04-01.pdf) von Vertragsärzten dürfen nach den G-BA Richtlinien: nur die angegebenen Indikationen behandelt werden:

14. Positronenemissionstomographie (PET)

§ 1 Zugelassene Indikationen

1. Bestimmung des Tumorstadiums von primären nichtkleinzelligen Lungenkarzinomen einschließlich der Detektion von Fernmetastasen.
2. Nachweis von Rezidiven (bei begründetem Verdacht) bei primären nichtkleinzelligen Lungenkarzinomen.
3. Charakterisierung von Lungenrundherden, insbesondere Beurteilung der Dignität peripherer Lungenrundherde bei Patienten mit erhöhtem Operationsrisiko und wenn eine Diagnosestellung mittels einer invasiven Methodik nicht möglich ist.
4. Bestimmung des Tumorstadiums von kleinzelligen Lungenkarzinomen einschließlich der Detektion von Fernmetastasen, es sei denn, dass vor der PET-Diagnostik ein kurativer Therapieansatz nicht mehr möglich erscheint.
5. Nachweis eines Rezidivs (bei begründetem Verdacht) bei kleinzelligen Lungenkarzinomen, wenn die Patienten primär kurativ behandelt wurden und wenn durch andere bildgebende Verfahren ein lokales oder systemisches Rezidiv nicht gesichert oder nicht ausgeschlossen werden konnte.
6. Entscheidung über die Bestrahlung von mittels CT dargestellten Resttumoren eines Hodgkin-Lymphoms mit einem Durchmesser von > 2,5 cm nach bereits erfolgter Chemotherapie.

34700* F-18-Fluordesoxyglukose- Positronenemissionstomographie (PET) des Körperstammes mit technischer Bildfusion einer diagnostischen Computertomographie (CT) bei Vorliegen von diagnostischen CT-Untersuchungen	**4456 Pkt.** **489,59 €**	

Obligater Leistungsinhalt

- Untersuchung von Schädelbasis bis proximaler Oberschenkel,
- Schwächungskorrektur,
- Quantitative Auswertung der Daten mittels Standardized-Uptake-Value (SUV),
- Rotierende MIP-Projektion der Daten,
- Befundung und interdisziplinäre Befundbesprechung,

Fakultativer Leistungsinhalt

- Niedrigdosis-Computertomographie,
- Untersuchung in weiteren Bettpositionen,
- Ergänzende Spätuntersuchungen,

Abrechnungsbestimmung: einmal im Behandlungsfall

Anmerkung: Die Gebührenordnungsposition 34701 ist nicht berechnungsfähig, wenn in demselben Quartal eine diagnostische Computertomographie des Körperstammes durchgeführt wurde. Dies gilt auch, wenn die diagnostische Computertomographie in einer anderen Praxis durchgeführt wurde.

Entgegen Nr. 4.3.2 der Allgemeinen Bestimmungen kann die Gebührenordnungsposition 34700 auch dann berechnet werden, wenn die Arztpraxis nicht über die Möglichkeit zur Durchführung einer Niedrigdosis-Computertomographie verfügt.

Die Berechnung der Gebührenordnungspositionen 34700 und 34701 im Behandlungsfall neben den Gebührenordnungspositionen 34702 und 34703 setzt eine ausführliche Begründung der medizinischen Notwendigkeit im Einzelfall voraus.

Die Gebührenordnungspositionen 34700 und 34701 sind im Behandlungsfall nicht nebeneinander berechnungsfähig.

Berichtspflicht: Nein

Aufwand in Minuten:
Kalkulationszeit: KA   **Prüfzeit:** 29   **Eignung d. Prüfzeit:** Nur Quartalsprofil

GOÄ entsprechend oder ähnlich: Analoger Ansatz der Nr. 5489*.

34701* F-18-Fluordesoxyglukose- Positronenemissionstomographie (PET) des Körperstammes mit technischer Bildfusion einer diagnostischen Computertomographie (CT) mit diagnostischer CT	5653 Pkt. 621,10 €

Obligater Leistungsinhalt
- Untersuchung von Schädelbasis bis proximaler Oberschenkel,
- Schwächungskorrektur,
- Quantitative Auswertung der Daten mittels Standardized-Uptake-Value (SUV),
- Rotierende MIP-Projektion der Daten,
- Befundung und interdisziplinäre Befundbesprechung,

Fakultativer Leistungsinhalt
- Niedrigdosis-Computertomographie,
- Untersuchung in weiteren Bettpositionen,
- Ergänzende Spätuntersuchungen,

Abrechnungsbestimmung: einmal im Behandlungsfall

Anmerkung: Die Gebührenordnungsposition 34701 ist nicht berechnungsfähig, wenn in demselben Quartal eine diagnostische Computertomographie des Körperstammes durchgeführt wurde. Dies gilt auch, wenn die diagnostische Computertomographie in einer anderen Praxis durchgeführt wurde.

Entgegen Nr. 4.3.2 der Allgemeinen Bestimmungen kann die Gebührenordnungsposition 34700 auch dann berechnet werden, wenn die Arztpraxis nicht über die Möglichkeit zur Durchführung einer Niedrigdosis-Computertomographie verfügt.

Die Berechnung der Gebührenordnungspositionen 34700 und 34701 im Behandlungsfall neben den Gebührenordnungspositionen 34702 und 34703 setzt eine ausführliche Begründung der medizinischen Notwendigkeit im Einzelfall voraus.

Die Gebührenordnungspositionen 34700 und 34701 sind im Behandlungsfall nicht nebeneinander berechnungsfähig.

Berichtspflicht Nein

Aufwand in Minuten:
Kalkulationszeit: KA   **Prüfzeit:** 57   **Eignung der Prüfzeit:** Nur Quartalsprofil

34702* **F-18-Fluordesoxyglukose-Positronenemissionstomo-** **3565 Pkt.**
graphie (PET) von Teilen des Körperstammes mit techni- **391,69 €**
scher Bildfusion einer diagnostischen Computertomo-
graphie (CT) bei Vorliegen von diagnostischen CT-Unter-
suchungen

Obligater Leistungsinhalt
- Untersuchung in einem auf das Tumorgeschehen begrenzten Untersuchungsfeld in einer Bett-position,
- Schwächungskorrektur,
- Quantitative Auswertung der Daten mittels Standardized-Uptake-Value (SUV),
- Rotierende MIP-Projektion der Daten,
- Befundung und interdisziplinäre Befundbesprechung,

Fakultativer Leistungsinhalt
- Niedrigdosis-Computertomographie,
- Untersuchung in weiteren Bettpositionen,
- Ergänzende Spätuntersuchungen,

Abrechnungsbestimmung: einmal im Behandlungsfall

Anmerkung: Die Gebührenordnungsposition 34703 ist nicht berechnungsfähig, wenn in dem-selben Quartal eine diagnostische Computertomographie des Körperstammes durchgeführt wur-de. Dies gilt auch, wenn die diagnostische Computertomographie in einer anderen Praxis durch-geführt wurde.

Entgegen Nr. 4.3.2 der Allgemeinen Bestimmungen kann die Gebührenordnungsposition 34702 auch dann berechnet werden, wenn die Arztpraxis nicht über die Möglichkeit zur Durchführung einer Niedrigdosis-Computertomographie verfügt.

Die Berechnung der Gebührenordnungspositionen 34702 und 34703 im Behandlungsfall neben den Gebührenordnungspositionen 34700 und 34701 setzt eine ausführliche Begründung der me-dizinischen Notwendigkeit im Einzelfall voraus.

Die Gebührenordnungspositionen 34702 und 34703 sind im Behandlungsfall nicht nebeneinan-der berechnungsfähig.

Berichtspflicht: Nein

Aufwand in Minuten:
Kalkulationszeit: KA   **Prüfzeit:** 22   **Eignung der Prüfzeit:** Nur Quartalsprofil

34703* **F-18-Fluordesoxyglukose-Positronenemissionstomo-** **4523 Pkt.**
graphie (PET) von Teilen des Körperstammes mit techni- **496,95 €**
scher Bildfusion einer diagnostischen Computertomo-
graphie (CT) mit diagnostischer CT

Obligater Leistungsinhalt
- Untersuchung in einem auf das Tumorgeschehen begrenzten Untersuchungsfeld in einer Bett-position,
- Schwächungskorrektur,
- Quantitative Auswertung der Daten mittels Standardized-Uptake-Value (SUV),
- Rotierende MIP-Projektion der Daten,
- Befundung und interdisziplinäre Befundbesprechung,

Fakultativer Leistungsinhalt
- Niedrigdosis-Computertomographie,
- Untersuchung in weiteren Bettpositionen,
- Ergänzende Spätuntersuchungen,

Abrechnungsbestimmung: einmal im Behandlungsfall

Anmerkung: Die Gebührenordnungsposition 34703 ist nicht berechnungsfähig, wenn in demselben Quartal eine diagnostische Computertomographie des Körperstammes durchgeführt wurde. Dies gilt auch, wenn die diagnostische Computertomographie in einer anderen Praxis durchgeführt wurde.

Entgegen Nr. 4.3.2 der Allgemeinen Bestimmungen kann die Gebührenordnungsposition 34702 auch dann berechnet werden, wenn die Arztpraxis nicht über die Möglichkeit zur Durchführung einer Niedrigdosis-Computertomographie verfügt.

Die Berechnung der Gebührenordnungspositionen 34702 und 34703 im Behandlungsfall neben den Gebührenordnungspositionen 34700 und 34701 setzt eine ausführliche Begründung der medizinischen Notwendigkeit im Einzelfall voraus.

Die Gebührenordnungspositionen 34702 und 34703 sind im Behandlungsfall nicht nebeneinander berechnungsfähig.

Kommentar: Nach Informationen der KV Hessen: ... „Alle Leistungen sind auf die Berechnung einmal im Behandlungsfall begrenzt. Die GOP 34700 darf im Behandlungsfall nicht neben der GOP 34701 berechnet werden. Gleiches gilt für die Nebeneinanderberechnung der GOP 34702 und 34703.

Soll die Untersuchung des Körperstammes (GOP 34700/34701) und die von Teilen des Körperstammes (GOP 34702/34703) im Behandlungsfall nebeneinander erfolgen, ist eine ausführliche Begründung der medizinischen Notwendigkeit im Einzelfall nötig.

Sofern bei dem Patienten im Quartal, in dem die PET erfolgt, bereits eine diagnostische CT erfolgt ist, sind die GOP 34701 und 34703 nicht berechnungsfähig. Dies gilt auch, wenn die CT in einer anderen Praxis erfolgt ist ..."

Berichtspflicht: Nein

Aufwand in Minuten:
Kalkulationszeit: KA   **Prüfzeit:** 46   **Eignung der Prüfzeit:** Nur Quartalsprofil

34.8 Telekonsiliarische Befundbeurteilungen von Röntgenaufnahmen und CT-Aufnahmen (Telekonsil)

1. Die Gebührenordnungspositionen dieses Abschnitts können nur berechnet werden, wenn die Voraussetzungen gemäß der Anlage 31a zum Bundesmantelvertrag-Ärzte (BMV-Ä) erfüllt sind und dies in Bezug auf die technischen Anforderungen durch eine Erklärung des Kommunikationsdienstes gegenüber der Kassenärztlichen Vereinigung einmalig nachgewiesen wird. Jede Änderung ist der Kassenärztlichen Vereinigung anzuzeigen.

2. Die Gebührenordnungspositionen dieses Abschnitts sind nur von Vertragsärzten berechnungsfähig, die zur Abrechnung der Gebührenordnungsposition berechtigt sind, auf die sich der Auftrag zur telekonsiliarischen Befundbeurteilung von Röntgenaufnahmen oder CT-Aufnahmen gemäß der Gebührenordnungsposition 34800 bezieht.

3. Die Gebührenordnungspositionen dieses Abschnitts sind nur berechnungsfähig bei
   - Vorliegen einer untersuchungsbezogenen medizinischen Fragestellung, die nicht im originären Fachgebiet des das Telekonsil einholenden Vertragsarztes verortet ist
   oder
   - Vorliegen einer besonders komplexen medizinischen Fragestellung, die eine telekonsiliarische Zweitbefundung erfordert.
4. Bei untersuchungsbezogenen medizinischen Fragestellungen, die nicht im originären Fachgebiet des das Telekonsil einholenden Vertragsarztes verortet sind, kann ein Facharzt für Radiologie mit der Durchführung der telekonsiliarischen Befundbeurteilung beauftragt werden. Bei Vorliegen einer besonders komplexen medizinischen Fragestellung, die eine telekonsiliarische Zweitbefundung erfordert, kann ein Facharzt für Radiologie oder ein Vertragsarzt mit der gleichen Facharztbezeichnung wie der das Telekonsil einholende Vertragsarzt mit der Durchführung der telemedizinischen Befundbeurteilung beauftragt werden.
5. Die Durchführung von Leistungen der telekonsiliarischen Befundbeurteilung gemäß der Anlage 31a zum BMV-Ä innerhalb des Medizinischen Versorgungszentrums, einer (Teil-)Berufsausübungsgemeinschaft, zwischen Betriebsstätten derselben Arztpraxis, innerhalb einer Apparategemeinschaft oder innerhalb eines Krankenhausgeländes ist nicht berechnungsfähig.
6. Die Gebührenordnungspositionen dieses Abschnitts sind für radiologische Befundbeurteilungen, die im Rahmen des Programms zur Früherkennung von Brustkrebs durch Mammographie-Screening gemäß Anlage 9.2 zum BMV-Ä erbracht werden, nicht berechnungsfähig.

34800	Einholung einer telekonsiliarischen Befundbeurteilung von Röntgen- und/oder CT-Aufnahmen im Zusammenhang mit den Gebührenordnungspositionen 34210 bis 34212, 34220 bis 34222, 34230 bis 34234, 34237, 34238, 34243 bis 34245, 34255, 34270, 34272, 34275, 34310 bis 34312, 34320 bis 34322, 34330, 34340 bis 34344, 34350 und 34351, einschließlich der Kosten für die Übermittlung gemäß Anlage 31a zum BMV-Ä	91 Pkt. 10,00 €

Obligater Leistungsinhalt
- Elektronische Übermittlung aller für die Befundung relevanten Informationen (mindestens Röntgen- und/oder CT- Aufnahme(n), Erstbefund, Übermittlung der zum Telekonsil führenden Fragestellung, Einwilligung des Patienten gemäß § 2 Abs. 2 der Anlage 31a zum BMV-Ä),
- Übermittlung der berechneten Gebührenordnungsposition(en) für die Röntgenaufnahme(n) und/oder CT- Aufnahme(n),

Fakultativer Leistungsinhalt
- Abstimmung mit dem konsiliarisch tätigen Vertragsarzt,

Abrechnungsbestimmung: einmal im Behandlungsfall

Anmerkung: Die Gebührenordnungsposition 34800 ist nur einmal im Behandlungsfall berechnungsfähig.

Die zweimalige Berechnung der Gebührenordnungsposition 34800 im Behandlungsfall setzt eine ausführliche Begründung der medizinischen Notwendigkeit im Einzelfall voraus.

Die Gebührenordnungsposition 34800 ist nur im Zeitraum von 4 Wochen nach Durchführung einer der genannten Grundleistungen des Abschnitts 34.2 bzw. 34.3 berechnungsfähig.

Die Beauftragung des Konsiliararztes ist gemäß Anlage 2b zum BMV-Ä vorzunehmen und mit einer qualifizierten elektronischen Signatur mittels elektronischem Heilberufsausweis gemäß § 291a SGB V zu versehen.

Für die Gebührenordnungsposition 34800 wird ein Punktzahlvolumen je Arztpraxis gebildet, aus dem alle gemäß der Gebührenordnungsposition 34800 erbrachten Leistungen zu vergüten sind. Das Punktzahlvolumen je Arztpraxis beträgt 91 Punkte multipliziert mit dem Faktor 0,0375 und der Anzahl der Behandlungsfälle der Arztpraxis gemäß § 21 Abs. 1 und Abs. 2 BMV-Ä mit mindestens einer Leistung nach den Gebührenordnungspositionen 34210 bis 34212, 34220 bis 34222, 34230 bis 34234, 34237, 34238, 34243 bis 34245, 34255, 34270, 34272, 34275, 34310 bis 34312, 34320 bis 34322, 34330, 34340 bis 34344, 34350 und 34351.

Abrechnungsausschluss: im Behandlungsfall 34810, 34820, 34821
in derselben Sitzung 01205, 01207, 02100, 02101, 40104, 40120, 40122, 40124, 40126

Aufwand in Minuten:
Kalkulationszeit: 1   **Prüfzeit:** 1   **Eignung d. Prüfzeit:** Tages- und Quartalsprofil

Kommentar: Neu aufgenommen wurden Leistungen zum Telekonsil von Röntgen- und CT-Aufnahmen zum 1. April 2017 in den EBM im Rahmen des E-Health-Gesetzes.

Bundesgesundheitsminister Hermann Gröhe informiert dazu:

... „Mit dem treiben wir den Fortschritt im Gesundheitswesen voran. Dabei stehen Patientennutzen und Datenschutz im Mittelpunkt. Eine sichere digitale Infrastruktur verbessert die Gesundheitsversorgung und stärkt die Selbstbestimmung der Patienten – das bringt echten Nutzen für die Versicherten. Ärzte, Kassen und Industrie stehen jetzt gleichermaßen in der Pflicht, die gesetzlichen Vorgaben im Sinne der Patienten zügig umzusetzen...

Mit dem E-Health-Gesetz wird ein Zeitfenster für die bundesweite Einführung der Telematik-Infrastruktur festgeschrieben. Ab Mitte 2018 sollen Arztpraxen und Krankenhäuser flächendeckend an die Telematik-Infrastruktur angeschlossen sein (flächendeckender Roll-out).

Im Zuge des E-Health-Gesetzes gelten folgende wesentlichen Punkte:

Die wesentlichen Punkte des E-Health-Gesetzes

- Medikationsplan
- Telemedizinische Anwendungen
- Elektronischer Arztbrief
- Digitalisierung vereinbarter Vordrucke
- Notfalldatenmanagement
- Aktualisierung der Versichertendaten
- Praxisverwaltungssystem
- Elektronische Patientenakte
- Elektronisches Patientenfach

(siehe auch: http://www.kbv.de/html/e-health-gesetz.php)

Nicht gestattet ist die Abrechnung für diese Art Leistungen innerhalb von

- Berufsausübungsgemeinschaften,
- Medizinischen Versorgungszentren,
- Apparategemeinschaften

und ähnlichen Einrichtungen sowie im Rahmen des Mammographie-Screening.

Die **KBV informiert** umfassend über die neu eingeführte Telemedizin unter
http://www.kbv.de/html/telemedizin.php z.B.:

- Telemedizinische Anwendungen
- Überwachung von Patienten mit einem Defibrillator oder CRT-System
- Telekonsil bei der Befundbeurteilung von Röntgen- und CT-Aufnahmen
- Videosprechstunde
- Konzepte für telemedizinische Anwendungen
  - Arzt < > Arzt (ggf. in Anwesenheit des Patienten)
  - Arzt < > Patient
  - Arzt < > MFA

Rechtsquellen
- Anlage 31 Telemedizinische Leistungen
- Anlage 31a Vereinbarung bei Telekonsil
- Anlage 31 b Videosprechstunde

34810	Telekonsiliarische Befundbeurteilung von Röntgenauf-nahmen nach den Gebührenordnungspositionen 34210 bis 34212, 34220 bis 34222, 34230 bis 34234, 34237, 34238, 34243 bis 34245, 34255, 34270, 34272 und 34275, einschließlich der Kosten für die Übermittlung gemäß Anlage 31a zum BMV-Ä	110 Pkt. 12,09 €

Obligater Leistungsinhalt
- Konsiliarische Beurteilung von Röntgenaufnahmen,
- Erstellung eines schriftlichen Konsiliarberichtes und elektronische Übermittlung an den das Telekonsil einholenden Vertragsarzt maximal drei Werktage nach Eingang des Auftrages zur Befundung

Fakultativer Leistungsinhalt
Abstimmung mit dem Telekonsil einholenden Vertragsarzt

Abrechnungsbestimmung: je Konsiliarauftrag

Abrechnungsausschluss: im Behandlungsfall 01600, 01601, 34800, 40120, 40122, 40124, 40126

Aufwand in Minuten:
Kalkulationszeit: KA   **Prüfzeit:** 2   **Eignung d. Prüfzeit:** Tages- und Quartalsprofil

Kommentar: Siehe Kommentar zu EBM Nr. 34800.

34820	Telekonsiliarische Befundbeurteilung von CT-Aufnahmen nach den Gebührenordnungspositionen 34310, 34311, 34320, 34350 und 34351, einschließlich der Kosten für die Übermittlung gemäß Anlage 31a zum BMV-Ä	276 Pkt. 30,32 €

Obligater Leistungsinhalt
- Konsiliarische Beurteilung von CT- Aufnahmen,
- Erstellung eines schriftlichen Konsiliarberichtes und elektronische Übermittlung an den das Telekonsil einholenden Vertragsarzt maximal drei Werktage nach Eingang des Auftrages zur Befundung

Abrechnungsbestimmung: je Konsiliarauftrag

Anmerkung: Für die Durchführung einer telekonsiliarischen Befundbeurteilung von CT-Auf-nahmen gemäß den Gebührenordnungspositionen 34310, 34311, 34320, 34350 und 34351 in Verbindung mit einem Zuschlag nach den Gebührenordnungspositionen 34312, 34343 und 34344 ist ausschließlich die Gebührenordnungsposition 34821 berechnungsfähig.

Abrechnungsausschluss: im Behandlungsfall 01600, 01601, 34800, 40104, 40120, 40122, 40124, 40126

Aufwand in Minuten:
Kalkulationszeit: KA   **Prüfzeit:** 7   **Eignung d. Prüfzeit:** Tages- und Quartalsprofil

Kommentar: Siehe Kommentar zu EBM Nr. 34800.

34821 **Telekonsiliarische Befundbeurteilung von CT-Aufnah-** **men nach den Gebührenordnungspositionen 34312,** **34321, 34322, 34330, 34340 bis 34344, einschließlich der** **Kosten für die Übermittlung gemäß Anlage 31a zum BMV-Ä**	**389 Pkt.** **42,74 €**

Obligater Leistungsinhalt
* Konsiliarische Beurteilung von CT- Aufnahmen,
* Erstellung eines schriftlichen Konsiliarberichtes und elektronische Übermittlung an den das Telekonsil einholenden Vertragsarzt maximal drei Werktage nach Eingang des Auftrages zur Befundung,

Abrechnungsbestimmung: je Konsiliarauftrag

Anmerkung: Für die Durchführung einer telekonsiliarischen Befundbeurteilung von CT-Auf-nahmen gemäß den Gebührenordnungspositionen 34310, 34311, 34320, 34350 und 34351 in Verbindung mit einem Zuschlag nach den Gebührenordnungspositionen 34312, 34343 und 34344 ist ausschließlich die Gebührenordnungsposition 34821 berechnungsfähig.

Abrechnungsausschluss: im Behandlungsfall 01600, 01601, 34800, 40104, 40120, 40122, 40124, 40126

Aufwand in Minuten:
Kalkulationszeit: KA   **Prüfzeit:** 10   **Eignung d. Prüfzeit:** Tages- und Quartalsprofil

Kommentar: Siehe Kommentar zu EBM Nr. 34800.

36 Belegärztliche Operationen, Anästhesien und postoperative Überwachung. Konservativ belegärztlicher Bereich

Hinweis der Herausgeber: Nicht aufgenommen wurden die OP-Leistungen der Kapitel 31 und 36, dies hätte weiterer 800 Seiten bedurft. Den schnellen Überblick zu den zahlreichen OPS-Codierungen zur EBM- Abrechnung finden auch teilweise operativ tätige Internisten kostenfrei unter www.springermedizin.de/ops-codierungen Ferner finden Sie auf einen Blick alle dazu gehörigen EBM-Nummern z.B. der Anästhesie, der postoperativen Überwachungskomplexe und der postoperativen Behandlungskomplexe neben den OPS-Nummern.

36.1 Präambel

1. Belegärztliche Operationen sind in fünf Abschnitte unterteilt:
   - Der präoperative Abschnitt, in dem Hausarzt, ggf. zuweisender Vertragsarzt, ggf. andere auf Überweisung tätige Vertragsärzte, ggf. Anästhesist und Operateur zusammenwirken, um den Patienten für die belegärztliche Operation vorzubereiten. Diese Leistungen sind außerhalb des Kapitels IV-36 abgebildet.
   - Der operative Abschnitt, in dem der Operateur ggf. mit dem Anästhesisten die Operation einschließlich Anästhesie durchführt (Abschnitt IV-36.2 bzw. IV-36.5)
   - Der Abschnitt der postoperativen Überwachung, der in unmittelbarem Anschluss an die Operation entweder vom Anästhesisten oder vom Operateur durchgeführt wird (Abschnitt IV-36.3).
   - Der Abschnitt der stationären Behandlung durch Belegärzte und Konsiliarärzte. Hier erfolgt die Vergütung durch Einzel- bzw. Komplexleistungen und/oder Pauschalen des EBM.
   - Der Abschnitt der ambulanten postoperativen Behandlung. Diese Leistungen sind außerhalb des Kapitels IV-36 abgebildet. Die Gebührenordnungspositionen des Abschnitts IV-31.4 sind im Zusammenhang mit einem kurativ-stationären Behandlungsfall nicht berechnungsfähig.
2. Belegärztlich-konservativer Bereich
   - Die Gebührenordnungspositionen des Abschnitts IV-36.6 sind Vertragsärzten vorbehalten, die von der zuständigen Kassenärztlichen Vereinigung im Einvernehmen mit den Landesverbänden der Regionalkassen und den Verbänden der Ersatzkassen eine Anerkennung als Belegarzt erhalten haben.
   - Die Gebührenordnungspositionen 36861 und 36867 sind in den Behandlungsfällen berechnungsfähig, in denen während des stationären Aufenthaltes keine Gebührenordnungspositionen der Abschnitte IV-31.2 bis IV-31.5, IV-36.2, IV-36.3 und IV-36.5 berechnet werden.

Kommentar: Der gesamte Komplex der belegärztlichen Operationen wurde völlig neu gestaltet und von dem Bereich der ambulanten Operationen (Kapitel 31) getrennt. Auch wenn es inhaltlich zum Kapitel 31 viele Parallelen gibt, führt die Besonderheit der Belagarztsituation doch zu ei-

539

nigen Unterschieden. die die Aufteilung beider Operationsgebiete in zwei getrennte Kapitel sinnvoll macht.

Die belegärztlichen Operationen sind in fünf Abschnitte unterteilt. Diese beinhalten:

- den präoperativen Abschnitt – hier wirken Hausärzte, ggf. weitere überweisende Vertrags-ärzte, Anästhesist und Operateur zusammen mit dem Ziel der Vorbereitung des Patienten für die Operation (dieser Bereich ist nicht im Kapitel 36 enthalten),
- den operativen Abschnitt – hier wird die Operation einschließlich der Anästhesie vom Opera-teur, ggf. in Kooperation mit dem Anästhesisten durchgeführt (Abschnitte 36.2 bzw. 36.5)
- die postoperative Überwachung – diese erfolgt unmittelbar im Anschluss an die Operation durch den Anästhesisten oder den Operateur (Abschnitt 36.3),
- die stationäre Behandlung durch Beleg- und Konsiliarärzte (Gebührenordnungspositionen des EBM),
- die ambulante postoperative Behandlung (dieser Bereich ist ebenfalls nicht im Kapitel 36 enthalten), wobei die Gebührenordnungspositionen des Abschnitts 31.4 im Zusammenhang mit einem kurativ-stationären Behandlungsfall nicht abrechnungsfähig sind.

Der belegärztlich konservative Bereich (Abschnitt 36.6) ist ausschließlich anerkannten Beleg-ärzten vorbehalten. Die dort genannten Strukturpauschalen (Nrn. 36861 und 36867) können nur abgerechnet werden, wenn während des stationären Aufenthalts keine Gebührenordnungs-positionen der Abschnitte 31.2 bis 31.5 aus dem Bereich der ambulanten Operationen und 36.2, 36.3 und 36.5 der belegärztlichen Leistungen abgerechnet werden.

36.2 Belegärztliche Operationen

36.2.1 Präambel

1. Als belegärztliche Operation gelten ärztliche Leistungen mit chirurgisch-instru-menteller Eröffnung der Haut und/oder Schleimhaut oder der Wundverschluss von eröffneten Strukturen der Haut und/oder Schleimhaut mindestens in Oberflächen-anästhesie sowie Leistungen entsprechend den OPS-Prozeduren des Anhangs 2 ggf. einschl. eingriffsbezogener Verbandleistungen. Punktionen mit Nadeln, Kanü-len und Biopsienadeln, sowie Kürettagen der Haut und Shave-Biopsien der Haut fallen nicht unter die Definition eines operativen Eingriffs, sofern die OPS-Codes des Anhangs 2 nichts anderes vorsehen.
2. Voraussetzung für die Berechnung der Gebührenordnungspositionen des Ab-schnittes 36.2 ist, dass die notwendigen sachlichen und personellen Bedingungen erfüllt sind und der Vertragsarzt von der zuständigen Kassenärztlichen Vereini-gung im Einvernehmen mit den Landesverbänden der Regionalkassen und den Verbänden der Ersatzkassen eine Anerkennung als Belegarzt erhalten hat. Insbe-sondere sind die Qualitätssicherungsmaßnahmen entsprechend des Vertrages nach § 115b SGB V, die Maßnahmen nach § 135 Abs. 2 SGB V sowie § 137 SGB V zu beachten.
3. Die Zuordnung der Eingriffe entsprechend des Operationenschlüssels nach § 295 SGB V (OPS) zu den Gebührenordnungspositionen ist im Anhang 2 aufgelistet. Es gelten zusätzlich die in der Präambel zu Anhang 2 sowie zu den einzelnen Un-terabschnitten aufgelisteten Rahmenbedingungen. Die Zuordnung der definierten Gebührenordnungspositionen zu Unterabschnitten des Abschnitts 36.2 ist nicht

gebietsspezifisch. Nur die im Anhang 2 aufgeführten belegärztlichen Operationen sind berechnungsfähig. Eingriffe der Kleinchirurgie (Gebührenordnungspositionen 02300 bis 02302, 06350, 06351 und 06352, 09351, 09360 bis 09362, 10340 bis 10342, 15321 bis 15324, 26350 bis 26352) in Narkose bei Neugeborenen, Säuglingen, Kleinkindern und Kindern werden gebietsspezifisch in der Kategorie 1 berechnet.

4. In einem Zeitraum von drei Tagen, beginnend mit dem Operationstag, können vom Operateur neben der belegärztlichen Operation nur die Gebührenordnungspositionen 01220 bis 01222, 01320 und 01321, 01412, 01414,01442, 01444, 01451, 01460, 01461, 01602, 01610 bis 01612, 01620 bis 01624, 01626, 01640, 01641, 01642, 01660, 01699, 01700, 01701, 01705 bis 01707, 01708, 01709, 01711 bis 01723, 01730 bis 01735, 01740 bis 01743, 01747, 01748, 01750, 01752 bis 01758, 01760, 01761, 01764, 01765 und 01770 bis 01775, 01780 bis 01787, 01794 bis 01796, 01800, 01802 bis 01811, 01815, 01816, 01820 bis 01822, 01825 bis 01828, 01830 bis 01833, 01840, 01841, 01842, 01850, 01915, 01949 bis 01952, 01955, 01956, 01960, 02100, 02101, 02110 bis 02112 und 02120, 02325, 02326, 02327, 02328, 02402, 04434, 16310, 19310, 19312, 19315, 19320, 26310, 26311 und 26320 bis 26325, die arztgruppenspezifischen Versicherten- und Grundpauschalen, Gebührenordnungspositionen der Kapitel 32, 33, 34, 35 und 40 bzw. Abschnitte 30.3 und 30.7 (mit Ausnahme der Gebührenordnungspositionen 30702 und 30704), 36.3, 36.5.2 sowie die Gebührenordnungspositionen 01100 oder 01101 jeweils in Verbindung mit der Gebührenordnungsposition 01414 berechnet werden.

5. Die Gebührenordnungspositionen 26310, 26311 und 26320 bis 26325 sind nicht neben den Gebührenordnungspositionen des Abschnitts 36.2 in derselben Sitzung berechnungsfähig.

6. Die Leistungserbringung ist gemäß 2.1 der Allgemeinen Bestimmungen nur dann vollständig gegeben, wenn bei der Berechnung die Angabe der OPS-Prozedur(en) in der gültigen Fassung erfolgt. Die Diagnosen sind nach dem ICD-10-Diagnoseschlüssel (ICD-10-GM) in der gültigen Fassung anzugeben.

7. Während eines stationären Aufenthaltes können keine Gebührenordnungspositionen der Abschnitte 31.2 bis 31.5 berechnet werden.

8. Die Gebührenordnungspositionen des Abschnitts 36.2 umfassen sämtliche durch den Operateur am Operationstag erbrachten ärztlichen Leistungen: Untersuchungen, Verbände, ärztliche Abschlussuntersuchung(en), Dokumentation(en) und Beratung. Zusätzlich umfassen die Leistungen den Abschlussbericht an den weiterbehandelnden Vertragsarzt und den Hausarzt. Gibt der Versicherte keinen Hausarzt an, bzw. ist eine Genehmigung zur Information des Hausarztes gemäß § 73 Abs. 1b SGB V nicht erteilt, sind die Gebührenordnungspositionen des Abschnitts 36.2 auch ohne schriftliche Mitteilung an den Hausarzt berechnungsfähig.

Kommentar: zu Pkt. 1
Ambulante Operationen werden zunächst einmal wie folgt definiert:
- ärztliche Leistungen mit chirurgisch-instrumenteller Eröffnung der Haut und/oder Schleimhaut oder der Wundverschluss von eröffneten Strukturen der Haut und/oder Schleimhaut mindestens in Oberflächenanästhesie
- Leistungen entsprechend den OPS-301-Prozeduren des Anhangs 2, ggf. einschließlich eingriffsbezogener Verbandleistungen.

Keine operativen Eingriffe im Sinne dieses Abschnitts sind Punktionen mit Nadeln, Kanülen und Biopsienadeln sowie Kürettagen oder Shave-Biopsien der Haut, sofern die OPS-Codes des Anhangs 2 nichts anderes vorsehen. Im EBM werden die Operationenschlüssel (OPS) = Prozeduren zu alphabetisch aufgeführten Eingriffsgruppen zusammengefasst.

A	Dermatochirurgischer Eingriff
B	Eingriff an der Brustdrüse
C	Eingriff an den Extremitäten
D	Eingriff an Knochen und Gelenken
E	Endoskopischer Gelenkeingriff (Arthroskopie)
F	Visceralchirurgischer Eingriff
G	Endoskopischer Visceralchirurgischer Eingriff
H	Proktologischer Eingriff
J	Thoraxchirurgischer Eingriff
K	Eingriff am Gefäßsystem
L	Schrittmacher
M	Eingriff der MKG-Chirurgie
N	Eingriff der HNO-Chirurgie
O	Peripherer neurochirurgischer Eingriff
P	Zentraler neurochirurgischer Eingriff
PP	Stereotaktischer neurochirurgischer Eingriff
Q	Urologischer Eingriff
R	Endoskopischer urologischer Eingriff
RR	Urologischer Eingriff mit Bildwandler
S	Gynäkologischer Eingriff
T	Endoskopischer gynäkologischer Eingriff
U	Extraocularer Eingriff
V	Intraocularer Eingriff
W	Laserchirurgischer Eingriff
X	Intraocularer Eingriff (Phakoemulsifikation)

Innerhalb dieser Eingriffsgruppen werden nach Schwierigkeitsgraden (und damit auch nach Bewertungen) Kategorien von 1 – 7 gebildet. Diese Unterteilung erfolgt nach sogenannten Schnitt-Naht-Zeit Gruppen (SNZ): **Schnitt-Naht-Zeit Kategorie/Gruppe (SNZ)/**

bis 15 Min.	Kategorie 1
15 – 30 Minuten,	Kategorie 2
30 – 45 Minuten	Kategorie 3
45 – 60 Minuten	Kategorie 4
60 – 90 Minuten	Kategorie 5
90 – 120 Minuten	Kategorie 6
über 120 Minuten	Kategorie 7

zu Pkt. 2

Um Leistungen nach diesem Abschnitt abrechnen zu können, muss der Vertragsarzt

- die notwendigen sachlichen und personellen Voraussetzungen erfüllen (diese finden sich in der Vereinbarung zwischen den GKV-Spitzenverbänden, der Deutschen Krankenhausgesellschaft und der Kassenärztlichen Bundesvereinigung von Qualitätssicherungsmaßnahmen bei ambulanten Operationen und bei sonstigen stationsersetzenden Leistungen gemäß § 15 des Vertrags nach § 115b Abs. 1 SGB V),
- eine Belegarztanerkennung der zuständigen Kassenärztlichen Vereinigung haben und
- die einschlägigen Qualitätssicherungsmaßnahmen beachten.

zu Pkt. 3

Die im Anhang 2 durchgeführte Zuordnung der Leistungen dieses Abschnitts entsprechend des Operationsschlüssels nach § 301 SGB V erfolgt nach den OPS-Nummern. Ein Auffinden einer EBM-Leistung des Kapitels 31.2 im Anhang 2 bereitet entsprechende Mühen. **Wichtig** ist, dass auch die in der Präambel zu Anhang 2 sowie zu den einzelnen Unterabschnitten angeführten Rahmenbedingungen zu beachten sind. Deshalb ist es auch bei der Durchführung ambulanter Operationen nicht nur zweckmäßig, sondern nahezu unvermeidlich, praxisindividuell einen Katalog der Operationen mit allen dafür zu beachtenden Regelungen zu erstellen.

zu Pkt. 4

Zusätzlich zu den Leistungen dieses Kapitels sind für den Operateur in einem Zeitraum von drei Tagen, beginnend mit dem Operationstag, abrechnungsfähig, sofern die übrigen Abrechnungsvoraussetzungen des EBM gegeben sind:

- die nachfolgenden Gebührenordnungspositionen des Abschnitts II (arztgruppenübergreifende allgemeine Leistungen):
  - Nrn. 01100, 01101 Unvorhergesehene Inanspruchnahme (jeweils in Verbindung mit der Gebührenordnungsposition 01414)
  - 01220 bis 01222 Reanimationskomplex
  - Nrn. 01320, 01321 Grundpauschale für ermächtigte Ärzte, Krankenhäuser bzw. Institute,
  - Nrn. 01410, 01414 Besuche, Visite
  - Nr. 01436 Konsultationspauschale,
  - Nrn. 01602 Mehrausfertigung eines Berichtes/Briefes
  - Nrn. 01610 bis 01612 Bescheinigung, Reha-Verordnung, Konsiliarbericht vor Aufnahme in die Psychiatrie
  - Nrn. 01620 bis 01623 Bescheinigung, Krankheitsbericht, Kurplan, Kurvorschlag
  - Nr. 01700 Grundpauschale für Prävention, Empfängnisregelung, Schwangerschaftsabbruch
  - Nr. 01701 Grundpauschale für Prävention, Empfängnisregelung, Schwangerschaftsabbruch
  - Nrn. 01705, 01706 Neugeborenen-Hörscreening,
  - Nr. 01707 Erweitertes Neugeborenen-Screening
  - Nr. 01708 Labor Neugeborenen-Screening
  - Nrn. 01711 bis 01723 Neugeborenen-Untersuchungen Jugendgesundheitsuntersuchung, Besuch zur Früherkennung, Sonographie Säuglingshüfte,
  - Nr. 01730 Krebsfrüherkennung Frauen
  - Nrn. 01730 bis 01735 Beratung zur Früherkennung
  - Nrn. 01740 bis 01742 Beratung zur Früherkennung des kolorektalen Karzinoms, Koloskopischer Komplex

- Nr. 01743 Histologie bei Früherkennungskoloskopie
- Nr. 01750 Röntgen Mammae
- Nrn. 01752 bis 01755 Brustkrebsfrüherkennung
- Nrn. 01756 bis 01758 Histologische Untersuchung, Teilnahme an multidiziplinärer Fallkonferenz
- Nr. 01770, 01771 Betreuung einer Schwangeren
- Nrn. 01772 bis 01775 Schwangerschaftssonographie
- Nrn. 01780 bis 01787 Geburtsleitung
- Nrn. 01790 bis 01792 Humangenetische Beurteilung
- Nr. 01793 Pränatale zytogenetische Untersuchung
- Nrn. 01800 bis 01811 Röteln, Blutgruppenbestimmung, Antikörpernachweis
- Nr. 01815 Untersuchung und Beratung der Wöchnerin
- Nr. 01816 bis 01818 Clamydienscreening
- Nrn. 01820 bis 01822 Empfängnisregelung,
- Nrn. 01825 bis 01832 Empfängnisregelung
- Nr. 01833 Varicella-Zoster-Virus-Antikörper-Nachweis
- Nr. 01835 bis 01837 Humangenetische Beratung
- Nrn. 01838, 01839 Postnatale zytogenetische Untersuchung
- Nrn. 01840, 01842, 01843 Clamydienscreening
- Nr. 01850 Sterilisation
- Nrn. 01915, 01917, 01918 Clamydienscreening
- Nrn. 01950 bis 01952 Substitutionsbehandlung,
- Nrn. 01955, 01956 Diamorphingestützte Behandlung Opiatabhängiger,
- Nr. 02100 Infusion
- Nr. 02101 Infusionstherapie
- Nr. 02110 bis 02112 Transfusion, Reinfusion
- Nr. 02120 Erstprogrammierung Medikamentenpumpe
- die nachfolgenden Gebührenordnungspositionen des Abschnitts III (fachärztliche arztgruppenspezifische Leistungen):
  - Nr. 16310 Elektroenzephalographische Untersuchung
  - Nrn. 19310, 19312, 19320 Histo-/Zytologie
  - Nrn. 26310, 26311, 26320 bis 26325 (Urethro(-zysto)skopie)
- Versicherten-, Grundpauschalen und Gebührenordnungspositionen der Abschnitte
  - 30.3 Neurophysiologische Übungsbehandlung
  - 30.7 Schmerztherapie (ohne Nrn. 30702 und 30704)
  - 36.3 Postoperativer Überwachungskomplex nach belegärztlichen Operationen
  - 36.5.2 Regionalanästhesien im Zusammenhang mit belegärztlichen Operationen
- Versicherten-, Grundpauschalen und Gebührenordnungspositionen der Kapitel
  - 32 Labor
  - 33 Ultraschalldiagnostik
  - 34 Radiologie, CT, NMR
  - 35 Psychotherapie

Wichtig ist, dass auch für die nach der obigen Regelung zusätzlich abrechnungsfähigen Leistungen immer auch die Abrechnungsvoraussetzungen und -ausschlüsse beachtet werden müssen, die im EBM für die Abrechnung der jeweiligen Leistung genannt sind.

zu Pkt. 5

Die Leistungen im Zusammenhang mit Urethro(-Zysto)skopien (Nrn. 26310, 26311, 26320 bis 26325) können nicht in der gleichen Sitzung neben belegärztlichen Operationen des Abschnitts 36.2 abgerechnet werden.

zu Pkt. 6

Zur Vollständigkeit der Leistungserbringung gehört schließlich die Angabe der OPS-Nummern in der gültigen Fassung – auf die Schwierigkeit, diese in der Anlage 2 zu finden, wurde bereits hingewiesen – sowie die Diagnoseangabe nach dem ICD-10-Schlüssel in der jeweils gültigen Fassung.

zu Pkt. 7

Ambulante Operationen nach den Abschnitten 31.2 bis 31.5 sind während eines stationären Aufenthaltes nicht abrechnungsfähig.

zu Pkt. 8

Die Leistungen des Abschnitts 36.2 umfassen alle durch den Operateur erbrachten ärztlichen Leistungen:

- die Untersuchungen am Operationstag,
- alle Verbände,
- die ärztliche(n) Abschlussuntersuchung(en),
- Dokumentation und Beratungen einschließlich des Abschlussberichts an den weiterbehandelnden Vertragsarzt und den Hausarzt – letzteres aber nur fakultativ.

37 Versorgung gemäß Anlage 27 und 30 zum Bundesmantelvertrag-Ärzte

Ab 1.7.2016 gibt es im EBM 2 neue Kapitel, einmal dieses **Kapitel 37** und dann **Kapitel 38 Delegationsfähige Leistungen.**

Kommentar: Leistungen aus dem EBM-Kapitel 37 für Patienten in Pflegeheimen werden zunächst extrabudgetär honoriert. Abrechnen dürfen allerdings nur Ärzte, die einen Kooperationsvertrag mit stationären Pflegeeinrichtungen gemäß Paragraf 119b SGB V geschlossen haben, der die Anforderungen der Anlage 27 zum Bundesmanteltarif Ärzte erfüllt. Die Gebührenordnungspositionen im Einzelnen –(siehe http://www.kbv.de/media/sp/Anlage_27_119b_SGBV.pdf).

Die KV Sachsen-Anhalt informiert beispielhaft in ihrem Internet zu diesem neuen Kapitel:

... „Mit Aufnahme des neuen Kapitels soll die medizinische Versorgung in stationären Pflegeheimen gestärkt werden. Es enthält mehrere neue Gebührenordnungspositionen (GOP), mit denen der zusätzliche Aufwand von Haus- und Fachärzten für eine regelmäßige Abstimmung und Koordinierung der Versorgung von Pflegeheimbewohnern honoriert werden soll.

Die Anforderungen an eine kooperative und koordinierte ärztliche und pflegerische Versorgung gemäß § 119b Absatz 2 SGB V hatten KBV und GKV-Spitzenverband bereits in der Anlage 27 zum Bundesmantelvertrag-Ärzte (BMV-Ä) „Versorgung in Pflegeheimen" festgelegt. Sie dient als Grundlage für Kooperationsverträge zwischen Pflegeeinrichtungen und Vertragsärzten.

Entsprechende Musterverträge können Sie bei der KVSA abfordern bzw. weiter im Interner herunterladen.

Die Abrechnung der neuen GOP ist für alle Fachrichtungen mit Ausnahme von psychologischen Psychotherapeuten und von Ärzten, die nur auf Überweisung tätig sein dürfen (z.B. Labor, Radiologie, Nuklearmedizin) möglich, sofern ein Kooperationsvertrag mit einem stationären Pflegeheim geschlossen wurde und eine Abrechnungsgenehmigung seitens der KV vorliegt. Die Vergütung erfolgt außerhalb der RLV und QZV.

Die Abrechnungsfähigkeit der EBM Nrn. 37100, 37102, 37113, 37120 sind nur für die Betreuung in stationären Pflegeheimen berechnungsfähig und unterscheiden sich zur EBM Nr. 37105 hinsichtlich der zur Berechnung befugten Vertragsärzte.

37.1 Präambel

1. Die Gebührenordnungspositionen 37100, 37102, 37113 und 37120 können nur von
   - Fachärzten für Allgemeinmedizin
   - Fachärzten für Innere und Allgemeinmedizin
   - Praktischen Ärzten
   - Ärzten ohne Gebietsbezeichnung
   - Fachärzten für Innere Medizin ohne Schwerpunktbezeichnung, die gegenüber dem Zulassungsausschuss ihre Teilnahme an der hausärztlichen Versorgung gemäß § 73 Abs. 1a SGB V erklärt haben
   - Fachärzten für Kinder- und Jugendmedizin
   - Fachärzten für Augenheilkunde
   - Fachärzten für Chirurgie

- Fachärzten für Frauenheilkunde und Geburtshilfe
- Fachärzten für Hals-Nasen-Ohrenheilkunde
- Fachärzten für Haut- und Geschlechtskrankheiten
- Fachärzten für Innere Medizin mit und ohne Schwerpunkt, die gegenüber dem Zulassungsausschuss ihre Teilnahme an der fachärztlichen Versorgung erklärt haben
- Fachärzten für Kinder- und Jugendpsychiatrie
- Fachärzten für Kinder- und Jugendpsychiatrie und -psychotherapie
- Fachärzten für Mund-, Kiefer- und Gesichtschirurgie
- Fachärzten für Neurologie
- Fachärzten für Nervenheilkunde
- Fachärzten für Neurologie und Psychiatrie
- Fachärzten für Neurochirurgie
- Fachärzten für Orthopädie
- Fachärzten für Orthopädie und Unfallchirurgie
- Fachärzten für Psychiatrie und Psychotherapie
- Fachärzten für Urologie
- Fachärzten für Physikalische und Rehabilitative Medizin
- Vertragsärzten mit Genehmigung der Kassenärztlichen Vereinigung gemäß der Qualitätssicherungsvereinbarung Schmerztherapie

berechnet werden, die im Zusammenhang mit der Betreuung von Patienten in stationären Pflegeeinrichtungen eine Kooperation gemäß einem Kooperationsvertrag nach § 119b SGB V, der die Anforderungen der Anlage 27 zum Bundesmantelvertrag-Ärzte (BMV-Ä) erfüllt, gegenüber der Kassenärztlichen Vereinigung nachweisen.

2. Die Gebührenordnungsposition 37105 kann nur von
- Fachärzten für Allgemeinmedizin
- Fachärzten für Innere und Allgemeinmedizin
- Praktischen Ärzten
- Ärzten ohne Gebietsbezeichnung
- Fachärzten für Innere Medizin ohne Schwerpunktbezeichnung, die gegenüber dem Zulassungsausschuss ihre Teilnahme an der hausärztlichen Versorgung gemäß § 73 Abs. 1a SGB V erklärt haben
- Fachärzten für Kinder- und Jugendmedizin
- Fachärzten für Kinder- und Jugendpsychiatrie,
- Fachärzten für Kinder- und Jugendpsychiatrie und -psychotherapie,
- Fachärzten für Neurologie
- Fachärzten für Nervenheilkunde
- Fachärzten für Neurologie und Psychiatrie
- Fachärzten für Psychiatrie und Psychotherapie

berechnet werden, die im Zusammenhang mit der Betreuung von Patienten in stationären Pflegeeinrichtungen eine Kooperation gemäß einem Kooperationsvertrag nach § 119b SGB V, der die Anforderungen der Anlage 27 zum Bundesmantelvertrag-Ärzte (BMV-Ä) erfüllt, gegenüber der Kassenärztlichen Vereinigung nachweisen.

3. Die Gebührenordnungspositionen dieses Kapitels können von Ärzten gemäß Nr. 1 und Nr. 2 dieser Präambel nur bei Patienten berechnet werden, die in einem Pfle-

geheim betreut werden, mit dem ein Kooperationsvertrag nach § 119b SGB V besteht, der die Anforderungen der Anlage 27 zum BMV-Ä erfüllt.

4. Die Gebührenordnungspositionen 37305, 37306 und 37320 sind von allen Vertragsärzten berechnungsfähig, die an der Versorgung eines Patienten gemäß der Nr. 1 zum Abschnitt 37.3 beteiligt sind.

5. Die Gebührenordnungsposition 37314 ist nur von Vertragsärzten mit der Zusatzbezeichnung Palliativmedizin berechnungsfähig.

Kommentar: Mit der Einführung des Kapitels 37 wurde ein gesetzlicher Auftrag erfüllt, wonach der Bewertungsausschuss gemäß § 87 Abs. 2a Satz 13 SGBV eine Vergütungsregelung zu treffen hatte über die ärztlichen Kooperations- und Koordinationsleistungen in Kooperationsverträgen zwischen Pflegeeinrichtungen und Ärzten, die den Anforderungen des § 119b SGB V entsprechen.

Die Leistungen des Kapitels 37 können nur von bestimmten Vertragsärzten erbracht und abgerechnet werden, die einen Kooperationsvertrag mit einem Pflegeheim, der bestimmte Voraussetzungen erfüllt (§ 119b SGB V) gegenüber der Kassenärztlichen Vereinigung nachweisen.

37.2 Kooperations- und Koordinationsleistungen gemäß Anlage 27 zum BMV-Ä

1. Die Gebührenordnungspositionen dieses Abschnittes können von Ärzten gemäß Nr. 1 und Nr. 2 der Präambel 37.1 nur bei Patienten berechnet werden, die in einem Pflegeheim betreut werden, mit dem ein Kooperationsvertrag nach § 119b SGB V besteht, der die Anforderungen der Anlage 27 zum BMV-Ä erfüllt.

37100	**Zuschlag zur Versichertenpauschale oder Grundpauschale für die Betreuung von Patienten gemäß Bestimmung Nr. 1 zum Abschnitt 37.2 und gemäß Anlage 27 zum BMV-Ä**	**125 Pkt.** **13,73 €**

Obligater Leistungsinhalt
- Persönlicher-Arzt-Patienten-Kontakt,
- Betreuung eines Patienten einer stationären Pflegeeinrichtung,
- Kooperation mit weiteren Ärzten, die an der Versorgung gemäß einem Kooperationsvertrag nach § 119b SGB V teilnehmen sowie einbezogenen Pflegefachkräften,

Abrechnungsbestimmung: einmal im Behandlungsfall

Anmerkung: Die Gebührenordnungsposition 37100 ist höchstens zweimal im Krankheitsfall berechnungsfähig.

Abrechnungsausschlüsse im Behandlungsfall 37102, 37105, 37302, 37305, 37306, 37320

Berichtspflicht: Nein

Aufwand in Minuten:
Kalkulationszeit: KA   **Prüfzeit:** ./.   **Eignung der Prüfzeit:** Keine Eignung

Kommentar: Die EBM Nr. 37100 ist auch für Fachärzte berechnungsfähig.

37102	Zuschlag zu den GOPen 01410 oder 01413 für die Betreuung von Patienten gemäß Bestimmung Nr. 1 zum Abschnitt 37.2 und gemäß Anlage 27 zum BMV-Ä	**125 Pkt.** **13,73 €**

Obligater Leistungsinhalt
* Persönlicher-Arzt-Patienten-Kontakt,
* Betreuung eines Patienten einer stationären Pflegeeinrichtung,
* Kooperation mit weiteren Ärzten, die an der Versorgung gemäß einem Kooperationsvertrag nach § 119b SGB V teilnehmen sowie einbezogenen Pflegefachkräften,

Abrechnungsbestimmung: einmal im Behandlungsfall
Abrechnungsausschlüsse im Behandlungsfall 37100, 37105, 37302, 37305, 37306, 37320

Berichtspflicht: Nein

Aufwand in Minuten:
Kalkulationszeit: KA   **Prüfzeit:** ./.   **Eignung der Prüfzeit:** Keine Eignung

Kommentar: Die EBM Nr. 37102 ist auch für Fachärzte berechnungsfähig.

37105	Zuschlag zur Versichertenpauschale oder Grundpauschale für den koordinierenden Vertragsarzt gemäß Anlage 27 zum BMV-Ä	**275 Pkt.** **30,21 €**

Obligater Leistungsinhalt
* Koordination von diagnostischen, therapeutischen und rehabilitativen Maßnahmen und der pflegerischen Versorgung in der stationären Pflegeeinrichtung mit weiteren Ärzten, die an der Versorgung gemäß einem Kooperationsvertrag nach § 119b SGB V teilnehmen sowie einbezogenen Pflegefachkräften,
* Steuerung des multiprofessionellen Behandlungsprozesses,

Fakultativer Leistungsinhalt
* Koordination der Regelungen zur Einbeziehung des vertragsärztlichen Bereitschaftsdienstes und Koordination der telefonischen Erreichbarkeit, ggf. unter Einbeziehung des vertragsärztlichen Bereitschaftsdienstes,

Abrechnungsbestimmung: einmal im Behandlungsfall

Anmerkung: Die Gebührenordnungsposition 37105 kann nur von einem an der Behandlung beteiligten Vertragsarzt berechnet werden. Hierüber ist eine schriftliche Vereinbarung mit den anderen kooperierenden Vertragsärzten zu treffen.
Abrechnungsausschlüsse im Behandlungsfall 37100, 37102, 37302, 37305, 37306, 37320
Berichtspflicht Nein

Aufwand in Minuten:
Kalkulationszeit: KA   **Prüfzeit:** ./.   **Eignung der Prüfzeit:** Keine Eignung

Kommentar: Die EBM-Nr. 37105 ist auch für Fachärzte berechnungsfähig.

37113	Zuschlag zur Gebührenordnungsposition 01413 für den Besuch eines Patienten in einem Pflegeheim , mit dem ein Kooperationsvertrag nach § 119b SGB V besteht, der die Anforderungen der Anlage 27 zum BMV-Ä erfüllt.	**106 Pkt.** **11,65 €**

Abrechnungsausschluss: im Behandlungsfall 37302, 37305, 37306, 37320

Berichtspflicht: Nein

Aufwand in Minuten:
Kalkulationszeit: KA   **Prüfzeit:** ./.   **Eignung der Prüfzeit:** Keine Eignung

Kommentar: Die EBM Nr. 37113 ist auch für Fachärzte berechnungsfähig.
Mit diesem Zuschlag sollen die koordinierte Betreuung und das geringe Honorar für die Heimbesuche mehrerer Patienten entsprechend besser honoriert werden.

37120	Fallkonferenz gemäß Anlage 27 zum BMV	**86 Pkt.** **9,45 €**

Obligater Leistungsinhalt
* Patientenorientierte Fallbesprechung mit der Pflegeeinrichtung unter Beteiligung der notwendigen ärztlichen Fachdisziplinen und/oder weiterer komplementärer Berufe sowie mit Pflegekräften des Pflegeheimes, mit dem ein Kooperationsvertrag für den Versicherten besteht

Anmerkung: Die Gebührenordnungsposition 37120 ist höchstens dreimal im Krankheitsfall berechnungsfähig.
Die Gebührenordnungsposition 37120 ist auch bei einer telefonischen Fallkonferenz berechnungsfähig.
Die Gebührenordnungsposition 37120 ist auch bei Durchführung der Fallkonferenz als Videofallkonferenz berechnungsfähig. Für die Abrechnung gelten die Anforderungen gemäß Anlage 31b zum BMV-Ä entsprechend.

Abrechnungsausschluss: im Behandlungsfall 37302, 37305, 37306, 37320

Berichtspflicht: Nein

Aufwand in Minuten:
Kalkulationszeit: KA   **Prüfzeit:** ./.   **Eignung der Prüfzeit:** Keine Eignung

Kommentar: Auch für die nur telefonische Konferenz der entsprechend beteiligten Ärzte ist die EBM Nr. 37120 abrechenbar.
Pflegekräfte müssen an dieser Konferenz nicht beteiligt sein. Allerdings ist die Leistung dann abrechenbar, wenn der koordinierende Hausarzt mit Pflegekräften des Heimes über bestimmte Patienten konferiert.
Wezel/Liebold gibt in seinem Kommentar einen wichtigen Hinweis: ... „Problematisch – wie bei allen ähnlich konzipierten „Konferenzleistungen" – bleibt die Frage, wie die Inanspruchnahme durch den Patienten per Abrechnungsschein dann zu dokumentieren ist, wenn kein persönlicher Arzt-Patienten-Kontakt innerhalb des Quartals erfolgt. Im Zweifel sollte hierzu die regional zuständige Kassenärztliche Vereinigung konsultiert werden.
Üblicherweise wird der Koordinierende Arzt hierfür Überweisungsscheine für die vertragsärztlich tätigen Konferenzteilnehmer ausstellen. Dieser Aufwand erscheint jedoch im Verhältnis zum eher geringen Honorar unangemessen. Es wäre sinnvoll seitens der Bundesmantelver-

tragspartner, für Fallkonferenzen stets bspw. die Ausstellung eines selbst ausgestellten Überweisungsscheines i.R. des sog. „Ersatzverfahrens" zuzulassen...

37.3 Besonders qualifizierte und koordinierte palliativmedizinische Versorgung gemäß Anlage 30 zum BMV-Ä

1. Die Gebührenordnungspositionen dieses Abschnittes sind nur für die Behandlung von Patienten gemäß § 2 der Anlage 30 zum BMV-Ä berechnungsfähig. Die Versorgung in der Häuslichkeit im Sinne der Leistungen dieses Abschnittes umfasst auch Pflege-, Hospizeinrichtungen sowie beschützende Wohnheime bzw. Einrichtungen.
2. Der grundsätzliche Anspruch eines Patienten auf eine spezialisierte ambulante Palliativversorgung (SAPV) im Sinne des § 37b SGB V wird durch das Erbringen der Gebührenordnungspositionen dieses Abschnittes nicht berührt.
3. Die Leistungen dieses Abschnittes sind nicht berechnungsfähig, wenn nach Kenntnis des teilnehmenden Arztes der behandelte Patient zeitgleich Leistungen im Rahmen der spezialisierten ambulanten Palliativversorgung – mit Ausnahme der Beratungsleistung – gemäß § 37b SGB V i.V.m. § 132d Abs

Kommentar: Die Kassenärztliche Bundesvereinigung, K. d. ö. R., Berlin,– einerseits – und der GKV-Spitzenverband (Spitzenverband Bund der Krankenkassen), K.d. ö. R., Berlin – andererseits – schließen als Anlage 30 zum Bundesmantelvertrag-Ärzte (BMV-Ä) die nachstehende **Vereinbarung nach § 87 Abs.1b SGB V zur Besonders qualifizierten und koordinierten palliativ-medizinischen Versorgung vom 29.11.2016** s.u.: http://www.kbv.de/media/sp/Anlage_30_Palliativversorgung.pdf

Weitere Details veröffentlicht die KBV unter https://www.kbv.de/html/1150_30329.php

Ambulante Palliativmedizin – Abrechnungsgenehmigungen zum download

Um die palliativmedizinische Versorgung im ambulanten Bereich weiter auszubauen und die Lücke zur spezialisierten Palliativversorgung (SAPV) zu verringern wird der Abschnitt 37.3 mit acht neuen Leistungen in den EBM eingeführt.

Für vier der Gebührenordnungspositionen benötigen Sie eine Genehmigung Ihrer KV auf Teilnahme und Abrechnung.

Beispielhaft finden Sie untenstehend einige Anträge u.a. der KV Hessen. https://www.kvhessen.de/fileadmin/media/documents/Mitglieder/Abrechnung_und_Honorar/Alles_fuer_Ihre_Abrechnung/EBM/EBM-Aenderungen_01-10-2017/170918_Antragsformular_Palliativmedizin.pdf und der KV Bremen
https://www.kvhb.de/sites/default/files/antrag-palliativmedizin.pdf
und KV Berlin
https://www.kvberlin.de/20praxis/20qualitaet/10qsleistung/leistungen_ueberblick/qs_pmv/antrag_pmv.pdf

Unter „Spezialisierte ambulante Palliativversorgung" informiert die KBV u.A.
... „Ambulante Palliativmedizin wird ausgebaut – Neue Leistungen im EBM
... „Die ambulante Palliativversorgung durch Haus- und Fachärzte wird ausgebaut. Dazu werden zum 1. Oktober 2017 mehrere neue Leistungen in den EBM aufgenommen.

Ärzte benötigen Abrechnungsgenehmigung
Der Beschluss des Bewertungsausschusses sieht acht neue Gebührenordnungspositionen (GOP) vor, die im Abschnitt 37.3 aufgeführt sind. Ärzte benötigen für die Berechnung bestimm-

ter Leistungen, zum Beispiel der Koordinationspauschale, eine Genehmigung ihrer Kassenärztlichen Vereinigung (KV). Die Anforderungen sind in der Anlage 30 zum Bundesmantelvertrag geregelt.

Extrabudgetäre Vergütung
Die GOP des Abschnitts 37.3 werden extrabudgetär zu festen Preisen vergütet; zunächst für zwei Jahre. Darüber hinaus empfiehlt der Bewertungsausschuss den Vertragspartnern auf Landesebene, ab Oktober auch die palliativmedizinischen Leistungen in den haus- und kinderärztlichen EBM-Kapiteln (Abschnitte 3.2.5 und 4.2.5) für zwei Jahre extrabudgetär zu honorieren.

Bestehende Regelungen bleiben unberührt
Von der Vereinbarung (Anlage 30 zum BMV-Ä) bleiben bestehende regionale Regelungen zur Palliativversorgung unberührt. Auch die palliativmedizinischen Leistungen in den haus- und kinderärztlichen EBM-Kapiteln können weiter abgerechnet werden – allerdings bestehen entsprechende Berechnungsausschlüsse zu den neuen GOP.

Umsetzung des Hospiz- und Palliativgesetzes
Mit dem Hospiz- und Palliativgesetz hatten KBV und Krankenkassen den Auftrag erhalten, im Bundesmantelvertrag die Voraussetzungen für eine besonders qualifizierte und koordinierte palliativmedizinische Versorgung festzulegen. Ziel ist es, die Übergänge zwischen kurativer Behandlung und palliativmedizinischer Versorgung sowie SAPV fließend zu gestalten. Zudem soll die Palliativversorgung flächendeckend etabliert werden.

37300	Palliativmedizinische Ersterhebung des Patientenstatus inkl. Behandlungspläne gemäß § 5 Abs. 1 der Anlage 30 zum BMV-Ä	392 Pkt. 43,07 €

Obligater Leistungsinhalt
- Persönlicher-Arzt-Patienten-Kontakt,
- Untersuchung des körperlichen und
- psychischen Zustandes des Patienten,
- Ersterhebung der individuellen palliativen Bedarfe des Patienten im Rahmen eines standardisierten palliativmedizinischen Assessments in mindestens 5 Bereichen,
- Erstellung und/oder Aktualisierung eines schriftlichen und allen Beteiligten zugänglichen
    - Therapieplanes
    und/oder
    - qualifizierten Schmerztherapieplanes
    und
    - Notfallplanes (z.B. nach „P A L M A")
    in Zusammenarbeit mit beteiligten Ärzten,

Fakultativer Leistungsinhalt
- Beratung und Aufklärung über die Möglichkeiten der Patientenverfügung, Vorsorgevollmacht und Betreuungsverfügung,
- Beratung und Aufklärung des Patienten
    und/oder der betreuenden Person zur
    Ermittlung des Patientenwillens und ggf.
    Erfassung des Patientenwillens,
- ggf. weitere, notwendige Verlaufserhebungen,

Abrechnungsbestimmung: einmal im Krankheitsfall

Anmerkung: Die Gebührenordnungsposition 37300 kann nur von einem an der Behandlung beteiligten Vertragsarzt berechnet werden.

Die Gebührenordnungsposition 37300 ist nicht neben den Gebührenordnungspositionen 03220, 03230, 03360, 03362, 04220, 04230, 16220, 16230, 16231, 16233, 21220, 21230, 21231 und 21233 berechnungsfähig.

Abrechnungsausschluss: in derselben Sitzung 03220, 03230, 03360, 03362, 04220, 04230, 04231, 16220, 16223, 16230, 16231, 16233, 21220, 21230, 21231, 21233, 21235
im Krankheitsfall 03370, 04370

Berichtspflicht: Nein

Aufwand in Minuten:
Kalkulationszeit: KA   **Prüfzeit:** ./.   **Eignung d Prüfzeit:** Keine Eignung

Kommentar: Die Regelungen des Abschnitts 37.3 und deren Leistungen basieren auf Anlage 30 BMV-Ä siehe unter:

Vereinbarung nach § 87 Abs.1b SGB V zur Besonders qualifizierten und koordinierten palliativ-medizinischen Versorgung vom 29.11.2016 http://www.kbv.de/media/sp/Anlage_30_Palliativversorgung.pdf mit folgende Inhalten:

Abschnitt I – Versorgungsziele und Patienten
§ 1 Ziele und Gegenstand der Vereinbarung
§ 2 Patienten

Abschnitt II – Versorgungsauftrag und Vernetzung
§ 3 Versorgungsauftrag
§ 4 Interdisziplinäre Zusammenarbeit im Team
§ 5 Aufgaben der teilnehmenden Ärzte

Abschnitt III – Teilnahmeverfahren
§ 6 Teilnehmende
§ 7 Anerkennung

Abschnitt IV – Qualitätssicherung
§ 8 Qualitätssicherung § 9 Evaluation der Vereinbarung

Abschnitt V – Ergänzende Bestimmungen
§ 10 Inkrafttreten und Kündigung

Anlage 1 Fachliche Anforderungen zur qualifizierten und koordinierten Palliativversorgung gemäß § 87 Abs. 1b SGB V Anlage 2 Protokollnotiz

37302	Zuschlag zur Versicherten- oder Grundpauschale für den koordinierenden Vertragsarzt gemäß § 4 Abs. 1 Satz 1 der Anlage 30 zum BMV-Ä	275 Pkt. 30,21 €

Obligater Leistungsinhalt

* Persönlicher Arzt-Patienten-Kontakt, – Koordination diagnostischer, therapeutischer und pflegerischer Maßnahmen,
* Koordination der palliativmedizinischen und
* pflegerischen Versorgung durch Einbezug von und Zusammenarbeit mit anderen an der Versorgung des Patienten Beteiligten,

Fakultativer Leistungsinhalt
- Palliativmedizinische Betreuung des Patienten in der Arztpraxis (z.B. Schmerztherapie, Symptomkontrolle),
- Beratung und Aufklärung über die Möglichkeiten der Patientenverfügung, Vorsorgevollmacht und/oder Betreuungsverfügung,
- Konsiliarische Erörterung mit einem mitbehandelnden Vertragsarzt und/oder einem Vertragsarzt mit der Zusatzbezeichnung Palliativmedizin,
- Anleitung und Beratung der Betreuungs- und Bezugspersonen,

Abrechnungsbestimmung: einmal im Behandlungsfall

Anmerkung: Die Gebührenordnungsposition 37302 kann nur von einem an der Behandlung beteiligten Vertragsarzt berechnet werden.
Die Gebührenordnungsposition 37302 ist nicht neben den Gebührenordnungspositionen 03220, 03230, 03360, 03362, 04220, 04230, 16220, 16230, 16231, 16233, 21220, 21230, 21231 und 21233 berechnungsfähig.

Abrechnungsausschluss: in derselben Sitzung 03220, 03230, 03360, 03362, 04220, 04230, 04231, 16220, 16223, 16230, 16231, 16233, 21220, 21230, 21231, 21233, 21235
im Behandlungsfall 03371, 04371, 37.2

Berichtspflicht: Nein

Aufwand in Minuten:
Kalkulationszeit: KA   **Prüfzeit:** ./.   **Eignung d Prüfzeit:** Keine Eignung

Kommentar: Die Regelungen des Abschnitts 37.3 und deren Leistungen basieren auf Anlage 30 BMV-Ä siehe unter:
Vereinbarung nach § 87 Abs.1b SGB V zur Besonders qualifizierten und koordinierten palliativ-medizinischen Versorgung vom 29.11.2016 http://www.kbv.de/media/sp/Anlage_30_Pallia tivversorgung.pdf –
Inhalte siehe unter **EBM Nr. 37300**

37305	Zuschlag zu den Gebührenordnungspositionen 01410 und 01413 für die besonders qualifizierte und koordinierte palliativmedizinische Versorgung eines Patienten gemäß Anlage 30 zum BMV-Ä in der Häuslichkeit	124 Pkt. 13,62 €

Obligater Leistungsinhalt
- Persönlicher Arzt-Patienten-Kontakt,
- Dauer mindestens 15 Minuten,
- Palliativmedizinische Betreuung des Patienten (z.B. Schmerztherapie, Symptomkontrolle),

Fakultativer Leistungsinhalt
- Anleitung und Beratung der Betreuungs- und Bezugspersonen,

Abrechnungsbestimmung: je vollendete 15 Minuten

Anmerkung: Der Höchstwert für die Gebührenordnungsposition 37305 beträgt am Behandlungstag 744 Punkte.
Die Gebührenordnungsposition 37305 ist nicht neben den Gebührenordnungspositionen 03220, 03230, 03360, 03362, 03371 bis 03373, 04220, 04230, 04371 bis 04373, 37306 und 37314 berechnungsfähig.

Abrechnungsausschluss: in derselben Sitzung 03220, 03230, 03360, 03362, 03371, 03372, 03373, 04220, 04230, 04231, 04371, 04372, 04373, 37306, 37314, 37400
im Behandlungsfall 37.2

Berichtspflicht: Nein

Aufwand in Minuten:

Kalkulationszeit: KA   **Prüfzeit:** 12   **Eignung d Prüfzeit:** Tages- und Quartalsprofil

Kommentar: Die Regelungen des Abschnitts 37.3 und deren Leistungen basieren auf Anlage 30 BMV-Ä siehe unter:
Vereinbarung nach § 87 Abs.1b SGB V zur Besonders qualifizierten und koordinierten palliativ-medizinischen Versorgung vom 29.11.2016 http://www.kbv.de/media/sp/Anlage_30_Pallia tivversorgung.pdf –
Inhalte siehe unter EBM Nr. 37300

37306	**Zuschlag zu den Gebührenordnungspositionen 01411, 01412 und 01415 für die besonders qualifizierte und koordinierte palliativmedizinische Versorgung eines Patienten gemäß Anlage 30 zum BMV-Ä in der Häuslichkeit**	**124 Pkt.** **13,62 €**

Obligater Leistungsinhalt

* Persönlicher Arzt-Patienten-Kontakt,
* Palliativmedizinische Betreuung des Patienten (z.B. Symptomkontrolle),

Abrechnungsbestimmung: je Besuch

Anmerkung: Die Gebührenordnungsposition 37306 ist für Besuche im Rahmen des organisierten Not(- fall)dienstes, für Besuche im Rahmen der Notfallversorgung durch nicht an der vertragsärztlichen Versorgung teilnehmende Ärzte, Institute und Krankenhäuser sowie für dringende Visiten auf der Belegstation nicht berechnungsfähig.
Die Gebührenordnungsposition 37306 ist nicht neben den Gebührenordnungspositionen 01100 bis 01102, 01205, 01207, 01210, 01212, 01214, 01216, 01218, 03220, 03230, 03360, 03362, 03371 bis 03373, 04220, 04230, 04371 bis 04373, 37305 und 37314 berechnungsfähig.

Abrechnungsausschluss: im Behandlungsfall 37.2

Berichtspflicht: Nein

Aufwand in Minuten:

Kalkulationszeit: KA   **Prüfzeit:** ./.   **Eignung d Prüfzeit:** keine Eignung

Kommentar: Die Regelungen des Abschnitts 37.3 und deren Leistungen basieren auf Anlage 30 BMV-Ä siehe unter:
Vereinbarung nach § 87 Abs.1b SGB V zur Besonders qualifizierten und koordinierten palliativ-medizinischen Versorgung vom 29.11.2016 http://www.kbv.de/media/sp/Anlage_30_Pallia tivversorgung.pdf –
Inhalte siehe unter EBM Nr. 37300

37314	**Pauschale für die konsiliarische Erörterung und Beurteilung komplexer medizinischer Fragestellungen durch einen konsiliarisch tätigen Arzt mit der Zusatzweiterbildung Palliativmedizin im Rahmen der besonders qualifizierten und koordinierten palliativmedizinischen Versorgung eines Patienten gemäß Anlage 30 zum BMV-Ä**	**106 Pkt.** **11,65 €**

Abrechnungsbestimmung: einmal im Behandlungsfall

Anmerkung: Kommt in demselben Arztfall eine Versicherten-, Grund- und/oder Konsiliarpauschale zur Abrechnung, ist die Gebührenordnungsposition 37314 nicht berechnungsfähig.

Abrechnungsausschluss: nicht neben 37305, 37306

Berichtspflicht: Nein

Aufwand in Minuten:
Kalkulationszeit: KA   **Prüfzeit:** ./.   **Eignung d Prüfzeit:** keine Eignung

Kommentar: Die Regelungen des Abschnitts 37.3 und deren Leistungen basieren auf Anlage 30 BMV-Ä siehe unter:

Vereinbarung nach § 87 Abs.1b SGB V zur Besonders qualifizierten und koordinierten palliativ-medizinischen Versorgung vom 29.11.2016 http://www.kbv.de/media/sp/Anlage_30_Pallia tivversorgung.pdf –

Inhalte siehe unter EBM Nr. 37300

37317	**Zuschlag zur Gebührenordnungsposition 37302 für die Erreichbarkeit und Besuchsbereitschaft in kritischen Phasen**	**1425 Pkt.** **156,57 €**

Obligater Leistungsinhalt
- Vorhaltung einer telefonischen Erreichbarkeit des koordinierenden Arztes für den Patienten und/oder die Angehörigen und/oder die Pflegekräfte und/oder den ärztlichen Bereitschaftsdienst und einer Besuchsbereitschaft außerhalb der Sprechstundenzeiten, an Samstagen, Sonntagen, gesetzlichen Feiertagen und am 24.12. und 31.12. in Abstimmung zwischen dem Arzt und dem Patienten und/oder den Angehörigen und ggf. weiterer Beteiligter in kritischen Phasen, die nicht über die Maßnahmen des qualifizierten Schmerztherapie-, Therapie-, und/oder Notfallplanplans zu beheben sind,

Fakultativer Leistungsinhalt
- Koordination der palliativmedizinischen und -pflegerischen Versorgung durch Einbezug von und Zusammenarbeit mit anderen an der Versorgung des Patienten Beteiligten in kritischen Phasen,

Abrechnungsbestimmung: einmal im Krankheitsfall

Berichtspflicht: Nein

Aufwand in Minuten:
Kalkulationszeit: KA   **Prüfzeit:** ./.   **Eignung d Prüfzeit:** Keine Eignung

Kommentar: Die Regelungen des Abschnitts 37.3 und deren Leistungen basieren auf Anlage 30 BMV-Ä siehe unter:

Vereinbarung nach § 87 Abs.1b SGB V zur Besonders qualifizierten und koordinierten palliativ-medizinischen Versorgung vom 29.11.2016 http://www.kbv.de/media/sp/Anlage_30_P alliativversorgung.pdf –
Inhalte siehe unter EBM Nr. 37300

37318 Telefonische Beratung von mindestens 5 Minuten Dauer im Rahmen der besonders qualifizierten und koordinierten palliativmedizinischen Versorgung gemäß Anlage 30 zum BMV-Ä bei Inanspruchnahme zwischen 19:00 und 7:00 Uhr und ganztägig an Samstagen, Sonntagen, gesetzlichen Feiertagen und am 24.12. und 31.12.	**213 Pkt.** **23,40 €**

Obligater Leistungsinhalt
* Telefonischer Kontakt des Arztes mit
  – dem Pflegepersonal
  oder
  – dem ärztlichen Bereitschaftsdienst
  oder
  – den Angehörigen des Patienten
  oder
  – dem Krankenhaus,

Abrechnungsbestimmung: je Telefonat

Anmerkung: Die Gebührenordnungsposition 37318 ist höchstens siebenmal im Behandlungsfall berechnungsfähig.
Die Gebührenordnungsposition 37318 ist entgegen der Allgemeinen Bestimmung 4.3.1 im Behandlungsfall auch neben Versicherten- und/oder Grundpauschalen berechnungsfähig.

Berichtspflicht: Nein

Aufwand in Minuten:
Kalkulationszeit: KA   **Prüfzeit:** 4   **Eignung d Prüfzeit:** Tages- und Quartalsprofil

Kommentar: Die Regelungen des Abschnitts 37.3 und deren Leistungen basieren auf Anlage 30 BMV-Ä siehe unter:
Vereinbarung nach § 87 Abs.1b SGB V zur Besonders qualifizierten und koordinierten palliativ-medizinischen Versorgung vom 29.11.2016 http://www.kbv.de/media/sp/Anlage_30_Pallia tivversorgung.pdf –
Inhalte siehe unter EBM Nr. 37300

37320 Fallkonferenz gemäß Anlage 30 zum BMV-Ä	**86 Pkt.** **9,45 €**

Obligater Leistungsinhalt
* Patientenorientierte Fallbesprechung unter Beteiligung der notwendigen ärztlichen Fachdisziplinen und/oder weiterer komplementärer Berufe sowie mit Pflegekräften bzw. Angehörigen, die an der Versorgung des Patienten beteiligt sind

Anmerkung: Die Gebührenordnungsposition 37320 ist höchstens fünfmal im Krankheitsfall berechnungsfähig.

Die Gebührenordnungsposition 37320 ist auch bei einer telefonischen Fallkonferenz berechnungsfähig.

Die Gebührenordnungsposition 37320 ist auch bei Durchführung der Fallkonferenz als Videofallkonferenz, berechnungsfähig. Für die Abrechnung gelten die Anforderungen gemäß Anlage 31b zum BMV-Ä entsprechend.

Abrechnungsausschluss: im Behandlungsfall 30706, 37.2

Berichtspflicht: Nein

Aufwand in Minuten:
Kalkulationszeit: KA   **Prüfzeit:** ./.   **Eignung d Prüfzeit:** Keine Eignung

37.4 Versorgungsplanung gemäß der Vereinbarung nach § 132g Abs. 3 SGB V

1. Die Gebührenordnungsposition 37400 dieses Abschnittes kann von Ärzten gemäß Nr. 6 der Präambel 37.1 nur bei Patienten berechnet werden, die durch einen Berater gemäß der Vereinbarung nach § 132g Abs. 3 SGB V in einem Pflegeheim oder einer Einrichtung der Eingliederungshilfe betreut werden.

37400	Zusatzpauschale für die Beteiligung an der Beratung eines Patienten in Zusammenarbeit mit dem Berater gemäß der Vereinbarung nach § 132g Abs. 3 SGB	100 Pkt. 10,99 €

Obligater Leistungsinhalt
- Teilnahme an einem vom verantwortlichen Berater durchgeführten patientenorientierten Beratungsgespräch gemäß der Vereinbarung nach § 132g Abs. 3 SGB V
und/oder
- Teilnahme an einer vom verantwortlichen Berater durchgeführten patientenorientierten Fallbesprechung gemäß der Vereinbarung nach § 132g Abs. 3 SGB V
und/oder
- Abstimmung der schriftlichen Patientenverfügung für Notfallsituationen gemäß § 9 Abs. 3 der Vereinbarung nach § 132g Abs. 3 SGB V in Zusammenarbeit mit dem verantwortlichen Berater,

Fakultativer Leistungsinhalt
- In mehreren Sitzungen,
- Zusammenarbeit und Informationsaustausch gemäß § 11 Abs. 1 der Vereinbarung nach § 132g Abs. 3 SGB V mit dem verantwortlichen Berater,

Abrechnungsbestimmung: einmal im Behandlungsfall

Anmerkung: Die Gebührenordnungsposition 37400 ist auch berechnungsfähig, wenn die Teilnahme am patientenorientierten Beratungsgespräch gemäß der Vereinbarung nach § 132g Abs. 3 SGB V telefonisch erfolgt.

Die Gebührenordnungsposition 37400 ist auch bei Durchführung der Fallbesprechung als Videofallkonferenz berechnungsfähig. Für die Abrechnung gelten die Anforderungen gemäß Anlage 31b zum BMV-Ä entsprechend.

Die Gebührenordnungsposition 37400 kann nur von einem an der Beratung beteiligten Vertragsarzt berechnet werden.

Abrechnungsausschluss: nicht neben 01442, 03371 bis 03373, 04371 bis 04373, 37120, 37305, 37306, 37318, 37320

Aufwand in Minuten:
Kalkulationszeit: KA   **Prüfzeit:** ./.   **Eignung d Prüfzeit:** Keine Eignung

Kommentar: Die KBV informiert: https://www.kbv.de/html/1150_38651.php
Die KV Hessen informiert beispielhaft: Haus- und Fachärzte können ab Januar 2019 die neue EBM Nr. 37400 abrechnen, wenn sie mit einem qualifizierten Berater nach der Vereinbarung nach § 132g Abs. 3 SGB V zusammenarbeiten.
Die Leistung soll zunächst extrabudgetär vergütet werden.
Die EBM Nr. 37400 wird in den neuen Abschnitt 37.4 im EBM aufgenommen und kann einmal im Behandlungsfall abgerechnet werden.
Bei der Abrechnung der EBM Nr. 37400 geben Ärzte im freien Begründungsfeld (Feldkennung 5009) den Namen des Beraters an. Grund: Der EBM fordert den Nachweis, dass der Arzt mit dem Berater des Patienten bei der Versorgungsplanung zusammengearbeitet hat.
Inhalt der EBM Nr. 37400 ist die Teilnahme an einem patientenorientierten Beratungsgespräch, das der Berater durchführt, die Teilnahme an einer Fallbesprechung und/oder die Abstimmung der schriftlichen Patientenverfügung für Notfallsituationen mit dem Berater. Die Patientenverfügung erstellt der Berater, der betreuende Arzt unterschreibt sie.
Ärzte können die EBM Nr. 37400 auch dann abrechnen, wenn das Beratungsgespräch telefonisch erfolgt. Nur ein Vertragsarzt kann die EBM Nr. 37400 im Behandlungsfall für die Zusammenarbeit mit dem Berater abrechnen.

Voraussetzung:
- Kooperationsvertrag mit der Einrichtung nach § 132g.
- Zugelassenen Pflegeeinrichtungen im Sinne des § 43 SGB XI und Einrichtingen der Eingliederungshilfe für behinderte Menschen.
- Berater der Einrichtung (wird von der Einrichtung bestimmt)
- Versorgungsplanung der Pfleeinrichtung.

38 Delegationsfähige Leistungen

Das **Kapitel 38 Delegationsfähige Leistungen** wurde zusammen mit den Kapitel 37 zum 1.7.2016 aufgenommen:
... „**Weitere Nichtärztlicher Praxis-Assistenten (NäPA) – EBM Nrn.**
Das neue EBM-Kapitel 38 erweitert die Abrechenbarkeit von Einsätzen speziell weitergebildeter Nichtärztlicher Praxis-Assistenten (NäPA) auf Fachärzte, jedenfalls insofern die Assistentinnen Heimbewohner aufsuchen. Außerdem werden jegliche Patientenbesuche von beauftragten Mitarbeitern, um delegierte Leistungen zu erbringen, höher als bisher vergütet. Im Detail:
Die neue EBM Nr. 38100 ersetzt die bisherige **EBM Nr. 40240** (Aufsuchen eines Kranken durch beauftragten Praxis-Mitarbeiter). Wie bisher schon ist auch unter der neuen EBM Nr. 38100 die Abrechnung der beiden NäPA-Besuchsziffern 03062 und 03063 am selben Behandlungstag ausgeschlossen. Mit **76 Punkten – und demnach aktuell über acht Euro** – ist der Patientenbesuch durch Praxis-Mitarbeiter künftig deutlich besser bewertet.
Die EBM Nr. 38105 ersetzt die bisherige **EBM Nr. 40260**. Sie steht künftig für den Mitbesuch eines weiteren Patienten durch einen beauftragten Mitarbeiter in zeitlich unmittelbarem Zusammenhang zum Erstbesuch nach **38100**. Die **EBM Nr. 38105** bringt mit **39 Punkten etwas über vier Euro.**
EBM Nr. 38200: Handelt es sich bei den beauftragten Mitarbeitern im Rahmen der Besuchsziffern **38100** und **38105** um NäPA und bei den Patienten um Bewohner von Alten- oder Pflegeheimen – „oder anderen beschützenden Einrichtungen" –, dann sind dafür künftig zwei Zuschläge möglich. Zum einen die **EBM Nr. 38200** als Zuschlag für den Erstbesuch nach **38100**, vergütet mit zusätzlich 90 Punkten – derzeit also knapp 10 Euro on Top.
Und zum Zweiten die EBM Nr. 38205 als Zuschlag für den Mitbesuch nach **38105**, **(83 Punkte)**. Diese beiden zuletzt genannten Zuschläge sollen extrabudgetär vergütet werden, heißt es. Außerdem können sie nur in Verbindung mit der Versichertenpauschale oder der fachärztlichen Grundpauschale angesetzt werden..."
Mit der EBM-Nr. 38202 und 38207 wurden Abrechnungspositionen weg vom Alten- und Pflegeheim für Besuch und Betreuung in der Häuslichkeit geschaffen.
Die Voraussetzungen zur Abrechnung der Gebührenpositionen des neuen Kapitels 38 sind weit gefasst. Die beiden Besuchsziffern **38100** und **38105** dürfen von allen Vertragsärzten abgerechnet werden. Die NäPA-Zuschläge allerdings sind beim Heimbesuch auf Hausärzte sowie eine Reihe von Fachärzten eingegrenzt.
Kommentar: Die KBV informiert (http://www.kbv.de/html/1150_23357.php) u.a. zu diesem neuen Bereich:
... „30.06.2016 – Die Delegation von ärztlichen Leistungen wird stärker gefördert. Ab 1. Juli 2016 gibt es dazu im EBM ein eigenes Kapitel. Dann erhalten auch Fachärzte Zuschläge auf Besuche, die von qualifizierten nichtärztlichen Praxisassistenten in Pflegeheimen durchgeführt werden...

38.1 Präambel

1. Die Gebührenordnungspositionen 38100 und 38105 können von allen Vertragsärzten – soweit dies berufsrechtlich zulässig ist – berechnet werden.
2. Die Gebührenordnungspositionen 38200, 38202, 38205 und 38207 können nur von
   - Fachärzten für Allgemeinmedizin (ausschließlich die Gebührenordnungspositionen 38200 und 38205),
   - Fachärzten für Innere und Allgemeinmedizin (ausschließlich die Gebührenordnungspositionen 38200 und 38205),
   - Praktischen Ärzten (ausschließlich die Gebührenordnungspositionen 38200 und 38205),
   - Ärzten ohne Gebietsbezeichnung (ausschließlich die Gebührenordnungspositionen 38200 und 38205),
   - Fachärzten für Innere Medizin ohne Schwerpunktbezeichnung, die gegenüber dem Zulassungsausschuss ihre Teilnahme an der hausärztlichen Versorgung gemäß § 73 Abs. 1a SGB V erklärt haben (ausschließlich die Gebührenordnungspositionen 38200 und 38205),
   - Fachärzten für Kinder- und Jugendmedizin,
   - Fachärzten für Kinder- und Jugendpsychiatrie,
   - Fachärzten für Kinder- und Jugendpsychiatrie und -psychotherapie,
   - Fachärzten für Augenheilkunde,
   - Fachärzten für Chirurgie,
   - Fachärzten für Frauenheilkunde und Geburtshilfe,
   - Fachärzten für Hals-Nasen-Ohrenheilkunde,
   - Fachärzten für Haut- und Geschlechtskrankheiten,
   - Fachärzten für Innere Medizin mit und ohne Schwerpunkt, die gegenüber dem Zulassungsausschuss ihre Teilnahme an der fachärztlichen Versorgung erklärt haben,
   - Fachärzten für Mund-, Kiefer- und Gesichtschirurgie,
   - Fachärzten für Neurologie,
   - Fachärzten für Nervenheilkunde,
   - Fachärzten für Neurologie und Psychiatrie,
   - Fachärzten für Orthopädie,
   - Fachärzten für Orthopädie und Unfallchirurgie,
   - Fachärzten für Psychiatrie und Psychotherapie,
   - Fachärzten für Urologie,
   - Fachärzten für Physikalische und Rehabilitative Medizin
   berechnet werden.
3. Die Gebührenordnungspositionen dieses Kapitels können nur von delegierenden Vertragsärzten unter Berücksichtigung der berufsrechtlichen Bestimmungen und unter der Voraussetzung berechnet werden, dass die Tätigkeit des nichtärztlichen Mitarbeiters gemäß § 28 Abs. 1 Satz 2 SGB V in ausreichender Form vom Arzt überwacht wird und dieser jederzeit erreichbar ist. Der Arzt ist im Falle des Hausbesuches regelmäßig, spätestens an dem auf den Besuch folgenden Werktag (außer Samstag), über die von dem nichtärztlichen Mitarbeiter gemäß § 28 Abs. 1

Satz 2 SGB V erhobenen Befunde und Anweisungen zu informieren. Die von dem nichtärztlichen Mitarbeiter gemäß § 28 Abs. 1 Satz 2 SGB V erhobenen Befunde, gegebenen Anweisungen bzw. durchgeführten Maßnahmen sind zu dokumentieren.
4. Die Gebührenordnungspositionen 38200, 38202, 38205 und 38207 können nur in Fällen berechnet werden, in denen eine Versichertenpauschale oder Grundpauschale berechnet wurde.

Kommentar: Die EBM Nrn. zur Honorierung von an nichtärztliche Praxismitarbeiter delegierte vertragsärztliche Leistungen in Pflegeeinrichtungen wurden zum 1.7.2016 im neuen Kapitel 38 (das in zwei Abschnitte aufgeteilt ist) im EBM eingeführt
Die Vergütung unterscheidet sich durch die Qualifikationsvoraussetzungen des Praxispersonals und werden extrabudgetär und ohne Mengenbegrenzung in voller Höhe vergütet.
In das neue EBM-Kapitel 38 wurden auch die bisherigen Kostenpauschalen (für ärztlich angeordnete Hilfeleistungen von nicht speziell qualifizierten Praxismitarbeitern) mit jetzt neuen EBM Ziffern aufgenommen:

Alte EBM Nr. Neue EBM Nr.
40240   38100
40260   38105

Das Honorar für Mitbesuche durch einen beauftragten Mitarbeiter wurde erhöht.
• EBM Nr. 38100 innerhalb der morbiditätsbedingten Gesamtvergütung (MGV)
• EBM Nr. 38105 innerhalb der morbiditätsbedingten Gesamtvergütung (MGV)
• EBM Nr. 38200 Einzelleistung
• EBM Nr. 38205 Einzelleistung
Fachärzte der genannten Fachrichtungen können Patientenbesuche in Pflegeheimen an qualifizierte Mitarbeiter delegieren. Sie erhalten dies auch vergütete. Diese Regelung gilt auch für Hausarztpraxen, welche die erforderliche Fallzahl der hausärztlichen NäPa-Regelung (NäPa = nichtärztliche Praxisassistenten) nicht erfüllen.
Diese Ärzte bekommen damit die gleiche Vergütung wie Hausärzte, die seit Anfang 2015 von einer solchen Förderung profitieren können. Der Einsatz des Assistenten beim Facharzt ist allerdings auf Pflegeheime beschränkt, Besuche außerhalb des Pflegeheims werden nicht zusätzlich finanziert.
Praxen, die die neuen EBM- Nrn. 38200 bzw. 38205 abrechnen wollen, müssen die entsprechend Anlage 8 BMV-Ä (Delegations-Vereinbarung – http://www.kbv.de/media/sp/08_Delegation.pdf) qualifizierte nichtärztliche Assistentin mit mindestens 20 Wochenstunden beschäftigen.

38.2 Ärztlich angeordnete Hilfeleistungen von Praxismitarbeitern

1. Voraussetzung für die Berechnung der Gebührenordnungspositionen dieses Abschnitts ist die Anstellung eines/von nichtärztlichen Mitarbeitern mit abgeschlossener Ausbildung in einem nichtärztlichen Heilberuf.

38100 Aufsuchen eines Patienten durch einen nichtärztlichen Mitarbeiter	76 Pkt. 8,35 €

Gebührenordnungsposition einschl. Wegekosten – entfernungsunabhängig – für das Aufsuchen eines Patienten durch einen vom behandelnden Arzt beauftragten angestellten Mitarbeiter der Arztpraxis zur Verrichtung medizinisch notwendiger delegierbarer Leistungen,

Abrechnungsbestimmung: je Sitzung

Anmerkung: Die Gebührenordnungsposition 38100 kann nur berechnet werden, wenn der Patient aus medizinischen Gründen die Arztpraxis nicht aufsuchen kann.
Der mit dem gesonderten Aufsuchen beauftragte Mitarbeiter darf nur Leistungen erbringen, die vom Arzt im Einzelfall angeordnet worden sind. Die Gebührenordnungspositionen dieser Leistungen sind neben der Gebührenordnungsposition 38100 berechnungsfähig.
Die Gebührenordnungsposition 38100 ist im begründeten Einzelfall neben Besuchen nach den Gebührenordnungspositionen 01410 bis 01413, 01415 und 01418 berechnungsfähig.
Abrechnungsausschlüsse Leistungen
am Behandlungstag 03062, 03063, 38105

Berichtspflicht: Nein

Aufwand in Minuten:
Kalkulationszeit: KA   **Prüfzeit:** ./.   **Eignung der Prüfzeit:** Keine Eignung

38105	Aufsuchen eines weiteren Patienten durch einen nicht-ärztlichen Mitarbeiter	39 Pkt. 4,28 €

Gebührenordnungsposition einschl. Wegekosten – entfernungsunabhängig – für das Aufsuchen eines weiteren Patienten derselben sozialen Gemeinschaft (auch z.B. Alten- oder Pflegeheim) in unmittelbarem zeitlichen Zusammenhang mit dem Aufsuchen eines Patienten nach der Gebührenordnungsposition 38100,

Abrechnungsbestimmung: je Sitzung

Anmerkung: Die Gebührenordnungsposition 38105 kann nur berechnet werden, wenn der Patient aus medizinischen Gründen die Arztpraxis nicht aufsuchen kann.
Der mit dem gesonderten Aufsuchen beauftragte Mitarbeiter darf nur Leistungen erbringen, die vom Arzt im Einzelfall angeordnet worden sind. Die Gebührenordnungspositionen dieser Leistungen sind neben der Gebührenordnungsposition 38105 berechnungsfähig.
Die Gebührenordnungsposition 38105 ist im begründeten Einzelfall neben Besuchen nach den Gebührenordnungspositionen 01410 bis 01413, 01415 und 01418 berechnungsfähig.
Abrechnungsausschlüsse Leistungen
am Behandlungstag 03062, 03063, 38100

Berichtspflicht: Nein

Aufwand in Minuten:
Kalkulationszeit: KA   **Prüfzeit:** ./.   **Eignung der Prüfzeit:** Keine Eignung

38.3 Ärztlich angeordnete Hilfeleistungen von qualifizierten nichtärztlichen Praxisassistenten

1. Voraussetzung für die Berechnung der Gebührenordnungspositionen dieses Abschnitts ist die Genehmigung der Kassenärztlichen Vereinigung. Die Genehmigung wird erteilt, wenn der Kassenärztlichen Vereinigung jährlich durch eine Erklärung der Praxis die Anstellung eines/von nichtärztlichen Praxisassistenten mit mindestens 20 Wochenstunden angezeigt wurde und diese(r) über folgende Qualifikationen verfügt:

- eine nach dem qualifizierten Berufsabschluss mindestens dreijährige Berufserfahrung in einer Praxis eines Arztes gemäß Nr. 1 der Präambel 38.1,
- eine Qualifikation gemäß Anlage 8 zum Bundesmantelvertrag-Ärzte (BMV-Ä),
- Nachweis über die Begleitung von 20 Hausbesuchen zur Verrichtung medizinisch notwendiger delegierbarer Leistungen in Alten- oder Pflegeheimen oder in anderen beschützenden Einrichtungen bei einem Arzt gemäß Nr. 2 der Präambel 38.1. Bis zum 31. Dezember 2016 kann die Genehmigung auch dann erteilt werden, wenn nachgewiesen wird, dass 10 Hausbesuche begleitet worden sind.

Der Nachweis der Berufserfahrung und der Zusatzqualifikation ist durch eine ärztliche Bescheinigung und eine zertifizierte Kursteilnahme gegenüber der Kassenärztlichen Vereinigung zu führen. Die Auflösung des Beschäftigungsverhältnisses mit den angestellten nichtärztlichen Praxisassistenten ist der Kassenärztlichen Vereinigung anzuzeigen.

Kommentar: Bei den Leistungen des Kapitels 38 wird hinsichtlich der Kompetenz und Qualifikation der nichtärztlichen Leistungserbringer differenziert. Seit Juli 2017 gibt es im Kapitel 38 die EBM Nrn. 38202 und 38207 für bestimmte fachärztlich tätigen Vertragsärzten als von Zuschlägen zu den EBM Nrn. 3800 und 38105 für das Aufsuchen eines Patienten bzw. eines weiteren Patienten in der Häuslichkeit – aber nicht in Pflegeheimen – durch nichtärztliche Praxisassistenten. Die zuvor geltende Regelung galt nur für Besuche in Pflegeeinrichtungen.

38200	Zuschlag zur GOP 38100 für den Besuch und die Betreuung durch einen qualifizierten nichtärztlichen Praxisassistenten in Alten- oder Pflegeheimen oder anderen beschützenden Einrichtungen	90 Pkt. 9,89 €

Obligater Leistungsinhalt
- Persönlicher nichtärztlicher Praxisassistent-Patienten-Kontakt,
- Aufsuchen eines Patienten zum Zweck der Versorgung in,
  - Alten- oder Pflegeheimen
  und/oder
  - anderen beschützenden Einrichtungen,
- Dokumentation gemäß Nr. 3 der Präambel 38.1,

Fakultativer Leistungsinhalt
- Leistungen gemäß § 5 Abs. 1 der Anlage 8 zum BMV-Ä,
- In Anhang 1 Spalte VP/GP aufgeführte Leistungen,

Abrechnungsbestimmung: je Sitzung

Abrechnungsausschluss: Nicht neben 38202, 38207

Berichtspflicht: Nein

Aufwand in Minuten:
Kalkulationszeit: KA   **Prüfzeit:** ./.   **Eignung der Prüfzeit:** Keine Eignung

38202	Zuschlag zu der Gebührenordnungsposition 38100 für den Besuch und die Betreuung durch einen qualifizierten nichtärztlichen Praxisassistenten in der Häuslichkeit des Patienten	90 Pkt. 9,89 €

Obligater Leistungsinhalt
- Persönlicher nichtärztlicher Praxisassistent-Patienten-Kontakt,
- Aufsuchen eines Patienten gemäß § 3 Abs. 2 der Anlage 8 zum BMV-Ä zum Zweck der Versorgung in der Häuslichkeit,
- Dokumentation gemäß Nr. 3 der Präambel 38.1,

Fakultativer Leistungsinhalt
- Leistungen gemäß § 5 Abs. 1 der Anlage 8 zum BMV-Ä,
- In Anhang 1 Spalte VP/GP aufgeführte Leistungen,

Abrechnungsbestimmung: je Sitzung

Abrechnungsausschluss: nicht neben 38200, 38205

Berichtspflicht: Nein

Aufwand in Minuten:
Kalkulationszeit: KA   **Prüfzeit:** ./.   **Eignung d Prüfzeit:** Keine Eignung

38205	Zuschlag zur GOP 38105 für den Besuch und die Betreuung eines weiteren Patienten durch einen qualifizierten nichtärztlichen Praxisassistenten in Alten- oder Pflegeheimen oder anderen beschützenden Einrichtungen	83 Pkt. 9,12 €

Obligater Leistungsinhalt
- Persönlicher nichtärztlicher Praxisassistent-Patienten-Kontakt,
- Aufsuchen eines Patienten zum Zweck der Versorgung in
  - Alten- oder Pflegeheimen
  und/oder
  - anderen beschützenden Einrichtungen,
- Dokumentation gemäß Nr. 3 der Präambel 38.1,

Fakultativer Leistungsinhalt
- Leistungen gemäß § 5 Abs. 1 der Anlage 8 zum BMV-Ä,
- In Anhang 1 Spalte VP/GP aufgeführte Leistungen,

Abrechnungsbestimmung: je Sitzung

Abrechnungsausschluss: Nicht neben 38202, 38207

Berichtspflicht: nein

Aufwand in Minuten:
Kalkulationszeit: KA   **Prüfzeit:** ./.   **Eignung der Prüfzeit:** Keine Eignung

38207 Zuschlag zu der Gebührenordnungsposition 38105 für   **83 Pkt.**
den Besuch und die Betreuung eines weiteren Patienten   **9,12 €**
durch einen qualifizierten nichtärztlichen Praxisassistenten in der Häuslichkeit

Obligater Leistungsinhalt
- Persönlicher nichtärztlicher Praxisassistent-Patienten-Kontakt,
- Aufsuchen eines weiteren Patienten gemäß § 3 Abs. 2 der Anlage 8 zum BMV-Ä zum Zweck der Versorgung in der Häuslichkeit/in derselben sozialen Gemeinschaft,
- Dokumentation gemäß Nr. 3 der Präambel 38.1,

Fakultativer Leistungsinhalt
- Leistungen gemäß § 5 Abs. 1 der Anlage 8 zum BMV-Ä,
- In Anhang 1 Spalte VP/GP aufgeführte Leistungen,

Abrechnungsbestimmung: je Sitzung

Abrechnungsausschluss: nicht neben 38200, 38205

Berichtspflicht: Nein

Aufwand in Minuten:
Kalkulationszeit: KA   **Prüfzeit:** ./.   **Eignung d Prüfzeit:** Keine Eignung

V Kostenpauschalen

40 Kostenpauschalen

40.1 Präambel

1. Psychologische Psychotherapeuten bzw. Kinder- und Jugendlichenpsychotherapeuten können im Zusammenhang mit ihren Leistungen die Kostenpauschalen 40110, 40111 und 40142 dieses Kapitels abrechnen.
2. Neben den Gebührenordnungspositionen des Abschnitts II-1.7.3.1 zur Früherkennung von Brustkrebs durch Mammographie-Screening sind nur die Kostenpauschalen nach den Nrn. 40100, 40850, 40852, 40854 und 40855 berechnungsfähig.
3. Im kurativ-stationären (belegärztlichen) Behandlungsfall können die vom Krankenhaus zu tragenden Kostenpauschalen 40165, 40300, 40302 und 40304 und die Kostenpauschalen der Abschnitte 40.6, 40.8, 40.10, 40.11, 40.13 bis 40.16 von Belegärzten nicht berechnet werden. Satz 1 gilt für Kosten nach Nr. 7 des Allgemeinen Bestimmungen entsprechend.

Kommentar: Die Abrechnungsmöglichkeit von Kosten neben dem Mammographie-Screening wurden gegenüber dem früheren EBM um die Nrn. 40100, 40854 und 40855 erweitert.

40.3 Kostenpauschalen für Versandmaterial, Versandgefäße usw. sowie für die Versendung bzw. den Transport von Untersuchungsmaterial, Röntgenaufnahmen und Filmfolien

1. Die Kostenpauschale nach der Nr. 40100 ist nur einmal im Behandlungsfall und nur von dem Arzt, dem der Überweisungsauftrag zur Probenuntersuchung erteilt wurde, berechnungsfähig. Wird die Auftragsleistung von dem annehmenden Arzt ganz oder teilweise zur Durchführung an einen anderen Arzt weiterüberwiesen, ist die Nr. 40100 in demselben Behandlungsfall für die Weitergabe weder vom weitergebenden noch vom annehmenden Arzt berechnungsfähig.
2. Kosten für Versandmaterial, für die Versendung bzw. den Transport des Untersuchungsmaterials und die Übermittlung des Untersuchungsergebnisses innerhalb einer Berufsausübungsgemeinschaft, eines Medizinischen Versorgungszentrums, einer Apparate- bzw. Laborgemeinschaft oder eines Krankenhausgeländes sind nicht berechnungsfähig.

Kommentar: Hier gibt es gegenüber dem früheren EBM keine Veränderungen.

© Springer-Verlag GmbH Deutschland, ein Teil von Springer Nature 2020
P. M. Hermanns (Hrsg.), *EBM 2020 Kommentar Innere Medizin mit allen Schwerpunkten*, Abrechnung erfolgreich und optimal,
https://doi.org/10.1007/978-3-662-61504-1_5

40100

Auf einen Blick: Versandpauschalen (Stand der EBM-Daten 01.01.2015)

EBM Nr.	Legende der Pauschale	Kosten in Euro	Zusätzlich nicht abrechenbar
40100	Versandmaterial, Transport, Ergebnisübermittlung (Labor, Zytologie, Zyto- und Molekulargenetik)	2,60	
40104	Versandmaterial, Transport von Röntgenaufnahmen und Filmfolien	5,10	40120 – 40126
40106	Versandmaterial, Transport von Langzeit-EKG-Datenträgern	1,50	

EBM Nr.	Legende der Pauschale	Kosten in Euro	Zusätzlich nicht abrechenbar
40120	Transport von Briefen bis 20 g oder Telefax	0,55	
40122	Transport von Briefen bis 50 g (Kompaktbrief)	0,90	40100, 40104,
40124	Transport von Briefen bis 500 g (Großbrief)	1,45	40106
40126	Transport von Briefen 1000 g (Maxibrief)	2,20	

Hinweis: Wegen der Erhöhung einzelner Postgebühren wird sicher noch eine rückwirkende Anpassung der EBM-Versandpauschalen zum 1.1.2015 erfolgt – dies sicher in den nächsten Wochen.

40100 **Kostenpauschale für Versandmaterial, Versandgefäße** **2,60 €**
usw. sowie für die Versendung bzw. den Transport von
Untersuchungsmaterial, ggf. auch von infektiösem
Untersuchungsmaterial, einschl. der Kosten für die
Übermittlung von Untersuchungsergebnissen der

- Laboratoriumsdiagnostik, ggf. einschl. der Kosten für die Übermittlung der Gebührenordnungspositionen und der Höhe der Kosten überwiesener kurativ-ambulanter Auftragsleitungen des Kapitels IV-32,
- Histologie,
- Zytologie,
- Zytogenetik und Molekulargenetik,

Abrechnungsbestimmung: einmal im Behandlungsfall

Anmerkung: Die Kostenpauschale 40100 ist in demselben Behandlungsfall nicht neben Gebührenpositionen der Abschnitte 32.2.1 bis 32.2.7 berechnungsfähig.
Die Gebührenordnungsposition 40100 ist im Behandlungsfall nicht neben den Gebührenordnungspositionen 01699 und 12230 berechnungsfähig

GOÄ entsprechend oder ähnlich: Berechnung der entstandenen Kosten nach § 10 Abs.1 GOÄ

Kommentar: Die Leistung umfasst die Kosten für das Versandmaterial, für den Transport des Materials zum untersuchenden/auswertenden Arzt sowie die Kosten für die Befundmitteilung durch den auswertenden Arzt zurück zum einsendenden Arzt.
Abgerechnet werden kann diese Leistung von den auswertenden Ärzten nur, wenn sie ihren Einsendern das Versandmaterial frankiert zur Verfügung stellen oder die Kosten ersetzen.. Der Einsender kann keine Portokosten nach den Nrn. 40120 ff. abrechnen.

Die Versandkosten für die Versendung infektiösen Untersuchungsmaterials muss – nach Kommentar von **Wezel/Liebold** – der Laborarzt, der untersucht, dem Arzt, der einsendet, erstatten.

40101	**Zuschlag zur Gebührenordnungsposition 32811 bei Probeneinsendung für Versandmaterial, Versandgefäße usw. sowie für die Versendung bzw. den Transport von Untersuchungsmaterial, ggf. auch von infektiösem Untersuchungsmaterial, einschl. der Kosten für die Übermittlung von Untersuchungsergebnissen,**	**2,60 €**

Abrechnungsbestimmung: einmal am Behandlungstag

Anmerkung: Kosten für Versandmaterial, für die Versendung bzw. den Transport des Untersuchungsmaterials die Übermittlung des Untersuchungsergebnisses innerhalb einer Berufsausübungsgemeinschaft, eines Medizinischen Versorgungszentrums oder eines Krankenhausgeländes sind nicht berechnungsfähig.

40104	**Kostenpauschale für Versandmaterial sowie für die Versendung bzw. den Transport von Röntgenaufnahmen und/oder Filmfolien mit dokumentierten Untersuchungsergebnissen bildgebender Verfahren,**	**5,10 €**

Abrechnungsbestimmung: je Versand

Anmerkung: Bei Mitgabe von Röntgenaufnahmen, Filmfolien und Szintigrammen ist die Kostenpauschale nach der Nr. 40104 nicht berechnungsfähig.

GOÄ entsprechend oder ähnlich: Berechnung der entstandenen Kosten nach § 10 Abs.1 GOÄ

Kommentar: Die Kostenpauschale gilt je Versand. Wird das Versandmaterial für die Rücksendung an den Radiologen benutzt, kann der rücksendende Arzt nur das Porto nach Nrn. 40120 ff. berechnen, nicht aber die Leistung nach Nrn. 40104 oder 40106.

40106	**Kostenpauschale für Versandmaterial sowie für die Versendung bzw. den Transport von Langzeit-EKG-Datenträgern,**	**1,50 €**

Abrechnungsbestimmung: je Versand

Anmerkung: Bei Mitgabe von Langzeit-EKG-Datenträgern ist die Kostenpauschale nach der Nr. 40106 nicht berechnungsfähig.

GOÄ entsprechend oder ähnlich: Berechnung der entstandenen Kosten nach § 10 Abs.1 GOÄ

Kommentar: Die Kostenpauschale gilt je Versand. Wird das Versandmaterial für die Rücksendung an den Radiologen benutzt, kann der rücksendende Arzt nur das Porto nach Nrn. 40120 ff. berechnen, nicht aber die Leistung nach Nrn. 40104 oder 40106.

40.4 Kostenpauschale für die Versendung bzw. den Transport von Briefen, Szintigrammen und/oder schriftlichen Unterlagen, Kostenpauschale für Telefax

1. Die Kostenpauschalen des Abschnitts 40.4 sind für den elektronischen Versand von Briefen und/oder schriftlichen Unterlagen nicht berechnungsfähig. Der Versand von Telefaxen ist hiervon ausgenommen.
2. Die Kostenpauschalen nach den Gebührenordnungspositionen 40110 und 40111 unterliegen einem gemeinsamen Höchstwert je Arzt. Für die Gebührenordnungspositionen 40110 und 40111 wird hierzu ein Volumen je Arzt gebildet, aus dem alle gemäß der Gebührenordnungspositionen 40110 und 40111 abgerechneten Kostenpauschalen im Quartal zu vergüten sind.

Der Höchstwert für die Gebührenordnungspositionen 40110 und 40111 wird arztgruppenspezifisch festgelegt:

EBM-Kapitel bzw. Abschnitt	Arztgruppe	Höchstwert in Euro
1.3	Ärzte, Institute und Krankenhäuser, die zur Erbringung von Leistungen ermächtigt sind	34,83
3	Allgemeinmedizin, hausärztliche Internisten und praktische Ärzte	38,88
4	Kinder- und Jugendmedizin	38,88
5	Anästhesiologie	29,97
6	Augenheilkunde	42,12
7	Chirurgie	115,02
8	Gynäkologie	45,36
9	Hals-Nasen-Ohrenheilkunde	68,85
10	Dermatologie	53,46
11	Humangenetik	93,96
13.2	Innere Medizin, fachärztliche Internisten ohne SP	198,45
13.3.1	Innere Medizin, SP Angiologie	239,76
13.3.2	Innere Medizin, SP Endokrinologie	294,03
13.3.3	Innere Medizin, SP Gastroenterologie	264,06
13.3.4	Innere Medizin, SP Hämatologie/Onkologie	278,64
13.3.5	Innere Medizin, SP Kardiologie	309,42
13.3.6	Innere Medizin, SP Nephrologie	126,36
13.3.7	Innere Medizin, SP Pneumologie	367,74
13.3.8	Innere Medizin, SP Rheumatologie	317,52
14	Kinder- und Jugendpsychiatrie und -psychotherapie	22,68
15	Mund-, Kiefer- und Gesichtschirurgie	23,49
16	Neurologie, Neurochirurgie	149,04

EBM-Ka-pitel bzw. Abschnitt	Arztgruppe	Höchst-wert in Euro
17	Nuklearmedizin	405,81
18	Orthopädie	150,66
20	Sprach-, Stimm- und kindliche Hörstörungen	108,54
21	Psychiatrie	51,84
21	Nervenheilkunde, Neurologie und Psychiatrie	141,75
22	Psychosomatische Medizin und Psychotherapie	5,67
23	Psychotherapie	6,48
24	Radiologie	445,50
25	Strahlentherapie	133,65
26	Urologie	140,94
27	Physikalische und Rehabilitative Medizin	73,71

40110 Kostenpauschale für die Versendung bzw. den Transport eines Briefes und/oder von schriftlichen Unterlagen · 0,81 €

Der Höchstwert für die Gebührenordnungspositionen 40110 und 40111 wird gemäß Abschnitt 40.4 Nr. 2 arztgruppenspezifisch festgelegt.
Die Gebührenordnungsposition 40110 ist im Behandlungsfall nicht neben den Gebührenord-nungspositionen 01699 und 12230 berechnungsfähig

40111 Kostenpauschale für die Übermittlung eines Telefaxes · 0,10 €

Der Höchstwert für die Gebührenordnungspositionen 40110 und 40111 wird gemäß Abschnitt 40.4 Nr. 2 arztgruppenspezifisch festgelegt.
Die Gebührenordnungsposition 40111 ist im Behandlungsfall nicht neben den Gebührenord-nungspositionen 01699 und 12230 berechnungsfähig.

40120 Kostenpauschale für die Versendung bzw. den Transport von Briefen und/oder schriftlichen Unterlagen bis 20 g (z.B. im Postdienst Standardbrief) oder für die Übermitt-lung eines Telefax · 0,55 €

Anmerkung: Kosten für die Versendung, den Transport bzw. die Übermittlung laboratoriums-diagnostischer, histologischer, zytologischer, zytogenetischer oder molekulargenetischer Unter-suchungsergebnisse können für die Fälle nicht berechnet werden, in denen die Kostenpauschale nach der Nr. 40100 abgerechnet worden ist.

GOÄ entsprechend oder ähnlich: Berechnung der entstandenen Kosten nach § 10 Abs.1 GOÄ

Kommentar: Für die Versendung ärztlicher Berichte nach Nr. 01600 über das Ergebnis der Pa-tientenuntersuchung kann keine Portopauschale angesetzt werden.
Bei erforderlichem Päckchen oder Paketversand sind die wirklich entstandenen Kosten abzurech-nen.

40122	Kostenpauschale für die Versendung bzw. den Transport von Briefen und/oder schriftlichen Unterlagen bis 50 g und/oder digitalen Befunddatenträgern (z.B. im Postdienst Kompaktbrief)	0,90 €

Anmerkung: Kosten für die Versendung, den Transport bzw. die Übermittlung laboratoriumsdiagnostischer, histologischer, zytologischer, zytogenetischer oder molekulargenetischer Untersuchungsergebnisse können für die Fälle nicht berechnet werden, in denen die Kostenpauschale nach der Nr. 40100 abgerechnet worden ist.

GOÄ entsprechend oder ähnlich: Berechnung der entstandenen Kosten nach § 10 Abs.1 GOÄ

Kommentar: Für die Versendung ärztlicher Berichte nach Nr. 01600 über das Ergebnis der Patientenuntersuchung kann keine Portopauschale angesetzt werden.

Bei erforderlichem Päckchen oder Paketversand sind die wirklich entstandenen Kosten abzurechnen.

Cave: Ausnahmeregelung für den Zeitraum 01.04.2020 bis 30.06.2020: Aufgrund der Ausbreitung der Infektionen mit dem neuartigen Coronavirus SARS-CoV-2 hatte der Bewertungsausschuss mit Beschluss vom 24.03.2020 in Verbindung mit dem Beschluss vom 06.04.2020 empfohlen, dass befristet bis zum 30. Juni 2020 bei medizinischer Notwendigkeit und Vertretbarkeit für einen der Arztpraxis bekannten Patienten Folgeverordnungen von

- Arznei- und Verbandmitteln,
- Hilfsmitteln (mit Ausnahme von Sehhilfen und Hörhilfen),
- Verordnungen einer Krankenbeförderung nach Muster 4,
- Folgeverordnungen zur Fortführung der spezialisierten ambulanten Palliativversorgung (Muster 63) (Beschluss vom 06.04.2020)
- Überweisungen nach Muster 6 und 10 und
- Folgeverordnungen nach den Mustern 12, 13, 14, und 18

gemäß den Vordrucken für die vertragsärztliche Versorgung (Anlage 2 zum BMV-Ä) im Rahmen eines anderen Arzt-Patienten-Kontaktes gemäß den Allgemeinen Bestimmungen 4.3.1 des EBM ausgestellt werden können. Als ein der Arztpraxis bekannter Patient gilt derjenige, bei dem in einem der sechs Quartale, die der Durchführung und Berechnung der Leistung unmittelbar vorausgehen, ein persönlicher Arzt-Patienten-Kontakt in derselben Arztpraxisstattgefunden hat. Die Richtlinien des Gemeinsamen Bundesausschusses über die Verordnung von Leistungen bleiben von dieser Regelung unberührt.

Der Bewertungsausschuss beschließt, dass in den o.g. Fällen „abweichend von 7.1 der Allgemeinen Bestimmungen befristet bis zum 30. Juni 2020 für die postalische Zustellung der in Absatz 2 genannten Verordnungen/Überweisungen an den Versicherten die Gebührenordnungsposition (GOP) 40122 des EBM berechnungsfähig ist." Der Bewertungsausschuss stellt klar, dass für die Ausstellung der o.g. Verordnungen/Überweisungen „nach einem telefonischen Arzt-Patienten-Kontakt – sofern im Arztfall keine Grund- oder Versichertenpauschale berechnet werden kann – die Gebührenordnungsposition 01435 des EBM berechnungsfähig ist". In den o.g. Beschlüssen mit Wirkung zum 23.03.2020 heißt es, dass befristet bis zum 30. Juni 2020 bei postalischer Zustellung von Wiederholungsrezepten und Überweisungsscheinen an den Versicherten die GOP 40122 neben der GOP 01430 (abweichend von der ersten Anmerkung zur Gebührenordnungsposition 01430 und neben der GOP 01435 (abweichend von der dritten Anmerkung zur Gebührenordnungsposition 01435) berechnungsfähig ist. Ergänzend beschließt der Bewertungsausschuss, „dass befristet bis zum 30. Juni 2020 in o.g. Fällen bei postalischer

Zustellung von Folgeverordnungen zur Fortführung der spezialisierten ambulanten Palliativversorgung (Muster 63) neben der GOP 01426 die GOP 40122 berechnungsfähig ist." Der Bewertungsausschuss wird spätestens zum 31. Mai 2020 prüfen, ob eine Verlängerung bzw. Anpassung dieser Regelungen erforderlich ist.

40124	Kostenpauschale für die Versendung bzw. den Transport von Briefen und/oder schriftlichen Unterlagen bis 500 g (z.B. im Postdienst Großbrief)	1,45 €

Anmerkung: Kosten für die Versendung, den Transport bzw. die Übermittlung laboratoriumsdiagnostischer, histologischer, zytologischer, zytogenetischer oder molekulargenetischer Untersuchungsergebnisse können für die Fälle nicht berechnet werden, in denen die Kostenpauschale nach der Nr. 40100 abgerechnet worden ist.

GOÄ entsprechend oder ähnlich: Berechnung der entstandenen Kosten nach § 10 Abs.1 GOÄ

Kommentar: Für die Versendung ärztlicher Berichte nach Nr. 01600 über das Ergebnis der Patientenuntersuchung kann keine Portopauschale angesetzt werden.
Bei erforderlichem Päckchen oder Paketversand sind die wirklich entstandenen Kosten abzurechnen.

40126	Kostenpauschale für die Versendung bzw. den Transport von Briefen und/oder schriftlichen Unterlagen bis 1000 g (z.B. im Postdienst Maxibrief)	2,20 €

Anmerkung: Kosten für die Versendung, den Transport bzw. die Übermittlung laboratoriumsdiagnostischer, histologischer, zytologischer, zytogenetischer oder molekulargenetischer Untersuchungsergebnisse können für die Fälle nicht berechnet werden, in denen die Kostenpauschale nach der Nr. 40100 abgerechnet worden ist.

GOÄ entsprechend oder ähnlich: Berechnung der entstandenen Kosten nach § 10 Abs.1 GOÄ

Kommentar: Für die Versendung ärztlicher Berichte nach Nr. 01600 über das Ergebnis der Patientenuntersuchung kann keine Portopauschale angesetzt werden.
Bei erforderlichem Päckchen oder Paketversand sind die wirklich entstandenen Kosten abzurechnen.

40.5 Kostenpauschalen für Krankheitsbericht, Kurplan, Testbriefchen, Bezug von Harnstoff oder Mifepriston, Einmalsklerosierungsnadeln, zystoskopische Injektionsnadeln, -kanülen oder -katheter, Schweißtest

40142	Kostenpauschale für Leistungen entsprechend der Gebührenordnungspositionen 01620, 01621 oder 01622, bei Abfassung in freier Form, wenn vereinbarte Vordrucke nicht verwendet werden können,	1,50 €

Abrechnungsbestimmung: je Seite

GOÄ entsprechend oder ähnlich: 95 (Schreibgebühren), 96 (Schreibgebühren je Kopie)

Kommentar: Schreibgebühren können nur angesetzt werden, wenn auf Verlangen der Kasse oder eines Kostenträgers, der nach EBM abrechnet, eine Auskunft gemäß EBM-Nrn. 01620, 01621 oder 01622 gefordert ist und kein Vordruck verwendet wird.

40144	Kopie, EDV-technische Abschrift	0,13 €

Kostenpauschale für fotokopierte oder EDV-technisch reproduzierte **Befundmitteilungen, Berichte, Arztbriefe und andere patientenbezogene Unterlagen ausschließlich für den mit- oder weiterbehandelnden oder konsiliarisch tätigen Arzt oder den Arzt des Krankenhauses**

Abrechnungsbestimmung: je Seite

Anmerkung: Unklarheiten bei der KBV: Die Leistung ist im online EBM der KBV aufgeführt (erstellt:.6.2020) aber im Beschluss des Bewertungsausschusses (481. Sitzung) als „Streichung" aufgeführt1

Berichtspflicht: Nein

GOÄ entsprechend oder ähnlich: Berechnung der entstandenen Kosten nach §10 Abs. 1 GOÄ, für E-Mail, Fax- oder Telefonkosten einsetzen.

Kommentar: Diese Leistung kann nicht für Kopien von Patientenbefunden für Unfall- oder Rentenversicherungsträger, Gesundheitsämter, Sozialbehörden oder den Medizinischen Dienst der Krankenkassen angesetzt werden.

Die Leistung gilt nur für Kopien eigener oder Fremdbefunde und auch für den Ausdruck eines mit E-Mail empfangenen Befunds für mit- oder weiterbehandelnde Ärzte im Rahmen der vertragsärztlichen ambulanten oder stationären Versorgung.

Liegt dem Arzt zur Abrechnung in dem jeweiligen Quartal in dem Kosten für Porto oder Kopien entstehen kein Behandlungsausweis vor, so muss der Vertragsarzt einen beim Patienten anfordern, um darauf die Kostenpauschalen abzurechnen. Erhält der Arzt vom Patienten **keinen** Behandlungsausweis, so ist es dem Vertragsarzt in einigen KV-Bezirken gestattet, sich selbst einen Überweisungsschein für den Patienten in dem betreffenden Quartal auszustellen, um die Leistung abzurechnen.

40152	Kostenpauschale für ein ausgegebenes Testbriefchen für den Nachweis von Albumin im Stuhl, wenn die Leistung entsprechend der Gebührenordnungsposition 32041 nicht erbracht werden konnte	1,50 €

Anmerkung: Die Gebührenordnungsposition Nr. 40152 ist im Behandlungsfall nicht neben der Gebührenordnungsposition 32041 berechnungsfähig.

GOÄ entsprechend oder ähnlich: Berechnung der entstandenen Kosten nach § 10 Abs.1 GOÄ

Kommentar: Müssen ein zweites Mal Testbriefe ausgegeben werden, kann die Nr. 40152 zusätzlich zur Nr. 32041 abgerechnet werden.

40154	Kostenpauschale bei Durchführung der Leistung entsprechend der Gebührenordnungsposition 02400 für den Bezug des 13C-Harnstoffs gemäß Nr. I-7 der Allgemeinen Bestimmungen	25,60 €

GOÄ entsprechend oder ähnlich: Berechnung der entstandenen Kosten nach § 10 Abs.1 GOÄ

Kommentar: Nicht abrechenbar ist diese Leistung in einigen KV-Bezirken, die den Materialbezug in die Sprechstundenbedarfs-Vereinbarung aufgenommen haben. Informieren Sie sich bei Ihrer KV.

40156	**Kostenpauschale bei Durchführung eines medika- mentös ausgelösten Schwangerschaftsabbruchs entsprechend der Leistung nach der Gebührenord- nungsposition 01906 für den Bezug von Mifepriston**	**89,25 €**

Anmerkung: Der Bezug von Mifepriston ist nur auf dem gesetzlich zulässigen Weg möglich.

GOÄ entsprechend oder ähnlich: Berechnung der entstandenen Kosten nach § 10 Abs.1 GOÄ

40157	**Kostenpauschale bei Durchführung eines Schweißtests entsprechend der Gebührenordnungsposition 04535 unter Nutzung eines Iontophorese- und Schweißsammel- systems**	**33,00 €**

Berichtspflicht: Nein

40160	**Kostenpauschale bei Durchführung einer intervention- ellen endoskopischen Untersuchung des Gastrointesti- naltraktes entsprechend der Gebührenordnungsposi- tionen 01741, 13401, 13421 oder 13422 für die beim Eingriff eingesetze(n) Einmalsklerosierungsnadel(n)**	**15,00 €**

GOÄ entsprechend oder ähnlich: Berechnung der entstandenen Kosten nach § 10 Abs.1 GOÄ

40161	**Kostenpauschale bei Durchführung einer transureth- ralen Therapie mit Botulinumtoxin entsprechend den Gebührenordnungspositionen 08312 und 26316 für den/ die beim Eingriff eingesetzte(n) zystoskopische(n) Injek- tionsnadel(n), -kanüle(n) oder -katheter**	**45,00 €**

40165	**Kostenpauschale bei Durchführung der Liposuktion beim Lipödem Stadium III entsprechend den Gebühren- ordnungspositionen 31096 und 31097 für die beim Eingriff eingesetzte(n) Absaugkanüle(n)**	**72,00 €**

(ambulant)

Berichtspflicht: Nein

40167	**Kostenpauschale bei Durchführung einer FeNOMessung zur Indikationsstellung einer Therapie mit Dupilumab entsprechend den Gebührenordnungspositionen 04538 oder 13678 für das Mundstück (und ggf. Sensor)**	**7,84 €**

40.6 Leistungsbezogene Kostenpauschalen bei Herzkatheteruntersuchungen und koronaren Rekanalisationsbehandlungen

1. Die einzeitige Mehrgefäßdilatation am Herzen beinhaltet die Dilatation mehrerer verschiedener Gefäße (A. coronaria dextra, A. coronaria sinistra, Ramus interventricularis anterior und/oder Bypass) in einer Sitzung.
2. Die im Zusammenhang mit interventionellen kardiologischen Maßnahmen wie z.B. der Rotablation, der Laseratherektomie oder der Atherektomie entstehenden Sachkosten, sind nicht Bestandteil der Kostenpauschalen nach den Nrn. I-7.3 der Allgemeinen Bestimmungen gesondert berechnungsfähig. In diesem Fall sind die Nrn. 40300, 40302 und 40304 nicht berechnungsfähig.

Kommentar: Die Regelung in Nr. 1 war bereits früher gültig. Hinzugekommen die Nr. 2, in der klargestellt wird, dass die im Zusammenhang mit interventionellen kardiologischen Maßnahmen entstehenden Sachkosten nach Nr. 7.3 der Allgemeinen Bestimmungen gesondert berechnet werden können. Die Nrn. 40300, 40302 und 40304 können dafür nicht abgerechnet werden.

40300	Kostenpauschale für die Durchführung der Leistung entsprechend der Gebührenordnungsposition 34291	181,50 €

Anmerkung: Die Kostenpauschale nach der Nr. 40300 enthält alle Sachkosten, einschl. der Kosten für Kontrastmittel und Sprechstundenbedarf. Die Allgemeinen Bestimmungen nach Nr. I-7 finden keine Anwendung.

GOÄ entsprechend oder ähnlich: Berechnung der entstandenen Kosten nach § 10 Abs.1 GOÄ

40301	Kostenpauschale für die Durchführung der Leistung entsprechend der Gebührenordnungsposition 34298	660 Pkt. 72,51 €

Anmerkung: Die Kostenpauschale nach der Nr. 40301 enthält alle Sachkosten, einschl. der Kosten für Kontrastmittel und Sprechstundenbedarf. Die Allgemeinen Bestimmungen nach Nr. 7 finden keine Anwendung.

Berichtspflicht: Nein

40302	Kostenpauschale für die Durchführung einer PTCA an einem Gefäß, ggf. einschl. Stent entsprechend der Gebührenordnungsposition 34292	1058,40 €

Anmerkung: Die Kostenpauschale nach der Nr. 40302 enthält alle Sachkosten, einschl. der Kosten für Kontrastmittel und Sprechstundenbedarf. Die Allgemeinen Bestimmungen nach Nr. I-7 finden keine Anwendung.

GOÄ entsprechend oder ähnlich: Berechnung der entstandenen Kosten nach § 10 Abs.1 GOÄ

40304	Kostenpauschale für die Durchführung einer PTCA an mehreren Gefäßen, ggf. einschl. Stents entsprechend der Gebührenordnungsposition 34292, zusätzlich zur Sachkostenpauschale Nr. 40302	690,20 €

Anmerkung: Die Kostenpauschale nach der Nr. 40304 enthält alle Sachkosten, einschl. der Kosten für Kontrastmittel und Sprechstundenbedarf. Die Allgemeinen Bestimmungen nach Nr. I-7 finden keine Anwendung.

GOÄ entsprechend oder ähnlich: Berechnung der entstandenen Kosten nach § 10 Abs.1 GOÄ

Kommentar: Die Kostenpauschale 40304 deckt **alle Kosten der PTCA in einer Sitzung an einem Gefäß** ab. Nach Wezel/Liebold gelten als ein Gefäß:
- art. coronaria dextra
- art. coronaria sinistra
- Ramus interventricularis anterior
- Bypass

40306	**Kostenpauschale im Zusammenhang mit der Durchführung der Leistung entsprechend der Gebührenordnungsposition 34291 für die Qualitätssicherung gemäß der Richtlinie des Gemeinsamen Bundesausschusses nach § 92 Abs. 1 Satz 2 Nr. 13 i.V.m. § 136 Abs. 1 Nr. 1 SGB V über die einrichtungs- und sektorenübergreifenden Maßnahmen der Qualitätssicherung (Qesü-RL) für das Verfahren 1: Perkutane Koronarintervention (PCI) und Koronarangiographie**	**2,50 €**

Anmerkung: Die Kostenpauschale nach der Nr. 40306 beinhaltet alle Kosten zur Erfüllung der Maßnahmen der Qesü-RL. Hierzu gehören sämtliche Kosten für die EDV-technische Ausstattung und Verarbeitung.

Kommentar:
1. Die Rechnungslegung der Gebührenordnungsposition 40306 erfolgt im Formblatt 3b in der Kontenart 400 (Ärztliche Behandlung) auf der Ebene 6.
2. Die Aufnahme der Sachkostenpauschale nach der Nr. 40306 stellt kein Präjudiz für zukünftige Regelungen im Rahmen weiterer Maßnahmen zur Qualitätssicherung dar

40.7 Leistungsbezogene Kostenpauschalen bei Allergie-Testungen

40350	**Kostenpauschale für die Sachkosten im Zusammenhang mit der Durchführung der Leistung entsprechend der Gebührenordnungsposition 30110**	**16,14 €**

40351	**Kostenpauschale für die Sachkosten im Zusammenhang mit der Durchführung von Leistungen entsprechend den Gebührenordnungspositionen 13250, 13258 und 30111 oder sofern im Rahmen der Versichertenpauschale 03000 oder 04000 eine allergologische Basisdiagnostik mittels Pricktest erfolgt**	**5,50 €**

40.8 Leistungsbezogene Kostenpauschalen für interventionelle Eingriffe

40454	**Kostenpauschale für sämtliche Sachkosten im Zusammenhang mit der Erbringung der Gebührenordnungsposition 34274 mit Ausnahme der im Zuschlag nach der Nr. 40455 enthaltenen Markierungsclips,**	**320,00 €**

Abrechnungsbestimmung: je Seite

GOÄ entsprechend oder ähnlich: Berechnung der entstandenen Kosten nach § 10 Abs.1 GOÄ

40455	**Zuschlag zu der Kostenpauschale nach der Nr. 40454 für die Verwendung von Markierungsclips**	**100,00 €**

Abrechnungsbestimmung: je Seite

GOÄ entsprechend oder ähnlich: Berechnung der entstandenen Kosten nach § 10 Abs.1 GOÄ

40.10 Leistungsbezogene Kostenpauschalen für Radionuklide

1. Die in diesem Abschnitt aufgeführten Kostenpauschalen können ausschließlich von
   - Fachärzten für Nuklearmedizin,
   - Fachärzten für Strahlentherapie (ausschließlich die Kostenpauschalen nach den Nrn. 40542, 40544, 40546, 40562, 40580 und 40582)
   und
   - Vertragsärzten, die über eine Genehmigung zur Ausführung und Abrechnung nuklearmedizinischer Leistungen gemäß der Vereinbarungen zur Strahlendiagnostik und -therapie gemäß § 135 Abs. 2 SGB V verfügen, berechnet werden
2. Zu jeder Grundleistung im Abschnitt III.b-17.3 ist nur ein Radiopharmakon dieses Abschnitts berechnungsfähig.
3. In den Kostenpauschalen – mit Ausnahme der Kostenpauschale 40582 – sind nicht nur die Kosten der jeweiligen Produkte sondern auch die Kosten, die im Rahmen der Beschaffung und Lagerung der Produkte sowie der Materialverwaltung, der Abfallbeseitigung und Entsorgung gemäß Strahlenschutzverordnung (StrlSchV) sowie dem Gesetz über den Verkehr mit Arzneimitteln (AMG) entstehen, berücksichtigt.

Kommentar: Wichtig ist, dass auch die Kosten für Abfallbeseitigung und Entsorgung in den Pauschalen des Abschnitts 40.10 enthalten sind.

GOÄ entsprechend oder ähnlich: Für alle Radionuklide gilt: Berechnung der entstandenen Kosten nach § 10 Abs.1 GOÄ

40500	**Kostenpauschale für die Sachkosten im Zusammenhang mit der Erbringung von Leistungen entsprechend der Gebührenordnungspositionen 17310 oder 17320 bei Verwendung von 99mTc-Pertechnetat (Schilddrüse)**	**3,20 €**

40502 Kostenpauschale für die Sachkosten im Zusammenhang **33,69 €**
mit der Erbringung der Leistungen entsprechend der
Gebührenordnungspositionen 17310 oder 17311 bei
Verwendung von 99mTc-Phosphonaten(Knochen/
Skelett)

40504 Kostenpauschale für die Sachkosten im Zusammenhang **22,31 €**
mit der Erbringung der Leistung entsprechend der
Gebührenordnungsposition 17310 bei Verwendung von
99mTc-Makroaggregaten(Lunge)

40506 Kostenpauschale für die Sachkosten im Zusammenhang **123,12 €**
mit der Erbringung der Leistung entsprechend der
Gebührenordnungsposition 17310 bei Verwendung von
99mTc-Aerosol(Lunge)

40508 Kostenpauschale für die Sachkosten im Zusammenhang **208,81 €**
mit der Erbringung der Leistung entsprechend der
Gebührenordnungsposition 17310 bei Verwendung von
99mTc-HMPAO, 99mTc-ECD(Hirn)

40510 Kostenpauschale für die Sachkosten im Zusammenhang **33,85 €**
mit der Erbringung der Leistungen entsprechend der
Gebührenordnungspositionen 17310 oder 17340 bei
Verwendung von 99mTc-DMSA, 99mTc-DTPA(Niere)

40512 Kostenpauschale für die Sachkosten im Zusammenhang **78,53 €**
mit der Erbringung der Leistung entsprechend der
Gebührenordnungsposition 17310 bei Verwendung von
99mTc-DTPA (Hirn)

40514 Kostenpauschale für die Sachkosten im Zusammenhang **83,57 €**
mit der Erbringung der Leistung entsprechend der
Gebührenordnungsposition 17340 bei Verwendung von
99mTc-MAG3(Niere)

40516 Kostenpauschale für die Sachkosten im Zusammenhang **57,41 €**
mit der Erbringung der Leistungen nach den Gebührenordnungspositionen 17310 oder 17351 bei Verwendung
von 99mTc-Kolloid(Leber)

40518	**Kostenpauschale für die Sachkosten im Zusammenhang mit der Erbringung der Leistung entsprechend der Gebührenordnungsposition 17351 bei Verwendung von 99mTc-IDA-Verbindungen(Galle)**	**34,94 €**
40520	**Kostenpauschale für die Sachkosten im Zusammenhang mit der Erbringung der Leistungen entsprechend der Gebührenordnungspositionen 17330, 17331 und 17310 bei Verwendung von 99mTc-markierten Perfusionsmarkern (Herz, Schilddrüse)**	**77,84 €**
40522	**Kostenpauschale für die Sachkosten im Zusammenhang mit der Erbringung der Leistungen entsprechend der Gebührenordnungspositionen 17332, 17333 und 17350 bei Verwendung von 99mTc-markierten Eigenerythrozyten(Herz, Leber, abdominale Blutungssuche)**	**56,98 €**
40524	**Kostenpauschale für die Sachkosten im Zusammenhang mit der Erbringung der Leistungen entsprechend der Gebührenordnungspositionen 17310 oder 17311 bei Verwendung von 99mTc-markierten Liganden(Tumorlokalisation)**	**373,81 €**
40526	**Kostenpauschale für die Sachkosten im Zusammenhang mit der Erbringung der Leistungen entsprechend der Gebührenordnungspositionen 17310, 17311 oder 17350 bei Verwendung von 99mTc-markierten Antikörpern-(Knochenmark, Entzündungslokalisation)**	**383,55 €**
40528	**Kostenpauschale für die Sachkosten im Zusammenhang mit der Erbringung der Leistungen entsprechend der Gebührenordnungspositionen 17310 oder 17311 bei Verwendung von 99mTc-markierten Mikro-/Nanokolloiden(Lymphknotendiagnostik)**	**66,14 €**
40530	**Kostenpauschale für die Sachkosten im Zusammenhang mit der Erbringung der Leistung entsprechend der Gebührenordnungsposition 17351 bei Verwendung einer 99mTc-markierten Testmahlzeit (gastrointestinale Motilität)**	**32,48 €**
40532	**Kostenpauschale für die Sachkosten im Zusammenhang mit der Erbringung der Leistungen entsprechend der Gebührenordnungspositionen 17310, 17330 oder 17331 bei Verwendung von 201-TL-Cl(Myokard)**	**70,00 €**

40534	Kostenpauschale für die Sachkosten im Zusammenhang mit der Erbringung der Leistung entsprechend der Gebührenordnungsposition 17310 bei Verwendung von 123-J(Schilddrüse)	95,00 €
40536	Kostenpauschale für die Sachkosten im Zusammenhang mit der Erbringung der Leistung entsprechend der Gebührenordnungsposition 17310 bei Verwendung von 123-J MIBG(chromaffineTumoren/Nebennierenmark)	350,00 €
40538	Kostenpauschale für die Sachkosten im Zusammenhang mit der Erbringung der Leistung entsprechend der Gebührenordnungsposition 17310 bei Verwendung von 123-J-FP-CIT(M. Parkinson)	830,00 €
40540	Kostenpauschale für die Sachkosten im Zusammenhang mit der Erbringung der Leistung entsprechend der Gebührenordnungsposition 17321 bei Verwendung von 131-J(Schilddrüse)	10,00 €
40542	Kostenpauschale für die Sachkosten im Zusammenhang mit der Erbringung der Leistung entsprechend der Gebührenordnungsposition 17370 bei Verwendung von 131-J (Therapie, benigne)	45,00 €
40544	Kostenpauschale für die Sachkosten im Zusammenhang mit der Erbringung der Leistung entsprechend der Gebührenordnungsposition 17370 bei Verwendung von 131-J (Therapie, maligne)	230,00 €
40546	Kostenpauschale für die Sachkosten im Zusammenhang mit der Erbringung der Leistung entsprechend der Gebührenordnungsposition 17372 bei Verwendung von 131-J MIBG	1784,00 €
40548	Kostenpauschale für die Sachkosten im Zusammenhang mit der Erbringung der Leistung entsprechend der Gebührenordnungsposition 17350 bei Verwendung von 111-In Oxinat (Zellmarkierung)	140,00 €

40550 Kostenpauschale für die Sachkosten im Zusammenhang **766,00 €**
mit der Erbringung der Leistungen entsprechend der
Gebührenordnungspositionen 17310 oder 17311 bei
Verwendung von 111-In-Okteotid (Somatostatinrezeptor-
Diagnostik)

40551 Kostenpauschale für die Sachkosten im Zusammenhang **860,41 €**
mit der Durchführung der Leistungen entsprechend der
Gebührenordnungspositionen 17310 oder 17311 bei
Verwendung von Tc-99m-Tektrotyd (Somatostatinre-
zeptor-Diagnostik)

40552 Kostenpauschale für die Sachkosten im Zusammenhang **304,70 €**
mit der Erbringung der Leistung entsprechend der
Gebührenordnungspositionen 17310 oder 17311 bei
Verwendung von 111-In DTPA

40554 Kostenpauschale für die Sachkosten im Zusammenhang **474,75 €**
mit der Erbringung der Leistung entsprechend der
Gebührenordnungsposition 17351 bei Verwendung von
75-Se-SeHCAT(Gallensäuren)

40556 Kostenpauschale für die Sachkosten im Zusammenhang **100,00 €**
mit der Erbringung der Leistung entsprechend der Gebührenordnungspositionen 17371 oder 17373 bei Verwendung von 90-Yttrium-Colloid (Radiosynoviorthese)

40558 Kostenpauschale für die Sachkosten im Zusammenhang **125,00 €**
mit der Erbringung der Leistung entsprechend der Gebührenordnungspositionen 17371 oder 17373 bei Verwendung von 186-Rhenium-Colloid (Radiosynoviorthese)

40560 Kostenpauschale für die Sachkosten im Zusammenhang **95,00 €**
mit der Erbringung der Leistung entsprechend der
Gebührenordnungsposition 17371 bei Verwendung von
169-Erbium-Colloid(Radiosynoviorthese)

40562 Kostenpauschale für die Sachkosten im Zusammenhang **1355,00 €**
mit der Erbringung der Leistung entsprechend der
Gebührenordnungsposition 17372 zur Therapie von
Knochenmetastasen mit Radioisotopen

| 40564 | Kostenpauschale für die Sachkosten im Zusammenhang mit der Erbringung der Leistung entsprechend der Gebührenordnungsposition 17340 bei Verwendung von 51-Cr-EDTA(Niere) | 145,00 € |

| 40566 | Kostenpauschale für die Sachkosten im Zusammenhang mit der Erbringung der Leistungen entsprechend der Gebührenordnungspositionen 17310 und 17311 bei Verwendung von 67-Ga-Citrat(Entzündungsszintigraphie) | 276,00 € |

| 40568 | Kostenpauschale für die Sachkosten im Zusammenhang mit der Erbringung der Leistung entsprechend der Gebührenordnungsposition 17340 bei Verwendung von 123-J-Hippuran(Niere) | 143,00 € |

| 40570 | Kostenpauschale für die Sachkosten im Zusammenhang mit der Erbringung der Leistung entsprechend der Gebührenordnungsposition 17350 bei Verwendung von 111-In Chlorid(Zell-/Protein-/Antikörpermarkierung) | 350,00 € |

| 40574 | Kostenpauschale für die Sachkosten im Zusammenhang mit der Erbringung der Leistung entsprechend der Gebührenordnungsposition 17350 bei Verwendung von 57-Co-Cyancobolamin (Vitamin B 12 Resorption) | 50,00 € |

| 40576 | Kostenpauschale für die Sachkosten im Zusammenhang mit der Erbringung der Leistung entsprechend der Gebührenordnungsposition 17310 bei Verwendung von radioaktiven Gasen(Lunge) | 350,00 € |

| 40578 | Kostenpauschale für die Sachkosten im Zusammenhang mit der Erbringung der Leistung entsprechend der Gebührenordnungsposition 17350 bei Verwendung von Fe-59-Citrat/51-Chromat(hämatologische Untersuchung) | 425,00 € |

| 40580 | Kostenpauschale für die Sachkosten im Zusammenhang mit der Erbringung der Leistung entsprechend der Gebührenordnungspositionen 25331, 25332 oder 25333 bei Verwendung von 192-Iridium | 320,00 € |

40582 **Kostenpauschale für die Sachkosten, die im Rahmen** **65,00 €**
des Umgangs, der Beschaffung und Lagerung sowie der
Materialverwaltung,der Abfallbeseitigung und Entsor-
gung gemäß Strahlenschutzverordnung (StrlSchV)
sowie dem Gesetz über den Verkehr mit Arzneimitteln
(AMG)im Zusammenhang mit der Erbringung der Leis-
tung entsprechend der Gebührenordnungsposition 17372
bei Verwendung von Radium-223-dichlorid entstehen

Abrechnungsbestimmung: je Injektion

Anmerkung: In der Kostenpauschale 40582 sind die Kosten für Radium-223-dichlorid nicht enthalten.
Die Verordnung und Abrechnung von Radium-223-dichlorid erfolgt über das Arzneiverordnungsblatt (Muster 16).

40584 **Kostenpauschale für die Sachkosten im Zusammenhang** **255,00 €**
mit der Durchführung der Leistungen entsprechend der
Gebührenordnungspositionen 34700 bis 34703 bei
Verwendung von F-18-Fluordesoxyglukose

In der Kostenpauschale 40 584 sind alle Kosten, einschließlich der Transportkosten, enthalten.

40.14 Leistungsbezogene Kostenpauschalen für Sach- und Dienstleistungen bei Behandlung mit renalen Ersatzverfahren und extrakorporalen Blutreinigungsverfahren

1. Eine Behandlungswoche ist jede Kalenderwoche, in der die wöchentlichen Dialysen (d.h. mindestens 3 Hämodialysentage bzw. IPD-Dialysentage oder mindestens 4 von 7 Peritonealdialysentagen als CAPD bzw. CCPD) durchgeführt werden.
2. Eine Dialysewoche ist definiert als eine abgerechnete Kostenpauschale nach der Gebührenordnungsposition 40823 oder als drei abgerechnete Kostenpauschalen nach der Gebührenordnungsposition 40824.
3. Die Preise für die Kostenpauschalen nach den Gebührenordnungspositionen 40823 und 40824 werden nach der Anzahl der Dialysewochen der Betriebsstätte/ Nebenbetriebsstätte im abgerechneten Quartal in vier Preisstufen differenziert.
   1. Bis zur 650. Dialysewoche im abgerechneten Quartal werden die Kostenpauschalen nach den Gebührenordnungspositionen 40823 und 40824 mit den Preisen der Preisstufe 1 vergütet. Von der 651. bis zur 1300. Dialysewoche im abgerechneten Quartal erfolgt die Vergütung dieser Gebührenordnungspositionen mit den Preisen der Preisstufe 2. Von der 1301. bis zur 1950. Dialysewoche im abgerechneten Quartal erfolgt die Vergütung mit den Preisen der Preisstufe 3. Ab der 1951. Dialysewoche im abgerechneten Quartal werden diese Gebührenordnungspositionen mit den Preisen der Preisstufe 4 vergütet
   2. Ein Beispiel: Eine Betriebsstätte/Nebenbetriebsstätte rechnet 1400 Kostenpauschalen nach der Gebührenordnungsposition 40823 und 600 Kostenpauscha-

len nach der Gebührenordnungsposition 40824 ab. Für die Betriebsstätte/Nebenbetriebsstätte ergeben sich somit 1600 Dialysewochen. Im Ergebnis werden der Betriebsstätte/Nebenbetriebsstätte von den 1600 Dialysewochen 650 mit dem Preis der Preisstufe 1, weitere 650 Dialysewochen mit dem Preis der Preisstufe 2 und 300 Dialysewochen mit dem Preis der Preisstufe 3 vergütet

3. Die Unterscheidung der erbrachten Dialysewochen im abgerechneten Quartal nach dem Ort der Erbringung (Betriebsstätte/Nebenbetriebsstätte) setzt voraus, dass Betriebsstätte und Nebenbetriebsstätte(n) sich nicht in derselben Örtlichkeit (zum Beispiel im gleichen Gebäude oder Gebäudekomplex) befinden. Andernfalls werden die in Betriebs- und Nebenbetriebsstätte(n) einer Praxis erbrachten Dialysewochen so zusammengefasst, als wenn sie in einer Betriebsstätte/einem Ort erbracht worden wären. Erbringen Praxen, Praxen mit angestellten Ärzten, Berufsausübungsgemeinschaften, Medizinische Versorgungszentren, ermächtigte Einrichtungen oder rechtlich voneinander unabhängige Dialyseeinrichtungen Leistungen des Abschnitts 40.14 EBM in derselben Örtlichkeit und nutzen dabei gemeinsam apparative Ausstattungen (Anlage zur Dialysewasseraufbereitung in Verbindung mit Dialysewasser-Ringleitung), so werden die von diesen Dialyseeinrichtungen abgerechneten Kostenpauschalen 40823 und 40824 mit einem Abschlag in Höhe von 5 Prozent versehen.

4. Ein Abschlag auf die Kostenpauschalen 40823 und 40824 erfolgt nicht, wenn die betreffenden Dialyseeinrichtungen der Kassenärztlichen Vereinigung nachweisen, dass die zur Erbringung der Leistungen des Abschnitts 40.14 EBM erforderliche apparative Ausstattung (Anlage zur Dialysewasseraufbereitung in Verbindung mit Dialysewasser-Ringleitung) ausschließlich von dieser Dialysepraxis genutzt wird.

4. Die Kostenpauschalen nach den Nrn. 40815 bis 40819 und 40823 bis 40828 enthalten alle Sachkosten, einschließlich Dialysegerät, Dialysator, Schlauchsysteme, Infusionslösungen, am Dialysetag verabreichte Heparine, Aufbereitungs- und Entsorgungsmaßnahmen, Sprechstundenbedarf sowie die Kosten der Beköstigung des Patienten in Abhängigkeit von der jeweiligen Dialyseart für die Zeit der Dialysebehandlung. Weiterhin ist im Falle der Hämodialyse als Heimdialyse von dem Vertragsarzt, dem ermächtigten Arzt oder der ärztlich geleiteten Einrichtung die Erstattung der dialysebedingten Strom-, Wasser- und Entsorgungskosten an den Heimdialysepatienten sicherzustellen. Zur Erstattung kann mit dem Dialysepatienten eine Pauschale vereinbart werden. Die Kostenpauschalen nach den Nrn. 40815 bis 40819 und 40823 bis 40828 enthalten nicht die Kosten für Arzneimittel, insbesondere Erythropoetin, Vitamin- oder Mineralstoffpräparate. Die Allgemeinen Bestimmungen Nr. 7 finden keine Anwendung.

5. Die Berechnung der Kostenpauschalen nach den Nrn. 40815 bis 40819 und 40823 bis 40828 setzt eine Genehmigung der Kassenärztlichen Vereinigung nach der Vereinbarung zu den Blutreinigungsverfahren gemäß § 135 Abs. 2 SGB V voraus.

6. Soweit die Partner der Gesamtverträge eine im wirtschaftlichen Ergebnis mit dieser Regelung vergleichbare niedrigere Erstattungshöhe der Kosten für nichtärztliche Dialyseleistungen vereinbart haben, können diese Vereinbarungen fortgeführt werden

Kommentar: zu 1.
Hier gab es gegenüber dem früheren EBM eine Veränderung dahingehend, dass die Kalenderwoche für Hämodialyse bzw. IPD-Dialyse so definiert wird, dass sie mindestens 3 Dialysetage
umfassen muss. Bisher waren es „2 von 3" Tagen.

zu 6.
Diese sehr differenzierten Bestimmungen hinsichtlich der Berechnung der Dialysesachkosten
sind dem Umstand geschuldet, Dass der größte Anteil der Ausgaben der Gesetzlichen Krankenversicherung für Dialysebehandlungen auf die Kosten entfällt.

40815 **Kostenpauschale für Sachkosten bei Durchführung von** **627,00 €**
Hämodialysen einschl. Sonderverfahren (z.B. Hämofilt-
ration, Hämodiafiltration) bei Patienten bis zum vollen-
deten 18. Lebensjahr mit einer dialysepflichtigen Nieren-
erkrankung bei Dialysen am Wohnort,

Abrechnungsbestimmung: je durchgeführter Dialyse

40816 **Kostenpauschale für Sachkosten bei Durchführung von** **830,00 €**
Peritonealdialysen bei Patienten bis zum vollendeten
18. Lebensjahr mit einer dialysepflichtigen Nierenerkran-
kung

Abrechnungsbestimmung: je Behandlungswoche
Abrechnungsausschluss: je Behandlungswoche 40817, 40819

40817 **Kostenpauschale für Sachkosten bei Durchführung von** **118,60 €**
Peritonealdialysen bei Patienten bis zum vollendeten
18. Lebensjahr mit einer dialysepflichtigen Nierenerkran-
kung bei Dialysen am Wohnort, die nicht mindestens
4 von 7 Peritonealdialysetage in der Behandlungswoche
umfassen

Abrechnungsbestimmung: je durchgeführter Dialyse, höchstens dreimal in der Kalenderwoche
Abrechnungsausschluss: je Behandlungswoche 40816

40818 **Kostenpauschale für Sachkosten bei Durchführung von** **658,40 €**
Hämodialysen einschl. Sonderverfahren (z.B. Hämofiltra-
tion, Hämodiafiltration) bei Patienten bis zum vollendeten
18. Lebensjahr mit einer dialysepflichtigen Nierenerkran-
kung bei einer Feriendialyse während des Ferienaufent-
halts am Ferienort, bei Dialyse wegen beruflich bedingter
oder sonstiger Abwesenheit vom Wohnort

Abrechnungsbestimmung: je durchgeführter Dialyse

40819   **Kostenpauschale für Sachkosten bei Durchführung von   124,50 €**
          Peritonealdialysen bei Patienten bis zum vollendeten
          18. Lebensjahr mit einer dialysepflichtigen Nierenerkran-
          kung bei einer Feriendialyse während des Ferienaufent-
          halts am Ferienort, bei Dialyse wegen beruflich bedingter
          oder sonstiger Abwesenheit vom Wohnort

Abrechnungsbestimmung: je durchgeführter Dialyse, höchstens zweimal in der Kalenderwoche

Abrechnungsausschluss: je Behandlungswoche 40816

GOÄ entsprechend oder ähnlich: Berechnung der entstandenen Kosten nach § 10 Abs.1 GOÄ

40823   **Kostenpauschale für Sachkosten bei Durchführung von**
          Hämodialysen als Zentrums- bzw. Praxisdialyse oder
          zentralisierte Heimdialyse, einschl. Sonderverfahren
          (z.B. Hämofiltration, Hämodiafiltration) bei Versicherten
          ab dem vollendeten 18. Lebensjahr mit einer dialyse-
          pflichtigen Nierenerkrankung

Abrechnungsbestimmung: je Behandlungswoche

Anmerkung: Die Kostenpauschale nach der Gebührenordnungsposition 40823 wird in Abhängigkeit von der Anzahl der Dialysewochen der Betriebsstätte/Nebenbetriebsstätte im abgerechneten Quartal bewertet. Hierbei sind Nr. 2 und Nr. 3 der Bestimmungen des Abschnitts 40.14 zu beachten.

Bewertung der Kostenpauschale (Preisstufe 1)   485,80 Euro
Bewertung der Kostenpauschale (Preisstufe 2)   466,30 Euro
Bewertung der Kostenpauschale (Preisstufe 3)   417,50 Euro
Bewertung der Kostenpauschale (Preisstufe 4)   398,00 Euro

Abrechnungsausschluss: je Behandlungswoche 40824, 40825, 40826, 40827, 40828

40824   **Kostenpauschale für Sachkosten bei Durchführung von**
          Hämodialysen als Zentrums- bzw. Praxisdialyse oder
          zentralisierte Heimdialyse, einschl. Sonderverfahren
          (z.B. Hämofiltration, Hämodiafiltration) bei Versicherten
          ab dem vollendeten 18. Lebensjahr mit einer dialyse-
          pflichtigen Nierenerkrankung bei Dialysen am Wohnort,
          die nicht mindestens dreimal in der Behandlungswoche
          durchgeführt werden können

Abrechnungsbestimmung: je durchgeführter Dialyse, höchstens zweimal in der Kalenderwoche

Anmerkung: Die Kostenpauschale nach der Gebührenordnungsposition 40824 wird in Abhängigkeit von der Anzahl der Dialysewochen der Betriebsstätte/Nebenbetriebsstätte im abgerechneten Quartal bewertet. Hierbei sind Nr. 2 und Nr. 3 der Bestimmungen des Abschnitts 40.14 zu beachten.

Bewertung der Kostenpauschale (Preisstufe 1)   161,90 Euro
Bewertung der Kostenpauschale (Preisstufe 2)   155,40 Euro

Bewertung der Kostenpauschale (Preisstufe 3)   139,20 Euro
Bewertung der Kostenpauschale (Preisstufe 4)   132,70 Euro
Abrechnungsausschluss: je Behandlungswoche 40823, 40825

40825	**Kostenpauschale für Sachkosten bei Durchführung von Peritonealdialysen (z.B. CAPD, CCPD, IPD) oder Heimhämodialysen, bei Versicherten ab dem vollendeten 18. Lebensjahr mit einer dialysepflichtigen Nierenerkrankung**	**505,40 €**

Abrechnungsbestimmung: je Behandlungswoche
Abrechnungsausschluss: je Behandlungswoche 40823, 40824, 40826, 40827, 40828

40826	**Kostenpauschale für Sachkosten bei Durchführung von Peritonealdialysen als CAPD bzw. CCPD, bei Versicherten ab dem vollendeten 18. Lebensjahr mit einer dialysepflichtigen Nierenerkrankung bei Dialysen am Wohnort, die nicht mindestens 4 von 7 Peritonealdialysetage in der Behandlungswoche umfassen**	**72,20 €**

Abrechnungsbestimmung: je durchgeführter Dialyse, höchstens dreimal in der Kalenderwoche
Abrechnungsausschluss: je Behandlungswoche 40823, 40825

40827	**Kostenpauschale für Sachkosten bei Durchführung von intermittierenden Peritonealdialysen (IPD) oder Heimhämodialysen, bei Versicherten ab dem vollendeten 18. Lebensjahr mit einer dialysepflichtigen Nierenerkrankung bei Dialysen am Wohnort, die nicht mindestens dreimal in der Behandlungswoche durchgeführt werden können**	**168,50 €**

Abrechnungsbestimmung: je durchgeführter Dialyse, höchstens zweimal in der Kalenderwoche
Abrechnungsausschluss: je Behandlungswoche 40823, 40825

40828	**Kostenpauschale für Sachkosten bei Durchführung von Hämo- oder Peritonealdialysen, als Zentrums- bzw. Praxisdialyse, Heimdialyse oder zentralisierte Heimdialyse, einschl. Sonderverfahren (z.B. Hämofiltration, Hämodiafiltration), bei Versicherten ab dem vollendeten 18. Lebensjahr mit einer dialysepflichtigen Nierenerkrankung, bei einer Feriendialyse während des Ferienaufenthalts am Ferienort, bei Dialyse wegen beruflich oder sonstiger Abwesenheit vom Wohnort,**	**174,70 €**

Abrechnungsbestimmung: je durchgeführter Dialyse, höchstens zweimal in der Kalenderwoche
Abrechnungsausschluss: je Behandlungswoche 40823, 40825

| 40829 | Zuschlag zu der Kostenpauschale nach den Nrn. 40823 oder 40825 bei Versicherten ab dem vollendeten 59. Lebensjahr bis zum vollendeten 69. Lebensjahr | 10,00 € |

| 40830 | Zuschlag zu der Kostenpauschale nach den Nrn. 40824, 40826 und 40827 bei Versicherten ab dem vollendeten 59. Lebensjahr bis zum vollendeten 69. Lebensjahr | 3,30 € |

| 40831 | Zuschlag zu der Kostenpauschale nach den Nrn. 40823 oder 40825 bei Versicherten ab dem vollendeten 69. Lebensjahr bis zum vollendeten 79. Lebensjahr | 20,00 € |

| 40832 | Zuschlag zu der Kostenpauschale nach den Nrn. 40824, 40826 und 40827 bei Versicherten ab dem vollendeten 69. Lebensjahr bis zum vollendeten 79. Lebensjahr | 6,70 € |

| 40833 | Zuschlag zu der Kostenpauschale nach den Nrn. 40823 oder 40825 bei Versicherten ab dem vollendeten 79. Lebensjahr | 30,00 € |

| 40834 | Zuschlag zu der Kostenpauschale nach den Nrn. 40824, 40826 und 40827 bei Versicherten ab dem vollendeten 79. Lebensjahr | 10,00 € |

| 40835 | Zuschlag zu der Kostenpauschale nach den Nrn. 40816, 40823 oder 40825 für die Infektionsdialyse (bei Patienten mit Infektionserkrankungen mit Problemkeimen gemäß der mit der Kommission für Krankenhaushygiene und Infektionsprävention beim Robert Koch-Institut (KRINKO) abgestimmten Hygieneleitlinie als Ergänzung zum Dialysestandard) | 90,00 € |

Kommentar: Der Preis ist zum 1.1.2018 deutlich erhöht worden

| 40836 | Zuschlag zu der Kostenpauschale nach den Nrn. 40815, 40817, 40818, 40819, 40824, 40826 bis 40828 für die Infektionsdialyse (bei Patienten mit Infektionserkrankungen mit Problemkeimen gemäß der mit der Kommission für Krankenhaushygiene und Infektionsprävention beim Robert Koch-Institut (KRINKO) abgestimmten Hygieneleitlinie als Ergänzung zum Dialysestandard), | 30,00 € |

Abrechnungsbestimmung: je durchgeführter Dialyse, höchstens zweimal in der Kalenderwoche

Kommentar: Der Preis ist zum 1.1.2018 deutlich erhöht worden

40837   Zuschlag zu der Kostenpauschale nach der Nr. 40816   **300,00 €**
            oder 40825 für die intermittierende Peritonealdialyse
            (IPD)

40838   Zuschlag zu der Kostenpauschale nach der Nr. 40817,   **100,00 €**
            40818, 40819, 40827 oder 40828 für die intermittierende
            Peritonealdialyse (IPD)

Abrechnungsbestimmung: je durchgeführter Dialyse, höchstens zweimal in der Kalenderwoche

VI Anhänge

1 Verzeichnis der nicht gesondert berechnungsfähigen Leistungen

Wichtig: Die stets aktuelle Tabelle finden Sie unter den Anhängen auf den KBV-Seiten: www.kbv.de/html/online-ebm.php

1. Die im Anhang 1 aufgeführten Leistungen sind – sofern sie nicht als Gebührenordnungspositionen im EBM verzeichnet sind – Teilleistungen von Gebührenordnungspositionen des EBM und als solche nicht eigenständig berechnungsfähig. In der KBV-Tabelle steht in der linken Spalte der Begriff Spaltenbezeichnung – wir haben ergänzt: ggf. EBM-Nr., da im unteren Teil auch EBM-Nrn. genannt sind.
2. In den Gebührenordnungspositionen wird ggf. auf die Bezeichnung der Spalten VP = Versichertenpauschale, GP = Grund-/Konsiliarpauschale, bzw. SG = sonstige Gebührenordnungspositionen verwiesen.

EBM-Nr.	Legende	VP	GP	SG
	Abnahme eines mindestens unter Einschluß eines großen Gelenkes oder des Rumpfes angelegten zirkulären, individuell modellierten Verbandes aus unelastischen, nicht weiter verwendbaren erstarrten Materialien (z.B. Gips)	x	x	x
	Absaugung körpereigener Flüssigkeiten	x	x	x
	Abschabung der Hornhaut des Auges		x	
	Abtragung ausgedehnter Nekrosen im Hand- oder Fußbereich	x	x	
	Aderlass	x	x	
	Anamnese(n), sofern nicht gesondert ausgewiesen	x	x	x
	Anästhesie eines peripheren Nerven	x	x	x
	Änderung (z.B. Fensterung, Spaltung, Schieneneinsetzung, Anlegen eines Gehbügels oder einer Abrollsohle) eines nicht an demselben Tag angelegten zirkulären Gipsverbandes	x	x	x
	Anlegen einer Blutleere oder Blutsperre an einer Extremität im Zusammenhang mit einem operativen Eingriff			x
	Anlegen einer Finger- oder Zehennagelspange	x	x	
	Anlegen einer Hilfsschiene am unverletzten Kiefer bei Kieferfrakturen oder Anlegen einer Schiene bei Erkrankungen der Kiefergelenke		x	
	Anlegen eines Portioadapters		x	x
	Anlegen von Drahtligaturen, Drahthäkchen, Drahtbügeln oder dergleichen			x
	Ansteigendes Teilbad	x	x	
	Ansteigendes Vollbad, einschl. Herz-Kreislauf- und Körpertemperaturüberwachung	x	x	
	Anus praeter-Bougierung	x	x	
	Anwendung und Auswertung projektiver Testverfahren (z.B. Rorschach-Test, TAT, Sceno) mit schriftlicher Aufzeichnung			x

© Springer-Verlag GmbH Deutschland, ein Teil von Springer Nature 2020
P. M. Hermanns (Hrsg.), *EBM 2020 Kommentar Innere Medizin mit allen Schwerpunkten*, Abrechnung erfolgreich und optimal,
https://doi.org/10.1007/978-3-662-61504-1_6

EBM-Nr.	Legende	VP	GP	SG
	Anwendung und Auswertung orientierender Testverfahren (z.B. Benton, d 2)			x
	Anwendung und Auswertung standardisierter Intelligenz- und Entwicklungs-Tests (z.B. HAWIE(K)-R, IST, CFT) mit schriftlicher Aufzeichnung			x
	Anwendung und Auswertung von Fragebogentests (z.B. MMPI, SCL, FPI, Gießen-Test)			x
	Anwendung und Auswertung von Funktionstests (z.B. GFT, Frostig, KTK, DRT) mit schriftlicher Aufzeichnung			x
	Applikation von bronchokonstriktorisch wirksamen Substanzen (mit Ausnahme von Allergenen)			x
	Assistenz durch einen Arzt, der selbst nicht an der vertragsärztlichen Versorgung teilnimmt, bei ambulanten operativen Eingriffen eines Vertragsarztes oder Assistenz eines genehmigten Assistenten bei operativen belegärztlichen Leistungen		x	x
	Ätzung im Enddarmbereich	x	x	
	Ätzung im Kehlkopf		x	
	Auffüllung eines subkutanen Medikamentenreservoirs oder eines Haut-Expanders oder Spülung eines Ports	x	x	
	Auflichtmikroskopie/Dermatoskopie		x	x
	Aufrichtung gebrochener Wirbel im Durchhang		x	
	Ausfräsen eines Rostringes der Hornhaut am Auge		x	
	Ausräumung einer Blasenmole oder einer „missed abortion"			x
	Ausspülung des Magens mittels Magenschlauch	x	x	x
	Ausspülung einer Kiefer- oder Stirnhöhle von der natürlichen oder künstlichen Öffnung aus, ggf. einschl. Einbringung von Medikamenten		x	x
	Ausspülung und/oder Absaugen des Kuppelraumes			x
	Ausstellung einer Arbeitsunfähigkeitsbescheinigung gemäß § 3 des Lohnfortzahlungsgesetzes	x	x	
	Ausstellung von Wiederholungsrezepten und/oder Überweisungsscheinen oder Übermittlung von Befunden oder ärztlichen Anordnungen an den Patienten im Auftrag des Arztes durch das Praxispersonal, auch mittels Fernsprecher	x	x	x
	Beistand eines Vertragsarztes bei der ärztlichen Leistung eines anderen Vertragsarztes			x
	Beratung der Bezugsperson(en)	x	x	x
	Beratung, auch mittels Fernsprecher	x	x	x
	Beratung, einschl. symptombezogener klinischer Untersuchung	x	x	x
	Beratung, Erörterung, Abklärung sofern nicht als eigenständige Position enthalten	x	x	
	Bestimmung der Tränensekretionsmenge und/oder Messung der „Break-up-time"		x	
	Bestimmung der Transitzeit durch Herz und Lunge mittels radioaktiv markierter Substanzen			x

EBM-Nr.	Legende	VP	GP	SG
	Bestimmung des Reflexdecay			x
	Bestimmung(en) der prozentualen Sauerstoffsättigung im Blut (Oxymetrie)			x
	Betreuung eines moribunden Kranken unter Einbeziehung der Gespräche mit den versorgenden und unmittelbar betroffenen Personen zu einem dem Zustand u. Verlauf angemessenen Umgehen mit dem Sterbenden u. zu seiner abgestimmten humanen, sozialen, pflegerischen u. ärztlichen Versorgung			x
	Binokularmikroskopische Untersuchung des Trommelfells und/oder der Paukenhöhle		x	
	Biomathematische Auswertung der Haplotyp-Befunde bei indirekter Genotyp-Diagnostik mit ausführlicher schriftlicher Befundmitteilung und -erläuterung			x
	Blutentnahme beim Feten und/oder Bestimmung des Säurebasenhaushalts und/oder des Gasdrucks im Blut des Feten, ggf. einschließlich pH-Messung			x
	Blutentnahme durch Venenpunktion	x	x	
	Blutige Venendruckmessung(en) an einer Extremität, in Ruhe und nach Belastung, einschließlich graphischer Registrierung			x
	Chemische Ätzung der Hornhaut		x	
	Chemo-chirurgische Behandlung eines Basalioms	x	x	
	Chemo-chirurgische Behandlung spitzer Kondylome oder chemo-chirurgische Behandlung von Präkanzerosen	x	x	
	Definierte Kreislauffunktionsprüfung nach standardisierten Methoden einschl. Dokumentation	x	x	
	Dehnung der weiblichen Harnröhre, ggf. einschließlich Spülung, Instillation von Medikamenten und/oder Katheterisierung der Harnblase			x
	Dehnung, Durchspülung, Sondierung, Salbenfüllung und/oder Kaustik der Tränenwege		x	x
	Diagnostische Peritonealspülung (Peritoneal-Lavage)			x
	Diasklerale Durchleuchtung und/oder Prüfung entoptischer Wahrnehmung zur Beurteilung der Netzhautfunktion bei trüben Medien		x	
	Differenzierende Analyse und graphische Darstellung des Bewegungsablaufes beider Augen (mindestens 9 Blickrichtungen je Auge)		x	
	Differenzierende Analyse und graphische Darstellung des Bewegungsablaufes beider Augen (mindestens 9 bzw. 36 Blickrichtungen je Auge)		x	
	Differenzierende Farbsinnprüfung (z.B. Farbfleck-Legetest, Spektral-Kompensationsmethode)		x	
	Differenzierende qualitative Bestimmung des Geruchsvermögens mit mindestens 3 aromatischen Geruchsstoffen, 3 Mischgeruchsstoffen und einem Trigeminusreizstoff, ggf. einschl. Geschmacksprüfung, einschl. Substanzkosten	x	x	
	Digitale Ausräumung des Mastdarms, Reposition eines Mastdarmvorfalles und/oder Entfernung von Fremdkörpern aus dem Mastdarm	x	x	x

EBM-Nr.	Legende	VP	GP	SG
	Digitaluntersuchung des Mastdarms, ggf. einschließlich der Prostata	x	x	x
	Doppler-sonographische Druckmessung(en) an den Arterien einer Extremität, in Ruhe und nach Belastung	x	x	
	Doppler-sonographische Untersuchung der Skrotalfächer oder der Penisgefäße		x	
	Doppler-sonographische Untersuchung der Venen oder der Arterien einer Extremität, in Ruhe	x	x	
	Druckkontrollierte Insufflation der Eustachischen Röhre unter Verwendung eines Druckkompressors		x	
	Druckmessung an der Lunge mittels Compliance bzw. P I und P max, einschl. graphischer Registrierung			x
	Druckmessung(en) oder Flußmessung(en) am freigelegten Blutgefäß			x
	Durchführung der Ösophagoskopie/Gastroskopie als Videoösophago- go- bzw. gastroskopie			x
	Durchführung einer standardisierten thermischen Labyrinthprüfung		x	x
	Durchtrennung oder Sprengung eines stenosierenden Narbenstranges der Scheide oder Abtragung eines Scheidenseptums			x
	Durchtrennung oder Sprengung von Narbensträngen ohne Eröffnung einer Körperhöhle	x	x	x
	Einbringen einer oder mehrerer Saugdrainagen in eine Wunde über einen gesonderten Zugang			x
	Einbringen einer oder mehrerer Spüldrainagen in Gelenke, Weichteile oder Knochen über einen gesonderten Zugang, ggf. einschließlich Spülung			x
	Einbringung (Instillationen) von Medikamenten in Körperöffnungen	x	x	x
	Einbringung des Kontrastmittels in einen Zwischenwirbelraum			x
	Sialographie oder Hysterosalpingographie oder Galaktographie			x
	Einbringung von Drainagefäden in eine Analfistel			x
	Einbringung von Medikamenten durch Injektion in einen parenteralen Katheter	x	x	
	Einbringung von Medikamenten in den Kehlkopf		x	
	Einführung von Verweilsonden (z.B. Punctum Plugs) in die Tränenwege eines Auges, ggf. einschließlich Nahtfixation			x
	Eingehende makroskopische Untersuchung, Präparation und Beschreibung von großen Operationspräparaten (z.B. Gastrektomie, Hemikolektomie)			x
	Einrenkung der Luxationen von Wirbelgelenken im Durchhang			x
	Einrichtung des gebrochenen Brustbeins			x
	Einrichtung eines gebrochenen Handwurzel-, Mittelhand-, Fußwurzel- oder Mittelfußknochens			x
	Einrichtung eines gebrochenen Oberarm- oder Oberschenkelknochens oder des gebrochenen Beckens			x
	Einrichtung gebrochener Fingerendglied- oder Zehenknochen oder Einrichtung eines gebrochenen Fingergrundglied-, Fingermittelglied- oder Großzehenknochens			x

EBM-Nr.	Legende	VP	GP	SG
	Einrichtung gebrochener Unterarm- oder Unterschenkelknochen, je Seite			x
	Einrichtung und Fixation eines gebrochenen Kiefers außerhalb der Zahnreihen durch intraorale Schiene oder Stützapparat			x
	Entfernen eines Verweilröhrchens am Trommelfell		x	
	Einsetzen o. Auswechseln einer Trommelfellprothese		x	
	EKG-Monitoring	x	x	x
	Elektrokardiographische Untersuchung	x	x	
	Elektrokardiographische Untersuchung mittels Ösophagusableitung, einschließlich Elektrodeneinführung		x	
	Elektrolytische Epilation von Wimpernhaaren	x	x	
	Endobronchiale Behandlung mit weichem Rohr		x	
	Endoskopische Untersuchung der Nasenhaupthöhlen und/oder des Nasenrachenraumes		x	
	Endoskopische Untersuchung einer oder mehrerer Nasennebenhöhlen		x	
	Entfernung einer Zervix-Cerclage		x	x
	Entfernung einer Geschwulst, von Fremdkörpern oder von Silikon- oder Silastikplomben aus der Augenhöhle			x
	Entfernung eines nicht festsitzenden Fremdkörpers aus dem Gehörgang oder der Paukenhöhle	x	x	
	Entfernung eines oder mehrerer Polypen aus dem Gehörgang		x	
	Entfernung nicht haftender Fremdkörper von der Bindehaut oder mechanische Epilation von Wimpernhaaren	x	x	
	Entfernung sichtbarer Kirschnerdrähte ohne Eröffnung der Haut			x
	Entfernung und/oder Nachbehandlung von bis zu fünf plantaren, palmaren, sub- oder paraungualen Warzen oder vergleichbaren Hautveränderungen	x	x	x
	Entfernung und/oder Nachbehandlung von bis zu fünf vulgären Warzen bzw. Mollusken oder vergleichbaren Hautveränderungen, z.B. mittels scharfen Löffels, Kauterisation oder chemisch-kaustischer Verfahren oder Entfernung von bis zu fünfzehn pendelnden Fibromen	x	x	x
	Entfernung von Fäden o. Klammern aus einer Wunde	x	x	
	Entfernung von Fremdkörpern aus der Nase als selbständige Leistung	x	X	
	Entfernung von Korneoskleralfäden oder einer Hornhautnaht		X	X
	Entfernung von Ohrenschmalzpfröpfen	x	X	
	Entnahme und Aufbereitung von Abstrichmaterial zur zytologischen Untersuchung	x	x	x
	Entnahme und ggf. Aufbereitung von Abstrichmaterial zur mikrobiologischen Untersuchung	x	x	SG
	Ergänzung der psychiatrischen Behandlung eines Kindes oder Jugendlichen durch syndrombezogene therapeutische Intervention bei behandlungsbedürftiger(n) Bezugsperson(en).			x
	Erhebung des Ganzkörperstatus	x	x	x

595

EBM-Nr.	Legende	VP	GP	SG
	Erhebung des vollständigen neurologischen Status (Hirnnerven, Reflexe, Motorik, Sensibilität, Koordination, extrapyramidales System, Vegetativum, hirnversorgende Gefäße), ggf. einschließlich Beratung und Erhebung ergänzender psychopathologischer Befunde		x	x
	Erhebung des vollständigen psychiatrischen Status (Bewußtsein, Orientierung, Affekt, Antrieb, Wahrnehmung, Denkablauf, mnestische Funktionen) unter Einbeziehung der lebensgeschichtlichen und sozialen Daten, ggf. einschließlich Beratung und Erhebung ergänzender neurologischer Befunde, einschließlich schriftlicher ärztlicher Aufzeichnungen		x	x
	Erhebung des vollständigen psychiatrischen Status bei einem Kind oder Jugendlichen, ggf. auch unter mehrfacher Einschaltung der Bezugs- und/oder Kontaktperson(en) und Berücksichtigung der entwicklungspsychologischen Gesichtspunkte, einschließlich schriftlicher ärztlicher Aufzeichnungen, ggf. einschließlich Beratung und Erhebung ergänzender neurologischer Befunde.		x	x
	Erhebung ergänzender neurologischer und psychiatrischer Befunde		x	x
	Eröffnung eines Abszesses der Nasenscheidewand			x
	Eröffnung eines Gerstenkorns (Hordeolum)	x	x	
	Erörterung, Planung und Koordination gezielter therapeutischer Maßnahmen zur Beeinflussung systemischer Erkrankungen oder chronischer Erkrankungen mehrerer Organsysteme, insbesondere mit dem Ziel sparsamer Arzneitherapie durch den Arzt, der die kontinuierliche hausärztliche Betreuung durchführt, ggf. unter Einbeziehung von Bezugspersonen, ggf. einschließlich schriftlicher ärztlicher Empfehlungen	x	x	x
	Erstellung, Aktualisierung, Erläuterung und Aushändigung eines Medikationsplans sowie ggf. Übertragung oder Löschung des elektronischen Medikationsplans auf die/der elektronische(n) Gesundheitskarte (eGK) des Patienten gemäß § 29a BMV-Ä und Anhang 3 der Anlage 4a zum BMV-Ä	x	x	x
	Erstversorgung einer großen Wunde			x
	Erstversorgung einer Wunde			x
	Exophthalmometrie		x	
	Extensionsbehandlung mit Gerät(en), ggf. mit gleichzeitiger Wärmeanwendung und ggf. mit Massage mittels Gerät	x	x	
	Extraktion eines Finger- oder Zehennagels			x
	Farbsinnprüfung mit Anomaloskop		x	
	Fremdanamnese(n)	x	x	x
	Funktionsprüfung von Mehrstärken- oder Prismenbrillen mit Bestimmung der Fern- und Nahpunkte bei subjektiver Brillenunverträglichkeit		x	
	Gebärmutter- und/oder Eileiter-Kontrastuntersuchung (Hysterosalpingographie), einschließlich Durchleuchtung (BV/TV)			x
	Gefäßendoskopie, intraoperativ			x
	Gezielte Applikation von ätzenden oder abschwellenden Substanzen unter Spiegelbeleuchtung im hinteren Nasenraum und/oder an den Seitensträngen		x	

EBM-Nr.	Legende	VP	GP	SG
	Gezielte Einbringung von Medikamenten in den Gehörgang unter Spiegelbeleuchtung		x	
	Gezielte Einbringung von Medikamenten in die Paukenhöhle unter Spiegelbeleuchtung		x	
	Gezielte medikamentöse Behandlung der Portio und/oder der Vagina		x	x
	Gonioskopie		x	
	Hautfunktionsproben, z.B. Alkali-Resistenzbestimmung (Tropfmethode) oder Schweißversuch		x	x
	Hörgerätekupplermessungen zur Anpassung oder Kontrolle einer Hörhilfe		x	x
	Hörprüfung mit Einschluß des Tongehörs (Umgangs- und Flüstersprache, Luft- und Knochenleitung) und/oder mittels einfacher audiologischer Testverfahren (mindestens fünf Frequenzen)	x	x	
	Hydrogalvanisches Teilbad	x		x
	Immunszintigraphie mit radioaktiv markierten monoklonalen Antikörpern oder Rezeptorszintigraphie			x
	Infiltration gewebehärtender Mittel oder Implantation von Hormonpreßlingen o. ä.			x
	Infiltrations- oder Leitungsanästhesie(n)			x
	Infrarotkoagulation im anorektalen Bereich			x
	Infusion, subkutan	x	x	
	Injektion, intraartikulär	x	x	x
	Injektion, intrakutan, subkutan, submukös, subkonjunktival oder intramuskulär	x	x	
	Injektions- und/oder Infiltrationsbehandlung d. Prostata		x	
	Instrumentelle Entfernung von Fremdkörpern von der Hornhautoberfläche, von Kalkinfarkten aus der Bindehaut oder von Milien aus den Lidern		x	
	Intrakutane Reiztherapie (Quaddelbehandlung)	x	x	
	Intraluminale Messung(en) des Arteriendrucks oder des zentralen Venendrucks, ggf. einschließlich Punktion und/oder Kathetereinführung		x	
	Intravenöse Einbringung des Kontrastmittels mittels Hochdruckinjektion oder durch apparativ gesteuerte Kontrastmittelverabfolgung mit kontinuierlicher Flußrate, peripher			x
	Intravenöse Einbringung des Kontrastmittels			x
	Intravenöse Einbringung des Kontrastmittels mittels Injektion oder Infusion oder intraarterielle Einbringung des Kontrastmittels			x
	Intravenöse Injektion	x	x	
	Kapillarmikroskopische Untersuchung		x	x
	Katheterisierung der Harnblase mit Spülung, Instillation von Medikamenten und/oder Ausspülung von Blutkoagula	x	x	x
	EinmalKatheterisierung der Harnblase	x	x	x
	Katheterismus der Ohrtrompete, ggf. mit Bougierung und/oder Einbringung von Medikamenten, ggf. einschließlich Luftdusche		x	

EBM-Nr.	Legende	VP	GP	SG
	Kleiner Schienenverband, auch als Notverband bei Frakturen	x	x	x
	Kleiner Schienenverband, bei Wiederanlegung derselben, nicht neu hergerichteten Schiene	x	x	x
	Klinisch-neurologische Basisdiagnostik	x	x	x
	Kolposkopie, einschließlich Essigsäure- und/oder Jodprobe		x	
	Konservative Behandlung der Gaumenmandeln	x	x	
	Konsiliarische Erörterung zwischen zwei oder mehr Ärzten/psychologischen Psychotherapeuten bzw. Kinder- und Jugendlichenpsychotherapeuten einer Praxisgemeinschaft oder Gemeinschaftspraxis über die bei demselben Kranken erhobenen Befunde	x	x	
	Konsiliarische Erörterung zwischen zwei oder mehr behandelnden Ärzten oder zwischen behandelnden Ärzten und psychologischen Psychotherapeuten bzw. Kinder- und Jugendlichenpsychotherapeuten über die bei demselben Patienten erhobenen Befunde	x	x	
	Konsultationskomplex	x	x	
	Kontrolle einer Hörhilfeanpassung in einem schallisolierten Raum mit in-situ-Messungen oder Hörfeldaudiometrie		x	x
	Kryochirurgischer Eingriff im Enddarmbereich			x
	Kryotherapie mittels Eiskompressen, Eisteilbädern, Kältepackungen, Gasen, Peloiden	x	x	
	Kryotherapie oder Schleifen und/oder Fräsen der Haut und/oder der Nägel oder Behandlung von Akneknoten, ggf. einschließlich Kompressen und dermatologischen Externa	x	x	x
	Legen einer „Miller-Abbott-Sonde"		x	
	Legen eines zentralen Venenkatheters durch Punktion der Vena jugularis oder Vena subclavia	x	x	x
	Leitungsanästhesie an einem Finger oder einer Zehe	x	x	
	Lokalanästhesie eines oder mehrerer kleiner Wirbelgelenke		x	x
	Lokalanästhesie(n) zur Schmerzbehandlung	x		x
	Lokalisierung von Netzhautveränderungen für einen gezielten operativen Eingriff		x	
	Lösung einer Vorhautverklebung	x	x	
	Manuelle kinetische Perimetrie mit Marken verschiedener Reizwerte und/oder manuelle statische Perimetrie, einschließlich Dokumentation, je Sitzung		x	x
	Manuelle Reposition eines zahntragenden Bruchstücks des Alveolarfortsatzes			x
	Medikamentöse Infiltrationsbehandlung	x	x	x
	Messung der Akkommodationsbreite		x	
	Messung der Hornhautkrümmungsradien		x	
	Messung(en) von Herzzeitvolumen und/oder Kreislaufzeiten mittels Indikatorverdünnungsmethode, einschließlich Applikation der Testsubstanz, mittels Thermodilutionsmethode oder mittels Rückatmung von CO2 oder anderer Atemgase			x

EBM-Nr.	Legende	VP	GP	SG
	Mikro-Herzkatheterismus mittels Einschwemmkatheters in Ruhe sowie während und nach physikalisch definierter und reproduzierbarer Belastung, mit Druckmessungen, oxymetrischen Untersuchungen, fortlaufender EKG-Kontrolle und ggf. Röntgenkontrolle, einschließlich Kosten für den Einschwemmkatheter mit Ausnahme des Swan-Ganz-Katheters			x
	Milzszintigramm, einschließlich Funktions- und/oder Kapazitätsbestimmung mit radioaktiv markierten, ggf. alterierten Erythrozyten			x
	Mobilisierende Behandlung an der Wirbelsäule oder eines oder mehrerer Extremitätengelenke mittels Weichteiltechniken	x	x	x
	Nachweis von Mikroorganismen bei histologischer Untersuchung			x
	Oberflächenanästhesie der tieferen Nasenabschnitte, von Trommelfell und/oder Paukenhöhle oder von Harnröhre und/oder Harnblase	x	x	x
	Oberflächenanästhesie des Larynx und/oder des Bronchialgebietes		x	x
	Objektive Refraktionsbestimmung		x	
	Operation im äußeren Gehörgang (z.B. Entfernung gutartiger Hautneubildungen)			x
	Operativer Eingriff in der Nase (z.B. Entfernung von bis zu zwei Nasenpolypen, anderen Neubildungen einer Nasenseite, Muschelkappung, Muschelfrakturierung, Muschelquetschung, Muschelkaustik, Synechielösung und/oder Probeexzision)			x
	Operativer Eingriff zur Entfernung festsitzender Fremdkörper aus der Nase und/oder teilweise oder vollständige Abtragung einer Nasenmuschel und/oder submuköse Resektion an der Nasenscheidewand und/oder operative Entfernung von mehr als zwei Nasenpolypen und/oder anderen Neubildungen			x
	Operatives Anlegen einer Schiene am gebrochenen Ober- oder Unterkiefer			x
	Operatives Anlegen einer Schiene bei Erkrankungen oder Verletzungen des Ober- oder Unterkiefers oder Anlegen eines extraoralen Extensions- oder Retentionsverbandes			x
	Orientierende Farbsinnprüfung mit Farbtafeln	x	x	
	Orientierende psychopathologische Befunderhebung	x	x	x
	Orthograde Darmspülung, einschließlich Sondeneinführung in das Duodenum			x
	Plastische Operation am Nagelwall eines Fingers oder einer Zehe, ggf. einschließlich Entfernung von Granulationsgewebe und/oder Ausrottung eines Finger- oder Zehennagels mit Exzision der Nagelwurzel			x
	Plexus-,Spinal- oder Periduralanalgesie mittels Katheter zur postoperativen Analgesie nach operativen Eingriffen in Kombinationsnarkose			x
	Prostatamassage	x	x	
	Prüfung der Labyrinthe auf Spontan-, Provokations-, Lage-, Lageänderungs- und Blickrichtungsnystagmus, ggf. einschließlich weiterer Provokationen (z.B. rotatorisch), ggf. einschließlich Prüfung der Koordination	x	x	

EBM-Nr.	Legende	VP	GP	SG
	Pulsoxymetrische Untersuchungen	x	x	x
	Pulsschreibung oder Druckmessung an den Digitalarterien	x	x	
	Pulsschreibung und/oder Druckmessung an den Digitalarterien vor und nach definierter Kälteexposition	x	x	
	Punktion(en) zu therapeutischen Zwecken	x		x
	Quantitative Untersuchung der Augenmotorik auf Heterophorie und Strabismus, ggf. einschl. qualitativer Prüfung auf Heterophorie, Pseudostrabismus und Strabismus		x	
	Quantitative Auswertung mit Messung und Dokumentation von Impulsraten pro Flächenelement und/oder pro Volumenelement und/oder von Zeit-Aktivitätskurven			x
	Quantitative Untersuchung des binokularen Sehaktes auf Simultansehen, Fusion, Fusionsbreite und Stereopsis		x	
	Quengelverband, zusätzlich zum jeweiligen Gipsverband	x	x	x
	Radionephrographie mittels radioaktiver Substanzen in weiteren Positionen, ggf. einschließlich Restharnbestimmung, ggf. einschließlich Gabe von Pharmaka			x
	Redressierender Klebeverband des Brustkorbs oder dachziegelförmiger Klebeverband	x	x	x
	Rekto- und/oder Sigmoidoskopie, ggf. einschließlich Probeexzision(en)			x
	Rhinomanometrische Untersuchung mittels Flußmessungen		x	
	Röntgenaufnahmen der Nasennebenhöhlen, ggf. in mehreren Ebenen			x
	Röntgenaufnahmen eines Schädelteils			x
	Röntgenaufnahmen von Kieferteilen in Spezialprojektionen			x
	Röntgenaufnahmen von Zähnen			x
	Schlitzung des Parotis- oder Submandibularis-Ausführungsganges			x
	Schriftlicher Diätplan bei schweren Ernährungs- oder Stoffwechselstörungen, speziell für den einzelnen Patienten aufgestellt	x	x	
	Selektive in-vitro-Markierung von Blutzellen mit radioaktivem Indium			x
	Sensibilitätsprüfung an mindestens drei Zähnen, einschließlich Vergleichstests		x	
	Sichtung, Wertung und Erörterung von Fremdbefunden, situationsentsprechende Untersuchung, Aufklärung des Patienten über das therapeutische Vorgehen, über Risiken und Maßnahmen zur Behandlung von Nebenwirkungen, ggf. einschließlich konsiliarische Erörterung mit anderen behandelnden Ärzten, im unmittelbaren Zusammenhang mit Bestrahlungen		x	
	Sondierung und/oder Bougierung des Parotis- oder Submandibularis-Ausführungsganges		x	
	Spaltlampenmikroskopie der vorderen und/oder mittleren Augenabschnitte, ggf. einschließlich der binokularen Untersuchung des hinteren Poles		x	
	Spaltung thrombosierter oberflächlicher Beinvenen, einschl. Thrombus-Expression, ggf. einschließlich Naht			x

EBM-Nr.	Legende	VP	GP	SG
	Spaltung von Furunkeln im äußeren Gehörgang oder Kaustik im Gehörgang und/oder in der Paukenhöhle			x
	Spirometrie		x	x
	Sprachaudiometrische Untersuchung zur Kontrolle angepaßter Hörgeräte im freien Schallfeld		x	x
	Spülung der Harnblase und/oder Instillation bei liegendem Verweilkatheter	x	x	
	Spülung der männlichen Harnröhre und/oder Instillation von Medikamenten	x	x	
	Spülung des Pleuraraumes bei liegender Drainage, ggf. einschließlich Einbringung von Medikamenten	x	x	
	Spülungen jeglicher Art	x	x	x
	Standardisierte Sprachentwicklungstests (z.B. HSET, PPVT, PET, Wurst) oder gezielte Prüfungen der auditiven, visuellen, taktil-kinaesthetischen Wahrnehmungsfunktionen (z.B. Frostig, MVPT, Schilling-Schäfer, Mottier, von Deuster, BLDT) oder gezielte Prüfung der Grob- und Feinmotorik (z.B. MOT, LOS), ggf. einschließlich Prüfung der Grobmotorik, oder sensomotorische Diagnostik im Oral- und Facialbereich			x
	Stärke- oder Gipsfixation zu einem Verband, zusätzlich	x	x	x
	Stichkanalanästhesie vor einer Injektion, Infusion oder Punktion	x	x	
	Stillung einer Nachblutung im Mund-Kieferbereich, als selbständige Leistung	x	x	x
	Stillung von Blutungen, sofern nicht gesondert ausgewiesen	x	x	x
	Stillung von Nachblutungen, sofern nicht gesondert ausgewiesen	x	x	x
	Stillung von Nasenbluten durch Ätzung und/oder Tamponade und/oder Kauterisation	x	x	x
	Streckverband	x	x	x
	Streckverband mit Nagel- oder Drahtextension			x
	Subjektive Refraktionsbestimmung	x	x	
	Symptombezogene klinische Untersuchung bei einem Hausbesuch oder bei einer Visite	x	x	
	Symptombezogene klinische Untersuchungen zusätzlich bei Beratung und Erörterung	x	x	
	Szintigraphische Untersuchung der Lungenperfusion mittels 99m-Tc-markierten Partikeln			x
	Szintigraphische Untersuchung der Lungenventilation oder -inhalation mit radioaktiv markierten Gasen			x
	Szintigraphische Untersuchung der Lungenventilation oder -inhalation mit radioaktiven Aerosolen			x
	Szintigraphische Untersuchung der Nebennieren und ggf. Metastasen mit radioaktiv markierten funktionsspezifischen Substanzen			x
	Szintigraphische Untersuchung der Nebenschilddrüsen			x

EBM-Nr.	Legende	VP	GP	SG
	Szintigraphische Untersuchung des Gehirns, der Liquorräume, der Augenhöhlen oder der Tränenwege bei Verwendung von 99m-Tc-markierten Substanzen oder bei Verwendung von radioaktiv markierten biogenen Aminen oder ähnlichen Substanzen oder bei Verwendung von radioaktiv markierten Komplexbildnern			x
	Szintigraphische Untersuchung des Gesamtskeletts mittels radioaktiv markierter osteotroper Substanzen			x
	Szintigraphische Untersuchung des Knochenmarks mit 99m-Tc-markierten Substanzen			x
	Szintigraphische Untersuchung von Speicheldrüsen, Intestinaltrakt, Leber (einschl. Milz), Gallenwegen oder Pankreas mit radioaktiv markierten Substanzen			x
	Szintigraphische Untersuchungen eines Skeletteils, ggf. einschl. der kontralateralen Seite, mittels radioaktiv markierter osteotroper Substanzen			x
	Szintigraphische Untersuchungen mehrerer Skelettteile mittels radioaktiv markierter osteotroper Substanzen			x
	Szintigraphischer Nachweis von Radioaktivitätsverteilungen im Körper (soweit nicht von anderen Leistungsansätzen erfaßt), z.B. Ganzkörpermessungen, Suche nach Tumoren, Metastasen und/oder Infektionen			x
	Tamponade der Nase von vorn als selbständige Leistung	x	x	
	Tape-Verband eines kleinen Gelenkes	x	x	x
	Temperaturgesteuerte Thermokoagulation oder Kryokoagulation der Portio und/oder kryochirurgischer Eingriff im Bereich der Vagina und/oder der Vulva			x
	Thermokoagulation bzw. Kauterisation krankhafter Haut- und/oder Schleimhautveränderungen, z.B. mittels Infrarot-, Elektro-, Lasertechnik			x
	Tonometrische Untersuchung		x	
	Transkranielle gepulste Doppler-sonographische Untersuchung, einschließlich graphischer Registrierung			x
	Transkutane Messung(en) des Sauerstoffpartialdrucks, ggf. einschließlich Provokation	x	x	
	Transurethrale Koagulation von Blutungsherden und/oder Entfernung von Fremdkörpern in/aus der Harnblase			x
	Trepanation eines Finger- oder Zehennagels	x	x	
	Trichromfärbung bei histologischer Untersuchung			x
	Tympanometrie mittels Impedanzmessung zur Bestimmung der Bewegungsfähigkeit des Trommelfell-Gehörknöchelchen-Apparates mit graphischer Darstellung des Kurvenverlaufs, auch beidseitig			x
	Tympanoskopie		x	
	Unblutige Beseitigung einer Paraphimose	x	x	
	Unblutige Erweiterung des Mastdarmschließmuskels in Anästhesie/Narkose oder Reposition eines Analschleimhautprolapses	x	x	x

EBM-Nr.	Legende	VP	GP	SG
	Untersuchung der oberen Trachea		x	x
	Untersuchung der Sehschärfe im Fern- und Nahbereich mittels Landolt-Ringen, E-Haken oder gleichwertigen Optotypen bei einem Kind bis zum vollendeten 6. Lebensjahr		x	
	Untersuchung des Dämmerungssehens ohne, während und ggf. nach Blendung		x	
	Untersuchung(en) mittels CERA		x	
	Uroflowmetrie einschließlich Registrierung		x	
	Vektorkardiographie	x	x	x
	Verband (einschließlich Schnell- und Sprühverbände, Augenklappen, Ohrenklappen, Dreiecktücher, vorgefertigte Wundklebepflaster) oder Halskrawattenfertigverband	x	x	x
	Verschlußplethysmographische Untersuchung der Venen einer Extremität, einschließlich graphischer Registrierung			x
	Versilberung bei histologischer Untersuchung			x
	Vertiefte Exploration mit differentialdiagnostischer Einordnung eines psychiatrischen Krankheitsbildes unter Einbeziehung der dokumentierten Ergebnisse der selbsterbrachten Leistungen „Erhebung des vollständigen psychiatrischen Status bei einem Erwachsenen oder bei einem Kind/Jugendlichen" zur Entscheidung der Behandlungserfordernisse		x	x
	Verwendung von selektiv in-vitro-markierten Zellen (Indium) oder Verwendung von Gallium			x
	Vollständige Untersuchung eines oder mehrerer Organsysteme	x	x	x
	Wiederanbringung einer gelösten Apparatur oder Änderungen an derselben oder teilweise Erneuerung von Schienen oder Stützapparaten oder Entfernung einer Schiene	x		x
	Wiederanlegen und ggf. Änderung von fixierenden Verbänden (mindestens zwei Gelenke, Extremität mit einem Gelenk, Extremität mit mindestens zwei Gelenken, Rumpf)	x	x	x
	Wurzelkanalaufbereitung und Wurzelfüllung bei Wurzelspitzenresektion, je Wurzelkanal			x
	Extraktion eines Milchzahnes	x	x	
	Zervixrevision bei Blutung nach der Geburt			x
	Zirkulärer Verband des Kopfes, des Rumpfes, stabilisierender Verband des Halses, des Schulter- oder Hüftgelenks oder einer Extremität über mindestens zwei große Gelenke, als Wundverband oder zur Ruhigstellung, oder Kompressionsverband	x	x	x
	Zurückbringen oder Versuch des Zurückbringens eines eingeklemmten Bruches	x	x	x
	Zusätzliche Aufnahme(n) zur Funktionsprüfung des Bandapparates eines Daumengrund-, Schultereck-, Knie- oder Sprunggelenks			x
01420	Prüfung/Verordnung der häuslichen Krankenpflege	x		
01422	Erstverordnung von Behandlungsmaßnahmen zur psychiatrischen häuslichen Krankenpflege	x		

603

EBM-Nr.	Legende	VP	GP	SG
01424	Folgeverordnung von Behandlungsmaßnahmen zur psychiatrischen häuslichen Krankenpflege	x		
01440	Verweilen außerhalb der Praxis	x		
01510	Beobachtung und Betreuung – Praxisklinische Betreuung 2h	x		
01511	Beobachtung und Betreuung – Praxisklinische Betreuung 4h	x		
01512	Beobachtung und Betreuung – Praxisklinische Betreuung 6h	x		
01520	Beobachtung nach diagnostischer Koronarangiografie	x		
01521	Beobachtung nach therapeutischer Koronarangiografie	x		
01530	Beobachtung nach diagnostischer Angiografie	x		
01531	Beobachtung nach therapeutischer Angiografie	x		
01600	Ärztlicher Bericht nach Untersuchung	x	x	
01601	Individueller Arztbrief	x	x	
01602	Kopie eines Briefes	x		
01610	Bescheinigung zur Belastungsgrenze	x		
01612	Konsiliarbericht vor Psychotherapie	x		
02100	Infusion	x		
02101	Infusionstherapie	x		
02110	Erst-Transfusion	x		
02111	Folge-Transfusion	x		
02112	Eigenblut-Reinfusion	x		
02120	Erstprogrammierung einer Zytostatikapumpe	x		
02200	Tuberkulintestung	x		
02320	Magenverweilsonde	x		
02321	Legen eines suprapubischen Harnblasenkatheter	x		
02322	Wechsel/Entfernung suprapubischer Harnblasenkatheter	x		
02323	Legen/Wechsel transurethraler Dauerkatheter	x		
02330	Blutentnahme durch Arterienpunktion	x		
02331	Intraarterielle Injektion	x		
02340, 02341	Punktion(en) (Lymphknoten, Schleimbeutel,Ganglien, Serome, Hygrome, Hämatome, Wasserbrüche (Hydrocelen), Ascites, Harnblase, Pleura-/Lunge, Schilddrüse, Prostata, Speicheldrüse, Mammae, Knochenmarks, Leber, Nieren, Pankreas, Gelenke, Adnextumoren, ggf. einschl. Douglasraum, Hodens, Ascites, Milz)	x		
02342	Lumbalpunktion	x		
02343	Entlastungspunktion des Pleuraraums und/oder Pleuradrainage	x		
02350	Fixierender Verband	x		
02360	Anwendung von Lokalanästhetika	x		
02400	^{13}C-Harnstoff-Atemtest	x		
02401	H2-Atemtest	x		
03000	Hausärztliche Grundvergütung	x		

EBM-Nr.	Legende	VP	GP	SG
Aus 03000/ 04000	Betreuung, Behandlung, Gespräch	x		
03001	Koordination der hausärztlichen Betreuung	x		
03002	Koordination der hausärztlichen Betreuung eines Kranken entspr. der Leistung nach der Nr. 03001 bei Versorgung in beschützenden Wohnheimen/Pflege- und Altenheimen	x		
03005	Versorgungsbereichsspezifische Bereitschaft	x		
03110	Ordinationskomplex – Ordinationskomplex bis 5. Lebensjahr	x		
03111	Ordinationskomplex – Ordinationskomplex 6.- 59. Lebensjahr	x		
03112	Ordinationskomplex – Ordinationskomplex ab 60. Lebensjahr	x		
03115	Konsultationskomplex	x		
03120	Beratung, Erörterung, Abklärung	x		
03210	Behandlung und Betreuung eines Patienten mit chronisch-internisti-scher Grunderkrankung(en)	x		
03211	Behandlung und Betreuung eines Patienten mit chronisch-degenera-tiver und/oder entzündlicher Erkrankung(en) des Bewegungsapparates	x		
03311	Ganzkörperstatus	x		
03312	Klinisch-neurologische Basisdiagnostik	x		
03313	Orientierende Erhebung des psychopathologischen Status	x		
03320	EKG	x		
03340	Allergologische Basisdiagnostik (einschl. Kosten)	x		
04000	Kinder- und jugendmedizinische Grundvergütung	x		
04001	Koordination der kinder- und jugendmedizinischen Betreuung	x		
04002	Koordination der kinder- und jugendmedizinischen Betreuung eines Kranken entspr. der Leistung nach der Nr. 04001 bei Versorgung in beschützenden Wohnheimen/ Einrichtungen	x		
04005	Versorgungsbereichsspezifische Bereitschaft	x		
04110	Ordinationskomplex – Ordinationskomplex bis 5. Lebensjahr	x		
04111	Ordinationskomplex – Ordinationskomplex ab Beginn des 6. bis zum vollendeten 59. Lebensjahr	x		
04112	Ordinationskomplex – Ordinationskomplex für Versicherte ab Beginn des 60. Lebensjahres	x		
04115	Konsultationskomplex	x		
04120	Beratung, Erörterung, Abklärung	x		
04210	Behandlung und Betreuung eines Patienten mit chronisch-internisti-scher Grunderkrankung(en)	x		
04211	Behandlung und Betreuung eines Patienten mit chronisch-degenera-tiver und/oder entzündlicher Erkrankung des Bewegungsapparates	x		
04311	Ganzkörperstatus	x		
04312	Klinisch-neurologische Basisdiagnostik	x		
04313	Orientierende Erhebung des psychopathologischen Status	x		

EBM-Nr.	Legende	VP	GP	SG
04320	EKG	x		
04333	Blutgasanalyse, Säure-Basen-Status	x		
04340	Allergologische Basisdiagnostik (einschl. Kosten)	x		
32000	Laborgrundgebühr	x	x	

Kommentar: Nach der Präambel zum Anhang 1 des EBM sind die dort aufgeführten Leistungen Teilleistungen von Gebührenordnungspositionen des EBM und als solche nicht eigenständig berechnungsfähig, **sofern sie nicht als Gebührenordnungspositionen im EBM verzeichnet sind.**

Wird also in einem Kapitel des EBM eine Leistung als berechnungsfähig aufgeführt, obwohl sie im Anhang 1 steht, kann sie von den Ärzten, die berechtigt sich, die Leistungen dieses Kapitels abzurechnen, zusätzlich abgerechnet werden, da sie dann – da eigenständig aufgeführt – nicht Bestandteil der dem Kapitel zugeordneten Pauschale ist. Dabei ist selbstverständlich auf gegebenenfalls in diesem Kapitel oder zu dieser Leistung beschriebene Abrechnungsausschlüsse zu achten.

Zur Prüfung, ob die mit EBM Nrn. versehen Leistungen dieses Anhangs 1 von Ihrer Fachgruppe gesondert abgerechnet werden können, müssen Sie die Präambel zu Ihrer Fachgruppe lesen. Finden Sie die jeweilige Leistung nicht in einem der Präambel-Absätze als abrechenbar aufgeführt, ist sie **nicht** berechnungsfähig.

Die Leistung ist in der Regel dann bei Ihrer Fachgruppe Bestandteil der Versicherten- oder Grundpauschale und damit nicht gesondert berechnungsfähig.

2 Zuordnung der operativen Prozeduren nach § 295 SGB V (OPS) zu den Leistungen der Kapitel 31 und 36

Informationen der Herausgeber:

Nicht aufgenommen wurden die OP-Leistungen der Kapitel 31 und 36, dies hätte weiterer 800 Seiten bedurft. Den schnellen Überblick zu den zahlreichen OPS-Codierungen zur EBM- Abrechnung finden auch teilweise operativ tätige Internisten kostenfrei unter http://wwww.springermedizin.de/ops-codierungen

Ferner finden Sie auf einen Blick alle dazu gehörigen EBM-Nummern z.B. der Anästhesie, der postoperativen Überwachungskomplexe und der postoperativen Behandlungskomplexe neben den OPS-Nummern.

Hinweis: Kostenlos finden Sie die sehr, sehr ausgedehnte Tabelle auf den Seiten der Anhänge bei der KBV: www. kbv.de/html/online-ebm.php.

3 Angaben für den zur Leistungserbringung erforderlichen Zeitaufwand des Vertragsarztes gemäß § 87 Abs. 2 S. 1 SGB V in Verbindung mit § 106a Abs. 2 SGB V

Wichtig: Im Buch finden Sie zu den EBM Nrn. unter der Zeile **Aufwand in Minuten** die entsprechenden Zeiten dieser Tabelle.

KA	Für diese Leistung hat der Bewertungsausschuss keine Kalkulationszeit vorgegeben
./.	Keine Angabe einer Prüfzeit
*	Bei Nachweis der Anstellung eines/einer Orthoptisten/Orthoptistin gegenüber der KV entfällt Prüfzeit
**	Bei Nachweis der Anstellung eines/einer qualifizierten Mitarbeiters/Mitarbeiterin gegenüber der KV entfällt Prüfzeit

Nachfolgend beispielhaft ein Ausschnitt aus der Tabelle:

GOP[1]	Kurzlegende	Kalkulationszeit in Minuten[2]	Prüfzeit in Minuten	Eignung der Prüfzeit
01100	Unvorhergesehene Inanspruchnahme I	KA	./.	Keine Eignung
01101	Unvorhergesehene Inanspruchnahme II	KA	./.	Keine Eignung
01320	Grundpauschale I für ermächtigte Ärzte, Institute und Krankenhäuser	KA	8	Nur Quartalsprofil
01321	Grundpauschale II für ermächtigte Ärzte, Institute und Krankenhäuser	KA	14	Nur Quartalsprofil
01410	Besuch	KA	20	Tages- und Quartalsprofil
01411	Dringender Besuch I	KA	./.	Keine Eignung
01412	Dringender Besuch II	KA	./.	Keine Eignung
01413	Besuch eines weiteren Kranken	KA	7	Tages- und Quartalsprofil
01414	Visite auf der Belegstation, je Patient	KA	./.	Keine Eignung
04512*	Langzeit-ph-Metrie	10	6	Tages- und Quartalsprofil
04514*	Ösophagus	37	30	Tages- und Quartalsprofil

GOP[1]	Kurzlegende	Kalkula-tionszeit in Minuten[2]	Prüfzeit in Minu-ten	Eignung der Prüfzeit
04560*	Zusatzpauschale Koloskopie	KA	15	Tages- und Quartalsprofil
04567*	Zuschlag DeQS-RL, Verfahren 4, Anlage II Buchstabe a	KA	./.	Nur Quartalsprofil
01660	Zuschlag zur eArztbrief- Versandpauschale (1.7.20–30.6.23)	KA	./.	Keine Eignung
01699*	Zuschlag zur GOP 01700	KA	./.	Keine Eignung
12230*	Zuschlag zu den GOP 12210 und 12220	KA	./.	Keine Eignung
13256*	Bestimmung des Säurebasenhaushalts und Blutgasanalyse	2	1	Tages- und Quartalsprofil
13603*	Zuschlag DeQS-RL, Verfahren 4, Anlage II Buchstabe a	KA	./.	Nur Quartalsprofil
14223	Videogestützte Maßnahmen	1	1	Tages- und Quartalsprofil

Anmerkungen:

[1] Gebührenordnungspositionen des Kapitels 32 und entsprechende laboratoriumsmedizinische Gebührenordnungspositionen, vertraglich vereinbarte Kostenerstattungen und die Gebührenordnungspositionen der Abschnitte 11.4 und 19.4 sind mit Ausnahme der Unterabschnitte 11.4.1 und 19.4.1 nicht aufgeführt.

[2] Der im Standardbewertungssystem verwendete Zeitbedarf für die ärztliche Leistung

[3] Gemäß der Allgemeinen Bestimmung I-4.3.8 sowie den Anmerkungen unter den Gebührenordnungspositionen der Pauschalen für die fachärztliche Grundversorgung entsprechen **die in Spalte 1 mit * gekennzeichneten Gebührenordnungspositionen nicht der fachärztlichen Grundversorgung.**

Zusätzlich zu den im Anhang VI-3 gekennzeichneten Gebührenordnungspositionen werden die Kostenpauschalen des Abschnitts IV-32.3 ebenfalls nicht der fachärztlichen Grundversorgung zugerechnet und führen zum Ausschluss der Berechnungsfähigkeit der Pauschale für die fachärztliche Grundversorgung.

Kommentar: Mit Wirkung vom 1.10.2013 sind die Leistungen, die gemäß Abschnitt 4.3.8 der Allgemeinen Bestimmungen sowie den Anmerkungen unter den Gebührenordnungspositionen der Pauschalen für die fachärztliche Grundversorgung in der Spalte 1 mit „*" gekennzeichnet. Daneben werden die Kostenpauschalen des Abschnitts 32.3 nicht der fachärztlichen Grundversorgung zugerechnet. Ihre Abrechnung führt ebenfalls zum Ausschluss der Berechnungsfähigkeit der Pauschalen der fachärztlichen Grundversorgung.

Protokollnotizen der KBV:

1. Der Bewertungsausschuss wird spätestens zum 15. Juni 2020 prüfen, ob eine Verlängerung bzw. Anpassung der Regelungen dieses Beschlussteils erforderlich ist.

2. Der Bewertungsausschuss verlängert die Prüffristen für die folgenden Beschlüsse des Bewertungsausschusses bis zum 15. Juni 2020:
   - 478. Sitzung zur Aussetzung der behandlungsfall- und leistungsbezogenen Begrenzungen bei der Durchführung von Videosprechstunden.

- 483. Sitzung zur Berechnung der GOP 40122 für die Versendung von Verordnungen/Überweisungen (unter Berücksichtigung der Änderungen durch Beschluss 491. Sitzung Teil B).
- 485. Sitzung zur Durchführung von psychotherapeutischen Sprechstunden und probatorischen Sitzungen als Videosprechstunde.
- 491. Sitzung Teil A zur Änderung des Einheitlichen Bewertungsmaßstabes (Aufnahme GOP 01433 und 01434, unter Berücksichtigung der Änderungen durch Beschluss 492. Sitzung) und Teil B zur Berechnung der GOP 40122 für die Versendung von Wiederholungsrezepten nach der GOP 01820.
- 493. Sitzung Teil B zur Änderung des Einheitlichen Bewertungsmaßstabes (Änderung der GOP 01450 und 01952).

3. Der Bewertungsausschuss überprüft zum 31. Dezember 2022 die Entwicklung der befristeten Aufnahme der Gebührenordnungsposition 01660 und wird über die Ergebnisse dieser Überprüfung und den Umgang mit den Ergebnissen beraten.

4. Der Bewertungsausschuss prüft bis zum 31. Dezember 2020 die Abbildung von Transportkosten in Verbindung mit Labordiagnostik, Histologie, Zytologie und Molekulargenetik im EBM. Hierzu ist der Leistungsbedarf aus den mit diesem Beschluss befristet in den EBM aufgenommenen Zuschlägen nach den Gebührenordnungspositionen 01699 und 12230 sowie der Kostenpauschale 40100 zu berücksichtigen. Der Bewertungsausschuss fasst bis zum 31. März 2021 mit Wirkung zum 1. Juli 2021 einen entsprechenden Beschluss.

4 Verzeichnis nicht oder nicht mehr berechnungsfähiger Leistungen

Diese Liste wird von der KBV aktualisiert. Sie finden diese Tabelle auf den Seiten der Anhänge bei der KBV: www.kbv.de/html/online-ebm.php

GOP	Leistungsbeschreibung	Aufnahme zum Quartal
32048	Mikroskopische Untersuchung eines Körpermaterials nach differenzierender Färbung, ggf. einschl. Zellzählung, Zählung der basophil getüpfelten Erythrozyten	III/2007
32049	Mikroskopische Untersuchung eines Körpermaterials nach differenzierender Färbung, ggf. einschl. Zellzählung, Eosinophilenzählung	III/2007
32080	Quantitative Bestimmung von Substraten, Enzymaktivitäten oder Elektrolyten, auch mittels trägergebundener (vorportionierter) Reagenzien, Prostataphosphatase	III/2007
32088	Quantitative Bestimmung von Substraten, Enzymaktivitäten oder Elektrolyten, auch mittels trägergebundener (vorportionierter) Reagenzien, Glykierte Blut und/oder Gewebeproteine, z.B. Fructosamin	III/2007
32093	Quantitative Bestimmung von Substraten, Enzymaktivitäten oder Elektrolyten, auch mittels trägergebundener (vorportionierter) Reagenzien, Quantitative Bestimmung Chymotrypsin	III/2007
32098	Quantitative Bestimmung mittels Immunoassay, Gesamt-Trijodthyronin (T 3)	III/2007
32099	Quantitative Bestimmung mittels Immunoassay, Gesamt-Thyroxin (T 4)	III/2007
32100	Quantitative Bestimmung mittels Immunoassay, Indirekte Schilddrüsenhormon-Bindungstests, z.B. thyroxinbindendes Globulin (TBG), T3-uptake, oder Thyroxinbindungskapazität	III/2007
32129	Immunologischer oder gleichwertiger chemischer Nachweis, ggf. einschl. mehrerer Probenverdünnungen, Rheumafaktor	III/2007
32171	Mikroskopische Untersuchung eines Körpermaterials auf Treponemen im Dunkelfeld und/oder mit Phasenkontrast	III/2007
32239	Quantitative chemische oder physikalische Bestimmung, Aldolase	III/2007
32241	Quantitative chemische oder physikalische Bestimmung, Leucin-Arylamidase (LAP)	III/2007
32255	Quantitative chemische oder physikalische Bestimmung, Hydroxyprolin	III/2007
32256	Quantitative chemische oder physikalische Bestimmung, Lezithin	III/2007
32266	Quantitative physikalische Bestimmung von Elementen mittels Atomabsorption, Magnesium	III/2007

GOP	Leistungsbeschreibung	Aufnahme zum Quartal
32275	Quantitative physikalische Bestimmung von Elementen mittels Atomabsorption, Gold im Serum	III/2007
32276	Quantitative physikalische Bestimmung von Elementen mittels Atomabsorption, Kobalt	III/2007
32282	Quantitative physikalische Bestimmung von Elementen mittels Atomabsorption, Zinn	III/2007
32399	Quantitative Bestimmung mittels Immunoassay, CA 549	III/2007
32423	Hormonrezeptor-Aufbereitung aus dem Operationsmaterial	III/2007
32424	Hormonrezeptor-Differenzierung aus dem Gewebe (z.B. für Östrogene, Gestagene u.a.), je Untersuchung unter Angabe der Art des Rezeptors	III/2007
32429	Untersuchung auf allergenspezifische Immunglobuline	IV/2009
32436	Quantitative Bestimmung von humanen Proteinen oder anderen Substanzen mittels Immunnephelometrie, Immunturbidimetrie, Immunpräzipitation, Fluorometrie, Immunoassay oder anderer gleichwertiger Verfahren, Alpha-1-Glykoprotein	III/2007
32477	Immun(fixations)elektrophorese	IV/2009
32534	Prüfung der Zytostatikasensitivität maligner Tumoren, z.B. Tumorstammzellenassay, mit einer oder mehreren Substanzen	III/2007
32577	HIV (Humanes Immunschwäche-Virus)-Antikörper-Nachweis mittels Immunfluoreszenz	III/2007
	Bestimmung von Biotin	II/2008
	Bestimmung von Gamma-Interferon	II/2008
	Bestimmung von Heat Shock Protein	II/2008
	Bestimmung von Hyaluronsäure im Serum	II/2008
	Bestimmung von Kryptophyrrol	II/2008
	Bestimmung von Melanin im Urin	II/2008
	Bestimmung von Melatonin	II/2008
	Bestimmung von Molybdän	II/2008
	Bestimmung von N-Acetyl-Glucoseaminidase (NAG)	II/2008
	Bestimmung von NK-Zell-Modulatorteste (oder NK-Zell-Funktionsanalyse, oder NK-Zell-Zytotoxizitätstest)	II/2008
	Bestimmung von Orosomucoid-Typisierung	II/2008
	Bestimmung von Oxidativer Stress (alle Untersuchungen im Rahmen des „oxidativen Stresses"), z.B. Glutathion, GPX, GSH oxidiert, Gluthation Reduktase, TAS/Total AntOX Schutz, Ubichinon Q 10, SOD/Superoxiddismutase, 8-OH-Deoxy-Guanosin, Malondialdehyd total 4-Hydrxynonenal, SAM/Adeonosylmethionin, GST-alpha, GST-Theta, GST-pi, GSH intraz., AFMU/AF-3-Methyluracil, 1-Methylharnsäure	II/2008
	Bestimmung von Taurin	II/2008

GOP	Leistungsbeschreibung	Aufnah-me zum Quartal
34491	MRT-Angiographie einer Hand oder eines Fußes	IV/2007
./.	MRT-Angiographie von Venen der oberen Extremität	IV/2007
./.	Abdrücke oder Modellherstellung durch Gips oder andere Werkstoffe für eine Hand oder für einen Fuß als Kopieabdruck	I/2008
./.	Biofeedback-Behandlung	IV/2015
5-281.5	Tonsillektomie (ohne Adenotomie): Partiell, transoral	II/2008
88741	Influenza Schnelltest bei Verdacht auf Vorliegen von Influenza A/H1N1	IV/2010

Quelle: Kassenärztliche Bundesvereinigung Berlin, Stand 2015/4, erstellt am 16.10.2015

5. nicht vorhanden

6. Zuordnung der Gebührenordnungspositionen der Kapitel 50 und 51 zu den Anlagen der Richtlinie des Gemeinsamen Bundesausschusses über die ambulante spezialfachärztliche Versorgung nach § 116b SGB V (ASV-RL)

Die KBV informiert dazu:

1. Die Gebührenordnungspositionen der Kapitel 50 und 51 sind ausschließlich im Rahmen der Behandlung und bei einer der Erkrankungen gemäß den Anlagen der Richtlinie des Gemeinsamen Bundesausschusses über die ambulante spezialfachärztliche Versorgung nach § 116b SGB V entsprechend der Zuordnung in der nachfolgenden Tabelle* berechnungsfähig. Die Gebührenordnungspositionen sind ausschließlich von den jeweils zugeordneten Fachgruppen entsprechend ihrer Bezeichnung in der ASV-RL berechnungsfähig. Sofern in der Tabelle Indikationen und sonstige Anforderungen genannt werden, sind die Gebührenordnungspositionen nur dann berechnungsfähig, wenn mindestens eine der genannten Indikationen vorliegt und alle Anforderungen erfüllt werden.

2. Sofern die im Anhang 6 aufgeführten Gebührenordnungspositionen aufgrund von Änderungen durch einen Beschluss des G-BA bei der Fachgruppenzuordnung und/oder den Indikationen und sonstigen Anforderungen von den Leistungsbeschreibungen in Abschnitt 1 und 2 der Anlage zur ASV-RL des G-BA abweichen, gelten bis zur entsprechenden Anpassung des Anhangs 6 EBM die vom G-BA getroffenen Regelungen hinsichtlich der zur Leistung berechtigten Fachgruppen, der Indikationen und sonstigen Anforderungen der Anlage zur ASV-RL.

Die entsprechende Tabelle finden Sie unter den Seiten der KBV unter https://www.kbv.de/html/8108.php und https://www.kbv.de/html/8160.php

VII Ausschließlich im Rahmen der ambulanten spezialfachärztlichen Versorgung (ASV) berechnungsfähige Gebührenordnungspositionen

Kommentar: Die Kassenärztliche Bundesvereinigung, die Deutsche Krankenhausgesellschaft und der GKV-Spitzenverband haben im ergänzten Bewertungsausschuss mit Wirkung zum 1.7.2014 einen neuen Bereich VII in den Einheitlichen Bewertungsausschuss aufgenommen, der die ausschließlich im Rahmen der ambulanten spezialfachärztlichen Versorgung (ASV) berechnungsfähigen Gebührenordnungspositionen enthalten wird.

1. Die in diesem Bereich genannten Gebührenordnungspositionen sind ausschließlich im Rahmen der Leistungserbringung der Ambulanten spezialfachärztlichen Versorgung nach § 116b SGB V in Verbindung mit § 5 (Behandlungsumfang) der Richtlinie des Gemeinsamen Bundesausschusses (G-BA) über die ambulante spezialfachärztliche Versorgung (ASV-RL) nach § 116b SGB V von ASV-Berechtigten gemäß § 2 der ASV-RL berechnungsfähig.
2. Für die an der vertragsärztlichen Versorgung teilnehmenden Ärzte gilt in der ambulanten spezialfachärztlichen Versorgung (ASV) gemäß § 116 b SGB V Folgendes:
   Für die Gebührenordnungspositionen im Einheitlichen Bewertungsmaßstab, die sich auf den Behandlungsfall beziehen, gilt in der ASV anstelle des Behandlungsfalls gemäß 3.1 der Allgemeinen Bestimmungen des Einheitlichen Bewertungsmaßstabes der Arztfall gemäß nachstehender Definition: Der Arztfall umfasst die ambulante spezialfachärztliche Behandlung desselben Versicherten durch denselben an der ambulanten spezialfachärztlichen Versorgung teilnehmenden Arzt in einem Kalendervierteljahr zu Lasten derselben Krankenkasse.
3. Für teilnehmende Krankenhäuser gilt für Gebührenordnungspositionen im Einheitlichen Bewertungsmaßstab, die sich auf den Behandlungsfall beziehen, anstelle des Behandlungsfalls gemäß 3.1 der Allgemeinen Bestimmungen des Einheitlichen Bewertungsmaßstabes, der Fachgruppenfall. Der Fachgruppenfall umfasst die ambulante spezialfachärztliche Behandlung desselben Versicherten in einem Kalendervierteljahr durch dieselbe Fachgruppe eines Krankenhauses unabhängig vom behandelnden Arzt zu Lasten derselben Krankenkasse. Als Fachgruppe gelten entsprechend § 3 Abs. 3 Satz 2 der ASV-RL die Facharzt-, Schwerpunkt- und Zusatzbezeichnungen gemäß (Muster-)Weiterbildungsordnung der Bundesärztekammer laut Appendizes der ASV-RL.
4. Abweichend von Nr. 2 gilt für an der ASV teilnehmende Ärzte innerhalb einer Berufsausübungsgemeinschaft oder für an der ASV teilnehmende Ärzte innerhalb eines Medizinischen Versorgungszentrums der Fachgruppenfall nach Nr. 3.

Kommentar: Da in der ambulanten spezialfachärztlichen Versorgung nicht nur Vertragsärzte, sondern auch Krankenhausärzte tätig sein können, hat der Bewertungsausschuss abweichend von den Allgemeinen Bestimmungen des EBM spezielle Regelungen getroffen, die im Falle der

Ärzte in einem Krankenhaus, aber auch in einer Berufsausübungsgemeinschaft und einem MVZ die Neuschaffung eines „Fachgruppenfalles" vorsehen.

5. Eine Gebührenordnungsposition im Einheitlichen Bewertungsmaßstab, die sich auf die einmalige Berechnung im Behandlungsfall bezieht, ist bei einer Behandlung im Rahmen der ambulanten spezialfachärztlichen Versorgung in demselben Quartal in einem ASV-Kernteam einmal je Arztfall nach Nr. 2 und einmal je Fachgruppenfall nach Nr. 4 berechnungsfähig. Bei Mehrfachberechnung einer Gebührenordnungsposition durch dieselbe Fachgruppe im ASV-Kernteam erfolgt für alle Abrechnungen dieser Gebührenordnungsposition von der Punktzahl ein Abschlag in Höhe von 15 %.

Für eine Gebührenordnungsposition im einheitlichen Bewertungsmaßstab, die sich auf die mehrmalige Berechnung im Behandlungsfall bezieht, gilt diese Abrechnungsbestimmung bzw. Anmerkung je Arztfall nach Nr. 2 und je Fachgruppenfall nach Nr. 3 und je Fachgruppenfall nach Nr. 4. Bei Überschreitung der maximalen Berechnungsfähigkeit dieser Gebührenordnungsposition innerhalb derselben Fachgruppe im ASV-Kernteam erfolgt für alle Abrechnungen dieser Gebührenordnungsposition von der Punktzahl ein Abschlag in Höhe von 10 %.

Kommentar: Ferner wurde, da bei der ASV-Behandlung die Behandlung in einem interdisziplinären Team im Vordergrund steht, eine Abschlagsregelung bei Gebührenordnungspositionen geschaffen, für die der EBM eine einmalige oder mehrmalige Berechnung im Behandlungsfall vorsieht.

6. Kosten

6.1 Nicht gesondert berechnungsfähige Kosten

Kosten, die gemäß 7.1 der Allgemeinen Bestimmungen des EBM mit der Gebühr für die ärztliche Leistung abgegolten oder explizit Leistungsinhalte der vom ergänzten Bewertungsausschuss gemäß § 87 Abs. 5a SGB V bestimmten abrechnungsfähigen Leistungen sind, sind nicht gesondert berechnungsfähig.

Nicht berechnungsfähig sind zudem die Kosten für Versandmaterial, für die Versendung bzw. den Transport des Untersuchungsmaterials und die Übermittlung der Untersuchungsergebnisse innerhalb des Medizinischen Versorgungszentrums, einer (Teil-) Berufsausübungsgemeinschaft, zwischen Betriebsstätten derselben Arztpraxis, innerhalb einer Apparate- bzw. Laborgemeinschaft oder innerhalb einer Krankenhauses.

Kommentar: Aus den „Entscheidungserheblichen Gründen" des ergänzten Bewertungsausschusses: „Die Bestimmung nach Nr. 6.1 entspricht den Inhalten des Bereichs I „Allgemeine Bestimmungen" der Nummern 7.1 und 7.2 EBM, wobei diese den Besonderheiten der Leistungserbringung in der ASV entsprechend angepasst wurden. So sind Kosten für Verbandmaterial, für die Versendung bzw. den Transport des Untersuchungsmaterials und die Übermittlung des Untersuchungsergebnisses in der ASV beispielsweise innerhalb eines Krankenhauses nicht berechnungsfähig."

6.2 Gesondert berechnungsfähige Leistungen

Kosten, die gemäß 7.3 der Allgemeinen Bestimmungen des EBM nicht in den Gebührenordnungspositionen enthalten sind, sind – soweit nichts anderes bestimmt ist –

gesondert berechnungsfähig. Diese Kosten werden entsprechend nachstehender Regelungen erstattet.

6.2.1 Sprechstundenbedarf/Kontrastmittel

6.2.1.1 Für an der vertragsärztlichen Versorgung teilnehmende Ärzte oder Medizinische Versorgungszentren gilt in der ASV gemäß § 116b SGB V folgendes:
Der Sprechstundenbedarf wird hinsichtlich des Umfanges sowie der Bezugswege entsprechend der regional geltenden Vereinbarung über die ärztliche Verordnung von Sprechstundenbedarf zwischen den Kassenärztlichen Vereinigungen und Landesverbänden der Krankenkassen und den Ersatzkassen (Sprechstundenbedarfsvereinbarungen) bezogen. Vereinbarungen zur Vergütung von Kontrastmitteln, die nicht Bestandteil der Sprechstundenbedarfsvereinbarungen sind, finden ebenso Anwendung.

Kommentar: Für Ärzte und Medizinische Versorgungszentren finden die regionalen Sprechstundenbedarfsvereinbarungen und Vereinbarungen zur Vergütung von Kontrastmitteln aus der normalen vertragsärztlichen Versorgung Anwendung

6.2.1.2 Für teilnehmende Krankenhäuser gilt in der ASV gemäß § 116b SGB V folgendes:
Der Umfang des Sprechstundenbedarfes richtet sich nach den jeweils regional gültigen Sprechstundenbedarfsvereinbarungen. Der Sprechstundenbedarf wird für onkologische Erkrankungen mit 13,00 Euro je Kalendervierteljahr und Patient vergütet. Für alle übrigen Erkrankungen beträgt die Pauschale für den Sprechstundenbedarf 4,00 Euro je Kalendervierteljahr und Patient.
Abweichend hiervon gilt, dass Kontrastmittel für teilnehmende Krankenhäuser nach Nummer 6.2.3 vergütet werden.

Kommentar: Für Krankenhäuser werden die Kosten für Sprechstundenbedarf je Patient und Quartal pauschaliert. Der Umfang des Sprechstundenbedarfes richtet sich dabei nach den regionalen Sprechstundenbedarfsvereinbarungen im vertragsärztlichen Versorgungsbereich. Krankenhäuser werden sich also mit den regionalen Sprechstundenbedarfsvereinbarungen vertraut machen müssen.

6.2.2 Arzneimittel und in die Arzneimittelversorgung nach § 31 SGB V einbezogene Produkte

Zur Erbringung ärztlicher Leistungen erforderliche Arzneimittel und in die Arzneimittelversorgung nach § 31 SGB V einbezogene Produkte, die nicht Bestandteil der Regelungen gemäß 6.1 und 6.2.1 sind, werden versichertenbezogen auf dem Arzneiverordnungsblatt verordnet und gemäß der Vereinbarung gemäß § 116b Abs. 6 Satz 12 SGB V über Form und Inhalt des Abrechnungsverfahrens sowie die erforderlichen Vordrucke für die ambulante spezialfachärztliche Versorgung (ASV-AV) gekennzeichnet.

6.2.3 Gesondert berechnungsfähige Sachkosten

Gesondert berechnungsfähige Sachkosten sind Kosten, die nicht unter 6.1 oder 6.2.1 zu subsumieren sind und auch keine Arzneimittel bzw. einbezogene Produkte gemäß 6.2.2 sind. Die berechnungsfähigen Sachkosten werden nach den Regelungen der ASV-AV mit den Krankenkassen abgerechnet.

Der ASV-Berechtigte wählt diese gesondert berechnungsfähigen Materialien unter Beachtung des Wirtschaftlichkeitsgebotes und der medizinischen Notwendigkeit aus. Er hat die rechnungsbegründenden Unterlagen in Form von Originalrechnungen für die Dauer von fünf Jahren aufzubewahren.

Eine Kopie der Originalrechnung ist der Krankenkasse auf begründete Anfrage zu übermitteln.

Die Originalrechnung muss mindestens folgende Informationen beinhalten:
– Name des Herstellers bzw. des Lieferanten
– Produkt-/Artikelbezeichnung inkl. Artikel- und Modellnummer.

Der ASV-Berechtigte ist verpflichtet, die tatsächlich realisierten Preise in Rechnung zu stellen und ggf. vom Hersteller bzw. Lieferanten gewährte Rückvergütungen, wie Preisnachlässe, Rabatte, Umsatzbeteiligungen, Bonifikationen und rückvergütungsgleiche Gewinnbeteiligungen mit Ausnahme von Barzahlungsrabatten bis zu 3 % weiterzugeben.

Werden die Materialien bei mehreren Patienten verbraucht, so ist ein durchschnittlicher Preis je Patient abzurechnen.

Kommentar: Für gesondert berechnungsfähige Sachkosten sind zusätzliche Bestimmungen wie z.B. die Einhaltung des Wirtschaftlichkeitsgebotes sowie die Weitergabe von Preisnachlässen, Rabatten u.ä. geregelt.

Hinweis der Autoren:
Die Richtlinien des G-BA über die ambulante spezialärztliche Versorgung nach § 116b SGB V finden Sie unter:
https://www.g-ba.de/downloads/62-492-1061/ASV-RL_2015-06-18_iK-2015-09-03.pdf
(18.06.2015)

Nachfolgend finden Sie einen Ausschnitt aus dem § 116 b SGB V, d.h. den Abs. 1 mit einer Liste der im Rahmen ASV zu behandelnden Erkrankungen.

Den vollständigen § 116 b finden Sie im Internet unter: http://www.sozialgesetzbuch-sgb.de/sgbv/116b.html

§ 4 DOKUMENTATION UND BERICHTERSTATTUNG

1. Gemäß § 87 Abs. 2a S. 3 SGB V sind ärztliche Leistungen im Zusammenhang mit der Einführung der Vergütungsvereinbarung zu MRSA elektronisch zu dokumentieren. Die Dokumentation erfolgt auf Basis von patientenbezogenen pseudonymisierten Abrechnungsdaten bei der Kassenärztlichen Bundesvereinigung. Mit der Einführung der vorgesehenen Qualitätssicherungsvereinbarung kann die Evaluation auf einer anderen Basis erfolgen.
2. Die Kassenärztliche Bundesvereinigung berichtet dem Bundesministerium für Gesundheit über die Einführungsphase quartalsbezogen die Auswertungsergebnisse. Gleichzeitig werden die Berichte dem Bewertungsausschuss übermittelt. Die Daten werden für die Auswertung patientenbezogen zusammengeführt. Die Auswertung und Übermittlung erfolgt bis zum Ende des zweiten, auf das Bezugsquartal folgenden, Quartals. Der Behandlungsstand für einen Patienten wird zum Zeitpunkt der Datenlieferung bestmöglich ausgewertet. Für unvollständige Sanierungsbehandlungen bzw. unvollständige Nachverfol-

gungen eines Patienten wird der aktuell verfügbare Stand der Behandlung bzw. Nachverfolgung ausgewertet.

3. Der Bericht umfasst mindestens folgende Angaben:
   a. Anzahl der Risikopatienten,
   b. Anzahl von positiv und negativ getesteten Risikopatienten,
   c. Anzahl der positiv getesteten Patienten, bei denen eine Sanierungsbehandlung durchgeführt wurde,
   d. Anzahl der Patienten mit Sanierungsbehandlung mit einem erfolgreichen bzw. erfolglosen Sanierungsergebnis,
   e. Anzahl der untersuchten Kontaktpersonen,
   f. Anzahl von positiv und negativ getesteten Kontaktpersonen,
   g. Erbringung der Gebührenordnungspositionen des Abschnitts 87.8 (außer Labor) bzw. des Abschnitts IV-30.12 im Zusammenhang mit mindestens einer der nachfolgenden Gebührenordnungspositionen: 01410 bis 01413, 01415,
   h. Erbringung der Gebührenordnungspositionen des Abschnitts 87.8 (außer Labor) bzw. des Abschnitts IV-30.12 im Zusammenhang mit mindestens einer der Gebührenordnungspositionen: 40240, 40260,
   i. Erbringung der Gebührenordnungspositionen des Abschnitts 87.8 (außer Labor) bzw. des Abschnitts IV-30.12 im Zusammenhang mit mindestens einer der Gebührenordnungspositionen: 40870, 40872 (bzw. deren Überleitungen),
   j. Anzahl der Ärzte, die die neuen MRSA-Gebührenordnungspositionen abgerechnet haben,
   k. Fachrichtung der behandelnden Ärzte,
   l. Regionale Differenzierung der Auswertung nach Kassenärztlichen Vereinigungen,
   m. Anzahl der abgerechneten Gebührenordnungspositionen 86778 bzw. 30948 je Arzt und Quartal in Bezug zu den von diesem Arzt abgerechneten Gebührenordnungspositionen 86772 bzw. 30942.

§ 116b SGB V Ambulante spezialfachärztliche Versorgung

... „(1) Die ambulante spezialfachärztliche Versorgung umfasst die Diagnostik und Behandlung komplexer, schwer therapierbarer Krankheiten, die je nach Krankheit eine spezielle Qualifikation, eine interdisziplinäre Zusammenarbeit und besondere Ausstattungen erfordern. Hierzu gehören nach Maßgabe der Absätze 4 und 5 insbesondere folgende schwere Verlaufsformen von Erkrankungen mit besonderen Krankheitsverläufen, seltene Erkrankungen und Erkrankungszustände mit entsprechend geringen Fallzahlen sowie hochspezialisierte Leistungen:

1. schwere Verlaufsformen von Erkrankungen mit besonderen Krankheitsverläufen bei
   a) onkologischen Erkrankungen,
   b) HIV/AIDS,
   c) rheumatologischen Erkrankungen,
   d) Herzinsuffizienz (NYHA Stadium 3–4),
   e) Multipler Sklerose,
   f) zerebralen Anfallsleiden (Epilepsie),
   g) komplexen Erkrankungen im Rahmen der pädiatrischen Kardiologie,
   h) der Versorgung von Frühgeborenen mit Folgeschäden oder

i) Querschnittslähmung bei Komplikationen, die eine interdisziplinäre Versorgung erforderlich machen;

2. seltene Erkrankungen und Erkrankungszustände mit entsprechend geringen Fallzahlen wie
   a) Tuberkulose,
   b) Mukoviszidose,
   c) Hämophilie,
   d) Fehlbildungen, angeborene Skelettsystemfehlbildungen und neuromuskuläre Erkrankungen,
   e) schwerwiegende immunologische Erkrankungen,
   f) biliäre Zirrhose,
   g) primär sklerosierende Cholangitis,
   h) Morbus Wilson,
   i) Transsexualismus,
   j) Versorgung von Kindern mit angeborenen Stoffwechselstörungen,
   k) Marfan-Syndrom,
   l) pulmonale Hypertonie,
   m) Kurzdarmsyndrom oder
   n) Versorgung von Patienten vor oder nach Organtransplantation und von lebenden Spendern sowie

3. hochspezialisierte Leistungen wie
   a) CT/MRT-gestützte interventionelle schmerztherapeutische Leistungen oder
   b) Brachytherapie.

Untersuchungs- und Behandlungsmethoden können Gegenstand des Leistungsumfangs in der ambulanten spezialfachärztlichen Versorgung sein, soweit der Gemeinsame Bundesausschuss im Rahmen der Beschlüsse nach § 137c für die Krankenhausbehandlung keine ablehnende Entscheidung getroffen hat...."

50 Gebührenordnungspositionen der ambulanten spezialfachärztlichen Versorgung (ASV)

Präambel:

1. Onkologische Leistungen im Rahmen der ambulanten spezialfachärztlichen Versorgung nach § 116 b SGB V, die im Abschnitt 2 des Appendix der jeweiligen Konkretisierung aufgeführt und noch nicht im Einheitlichen Bewertungsmaßstab abgebildet und der Vereinbarung über die qualifizierte Versorgung krebskranker Patienten „Onkologie-Vereinbarung" (Anlage 7 zum Bundesmantelvertrag-Ärzte) entnommen sind (einschließlich der palliativmedizinischen Versorgung gemäß der Kostenpauschale 86518), sind bis zur Aufnahme in den Einheitlichen Bewertungsmaßstab nach den Kostenpauschalen des Anhangs 2 der Vereinbarung über die qualifizierte Versorgung krebskranker Patienten „Onkologie-Vereinbarung" (Anlage 7 zum Bundesmantelvertrag-Ärzte) berechnungsfähig. Es gelten die Zulassungsvoraussetzungen des entsprechenden Beschlusses des Gemeinsamen Bundesausschusses (G-BA). Die Kostenpauschalen sind im Laufe eines Kalendervierteljahres jeweils nur von einem Arzt des Kernteams, der die Anforderungen der Richtlinie des Gemeinsamen Bundesausschusses über die ambulante spezialfachärztliche Versorgung nach § 116 b SGB V (ASV-RL) und der Anlage 1 a) onkologische Erkrankungen zur ASV-RL erfüllt, berechnungsfähig. Dies gilt auch wenn mehrere Ärzte des Kernteams in die Behandlung eingebunden sind (z.B. bei Vertretung, im Notfall oder bei Mit- bzw. Weiterbehandlung).Abweichend von Satz 3 sind die Kostenpauschalen (mit Ausnahme der palliativmedizinischen Versorgung gemäß der Kostenpauschale 86518) bei Vorliegen voneinander unabhängiger Tumorerkrankungen und bei gleichzeitiger Behandlung im Rahmen der Anlage 1 a) onkologische Erkrankungen zur ASV-RL durch ein ASV-Team bzw. durch denselben Arzt in unterschiedlichen ASV-Teams erkrankungsspezifisch berechnungsfähig.

2. Sofern die Kostenpauschalen gemäß Anhang 2 der „Onkologie-Vereinbarung" (Anlage 7 zum Bundesmantelvertrag-Ärzte) im Rahmen der Behandlung der ambulanten spezialfachärztlichen Versorgung nach § 116 b SGB V nach Nr. 1 dieser Präambel berechnet werden, sind die Kostenpauschalen der „Onkologie-Vereinbarung" (Anlage 7 zum Bundesmantelvertrag-Ärzte) bei demselben Patienten in demselben Kalendervierteljahr bei Behandlung nach Maßgabe der „Onkologie-Vereinbarung" (Anlage 7 zum Bundesmantelvertrag-Ärzte) nicht berechnungsfähig. Sofern die Kostenpauschalen gemäß Anhang 2 der „Onkologie-Vereinbarung" (Anlage 7 zum Bundesmantelvertrag-Ärzte) im Rahmen der Behandlung der ambulanten spezialfachärztlichen Versorgung nach § 116 b SGB V nach Nr. 1 dieser Präambel berechnet werden, sind die Kostenpauschalen regionaler Onkologie-Vereinbarungen bei demselben Patienten in demselben Kalendervierteljahr bei Behandlung nach Maßgabe der regionalen Onkologie-Vereinbarungen nicht berechnungsfähig.

3. Sofern die Kostenpauschale 86512 gemäß Anhang 2 der „Onkologie-Vereinbarung" (Anlage 7 zum Bundesmantelvertrag-Ärzte) im Rahmen der Behandlung der

ambulanten spezialfachärztlichen Versorgung nach § 116 b SGB V nach Nr. 1 dieser Präambel berechnet wird, sind die Gebührenordnungspositionen 07345, 09345, 13435 und 50200 bei demselben Patienten in demselben Kalendervierteljahr nicht berechnungsfähig. Im Laufe eines Kalendervierteljahres ist von dem für die Koordination der Behandlung verantwortlichen Arzt des Kernteams nur die Zusatzpauschale Onkologie (Gebührenordnungsposition 07345, 09345 oder 13435), die Gebührenordnungsposition 50200 oder die Kostenpauschale 86512 gemäß Anhang 2 der „Onkologie-Vereinbarung" (Anlage 7 zum Bundesmantelvertrag-Ärzte) berechnungsfähig.

HINWEIS DER AUTOREN:

- Den vollständigen § 116 b finden Sie im Internet unter:
  http://www.sozialgesetzbuch-sgb.de/sgbv/116b.html
- Die Richtlinie des G-BA über die ambulante spezialärztliche Versorgungnach § 116 b SGB V finden Sie unter:
  https://www.g-ba.de/downloads/62-492-907/ASV-RL_2014-02-20.pdf

Kommentar: Die Kassenärztliche Bundesvereinigung, die Deutsche Krankenhausgesellschaft und der GKV-Spitzenverband haben im ergänzten Bewertungsausschuss mit Wirkung zum 1.7.2014 einen neuen Bereich VII in den Einheitlichen Bewertungsausschuss aufgenommen, der die ausschließlich im Rahmen der ambulanten spezialfachärztlichen Versorgung (ASV) berechnungsfähigen Gebührenordnungspositionen enthalten wird.

In der Präambel werden abschnittsübergreifende Regelungen zur Abrechnung in den Fällen getroffen, in denen Leistungen noch nicht im EBM abgebildet sind und der „Onkologie-Vereinbarung" entsprechen. Im Einzelnen werden Die Abrechnungsvoraussetzungen und die Abrechnungsausschlüsse in diesen Fällen detailliert definiert.

50.1 Diagnostische und therapeutische Gebührenordnungspositionen gemäß der Richtlinie des Gemeinsamen Bundesausschusses über die ambulante spezialfachärztliche Versorgung nach § 116b SGB V: Anlage 2 a) Tuberkulose und atypische Mykobakteriose

Kommentar: Als erster Bereich wurde im Abschnitt 50.1 die Leistungen gemäß der Anlage 2 a) Tuberkulose und atypische Mykobakteriose der Richtlinie des Gemeinsamen Bundesausschusses über die ambulante spezialfachärztliche Versorgung (ASV-RL) mit Wirkung zum 1.7.2014 aufgenommen.

Die Systematik des Abschnitts 50.1 EBM, die Beträge in Euro statt in Punktwerten anzugeben, wird für die neue EBM-Nr. 50112 sowie für die EBM-Nrn. 50110 und 50111 übernommen.

Zuordnung der Gebührenordnungspositionen der Kapitel 50 und 51 zu den Anlagen der Richtlinie des Gemeinsamen Bundesausschusses über die ambulante spezialfachärztliche Versorgung nach § 116b SGB V (ASV-RL)

1. Die Gebührenordnungspositionen der Kapitel 50 und 51 sind ausschließlich im Rahmen der Behandlung und bei einer der Erkrankungen gemäß den Anlagen der Richtlinie des Gemeinsamen Bundesausschusses über die ambulante spezialfachärztliche Versorgung nach § 116b SGB V entsprechend der Zuordnung in der nachfolgenden Tabelle berechnungsfähig. Die Gebührenordnungspositionen sind ausschließlich von den jeweils zugeordneten Fachgruppen

entsprechend ihrer Bezeichnung in der ASV-RL berechnungsfähig. Sofern in der Tabelle Indikationen und sonstige Anforderungen genannt werden, sind die Gebührenordnungspositionen nur dann berechnungsfähig, wenn mindestens eine der genannten Indikationen vorliegt und alle Anforderungen erfüllt werden.

2. Sofern die im Anhang 6 aufgeführten Gebührenordnungspositionen aufgrund von Änderungen durch einen Beschluss des G-BA bei der Fachgruppenzuordnung und/oder den Indikationen und sonstigen Anforderungen von den Leistungsbeschreibungen in Abschnitt 1 und 2 der Anlage zur ASV-RL des G-BA abweichen, gelten bis zur entsprechenden Anpassung des Anhangs 6 EBM die vom G-BA getroffenen Regelungen hinsichtlich der zur Leistung berechtigten Fachgruppen, der Indikationen und sonstigen Anforderungen der Anlage zur ASV-RL.

Tabelle der KBV

(http://www.kbv.de/tools/ebm/html/6_162394376704834633369632.html)

KBV Berlin, Stand 2018/4, erstellt am 19.11.2018

Abschnitt	GOP	Anlage zur ASV-RL	Fachgruppen
50.1	50100	Anlage 2 a) Tuberkulose und atypische Mykobakteriose	Augenheilkunde
50.1	50110 50111 50112	Anlage 2 a) Tuberkulose und atypische Mykobakteriose	Mikrobiologie, Virologie und Infektionsepidemiologie Laboratoriumsmedizin
51.1	51010	Anlage 1.1 a) onkologische Erkrankungen – Tumorgruppe 1: gastrointestinale Tumoren und Tumoren der Bauchhöhle	Innere Medizin und Hämatologie und Onkologie Innere Medizin und Gastroenterologie Allgemeinchirurgie Viszeralchirurgie Hals-Nasen-Ohrenheilkunde (alternativ zu Allgemeinchirurgie oder Viszeralchirurgie bei Behandlung eines Schilddrüsenkarzinoms oder Nebenschilddrüsenkarzinoms)
		Anlage 1.1 a) onkologische Erkrankungen – Tumorgruppe 2: gynäkologische Tumoren	Frauenheilkunde und Geburtshilfe mit Schwerpunkt Gynäkologische Onkologie Innere Medizin und Hämatologie und Onkologie
		Anlage 1.1 a) onkologische Erkrankungen – Tumorgruppe 3: urologische Tumoren	Innere Medizin und Hämatologie und Onkologie Urologie
		Anlage 2 l) pulmonale Hypertonie	Innere Medizin und Kardiologie Innere Medizin und Pneumologie
		Anlage 2 o) ausgewählte seltene Lebererkrankungen	Innere Medizin und Gastroenterologie
51.1	51011	Anlage 1.1 a) onkologische Erkrankungen – Tumorgruppe 1: gastrointestinale Tumoren und Tumoren der Bauchhöhle	Innere Medizin und Hämatologie und Onkologie Strahlentherapie Innere Medizin und Gastroenterologie Allgemeinchirurgie Viszeralchirurgie Hals-Nasen-Ohrenheilkunde Nuklearmedizin (nur Mitglieder des Kernteams)

Abschnitt	GOP	Anlage zur ASV-RL	Fachgruppen
		Anlage 1.1 a) onkologische Erkrankungen – Tumorgruppe 2: gynäkologische Tumoren	Frauenheilkunde und Geburtshilfe mit Schwerpunkt Gynäkologische Onkologie Innere Medizin und Hämatologie und Onkologie Strahlentherapie
		Anlage 1.1 a) onkologische Erkrankungen – Tumorgruppe 3: urologische Tumoren	Innere Medizin und Hämatologie und Onkologie Strahlentherapie Urologie
51.3	51030	Anlage 1.1 a) onkologische Erkrankungen – Tumorgruppe 1: gastrointestinale Tumoren und Tumoren der Bauchhöhle	Psychologische und ärztliche Psychotherapeuten
		Anlage 1.1 a) onkologische Erkrankungen – Tumorgruppe 2: gynäkologische Tumoren	Psychologische und ärztliche Psychotherapeuten
		Anlage 1.1 a) onkologische Erkrankungen – Tumorgruppe 3: urologische Tumoren	Psychologische und ärztliche Psychotherapeuten
		Anlage 1.1 b) rheumatologische Erkrankungen Erwachsene	Psychologische und ärztliche Psychotherapeuten
		Anlage 1.1 b) rheumatologische Erkrankungen Kinder und Jugendliche	Psychologische und ärztliche Psychotherapeuten Kinder- und Jugendlichenpsychotherapeuten
		Anlage 2 b) Mukoviszidose (zystische Fibrose)	Psychologische und ärztliche Psychotherapeuten Kinder- und Jugendlichenpsychotherapeuten
		Anlage 2 h) Morbus Wilson	Psychologische und ärztliche Psychotherapeuten Kinder- und Jugendlichenpsychotherapeuten
		Anlage 2 k) Marfan- Syndrom	Psychologische und ärztliche Psychotherapeuten Kinder- und Jugendlichenpsychotherapeuten
		Anlage 2 l) pulmonale Hypertonie	Psychologische und ärztliche Psychotherapeuten Kinder- und Jugendlichenpsychotherapeuten
		Anlage 2 o) ausgewählte seltene Lebererkrankungen	Psychologische und ärztliche Psychotherapeuten Kinder- und Jugendlichenpsychotherapeuten
51.3	51032	Anlage 1.1 a) onkologische Erkrankungen – Tumorgruppe 1: gastrointestinale Tumoren und Tumoren der Bauchhöhle	Psychologische und ärztliche Psychotherapeuten
		Anlage 1.1 a) onkologische Erkrankungen – Tumorgruppe 2: gynäkologische Tumoren	Psychologische und ärztliche Psychotherapeuten
		Anlage 1.1 a) onkologische Erkrankungen – Tumorgruppe 3: urologische Tumoren	Psychologische und ärztliche Psychotherapeuten
		Anlage 1.1 b) rheumatologische Erkrankungen Erwachsene	Psychologische und ärztliche Psychotherapeuten

Abschnitt	GOP	Anlage zur ASV-RL	Fachgruppen
		Anlage 1.1 b) rheumatologische Erkrankungen Kinder und Jugendliche	Psychologische und ärztliche Psychotherapeuten
		Anlage 2 b) Mukoviszidose (zystische Fibrose)	Psychologische und ärztliche Psychotherapeuten
		Anlage 2 h) Morbus Wilson	Psychologische und ärztliche Psychotherapeuten
		Anlage 2 k) Marfan-Syndrom	Psychologische und ärztliche Psychotherapeuten
		Anlage 2 l) pulmonale Hypertonie	Psychologische und ärztliche Psychotherapeuten
		Anlage 2 o) ausgewählte seltene Lebererkrankungen	Psychologische und ärztliche Psychotherapeuten
51.3	51033	Anlage 1.1 b) rheumatologische Erkrankungen Kinder und Jugendliche	Psychologische und ärztliche Psychotherapeuten Kinder- und Jugendlichenpsychotherapeuten
		Anlage 2 b) Mukoviszidose (zystische Fibrose)	Psychologische und ärztliche Psychotherapeuten Kinder- und Jugendlichenpsychotherapeuten
		Anlage 2 h) Morbus Wilson	Psychologische und ärztliche Psychotherapeuten Kinder- und Jugendlichenpsychotherapeuten
		Anlage 2 k) Marfan- Syndrom	Psychologische und ärztliche Psychotherapeuten Kinder- und Jugendlichenpsychotherapeuten
		Anlage 2 l) pulmonale Hypertonie	Psychologische und ärztliche Psychotherapeuten Kinder- und Jugendlichenpsychotherapeuten
		Anlage 2 o) ausgewählte seltene Lebererkrankungen	Psychologische und ärztliche Psychotherapeuten Kinder- und Jugendlichenpsychotherapeuten
51.4	51040	Anlage 1.1 a) onkologische Erkrankungen – Tumorgruppe 1: gastrointestinale Tumoren und Tumoren der Bauchhöhle	Strahlentherapie Nuklearmedizin (nur Mitglieder des Kernteams)
		Anlage 1.1 a) onkologische Erkrankungen – Tumorgruppe 2: gynäkologische Tumoren	Strahlentherapie
		Anlage 1.1 a) onkologische Erkrankungen – Tumorgruppe 3: urologische Tumoren	Strahlentherapie
51.4	51041	Anlage 1.1 a) onkologische Erkrankungen – Tumorgruppe 1: gastrointestinale Tumoren und Tumoren der Bauchhöhle	Innere Medizin und Hämatologie und Onkologie Strahlentherapie Innere Medizin und Gastroenterologie Allgemeinchirurgie Viszeralchirurgie Hals-Nasen-Ohrenheilkunde Nuklearmedizin (nur Mitglieder des Kernteams)
		Anlage 1.1 a) onkologische Erkrankungen – Tumorgruppe 2: gynäkologische Tumoren	Frauenheilkunde und Geburtshilfe mit Schwerpunkt Gynäkologische Onkologie Innere Medizin und Hämatologie und Onkologie Strahlentherapie

Abschnitt	GOP	Anlage zur ASV-RL	Fachgruppen
		Anlage 1.1 a) onkologische Erkrankungen – Tumorgruppe 3: urologische Tumoren	Innere Medizin und Hämatologie und Onkologie Strahlentherapie Urologie
51.5	51050	Anlage 1.1 b) rheumatologische Erkrankungen Erwachsene	Augenheilkunde
		Anlage 2 h) Morbus Wilson	Augenheilkunde
		Anlage 2 k) Marfan-Syndrom	Augenheilkunde

50100 Prüfung des Farbsinns

54 Pkt.
5,93 €

Obligater Leistungsinhalt
- Persönlicher Arzt-Patienten-Kontakt,
- Farbsinnprüfung mit Anomaloskop

und/oder
- Farbsinnprüfung mit Pigmentproben (z.B. Farbtafeln),
- Beidseitig

Anmerkung: Die Gebührenordnungsposition 50100 ist auch berechnungsfähig, wenn die Leistung aus medizinischer Indikation nur an einem Auge erbracht werden kann.

Berichtspflicht: nein

50110 Molekularbiologische Schnellresistenztestung des Mycobacterium tuberculosis-Complex

9,01 €

Fakultativer Leistungsinhalt
- Evaluation dieser Ergebnisse durch Vergleich mit dem Ausfall des konventionellen phänotypischen TB-Resistenztest entsprechend der Gebührenordnungsposition 32770.

50111 Weiterführende molekularbiologische Schnellresistenztestung des Mycobacterium tuberculosis-Complex

10,92 €

Obligater Leistungsinhalt
- Molekularbiologische Schnelltestung des MTC auf Resistenzen gegen Rifampicin und Isoniacid,
- Dokumentation der in der Legende genannten Vorbedingungen

Fakultativer Leistungsinhalt
- Evaluation dieser Ergebnisse durch Vergleich mit dem Ausfall des konventionellen phänotypischen TB-Resistenztest entsprechend der Gebührenordnungsposition 32770

Berichtspflicht: nein

| 50112 | Quantitative Bestimmung einer in-vitro Interferon-gamma Freisetzung nach ex-vivo Stimulation mit Antigenen (mindestens ESAT-6 und CFP-10) spezifisch für Mycobacterium tuberculosis-complex (außer BCG) bei • positivem Tuberkulin-Hauttest zum Ausschluss einer Kreuzreaktion mit BCG, • negativem Tuberkulin-Hauttest und Verdacht auf eine Tuberkuloseinfektion bei Anergie | 6,37 € |

Anmerkung: Die Gebührenordnungsposition 50112 ist auf die genannten Indikationen beschränkt und dient weder als Screeninguntersuchung noch zur Umgebungsuntersuchung von Kontaktpersonen. Die Berechnung als „Ähnliche Untersuchung" für die genannten und andere Indikationen ist unzulässig.

Abrechnungsausschluss: im Krankheitsfall 32670

Berichtspflicht: Nein

Kommentar: Die KV Hessen informiert: ... „Die neue GOP 50112 löst die bisherige Pseudoziffer 88510 ab und die Leistung wird analog zu der GOP 32670 „Quantitative Bestimmung einer invitro Interferon-gamma Freisetzung nach ex-vivo Stimulation mit Antigenen" aufgebaut.
Die bisherige Vorgabe, dass die Leistung von Fachärzten für Mikrobiologie, Virologie und Infektionsepidemiologie als Kernteam und Fachärzte für Laboratoriumsmedizin als hinzuziehende Fachärzte abgerechnet werden darf, bleibt bestehen.
Beachten Sie bitte, dass die GOP 50112 bei positivem Tuberkulin-Hauttest zum Ausschluss einer Kreuzreaktion mit BCG sowie bei negativem Tuberkulin-Hauttest und Verdacht auf eine Tuberkuloseinfektion bei Anergie Anwendung findet ..."

50.4 Diagnostische und therapeutische Gebührenordnungspositionen gemäß der Richtlinie des Gemeinsamen Bundesausschusses über die ambulante spezialfachärztliche Versorgung nach § 116b SGB V: Anlage 1.1 b) Rheumatologische Erkrankungen Erwachsene und Rheumatologische Erkrankungen Kinder und Jugendliche

1. Die in diesem Abschnitt genannten Gebührenordnungspositionen sind ausschließlich im Rahmen der Leistungserbringung gemäß Anlage 2 a) Tuberkulose und atypische Mykobakteriose der Richtlinie des Gemeinsamen Bundesausschusses über die ambulante spezialfachärztliche Versorgung nach § 116b SGB V berechnungsfähig.

| 50400 | Zusatzpauschale für die Überleitung eines Jugendlichen mit rheumatologischer Erkrankung in die Erwachsenen-medizin | 110 Pkt. 12,09 € |

Obligater Leistungsinhalt
• Persönlicher Arzt-Patienten-Kontakt,
• Gespräch mit dem Patienten,

- Dokumentation der Gesprächsergebnisse in dem ausführlichen schriftlichen Abschlussbericht (Epikrise),

Fakultativer Leistungsinhalt
- Einbeziehung der Bezugs- oder Betreuungsperson(en),
- Konsultation und konsiliarische Beratung mit dem weiterbehandelnden Arzt,

Abrechnungsbestimmung: je vollendete 10 Minuten Arzt-Patienten-Kontaktzeit, bis zu fünfmal im Laufe von vier Kalendervierteljahren

Anmerkung: Die Gebührenordnungsposition 50400 kann nur in den letzten vier Kalendervierteljahren vor einer Überleitung in die Erwachsenenmedizin berechnet werden.
Die Gebührenordnungsposition 50400 ist nur von einem Arzt des Kernteams berechnungsfähig.
Die Gebührenordnungsposition 50400 ist nur berechnungsfähig, wenn innerhalb der letzten vier Kalendervierteljahre jeweils mindestens ein Arzt-Patienten-Kontakt pro Kalendervierteljahr in mindestens drei Kalendervierteljahren mit dem Kinder- und Jugendmediziner stattgefunden hat. Davon müssen in mindestens zwei Kalendervierteljahren persönliche Arzt-Patienten-Kontakte vorgelegen haben.

Berichtspflicht: Nein

50401	**Zusatzpauschale für die Integration eines Patienten mit rheumatologischer Erkrankung in die Erwachsenenmedizin**	**90 Pkt.** **9,89 €**

Obligater Leistungsinhalt
- Persönlicher Arzt-Patienten-Kontakt,
- Gespräch mit dem Patienten,

Fakultativer Leistungsinhalt
- Einbeziehung der Bezugs- oder Betreuungsperson(en),
- Konsultation und konsiliarische Beratung mit dem abgebenden Arzt,

Abrechnungsbestimmung: je vollendete 10 Minuten, bis zu fünfmal im Laufe von vier Kalendervierteljahren

Anmerkung: Die Gebührenordnungsposition 50401 ist nur bis zum Ende des 21. Lebensjahres berechnungsfähig. Die Gebührenordnungsposition 50401 kann im Quartal des erstmaligen Arzt-Patienten-Kontakts im ASV-Team und in den darauf folgenden drei Kalendervierteljahren berechnet werden.
Die Gebührenordnungsposition 50401 ist nur von einem Arzt des Kernteams berechnungsfähig.

Berichtspflicht: Nein

51 Anlagenübergreifende Gebührenordnungspositionen der ambulanten spezialfachärztlichen Versorgung (ASV)

1. Die Gebührenordnungspositionen dieses Kapitels sind ausschließlich im Rahmen der Behandlung und bei einer der Erkrankungen gemäß den Anlagen der Richtlinie des Gemeinsamen Bundesausschusses über die ambulante spezialfachärztliche Versorgung nach § 116 b SGB V entsprechend der Zuordnung gemäß Anhang 6 berechnungsfähig.

51.1 Strukturpauschalen in der ambulanten spezialfachärztlichen Versorgung (ASV)

51010	Vorhaltung der Rufbereitschaft im Notfall	230 Pkt. 25,27 €

Obligater Leistungsinhalt
- Vorhaltung einer 24-Stunden-Notfallversorgung mindestens in Form einer Rufbereitschaft

Abrechnungsbestimmung: einmal im Kalendervierteljahr je Patient

Anmerkung: Die Gebührenordnungsposition 51010 ist im Laufe eines Kalendervierteljahres nur von einem festzulegenden, koordinierenden Arzt des ASV- Kernteams berechnungsfähig und setzt mindestens einen persönlichen Arzt-Patienten-Kontakt im ASV-Team voraus.

51011	Pauschale für die Erfüllung der Anforderungen gem. § 10 Abs. 3 Buchstabe c) der ASV-Richtlinie-Qualitätskonferenzen	15 Pkt. 1,65 €

Obligater Leistungsinhalt
- Vorhaltung der zur Durchführung von Qualitätskonferenzen notwendigen Strukture,

Fakultativer Leistungsinhalt
- Durchführung von und Teilnahme an Qualitätskonferenzen gemäß § 10 Absatz 3 Buchstabe c) der Richtlinie des Gemeinsamen Bundesausschusses über die ambulante spezialfachärztliche Versorgung nach § 116b SGB V,

Abrechnungsbestimmung: einmal im Kalendervierteljahr je Patient

Anmerkung: Die Gebührenordnungsposition 51011 ist im Laufe eines Kalendervierteljahres nur von einem festzulegenden, koordinierenden Arzt des ASV- Kernteams berechnungsfähig und setzt mindestens einen persönlichen Arzt-Patienten-Kontakt im ASV- Team voraus.

51.2 Allgemeine Gebührenordnungspositionen

1. Das Erstellen und die Aktualisierung eines Medikationsplans gemäß § 29a Bundesmantelvertrag Ärzte (BMV-Ä) in der ASV ist über die ASV-Richtlinie nach § 5 Abs. 3 geregelt.
2. Die Berechnung der Gebührenordnungsposition 51020 setzt die Überprüfung auf das Vorliegen eines bereits erstellten Medikationsplanes gemäß § 29a BMV-Ä vor-

aus. Sofern ein solcher vorliegt, ist die Gebührenordnungsposition 51020 in der ASV bei demselben Patienten nicht berechnungsfähig.

3. Die Berechnung der Gebührenordnungspositionen 51022 und 51023 setzt das Vorliegen der Anforderungen gemäß Anlage 31b zum BMV-Ä, mit Stand vom 31. März 2019, voraus.

51020 **Erstellen eines Medikationsplans gemäß § 5 Abs. 3 ASV-RL** **39 Pkt.**
4,28 €

Obligater Leistungsinhalt
- Erstellen und Erläuterung des Medikationsplans,
- Aushändigung des Medikationsplans in Papierform an den Patienten oder dessen Bezugs- und Betreuungspersonen,

Fakultativer Leistungsinhalt
- Übertragung des elektronischen Medikationsplans auf die elektronische Gesundheitskarte (eGK) des Patienten,

Abrechnungsbestimmung: einmal in vier Kalendervierteljahren

Anmerkung:
- Die Gebührenordnungsposition 51020 ist im Laufe von vier Kalendervierteljahren nur von einem Arzt des ASV-Kernteams einmalig berechnungsfähig.
- Die Gebührenordnungsposition 51020 ist im Kalendervierteljahr nicht neben der Gebührenordnungsposition 51021 berechnungsfähig.

Berichtspflicht: Nein

51021 **Anpassung des Medikationsplans und/oder des elektronischen Medikationsplans gemäß § 5 Abs. 3 ASV-RL** **8 Pkt.**
0,88 €

Obligater Leistungsinhalt
- Aktualisierung, Erläuterung und Aushändigung des Medikationsplans in Papierform an den Patienten oder dessen Bezugs- und Betreuungspersonen

und/oder
- Übertragung des elektronischen Medikationsplans auf die elektronische Gesundheitskarte (eGK) des Patienten oder
- Löschung des elektronischen Medikationsplans auf der elektronischen Gesundheitskarte (eGK) des Patienten,

Abrechnungsbestimmung: einmal im Behandlungsfall

Abrechnungsausschluss: im Behandlungsfall 51020

Berichtspflicht: Nein

51022 **Betreuung eines Patienten im Rahmen einer Videosprechstunde** **88 Pkt.**
9,67 €

Obligater Leistungsinhalt
Arzt-Patienten-Kontakt im Rahmen einer Videosprechstunde bei Kontaktaufnahme durch den Patienten zum Zweck der Beratung und der Verlaufskontrolle bei einem Patienten bei mindestens einem der nachfolgenden Anlässe

- visuelle postoperative Verlaufskontrolle einer Operationswunde,
- visuelle Verlaufskontrolle einer/von akuten, chronischen und/oder offenen Wunde(n),
- visuelle Verlaufskontrolle einer/von Dermatose(n), auch nach strahlentherapeutischer Behandlung,
- visuelle Beurteilung von Bewegungseinschränkungen/-störungen des Stütz- und Bewegungsapparates, auch nervaler Genese, als Verlaufskontrolle,
- Beurteilung der Stimme und/oder des Sprechens und/oder der Sprache als Verlaufskontrolle,
- anästhesiologische, postoperative Verlaufskontrolle
- Überprüfung des Vorliegens einer schriftlichen Einwilligung des Patienten in die Datenerhebung, -verarbeitung und -nutzung,

Fakultativer Leistungsinhalt
- Dokumentation,
- Erneute Einbestellung des Patienten,

Abrechnungsbestimmung: einmal im Behandlungsfall

Abrechnungsausschluss: im Behandlungsfall 01435, 01438

Berichtspflicht: Nein

51023	**Zuschlag im Zusammenhang mit der Versichertenpauschale nach der Gebührenordnungsposition 04000, zu den Grundpauschalen der Kapitel 5, 6, 7, 8, 9, 10, 13, 15, 16, 18, 20, 21, 26 und 27, zu den Konsiliarpauschalen des Kapitels 25 und zu den Gebührenordnungspositionen 51022 und 30700 für die Betreuung eines Patienten im Rahmen einer Videosprechstunde**	**40 Pkt.** **4,39 €**

Obligater Leistungsinhalt
- Arzt-Patienten-Kontakt im Rahmen einer Videosprechstunde bei Kontaktaufnahme durch den Patienten zum Zweck der Beratung und der Verlaufskontrolle bei einem Patienten bei mindestens einem der nachfolgenden Anlässe
  - visuelle postoperative Verlaufskontrolle einer Operationswunde,
  - visuelle Verlaufskontrolle einer/von akuten, chronischen und/oder offenen Wunde(n),
  - visuelle Verlaufskontrolle einer/von Dermatose(n), auch nach strahlentherapeutischer Behandlung,
  - visuelle Beurteilung von Bewegungseinschränkungen/-störungen des Stütz- und Bewegungsapparates, auch nervaler Genese, als Verlaufskontrolle,
  - Beurteilung der Stimme und/oder des Sprechens und/oder der Sprache als Verlaufskontrolle,
  - anästhesiologische, postoperative Verlaufskontrolle
- Überprüfung des Vorliegens einer schriftlichen Einwilligung des Patienten in die Datenerhebung, -verarbeitung und -nutzung,

Fakultativer Leistungsinhalt
- Dokumentation,
- Erneute Einbestellung des Patienten,

Abrechnungsbestimmung: je Arzt-Patienten-Kontakt im Rahmen einer Videosprechstunde

Anmerkung: Die Gebührenordnungsposition 51023 ist nur berechnungsfähig, sofern die Verlaufskontrolle in der Videosprechstunde im Rahmen einer Folgebegutachtung durch dieselbe Arztpraxis/durch dasselbe Krankenhaus durchgeführt wird, in der/dem die Erstbegutachtung im persönlichen Arzt-Patienten-Kontakt erfolgt ist.

Abrechnungsausschluss: in derselben Sitzung 35

Berichtspflicht: Nein

51.4 Gebührenordnungspositionen für die Behandlung von onkologischen Erkrankungen

51040	Zusatzpauschale für die Behandlung und/oder Betreuung eines Patienten mit einer gesicherten onkologischen Erkrankung bei laufender onkologischer Therapie	191 Pkt. 20,99 €

Obligater Leistungsinhalt
- Behandlung und/oder Betreuung eines Patienten mit einer laboratoriumsmedizinisch oder histologisch/zytologisch gesicherten onkologischen Erkrankung,
- Fortlaufende Beratung zum Umgang mit der onkologischen Erkrankung,
- Verlaufskontrolle und Dokumentation des Therapieerfolges,
- Erstellung, Überprüfung und Anpassung eines die onkologische Erkrankung begleitenden spezifischen Therapiekonzeptes unter Berücksichtigung individueller Faktoren,
- Kontrolle und/oder Behandlung ggf. auftretender therapiebedingter Nebenwirkungen,
- Planung und Koordination der komplementären Arznei-, Heil- und Hilfsmittelversorgung unter besonderer Berücksichtigung der gesicherten onkologischen Erkrankung,

Fakultativer Leistungsinhalt
- Anleitung und Führung der Bezugs- und Betreuungsperson(en),
- Fortlaufende Überprüfung des häuslichen, familiären und sozialen Umfelds im Hinblick auf die Grunderkrankung,
- Konsiliarische Erörterung/Fachliche Beratung und regelmäßiger Informationsaustausch mit dem onkologisch verantwortlichen Arzt sowie mit weiteren mitbehandelnden Ärzten,
- Überprüfung und Koordination supportiver Maßnahmen,
- Einleitung und/oder Koordination der psychosozialen Betreuung des Patienten und seiner Familie und/oder Bezugs- und Betreuungsperson(en),
- Ggf. Hinzuziehung komplementärer Dienste bzw. häuslicher Krankenpflege,

Abrechnungsbestimmung: einmal im Kalendervierteljahr

Anmerkung: Die Gebührenordnungsposition 51040 ist bei laufender medikamentöser, im Sinne einer systemischen Chemotherapie mit z.B. zytostatischen Substanzen, operativer und/oder strahlentherapeutischer Behandlung und/oder bei Betreuung eines Patienten mit gesicherter onkologischer Erkrankung berechnungsfähig.

Berichtspflicht: Nein

51041	Vorstellung eines Patienten in einer interdisziplinären Tumorkonferenz durch ein Mitglied des Kernteams	201 Pkt. 22,08 €

Obligater Leistungsinhalt

* Teilnahme an einer Tumorkonferenz,
* Vorstellung eines Patienten in einer interdisziplinären Tumorkonferenz durch ein Mitglied des Kernteams gemäß den Anlagen der Richtlinie des Gemeinsamen Bundesausschusses über die ambulante spezialfachärztliche Versorgung nach § 116b SGB V,

Abrechnungsbestimmung: einmal im Kalendervierteljahr

Anmerkung: Die Gebührenordnungsposition 51041 ist nur von dem den Patienten vorstellenden Arzt des Kernteams berechnungsfähig. Dies gilt auch, wenn mehrere Ärzte des Kernteams an einer Tumorkonferenz teilnehmen. Die Gebührenordnungsposition 51041 ist nur einmal im Kalendervierteljahr berechnungsfähig. Die zweimalige Berechnung der Gebührenordnungsposition 51041 im Kalendervierteljahr ist im Einzelfall möglich und setzt die Begründung der medizinischen Notwendigkeit voraus.
Sofern die Gebührenordnungsposition 51041 im Kalendervierteljahr aufgrund der Regelung gemäß Nr. 9 der Bestimmung zu Bereich VII EBM neben der Kostenpauschale 86512 gemäß Anhang 2 der „Onkologie-Vereinbarung" (Anlage 7 zum BMV-Ä) berechnet wird, ist ein Abschlag in Höhe von 64 Punkten auf die Gebührenordnungsposition 51041 vorzunehmen.

Berichtspflicht: Nein

Schutzimpfungen

Richtlinie des Gemeinsamen Bundesausschusses über Schutzimpfungen nach § 20i Absatz 1 SGB V Stand 15.5.2020
https://www.g-ba.de/downloads/62-492-2137/SI-RL_2020-03-05_iK-2020-05-15.pdf

Hinweis:
Über die aufgelisteten Impfungen .in den Schutzimpfungsrichtlinie bieten einzelne Krankenkassen regional zusätzlich einige Schutzimpfungen als freiwillige Leistungen an.
Zu Informationen kontaktieren Sie Ihre regionale KV!

1. **Schutzimpfungs-Richtlinie (Schutzimpfungs-Richtlinie(SI-RL) von G-BA Oktober 2019)**
https://www.g-ba.de/downloads/62-492-2004/SI-RL_2019-10-17_iK-2019-12-28.pdf

Nachfolgend finden Sie die einzelnen Impfungen und die Dokumentationsnrn. dazu. Wir haben auf die EBM Bewertungen verzichtet, weil es in der Regel überall regionale Impfvereinbarungen der KV mit den Krankenkassen gibt und unterschiedliche Honorare, diese Rahmenvereinbarungen mit Honoraren sollten Sie bei Ihrer KV nachfragen.

Bei der Dokumentation der Einzelimpfstoffe hat die Nummer der Standardimpfung Vorrang, wenn gleichzeitig weitere Indikationen in Betracht kommen. Influenza-Impfung eines 60-jährigen Patienten mit Diabetes gilt als Standardimpfung (89111) Influenza-Impfung eines 50-jährigen Patienten mit Diabetes gilt als Indikationsimpfung (89112).

Bei der Anwendung von Kombinationsimpfstoffen sind ausschließlich die Dokumentationsnummern der entsprechenden Kombinationen zu verwenden.

Rechtsprechung:
▶ **Vorfahrt für Impfung bei Uneinigkeit der Eltern**
Im Falle eines Streits der gemeinsam sorgeberechtigten Eltern darüber, ob ihr Kind geimpft werden soll, kann das Entscheidungsrecht gem. § 1628 BGB demjenigen Elternteil übertragen werden, der sich an den Empfehlungen der Ständigen Impfkommission (STIKO) am Robert Koch-Institut orientiert und damit das Kindeswohl als Maßstab nimmt. Dies gilt auch für den Fall, dass das Kind beim anderen Elternteil lebt, wie der Bundesgerichtshof (BGH) höchstrichterlich entschied.
Aktenzeichen: BGH, 03.05.2017, AZ.: XII ZB 157/16
Entscheidungsjahr: 2017

2. **Abrechnung von Impfleistungen**
Die jeweiligen Honorare sind bei den regionalen Kassenärztlichen Vereinigungen entsprechend den mit den Krankenkassen geschlossenen Verträgen unterschiedlich. Im Internetauftritt Ihrer KV können Sie in der Regel die für Sie geltenden Honorare finden.

▶ Risikoaufklärung kann bei Routine-Impfungen schriftlich erfolgen

Eine rein schriftliche Patientenaufklärung bei einer Impfung, die den Empfehlungen der Ständigen Impfkommission (STIKO) folgt, ist ausnahmsweise ausreichend. Dies bestätigte das Oberlandesgericht (OLG) Zweibrücken und folgt damit der Rechtsprechung des Bundesgerichtshofs, die in bestimmten Fällen Ausnahmen zulässt zu der gemäß § 630e BGB bestehenden ärztlichen Pflicht, Patienten mündlich über mögliche Risiken aufzuklären. Allerdings müsse dem Patienten auch bei einer schriflichen Aufklärung zumindest die Gelegenheit zu einem Gespräch gegeben werden. Im vorliegenden Fall hatte ein Hausarzt bei einer Impfung gegen Influenza dem Patienten zur Aufklärung ein Merkblatt ausgehändigt. In Folge der Behandlung trug der Patient eine schwere Behinderung davon und wurde berufsunfähig.

Aktenzeichen: OLG Zweibrücken, 31.02.2013, AZ: 5 U 43/11
Entscheidungsjahr: 2013

Impfungen   Dokumentationsnummer*

	erste Dosis eines Impfzyklus, bzw. unvollständige Impfserie	letzte Dosis eines Impfzyklus nach Fachinformation	Auffrischungsimpfung
Einfachimpfung			
Diphtherie (Standardimpfung) – Kinder und Jugendliche bis 17 Jahre	89100A	89100B	89100R
Diphtherie – sonstige Indikationen	89101A	89101B	89101R
Frühsommermeningo-Enzephalitis (FSME)	89102A	89102B	89102R
Haemophilus influenza Typ b (Standardimpfung) – Säuglinge und Kleinkinder	89103A	89103B	
Haemophilus influenza Typ b – sonstige Indikationen	89104A	89104B	
Hepatitis A	89105A	89105B	89105R
Hepatitis B (Standardimpfung) – Säuglinge, Kinder und Jugendliche bis 17 Jahre	89106A	89106B	
Hepatitis B – sonstige Indikationen	89107A	89107B	89107R
Hepatitis B – Dialysepatienten	89108A	89108B	89108R
Humane Papillomarviren (HPV) – Mädchen und weibl. Jugendliche	89110A`	89110B	
Influenza (Standardimpfung) – Personen über 60 Jahre	89111		
Influenza – sonstige Indikationen	89112		
Masern (Erwachsene) (1)	89113		
Meningokokken Konjugatimpfstoff (Standardimpfung) – Kinder	89114		
Meningokokken – sonstige Indikationen	89115A	89115B	89115R**
Pertussis (Standardimpfung) ◊ – Säuglinge, Kinder und Jugendliche bis 17 Jahre	89116A	89116B	89116R

Pertussis ◊ – sonstige Indikationen	89117A	89117B	
Pneumokokken Konjugatimpfstoff (Standardimpfung) – Kinder bis 24 Monate	89118A	89118B	
Pneumokokken (Standardimpfung) – Personen über 60 Jahre	89119		89119R**
Pneumokokken – sonstige Indikationen	89120****		89120R
Poliomyelitis (Standardimpfung) – Säuglinge, Kinder und Jugendliche bis 17 Jahre	89121A	89121B	89121R
Poliomyelitis – sonstige Indikationen	89122A	89122B	89122R**
Rotaviren (RV)	89127A	89127B	
Röteln (Erwachsene) (1) ◊	89123		
Tetanus	89124A	89124B	89124R
Varizellen (Standardimpfung) – Säuglinge, Kinder und Jugendliche bis 17 Jahre	89125A	89125B	
Varizellen – sonstige Indikationen	89126A	89126B	

Zweifachimpfung

Diphtherie, Tetanus (DT) (Kinder) ◊	89200A	89200B	
Diphtherie, Tetanus (Td) (Erwachsene)	89201A	89201B	89201R
Hepatitis A und Hepatitis B (HA – HB) – nur bei Vorliegen der Indikationen für eine Hepatitis A- und eine Hepatitis B-Impfung	89202A	89202B	
Haemophilus influenza Typ b, Hepatitis B ◊	89203A	89203B	

Dreifachimpfung

Diphtherie, Pertussis, Tetanus (DTaP)	89300A	89300B	
Masern, Mumps, Röteln (MMR)	89301A	89301B	
Diphtherie, Tetanus, Poliomyelitis (TdIPV)	89302	89302	89302R**
Diphtherie, Pertussis, Tetanus (Tdap)	89303	89303	89303R***

Vierfachimpfung

| Diphtherie, Pertussis, Tetanus, Poliomyelitis (TdapIPV) | 89400 | 89400 | 89400R*** |
| Masern, Mumps, Röteln, Varizellen (MMRV) | 89401A | 89401B | |

Fünffachimpfung

| Diphtherie, Pertussis, Tetanus, Poliomyelitis, Haemophilus influenzae Typ b (DTaP-IPV-Hib) | 89500A | 89500B | |

Sechsfachimpfung

Diphtherie, Pertussis, Tetanus, Poliomyelitis, Haemophilus influenza Typ b, Hepatitis B (DTaP-IPV-Hib-HB)	**89600A**	**89600B**	

Informationen der KBV
Vergütung in der ASV: Beschluss zur Definition des Behandlungsfalls

Die KBV informiert aktuell auf ihrer Homepage zur ambulanten spezialfachärztlichen Versorgung am 16.04.2020: https://www.kbv.de/html/asv.php

... „nach schwierigen Verhandlungen hat der ergänzte erweiterte Bewertungsausschuss unter Vorsitz von Prof. Jürgen Wasem am 15. September weitere Regelungen zur ambulanten spezialfachärztlichen Versorgung (ASV) beschlossen.

Der Beschluss regelt, wie der Behandlungsfall in der ASV definiert ist. Die KBV konnte hierbei für Vertragsärzte durchsetzen, dass für sie bei der Abrechnung von ASV-Leistungen der Arztfall gilt. Damit kann eine Leistung auch von mehreren Teammitgliedern im Behandlungsfall abgerechnet werden. Nicht verhindern konnte die KBV, dass es bei solchen Mehrfachabrechnungen Abschläge geben kann. Wir möchten Ihnen den Beschluss vorstellen und Sie über einzelne Regelungsinhalte informieren.

Definition des Behandlungsfalls
Da nicht nur Vertragsärzte in der ASV tätig sind, sondern auch Krankenhausärzte (vgl. § 116b Abs. 2 Satz 1 in Verbindung mit § 2 Abs. 1 Satz 1 ASV-RL), kann für die Leistungen der ASV nicht die Definition des Behandlungsfalles gemäß 3.1 der Allgemeinen Bestimmungen des EBM gelten. Nachdem sich KBV, DKG und GKV-Spitzenverband im ergänzten Bewertungsausschuss nicht auf eine Definition des Behandlungsfalles in der ASV einigen konnten, hat der ergänzte erweiterte Bewertungsausschuss folgende Regelungen getroffen:

- Behandlungsfall für Vertragsärzte in Einzelpraxen: Für Gebührenordnungspositionen im EBM, die sich auf den Behandlungsfall beziehen, gilt der Arztfall.
- Behandlungsfall für ASV-berechtigte Vertragsärzte innerhalb einer Berufsausübungsgemeinschaft (BAG) oder für Ärzte innerhalb eines Medizinischen Versorgungszentrums (MVZ): Für sie gilt nicht der Arztfall, sondern der Fachgruppenfall.
- Behandlungsfall für teilnehmende Krankenhäuser: Für Gebührenordnungspositionen im EBM, die sich auf den Behandlungsfall beziehen, gilt der Fachgruppenfall.

Erläuterungen
Der Arztfall umfasst die Behandlung desselben Versicherten durch denselben an der vertragsärztlichen Versorgung teilnehmenden Arzt in einem Kalendervierteljahr zu Lasten derselben Krankenkasse unabhängig von der Betriebs- oder Nebenbetriebsstätte.

Der Fachgruppenfall umfasst die ambulante spezialfachärztliche Behandlung desselben Versicherten in einem Kalendervierteljahr durch dieselbe Fachgruppe eines Krankenhauses oder einer BAG oder eines MVZ unabhängig vom behandelnden Arzt zu Lasten derselben Krankenkasse. Als Fachgruppe gelten entsprechend § 3 Abs. 3 Satz 2 ASV-RL die Facharzt-, Schwerpunkt- und Zusatzbezeichnungen gemäß (Muster-)Weiterbildungsordnung der Bundesärztekammer laut Appendizes der ASV-RL.

© Springer-Verlag GmbH Deutschland, ein Teil von Springer Nature 2020
P. M. Hermanns (Hrsg.), *EBM 2020 Kommentar Innere Medizin mit allen Schwerpunkten*, Abrechnung erfolgreich und optimal,
https://doi.org/10.1007/978-3-662-61504-1

Abschlagsregelungen beschlossen

In der ASV steht die Behandlung in einem interdisziplinären Team im Vordergrund. Damit soll sichergestellt werden, dass Patienten mit seltenen Erkrankungen beziehungsweise schwerstkranke Patienten multidisziplinär von Ärzten gemeinsam behandelt werden. Zugleich können so Doppeluntersuchungen und -behandlungen vermieden werden.

Bereits in der Richtlinie des Gemeinsamen Bundesausschusses werden deshalb unter anderem zwingend die Tätigkeit der Kernteammitglieder am Ort der Teamleitung und regelmäßige Fallkonferenzen gefordert. Vor diesem Hintergrund war eine Abschlagsregelung nicht zu verhindern.

Allerdings hat dabei der ergänzte erweiterte Bewertungsausschuss festgelegt, dass sich die Abschlagsregelungen nur auf das Kernteam beziehen und nicht auch auf Ärzte, die hinzugezogen werden können. Die Abschlagszahlungen fallen zudem wesentlich geringer aus als vom GKV-Spitzenverband gefordert.

Die Abschlagsregelungen im Detail

Die Abschlagsregelungen kommen bei Mehrfachberechnung derselben behandlungsfall-definierten Gebührenordnungsposition durch dieselbe Fachgruppe in einem ASV-Kernteam zur Anwendung. Das heißt:

- EBM-Leistungen, die pro Patient nur einmal im Behandlungsfall abgerechnet werden dürfen (z.B. die Grundpauschale), sind nur von einem Arzt des ASV-Kernteams einmal zu 100 Prozent berechnungsfähig. Dabei ist es egal, ob dieser Arzt in einer Einzelpraxis, in einer BAG oder in einem MVZ oder am Krankenhaus tätig ist.
- Bei Mehrfachberechnung einer solchen Gebührenordnungsposition durch Ärzte derselben Fachgruppe im ASV-Kernteam erfolgt für alle Abrechnungen ein Abschlag auf die Punktzahl in Höhe von 15 Prozent. Abgerechnet werden dürfen (z.B. bestimmte diagnostische Leistungen) – so oft in voller Höhe vergütet – wie im EBM vorgegeben, zum Beispiel höchstens dreimal im Behandlungsfall. Wird diese maximale Abrechnungshäufigkeit überschritten, so werden alle weiteren Leistungen zwar vergütet, allerdings mit einem Abschlag von der Punktzahl in Höhe von 10 Prozent. Dies gilt immer dann, wenn diese Leistungen von Ärzten derselben Fachgruppe im ASV-Kernteam durchgeführt werden.

Hinweis: Die Ärzte rechnen ihre Leistungen wie gewohnt ab. Erst die Prüfung der Abrechnungen durch die Krankenkassen ergibt, ob gegebenenfalls ein Abschlag erfolgt. Die Krankenkassen haben die Aufgabe, dies zu prüfen, da nur ihnen alle Abrechnungsdaten eines Kernteams vorliegen.

Einführung einheitlicher Abrechnungs- und Zahlungsfristen

In einer Protokollnotiz zum Beschluss wurde festgehalten, dass die Vertragspartner bis zum 31. März 2016 eine einheitliche Abrechnungsfrist für ASV-berechtigte Ärzte sowie eine Zahlungsfrist für Krankenkassen vereinbaren (nach § 116b Absatz 6 Satz 2 SGB V). Die KBV befürwortet solche Fristen, damit insbesondere Zahlungen nicht in Verzug geraten.

Auswirkungen des Beschlusses sollen überprüft werden

Das Institut des Bewertungsausschusses soll mit der Evaluation des Abrechnungsverhaltens, insbesondere der Mehrfachabrechnung der behandlungsfalldefinierten

Gebührenordnungspositionen, beauftragt werden. Dies wurde ebenfalls in Form einer Protokollnotiz festgehalten. Auf der Datengrundlage aus 2016 sollen bis spätestens Ende des Jahres 2018 Ergebnisse vorgelegt werden. Ziel ist es, auf Basis dieser Untersuchung den Beschluss zu überprüfen und gegebenenfalls anzupassen.

Hinweise zum Inkrafttreten und zur Veröffentlichung

Die Änderungen treten zum 1. Oktober 2015 in Kraft. Der Beschluss und die entscheidungserheblichen Gründe befinden sich derzeit noch in der redaktionellen Endabstimmung. Sie erhalten diese daher in der Entwurfsform. Sobald die Dokumente finalisiert sind, werden wir Ihnen diese zur Verfügung stellen. Beide Dokumente werden dann auch auf der Internetseite des Institutes des Bewertungsausschusses sowie im Deutschen Ärzteblatt veröffentlicht. .."

Rechtsprechung:
Urteile zu GKV-Abrechnungen und Behandlungen

1. Grundsätze bei GKV-Abrechnung
2. Behandlungen – Einzelfälle
3. Urteile zum IGeL und zu Methoden der Alternativen Medizin im GKV-Bereich
4. Praxisführung

1. Grundsätze bei GKV-Abrechnung

▶ Unzulässige Forderung von Zuzahlungen bei ambulanten OPs bei gesetzlich Versicherten

Ein zur vertragsärztlichen Versorgung zugelassener Chirurg hatte seinen Patienten vor den OPs per Formular erklärt, dass zusätzliche Sach- und Personalkosten anfielen, die von der GKV nicht übernommen werden. Der Chirurg verlangte daher, dass der Patient vor der OP die Kostenübernahme der GKV vorlegt oder erklärt, er trage die Kosten selbst. Die zuständige KÄV forderte den Arzt auf, bei GKV-Versicherten auf eine Zuzahlung zu verzichten, was vom Arzt abgelehnt wurde. Daraufhin wurde eine Disziplinarverfahren gegen den Chirurgen eingeleitet mit der Folge, dass eine Verwarnung gemäß § 81 Abs. 5 S. 2 u. 3 SGB V ausgesprochen wurde. Von den Gerichten wurde die Auffassung der KÄV bestätigt, denn der Arzt hat durch die Forderung von Zuzahlungen schuldhaft gegen die aus seiner Zulassung zur vertragsärztlichen Versorgung folgenden Verpflichtungen verstoßen. Nach der gesetzlichen Vorstellung soll den Versicherten der GKV die gesamte Krankenbehandlung als Sach- und Dienstleistung zur Verfügung gestellt werden.

Die Ärzte erhalten die Vergütung für ihre Tätigkeit von den Krankenkassen als Leistungsträgern der GKV. Die Vertragsärzte unterliegen der Pflicht zur Behandlung der GKV-Versicherten. Zuzahlungen der Versicherten an die Leistungserbringer (Ärzte) widersprechen dem gesetzlich vorgegebenen Naturalleistungssystem, abgesehen von den im SGB V geregelten Ausnahmen. Den Versicherten sollen finanzielle Kosten grundsätzlich nur bei den Beiträgen entstehen. Machen daher Ärzte Behandlungen von Zuzahlungen der Versicherten abhängig, so verstoßen sie gegen ein zentrales Prinzip der GKV und handeln gegen ihre Pflicht, ärztliche Leistungen nur nach den Bestimmungen über die vertragsärztliche Versorgung zu erbringen. Auch die vermeintlich unzureichende Honorierung einer Einzelleistung gibt dem Arzt nicht das Recht, eine Zuzahlung zu verlangen. Entscheidend ist nämlich, dass der Vertragsarzt insgesamt Anspruch auf eine leistungsgerechte Teilhabe an der Gesamtvergütung hat.

Aktenzeichen: BSG, 14.03.2001, AZ: B 6 KA 36/00 R
Entscheidungsjahr: 2001

▶ Fristüberschreitung bei Honorarabrechnung

Einer Ärztin wurde nach einer Quartalsabrechnung von der KV ein erheblicher Teil des Honorars abgezogen. Die Ärztin wehrte sich gegen den Abzug mit der Begründung, sie hätte zwar die richtige Zahl der Behandlungsfälle, nicht ab die richtige Menge an erbrachten Leistungen eingereicht. Die Ärztin konnte einen EDV-Fehler bei der Abrechnung nachweisen; sie reichte bei der KV eine neue Abrechnung ein. Die KV machte nunmehr eine Fristüberschreitung geltend. Um

© Springer-Verlag GmbH Deutschland, ein Teil von Springer Nature 2020
P. M. Hermanns (Hrsg.), *EBM 2020 Kommentar Innere Medizin mit allen Schwerpunkten*, Abrechnung erfolgreich und optimal,
https://doi.org/10.1007/978-3-662-61504-1

eine zügige und zeitgerechte Verteilung der Gesamtvergütung zu garantieren, dürfen die KVen in den Honorarverteilungsverträgen Ausschlussfristen vereinbaren, wonach eine Fristüberschreitung mit Honorarabzügen sanktioniert wird. Diese Regelung ist durch § 85 Abs. 4 SGB V gedeckt (dazu auch BSG, 22.06.2005, AZ: B 6 KA 19/04 R). In dem oben angeführten Fall war aber für die KV ersichtlich, dass die Abrechnung der Ärztin von vornherein objektiv unzutreffend war. Die Abrechnungssumme betrug nur ca. ein Viertel der Summen aus vorherigen Quartalen. Die Fehlerhaftigkeit drängte sich geradezu auf; es lag daher eine sog. Nicht-Abrechnung vor. Zum anderen lag ein nicht vermeidbarer EDV-Fehler vor. Das Überschreiten der Abrechnungsfrist war daher als unschädlich anzusehen. Dir Ärztin hatte somit das Recht zur Nachbesserung, bzw. zur Einreichung einer ordnungsgemäßen Abrechnung.

Aktenzeichen: BSG, 29.08.2007, AZ: B 6 KA 29/06 R
Entscheidungsjahr: 2007

▶ **Anspruch auf Behandlungskosten/Honorar, wenn GKV nicht besteht**
Eine Mutter hatte ihre minderjährige Tochter zur Behandlung in eine Klinik eingeliefert. Irrtümlich ging sie davon aus, dass die Tochter über ihren Ehemann bei der AOK mitversichert sei. Erst nach der Behandlung stellte sich dieser Irrtum heraus. Da die Klinik und sowie die Mutter von einer Mitversicherung der Tochter ausgingen, fehlt dem Behandlungsvertrag, der zwischen dem Krankenhaus und der Mutter abgeschlossen wurde, die Geschäftsgrundlage. Die notwendige Anpassung des Vertrages führt dazu, dass die Klinik die Vergütung nach den §§ 10 ff. BPflV von Mutter einfordern kann. Der BGH weist darauf hin, dass es grundsätzlich nicht die Aufgabe der Klinik ist, sich um den Versicherungsschutz von Patienten zu kümmern. Dieses Risiko trug allein die Mutter.

Aktenzeichen: BGH, 28.04.2005, AZ: III ZR 351/04
Entscheidungsjahr: 2005

▶ **Keine Berechtigung, bei GKV-Versicherten einzelne Leistungen aus finanziellen Gründen nur als Privatbehandlung anzubieten**
Ein zur vertragsärztlichen Versorgung zugelassener Praktischer Arzt hatte seiner KV mitgeteilt, dass er seine für physikalisch-medizinische Leistungen vorhandenen Geräte nicht mehr für GKV-Versicherte einsetzen werde; mangels Kostendeckung werde er diese Leistungen nur noch privatärztlich erbringen. Die KV wies den Arzt auf die rechtliche Unzulässigkeit des Vorgehens hin. Der Arzt blieb bei seiner Auffassung. Die KV leitete ein Disziplinarverfahren ein und sprach in der Folge einen Verweis nach § 81 Abs.5 SGB V aus. Die Gerichte bestätigten die rechtliche Sicht der KV. Mit seinem Vorgehen hat der Arzt gegen seine Verpflichtung verstoßen, seine vertragsärztlichen Leistungen nach den allg. Bestimmungen zu erbringen. Ein Vertragsarzt darf zudem von einem GKV-Versicherten eine Vergütung nur fordern, wenn der Versicherte vor Beginn der Behandlung ausdrücklich verlangt hat, auf eigene Kosten behandelt zu werden. Dies muss dann vom Versicherten schriftlich bestätigt werden. Nach der gesetzlichen Vorstellung soll den Versicherten der GKV die gesamte Krankenbehandlung als Sach- und Dienstleistung zur Verfügung gestellt werden. Die Ärzte erhalten die Vergütung für ihre Tätigkeit von den Krankenkassen als Leistungsträgern der GKV. Die Vertragsärzte unterliegen der Pflicht zur Behandlung der GKV-Versicherten. Zuzahlungen der Versicherten an die Leistungserbringer (Ärzte) widersprechen dem gesetzlich vorgegebenen Naturalleistungssystem, abgesehen von den im SGB V geregelten Ausnahmen. Den Versicherten sollen finanzielle Kosten grundsätzlich nur bei den Beiträgen entstehen. Machen daher Ärzte Behandlungen von Zuzahlungen der Versicherten abhängig, so verstoßen sie gegen ein zentrales Prinzip der GKV und handeln gegen ihre Pflicht, ärzt-

liche Leistungen nur nach den Bestimmungen über die vertragsärztliche Versorgung zu erbringen.
Aktenzeichen: BSG, 14.03.2001, AZ: B 6 KA 67/00 R
Entscheidungsjahr: 2001

▶ Abrechnung von Einmalartikeln als Sachkosten gegenüber der KV

Einmalartikel können auch dann als Sachkosten gegenüber der KV abgerechnet werden, wenn sie als Ersatz für Artikel zur Anwendung kommen, die von der Abrechnung ausgeschlossen sind. Dies gilt dann nicht, wenn die Verwendung ausdrücklich durch die EBM – Ziffer abgegolten ist oder nach dem EBM die gesonderte Abrechnung ausgeschlossen ist. Nach Auffassung des Gerichts konnte daher ein Chirurg Einmal-Abdeckungen bei ambulanten Operationen als Sachkosten gegenüber der KV abrechnen.
Aktenzeichen: LSG Nordrhein-Westfalen, 16.01.2008, AZ: L 11 KA 44/06
Entscheidungsjahr: 2008

▶ Angabe von Diagnosen

Zwingendes Abrechnungserfordernis ist die Angabe von Diagnosen auf den Behandlungs- und Abrechnungsausweisen. Nach § 295 Abs. 1 Satz 1 Nr. 2 SGB V sind die an der vertragsärztlichen Versorgung teilnehmenden Ärzte und Einrichtungen verpflichtet, in den Abrechnungsunterlagen für die vertragsärztlichen Leistungen die von ihnen erbrachten Leistungen einschließlich des Tages der Behandlung, bei ärztlicher Behandlung mit Diagnosen aufzuzeichnen und zu übermitteln. Eine Ausnahme für Ärzte für Labormedizin ist nicht ersichtlich. Auch für Ärzte für Labormedizin macht die Angabe der Diagnose Sinn. Die Diagnose ist Bestandteil einer ordnungsgemäßen Leistungsbeschreibung des Arztes und daher in den Abrechnungsnachweisen des Vertragsarztes anzugeben. Die Kenntnis der Diagnose ist für die Kassenärztlichen Vereinigungen und Krankenkassen für die Erfüllung ihrer gesetzlichen Aufgaben erforderlich. Eine hinreichende Prüfung der Rechtmäßigkeit der Abrechnung des Vertragsarztes setzt die vollständige, die Diagnose einschließende Leistungsbeschreibung des Vertragsarztes voraus. Weiterhin ermöglicht die Angabe der Diagnose der Krankenkasse die Prüfung ihrer Leistungspflicht. Schließlich ist die Angabe der Diagnose für die Durchführung von Wirtschaftlichkeitsprüfungen erforderlich. Die Angabe allein der Gebührenpositionen oder der Leistungsbeschreibungen der Gebührenordnungen reicht dazu nicht aus. Mit solchen Angaben wird nur aufgezeigt, dass eine Behandlung der bezeichneten Art überhaupt erfolgt ist, nicht zugleich aber, ob die ergriffenen Maßnahmen auch den gesetzlichen Vorgaben für eine vorschriftsmäßige ärztliche Versorgung genügt haben (vgl. BSG, Urt. v. 04.05.1994 – 6 RKa 37/92).
Aktenzeichen: SG Marburg, 20.03.2013, AZ: S 12 KA 83/12
Entscheidungsjahr: 2013

▶ Indikationsfremde Anwendung von Arzneimitteln

Ist ein Medikament nach dem Arzneimittelrecht zugelassen, ist damit zugleich der Mindeststandard einer wirtschaftlichen und zweckmäßigen Arzneimittelversorgung erfüllt.Grundsätzlich beschränkt sich die Leistungspflicht der KV auf die zugelassenen Anwendungsgebiete eines Arzneimittels.
Aber: die indikationsfremde Anwendung von zugelassenen Arzneimitteln zählt dann zur Leistungspflicht einer KV, wenn eine lebensbedrohliche Krankheit des Patienten anders nicht wirksam behandelt werden kann.
Aktenzeichen: SG Düsseldorf, 22.11.2002, AZ: S 4 KR 332/01
Entscheidungsjahr: 2002

► Kassenarzt – kein Anspruch auf Vergütung jeder einzelnen Leistung

Nach der ständigen Rechtsprechung des BSG hat der einzelne Kassenarzt keinen subjektiven Rechtsanspruch auf Vergütung jeder einzelnen Leistung in einer bestimmten Höhe. Aus den Vorschriften der § 72 Abs 2, § 85 Abs 3 SGB 5 lässt sich ein Anspruch dieser Art nicht ableiten. Des Weiteren muss das vertragsärztliche Honorar nicht notwendig für jede Einzelleistung kostendeckend sein.

Aktenzeichen: BSG, 11.03.2009, AZ: 6 KA 31/08
Entscheidungsjahr: 2009

► Persönliche Leistungserbringung des Vertragsarztes

Gemäß § 32 Abs.1 S. 1 Ärzte-ZV hat ein Vertragsarzt seine ärztliche Tätigkeit grundsätzlich persönlich auszuüben; vgl. auch § 15 Abs.1 S. 1 BMV-Ä.

Aber auch ärztliche Leistungen von genehmigten Assistenten gelten als persönliche Leistungen des Vertragsarztes, wenn sie dem Praxisinhaber als Eigenleistung zugerechnet werden können. Bei der Tätigkeit von Weiterbildungsassistenten ist diese Zurechnung nicht ohne weiteres möglich, da die Ausbildung des Assistenten noch nicht abgeschlossen ist. Erforderlich ist daher eine Überwachung und Anleitung der Tätigkeit durch den Vertragsarzt.

Aktenzeichen: BSG, 17.03.2010, AZ: B 6 KA 13/09
Entscheidungsjahr: 2010

2. Behandlungen – Einzelfälle

► Leitlinien

Bei einer ärztlichen Behandlung kann dann ein Behandlungsfehler angenommen werden, wenn der zum Zeitpunkt der Behandlung bestehende medizinische Standard nicht eingehalten wurde. Der medizinische Standard wird geprägt durch den Stand der naturwissenschaftlichen Erkenntnisse und der ärztlichen Erfahrung zur Erreichung des Behandlungsziels.

Der BGH hat nochmals klargestellt: Handlungsanweisungen in Leitlinien ärztlicher Fachgremien/Verbände können nicht unbesehen mit dem medizinischen Standard gleichgesetzt werden. Leitlinien ersetzen kein Sachverständigengutachten; sie können allenfalls Hinweise geben.

Aktenzeichen: BGH, 15.04.2014, AZ: VI ZR 382/12
Entscheidungsjahr: 2014
Hauptbereich: Medizinischer Standard/Leitlinien/Richtlinien
Unterbereich: Leitlinien

► Kostenerstattung eines GKV-Patienten für eine PET-Untersuchung

1. Versicherte haben nach § 27 Abs.1 S. 1 SGB V gegenüber dem Krankenversicherer einen Anspruch auf Krankenbehandlung, wenn diese medizinisch notwendig ist. Dieser Anspruch besteht in der GKV nicht im unbegrenzten Maße. Nach § 135 Abs.2 S. 1 SGB dürfen neue Untersuchungs- und Behandlungsmethoden nur erbracht werden, wenn der Gemeinsame Bundesausschuss nach einem bestimmten Verfahren Empfehlungen abgegeben hat. Für eine Diagnostik mit Hilfe der Positronen-Emissions-Tomographie (PET) liegt eine positive Empfehlung des Ausschusses nicht vor;die PET zählt damit nicht zum Leistungsinhalt der GKV. Verfassungsrechtliche Grundsätze, insbesondere das Sozialstaatsprinzip, führen aber dazu, dass eine GKV auch Leistungen zu übernehmen hat, die nicht im Katalog aufgeführt sind. GKV-Versicherte haben einen Anspruch auf Diagnostik mit Hilfe der PET, wenn die herkömmlichen Untersuchungsverfahren keine Ergebnisse zeigen. Vorraussetzung ist nach der Rechtsprechung des BVerfG, dass eine lebensbedrohliche oder regelmäßig tödlich verlaufende Krankheit vorliegt.

2. Das Bundesverfassungsgericht hat mit Beschluss vom 06.12.2005 Leitlinien aufgestellt, wann Leistungserweiterungen des Leistungskatalogs der GKV vorzunehmen sind. Folgende Voraussetzungen müssen kumulativ erfüllt sein: – es liegt eine lebensbedrohliche oder regelmäßig tödlich verlaufende Erkrankung vor – bezüglich dieser Krankheit steht eine allgemein anerkannte, medizinischem Standard entsprechende Behandlung nicht zur Verfügung – bezüglich der beim Versicherten angewandte neue Behandlungsmethode besteht eine nicht ganz fern liegende Aussicht auf Heilung oder wenigstens auf eine spürbar positive Einwirkung auf den Krankheitsverlauf.

Aktenzeichen: 1. LSG Schleswig-Holstein, 21.05.2008, AZ: L 5 KR 81/06 2. BVerfG, 06.12.2005, AZ: 1 BvR 347/98

Entscheidungsjahr: 2008

▶ Augenlidstraffung

Der Patient hatte keinen Anspruch auf Krankenbehandlung zur Lasten der gesetzlichen Krankenversicherung in Form der (beidseitigen) Augenlidstraffungsoperation, weil diese nicht „notwendig" im Sinne der genannten Vorschriften war.

Eine Korrektur der Augenlider (Blepharoplastik) ist in der Regel eine kosmetische Operation, die nicht in die Leistungspflicht der gesetzlichen Krankenversicherung fällt. Denn hängende Augenlider (Schlupflider) oder Augenbrauen (Brauenptosis) sind eine natürliche Folge des Alterns der Haut. Nur wenn – ausnahmsweise – die hängenden Oberlider/Brauen zu einer Beeinträchtigung beim Sehen führen, kann eine „Erkrankung" vorliegen, die eine Leistungspflicht der Krankenkasse auslöst.

Es handelte sich nur um eine kosmetische Operation, deren Kosten eine GKV nicht zu übernehmen hat. Versicherte haben keinen Leistungsanspruch auf Heilbehandlung in Form körperlicher Eingriffe, wenn diese Maßnahme nicht durch Fehlfunktionen oder durch Entstellung, also nicht durch einen regelwidrigen Körperzustand veranlasst werden (vgl. BSG, Urteil 19.10.2004, AZ: B 1 KR 3/03 R ; LSG Bayern, Urteil vom 29.01.2008, AZ: L 5 KR 381/07).

Aktenzeichen: SG Aachen, 10.09.2013, AZ: S 13 KR 42/13

Entscheidungsjahr: 2013

▶ Off-Label-Use: Keine Kostenerstattung von Immunglobuline bei atypischen Gesichtsschmerz

Arzneimittel sind mangels Zweckmäßigkeit und Wirtschaftlichkeit dann nicht von der Leistungspflicht der gesetzlichen Krankenversicherung nach §§ 27 Abs 1 Satz 2 Nr. 1 und 3, 31 Abs. 1 Satz 1 SGB V umfasst, wenn ihnen die erforderliche arzneimittelrechtliche Zulassung fehlt. Dies ist hier der Fall: Die Immunglobulinpräparate Sandoglobulin® und Flebogamma® sind zwar u.a. als Substitutionstherapie bei primären Immunmangelkrankheiten, zur Behandlung von AIDS bei Kindern und rezidivierenden Infektionen als Arzneimittel zugelassen. Die Arzneimittelzulassung erstreckt sich jedoch nicht auf die Behandlung der diagnostizierten funktionellen Störung im Immunsystem im Sinne eines chronischen idiopathischen Schmerzsyndroms.

Fraglich ist aber, ob eine Kostenübernahme/-erstattung bzw. Versorgung mit diesen Immunglobulinpräparaten nach den Grundsätzen des sogenannten Off-Label-Use zu erfolgen hat.

Ein Off-Label-Use kommt nach der Rechtsprechung des BSG nur in Betracht, wenn es 1. um die Behandlung einer schwerwiegenden (lebensbedrohlichen oder die Lebensqualität auf Dauer nachhaltig beeinträchtigenden) Erkrankung geht, wenn 2. keine andere Therapie verfügbar ist und wenn 3. aufgrund der Datenlage die begründete Aussicht besteht, dass mit dem betreffenden Präparat ein Behandlungserfolg erzielt werden kann. Abzustellen ist dabei auf die bereits im Zeitpunkt bzw. Zeitraum der Behandlung vorliegenden Erkenntnisse.

Wie der Medizinische Dienst der Krankenversicherung (MDK) wiederholt ausgeführt hat, hätte bei der Patientin auch eine Schmerztherapie mit zugelassenen Arzneimitteln durchgeführt werden können; es sind bislang nicht sämtliche zur Verfügung stehenden zugelassenen Arzneimittel bei der Patientin angewendet worden. Damit liegt insoweit eine andere Behandlungsmöglichkeit im Sinne der Linderung von Beschwerden (§ 27 Abs. 1 Satz 1 SGB V) vor.

Das LSG geht weiter davon aus, dass nach dem Stand der wissenschaftlichen Erkenntnisse weder im Jahr 2001 noch heute die begründete Aussicht bestanden hat bzw. besteht, dass mit Immunglobulinen ein Behandlungserfolg der Schmerzsymptomatik erzielt werden kann. Von hinreichenden Erfolgsaussichten ist nach der Rechtsprechung des BSG zum Off-Label-Use nur dann auszugehen, wenn Forschungsergebnisse vorliegen, die erwarten lassen, dass das (konkrete) Arzneimittel für die betreffende Indikation zugelassen werden kann.

Aktenzeichen: LSG Thüringen; 21.04.2009, AZ: L 6 KR 253/04
Entscheidungsjahr: 2009

▶ Keine Kostenübernahme von GKV für Liposuktion (Fettabsaugung)

Die gesetzlichen Krankenkassen müssen die Kosten für eine Liposuktion ihrer an einem Lipödem erkrankten Versicherten nicht übernehmen. Die Patientin leidet seit Jugendjahren an sog. Lipödemen (einer schmerzhaften Häufung von Fettgewebe) an den Beinen. Die durchgeführte Ernährungsumstellung in Kombination mit manuellen Lymphdrainagen und Sport hatte zu keiner Linderung der Beschwerden geführt, so dass die Patientin schließlich eine ambulante Liposuktion durchführen ließ. Die Krankenkasse weigerte sich, die Kosten hiefür zu erstatten.

Das Sozialgericht Mainz bestätigte nun im Anschluss an ein Urteil des Landessozialgerichts Rheinland-Pfalz und des Bundessozialgerichts die Entscheidung der Krankenkasse. Bei der Liposuktion handelt es sich um eine sog. neue Untersuchungs- und Behandlungsmethode, die im ambulanten Bereich nur erbracht werden darf, wenn der Gemeinsame Bundesausschuss eine positive Empfehlung abgeben hat. Dies ist bei der Liposuktion nicht der Fall. Die Patientin konnte sich auch nicht auf einen besonderen Ausnahmefall berufen, in welchem trotz fehlender positiver Empfehlung die Behandlung zu Lasten der gesetzlichen Krankenkassen in Anspruch genommen werden darf. Ein solcher Ausnahmefall setzt u.a. voraus, dass es sich um eine lebendbedrohliche oder regelmäßig tödlich verlaufende Erkrankung handelt. Einen solchen Schweregrad erreichen die Lipödeme jedoch nicht.

Aktenzeichen: LSG Baden-Württemberg, 27.04.2012, AZ: L 4 KR 595/11
Entscheidungsjahr: 2012

▶ Risikoaufklärung kann bei Routine-Impfungen schriftlich erfolgen

Eine rein schriftliche Patientenaufklärung bei einer Impfung, die den Empfehlungen der Ständigen Impfkommission (STIKO) folgt, ist ausnahmsweise ausreichend. Dies bestätigte das Oberlandesgericht (OLG) Zweibrücken und folgt damit der Rechtsprechung des Bundesgerichtshofs, die in bestimmten Fällen Ausnahmen zulässt zu der gemäß § 630e BGB bestehenden ärztlichen Pflicht, Patienten mündlich über mögliche Risiken aufzuklären. Allerdings müsse dem Patienten auch bei einer schriflichen Aufklärung zumindest die Gelegenheit zu einem Gespräch gegeben werden. Im vorliegenden Fall hatte ein Hausarzt bei einer Impfung gegen Influenza dem Patienten zur Aufklärung ein Merkblatt ausgehändigt. In Folge der Behandlung trug der Patient eine schwere Behinderung davon und wurde berufsunfähig.

Aktenzeichen: OLG Zweibrücken, 31.02.2013, AZ: 5 U 43/11
Entscheidungsjahr: 2013

3. Urteile zu Methoden der Alternativen Medizin im GKV-Bereich

▶ **Kein Anspruch auf ambulante Hyperthermie bei sekundärem Mammakarzinom im finalen Stadium**

Das Gericht führt dazu aus (Auszüge): Ein Anspruch scheitert daran, dass für die Hyperthermie als neuer Behandlungsmethode für die Krebserkrankung der Klägerin im konkreten Stadium gem. § 135 Abs. 1 Satz 1 SGB V ein negatives Votum des Gemeinsamen Bundesausschusses bestanden hatte.

Etwas anderes ergibt sich im Ergebnis auch nicht aus einem verfassungsrechtlich begründeten grundrechtsorientierten Leistungsanspruch. Nach dem „Nikolausbeschluss" des Bundesverfassungsgerichts vom 6.12.2005 (1 BvR 347/98) ist es mit den Grundrechten aus Artikel 2 Abs. 1 GG in Verbindung mit dem Sozialstaatsprinzip und aus Artikel 2 Abs. 2 Satz 1 GG nicht vereinbar, einen gesetzlich Krankenversicherten, für dessen lebensbedrohliche oder regelmäßig tödliche Erkrankungeine allgemein anerkannte, medizinischem Standard entsprechende Behandlung nicht zur Verfügung steht, von der Leistung einer von ihm gewählten, ärztlich angewandten Behandlungsmethode auszuschließen,wenn nach medizinsicher Einschätzung eine nicht ganz entfernt liegende Aussicht auf Heilung oder auf eine spürbare positive Einwirkung auf den Krankheitsverlauf besteht (vgl zur mittlerweile erfolgten gesetzgeberischen Umsetzung dieser Grundsätze in § 2 Abs. 1a SGB V).

Insoweit folgt der Senat den zutreffenden Einschätzungen des MDK und insbesondere den Feststellungen und Ausführungen des gerichtlich bestellten Sachverständigen. Danach stand für die Behandlung der Tumorerkrankung der Versicherten in dem seit Oktober 2010 bestehenden fortgeschrittenen Stadium zwar keine anerkannte Methode der Heilung zur Verfügung; zur medizinisch anerkannten palliativen Behandlung des Sekundärtumors mit Metastasen stand die Chemotherapie mit begleitender, lindernder und unterstützender Medikation und Therapie sowie die psycho-onkologische Begleitung zur Gebote. Dem gegenüber bestanden und stehen für die strittige Hyperthermie keine medizinisch ausreichend gesicherten Erkenntnisse zur Verfügung, dass diese bei dem bereits im Skelettsystem mehrfach metastasierenden bösartigen sekundären Mammakarzinom der Versicherten eine Aussicht auf Heilung oder auf palliative, den Krankheitsverlauf entschleunigende Wirkung sowie auf die Lebensqualität positive Beeinflussung hätte bieten können. Es handelt sich vielmehr um eine experimentelle Behandlung. Dem schließt sich der Senat an.

Aktenzeichen: Bayerisches LSG, 10.03.2015, AZ: L 5 KR52/15
Entscheidungsjahr: 2015

▶ **Kostenerstattung für Ganzkörper-Hyperthermiebehandlung bei CUP-Syndrom**

Eine Versicherte mit CUP-Syndrom, einer Krebserkrankung bei unbekanntem Primärtumor, bei dem es innerhalb kürzester Zeit trotz Chemotherapie und experimenteller Antikörpertherapie zu einer fortschreitenden Metastasierung in Leber, Lunge, Milz, Bauchspeicheldrüse, Magen, Magenwand und Lymphknoten gekommen war, hat einen Primärleistungsanspruch gegen die gesetzliche Krankenversicherung auf Kostenerstattung für eine Ganzkörper-Hyperthermiebehandlung nach der Rechtsprechung des BVerfG zur Leistungspflicht der gesetzlichen Krankenversicherung für neue Behandlungsmethoden in Fällen einer lebensbedrohlichen oder regelmäßig tödlichen Erkrankung (vgl BVerfG vom 6.12.2005 – 1 BvR 347/98)

Aktenzeichen: LSG Niedersachsen-Bremen, 18.12.2014, AZ: L 1 KR 21/13
Entscheidungsjahr: 2014

▶ **Kein Anspruch auf Kostenübernahme wegen stationärer Behandlung einer Liposuktion**
Die Liposuktion bei Lipödem entspricht derzeit nicht dem auch für stationäre Krankenhausbehandlungen maßgeblichen allgemein anerkannten Stand der medizinischen Erkenntnisse.
Fehlt mithin ein wissenschaftlicher Beleg der Wirksamkeit der Liposuktion zur Behandlung eines Lipödems, so kommt auch im Rahmen einer vollstationären Krankenhausbehandlung jedenfalls derzeit die Erbringung einer Liposuktion zur Behandlung eines Lipödems zu Lasten der gesetzlichen Krankenversicherung nicht in Betracht (ebenso LSG Nordrhein-Westfalen 16.01.2014 – L 16 KR 558/13, a.A. Hessisches LSG 05.02.2013 – L 1 KR 391/12).
Aktenzeichen: LSG Rheinland-Pfalz, 05.02.2015, AZ: L 5 KR 228/13
Entscheidungsjahr: 2015

▶ **Keine Ermächtigung eines Vertragsarztes zur Behandlung der chronischen Migräne mit Botulinum-Toxin.**
Einem Vertragsarzt kann die Ermächtigung für die Behandlung der chronischen Migräne mit Botulinum-Toxin durch den Zulassungsausschuss der Kassenärztlichen Vereinigung nicht erteilt werden, da der Gemeinsame Bundesausschuss den Wirkstoff Botox zur Behandlung von Migräne nicht zugelassen hat und die Voraussetzungen für eine zulassungsüberschreitende Anwendung von Arzneimitteln im Sinne der gesetzlichen Krankenversicherung nach § 35c SGB 5 nicht vorliegen. (zitiert nach juris)
Aktenzeichen: SG Karlsruhe, 21.10.2014, AZ: S 4 KA 1446/13
Entscheidungsjahr: 2014

▶ **Kopforthesenbehandlung (Helmtherapie)**
Die Kopforthesenbehandlung (Helmtherapie) ist als neue Behandlungsmethode nicht Gegenstand der vertragsärztlichen Versorgung. Es liegt keine positive Empfehlung des G-BA vor. Die Voraussetzungen eines sog. Systemversagens sind nicht erfüllt. Eine GKV hat die Kosten einer Behandlung dieser Art nicht zu übernehmen.
Aktenzeichen: LSG Nordrhein-Westfalen, 09.05.2012, AZ: L 11 KR 14/12 B
Entscheidungsjahr: 2012

▶ **Anthroposophische Therapie**
Behandlung GKV-Patient – keine Kostenübernahme durch GKV für rhythmische Massage der anthroposophischen Alternativmedizin
Die Rhythmische Massage der Anthroposophischen Medizin stellt ein „neues" Heilmittel i. S. des § 138 SGB V dar, auf das erst dann ein Behandlungsanspruch des Versicherten besteht, wenn es von dem Gemeinsamen Bundesausschuss in Form einer Richtlinie nach § 92 Abs. 1 S. 2 Nr. 6 SGB V positiv bewertet worden ist. Dafür genügt eine reine Binnenanerkennung des Heilmittels innerhalb der Besonderen Therapierichtung nicht.
Aktenzeichen: LSG Hessen, 24.11.2011, AZ: L 8 KR 93/10
Entscheidungsjahr: 2011

▶ **Ambulante Kunsttherapie**
Nach § 27 Abs.1 SGB V hat der gesetzlich Versicherte einen Anspruch auf Krankenbehandlung, wenn diese medizinisch notwendig ist. Die Behandlung bzw. Therapie muss rechtlich von den Leistungspflichten der gesetzlichen KV umfasst sein.
Bei der ambulanten Kunsttherapie handelt es sich um eine neue Behandlungsmethode. Zu dieser Therapie hat der Gemeinsame Bundesausschuss bisher keine Empfehlung abgegeben, weder in positiver noch in negativer Hinsicht. Eine Leistungspflicht der KV besteht auch nicht un-

ter dem Gesichtspunkt, dass der Bundesausschuss keine Entscheidung getroffen hat, obwohl alle Voraussetzungen seit längerer Zeit gegeben sind; sog. Systemversagen. Dies ist in diesem Fall nicht gegeben.

Eine gesetzliche KV hat daher die Kosten für eine ambulante Kunsttherapie nicht zu übernehmen. Im konkreten Fall lag auch keine notstandsähnliche Krankheitssituation vor, da die Patientin nicht lebensbedrohlich erkrankt war.

Aktenzeichen: SG Aachen, 11.08.2011, AZ: S 2 KR 103/11
Entscheidungsjahr: 2011

▶ **Elektroakupunktur nach Voll**
Keine Kostenerstattung für Elektroakupunktur nach Voll durch GKV
Behandlung und Diagnostik nach der EAV sind keine Leistungen der GKV. § 135Abs.1 SGB V schließt die Leistungspflicht einer GKV für neue Untersuchungs- und Behandlungsmethoden solange aus, bis diese vom GBA als zweckmäßig anerkannt ist. Die EAV ist aber vielmehr vom GBA in den Katalog der Leistungen aufgeführt, die nicht von den Vertragsärzten verordnet werden dürfen.

Aktenzeichen: BSG, 09.11.2006, AZ: B 10 KR 3/06
Entscheidungsjahr: 2006

▶ **Thermotherapie**
Laserinduzierte Interstitielle Thermotherapie (LITT)
In einer weiteren Entscheidung vom Nov. 2006 ging es um die Erstattung von Kosten für eine Laserinduzierte Interstitielle Thermotherapie (LITT), einem Verfahren zur Zerstörung von Tumoren bzw. Metastasen.

Da der Sachverhalt nicht ausreichend aufgeklärt war, wurde das Verfahren an die untere Instanz (Landessozialgericht) zurück verwiesen.

Wichtig ist aber der Hinweis des Bundessozialgerichtes: der Nachweis der hinreichenden Erfolgsaussicht einer Außenseitermethode ist in der Regel dann nicht mehr möglich, wenn der Gemeinsame Bundesausschuss zu dem Ergebnis gelangt ist, dass nach dem Stand der wissenschaftlichen Erkenntnisse ein diagnostischer oder therapeutischer Nutzen nicht gesichert ist, und der Ausschuss eine negative Beurteilung abgegeben hat.

Aktenzeichen: Bundessozialgericht, Urteil vom 07.11.2006, AZ: B 1 KR 24/06 R)
Entscheidungsjahr: 2006

▶ **Kostenerstattungsansprüche verneint**
Verneint wurden vom BSG aber die Kostenerstattungsansprüche von Versicherten gegenüber der GKV in folgenden Fällen:

1. Für die ambulant vorgenommene interstitielle **Brachytherapie mit Permanent-Seeds bei einem Prostata-Karzinom im Anfangsstadium**.
   Aktenzeichen: BSG, Urteil 04.04.2006, AZ: B 1 KR 12/05 R
2. Für eine besondere Zuckerform **(D-Ribose) bei Myoadenylat-Deaminase-Mangel**.
   Aktenzeichen: BSG, Urteil 04.04.2006, AZ: B 1 KR 12/04 R
3. Für die **zulassungsüberschreitende Anwendung eines Arzneimittels (Ilomedin R) zur Behandlung einer schweren pulmonalen Hypertonie**.
   Aktenzeichen: BSG, Urteil 26.09.2006 AZ:B 1 KR 1/06 R
4. Für die **neuropsychologische Therapie bei kognitiven Defiziten nach einer Subarachnoidalblutung**.
   Aktenzeichen: BSG, Urteil 26.08.2006, AZ: B 1 KR 3/06 R

5. Für die **zulassungsüberschreitende Anwendung von Cabaseril R bei schwer ausgeprägtem Restless-Legs-Syndrom mit Suizidgefahr.**
   Aktenzeichen: BSG, Urteil 26.09.2006, AZ: B 1 KR 14/06 R
6. Für die **Versorgung mit einem nicht in Deutschland und europaweit zugelassenen Arzneimittel (Mnesis R) zur Behandlung einer Kardiomyopathie bei Friedreich'scher Ataxie.**
   Aktenzeichen: BSG, Urteil 14.12.2006, AZ: B 1 KR 12/06 R
Für alle Urteile Entscheidungsjahr: 2006

►Thymuspeptid-Behandlung

Anwendung von Thymuspeptiden, Zytoplasma und homöopathischen Mitteln sowie einer Bioresonanztherapie

Das Bundesverfassungsgericht (BVerfG) hat mit einer Entscheidung am 06.12.2005 eine neue Dimension bei den Leistungen der GKV eröffnet.

Bei dem zu entscheidenden Fall ging es um eine neue Behandlungsmethode (sog. Außenseitermethode), die nach den Richtlinien des Gemeinsamen Bundesausschusses noch nicht als abrechnungsfähige Leistung im EBM enthalten ist.

Bei der Entscheidung ging es um einen Patienten, der an der Duchenne'schen Muskeldystrophie litt; die Lebenserwartung ist bei dieser Erkrankung stark eingeschränkt. Der Patient war bereits längere Zeit in Behandlung; bei ihm wurde eine Therapie angewandt, die in der Anwendung von Thymuspeptiden, Zytoplasma und homöopathischen Mitteln sowie einer Bioresonanztherapie bestand. Die Behandlung wurde von mehreren Ärzten positiv beurteilt. Die gesetzliche Krankenkasse lehnte aber eine Übernahme der Kosten ab; vor allem mit der Begründung, dass der Therapieerfolg der angewandten Methoden wissenschaftlich nicht nachgewiesen sei.

Das BVerfG führte in seiner Entscheidung dazu aus: Ein Anspruch auf bestimmte Leistungen der Krankenbehandlung lassen sich verfassungsrechtlich nicht herleiten, jedoch sind Leistungsbegrenzungen der Kassen darauf zu prüfen, ob sie im Rahmen des Art, 2 Abs. 1 Grundgesetz in Verbindung mit dem Sozialstaatsprinzip gerechtfertigt sind. Zu beachten ist in solchen Fällen auch Art. 2 Abs. 2 S. 1 Grundgesetz, der das Leben und die körperliche Unversehrtheit schützt. Es ist daher mit Art 2 Abs. 1 Grundgesetz in Verbindung mit dem Sozialstaatsprinzip nicht vereinbar, wenn ein Patient, der an einer lebensbedrohlichen oder sogar tödlichen Erkrankung leidet, für die es eine schulmedizinische Behandlung nicht gibt, von der Leistung einer bestimmten Behandlungsmethode durch die Kasse ausgeschlossen werde und daher die Kosten privat bezahlen müsse.

Eine Kostentragungspflicht der GKV besteht aber nur dann, wenn die strittige Behandlung eine nicht ganz fern liegende Aussicht auf Heilung oder eine spürbar positive Einwirkung auf den Krankheitsverlauf verspricht. Dabei müssen zumindest Indizien vorhanden sein, die diese Aussicht stützen.

Hinweise auf einen solchen Zusammenhang können sich aus dem Gesundheitszustand des Patienten im Vergleich mit dem Zustand anderer Patienten ergeben, die in gleicher Weise erkrankt sind. Von Bedeutung ist auch die fachliche Einschätzung der Wirksamkeit der Methode durch die behandelnden Ärzte.

Das BVerfG hat mit seiner Entscheidung nicht die Regelungen des SGB V in Frage gestellt, es mahnt nur die verfassungskonforme Auslegung durch die Gerichte an.

Aktenzeichen: Bundesverfassunsgericht, Beschluss vom 06.12.2005, AZ: 1 BvR 347/98)
Entscheidungsjahr: 2005

▶ Bioresonanztherapie

GKV – Keine Kostenübernahme für Bioresonanztherapie

Neue Untersuchungs- und Behandlungsmethoden, zu denen die Bioresonanztherapie gehört, dürfen in der vertragsärztlichen Versorgung zu Lasten der Krankenkassen nur abgerechnet werden, wenn der GBA in Richtlinien nach § 92 Abs 1 Satz 2 Nr 5 SGB V Empfehlungen über die Anerkennung des diagnostischen und therapeutischen Nutzens der neuen Methode abgegeben hat. Dabei hat der Bundesausschuss entgegen einem häufig anzutreffenden Missverständnis nicht selbst über den medizinischen Nutzen der Methode zu urteilen. Seine Aufgabe ist es vielmehr, sich einen Überblick über die veröffentlichte Literatur und die Meinung der einschlägigen Fachkreise zu verschaffen und danach festzustellen, ob ein durch wissenschaftliche Studien hinreichend untermauerter Konsens über die Qualität und Wirksamkeit der in Rede stehenden Behandlungsweise besteht.

Die Bioresonanztherapie hat der GBA mangels überzeugender wissenschaftlicher Nachweise eines diagnostischen oder therapeutischen Nutzens durch Beschluss von der Anwendung in der vertragsärztlichen Versorgung ausgeschlossen.

Aktenzeichen: BSG, 19.02.2003, AZ: 1 KR 18/01
Entscheidungsjahr: 2003

4. Praxisführung

▶ Nachvertragliches Wettbewerbsverbot in Gemeinschaftspraxisvertrag

Hinsichtlich der Wirksamkeit eines vereinbarten Wettbewerbsverbotes kommt es häufig zu Streitigkeiten. In einem neueren Urteil des OLG Düsseldorf sind die Voraussetzungen für ein Wettbewerbsverbot in einem Gemeinschaftspraxisvertrag nochmals zusammengefasst worden.

Mit einem nachvertraglichem Wettbewerbsverbot soll einem ausscheidenden Arzt im Falle der Fortführung der Praxis die erneute Niederlassung in einem geschütztem Bereich untersagt werden. Für ein solches Verbot ist eine sachliche Rechtfertigung erforderlich; zudem muss es in zeitlicher, örtlicher und inhaltlicher Hinsicht auf das notwendige Maß beschränkt werden. Ein Wettbewerbsverbot, dass diese Bedingungen nicht erfüllt, ist sittenwidrig und daher nichtig.

Die sachliche Rechtfertigung liegt in der Regel in einer Abfindung für en ausscheidenden Arzt; Beispiel: 12,5% des Durchschnitts der Jahresumsätze der Gemeinschaftspraxis in den letzen beiden Jahren vor dem Ausscheiden. Als zeitliche Höchstgrenze werden von der Rechtsprechung zwei Jahre angesehen; nur in Ausnahmefällen ist ein längerer Zeitraum zulässig.

In inhaltlicher Hinsicht muss auf den Gesellschaftszweck der Gemeinschaftspraxis abgestellt werden. Entscheidend sind dabei die fachärztliche Ausrichtung der Praxis und eventuell auch die möglichen Schwerpunkte der Praxis.

Wettbewerbsverbote dürfen nicht dazu führen, dass ein ausscheidender Arzt als Wettbewerber gänzlich ausgeschaltet wird.

Ein Verbot ist daher unzulässig, das sich auf den gesamten vertragsärztlichen Planungsbereich bezieht; eine solche Regelung bedeutet nämlich für einen Vertragsarzt praktisch ein Berufsverbot, da bei gesperrten Fachbereichen ein Wechsel des Planungsbereiches nicht ohne Schwierigkeiten erfolgen kann.

In dem zu entscheidenden Fall ging es um eine Klausel, die dem ausscheidenden Arzt untersagte, sich in dem Bezirk der KV als Arzt in freier Praxis zur Ausübung privat- und/oder kassenärztlicher Tätigkeit niederzulassen. Diese Klausel hat das Oberlandesgericht als zu weitgehend angesehen, da neben einer privatärztlichen Tätigkeit auch jede andere freiberufliche Tätigkeit, sogar als Allgemeinarzt, erfasst ist.

Aktenzeichen: OLG Düsseldorf, Urteil 19.03.2007, AZ: I – 9 U 46/07
Entscheidungsjahr: 2007

▶ **Partnerschaftsgesellschaften von Anwälten mit Ärzten und Apothekern erlaubt**
Die Regelung in der Bundesrechtsanwaltsordnung (BRAO), dass Anwälte mit Ärzten und Apothekern keine gemeinsamen Gesellschaften gründen dürfen, verstößt gegen die Berufsfreiheit und ist damit verfassungswidrig. So entschied das Bundesverfassungsgericht (BVerfG) höchstrichterlich und gibt damit den Weg frei für anwaltliche Allianzen jenseits der derzeit Zulässigen, d.h. mit Steuerberatern und Wirtschaftsprüfern. Zwar dürfe die BRAO die Sozietätsfreiheit einschränken, um anwaltliche Grundpflichten wie die Verschwiegenheit zu gewährleisten. Ein Verbot sei jedoch im Falle von Zusammenschlüssen mit Ärzten und Apothekern nicht notwendig, da auch diese Berufsgruppen zur Verschwiegenheit verpflichtet seien.
Aktenzeichen: BVerfG, 12.01.2016, AZ: 1 BvL 6/13
Entscheidungsjahr: 2016

▶ **Praxisverkauf: Abgebender Arzt muss mindestens drei Jahre beim Käufer angestellt bleiben**
Das Bundessozialgericht (BSG) hat entschieden, dass Ärzte, die ihre Praxis durch Zulassungsverzicht zugunsten einer Anstellung abgeben möchten, künftig grundsätzlich drei Jahre lang beim Praxiskäufer angestellt sein müssen, bevor sie sich um eine Neuzulassung bemühen. Durch diese Rechtspraxis solle verhindert werden, dass das sog. Nachbesetzungsverfahren ausgehebelt werde, bei welchem der Zulassungsausschuss im Rahmen einer öffentlichen Ausschreibung den am besten geeigneten Bewerber als Nachfolger auswählt. Ein reiner Zulassungsverkauf, durch den unliebsame Mitbewerber ausgeschlossen werden sollen, ist somit erheblich erschwert worden. Allerdings sein unter bestimmten Voraussetzungen eine kürze als eine dreijährige Angestelltentätigkeit möglich: wenn der Arzt nach seiner Praxisübergabe erkrankt oder aus „zwingenden Gründen seine Berufs- oder Lebensplanung ändern" muss. Außerdem stehe es altersbedingt einem abgebenden Arzt frei, die Stelle um ein Viertel pro Jahr zu reduzieren.
Aktenzeichen: BSG, 04.05.2016, AZ: B 6 KA 21/25 R
Entscheidungsjahr: 2016

▶ **Kein Recht auf Löschung aus einem ärztlichen Bewertungsportal**
Ein Arzt, dessen persönliche und berufsständische Daten auf einem medizinischen Internetportal geführt werden, auf dem registrierte Nutzer zudem die Möglichkeit haben, den Arzt zu bewerten, hat weder ein Recht auf Löschung seines Eintrags noch auf Unterlassung der Veröffentlichung seiner Berufs- und Kontaktdaten. Das Recht auf informationelle Selbstbestimmung des Arztes wiege nicht schwerer als das Recht des Portalbetreibers auf Kommunikationsfreiheit, entschied der Bundesgerichtshof (BGH) höchstrichterlich. Allerdings dürfe der Arzt den potentiellen Gefahren eines Bewertungsportals nicht schutzlos ausgeliefert sein. Dafür sei es z.B. notwendig, dass Ärzte sich mittels eines benutzerfreundlichen Mechanismus direkt an den Portalbetreiber wenden können, um unzulässige Bewertungen entfernen zu lassen.
Aktenzeichen: BGH, 23.09.2014, AZ: VI ZR 358/13
Entscheidungsjahr: 2014

▶ **Entzug der Approbation wegen veruntreuter Forschungsmittel**
Seine Approbation zurückgeben muss ein Klinikarzt, der sich heimlich von der Pharmaindustrie einen Betriebsausflug finanzieren lässt und zudem zweckgebundene Forschungsgelder für seine Geburtstagsfeier verwendet. Ein derartiges Fehlverhalten zerrütte das Vertrauen der Öffent-

lichkeit, weshalb der Arzt unwürdig sei, seinen Beruf weiter auszuüben, bestätigte das Bundesverfassungsgericht (BVerfG).
Aktenzeichen: BVerfG, 18.08.2011, AZ: 3 B 6.11
Entscheidungsjahr: 2011

▶ Unterschiedliche Verjährungsfristen für Behandlungs- und Aufklärungsfehler

Der Bundesgerichtshof (BGH) hat höchstrichterlich entschieden, dass auf Behandlungsfehler begründete Schadensersatzansprüche zu einem anderen Zeitpunkt verjähren können als solche wegen mangelnder Aufklärung. Obwohl es in beiden Fällen das Ziel sei, Patienten für im Laufe einer medizinischen Behandlung aufgetretene gesundheitliche Nachteile zu entschädigen, handele es sich um unterschiedliche Pflichtverletzungen, welche zu verschiedenen Verjährungsfristen führen könnten. So beginnt die Verjährungsfrist für Ansprüche aufgrund von Aufklärungsfehlern bei Kenntnis einer versäumten Risikoaufklärung; während die Frist für die Geltendmachung von Ansprüchen wegen Behandlungsfehlern gem. § 199 Abs. 1 Nr. 2 BGB nicht allein bei Kenntnis einer missglückten Therapie zu laufen beginnt, sondern erst dann, wenn dem Patient klar sein muss, dass ein ärztlicher Behandlungsfehler die Ursache des negativen Ausgangs der medizinischen Behandlung war.
Aktenzeichen: BGH, 08.11.2016, AZ: VI ZR 594/15
Entscheidungsjahr: 201

▶ Keine Erstattungspflicht bei in Deutschland verbotenen Behandlungen

Der Bundesgerichtshof (BGH) hat entschieden, dass auch im Fall eines europaweiten privaten Krankenversicherungsschutzes Kosten für Heilbehandlungen nur dann erstattet werden müssen, wenn diese in Deutschland auch erlaubt sind. Im vorliegenden Fall hatte eine Versicherte im Ausland eine In-Vitro-Fertilisation mit gespendeten Eizellen an sich vornehmen lassen – eine Behandlung, die in Deutschland gegen das Embryonenschutzgesetz (EschG) verstößt. Ihre Krankenversicherung lehnte deswegen die Erstattung der Behandlungskosten in Höhe von 11.000 Euro ab. Der BGH bestätigte die Auffassung, dass der Umfang des Versicherungsschutzes durch das deutsche Recht – einschließlich des EschG – bestimmt würden. Aus Gründen der öffentlichen Ordnung, Sicherheit oder Gesundheit sei eine Einschränkung der Dienstleistungsfreiheit gerechtfertigt.
Aktenzeichen: BGH, 14.06.2017, AZ: IV ZR 141/16
Entscheidungsjahr: 2017

▶ Medizinische Zwangsbehandlung bedarf eng gefasster gesetzlicher Grundlagen

Das Bundesverfassungsgericht (BVerfG) hat höchstrichterlich entschieden, dass die medizinische Zwangsbehandlung nicht einsichtsfähiger Patienten nur als ultima ratio und unter engen verfassungsrechtlichen Grenzen zulässig ist. Es gelten die selben Maßstäbe wie im Maßregelvollzug psychisch kranker Straftäter. So müsse zuvor versucht werden, die vertrauensvolle Zustimmung des Patienten zu erreichen. Der Nutzen der Behandlung müsse zudem klar erkennbar, die Behandlung als solche erfolgversprechend und verhältnismäßig sein sowie von einem Arzt angeordnet und überwacht werden. Landesgesetze, die diesen hohen Anforderungen nicht gerecht werden, verstoßen gegen Verfassungsrecht und sind nichtig. Außer beim Maßregelvollzug psychisch Kranker kommen Zwangsbehandlungen in Betracht bei uneinsichtigen Patienten mit schwer ansteckenden Krankheiten oder bei Menschen, die aufgrund psychischer Faktoren die Notwendigkeit einer Behandlung nicht erkennen können.
Aktenzeichen: BVerfG, 19.07.2017, AZ: 2 BvR 2003/14
Entscheidungsjahr: 2017

Literatur

Die jeweils aktuelle EBM-Fassung (unkommentiert) finden Sie auf der Seite der KBV als pdf- oder online-Fassung:
Online Version des EBM: https://www.kbv.de/html/online-ebm.php
pdf Version EBM: https://www.kbv.de/media/sp/EBM_2Q2020_Internet.pdf

Hermanns, P.M. (Hrsg.) – Büttner, J. – Barufke, C.
EBM 2020 Kommentar Allgemeinmediziner
1. Auflage – Springer Verlag, Heidelberg 2020

Hermanns, P.M. (Hrsg.), Landendörfer, W.- Bartezky, C.
EBM 2020 Kommentar für Pädiater
1. Auflage – Springer Verlag, Heidelberg 2020

Hermanns, P.M. (Hrsg.) , Meierin, W. – Barufke, C.
EBM 2020 Kommentar für Internisten
1. Auflage – Springer Verlag, Heidelberg 2020

Einheitlicher Bewertungsmaßstab (EBM) – Band 1 und Band 2
Dienstausgabe der Kassenärztlichen Bundesvereinigung (Hrsg.)
Deutscher Arzte-Verlag, Köln, Stand 1.4.2020

Der Kommentar zu EBM und GOÄ
Begründet vonWezel, H. – Liebold, R.
8. Auflage (Loseblattwerk – 62. Lieferung), Stand 1. April 2020
Asgard-Verlag Dr. Werner Hippe GmbH, Sankt Augustin

Weitere Kommentare waren zum Redaktionsschluß noch nicht aktuell erschienen, sondern lagen teilweise noch mit den Erscheinungsdaten beim Stand in 2019. Hier kann das Suchen im Internet helfen!

© Springer-Verlag GmbH Deutschland, ein Teil von Springer Nature 2020
P. M. Hermanns (Hrsg.), *EBM 2020 Kommentar Innere Medizin mit allen Schwerpunkten*, Abrechnung erfolgreich und optimal,
https://doi.org/10.1007/978-3-662-61504-1

Internet

Hermanns (Hrsg.)
Springer Datenbank stets aktuell zur Abrechnung mit kommentiertem **EBM, GOÄ, UV-GOÄ, GOP** ferner mit Abrechnungsbeispielen zu **IGeL-Leistungen und Alternativer Medizin**
https://www.springermedizin.de/goae-ebm/15083006

EBM im Internet
KBV – Informationen zum neuen Einheitlichen Bewertungsmaßstab und mehr
http://www.kbv.de/html/ebm.php
Online-Version des EBM: https://www.kbv.de/html/online-ebm.php
pdf-Version EBM: https://www.kbv.de/media/sp/EBM_2Q2020_Internet.pdf

Arztgruppen EBM
http://www.kbv.de/html/arztgruppen_ebm.php

KBV
https://www.kbv.de/html/online-ebm.php

Beschlüsse des Bewertungsausschusses
https://www.kbv.de/html/beschluesse_des_ba.php

Kassenärztliche Vereinigungen in den Bundesländern
Neben der Kassenärztlichen Bundesvereinigung bieten auch alle regionalen KVen Informationen zum EBM an. Ferner finden Sie über diesen Seiten alle Richtlinien (z.B. Früherkennung, Gesundheitsuntersuchung, Mutterschaftsvorsorge), die Grundlage einzelner Leistungspositionen im EBM sind.

Arbeitsgemeinschaft der Kassenärztlichen Vereinigungen der neuen Bundesländer
www.kv-ost.de

Kassenärztliche Bundesvereinigung	www.kbv.de
KV Baden-Württemberg	www.kvbawue.de
KV Bayern	www.kvb.de
KV Berlin	www.kvberlin.de
KV Brandenburg	www.kvbb.de
KV Bremen	www.kvhb.de
KV Hamburg	www.kvhh.de
KV Hessen	www.kvhessen.de
KV Mecklenburg-Vorpommern	www.kvmv.de
KV Niedersachsen	www.kvn.de
KV Nordrhein	www.kvno.de
KV Rheinland-Pfalz	www.kv-rlp.de
KV Saarland	www.kv-saar.de
KV Sachsen	www.kvs-sachsen.de
KV Sachsen-Anhalt	www.kvsa.de
KV Schleswig-Holstein	www.kvsh.de
KV Thüringen	www.kv-thueringen.de
KV Westfalen-Lippe	www.kvwl.de

© Springer-Verlag GmbH Deutschland, ein Teil von Springer Nature 2020
P. M. Hermanns (Hrsg.), *EBM 2020 Kommentar Innere Medizin mit allen Schwerpunkten*, Abrechnung erfolgreich und optimal,
https://doi.org/10.1007/978-3-662-61504-1

G-BA – Gemeinsamer Bundesausschuss: oberstes Beschlussgremium der gemeinsamen Selbstverwaltung der Ärzte, Zahnärzte, Psychotherapeuten, Krankenhäuser und Krankenkassen in Deutschland. Richtlinien des Gemeinsamen Bundesausschusses. Auf diesen Seiten sind die Richtlinien veröffentlicht, die der Gemeinsame Bundesausschuss laut gesetzlichem Auftrag „über die Gewähr für eine ausreichende, zweckmäßige und wirtschaftliche Versorgung der Versicherten" beschließt (§ 92 SGB V).
https://www.g-ba.de/

Bund: Ämter, Anstalten, Institute
- Bundesinstitut für Arzneimittel und Medizinprodukte
  https://www.bfarm.de/DE/Home/home_node.html
- Bundeszentrale für gesundheitliche Aufklärung BZGA
  https://www.bzga.de/
- Robert-Koch-Institut -
  Bundesinstitut für Infektionskrankheiten und nicht übertragbare Krankheiten
  Verhütung und Bekämpfung von übertragbaren/nicht übertragbaren Krankheiten,
  Gesundheitsberichterstattung usw.
  https://www.rki.de

Recht und Soziales
- Bundesministerium der Justiz und Verbraucherschutz
  http://www.bmjv.de/DE/Startseite/Startseite_node.html
- Bundesministerium für Gesundheit
  https://www.bundesgesundheitsministerium.de/

Stichwortverzeichnis

© Springer-Verlag GmbH Deutschland, ein Teil von Springer Nature 2020
P. M. Hermanns (Hrsg.), *EBM 2020 Kommentar Innere Medizin mit allen
Schwerpunkten*, Abrechnung erfolgreich und optimal,
https://doi.org/10.1007/978-3-662-61504-1

Printed in the United States
By Bookmasters